健康社会工作手册

Handbook of Health Social Work

健康社会工作手册

Handbook of Health Social Work

（第 3 版）

原　　著　Sarah Gehlert　Teri Browne

主　　译　季庆英

译　　者（按姓名汉语拼音排序）

曹　庆　　陈京之　　陈清如　　陈玉婷

董正橡　　冯　皓　　季庆英　　邱晓婷

孙振军　　王承思　　薛莉莉　　阎玮婷

张　侃　　张雪峰　　庄　婕

北京大学医学出版社

JIANKANG SHEHUI GONGZUO SHOUCE（DI 3 BAN）

图书在版编目（CIP）数据

健康社会工作手册：第 3 版 /（美）萨拉·格勒特（Sarah Gehlert），
（美）泰瑞·布朗（Teri Browne）原著；季庆英主译. —北京：
北京大学医学出版社，2023.2
书名原文：Handbook of Health Social Work（Third Edition）
ISBN 978-7-5659-2691-4

Ⅰ. ①健…　Ⅱ. ①萨…②泰…③季…　Ⅲ. ①健康教
育－社会工作－手册　Ⅳ. ① R193-62

中国版本图书馆 CIP 数据核字（2022）第 130465 号

北京市版权局著作权合同登记号：图字：01-2020-6603
Handbook of Health Social Work. Third Edition. Sarah Gehlert, Teri Browne.
ISBN 978-1-119-42072-9
This third edition first published 2019 ©2019 John Wiley & Sons,Inc.
All Rights Reserved. This translation published under license with the original publisher
John Wiley & Sons, Inc.
Simplified Chinese translation copyright ©2022 by Peking University Medical Press.
All rights reserved.

健康社会工作手册（第 3 版）

主　　译：季庆英
出版发行：北京大学医学出版社
地　　址：（100191）北京市海淀区学院路 38 号　北京大学医学部院内
电　　话：发行部 010-82802230；图书邮购 010-82802495
网　　址：http://www.pumpress.com.cn
E - m a i l：booksale@bjmu.edu.cn
印　　刷：中煤（北京）印务有限公司
经　　销：新华书店
策划编辑：董采萱
责任编辑：靳　奕　　责任校对：靳新强　　责任印制：李　啸
开　　本：787 mm×1092 mm　1/16　　印张：35　　字数：890 千字
版　　次：2023 年 2 月第 1 版　2023 年 2 月第 1 次印刷
书　　号：ISBN 978-7-5659-2691-4
定　　价：198.00 元

译者简介

　　季庆英，研究员，硕士研究生导师，现任上海交通大学医学院附属上海儿童医学中心（国家儿童医学中心）党委书记，医务社会工作学科带头人、医务社会工作教研室主任、医学人文教研室主任。现任中国医院协会医院社会工作暨志愿服务工作委员会主任委员、中国社会工作教育协会医务社会工作专业委员会副主任委员、上海市医学会医务社会工作学专科分会主任委员、上海市医院协会医务社会工作与志愿服务工作委员会主任委员。于 1989 年毕业于上海交通大学医学院（原上海第二医科大学）儿科系。毕业后在上海交通大学医学院附属新华医院从事新生儿专业。1998 年上海交通大学医学院附属上海儿童医学中心建成后负责医院发展部和公益慈善事业。2001 年就读香港大学社会工作硕士专业（MSW），2004 年创建全国首个儿童医院社会工作部。促进上海和全国医务社会工作专业协会的建立与发展，推动医务社会工作人才建设、专业发展等多项政策出台。倾力医务社会工作服务标准化建设，主持起草全国首部医务社会工作地方标准《医务社会工作基本服务规范》（2020 年由上海市市场监督管理局发布、实施）。长期着力于推动中国大陆医务社会工作的专业发展和人才队伍建设，探索适合国情和满足人们需求的医务社会工作发展模式。

　　近年来，主持、参与国家社科基金、教育部人文社科基金及其他课题 10 余项；在 SCI、SSCI 等国内外学术期刊发表论文 20 余篇，出版学术译著 1 部，主编完成医务社会工作服务相关手册 2 部，主持起草医务社会工作地方标准 1 部。负责课程获上海高校市级重点课程建设项目，担任复旦大学、香港大学、华东理工大学等多所高校社会工作专业行业导师和督导。曾获得第二届"中国十大社工人物"、上海首届"十大社会工作杰出人才"、2016 上海市"专业社会工作领军人才"、上海市"五一劳动奖章"、第十届上海市"慈善之星"等多项荣誉。

原著者简介

　　Sarah Gehlert 博士是南卡罗来纳大学社会工作学院院长和南卡罗来纳大学教育基金会特聘教授，以及华盛顿大学 George Warren Brown 社会工作学院和外科学院的 E. Desmond Lee 种族和民族多样性荣誉教授，她在华盛顿大学任教至 2017 年 7 月。Gehlert 博士在健康和医疗保健研究以及在社会工作与跨学科教育有多年经验。她是华盛顿大学由美国国立癌症研究院（NCI）资助的消除癌症不平等项目的教育和培训核心负责人，也是 NCI 资助的能量和癌症跨学科研究中心的联合首席研究员。1992—1998 年，Gehlert 博士负责芝加哥大学母婴健康培训项目。1997—2001 年，她是国立精神卫生研究院（NIMH）资助的农村和城市妇女健康和精神健康社区研究的首席研究员。2003—2010 年，她是芝加哥大学由国立卫生研究院（NIH）资助的跨学科健康差异研究中心的首席研究员和中心主任，并担任该中心 4 个并行研究项目之一的负责人。2010—2016 年，Gehlert 博士是 NIH 国家人类基因组研究所科学顾问委员会的成员，并经常参与 NIH 的科学审查工作。她在美国癌症学会的外部资助委员会和加州乳腺癌研究项目指导委员会任职。Gehlert 博士是美国社会工作学会的主席，也是社会工作大挑战指导委员会和执行委员会的成员。她是社会工作与研究学会的前任主席。她是多本社会工作学术期刊的编委会成员，也是《跨学科工程与科学杂志》（*Transdicplinary Journal of Engineering and Science*）的执行主编。她发表了超过 150 篇论文和章节，撰写了 4 部专著。Gehlert 博士曾担任 8 年的健康社会工作者。

　　Teri Browne 博士是南卡罗来纳大学社会工作学院的副教授和负责教学与研究的副院长。Browne 博士在健康和医疗保健研究，以及在社会工作和跨专业教育方面有多年的经验。她是南卡罗来纳大学健康科学跨专业教育的联合主任。Browne 博士是美国肾病患者协会的理事会成员，也是全国肾病基金会肾病社会工作执行委员会的前任主席。Browne 博士是《肾病学社会工作杂志》（*Journal of Nephrology Social Work*）的编辑，也是多部学术期刊的编委会成员。Browne 博士是肾病学社会工作方面的国际专家，曾担任十多年的透析社会工作者。

原著者名单

Heidi L. Allen, PhD
Columbia University
New York, New York

Terry Altilio, MSW
Mount Sinai Beth Israel Medical Center
New York, New York

Wendy Auslander, PhD
Washington University
St. Louis, Missouri

Shantha Balaswamy, PhD
Ohio State University
Columbus, Ohio

Penny B. Block, PhD
Block Center for Integrative Cancer Care
Evanston, Illinois

Rebecca Brashler, MSW
Northwestern University
Chicago, Illinois

Teri Browne, PhD
University of South Carolina
Columbia, South Carolina

Seul Ki Choi, PhD
University of South Carolina
Columbia, South Carolina

Yvette Colón, PhD
Eastern Michigan University
Ypsilanti, Michigan

Gracelyn Cruden, MA
University of North Carolina
Chapel Hill, North Carolina

Julie S. Darnell, PhD
Loyola University
Chicago, Illinois

Sadhna Diwan, PhD
San Jose State University
San Jose, California

Maya H. Doyle, PhD
Quinnipiac University
Hamden, Connecticut

Iris Cohen Fineberg, PhD
Stony Brook University
Stony Brook, New York

Stacey Freedenthal, PhD
University of Denver
Denver, Colorado

Daniela B. Friedman, PhD
University of South Carolina
Columbia, South Carolina

Sarah Gehlert, PhD
University of South Carolina
Columbia, South Carolina

Donald Gerke, MSW
Washington University
St. Louis, Missouri

Robyn Golden, MSW
Rush University Medical Center
Chicago, Illinois

Lexie R. Grove, MSPH
University of North Carolina
Chapel Hill, North Carolina

Susan Hedlund, MSW
Oregon Health & Science University
Portland, Oregon

Katie Holland, MSW
Fresenius Medical Care
Plymouth, North Carolina

Barbara L. Jones, PhD
University of Texas
Austin, Texas

Karen Kayser, PhD
University of Louisville
Louisville, Kentucky

Hee Yun Lee, PhD
University of Alabama
Tuscaloosa, AL

Mi Hwa Lee, PhD
East Carolina University
Greenville, North Carolina

Sang E. Lee, PhD
San Jose State University
San Jose, California

Brianna M. Lombardi, MSW
University of North Carolina
Chapel Hill, North Carolina

Jamie Marshall, MSW, MPH
The Group for Public Health Social Work
Initiatives
Boston, Massachusetts

Christopher Masi, MD, PhD
Emory University
Atlanta, Georgia

Sapna J. Mendon, MSW
University of Southern California
Los Angeles, California

Joseph R. Merighi, PhD
University of Minnesota
Saint Paul, Minnesota

Shana Merrill, MS, LCGC
University of Pennsylvania
Philadelphia, Pennsylvania

Teresa Moro, PhD
Rush University Medical Center
Chicago, Illinois

Shirley Otis-Green, MSW
Coalition for Compassionate Care of
California
Sacramento, California

Lawrence A. Palinkas, PhD
University of Southern California
Los Angeles, California

Sheila V. Patel, BSPH
University of North Carolina
Chapel Hill, North Carolina

Panagiotis Pentaris, PhD
University of Greenwich
Eltham, London

Fayra Phillips, PhD
University of Texas
Austin, Texas

Byron J. Powell, PhD
University of North Carolina
Chapel Hill, North Carolina

Sarah Kye Price, PhD
Virginia Commonwealth University
Richmond, Virginia

John S. Rolland, MD
Chicago Center for Family Health
Chicago, Illinois

Betty Ruth, MSW, MPH
Boston University
Boston, Massachusetts

Tamara Savage, PhD
University of North Carolina at Pembroke
Pembroke, North Carolina

Lisa de Saxe Zerden, PhD
University of North Carolina
Chapel Hill, North Carolina

Cassidy Shaver, MSW
Lankenau Medical Center
Philadelphia, Pennsylvania

In Han Song, PhD
Yonsei University
Seoul, South Korea

Varda Soskolne, PhD
Bar-Ilan University
Jerusalem, Israel

Kimberly Strom-Gottfried, PhD
University of North Carolina
Chapel Hill, North Carolina

Madi Knight Wachman, MSW, MPH
Boston University
Boston, Massachusetts

Stephanie Wladkowski, PhD
Eastern Michigan University
Ypsilanti, MI

Casey Walsh, MSW
University of Texas
Austin, Texas

Trina Salm Ward, PhD
University of Wisconsin Milwaukee
Milwaukee, Wisconsin

Tiffany Washington, PhD
University of Georgia
Athens, Georgia

Allison Werner-Lin, PhD
University of Pennsylvania
Philadelphia, Pennsylvania

Stephanie P. Wladkowski, PhD
Eastern Michigan University
Ypsilanti, Michigan

Johnston Wong, PhD
Beijing Normal University-Hong Kong Baptist
University United International College
Guangdong Province, China

Zhang Zuojian, PhD
Jindong Public Welfare Center
Chengdu, China

译者前言

翻译此书期间，正值新冠肺炎疫情反复之时。由于疫情时间较长、影响较大以及范围较广，社会心理支持与关怀越来越成为关注的重点。我们不得不承认全球都存在医疗资源相对不足、健康照顾不周全的问题，其中有多方面因素：个人健康意识和健康素养不足；健康照顾资源获取的渠道和方法可及性不佳；公共卫生系统专业人员不足，服务体系不够健全；医疗系统在所能提供的服务，包括诊断、治疗和康复的能力不足等。我们不禁产生了一些疑问：医疗系统在全面注重高端技术发展的同时是否忽略了人的感受？在追求效率的时候是否忽略了人们最基本的关怀需求？社会高速发展是否加剧了健康不平等？面对日趋复杂和包罗万象的健康议题，医务社会工作者们上下求索、不断寻求更合适的解决路径。这正是医务社会工作发挥作用的时机，也是医务社会工作转向健康社会工作的良好契机。新冠肺炎疫情暴发不久，习近平总书记就提出要"发挥社会工作的专业优势，支持广大社工、义工和志愿者开展心理疏导、情绪支持、保障支持等服务"。广大社会工作者将服务嵌入医疗应急服务流程，在"常态疫情防控"和"应急疫情防控"两种情境下同时提供相适应的"常态 - 应急"社会心理服务，回应疫情防控常态化下公共卫生体系和社会心理服务体系的新需求和新挑战。社会工作者发挥了跨专业、跨部门、跨场域协同整合资源，关注社会弱势群体的专业优势，展现了中国医务社会工作的实践智慧。

10 年前正值中国医务社会工作发展的初级阶段，我们亟需可以指导临床服务，且兼有理论与实践经验的专业书籍。于是我与《健康社会工作手册》（第 1 版）原著者 Sarah Gehlert 博士取得联系，希望我出版此书中文版时她能就编撰此书的背景写序，Sarah Gehlert 博士欣然答应并撰文给予鼓励。时隔多年，经过实践与发展，中国的医务社会工作体系逐步建立，专业人才队伍日趋壮大，各地区因地制宜地开展了有益尝试。当看到英文版第 3 版出版的时候我又有翻译本书的想法：一是这版较之前有更宏观的视角，有具体技术和技巧的运用，还有相关理论阐述，更多地从社会环境和政策视角来解读社会工作在健康照顾领域的角色和功能；二是这版为社会工作者提供了全方位思考的框架，例如，如何与团队合作，在全队医疗照顾中如何找到社会心理切入点，如何灵活运用理论与技术；三是能从社会工作服务的态度证据着手，通过大量循证依据，积极引导社会工作者主动积极思考和主动介入；四是把公共卫生社会工作放入显而易见的重要位置上，澄清了基本概念，强调了专业身份和专业认定的重要性。总之，本书是一本值得健康社会工作领域的专业人员、学者和学生细读的专业书籍。

感谢所有参与翻译的社会工作者同仁！虽然我们在翻译工作中竭尽全力，但仍有不足之处。期待本书对大家能有所帮助。

季庆英

中国医院协会医院社会工作暨志愿服务工作委员会主任委员

上海市医学会医务社会工作学专科分会主任委员主任委员

上海市医院协会医务社会工作与志愿服务工作委员会主任委员

上海交通大学医学院附属上海儿童医学中心党委书记

原著序言

贫困、环境可持续发展、收入不平等、健康平等等重要议题困扰着我们的社区，乃至整个世界。城市和农村地区的人们都面临难以获得他们所需的基本服务和医疗保健，以及面临着健康和福祉方面的结构性障碍。这些障碍很大程度上源自权力和资源的差距，使许多人无法获得重要的基本服务。事实上，我们所居住的地区很大程度上影响着我们健康生活的能力。平均寿命的差异不仅在国家间存在差异，即使在地区或街区之间也可能存在差异。这些挑战是在更大的社会发展背景下出现的，例如全球化造成的人口变迁、人口老龄化、自然灾害带来的流离失所、疾病和政治动荡日益频繁和严重。

在这样的背景下，社会工作的角色比以往任何时候都更为重要，而且我们有理由对此保持希望。跨学科研究人员辛勤工作，为降低癌症发病率、改善认知，以及防止贫困社区的暴力而努力。广泛的联盟正在对精神健康服务纳入医疗保健的最佳实践进行传播，并识别童年的不良经历和创伤经历。技术的进步（如智能手机、共享单车等）提供了潜在的可以支持行为改变和减少社会隔离的干预措施。人们更多地认识到健康的社会决定因素，以及社会工作在处理这些因素方面的作用。

社会工作在驾驭影响个体、家庭和社区健康的障碍和机会方面有着独特的作用。作为一个专业，社会工作长期以来致力于理解复杂的动力和系统对整个生命周期中健康和福祉的影响。事实上，社会工作专业建立了基于"人在情境中"视角的实践，使得我们可以在当地和全球双重背景下去看待个体。多样的社区和医疗系统机构的研究，以及经过历史考验后被界定为最佳实践的措施，为社会工作提供了以证据为本的指引。社会工作者是医疗系统和社会服务之间的桥梁，他们处在促进团队照护的重要地位。他们拥有多种高度专业化的临床技能，用于改善生活质量、支持行为改变，并且处理影响健康的社会决定因素。此外，社会工作者还在尝试中观和宏观层面的实践，从而为机构实践和政府政策提供信息。

随着医疗专业人员，以及服务提供和财政系统都致力于提供扎根于社区、以患者和家庭为中心、能意识到并且回应影响健康的社会和经济因素的照护，社会工作的贡献日趋重要。因为社会工作者接受过系统性思维的训练，能在这方面成为引路者。社会工作者积极参与制定照顾模式，充分解决影响健康结局的社会心理、经济和环境因素。这些都是医疗系统长期致力于解决的问题。

随着社会工作者越来越全面地融入医疗团队，界定自己的角色和独特贡献便越来越重要。2010 年的《平价医疗法案》（*Affordable Care Act*）和近期其他医疗政策的改变，为碎片化和不充分的医疗服务提供系统转变为鼓励整合精神卫生和探索多样给付模式的医疗服务提供了一个历史性的机会。然而，由于这项法案的前景并不明朗，社会工作者必须充分接纳他们的另一个角色——政策倡导者。社会工作者有责任去放大最弱势的患者、家庭和社区的声音，从而倡导更为公正、公平和合理的医疗服务体系。作为全球社区的社会工作者，我们必须从世界范围的政策分析中相互学习，我们也必须在联合国这类国际组织中倡导社会工作的观点。

在美国国内外政局动荡之际，社会工作的作用比任何时候都重要。我们的伦理、价值观和技巧能驱使我们去倡导并支持那些被倒退的社会政策边缘化的个体和社区。社会工作专业的根本是为弱势群体工作，诸如无保险或保险不足、无房和缺乏其他基本服务的群体，或是与医疗系统接触受限的群体。社会工作者是受价值驱动的专业人士，致力于本地和全球的社会正义和健康公平。

《健康社会工作手册》是世界范围内社会工作者们可用的权威资源。对健康的社会决定因素认识的增加和整合医疗服务模式的发展为社会工作在医疗保健领域发挥领导力提供了机会。社会工作会在实现更好的健康结局和消除全球范围内的健康不平等方面发挥重要作用。

Robyn Golden

原著前言

在多年前的一次教师会议上，一位来自另一行业的同事提到了医疗保健领域中社会工作者的"低层次技能"。她将这些技能与传统精神卫生场所中社会工作者的"高级技能"进行了区分。在回应她的评论时，我列举了医疗保健领域的社会工作者必须掌握的大量信息，以便于他们在有限的时间内迅速评估服务对象的情况，制定最佳计划。我认为这一过程有高度挑战性，而这一领域内的社会工作者至少需要掌握与其他领域的社会工作者一样完善的技能。这场与同事之间的对话让我意识到两件事情。首先，健康社会工作并没有被其他社会工作分支领域和其他学科的专业人士很好地理解。其次，健康社会工作学者应该更好地定义和呈现这个分支领域。Teri Browne 和我持续致力于增进公众对于健康社会工作的理解，并帮助阐明其功能。自从上一版《健康社会工作手册》（下文简称《手册》）出版以来，我们与一群优秀的同事共同提出了"社会工作大挑战"的新倡议，名为"加强医疗保健体系，提高全美健康水平"。这个小组的一些成员也加入了我们，成为第 3 版《手册》的作者。

在上一版《手册》中，我们间接地提到了健康社会工作者在医疗保健方面所扮演的复杂角色。在出版后的几年里，这些角色的数量已经增加，也变得更加细微，使教育学生的标准比过去更高。除此之外，人们对社会因素在健康和医疗结局中的作用的认识不断提高，为更好地界定健康社会工作对医疗保健的贡献打开了一扇大门。这种认识的提高一部分来自 2010 年实施的《平价医疗法案》，另一部分也来自这样的知识：单靠医疗无法消除美国的健康差异。生物、行为和社会层面的复杂互动潜藏在 HIV/AIDS 和癌症等疾病之下，且对同时关注疾病的社会、心理和生物层面因素提出了强烈的要求（例如，见 Warnecke et al., 2008）。在采取这些方法工作的医疗保健团队中，社会工作者必须拥有足够的社会、心理和生物层面的知识，以便与团队的其他成员进行有效的沟通，并且以一种建设性的方式与他们协同工作。除此之外，为了提高工作效率，社会工作者必须了解这些因素如何运作于个人、家庭、团体、社区和社会之中。为达到这种意识层面的提升，让社区利益相关者在多个层面参与研究是最佳途径。

《手册》的目的是为了培养学生在当前的医疗保健环境中工作的能力。在这个环境中，来自多个学科的专业人员比过去更加紧密地进行合作。美国的医疗保健已经从多学科（multidisciplinary）转向了交叉学科（interdisciplinary），跨学科（transdisciplinary）则是最终的目标。在多学科的环境中，来自不同学科的专业人员在同一个项目中工作，但各自使用自己的专业语言，通过自己的学科视角来看待医疗保健，并且经常在事后彼此分享知识。交叉学科的团队互动更加紧密，但每个学科仍然在自己的边界内运作。因为交叉学科的方法几乎无法提供足够宽广的视野来捕捉医疗环境内在的复杂问题，跨学科的团队工作已经成为了典范。在这里，医疗保健专业人员紧密合作，他们必须发展出一种共同的语言，并且汇集他们各自学科中最优秀的理论。如果没有这种新的、更加互相依存的工作方法，医疗团队就会让人联想到一副古老的漫画：一屋子的盲人摸着大象的不同部位，每个人只根据她所摸到的部位来描述这头野兽。一个人可能根据躯干来描述，另一个人根据耳朵，第三个人根据尾巴。为了有效地处理复杂的健康状况，我们必须认识房间里的大象。

在 2016 年，John Wiley & Sons 出版社询问我的合作编辑 Teri Browne 和我是否有兴趣对《手册》进行第二次修订。当时的版本已被翻译为中文、韩文，提升了它的可获得性，增大了使用范围。自第 1 版《手册》出版以来的 10 年间，国内和国际上都发生了很大的变化。2004年人类基因组图谱的绘制持续改变着我们看待和处理疾病的方法，在分子和基因层面修复损伤的新技术也是如此。令人振奋的新疗法利用了人体自身的免疫反应和治愈能力，我们处理某些疾病的能力得到了显著的提升。然而，人们并不了解这些诊断技术和治疗方法。在我们的《手册》第 1 版和第 3 版出版之间的 10 年，失去和获得医疗健康保险的人数发生着波动。尽管政府承诺的医疗改革仍然有可能确保公民拥有保险，但对于弱势人群来说并非如此，而且改革究竟将如何影响国家稳定增长的健康差异仍然是一个问题。

这些改变将会持续，并且需要健康社会工作者有很大的灵活性。与第 1 版和第 2 版《手册》一样，第 3 版《手册》认为医疗保健领域的社会工作者是积极的问题解决者，他们必须从各类资讯中汲取营养，以解决个人、家庭、团体、社区和社会面临的议题和难题。我们相信这种方法具有灵活性，从而使健康社会工作者能够以最佳方式处理不断变化的医疗环境。第 3 版的作者和内容分布反映了这一方法。杰出的实践者 Robyn Golden 在序言中介绍了本书各章涵盖的内容，他作为医疗保健领域社会工作的领导者，在实践和研究方面不断取得突破，并为提高该行业的知名度做出了巨大贡献。

第 3 版《手册》极大受益于 John Wiley & Sons 出版社的正式审查和同事的反馈，其中许多人教授健康社会工作和相关课程。本版的每一章都进行了全面修订。我们增加了关于全球健康社会工作（第 4 章）、整合行为健康（第 9 章）和循证实践（第 11 章）等内容的章节。基于我对中国、越南、韩国、以色列和德国的专业访问，以及 Teri Browne 对印度的访问，我们认识到许多问题都是全球健康社会工作者共同面对的，例如移民和难民身份、暴力、健康的群体差异以及政策的影响。我们尝试在第 3 版中将这些现实情况整合在内。

此书被分为 3 个部分。第一部分"医疗保健领域社会工作的基础"提供了社会工作者在医疗保健领域中运作的基础和核心信息。在第 1 章"医疗保健领域社会工作的概念基础"中，Sarah Gehlert 再次讨论了社会工作在医疗健康领域发展的基础原则，以及伴随时间进程来决定原则和实务上可能发生的任何变化。由 Teri Browne 写的第 2 章"社会工作角色与医疗保健场域"谨慎概括了当今社会工作者在医疗保健机构中扮演的诸多角色。第 3 章"医疗保健领域中的伦理"由 Kimberly Strom-Gottfried 撰写，除了提供伦理决策的框架以外，还对社会工作者在从个案实务到政策发展等多种医疗保健领域，针对社会工作者，直接面临的多个关键议题加以考虑。这三章都考虑了美国和全球其他地区的医疗保健所面临的独特挑战。

公共卫生社会工作持续受到关注，将公共卫生与社会工作两者相结合的培训项目也持续增长。在第 3 版中，我们加入了新的第 4 章，该章由 In Han Song Varda Soskolne、Zhang Zuojian、Teri Browne 和 Johnston Wong 撰写，考察了全球各地的健康社会工作。第 5 章"公共卫生社会工作"仍然是这本手册中很必要的部分，引导读者了解公共卫生的视角。波士顿大学的 Betty Ruth 领导着历史最悠久的公共卫生社会工作项目，她与她的同事 Madi Knight Wachman 和 Jamie Marshall 主导了本章的修订工作。这一章节向读者介绍了初级、二级和三级医疗保健的概念，并且从一个更广泛的角度来看待健康问题，包括全球的健康和疾病模式。第 6 章"医疗卫生政策与社会工作"由 Julie S. Darnell 和 Heidi L. Allen 撰写，这章与前两个版本相对比几乎被完全修订。该章继续介绍关于医疗保健中临床、行政和政策问题之间如何相互作用的基本信息。尽管该章无法涵盖所有的医疗卫生政策和考虑因素，但其对最相关的政策和问题进行了概述。作者们谈到了医疗改革可能带来的后遗症。由 Sarah Gehlert 和 Trina Salm Ward 撰写的第 7 章"健康行为理论"概述了有助于指导社会工作实践和医疗保健研究的关键理论和方法，并且提供了在某些情况下使用这些理论的实证依据。

第二部分名为"健康社会工作实践：关键性因素和内容"。尽管社会工作者在医疗保健领域所面临的案例和问题千差万别，但某些关键问题总是应该得到考虑。本部分的 8 个章节代表了在处理案例或寻求医疗保健问题的答案时应该考虑的关键议题，尽管这些议题可能不会立刻被证明与这些案例或问题有关。如果不考虑宗教、性行为或药物使用等问题，可能会导致对案例的理解或对保健问题的考虑不完整。只有在考虑了健康信仰之后，Matsunaga 等（1996）才能够理解为什么夏威夷本地妇女不参加乳腺癌筛查，尽管她们的乳腺癌发病率很高。

因为个人和家庭并非独立运作，而是作为社区的一部分，所以对健康和社区因素之间关系的描述被包含在第二部分中。在第 8 章"社区与健康"中，Sarah Kye Price 和 Christopher Masi 回顾了重要的循证信息，并提供了有关如何获取社区因素，并将其纳入医疗保健领域社会工作实践中的知识。由 Lisa de Saxe Zerden、Gracelyn Cruden、Brianna M. Lombardi、Lexie R. Grove、Sheila V. Patel 和 Byron J. Powell 撰写的第 9 章"整合行为健康模式的实施"对这个重要的实践领域给予了必要的关注。

在第 10 章"社会工作实践与残障议题"中，Teresa Moro 和 Rebecca Brashler 仔细描述了社会工作在残障个人和群体中的实践，并提出了一些实务建议。Lawrence A. Palinkas 和 Sapna J. Mendon 在本书新的第 11 章中讨论了循证实践的关键问题。由于沟通随着时间的推移而变化，而它是有效提供医疗保健服务的核心，所以本手册的第二部分包括了题为"医疗保健服务中的沟通"的第 12 章。这一章由南卡罗来纳大学 Arnold 公共卫生学院的 Sarah Gehlert、Seul Ki Choi 和 Daniela B. Freidman 撰写，经过两次修订，提供了一个理解医疗保健沟通动态的基本框架，回顾了改善沟通的干预措施，考虑了文化、性别、种族和其他突出因素对患者和医疗服务提供者沟通的影响，并提供了使用口译人员的指导。该章还讨论了医疗保健团队的动态和社会工作者在团队中的地位。

国际作者 Panagiotis Pentaris 是《手册》的新作者，他在第 13 章"医疗保健领域中的宗教、信仰和灵性"中对宗教和灵性进行了区分，并回顾了宗教和灵性影响健康以及个人和团体回应医疗保健的方式。第 14 章"形成共同的理解：当患者使用补充和替代疗法并寻求整合医疗"时对补充和替代性治疗进行了回顾。作者 Penny B. Block 提供了关于美国补充和替代疗法使用的程度及其使用原因的最新信息。她回顾了一系列的治疗方法和它们的历史，并阐述了社会工作者熟悉补充和替代技术的重要性。同样由 John S. Rolland 撰写的第 15 章"家庭、健康与疾病"为理解家庭结构和动态与健康之间的互相作用提供了宝贵的框架，并讨论了其对社会工作实践和医疗保健政策的影响。

第三部分名为"健康社会工作：特定实践领域"，包含了由具备丰富实践和学术经验的社会工作者们撰写的 8 个章节。选择要涵盖的领域是困难的，章节大纲并非旨在详尽列出所有领域。我们的目标是呈现一系列优秀的社会工作实践案例，并提供足够的细节，以便读者对社会工作在医疗保健方面的实践有一个合理的全面了解。本书再次用一个章节专门讨论对年轻患者的健康社会工作实践，即第 16 章"儿童与青少年患者的社会工作"，由专家 Barbara L. Jones、Casey Walsh 和 Fayra Phillips 撰写。由 Shantha Balaswamy、Sang E. Lee 和 Sadhna Diwan 撰写的第 17 章"医疗保健机构中的老年社会工作"再次概述了针对老年人的实践中的核心议题和社会工作者面临的挑战。

在第 18 章"肾病学社会工作"中，Teri Browne、Joseph R. Merighi、Tiffany Washington、Tamara Savage、Cassidy Shaver 和 Katie Holland 介绍了循证的社会工作干预措施、政策和方案，以及肾病学社会工作者可利用的资源和组织。Hee Yun Lee、Mi Hwa Lee 和 Karen Kayser 撰写的第 19 章"肿瘤社会工作"回顾了肿瘤患者及其家人面临的心理问题。书中列出了实践方面的考虑，并提供了干预建议。

慢性病管理的议题由 Wendy Auslander、Donald Gerke 和 Stacey Freedenthal 在第 20 章中进行讨论，该章经过修订并被重新命名为"慢性病与社会工作：糖尿病、心脏病和 HIV/AIDS"。慢性病向社会工作者呈现出许多独特的挑战，例如如何帮助患者和家庭与慢性病共处，并且能够管理疾病。作者概述了这些挑战，并对实践提出了建议。

第 21 章，"社会工作与遗传学"由 Allison Werner-Lin、Maya H. Doyle、Shana Merrill 和 Sarah Gehlert 全面修订，在这个创新的实践领域中与健康社会工作者相关的最新信息被包括其中。这一章在考察了社会工作在遗传学方面的历史后，为这个行业在新的遗传学和基因组测试和治疗方面描绘了一条新的路径。

急性和慢性病的疼痛管理仍然是医疗保健中社会工作者的工作领域。第 22 章"疼痛管理与舒缓疗护"已被广泛修订。该章向读者介绍了疼痛对行为和功能的影响，并且回顾了社会工作者在疼痛管理和舒缓治疗团队中的角色。Terry Altilio、Shirley Otis-Green、Susan Hedlund 和 Iris Cohen Fineberg 继续担任该章的作者。最后，由 Yvette Colón 和 Stephanie P. Wladkowski 撰写的第 23 章"临终关怀"讨论了社会工作者如何协助患者和家属有效处理这些生命末期的相关议题。

我们历次编写《手册》的目标是为社会工作者提供信息来源，帮助他们成为积极的问题解决者，而不是现有路径和协议的跟随者。此书能够使社会工作专业的学生学习医疗保健领域中实践和政策的基础（第一部分）、实务和政策实施中的批判性思考（第二部分），以及社会工作在一些领域和某些健康状况下的实践方式（第三部分）。

我们希望此书继续在专业教育中发挥作用，让已经进入实务工作的专业人士了解到他们在学校时或毕业后尚未有机会接触的议题。同时，它也是医疗保健各领域中循证实践的宝贵信息来源。

当今医疗保健领域中的社会工作者面临着诸多挑战，其中一些是新的挑战，而一些则已伴随这一专业许久。我们希望读者能够将本书的 23 章内容作为一套工具，进而更好地满足他们所服务的个人、家庭、团体、社区和社会的医疗保健需求。

参考文献

Matsunaga, D. S., Enos, R., Gotay, C. C., Banner, R. O., DeCambra, H., Hammond, O. W., et al. (1996). Participatory research in a native Hawaiian community: The Wai'anae Cancer Research Project. *Cancer, 78,* 1582–1586.

Warnecke, R. B., Oh, A., Breen, N., Gehlert, S., Lurie, N., Rebbeck, T., ... Patmios, G. (2008). Approaching health disparities from a population perspective: The NIH Centers for Population Health and Health Disparities. *American Journal of Public Health, 98,* 1608–1615. https://doi.org/10.2105/AJPH.2006.102525

原著致谢

　　本手册第 3 版的筹备工作涉及很多人的努力，其中两位分别是 Nora Malone 和 Brooke Chehoski，前者是一位非常有才华的年轻女性，我在芝加哥大学担任教职时认识了同在《社会服务评论》（*Social Service Review*）担任编辑的她；后者是南卡罗来纳大学的一名博士研究生。两人都协助了本手册的组稿和编写。如果没有她们的协助，我们不可能完成这一工作。John Wiley & Sons 出版社的 Rachel Livsey 和她的继任者 Dominic Bibby 在整个过程中给予了我们很大的支持。我们还要感谢第 3 版的审稿人，感谢他们提出的宝贵意见。本手册的 54 位撰稿人，有些是我们的朋友，有些则在合作前只闻其名，他们在这次修订中努力而耐心地工作。最后，要感谢我们的配偶，Roy Wilson 和 Lyle Browne，他们总是愿意倾听我们的想法，并提供反馈、支持和幽默感。

目　录

第一部分

医疗保健领域社会工作的基础

第1章

医疗保健领域社会工作的概念基础

SARAH GEHLERT

本书第 1 版的编撰恰逢美国第一位医务社会工作者（Garnet Pelton）受聘 100 周年。Garnet Pelton 于 1905 年开始在麻省总医院工作。5 年后第 2 版的编写又逢健康社会工作的另一个关键事件，即 2010 年 3 月通过了《患者保护与平价医疗法案》（*The Patient Protection and Affordable Care Act*，ACA），尽管有其局限性，但是该法案增加了美国公民的健康保险覆盖面。这本第 3 版《健康社会工作手册》的编撰正值政治纷争之际，各政党正利用 ACA 的遗留问题作为权力争夺的棋子。因此，重新思考社会工作在医疗保健领域中的历史，并评估其开创者的愿景在最初 100 年中实现的程度似乎正当其时。Ida Cannon（1952）是麻省总医院聘用的第二位社工，工作长达 40 年之久，她写道："无论何时何地，最优质的社会工作实践基本上都是一项不断改变的活动，从积累的知识中逐渐建立起指导原则，但技术却在不断变化。态度同样会转变，以应对不断改变的社会哲学思潮"（P. 9）。在过去的 1 个世纪里，如果说医疗保健领域社会工作的指导原则发生过变化，那么它发生了怎样的变化？从对其的检视中可以学到什么有助于规划这个专业的未来？

本章重点介绍了医疗保健社会工作专业从 19 世纪起源到现在的发展历程。这种对专业原则和活动的纵向检视应能使我们跟随时间的推移对各项原则的发展形成更全面、更准确的观点，而不以历史事件发生的时间节点所决定，例如重大医疗保健政策的颁布。

本章目标：

- 讨论美国第一个医院社会工作部成立的历史基础。
- 描述推动美国建立第一个医院社会工作部的动力和人物。
- 了解从第一个医院社会工作部成立至今，医疗保健领域社会工作的指导原则是如何变化的。
- 了解从第一个医院社会工作部成立至今，医疗保健领域社会工作的技术和方法是如何变化的。本章对其他章节的频繁引用紧扣当前医疗保健领域社会工作的概念框架。

医疗保健领域社会工作的历史基础

医疗保健领域内的社会工作起源于以下这些变化：① 19 世纪和 20 世纪初美国人口结构的变化；②对治疗的患者态度的变化，包括应该在哪里进行治疗；③对社会和心理因素在健康中作用的看法的变化。这三个密切相关的变化为医疗保健社会工作领域的出现奠定了基础。

19 世纪中期开始的一系列事件导致大量人口移民美国。1820—1924 年，共有 3 500 万～4 000 万欧洲人移居国外。1849 年开始于加利福尼亚州的淘金热和 1862 年的《宅地法案》（*Homestead Act*）增加了对人口移居的吸引力（Rosenberg，1967）。

1816—1914 年，约有 550 万德国人因经济和政治原因移民美国。其中 1866—1873 年俾斯麦（Otto von Bismarck）统治的 7 年间超过 80 万人抵达美国。19 世纪 40 年代爱尔兰马铃薯饥荒导致了 200 万人口的移民，随后的 10 年又增加了近 100 万。1820—1990 年，超过 500 万意大利人主要因为经济原因移民美国，其中 1901—1920 年达到峰值。波兰移民的大量涌入发生在 1870—1913 年。1890 年前移民美国主要因为经济原因，而后则主要因为经济和政治原因。波兰移民在 1921 年再现高峰，1 年中超过 50 万波兰移民抵达美国。1880—1913 年，200 万犹太人离开了俄罗斯和东欧国家。

美国努力适应移民带来的挑战。埃利斯岛移民站于 1892 年开放，处理大量入境移民。直至 1907 年，每年有 100 多万人通过埃利斯岛进入美国。大规模的移民浪潮给医疗保健带来了新的挑战，尤其是在大部分新移民定居的东北部城市。Rosenberg（1967）写道，1865 年有 723 587 人居住在纽约市，其中 90% 居住在曼哈顿岛南部。当时该市 2/3 以上的人口居住在多户分租的经济公寓。移民初到纽约时各种事故屡见不鲜，卫生设施十分简陋，食品供应条件低下。纽约市每 5 个婴儿中就有 1 个在 1 岁生日之前死亡，而在伦敦，这一比例为 1/6（Rosenberg，1967）。更大的挑战是，绝大多数移民的英语水平非常有限或根本不会，且生活在贫困之中。移民带来了大量与当时在美国占主导地位的人不同的医疗保健信念和习俗。

17 世纪末和 18 世纪初，患病的人在家里得到照顾。在流行病期间，一些仓促搭建的建筑物被用来安置传染病患者（O'Conner，1976，P. 62）。这些临时安置病房在较大城市中运作，于独立战争前首次出现。随着美国人口的增长，社区发展了济贫院来照顾那些身体或精神疾病患者、老年患者，以及孤儿或流浪者。与流行病期间的临时建筑不同，济贫院是为持续运作而建造的。第一个济贫院由 William Penn 于 1713 年在费城建立，只对贵格会信徒开放。1728 年，通过费城教会执事济贫助理从省议会获得资金建造的第二家济贫院在费城向公众开放。其他大城市紧随其后，纽约于 1736 年开设了纽约市贫民院（后命名为贝维尔医院），1737 年新奥尔良开设了圣约翰医院（Commission on Hospital Care，1947）。尽管圣约翰医院被称为医院，但它被归类为济贫院，因为它主要服务于生活贫困且无处可去的人。

至 18 世纪中期，济贫院开始将患者与其他居住人员分开。起初，他们被安置在不同的楼层、不同的部门或院内其他建筑中。当这些部门扩大到一定规模，它们被分离出来形成独立于济贫院的公立医院。医院最终在富有者中流行起来，他们第一次愿意在家庭外接受专家治疗，并愿意支付服务费用。

1751—1840 年，一些志愿性医院建立了起来，它们的资金来源包括公共和私人基金以及患者付费等不同组合（O'Conner，1976）。1751 年，由 Benjamin Franklin 和 Thomas Bond 博士募集捐款，并得到费城市议会资助的第一家志愿医院在费城成立。纽约医院于 1791 年开始收治患者，麻省总医院于 1821 年开始收治患者。1817 年，贵格会开设了第一家精神病院，1834 年开始收治需要治疗精神疾病的所有患者。

药房作为第三种医疗机构在 18 世纪末开始出现。药房独立于医院，由遗赠和自愿捐款资助。他们最初的目的是给门诊患者配药。然而随着时间的推移，医生受聘到家里探望患者。第一批的 4 个药房分别于 1786 年在费城（专为贵格会信徒设立）、1795 年在纽约、1796 年在波士顿和 1801 年在巴尔的摩设立。

19 世纪公共卫生改革的努力

19 世纪后半叶，医院和药房进行了改革，其中许多是由女医生领导的。Elizabeth Blackwell 医生由于性别原因无法在医院找到工作，于 1853 年在纽约东区建立了一家妇幼药房。东区因大量欧洲移民涌入变得越来越拥挤。她的药房提供家访服务，到 1857 年已经能为患者提供几张病床了。该药房后来成为纽约妇幼保健院，1865 年为 334 名非裔美国人和美国白人患者提供家访服务（Cannon，1952）。第二年，非裔美国医生 Rebecca Cole 被聘为"卫生访问员"。在探访家庭时，Cole 会讨论清洁卫生、如何选择和烹调食物，以及教育和就业等问题。1890 年，Robert Hoe 女士向纽约妇幼保健院出资，聘请一名全职家庭访问员在 Annie Daniels 医生的指导下工作。Daniels 以当时社会工作者，如 1889 年在芝加哥创办赫尔馆（Hull House）的 Jane Addams 的方式记录了家庭规模、收入和生活开支。

在纽约与 Blackwell 医生共事的第一位住院医师 Marie Zakrzewska 迁居波士顿，并于 1859 年成为新英格兰女子医学院（New England Female Medical College）的第一位妇产科教授。1862 年，Zakrzewska 医生在波士顿建立了一家药房和有 10 张床位的病房，即新英格兰妇幼保健院。这是波士顿的第一家，也是美国第二家由女性内科和外科医生经营的医院（仅次于纽约妇幼保健院）。与纽约妇幼保健院（The New York Dispensary for Women and Children）一样，新英格兰妇幼保健院以家访为特色，更加关注社会状况。多年来，家庭访问都被作为护士和医生受训的一个部分。

1890 年，曾在纽约研究生医院和纽约妇幼保健院女子医学院授课的儿科医生 Henry Dwight Chapin 设立了一个项目，让志愿者到患病儿童家中访问并报告病情，确保医嘱得到了理解和执行。1894 年，他任命了一位女医生来做这项工作，但很快就换成了一名护士。Chapin 的努力促成了寄养机构的诞生，为那些父母无法充分照顾的患儿和康复儿童建立寄养院（Romanofsky，1976）。他于 1902 年创立了斯皮德韦尔会社（The Speedwell Society），以鼓励寄养。斯皮德威尔会社与后来在纽约医院设立的社会工作部门可能有联系。

约翰斯·霍普金斯医院（Johns Hopkins Hospital）和巴尔的摩慈善组织社团（Charity Organization Society）在 20 世纪之交建立了密切的合作关系，为社会工作和医学结合的设想提供了土壤。参与讨论的 4 个人对医院建立正式的社会工作服务起到了重要作用。Mary Richmond、Mary Wilcox Glenn、Jeffrey Brackett 和拉塞尔·萨奇基金会（Russell Sage Foundation）董事 John Glenn 积极参与了社会工作在医学领域的应用。

伦敦医院施赈者

1895 年，伦敦皇家免费医院（Royal Free Hospital）聘请了第一位社会工作者，称为医院施赈者。这时恰逢通过 Charles Loch 皇家免费医院与伦敦慈善组织社团走到了一起。Loch

是一个虔诚的信徒，在皇家外科学院秘书处工作了 3 年。1875 年，他被任命为伦敦慈善组织干事，这使得他对健康的社会层面产生了浓厚的兴趣。在慈善组织社团医学委员会工作期间，Loch 提出了他一个日渐加深的担忧，即患者可能会为获得免费照护而刻意歪曲自己的情况。1874 年，皇家免费医院要求慈善组织社团对患者进行筛查，以确定有多少人确实身陷贫困。他们发现只有 36% 的人真正有资格获得免费照护服务。Loch 认为，应该由"受过教育且有教养的、能够考虑患者身份处境的称职人士"对请求照护的个人进行筛查（Cannon，1952，P.13）。Loch 奋斗了许多年才使得一位施赈者得以任命。他于 1885 年在普罗维登特医学会（Provident Medical Association）上发表演讲，1891 年被传唤到上议院的一个委员会作证。1895 年，Mary Stewart 被聘为皇家免费医院的第一位社会施赈者。在担任这一职务之前，她曾在伦敦慈善组织社团工作多年。她之所以驻扎在医院门口，是因为她在医院的主要职责是审查进入医院药房的申请，并接受那些被认为适合接受照护的人。她的次要职责是将患者转介至各种相关服务，并决定谁应该在药房接受服务（Cannon，1952）。

Stewart 得到了伦敦慈善组织社团 3 个月薪酬的初始资助。尽管大家都认为她的工作很有成效，但慈善组织社团拒绝与她续约，直到皇家免费医院同意至少支付她一部分薪酬。最终，医院的两名医生同意支付 Stewart 一年薪酬的一半，慈善组织社团支付另一半。从那时起，社会施赈者成为英国医院的一个部分。到了 1905 年，其他 7 家医院雇佣了施赈者。

1906 年，医院施赈者委员会（The Hospital Almoners' Council，后来的医院施赈者学会）接管了施赈者培训。医院施赈者委员会对施赈者工作范畴的扩展负责，包括预防疾病等功能。在其运营的最初几年，委员会为准父亲开设了培训班，为患有社交传播性疾病的年轻女性开设了宿舍，还有其他一些项目（Cannon，1952）。

美国第一个社会服务部

Mary Stewart 最早受雇于伦敦皇家免费医院 10 年后，Garnet Pelton 开始担任麻省总医院医务所的社会工作者。Pelton 工作 6 个月后患病，接替她担任这一职务的 Ida Cannon 在此岗位上工作长达 40 年，她描述了"英国施赈者和美国医务社会工作者之间一种特殊的伙伴关系"（Cannon，1952，P. 20）。她还描述了自己 1907 年与伦敦圣托马斯医院的施赈者 Anne Cummins 的会面。

Garnet Pelton、Ida Cannon 和 Richard Cabot 是麻省总医院建立社会工作部的核心人物。关于 Pelton 或她在医院短暂任期内的记录相对较少。Cannon（1952）简要介绍了 Pelton 在麻省总医院的护士培训和她对丹尼森之家定居点（Danison House Settlement）的贡献。在定居点期间，她把来自波士顿南区的叙利亚移民带到医院接受治疗。Pelton 受雇于 Richard Cabot，于 1905 年 10 月 2 日开始在麻省总医院工作。她在麻省总医院门诊走廊一角的桌子上工作，6 个月后，她因患上肺结核辞职。穷人在门诊部接受结核病治疗，因为他们负担不起疗养院的治疗。Pelton 是否因为在门诊部的工作感染了肺结核不得而知。无论如何，Cabot 安排她在纽约的 Saranac Lake 接受治疗，后来又在北卡罗来纳州的 Asheville 接受治疗。

Pelton 的继任者是 Ida Cannon，她出版了两本书和几篇关于医务社会工作的报告。关于她的人物资料有不少。Cannon 出生在 Milwaukee 一个富有的家庭。她在圣保罗市县医院接受过护士培训，当了两年护士，然后在明尼苏达大学学习社会学。在那里她听了 Jane Addams 的一堂演讲，对社会工作产生了兴趣。在入学西蒙斯社会工作学院（Simmons College of Social

Work）之前，她在圣保罗联合慈善机构（St. Paul Associated Charities）担任了 3 年家访护士。Cannon 是通过她在哈佛大学担任生理学家的哥哥认识 Richard Cabot 的，当时 Cabot 正在麻省总医院组织社会服务。她于 1906 年受聘接替 Pelton，1907 年从西蒙斯学院毕业后开始全职工作，1914 年被任命为社会服务部的第一任主任。1945 年她从麻省总医院退休。

Richard Cabot 医生是一位特别多产的作家，他本人多年来就一直是学术研究的资助对象（见如 Dodds，1993；O'Brien，1985）。Cabot 是毕业于哈佛大学的医生，他对美国医院建立社会工作专业和其他助人专业的贡献颇多。19 世纪 90 年代到 20 世纪 30 年代的大部分时间里他在专业上一直十分活跃，那正是对各种专业进行定义（见如 Flexner，1910）的阶段，而医学正是所谓专业的标杆。

Cabot 的祖父 Samuel（1784—1863）19 岁第一次出海后靠着贸易发家致富。Samual Cabot 娶了波士顿最成功商人的女儿 Eliza Perkins 为妻，最终接管了岳父的公司。他被描述为一个务实的人，相信实干和努力工作，偏爱商业甚于文化（Evison，1995）。

Cabot 的父亲 James（1821—1903）曾在欧洲学习哲学，接受律师培训，在哈佛大学教授哲学，是传记作家 Ralph Waldo Emerson 的朋友。他自认为是超验论者，宣称"超验包括超越陈旧概念和传统信仰的任何东西，因为它们能被理智的人所接受"（Cabot，1887，P. 249）。超验论者质疑他们父辈一代的商业主义，对奴隶制尤其持批判态度。南北战争开始之时正值 James Elliott Cabot 40 岁之际，这场战争的发动也许与那一代人的情感有关。Cabot 的母亲 Elizabeth 承担了抚养夫妇俩 7 个儿子的大部分责任，但她与丈夫一样持有超验主义者对陈旧观念和传统信仰的质疑。Elizabeth Cabot 在谈到女性时说："在我看来，我们中很少有人有足够的精神生活。除了教育和家政问题，甚至在社会利益问题之外，我们应该有一些精神生活"（Cabot，1869，P. 45）。O'Brien 把 Elizabeth Cabot 描述为"温暖的母亲和虔诚的信徒"以及"不知疲倦的乐善好施者"（O'Brien，1985，P. 536）。

南北战争使全国意志消沉，催生了新保守主义和唯物主义。1859 年达尔文 Charles Darwin 出版的《物种起源》（On the Origin of Species）带来了人们对科学方法的崇尚，以及对进入美国移民数量的日益关注，使 James Elliott Cabot 这一代人由理想主义转向了现实主义。在接踵而至的社会达尔文主义浪潮中，慈善被视为幼稚，并且对其接受者可能有潜在危害。正是在这种后超验主义的氛围中，Richard Cabot 于 1868 年出生了。

与其父母这一代人之间的紧张关系塑造了 Richard Cabot 的视野。他以哲学实用主义为基础，采取了激进的中间派立场，采纳了两种对立的观点，并在两者之间找到了一个中间立场。他没有把任何一方视为对或错，而是认为，通过创造双方之间的对话，一个更大的真相可能会出现。在他整个职业生涯中，Cabot 把自己看成一个口译者或翻译员，能够在两个极端之间找到中间地带。

Cabot 先在哈佛学习哲学，然后转学医学。他拒绝接受那些只观察而不行动的哲学家，因此被 John Dewey 的哲学所吸引。Evison 写道："行动吸引了他，Jane Addams 和 Teddy Roosevelt 吸引了他是因为他们做出了一些事"（1995，P. 30）。Cabot 认为，知识是通过解决问题获得的，即使假设没有得到支持。就像他之前的 Addams 一样，他相信人们可以从失败中吸取教训。

Cabot 的学士学位论文用了流行病学方法检验基督教科学派的疗愈功效（Dodds，1993）。1892 年他完成医学院学业时，19 世纪 70 年代和 80 年代的细菌理论已经深入人心，技术和实验室分析的作用也越来越凸显。Cabot 最初紧随这一趋势，完成了实验室研究生培训和多尔顿血液学研究员（Dalton Research Fellowship in hematology）的工作。他拒绝了麻省总医院将他任命为第一位细菌学家，1898 年，也就是完成研究员工作 4 年后，他接受了声誉较低的门诊部任命。

当病例被视为无趣或无望时，患者会被安排在麻省总医院的门诊部接受治疗，而不是在病房里（Evison，1995）。由于结核病、斑疹伤寒和糖尿病等疾病没有治疗方法，这些疾病的患者因此通常在门诊部接受治疗，尤其是穷人。处方主要是止痛药（抗生素直到 20 世纪 40 年代才开发出来）。许多患者是语言不通的移民，并患有斑疹伤寒等传染病。1893 年的大萧条使形势更加黯淡，情况糟糕前所未有。

Cabot 描述了第一次去门诊部时所见医生接诊的速度：一些医生称之为"逃离诊所"（Evison，1995，P. 183），一位医生拉铃示意患者进入诊室。当患者还在走进来时，医生就会喊出问题，当患者走到他的诊台时，处方已经开出，这时他会拉铃呼叫下一位患者。

Cabot 开始发现，身体问题背后往往还有社会问题和精神问题，而单纯性的身体痛苦是罕见的（Cabot，1915）。他认为，不考虑他所称的非躯体因素，如日常生活条件，不可能使患者恢复健康。他描述的一个病例如下：

> 一天早上在门诊部工作时，我遇到了一系列棘手的问题……那天早上，我碰巧意识到一个事实，这些连续不断来找我的人浪费了他们的时间。我首先要处理一个糖尿病病例。对这种疾病，药物几乎不起作用，但饮食却能起到很大的作用。我们已经制定了非常详细的饮食计划，应该提供给这样的患者。我们把它印在便条上，做成便签本，这样就可以从其中一本上撕下一张便条，用简短的语言告诉患者最有用的糖尿病知识。我记得我从本子上撕下一张便条交给患者，感到很满意，我们已经准备好了所有这些东西，这样患者就不必记什么了……收到便条的女人似乎并不满意。我问她怎么了……她仔细看了看，在她能吃的东西中，她看到了芦笋、抱子甘蓝和其他一两样东西，她让我注意到事实上她不可能买这些东西。换句话说，我们在要求她做不可能做的事情（Cabot，1911，P. 308-309）。

Cabot 接触社会工作首先是因为他和 Jane Addams 的关系。1887 年，他在哈佛上了 Francis Greenwood Peabody 的"伦理理论与社会改革"课程。许多参加这门课程的人之后都去波士顿儿童援助协会（Boston Children's Aid Society）工作，1896 年 Cabot 也成为那里的一名主任。就在那里，他接触到了个案会议的方法。

Cabot 以自己激进的中间派观点看待医学与社会工作的关系。他认为这两个职业都具备了对方最需要的元素。对于医学来说是经验实证，而对于社会工作来说是广阔视角。Cabot 认为，医生对实证经验的热情接受使他们的眼界过于狭窄，忽视了健康中的社会和心理因素。社会工作者拥有医生所缺乏的广度，但过于依赖善意。他们需要变得更加科学化和系统化，以确保他们的方法是有效的，并为他们的工作建立一套理论基础。每一个专业都可以从彼此的交往中获益。

Cabot 开始在门诊部改革治疗流程。他聘请 Garnet Pelton 履行 3 项职能：①在进行评判的同时帮助医学社会化；②充当医生、患者和家庭之间的翻译者；③提供有关社会和心理因素的信息。Cabot 在描述这一关键角色时说："她不会主要作为批评家出现在那里。尽管如此，她要比一般的批评家好得多，因为她将成为这个机构的一部分，会从机构内部提出批评，我认为这永远是最有价值的"（Cabot，1912，P. 51-P. 52）。Pelton 保存了每一个病例的记录，这些记录用于指导和辨别趋势，并将在定期报告中公布。在 Pelton 之前，麻省总医院没有患者在门诊部就诊的记录。

Cabot 把社会工作者看作翻译员，以患者和家属可以理解的方式把医疗信息传达给他们。他说，"社会工作者……可以让患者放心，让他们知道正在做的和将要做的事情。没有其他人可以解释，医院里没有专人负责解释事情"（Cabot，1912，P. 50）。

Cabot 还把社会工作者看作患者及其家庭带给医生信息的翻译员。Cannon 的一句话描述了社会工作者在向医生提供社会和心理信息方面的作用：

> 虽然她必须了解患者的身体状况，但身体状况只是她必须考虑的患者的一个方面。正如医生认为病变器官不是孤立的，它可能影响全身，医院社会工作者不仅把患者看作一个孤立的占着一张病床的不幸的人，还把他看作家庭或社区群体的一员，而他所属的家庭或社区群体正由于他的健康状况不佳而发生着变化。医生和护士设法增强患者的整体身体状况，使他能与疾病作斗争。社会工作者努力消除患者周围环境或精神状态中妨碍治疗成功的障碍，从而使患者能够帮助自己康复（Cannon，1923，P.14-P.15）。

Cabot 认为，社会工作能够最好地履行这一角色，因为护士"已经失去了自己的专业主张，让自己成为医生命令的执行者"（Evison，1995，P. 220）。他将社会工作的专业性定义为诊断和"治疗处于困境中的人"，正如他看到的心理健康的专业性一样。

医院最初并不支持聘用 Pelton，所以 Cabot 用自己的资金支付了她的工资。为了说服医院主管 Frederic Washburn 相信 Pelton 是一个很好的新增力量，Cabot 开始记录她的雇佣成本效益。他算了一笔账，医院花了 120 美元在一个肠胃有问题的宝宝上，因为家里无法为她提供医生开出的营养处方，母亲在短时间内 4 次带她来医院。Cabot 不希望主管把社会工作的主要作用看成防止滥用医院服务，而是通过帮助提高治疗效率来节省开支。他认为医务社会工作者与医院施赈者角色不同。

Ida Cannon 在 1906 年接替了 Garnet Pelton，当时 Pelton 前往纽约的 Saranac Lake 接受肺结核治疗。Cannon 于 1914 年被任命为社会工作部第一任负责人，与外科主任和内科主任地位同等。Cannon 为麻省总医院的社会工作者制定了包括医学教育在内的培训计划。她聘请 Harriett Bartlett 为社会工作部的第一位教育主管。Cannon 任职期间开始的其他项目包括为患者和工作人员提供一个价格实惠的午餐柜台；组建结核病社会相关因素调查委员会，该委员会第一次对美国的结核病进行了综合分析；让社会工作者参加跨学科医学查房；以及为精神病患者开设泥塑课程。Cannon 和 Cabot 共同开发了评估社会工作干预措施有效性的系统，并将这些信息纳入医疗记录。

Cannon 并没有像 Pelton 和 Cabot 那样对医院社会工作持激进的观点，在他们合作共事的最初几年里，她经常与他们发生冲突。Cannon 认为，社会工作者应该适应医院的机制，而不是像 Cabot 所主张的那样成为医学的批评者或改革者。然而，两人一直合作，直到 1917 年 Cabot 接受了预备役医疗队少校的委任。1918 年，Cabot 回到麻省总医院的门诊部，但随后在

1919 年离开医院去哈佛大学担任社会伦理学系主任。在他离开医院前不久,医院董事会投票决定让社会服务部成为医院的永久性组成部分,并支付其运作的全部费用。在此之前,Cabot 用个人资金支付了多达 13 名社会工作者的经费。

Ida Cannon 于 1919 年被任命为新的社会工作部主任。1945 年,她从麻省总医院退休。当时,这家医院聘用了 31 名社会工作者。麻省总医院的几名早期社会工作者后来去了其他医院的社会服务部指导工作,如 Mary Antoinette Cannon(费城大学医院,The University Hospital of Philadelphia)和 Ruth T. Boretti(罗切斯特大学医学和牙科学院 Strong 纪念医院,Strong Memorial Hospital of the University of Rochester School of Medicine and Dentistry)。

医院社会工作部门的发展

1961 年,Bartlett 将社会工作在卫生保健领域的发展进程描述为螺旋式上升,"在这个过程中,不确定期和不稳定期与清晰期和可控制期交替出现"(Bartlett,1961,P. 15)。她说,在最初的 30 年里,随着社会工作从一家医院扩展到另一家医院,增长是线性的。方法很简单,因为医院的社会工作"几乎独自承担着将社会观点带入医院的责任"(P. 15)。

在麻省总医院取得的成功最终引起了美国医院协会(American Hospital Association)和美国医学会(American Medical Association)的注意。约翰斯·霍普金斯医院聘用了 Helen B. Pendleton,1907 年她曾是慈善组织社团的第一位社会工作者。就像麻省总医院的 Garnet Pelton,Pendleton 只在此工作了几个月。这个职位空缺了 4 个月,后来她被一名研究生护士取代。在约翰斯·霍普金斯,社会工作者最初被安置在同时也用于储存手术用品的房间里。他们不被允许进入由护士负责的病房(Nacman,1990)。然而,社会工作者控制了医生和护士对医疗记录的查阅,并且必须由他们批准所有超过 1 周的免费医疗和药物处方(Brogen,1964)。这个部门和麻省总医院社会服务部一样兴旺,到 1931 年有了 31 名员工。

John M. Glenn 是塞奇基金会(Russel Sage Foundation)的首任董事,也是卫生保健社会工作的有力倡导者,在他的要求下,Garnet Pelton 于 1911 年完成了一项对美国医院社会服务的调查。她在 14 个城市找到了 44 个社会服务部,其中仅纽约市就有 17 个。这些部门提供了一系列的服务,所有的服务都集中在为患者提供帮助上(Cannon,1952)。

纽约市拥有全国近 40% 的医院社会服务部,在 1912 年组织了该领域的第一次会议,被称为纽约医院社会工作大会(New York Conference on Hospital Social Work)。会议在 1912—1933 年间定期举行。一份名为《医院社会服务》(*Hospital Social Service*)的季度报告记录了会议成果,并着重报告了各医院社会服务部的发展情况。

到 1913 年,美国有 200 家医院有社会工作者。1918 年离开麻省总医院的 Ruth Emerson 在芝加哥大学(The University of Chicago)成立了社会服务系。1923 年离开麻省总医院的 Edith M. Baker 在圣路易斯的华盛顿大学(Washington University)建立了社会服务系。

医疗保健社会工作领域的专业化

首个医务社会工作培训课程于 1912 年举办。Cannon(1932)写道,直到 1918 年美国医院社会工作者协会(The American Association of Hospital Social Workers)在堪萨斯城成立,这类课程的发展缓慢且缺乏协调。该协会聘请了一名教育干事，其目的有两个：促进和协调各医院社会工作者的培训，加强社会工作学院与实务人员之间的沟通。尽管美国医院社会工作者协会是第一个全国性的卫生保健社会工作者组织，但在它之前，圣路易斯、波士顿、费城、密尔沃基和纽约都有地方性组织。Stites（1955）说，在美国医院社会工作者协会成立之前的一段时间内，卫生保健领域的医务社会工作者有时聚集于全国社会工作会议（正式称为全国慈善与矫治大会，National Conference of Charities and Corrections）。1918年美国医院社会工作者协会第一次会议上的一个紧迫问题是，该组织应该更适应于社会工作还是医学。在协会第一部章程上签字的30名妇女中有8名是研究生毕业的护士。

美国医院社会工作者协会于1928年发表了一项对60个医院社会工作部的1 000个案例的研究。研究报告认为：

> 从工作频度衡量，社会工作者对医疗保健的主要贡献是：①获取信息，以便充分了解患者的一般健康问题；②向患者本人、家人和社区福利机构解释患者的健康问题；③为患者及其相关人员动员救济措施。简单地说，在本研究中所展示的医院社会工作基本实践可以被描述为从一位患者健康问题中发现相关的社会因素，并对这些因素施以影响，从而促进患者得到更好的医疗照顾。（美国医院社会工作者协会，1928，P. 2）

这一描述与麻省总医院Cannon和Cabot对医院社会工作的概念化描述没有明显区别。

1929年公布的一项社会工作学院调查（Cannon，1932）列出了10所提供医务社会工作正式课程的学校和18所正在规划医务社会工作课程的学校：

1．华盛顿大学
2．芝加哥大学
3．纽约社会工作学院（The New York School of Social Work）
4．杜兰大学（Tulane University）
5．印第安纳大学（The Indiana University）
6．密苏里大学（The University of Missouri）
7．西蒙斯学院（Simmons University）
8．西储大学（Western Reserve University）
9．宾夕法尼亚州社会与健康工作学院（The Pennsylvania School of Social and Health Work）
10．国立天主教社会工作学院（The National Catholic School of Social Work）

总之，医务社会工作被认为是研究生水平的工作。同年，第二项调查被送到医院社会服务部负责人那里，要求他们查询员工的培训和经验。在596名受访者中，70%的人至少修过一门普通社会工作课程，其中48%的人在1899—1930年获得了文凭或证书。有趣的是，38%的受访者至少完成了一门护理课程，其中的86%获得了护理证书或文凭。调查列出了医务社会工作者的6项活动：

1．医疗社会个案管理

2．资料安全

3．健康教学

4．随访服务

5．比率调节

6．医疗延伸转移至康复者中心、公共卫生机构或医疗机构。

1954 年，即美国医务社会工作者协会与其他 6 个专业组织合并成立美国社会工作者协会（The National Association of Social Workers）的前一年，有 2500 人参加了协会的年会。美国医务社会工作者协会是所有社会工作成员组织中最大的一个。目前，国家层面上主要的卫生保健社会工作者专业组织——医疗保健领袖学会（The Society for Leadership in Health Care）拥有 700 名成员（The Society for Leadership in Health Care，2018 年 1 月 2 日）。这个组织成立于 1965 年，隶属于美国医院协会，20 世纪 90 年代由卫生保健社会工作管理者学会（The Society for Social Work Administrators in Health Care）更名而来。其他现有的全国性组织包括美国家庭医疗保健社会工作者网络（The American Network of Home Health Care Social Workers）、肿瘤学社会工作协会（The Association of Oncology Social Work）、肾病社会工作者委员会（The Council of Nephrology Social Workers）、全国围产期社会工作者协会（The National Association of Perinatal Social Workers）和移植社会工作者学会（The Society for Transplant Social Workers）。

医务社会工作的界定

1934 年，美国医务社会工作者协会（美国医院社会工作者协会在当年更名）发表了一份由 Harriet Bartlett（1934）编写的报告。报告将医务社会工作定义为社会个案工作的一种具体形式，重点关注疾病与社会适应不良之间的关系。Bartlett 认为："社会工作者的一个重要职能是关注由医疗本质直接引起的社会问题。社会工作者以这种方式，促进并延伸了医疗治疗"（P. 99）。重点是克服社会对健康的障碍，"为因慢性病而被甩出正常生活轨道的人提供一些工作或经验，以弥补他所失去的，使他感到世界上仍然有一个他能发挥作用的位置"（P. 99）。

美国医务社会工作者协会 1934 年的报告强调了一系列需要特别注意的问题。它们是：①心理学概念的整合，部分定义为需要更多地了解人类的一般动机以及与疾病相关的动机；②功能性疾病和精神疾病的问题，特别需要整合生物研究与人格研究；③思维方法的问题，必须要平衡人格研究与对人在社会环境中的考虑。

随着精神病学和精神分析学在美国的出现，人格与社会环境孰轻孰重的竞争变得尤为突出。尽管 19 世纪 80 年代和 90 年代医院精神疾病治疗在欧洲已经相当普遍，但是美国最初并没有接受。心理治疗课程于 1907 年开始在医学院出现，两年后 Freud 首次访问美国。

精神病学和精神分析学在医学界的出现对卫生保健领域社会工作产生了两大影响。首先，精神病学在医学界的出现与其他专业人士在医院的出现有关，如心理学家和社会科学家。他们的出现意味着健康的社会领域和心理领域不再是社会工作的专属领域，医务社会工作在卫生保健领域的角色首次遇到了重大竞争。

精神病学出现在医学界的第二个影响是心理分析理论对卫生保健社会工作者如何处理个案的影响，也就是说，需要采用更加以人为中心的视角。精神科社会工作与医务社会工作分离后，聚焦人格还是聚焦社会环境的困惑依然存在。这种分离通常可以追溯到 1919 年，当时史密斯学院为解决第一次世界大战期间美国陆军的精神问题开设了一门课程（Grinker，MacGregor，Selan，Klein & Kohrman，1961），尽管直到 1930 年麻省总医院才设立了精神病社会服务部。史密斯学院社会工作培训学院（Smith College Training School for Social Work）的副院长 Mary Jarrett（1919）在 1919 年社会工作会议上的演讲中主张对个案工作采取更为精神病学的方法：

> 在社会工作者过度劳累的今天，社会个案工作中精神病学观点的一个副产品值得重视，那就是它给社会工作者带来的工作上的极大便利。处理未知工作量的压力可能是造成我们工作疲劳的最大原因……运用更为精准的人格知识去处理个案，不仅能使工作人员省心减压，还能让他们释放出精力，用于治疗……另一个结果是，不耐烦几乎完全消除了。没有时间浪费在对不合作的家庭主妇、顽固的撒谎者、屡教不改的女孩的恼怒或愤慨上……我知道一些社会工作者怀疑对人格细致入微的预备学习，因为他们担心工作人员会把所有兴趣都投入分析，而治疗可能会被忽视。我相信，恐惧已经成为社会工作中的一种怪物。(P. 592)

Jarrett 的演讲暗示了对人格的关注可以让社会工作者轻松解决案主的问题，从而节省治疗时间。

精神分析理论对社会工作的吸引力的另一个可能来源是 Abraham Flexner（1915）在美国慈善和矫治大会（National Conference of Charities and Corrections）上的讲话。他在讲话中说，社会工作不是一个专业。Flexner 将专业定义为：①本质上涉及智力活动；②具有很大的个人责任；③从科学和学习中获取原材料；④为他们的材料逐步建立起实用而又明确的目标；⑤教育上具有可传播的技术；⑥倾向于自我组织；⑦动机上变得越来越利他主义。他认为，虽然社会工作有一种专业精神，但它没有满足所有的专业标准，因为它的成员没有太多的个人责任感，也缺乏书面的知识体系和教育上可交流的技巧。Flexner 的讲话在社会工作领域产生了深远影响。一些社会工作者将医学视为一种专业典范，认为个人内部方法较之关注社会和环境因素更为专业。

Nacman（1990）指出，到了 20 世纪 40 年代，社会心理信息越来越多地被医务社会工作者用来进行医疗诊断和治疗计划。用 Ida Cannon 的话来说，它的用途恰恰相反，"去用于消除那些妨碍成功治疗的障碍，无论是在患者的周围环境中还是在精神态度上，从而使患者能够帮助自己康复"（Cannon，1923，P. 14-P. 15）。Helen Harris Perlman 反驳了主要利用信息进行医学诊断和计划的倾向，强调社会科学概念而非精神分析，将关注重点重新置于社会和环境。20 世纪 50 年代的社区心理健康和公共卫生运动（见本书第 4 章）和 60 年代的公民权利运动强化了对环境的关注。

超越医院环境的医疗保健社会工作

第二次世界大战后以及《社会保障法案》(*Social Security Act*) 通过之后，医疗保健领域的社会工作开始从其医院基地向外拓展。美国陆军、海军和退伍军人管理局都有社会工作项目。20 世纪 60 年代中期老年医疗保险（Medicare）和医疗补助保险（Medicaid）的出现以及《社会保障法案》的第 18 条和第 19 条，为本来可能得不到治疗的人提供了保障。这两个项目进一步增加了对社会工作服务的需求。

从事医疗保健工作的社会工作者人数随着工作环境的变化而增加。20 世纪 60 年代至 70 年代，医疗保健领域的社会工作者人数几乎翻倍（Bracht，1974）。到 1971 年，社会工作者在各种各样的场所就业。当年的一份老年医疗保险报告显示，6 935 家参保医院有 11 576 名社会工作者，4 829 家长期照护机构有 2 759 名社会工作者，2 410 家居家照护机构有 316 名社会工作者（U.S. Department of Health，Education，and Welfare，1976）。在州和地方卫生部门以及国防部等联邦机构也可以找到社会工作者。社会工作者进入了新的医疗领域，如预防和应急服务。相关技术被加入到社会工作中，以解决和应对这些新设施新领域的需要。基于行为、认知、家庭系统、危机和小组工作理论等的干预方法开始出现。由于医疗费用正以惊人的速度增长，联邦政府开始采取措施控制成本。1967 年，制定了医疗服务利用评审措施，要求老年医疗保险提供者证明其照护是必要的，其费用是合理的。1972 年，国会颁布了《同行标准审查法案》[*Peer Standards Review Act*（PSRO）]，要求对医疗账单进行同行评审，以确保服务得到适当利用。

无论是利用率评估还是同行标准评估，都没有预期的那么有效。另一个控制成本的尝试从长期以来为全国工人提供的预付医疗保健安排中得到了启示，第一个是 1929 年在俄克拉荷马州 Elk City 的一个农村农民合作社。这些安排中最著名的是凯泽永久健康计划（Kaiser Permanent Health Plan）。1973 年，尼克松政府通过了《健康维护组织法案》[*The Health Maintenance Organizations*（HMO）*Act*]。联邦政府授权 3.75 亿美元开发《健康维护组织法案》。起初，雇主认为该法案是为雇员提供保险的一种较为便宜的方式。近年来，州政府在医疗补助计划中使用了管理式医疗服务。到 1993 年，有医疗保险的美国人中有 70% 参加了某种形式的管理式医疗服务。Cornelius(1994) 总结了管理式医疗服务对社会工作者的严重危害，他说："社会工作者成为管理式医疗服务的代理人，并同意在公司指导方针范围内为公众服务，而不一定要根据客户被评估认定的需求……如果社会工作者所做的超出了协议范围……客户就得不到保险，社会工作者也得不到报销，钱就成了'胡萝卜加大棒'"（P. 52）。

另一项重大的成本控制对医院护理产生了深远的影响。基于 500 个疾病诊断相关组 [diagnostic-related groups（DRGs）] 的预期支付系统建立于 1983 年，每个组有单独的具体费用指标，以取代传统的医院治疗追溯式付款方式。保险支付比率设定的基础是疾病性质、接受治疗的程序、医院是否为教学机构、当地工资标准和医院所在地（Reamer，1985，P. 86）。这一标准化旨在激励医院提高效率。

按照 DRGs 的做法，患者进入医院时病情更重，出院则更快（Dobrof，1991）。这对医院社会工作服务产生了两大影响：

1. 住院治疗被视为系统的一种失败，需要尽力避免；因此，住院的都是病得很重的患者。

2. 另外，由于支付给医院的费用比率是固定的，医院为了利益最大化，会尽可能缩短住院时间。因为患者病情更重才能住院，而住院时间更短，医院可以提供更少的综合护理。

虽然对于医院可以多大程度裁减社会工作者存在争议（见 Coulton，1988），许多医院在这一时期缩减或重新设定了社会工作人力资源的配置，有些与其他部门合并，有些独立自治，另有一些则是按服务而不是按部门组织社会工作者和其他专业人员。

很明显，医院社会工作者发现与患者相处的时间减少了，因为患者在医院待的时间更少了，而社会工作者的大部分时间都被用来帮助病情较重的患者及其家属准备在家或在其他机构（如院外长期护理机构）康复。Dobrof（1991）描述了"医院社会工作者面临着数量更多且病情更重的个案量，这些患者对居家照护服务或安置在护理院的需要在增长"（P. 44）。

HMOs 和 DRGs 都影响了医疗保健社会工作者的实践。HMOs 束缚了社会工作者在其需求评估的基础上开展实务的能力。DRGs 限制了医院社会工作者与患者相处的时间，被迫将工作重点置于出院计划。这限制了社会工作者以其创始人所描述的方式进行工作的能力，如 Bartlett 的"关注由医疗本质直接引起的社会问题"（1934，P. 99），或 Cannon 的"消除那些妨碍成功治疗的障碍"（1923，P. 14-P. 15）。

针对治疗的时间限制，新的技术方法已经开发出来。以任务为中心的个案工作（Reid & Epstein，1972）强调治疗的目标，并且已经开发出一些短期治疗技术（见如 Mailick，1990）。社会工作者促进调整了干预理论，使之适用于健康环境，如从认知理论而来的压力免疫（见 Blythe & Erdahl，1986）。

Claiborne 和 Vandenburgh（2001）定义了社会工作者作为疾病管理者的新角色。随着患者在带病状态或在曾被认为患上癌症等绝症的情况下生存期的延长，关于生命质量的问题也就出现了。以前被认为没有生存希望的癌症幸存者现在需要帮助，学习如何生活。有长期健康问题的人，如类风湿关节炎，需要获得如何在自己的健康状况下过上充实生活的指导。通常，疾病管理需要"一个专业团队，整合和协调一系列服务，以保持最佳的患者功能和生命质量"（Claiborne & Vandenburgh，2001，P. 220）。这些团队经常跨机构工作。Claiborne 和 Vandenburgh 认为，社会工作者是疾病管理团队的关键成员，因为他们有能力在卫生系统和管理式医疗服务环境中工作。本书第 8 章和第 18 章将讨论慢性病患者的心理健康问题。

2010 年 3 月颁布的《患者保护与平价医疗法案》[Patient Protection and Affordable Care Act（PPACA）] 标志着医疗服务的构建和提供方式发生了根本性的变化。尽管其过程和影响尚待观察，但 Darnell 和 Allen（本书第 6 章）认为，有很多原因会使 PPACA 在可预见的未来改变健康保健社会工作实践的图景，并提高其重要性。尽管 PPACA 包括了扩大保险范围的条款，但它没有达到全民保险的水平。对于没有保险的人而言，医疗保健社会工作者将是重要的倡导者。此外，尽管保险覆盖支付能力有所提高，但是照护协调仍将是一个挑战（Gorin et al.，2010）。医疗保健社会工作者将发挥关键作用，将患者与适当的服务联系起来，并为那些没有资格获得服务的人维持一张安全网。

技术和方法在时间推移中的演变

医疗保健社会工作的实践环境随着时间的推移而不断改变。从 1905—1930 年，医务社会工作者几乎全部在医院执业。Harriet Bartlett（1957）将这一时期的变化过程描述为线性的，社会服务部门的数量稳步增加，他们对社会和心理领域的要求基本上没有受到其他学科的挑战。然而，随着心理治疗的出现，心理学家和其他社会科学家等专业人士开始在医院工作，社会工作者第一次不得不为工作而竞争。

在线性增长期之后，下一个时期的扩展进入到了以前无法想象的环境中。从 20 世纪 60 年代末开始，联邦政府强制实施的成本控制给医疗保健领域的社会工作者带来了挑战，并迫使他们具有很大的灵活性和创造力。在某些方面，社会工作最近 70 年来在医疗保健领域经历的与其他学科的竞争，以及自那时以来一直未能确定一个专门属于自己的专业定位（见如 Lister，1980）使社会工作者能够在不断变化的医疗保健环境中保持独立生存和发展。他们很好地适应了这些变化的环境。

Ida Cannon 和 Richard Cabot 的观点在当前社会工作者所处的医疗保健实践环境中如何保持？在人口结构的不断变化给医疗保健领域的交流沟通带来问题的时候，Cabot 认为社会工作者是翻译者或口译员的想法依然不失时代感，今天的问题与 1905 年时一样突出。2010 年，12.9% 的美国居民出生在国外（U.S. Census Bureau，2010），这些数字还不包括预估的 1090 万无证件移民（Camarota & Jensenius，2009）。

目前，12.9% 的美国居民出生在国外，而相比之下，19 世纪 90 年代至 20 世纪最初 10 年间这一比例高达 15%，那一时期 Mary Stewart 受雇于伦敦，Garnet Pelton 和 Ida Cannon 在波士顿被雇用。2010 年出生在国外的人口比例高于 2000 年之前的几十年。根据美国人口调查局的记录，20 世纪 50 年代有 7% 的人口出生在美国境外，70 年代为 5%，90 年代为 8%（Lollock，2001）。

如本书第 12 章所概述，沟通是提供有效医疗保健的关键。当服务提供者和患者来自不同的种族或族群或不同社会经济地位时，临床诊疗上遇到的问题会更大。美国医学研究所（The Institute of Medicine，2002）的一份报告指出了美国的健康差异与医生的行为有关，研究人员（见如 Johnson，Roter，Powe 和 Cooper，2004）注意到美国白人医生在对待非裔美国人患者和美国白人患者时的沟通模式不同。然而，这些偏见不太可能仅限于医生，尽管迄今为止的实证研究都集中在医生的行为上。但随着医者与患者相处时间的减少，处理心理问题的机会被压缩，会导致偏见的机会增加（Burgess，Fu，& Von Ryn，1990）。显然，Richard Cabot 于 1905 年首次定义的翻译者或口译员角色在今天的医疗保健中仍然很重要。同样，社会工作者在医疗保健专业人员中处于最佳地位，可以向医者解释患者和家属提供的信息，并向患者和家属解释医者提供的信息。

Cannon 的名言指出，社会工作者将患者视为"属于家庭或社区群体的一员，那个家庭或社区群体因他的健康状况不佳而发生了改变"（Cannon，1923，P. 15），这似乎也适用于当前对疾病管理的挑战。Cannon 是在抗生素、化疗和放射疗法等治疗手段发展进步出现之前写下了这句话，当时慢性病患者无法长期生存。当越来越多的患者能够与慢性病共存时，她的话显得更具重要性。

20 世纪 60 年代末和 70 年代初社会工作研究的出现证明了 Cabot 的信念，社会工作者应该变得更加科学化和系统化。他和 Cannon 也许会为循证实践的成功以及医疗保健领域社会工作实践与研究的主动结合而振奋。具有卫生保健背景的社会工作者现在带领着研究团队，并任职国立卫生研究院和其他联邦机构的项目主管和其他关键职位。同样，他们也在为当今医疗保健面临的重大问题设计和测试新的干预措施，例如频繁重新入院（Boutwell，Johnson，& Watkins，2016；O'Brien-Suric，2014）以及社区和医疗保健机构间的服务整合（Bernstein，2017）。

尽管 Cabot 和 Cannon 最初对社会工作者承担医院内部批评者或社会化媒介的角色持不同意见，但毫无疑问，他们对越来越多的社会工作者在美国各地担任医院、医疗服务机构的管理者无疑会留下深刻印象。

Cannon 关于最优质的社会工作实践"是一项不断改变的活动，从积累的知识中逐渐建立起指导原则，但技术在不断变化"（1923，P. 9）的说法至今仍然成立。医疗保健领域的社会工作在 100 年里经历了很多，并且经受了时间的考验。正如 Darnell 和 Allen 在本书第 6 章中指出的，健康社会工作者现在面对着政策执行者和倡导者的角色，这是因为 2010 年《患者保护与平价医疗法案》颁布后发生了医疗保健服务提供系统的变化，他们继续需要帮助民众适应医疗保健筹资和实施方式的未来变化，特别是对那些最弱势的人群。然而，尽管有这些永无止境的挑战，医疗保健领域社会工作的指导原则仍然有效，并且同 1905 年时一样强大。

参考文献

American Association of Hospital Social Workers (1928). *Medical social case records submitted in the 1927 case competition of the American Association of Hospital Social Workers*. Chicago, IL: University of Chicago Press.

Bartlett, H. M. (1934). *Medical social work: A study of current aims and methods in medical social case work*. Chicago, IL: American Association of Medical Social Workers.

Bartlett, H. M. (1957). *Fifty years of social work in the medical setting: Past significance/future outlook*. New York, NY: National Association of Social Workers.

Bartlett, H. M. (1961). *Analyzing social work practice*. Silver Spring, MD: National Association of Social Workers.

Bernstein, S. (2017). Introduction to the special issue: Social work takes a leading role in Affordable Care Act initiatives at the Mount Sinai Hospital. *Social Work in Health Care*, *54*, 777–781. https://doi.org/10.1080/00981389.2015.1073210

Blythe, B. J., & Erdahl, J. C. (1986). Using stress inoculation to prepare a patient for open-heart surgery. *Health & Social Work*, *11*, 265–274. https://doi.org/10.1093/hsw/11.4.265

Boutwell, A. E., Johnson, M. B., & Watkins, R. (2016). Analysis of a social work–based model of transitional care to reduce hospital readmissions: Preliminary data.

Journal of the American Geriatrics Society, *64*(5), 1104–1107. https://doi.org/10.1111/jgs.14086

Bracht, N. (1974). Health care: The largest human service system. *Social Work*, *19*, 532–542. https://doi.org/10.1093/sw/19.5.532

Brogen, M. S. (1964). Johns Hopkins Hospital Department of Social Service, 1907–1931. *Social Service Review*, *38*, 88–98. https://doi.org/10.1086/641549

Burgess, D. J., Fu, S. S., & von Ryn, M. (1990). Why do providers contribute to disparities and what can be done about it? *Journal of General Internal Medicine*, *19*, 1154–1159. https://doi.org/10.1111/j.1525-1497.2004.30227.x

Cabot, E.D. (1869, December 8). *Letters of Elizabeth Cabot, Boston: Vol. 2. From Mrs. Twistleton's death to the beginning of her son Edward's illness, 1862 to 1885* (SN, 1905, chap.1, p. 46). Retrieved March 13, 2005, from https://curiosity.lib.harvard.edu/women-working-1800-1930/catalog/45-990022263850203941.

Cabot, J. E. (1887). *A memoir of Ralph Waldo Emerson*. Boston, MA: Houghton Mifflin.

Cabot, R. C. (1911). Social service work in hospitals. *Chicago Medical Recorder*, *33*, 307–321.

Cabot, R. C. (1912). Humanizing the hospitals. In S. Breckenridge (Ed.), *The child in the city* (pp. 41–52). Chicago: Chicago School of Civics and Philanthropy.

Cabot, R. C. (1915). *Social service and the art of healing*.

New York, NY: Moffat, Yard and Company.

Camarota, S.A, & Jensenius, K. (2009, July 7). Center for Immigration Studies. A shifting tide: Recent trends in the illegal immigrant population. Retrieved from Center for Immigration Studies website: http://www.cis.org/IllegalImmigration-ShiftingTide

Cannon, I. M. (1923). *Social work in hospitals: A contribution to progressive medicine.* New York, NY: Russell Sage Foundation.

Cannon, I. M. (1932). Report on the subcommittee on medical social service. In White House Conference on Child Health and Protection (Ed.), *Hospitals and child care: Section 1. Medical service* (pp. 131–272). New York: Century Company.

Cannon, I. M. (1952). *On the social frontier of medicine.* Cambridge, MA: Harvard University Press.

Claiborne, N., & Vandenburgh, H. (2001). Social workers' role in disease management. *Health & Social Work*, 26, 217–225. https://doi.org/10.1093/hsw/26.4.217

Commission on Hospital Care (1947). *Hospital care in the United States.* New York: Commonwealth Fund.

Cornelius, D. S. (1994). Managed care and social work: Constructing a context and a response. *Social Work in Health Care*, 20, 47–63. https://doi.org/10.1300/j010v20n01_07

Coulton, C. (1988). Prospective payment requires increased attention to quality of post hospital care. *Social Work in Health Care*, 13, 19–30. https://doi.org/10.1300/j010v13n04_03

Darwin, C. (1936). *The origin of species by means of natural selection: Or, the preservation of favored races in the struggle for life and the descent of man and selection in relation to sex.* New York, NY: The Modern Library.

Dobrof, J. (1991). DRGs and the social workers role in discharge planning. *Social Work in Health Care*, 16, 37–54. https://doi.org/10.1300/j010v16n02_04

Dodds, T. A. (1993). Richard Cabot: Medical reformer during the Progressive Era (1890–1920). *Annals of Internal Medicine*, 119, 417–422. https://doi.org/10.7326/0003-4819-119-5-199309010-00011

Evison, I.S. (1995). *Pragmatism and idealism in the professions: The case of Richard Clarke Cabot, 1869–1935.* Unpublished doctoral dissertation, University of Chicago, IL.

Flexner, A. (1910). *Medical education in the United States and Canada: A report to the Carnegie Foundation for the Advancement of Teaching.* New York, NY: Carnegie Foundation for the Advancement of Teaching.

Flexner, A. (1915). *Is social work a profession?* Paper presented at the meeting of the National Conference of Charities and Corrections, Baltimore, MD.

Gorin, S. H., Gehlert, S. J., & Washington, T. A. (2010). Health care reform and health disparities: Implications for social workers. *Health & Social Work*, 35(4), 243–247. https://doi.org/10.1093/hsw/35.4.243

Grinker, R. R., MacGregor, H., Selan, K., Klein, A., & Kohrman, J. (1961). Early years of psychiatric social work. *Social Service Review*, 35, 111–126. https://doi.org/10.1086/641038

Institute of Medicine (2002). *Unequal treatment: What healthcare providers need to know about racial and ethnic disparities in health care.* Washington, DC: National Academy Press.

Jarrett, M.C. (1919). *The psychiatric thread running through all social case work.* Proceedings of the National Conference of Social Work. Chicago: University of Chicago Press.

Johnson, R. L., Roter, D., Powe, N. R., & Cooper, L. A. (2004). Patient race/ethnicity and quality of patient-physician communication during medical visits. *American Journal of Public Health*, 94, 2084–2090. https://doi.org/10.2105/ajph.94.12.2084

Lister, L. (1980). Role expectations of social workers and other health professionals. *Health & Social Work*, 5, 41–49. https://doi.org/10.1093/hsw/5.2.41

Lollock, L. (2001). The foreign born population of the United States: March 2000. In *Current population reports* (pp. 20–534). Washington, DC: U.S. Census Bureau.

Mailick, M. D. (1990). Short-term treatment of depression in physically-ill hospital patients. In K. W. Davidson & S. S. Clarke (Eds.), *Social work in health care: Handbook for practice* (pp. 401–413). New York, NY: Haworth Press.

Nacman, M. (1990). Social work in health settings: A historical review. In K. W. Davidson & S. S. Clarke (Eds.), *Social work in health care: Handbook for practice* (pp. 7–37). New York, NY: Haworth Press.

O'Brien, L. (1985). "A bold plunge into the sea of values": The career of Dr. Richard Cabot. *New England Quarterly*, 58, 533–553. https://doi.org/10.2307/365560

O'Brien-Suric, N. (2014, September 19). Social work recognition night honors Mount Sinai social work team for leadership in care coordination. Retrieved from the New York Academy of Medicine website: www.nyam.org

O'Conner, R. (1976). American hospitals: The first 200 years. *Journal of the American Hospital Association*, 50, 62–72.

Reamer, F. G. (1985). Facing up to the challenge of DRGs. *Health & Social Work*, 10, 85–94. https://doi.org/10.1093/hsw/10.2.85

Reid, W. J., & Epstein, L. (1972). *Task-centered casework.* New York, NY: Columbia University Press.

Romanofsky, P. (1976). Infant mortality: Dr. Henry Dwight Chapin and the Speedwell Society 1890–1920. *Journal of the Medical Society of New Jersey*, 73, 33–38.

Rosenberg, C. E. (1967). The practice of medicine in New York a century ago. *Bulletin of the History of Medicine*, 41, 223–253. https://doi.org/10.1017/cbo9780511666865.008

Society for Social Work Leadership in Health Care. (2018, January 2). Society for Social Work Leadership in Health Care. Retrieved from http://www.sswlhc.org

Stites, M. A. (1955). *History of the American Association of Medical Social Workers.* Washington, DC: American

Association of Medical Social Workers.

U.S. Census Bureau (2010). American Community Survey. Retrieved from https://www.census.gov/programs-surveys/acs

U.S. Department of Health, Education, and Welfare (1976). *Medicare, 1971: Participating providers*. Office of Research and Statistics (Social Security Administration Publication No. SSA 76–11706). Washington, DC: U.S. Government Printing Office.

第 2 章

社会工作角色与医疗保健场域

TERI BROWNE

随着时间的推移，健康社会工作者的角色必然会发生变化，以适应联邦、州和地方政策的变化、健康和疾病的发展趋势，以及其他医疗保健专业人员角色的改变。然而正如第 1 章所讨论的，社会工作的基本功能保持不变，当今社会工作者的角色是通过在外展服务、评估、干预和照护中运用生理 - 心理 - 社会的全人服务模式来体现的。

健康社会工作者在各种不同的环境中工作，在照护的设计、提供和评估中承担着多种角色。社会工作者促进了各组织系统间和不同行业间的连结，从而改善了对个人和群体的医疗保健。多种方式、不同层面的跨学科合作发生在各种医疗保健场域。健康社会工作者需要意识到这些因素，以便最有效地向个人和社区提供服务。本章将探讨美国医疗保健场域中不同的社会工作角色，有关其他国家类似的社会工作角色内容可参阅第 4 章。

本章目标

- 描述生理 - 心理 - 社会医疗保健模式以及提供服务的专业人员。
- 定义社会工作者在医疗保健团队中的角色。
- 概述健康社会工作者在提供和制订医疗保健服务中的任务。
- 讨论与团队协作相关的专业问题和挑战以及对团队有效合作的建议。

社会工作的生理 - 心理 - 社会医疗保健模式

生理 - 心理 - 社会模式如今越来越多地被推荐为医疗保健服务提供的方法。生理 - 心理 - 社会模式由 Engel 于 1977 年提出，它强调了疾病的生物学、社会、环境、心理和行为方面的问题，对主要关注疾病生物学原因的传统医疗模式下的医疗保健进行了拓展，将疾病的非医学决定因素与纯生物学因素结合起来考虑。例如，生理 - 心理 - 社会健康服务模式在制定糖尿病治疗方案时会考虑患者购买所推荐药物的能力，而不是像医学模式那样只关注实验室结果和患者的身体状况。Lindau、Laumann、Levinson 和 Waite（2003）的互动式生理 - 心理 - 社会模式扩展了 Engel 的生理 - 心理 - 社会模式，涵盖了一般健康状况，而不仅仅是疾病，并且考虑了社会网络和文化情境在健康中的重要作用。就本章而言，术语"*生理 - 心理 - 社会*"表示了健康服务的一种输送方法，它处理健康和治疗的心理和社会方面问题，包括行为和环境因素。

考虑与健康相关的生理 - 心理 - 社会问题的干预需要运用跨学科专业团队来处理各种环境中的医疗问题以及相关重要问题。除了社会工作者，专业人员可以包括医师、医师助理和住院医师、护士和执业护士、营养师、心理学家、患者照护技师、护理员及居家健康助理、物理治疗师、职业治疗师和言语治疗师、行政人员、医疗牧师，以及药剂师。患者自身及其社会支持网络的成员也越来越被认为是跨学科团队中至关重要的人员（McWilliam，2009）。

医学模式的局限：与健康相关的心理社会问题

在引入 Engel 的生理 - 心理 - 社会模式之前，Nason 和 Delbanco（1976）建议医疗服务提供者应注意患者的心理社会问题，并倡导将社会工作者纳入医疗保健团队。健康社会工作者直接处理个人及其社会支持网络中的社会、行为和情绪问题，并且管理政策和项目的执行，同时开展与个人心理社会需要相适应的研究。

在个人层面，由于发育性障碍，低文化水平，或言语、听力和视力障碍等原因，人们可能无法理解疾病及其推荐的治疗方案。许多病症和治疗非常复杂，可能需要社会工作者向患者及其家人解释这些问题。社会经济上的劣势会极大地影响患者接受医疗服务的能力。如果患者没有足够的医疗保险，缺乏看病就医的交通工具，没有处方药保险或无力购买营养补充品和特殊餐饮食品，其健康可能会受到损害。患者可能需要多个机构提供的各种服务，例如送餐服务、家政服务或物理治疗。安排和协调社区服务可能会使患者感到困惑或不知所措，对于那些同时还有其他社会、心理或医疗负担的患者更是如此。环境因素也会直接影响个人的社会功能和健康状况（见第 5 章和第 7 章关于环境因素对人的健康和功能影响的模型）。

情绪问题可能是由健康问题引起的，情绪问题也可能会导致健康问题（见第 9 章）。经历诸如心脏外科手术等重大手术后，患者的焦虑感可能会增加（Ben-Zur，Rappaport，Ammar，& Uretzky，2000）。在患有心血管疾病的人群中发现，未经治疗的抑郁症会增加心脏病发作的风险（Monster，Johnsen，Olsen，McLaughlin，& Sorenson，2004）。抑郁的人可能不太有动力跟进医疗预约。如果他不能很好地应对自己的诊断结果和治疗方案，那么他的身体状况可能并不乐观（Livneh，2000）。有效的应对方式、增强自我效能感和乐观精神与慢性病患者生活质量提高有关（Rose，Fliege，Hildebrandt，Schirop，& Klapp，2002）。

患者的社会支持网络可以很大程度上影响他们的健康状况。正如第 15 章所讨论的，在经历健康危机时，家庭可以提供重要的支持和帮助，但家庭也有可能成为最佳照护的障碍。例如，一位乳腺癌患者的丈夫不支持医生切除双乳术的建议，这可能会导致患者对接受必要的手术犹豫不决，处于困惑之中，这甚至会进一步损害患者的健康状况。家庭结构和社会支持的可获得性对患者健康状况的影响贯穿其一生（Thompson，Auslander，& White，2001）。

反过来说，疾病可能会加剧现有的心理社会问题。例如，一位婚姻陷入困境的妇女患病后可能会失去主要的社会支持，因为她的伴侣应付不了其疾病和治疗的压力而离了开她。这可能会使她除了应对角色调整和与丧失相关的问题外，还需要面对没有交通工具前往医院就诊的问题，这两个问题都会对她的健康产生负面影响。

如果一个孩子拥有支持性的家庭成员来帮助他应对治疗问题和住院的挑战，那么他的情况可能会比没有得到这类帮助的孩子好些。同样，一位正在经历从心脏手术后康复的妇女有邻居或家庭成员帮忙家务和照顾孩子，她可能会比没有得到帮助的人恢复得更好，更有可能参加每周的心脏康复。此类在医院和医生诊室之外发生的社会心理问题会极大地影响个人保持健康的能力。

许多寻求医疗保健的个人还有 Rehr（1982）所说的"社会疾病和问题"。这些疾病和问题本质上是心理社会性的而不是生理性的，例如儿童或老年人虐待、暴力（包括性侵犯和家庭暴力）、物质使用、其他有害行为（如自残性"割伤"或贪食症，以及自杀尝试）。所有这些因素都需要社会工作关注和干预，以改善个人的生理 - 心理 - 社会状况，最终改善健康状况。例如，Sormanti 和 Shibusawa（2008）发现，在急诊科和初级保健诊所就诊的 50 ~ 64 岁女性中，有 5.5% 是亲密伴侣暴力的受害者。该发现和其他发现都表明，医疗机构中的社会工作者除了需要干预患者医学意义上的疾病之外，还要干预他们所背负的"社会疾病和问题"。

美国当前的医疗保健机构（见第 6 章）强调通过缩短住院时间，简化医疗干预措施以及安排更少专业人员提供更少综合服务来控制成本。例如，几十年前，人们可能要住院几周才能从髋关节置换或肝移植手术中恢复过来；许多曾经需要住院完成的手术操作如今被安排为日间门诊手术。由于医疗操作的报销费用被固定，长期住院成了一种期望而不是惯例，髋关节置换或接受肝移植的患者可能会在术后几天就出院。

缩短住院时间和更多依赖门诊照护的趋势可能会加剧患者的心理社会问题。Bateman 和 Whitaker（2002）断言，医疗机构需要社会工作者来处理日益增长的居家照护需求，部分原因是他们可以提供出院计划，将患者与必要的居家照护服务链接起来。作者还建议社会工作者在初级医疗保健机构中发挥更大作用，从预防的角度处理医疗问题，以减少发病率和住院的需要（见框 2.1）。

与对控制医疗成本的强调相关的是社区健康项目的增加。为了预防疾病或预防健康问题，产前照护和癌症筛查等项目现在往往聘用社会工作者来进行协调和开展日常运作。

框 2.1　健康社会工作人物简介：LeAnn Bruce

LeAnn Bruce，博士，执业临床社会工作者（LCSW），退伍军人健康管理局（Veterans Health Administration）亲密伴侣暴力援助计划全国项目经理。在此岗位上，她负责监督整个退伍军人医疗系统的项目和服务实施及整合，为退伍军人及其家属提供服务。Bruce 博士的社会工作职业生涯始于社区精神健康服务。在社区里，她有机会在各种场所服务不同年龄的群体，包括学校、疗养院、医院、危机中心和教管所。出于对军人、退伍军人及其家属面对独特挑战的深切敬意，她以平民社会工作者身份融入了陆军部的军队健康照护团队之中。她发现，协助归国士兵及其随军家属的工作给她带来了非常难得的机会让她去影响服过兵役的人。之后，她担任了一个退伍军人老年照护项目的督导，在那里社会工作者被视为健康照护团队中不可或缺的一员。Bruce 博士十分坚定地支持和推进社会工作专业发展，成了退伍军人社会工作者协会的一名管理者，并在西肯塔基大学（Western Kentucky University）担任兼职教授，在那里从事军队社会工作以及教授其他课程。

健康场域与社会工作者的作用

许多机构提供直接健康服务，包括公立和私立医院、门诊诊所、邻里卫生中心、门诊手术中心、医生诊室、流动护理室、技术性护理设施、军事机构、矫治机构、学校以及健康维护组织。特殊疾病的医疗保健服务可以由专门的医疗中心提供，如肾功能衰竭（透析中心）、癌症（化疗诊所）和 HIV/AIDS（社区卫生诊所），也可以由处理多种健康问题的多目标组织提供。例如，Rock 和 Cooper（2000）描述了初级保健诊所中可能开展的社会工作活动。这些活动包括患者评估，包括酗酒、抑郁和焦虑筛查与治疗，个案管理，促进患者根据治疗方案进行自我管理的认知行为治疗，以及丧亲辅导。Moore、Whiteside、Dotolo、Wang 和 Ho（2016）调查了社会工作在一家医院急诊部的作用，结果表明 38% 的患者接受过社会工作服务，包括精神健康干预、照护协调和服务转介（Moore et al.，2016）。

其他实践机构可能专门处理急性医疗需求（包括门诊服务或临时提供的服务）或者慢性医疗需求，即患者入院接受一段时间的服务。服务项目和政策策划以及健康规划等间接健康服务可以由地方、州和联邦机构、社区组织、政府部门或学校和研究机构的跨学科团队专业人员进行监管。从产前和婴儿照护到老年和临终关怀，健康在微观和宏观层面上贯穿了人的整个生命历程。

无论是在临床还是在和宏观层面，对于所有社会工作者来说，健康都是一个重要的实践领域，社会工作者在其中每一个健康保健机构中都发挥着重要作用。2018 年，44% 的社会工作者在健康或行为健康机构工作。可以预计，2016—2026 年间，美国健康社会工作者人数将会增加 20%，行为健康社会工作者人数将会增加 19%（U.S. Department of Labor，2018）。

在美国各州，医疗保健领域社会工作的制度标准各不相同，每个州都有一套不同的社会工作者从业许可规则。健康组织在如何推荐和规范社会工作者加入医疗保健团队的方法上也各不相同。正如在第 1 章所提到的，1 个多世纪以来，社会工作者一直嵌入在医疗环境之中，他们对于生理 - 心理 - 社会模式健康服务的实施至关重要。

实证表明，有社会工作者和护士参与的医疗保健相比只有医生参与的模式给患者带来的医疗结果更好；这些证据也表明，社会工作者和护士参与的干预成本更低。Sommers、Marton、Barbaccia 和 Randolph（2000）对一项学科团队模式初级医疗保健的成效进行了实验性研究。在这项研究中，干预组接受了来自初级保健医生、注册护士和社会工作者提供的照护服务，控制组则只接受了由初级保健医生提供的医疗服务。研究人员发现，接受了跨学科团队提供的照护服务的那组患者住院率和再住院率均显著降低，随访更少，并且更多参与社会活动。他们预估跨学科团队模式至少为每一位患者节省了 90 美元（包括额外增加工作人员的费用），且不包括减少就医问诊节约的费用。

其他研究支持了患者在医疗保健机构中需要社会工作服务的观点。McGuire、Bikson 和 Blue-Howells（2005）在 4 个退伍军人事务诊所里对 684 名接受初级医疗保健服务的患者发放了自我管理调查问卷。这些调查是匿名完成的，而且向数据收集现场的全体患者开放提供。他们测量了患者的心理社会需求，如经济援助、住房问题和咨询服务。接近 2/3 的患者表示经历过心理社会障碍，63% 表示存在经济问题，62% 表示存在个人压力。超过 1/3（38%）的患者存在失业、交通不便和人际关系问题。约 1/4 的患者无家可归（28%）或需要居家照护（21%）。只有 15% 的患者报告在依从初级照护建议方面没有心理社会障碍，而大多数患者（74%）存在不止一种社会性问题。

健康团队中社会工作者的作用

社会工作者在优质医疗保健计划的提供和制定中的作用是非常重要的。社会工作者通过与患者及其家属的直接临床接触以及在宏观层面上发挥的作用做出了贡献。他们工作所在的健康团队由直接照护患者的专业人员以及监管项目计划和实施的行政人员组成。健康社会工作的任务与社会工作专业目标一致，包括帮助服务对象解决问题和应对生活压力，为个体链接资源、服务和机会，促进形成有效且人性化的服务制度，并发展和改善社会政策（Gambrill，1997）。

实务操作：社会工作者作为医疗保健服务提供的组成部分

患者直接医疗保健机构中有各种不同的健康社会工作任务，包括对患者及其社会支持网络成员的干预，与跨学科团队成员的合作，协调社区内和授权服务机构内的服务，向政府机构倡言患者需求，并在健康机构内进行督导或管理。健康社会工作者在直接医疗保健机构中的活动包括详细评估患者情况以及设计和实施干预措施。

健康社会工作评估

作为社会工作评估的一部分，社会工作者对个人及其社会支持网络成员的优势和需求进行评估，以确定照护的资源和潜在障碍。这些工作针对特定的实践环境，受组织或管理要求以及组织提供的服务类型的影响。例如，一家医院可能在所有科室使用同一标准的社会工作评估工具。肿瘤社会工作者可能会使用针对癌症患者需求的标准化评估工具，而康复社会工作者可能会使用其他类型的评估工具。这样的评估工具不限于用作对疾病的评估，社会工作者还能用它们帮助医疗保健团队评估心理和社会问题，例如家庭暴力（Danis，2003）和实现优质医疗保健的社会经济障碍等问题。

健康社会工作干预

根据对患者需求的仔细评估，社会工作者会提供援助，并制定和实施干预措施，以处理患者已经确定的需求。该过程可能包括向患者解释其疾病及治疗方法，解释的方式方法要反映出对患者的文化水平，发展阶段以及言语、视觉或听觉障碍的敏感性。促进服务提供者与患者之间的沟通是健康社会工作的一个关键作用，将在第 12 章中进一步讨论（见框 2.2）。

框 2.2　健康社会工作人物简介：Susan Guth

Susan Guth，执业临床社会工作者（LCSW）、执业个案管理师（CCM）、执业生活照护规划师（CLCP），在马里兰州 Millerseille 协调中心医疗法律服务部担任生活照护规划师和照护管理者。作为一名生活照护规划师，Guth 女士与服务对象及其服务提供者一起制定生活照护计划，确定残障人士、重大疾病患者或躯体受伤者目前乃至终身需要的福利和服务。这些计划是以人为中心的，反映了个人及其家庭所表达的对照护的愿望。作为一名照护管理者，她与特殊需要信托的受益人合作共事，协调和监管可以获得医疗援助或其他社区资源之外的服务。Guth 女士同时协助这些个人协调他们各种医疗照护需求，包括医生随访、补给和设备采购、治疗服务、家庭照护服务以及居家改造。她相信自己的社会工作背景有助于她理解和导引各个系统，使所服务的个人能够成功地留在社区里生活。

社会工作者熟悉地方和联邦政府津贴计划的资格要求，可以帮助患者及其家人获得并了解关于这些资源的更多信息。作为健康专业人员，社会工作者拥有"评估社会服务需求（和）保障和协调社区服务所必需的知识"（Berkman，1996，P. 545）。健康社会工作者可以通过提

供个案管理服务来帮助患者获得所需要的资源，获得转介，使得患者及其家人与服务项目和其他资源联结起来。

此外，健康社会工作具有双重重点，即加强社会机构对人类需要的回应和增强个人的社会功能（Dhooper，1994）。健康社会工作者利用其临床技能帮助患者及其家人应对疾病和治疗建议。许多诊断对患者来说很难接受，例如肌萎缩侧索硬化（ALS，也称为 Lou Gehrig 病）。ALS 是一种进行性神经肌肉疾病，容易使人丧失功能，并最终致命。被诊断为 ALS 的人可能会感到沮丧、愤怒和恐惧。训练有素的健康社会工作者提供专业咨询以帮助患者应对诊断结果，为患者提供哀伤辅导，处理疾病所带来的丧失感，并鼓励他依从医疗照护，完成治疗，从而最大限度地提高生活质量。

除此之外，推荐的治疗方案对患者来说可能很难执行。一个被诊断患有糖尿病的十几岁青少年可能会觉得一天要测量几次血糖水平、在学校注射胰岛素、避免糖类摄入，这些都非常麻烦。他可能会选择不遵循医嘱，因为这与他喜欢的生活方式相冲突。健康社会工作者可以对他给予帮助，对糖尿病治疗方案给他生活带来的干扰表达同理心，向他提供支持性咨询，并且帮助他找到应对治疗困难的方法。社会工作者也可以与学校护士合作，探讨男孩在她那里测量血糖水平和自我注射胰岛素的可能性。相比公共场所，这将给他带来更多隐私。另一种生活方式干预可能包括社会工作者与男孩的父母讨论家里或聚会上选用食物或点心的种类，以确保这些食物符合男孩的饮食要求。一些儿童和青少年会因病而面临来自同龄人和同学的污名化或误解。这种情况下，社会工作者可能会提供一个课堂讲座，教育同龄人了解患者的疾病，并消除他们对糖尿病的神秘感或错误认知，使他们更熟悉这种疾病，并且澄清这个男孩独特的饮食需求和在学校注射胰岛素的需要。

对于老年人来说，医疗保健社会工作者可以提供夫妻和家庭辅导。一对夫妇因新生女儿夭折而悲痛不已，他们可以到医院社会工作者那里寻求哀伤辅导；社会工作者可以和整个家庭一起讨论父亲截肢后的适应问题。同样，与临终关怀相关的干预通常需要家庭会议并且使用一系列基于理论和证据的干预策略进行介入。健康社会工作者经常为患者及其家属组成支持小组，就各种健康问题提供教育和支持。

健康社会工作者也要与由其他专业人士转介过来的患者会面。他们可能因为心理社会问题而被转介，而这些问题给有效治疗带来了障碍。例如，医院社会工作者可能并不与所有来急诊室的患者会面，但他们会被要求向性侵犯或家庭暴力受害者提供评估和服务，或者将他们转介到合适的服务中去。在初级保健机构工作的社会工作者可能会被要求只为明确了社会心理需求的患者和家庭服务，例如因视力丧失而无法采用推荐转诊随访的患者或因缺乏保险而无力支付所需药物的患者。同样，医院急诊室聘用的社会工作者可能会被要求对经常来急诊室处理基本上属于初级医疗保健需要的患者开展工作。转介可能需要评估对接受和使用预防性医疗保健的障碍，并将患者转介至社区服务。

相反，部分社会工作者会与每一位来到机构的患者会面。例如，移植社会工作者会评估影响每一位需要移植的患者的心理社会问题。评估的目的是帮助团队确定患者是否应被纳入服务计划。社会工作者要处理可能会干扰成功移植的心理社会问题，并且必须在安排患者进行移植手术之前解决这些问题。社会工作者会向因移植问题心烦意乱的患者提供个案管理服务，这些服务包括转介社区资源、提供经济咨询，以及向家庭和照顾者提供后移植阶段的角色准备教育。

　　健康社会工作实践中常见的现象是让患者及其家庭和社区成员积极加入医疗保健团队或成为该项目和研究的顾问。这种趋势背后的理念是患者在医疗保健计划和健康研究中应该拥有与专业人士同等的发言权。以患者为中心的健康结局研究所（The Patient-Centered Outcomes Research Institute，PCORI，http：//www.pcori.org）创立于 2012 年，它资助将患者和家庭成员纳入研究团队的研究项目。许多社会工作者参与了 PCORI 项目。如密歇根大学社会工作学院的 Brad Zebrack 博士创建了由 PCORI 资助的以患者为中心的研究合作组（Patient-Centered Research Cooperative Group），并发展出一个由癌症患者倡导者、社会工作者和研究人员组成的小组。来自南卡罗来纳大学社会工作学院的 Teri Browne 博士作为协同调查研究者参与了一项为期 5 年，旨在改善医疗保健制度的 PCORI 研究实验（见 http：//www. kidneyprepare now.org/），她同时还是 PCORI 肾脏疾病研究会议的协同负责人（见 http：//nkfadvocacy.wordpress.com/2017/05/15/nkfs-hosts-patient-driven-research- stakeholders-conference-at-2017-spring-clinical-meeting-a-conference-where-patientsdecide/）。社会工作者在临床、行政和研究中的角色对于帮助医疗保健团队将社区成员和用户纳入项目策划发挥了重要作用，并且在整个过程中作为他们的支持者。

　　社会工作者通过在医疗保健团队中的作用或是在行政中的角色确保在患者医疗保健和项目规划中都关注到了健康的社会情境。Miller 和 Rehr（1983）将医疗保健领域社会工作者称为医疗保健系统与用户之间的协调人，这也包括在制度层面倡导改善医疗保健服务的提供。社会工作者通常被用于对患者进行指导性干预，帮助患者及其家庭成员避开障碍，获得医疗保健服务并取得相应成果（Browne，Darnell，Savage & Brown，2015）。

社会工作作为医疗保健设计的组成部分

　　社会工作专业具有双重重点，即增强个人的社会功能和加强社会机构对人类需要的回应（Dhooper，1994）。在社区机构、以大学为基础的机构以及政府机构等非直接医疗保健机构中存在着各种各样健康社会工作任务。这些任务可能包括公共卫生社会工作、政策制定、项目规划、社区教育和筛查或研究。在这些宏观层面上，社会工作者和其他专业人士一起与政策制定者、获选官员、大学教师、行政人员和社区成员等合作。

　　健康社会工作者策划并实施社区健康计划和倡议。例如，社会工作者可能在一个策划改进产前医疗保健项目的团队中工作，此时他必须确保产前护理中存在的心理社会障碍问题会被作为倡议的一部分得到处理，例如产前诊所缺乏儿童托管服务。社会工作者还可以就不同的健康问题向个人、团体和社区提供教育服务。健康社会工作者要参与预防性服务，比如健康筛查和免疫接种。他们可以帮助确定需要服务的个人，并通过外展项目链接此类服务（见框 2.3）。

框 2.3　健康社会工作人物简介：Rose Popovich

　　Rose Popovich，社会工作硕士，执业临床社会工作者（LCSW），印第安纳州印第安纳波利斯社区卫生网络绩效改进计划执行主任。该网络有 5 家急症护理医院以及门诊手术中心、家庭医疗保健机构、康复中心、综合门诊服务、家庭医学居所（family medicine residency），学校门诊、员工健康服务和其他服务。在所有这些服务机构内，她的团队将绩效改进方法（Lean，6 Sigma，PDCA）应用于系统面临的一系列问题：从接待人数到电子订单录入、患者跌倒、急诊室患者频繁来访、医生认证流程等涉及管理和临床方面的所有事务。Povovich 说，她的社会工作背景对于监管团队所要创建的社区卫生项目至关重要，因为这有助于她更好地理解他们所服务人群的需要；而且这对于了解和评估服务对象需求、帮助团队确定目标和指标，以及促进变革过程也是至关重要的。

在更为广泛的层面，许多社会工作者直接或间接参与了影响政策、社区及公共卫生的研究和直接临床实践。健康社会工作者在日常工作中要保证所提供服务的质量，进行结果测量，以跟踪了解心理社会问题以及社会工作干预对问题缓解的影响。社会工作者也会在社区或大学层面与个人、社区或与一般医疗保健问题相关的人一起进行研究。

例如，Rebecca Christopher 是社会工作硕士，担任南卡罗来纳大学一个研究项目的经理，在这个职位上，她创建了一个覆盖全州的农村健康培训计划，并在全州范围内为健康和行为健康专业人员提供培训。她典型的一天可能包括向机构审查委员会（Institutional Review Board，IRB）申请研究许可、分析项目数据和协调各项州级培训。

社会工作者在诸如美国国立卫生研究院（National Institutes of Health，NIH）这样的大型资助机构中有主动发言权，并确保能够开展与心理社会相关的研究。许多社会工作学者从 NIH 获得了健康研究资金，而社会工作研究在 NIH 被列为优先事项。2003 年，NIH 成立了一个社会工作研究工作组，以推进 NIH 资助的社会工作研究。此后，NIH 的多个研究所推进了对社会工作研究的资助，并就社会工作者和其他人感兴趣的主题（如遗传学和以社区为基础的参与性研究）举办了一个 NIH 暑期培训课程。社会工作研究学会（Society for Social Work Research）和社会工作政策研究所（Social Work Policy Institute）等组织为对健康研究感兴趣的社会工作者提供了信息和资源。

关于社会工作专业人士的一项调查

社会工作者的功能角色是多种多样的，除了渴望实现患者的全面健康之外，还提供社区和公共服务，希望在更大范围内带来积极的健康改变。当今进入这个领域的社会工作者有无数的机会来影响患者个人的生活质量以及众多社区和整个领域的健康。为了向他们描述即将进入的领域所面临的各种责任和机遇，请仔细想想目前在为该领域努力贡献的专业人员的实际工作。

个案管理和患者权益倡言

Jennifer Schlinger 是社会工作硕士、执业临床社会工作者，之前曾在北达科他州的俾斯麦医疗中心"同一健康"系统（MedCenter One Health Systems）任医院社会工作者。她主要在康复部门工作，每天与医生、物理和职业治疗师、营养师、护士和其他专业人士合作共事。尽管她的大多数患者都是成年人，但她偶尔会与儿科患者打交道，并为所有就诊于康复科的患者提供服务。患者在接受医疗治疗期间的住院时间一般限制为 6 周，期间还接受康复手术或医疗危机协助。Schlinger 每天开展个案管理活动，协助患者计划出院并安排后续照护。这对于居住在该州农村地区的患者尤其具有挑战性，因为当地没有居家保健服务或其他医疗保健服务。Schlinger 花了大量时间为患者呼吁，尤其是为那些接受医疗补助保险的人，他们承受着每年 30 天康复服务限制带来的压力。她帮助患者获得各种权益，得到相应的社区资源，并协助创建和培育相关社会支持系统。她扮演着患者与医疗团队以及社区组织间联络人的角色。

健康社会工作者还可以通过临床督导在其工作机构中担任督导，或者可以担任社会工作部门与所在工作机构或组织间的联络人。

Christopher Oates 是社会服务管理硕士、执业临床社会工作者，担任纽约大学朗格内健康医院（NYU Langone Health Tisch Hospital）舒缓疗护社会工作管理者。Oates 作为跨学科医学专业团队的一员与同事紧密合作，该团队负责向患者和家庭以及初级医疗保健团队提供咨询和支持性服务，处理因慢性和（或）限制生命的疾病引发的问题。通常，他的工作重点是帮助个人及其照顾者在住院期间表达和明确他们的照护目标。Oates 与社会工作和照护管理工作人员合作，为患者的下一级照护做好准备，例如居家照护、亚急性康复、专业照护设施或居家和住院安宁疗护。他负责督导住院重症监护和血液 / 肿瘤方面的社会工作者，向他们提供相关的法律和财务指导、支持性咨询和丧亲支持以及临终安排和检讨。

需求评估：照护的第一步

一些健康照护社会工作者会与其临床工作机构中所有的患者会面。Jeff Harder 是社会工作硕士、独立执业临床社会工作者（LICSW）、西雅图华盛顿大学医学中心（University of Washington Medical Center）的移植社会工作者。在肾和胰腺移植项目中，Harder 对转介来接受肾和胰腺移植的患者开展心理社会评估。他帮助患者及其照顾者找到所需要的资源，例如在必要时为患者找到当地住处，方便他们在移植后接受后续门诊治疗。他提供关于移植后预期的咨询和教育以及出院计划。Harder 在应对措施、相关信息、转介服务、后续需求评估和职业康复等方面协助患者及其家人，并为之前接受移植手术时失去保险覆盖或面临重返工作问题的患者提供持续帮助。

基于需求的照护：协助有需要的服务对象

部分健康社会工作者只与其健康照护机构中需要他们服务的患者会面。此外，有些健康社会工作者可能是自由职业者。例如，Mary Raymer 是社会工作硕士、助理临床社会工作者、精神科社会工作者和持证婚姻和家庭治疗师，服务终末期疾病患者及其家属超过 30 年。她是早期安宁疗护负责人，曾任国家安宁疗护和舒缓疗护组织社会工作部负责人，也是社会工作生命末期教育项目发起人之一。她有自己的私人诊所，专门研究复杂的哀伤反应、压力和终末期疾病。她的大部分工作都涉及为正在应对哀伤的个人和家庭提供咨询。

多层面干预：责任多元化

社会工作者可以在医疗保健领域的个人和制度两个层面上开展干预。Patricia Ann Gibson 是社会工作硕士、助理临床社会工作者（ACSW），担任北卡罗来纳州威克森林大学医学院癫痫综合项目副主任。她参加了许多组织，包括美国癫痫病学会、癫痫基金会、国际癫痫局和国际癫痫大会。她还是全国结节性硬化症联盟专业顾问委员会成员，并为患者和专业人士撰写了大量相应的出版物。1976 年，她创建并持续运作了一条全国性的癫痫信息电话热线，并与患者及其家人讨论他们的担忧。在得知一些父母无力负担孩子的药费后，她花了 8 年时间为北卡罗来纳州建立了一个癫痫药物基金，并通过各种筹款活动（包括辣椒烹饪比赛、庭院拍卖会，以及在她的办公室提供小吃零食来筹款）来补充这个基金。Gibson 与患者会面以开展教育，并向个人、家庭、小组提供咨询。她花了很多时间举办演讲、工作坊以及各种会议和专题研讨，包括针对中小学生、父母、医师、护士、医学生、医院和社区组织的癫痫教育。她还组织了一些全国性的会议，例如癫痫管理的进展、儿童神经病学专题讨论会以及国际癫痫照护会议。在这些培训中，她展示了一种治疗癫痫的跨学科方法。

Lisa Hall 是社会服务管理学硕士、独立执业临床社会工作者，担任终末期肾病（ESRD）网络 16（The End-Stage Renal Disease Network 16）的患者服务主管。这是健康社会工作者直接参与患者服务和社区服务的另一个例子。Hall 负责监管阿拉斯加、爱达荷州、蒙大拿州、俄勒冈州和华盛顿透析病房的患者服务，主要工作是为透析病房工作人员组织和主持透析工作坊，讨论患者所面临的挑战，提高工作人员对患者需求的敏感性。在 ESRD 网络中，她还为肾病患者及其家属提供帮助，并协助促进 ESRD 患者的康复。

医疗保健设计中的行政与社会工作

社会工作者通过在临床工作机构中的行政角色监督社会工作者和其他专业人员，在医疗保健服务提供的设计中发挥着重要作用。Polly Jones 是社会工作硕士、管理学硕士（MSM）、执业临床社会工作者和执照医疗保健质量监督专员（Certified Professional in Health Care Quality，CPHQ），担任印第安纳州伯灵顿市阿森松岛健康公司（Ascension Health）卓越临床（Clinical Excellence）项目总监。Jones 负责协调 70 多家阿森松岛医院的认证活动，包括教育倡议、个人咨询和质量改进活动，并负责推动医疗卫生机构认证联合委员会每年对系统的调查，以及监管所有医院的程序设计和项目。凭借这些职务，她为社会工作专业提出倡议，鼓励社会工作嵌入到地方一级的活动、项目以及团队中去。她每天都要到全国不同的医院去，与跨学科团队一起完成不同的项目。作为一名项目经理，她促进了团队间的互动以及患者结果的改善。

填补医疗保健的空白：社会工作的多元责任

社会工作者有时承担着医疗保健的特定责任，但有些人则在机构中承担各种职能。Dawn Romano 是社会工作硕士、执业社会工作硕士、执业临床社会工作者，担任密苏里州堪萨斯城儿童慈善医院和诊所的临床社会工作督导。Romano 的日常临床工作责任包括危机干预、儿童虐待和疏忽评估，以及为患儿及其家庭提供创伤咨询。作为一名督导，她监管着医院的社会工作者，提供儿童虐待服务指导和临床督导。她在多个委员会任职，包括创伤和家庭暴力委员会，她的大部分工作集中在儿童虐待和忽视的评估方面，她与儿童及其家庭成员会面，完成儿童虐待和忽视的心理社会评估。她与团队紧密合作，完成了热线报告，并与儿童保护服务机构合作，评估儿童的即时安全。她就虐待和忽视儿童的报告和调查向执法人员提供咨询，为家庭提供支持和教育，将家庭与社区支持服务做链接。她提供个案管理服务，还是创伤和医院紧急响应小组的成员。她是一个干预团队中的社会工作者代表，团队成员包括牧师和护理督导，他们为有孩子在交通事故、枪击、溺水、坠落、自杀和其他悲剧中受伤的家庭提供危机干预、教育、情绪支持和哀伤辅导。

与其他专业人士合作

在所描述的各种医疗保健环境中，社会工作者被要求与其他医疗保健专业人员合作。社会工作者可以在多学科（multi-disciplinary）团队（每个专业人员独立自主地工作，少有互动）、交叉学科（inter-disciplinary）团队（专业人员彼此相互交流以提供服务，但各自保持独特的专业术语和干预性偏好所规定的明确的专业界线），或者理想情况下在跨学科

(transdisciplinary）团队（专业人士之间紧密合作，包括共享一套共同的语言和方法来推进工作和规划干预）中工作。

一个团队的协作程度取决于成员个人所处的健康机构及其实践规范。在协作程度连续谱的一端，与其他专业人员的协作可能会间接发生。例如，医生可以阅读患者病历中的社会工作记录，但从不直接与社会工作者讨论患者的照护问题。社会工作者在医疗机构中可能并不是以团队积极成员的角色，而是以按日计酬方式或以顾问身份被聘用。在协作程度连续谱的另一端，专业人员可能每天直接合作互动，就患者问题经常交换意见，以团队的形式探访患者，并根据小组会议和小组反馈做出所有有关照护计划的决定，过程中所有成员都能够平等表达意见和看法。

专业合作面临的挑战

在医疗保健机构中，专业合作可能会充满挑战。即使团队成员经常互动，专业人员在照护计划制定过程中也可能缺乏平等的声音表达，专业角色可能不明确，专业观点和伦理观念可能会发生冲突，团队协作的执行情况有显著差异。在照护计划会议上，社会工作者可能是被动的观察员，除非有必要，否则不会鼓励他们参与其中。或者社会工作者可以自行组织和召开此类会议。

工作场所的变化对健康社会工作者构成了重大挑战。医疗保健越来越注重成本的降低和患者住院时间的减少。包括咨询服务和社区教育在内的专业部门规模逐渐缩小或被取消（Sulman，Savage，& Way，2001）。健康社会工作的另一个挑战是历史上本属于社会工作范畴的任务现在成了其他行业的工作选择。在个案管理中尤其如此，护士和其他专业人员在开展个案管理活动。医院社会工作部门正在被护士主导的个案管理部门所取代，护理专业人员越来越多地督导着健康社会工作者（Globerman，White，& McDonald，2003）。Holliman，Dziegielewski 和 Teare（2003）针对出院计划制定者的研究发现，在个案管理服务中，同样担任个案管理师，护士个案管理师的薪酬要高于社会工作者。作者发现，尽管联邦和州立医院更有可能聘用社会工作者担任出院计划制定者，私立医院则更有可能聘请护士担任此职。

角色和任务的含糊不清也可能会阻碍团队协作，并且不同学科之间可能无法理解彼此的专业词汇和实施流程。医疗保健专业人员有各自独特的培训和教育以及对实践的见解。医生、护士和社会工作者（以及跨学科团队中的其他成员）以不同的视角看待并界定患者的问题，给出解决方案。Carlton（1984）写道："社会工作是一种目的、逻辑和基本原理都与其他职业不同的职业"（P. 243）。Rolland（1994）断言：

> 来自不同学科的临床工作者将其自身的能力和不足带入到家庭与疾病和残障的相互作用中。医生和护士拥有大量技术性医疗信息，但他们可能难以通过运用帮助患者的医疗技术视角看到患者的心理社会森林。如果医护人员可以切换视角，通常他们会很难确定哪些树木在医疗森林中具有心理社会重要性。他们可能难以接受关于糖尿病的 1001 个事实，并从中提炼出这种失调的心理社会意义的本质（P. 20-P. 21）。

社会工作者既受过培训，也在伦理上有义务为患者做倡导。这可能会导致多学科团队成员间的关系紧张，因为团队中的其他专业人员可能会对不符合医疗机构政策和程序的患者和家庭的行为感到不满。医生护士可能会对住在重症监护室婴儿的父母感到失望，因为他们只在深夜探视。工作人员可能会认为这是父母的疏忽大意，因为他们没有花一整天的时间陪伴患儿，并且在探视时唤醒了孩子。而社会工作者在同理了工作人员需要处理"正常"探视时间以外的探视后，可以向团队说明家长的工作时间安排，以及这些安排排除了白天探视的可能。社会工作者也可以为这些父母辩护，指出尽管白天需要工作，但是每天都来探望，花几个小时陪伴孩子，他们确实是非常称职的父母。当出现非传统家庭问题时，社会工作倡导也可以发挥作用。在医疗团队认为同性伴侣不合法的情况下，社会工作者可以倡言将此类伴侣纳入照护计划。

健康社会工作建议

社会工作者对最大限度地发挥健康团队合作可以提出许多建议。健康机构中的专业差异可以被重新定义为财富而不是负担。生理 - 心理 - 社会模式需要听取各种专业人员的不同观点，以最有效地提供健康服务。就培养跨学科健康专业人员而言，Headrick 和 Khaleel（2008）建议为学生提供一门融合各学科理论和实践内容的课程，学生应该有跨专业学习和培训的机会。跨学科教育模式的一个例子是医疗保健改善研究所（The Institute of Healthcare Improvement）的开放学校，它为来自社会工作、医学、护理学、药学、物理治疗、公共卫生、牙科学的学生和其他学校的学生提供在线和全国各地分会会议的跨学科学习机会（详见网站 www.ihi.org）。社会工作在领导跨专业教育项目中发挥着越来越重要的作用，社会工作专业的学生正与跨学科的同事一起接受培训，以成为健康照护团队的成员和领袖（Addy，Browne，Blake，& Bailey，2015；Browne et al.，2017b；Jones & Phillips，2016）。

Cowles（2003，P. 21）列出了达成最大程度团队合作必不可少的具体目标：

- 角色清晰灵活；
- 相互尊重和信任；
- 在团队规范、价值观、承诺和目标方面达成共识；
- 平等主义的态度，同等重要的意识；
- 群体纽带和相互依存感，而不是自主性；
- 开放式交流与分享；
- 灵活的领导和决策，权力共享；
- 基于案例需求的灵活的成员组合；
- 稳定的核心成员；
- 团队意识和专业认同感；
- 协商能力和达成共识；
- 目标聚焦和目标清晰；
- 会议记录保存；
- 同时注意团队的任务和维护功能；
- 系统视角。

健康社会工作者需要记住的是，服务对象通常不会向医疗保健系统提出具体的社会工作服务；相反，他们会提出具有心理社会成分的医疗需求。因此，社会工作者有责任熟悉生理 - 心理 - 社会照顾模式中的生物学内容。社会工作者应提升对医疗问题以及术语的理解，以便在与患者及其家属交谈时能够更好地了解情况，并能充分参与到健康照护团队中去。

Bronstein（2003）提出了一种基于合作理论、角色理论和生态系统理论的跨学科合作模式。Bronstein 的模式指出，包括社会工作者在内的跨学科团队应包含团队成员之间的相互依赖性、创建新的专业活动、灵活性、拥有集体目标和过程反思。在这个模式中，相互依赖指的是团队成员之间频繁的交流、互动和相互尊重。创建新的专业活动代表着协作的机会，即利用团队成员的个人专长来实现团队成果，如果团队成员单独工作，这些成果则难以实现。

健康社会工作者可以支持和增强其他团队成员的角色，而不是参与到地盘争夺战中，要向团队其他成员提供心理社会议题方面的员工教育（Nason & Delbanco，1976）。Globerman、White、Mullings 和 Davies（2003）建议社会工作者通过主动定义和促进其独特的角色和任务持续更新相关实践领域的知识库，承认其他专业人员的专业知识，尽量减少与健康团队其他成员的角色冲突。他们还建议社会工作者评估并跟踪其服务的影响，使社会工作者能够确认自己的专长领域，在团队中建立专业定位，展示他们对医疗保健独特贡献的有效性。社会工作者应在质量保证或持续质量改进委员会中发挥积极作用。

正如 Kayser、Hansen 和 Groves（1995）所说，"为了获得医院管理部门提供综合服务的资源和承诺，社会工作部门需要不断收集数据，以证明他们是受过最佳培训的专业人员，能够承担此项责任，以最具成本效益的方式提供服务"（P. 498）。在管理式医疗服务时代尤其如此，医疗开支是有限的，医疗卫生机构要求控制成本（Segal，2002）。如果社会工作者可以证明自己通过减少住院时间、提高患者满意度和生活质量、降低发病率和死亡率来降低医疗费用，他们就可以保持在健康组织中的存在。社会工作者还需要具备在短期内完成有效干预或能随时对患者开展有效干预的技能。

Simmons（1989）回顾了社会工作服务在医疗保健方面的财政优势，指出社会工作者运用多种方式节省着机构的资源，他们将患者与相关的保险和资源相链接以增加保险偿付；通过将有效的出院计划与门诊资源相链接以减少患者的住院时间；通过外展服务和项目规划来增加服务供给，以调解患者与服务提供者之间的冲突；通过创建新的项目和服务增加收入；并通过参加支持团队成员的员工援助计划提高医疗团队的生产力。

作为健康团队中的积极成员，社会工作者也必须为自己进行倡导。Lee（2002）和 Globerman（1999）建议健康社会工作者发表相关文章，向其他专业人士和用户介绍健康社会工作者的作用，提供有关社会工作活动和角色的团队培训，提供社会工作服务有效性的证据，并通过自愿成为专项工作组和委员会的一分子使社会工作成为医疗卫生机构中引人注目的组成部分。社会工作者必须记录他们对患者及其家庭的干预措施，如果个案负担较重、时间限制较大，那么简短快速填写的表格也许足以达到记录的目的。

医疗保健服务提供和组织约束的变化会影响到健康团队的所有成员。正如他们帮助服务对象应对疾病、治疗以及疾病本身带来的变化一样，社会工作者可以利用这些技能帮助健康照护团队适应医院和项目的重构（Globerman，1999）。当同事面临具有挑战性的患者情况，例如患者死亡（Roberts，1989），社会工作者可以为他们提供专业支持。这些努力有助于健康社会工作者减少与其他团队成员间的角色冲突，并证明社会工作是有效的。

自从《平价医疗法案》（ACA）颁布以来（见第 6 章），社会工作者的作用在许多方面得到了扩展（Allen，2012；Andrews，Browne，Allen，& Coffey，2015；T Browne et al.，2017a；Lynch，Greeno，Teich，& Delany，2016；Walters et al.，2016）。执业临床社会工作者 Robyn Golden 带领她的拉什大学（Rush University）团队付出了很多努力。Golden 是芝加哥拉什大学医学中心人口健康和老龄化项目主任，负责健康促进和疾病预防项目。她创建了一个由社会工作者和社会工作学校组成的大型联盟，为 2018 年美国国家科学院、工程院和医学院的一项共识研究提供资金，该研究的目标是将社会需求性护理纳入医疗保健服务提供范围（详见 http：// www.nationalacademies.org/hmd/Activities/HealthServices/IntegratingSocialNeedsCareintoth- DeliveryofHealthCaretoImprovetheNationsHealth.aspx）。她在创建社会工作主导的过渡性照护桥梁模式（Bridge Model of transitional care）（http：//transitionalcare.org）中发挥了重要作用，该模式将照护协调、个案管理和患者参与相结合，并使用一整套综合性工具和心理治疗技术来评估照护中的差距，以提高自我效能和患者的积极性（Boutwell，Johnson，& Watkins，2016）。

西奈山医院（The Mount Sinai Hospital）社会工作服务部在处理健康的心理社会决定因素方面也发挥了长期引领作用，自从 ACA 实施以来一直在提供富有创新性的社会工作干预方法，包括在一个医疗保健责任组织创建并领导了照护协调工作，服务于老年医疗保险付费服务接受者；一项防止 30 天内再次入院的医院出院过渡计划；一个服务于医疗补助保险和老年医疗保险受益人的管理式医疗服务组织；一个医疗补助保险健康之家（Medicaid Health Home）；以及由纽约州医疗补助保险交付制度改革激励性付款计划（DSRIP，Delivery System Reform Incentive Payment）资助的一系列其他创新项目。关于西奈山社会工作在 ACA 实施中的作用的更多信息可以在《医疗保健社会工作》（Social Work in Health Care）特刊（第 9 期，第 54 卷）中找到（详见 http：// www. tandfonline. com/ toc/wshc20/54/9）。

全人关怀：社会工作的主要角色

健康社会工作者在各种各样的场域中工作，担任着各种各样的角色，在临床和行政层面承担着广泛的任务。在医疗保健领域中，社会工作的生理 - 心理 - 社会模式发挥着至关重要的作用。正如 Romano（1981）所说："社会工作占据着独特的地位，它双足立于健康和精神健康，携手社会科学，脏腑是临床干预技能，头脑和心脏则装着承诺：致力于解决社会中残障人士的生活质量问题"（P.15）。社会工作所提供的健康服务充分纳入了生理、心理和社会决定因素，虽然这些服务面临着财政的、组织的和专业的挑战，但是社会工作是健康团队中至关重要的组成部分，它可以解释并显著影响不同水平的变量作用于健康的复杂途径（Keefler，Duder，& Lechman，2001）。

参考文献

Addy, C. L., Browne, T., Blake, E. W., & Bailey, J. (2015). Enhancing interprofessional education: Integrating public health and social work perspectives. *American Journal of Public Health*, *105*(S1), S106–S108. https://doi.org/10.2105/AJPH.2017.304054

Allen, H. (2012). Is there a social worker in the house? Health care reform and the future of medical social work. *Health & Social Work*, *37*(3), 183–186. https://doi.org/10.1093/hsw/hls021

Andrews, C., Browne, T., Allen, H., Coffey, D. S., Gehlert, S., Golden, R., & Marsh, J. (2015). *Social work and the Affordable Care Act: Maximizing the professions role in health reform*. Columbia, SC: University of South Carolina, College of Social Work. Retrieved from https://works.bepress.com/teri_browne/10

Bateman, N., & Whitaker, T. (2002). The employment outlook for social workers. National Association of Social Workers Intersections in Practice, 1, 7–9.

Ben-Zur, H., Rappaport, B., Ammar, R., & Uretzky, G. (2000). Coping strategies, life style changes, and pessimism after open-heart surgery. *Health & Social Work*, *25*(3), 201–209. https://doi.org/10.1093/hsw/25.3.201

Berkman, B. (1996). The emerging health care world: Implications for social work practice and education. *Social Work*, *41*(5), 541–551. https://doi.org/10.1093/sw/41.5.541

Boutwell, A. E., Johnson, M. B., & Watkins, R. (2016). Analysis of a social work–based model of transitional care to reduce hospital readmissions: Preliminary data. *Journal of the American Geriatrics Society*, *64*(5), 1104–1107. https://doi.org/10.1093/geront/gnv649.05

Bronstein, L. (2003). A model for interdisciplinary collaboration. *Social Work*, *48*(3), 297–306. https://doi.org/10.1093/sw/48.3.297

Browne, T., Darnell, J., Savage, T. E., & Brown, A. (2015). Social workers as patient navigators: A review of the literature. *Social Work Research*, *39*(3), 158–166. https://doi.org/10.1093/swr/svv017

Browne, T., Gehlert, S., Andrews, C., Zebrack, B., Walther, V., Steketee, G., … Merighi, J. (2017a). *Strengthening health care systems: Better health across America* (Grand Challenges for Social Work initiative Working Paper No. 22). Cleveland, OH.

Browne, T., Keefe, R. H., Ruth, B. J., Cox, H., Maramaldi, P., Rishel, C., … Marshall, J. (2017b). Advancing social work education for health impact. *American Journal of Public Health*, *107*(S3), S229–S235. https://doi.org/10.2105/ajph.2017.304054

Carlton, T. O. (1984). *Clinical social work in health settings*. New York, NY: Springer.

Cowles, L. A. (2003). *Social work in the health field: A care perspective*. Binghamton, NY: Haworth Press.

Danis, F. S. (2003). The criminalization of domestic violence: What social workers need to know. *Social Work*, *48*(3), 237–246. https://doi.org/10.1093/sw/48.2.237

Dhooper, S. (1994). *Social work and transplantation of human organs*. Westport, CT: Praeger.

Engel, G. L. (1977). The need for a new medical model: A challenge for biomedicine. *Science*, *196*(4286), 129–136. https://doi.org/10.3109/13561828909043606

Gambrill, E. D. (1997). *Social work practice: A critical thinker's guide*. New York, NY: Oxford University Press.

Globerman, J. (1999). Hospital restructuring: Positioning social work to manage change. *Social Work in Health Care*, *28*(4), 13–30. https://doi.org/10.1300/j010v28n04_02

Globerman, J., White, J., & McDonald, G. (2003). Social work in restructuring hospitals: Program management five years later. *Health & Social Work*, *27*(4), 274–283. https://doi.org/10.1093/hsw/27.4.274

Globerman, J., White, J. J., Mullings, D., & Davies, J. M. (2003). Thriving in program management environments: The case of social work in hospitals. *Social Work in Health Care*, *38*(2), 1–18. https://doi.org/10.1300/j010v38n01_01

Headrick, L. A., & Khaleel, N. I. (2008). Getting it right: Educating professionals to work together in improving health and health care. *Journal of Interprofessional Care*, *22*(4), 364–374. https://doi.org/10.1080/13561820802227871

Holliman, D., Dziegielewski, S. F., & Teare, R. (2003). Differences and similarities between social work and nurse discharge planners. *Health & Social Work*, *28*(4), 224–231. https://doi.org/10.1093/hsw/28.3.224

Jones, B., & Phillips, F. (2016). Social work and interprofessional education in health care: A call for continued leadership. *Journal of Social Work Education*, *52*(1), 18–29. https://doi.org/10.1080/10437797.2016.1112629

Kayser, K., Hansen, P., & Groves, A. (1995). Evaluating social work practice in a medical setting: How do we meet the challenges of a rapidly changing system? *Research on Social Work Practice*, *5*(4), 485–500. https://doi.org/10.1177/104973159500500407

Keefler, J., Duder, S., & Lechman, C. (2001). Predicting length of stay in an acute care hospital: The role of psychosocial problems. *Social Work in Health Care*, *33*(2), 1–16. https://doi.org/10.1300/j010v33n02_01

Lee, J. S. (2002). Social work services in home health care: Challenges for the new prospective payment system era. *Social Work in Health Care*, *35*(3), 23–36. https://doi.org/10.1300/j010v33n02_01

Lindau, S. T., Laumann, E. O., Levinson, W., & Waite, L. J. (2003). Synthesis of scientific disciplines in pursuit of health: The interactive biopsychosocial model. *Perspectives in Biology and Medicine*, *46*(3, Suppl.), S74–S86. https://doi.org/10.1353/pbm.2003.0069

Livneh, H. (2000). Psychosocial adaptation to cancer: The role of coping strategies. *Journal of Rehabilitation*, *66*(2), 40–49.

Lynch, S., Greeno, C., Teich, J., & Delany, P. (2016). Opportunities for social work under the Affordable Care Act: A call for action. *Social Work in Health Care*, *55*(9), 651–674. https://doi.org/10.1080/00981389.2016.1221871

McGuire, J., Bikson, K., & Blue-Howells, J. (2005). How many social workers are needed in primary care? A patient-based needs assessment example. *Health & Social Work*, *30*(4), 305–313. https://doi.org/10.1093/hsw/30.4.305

McWilliam, W. (2009). Patients, persons or partners? Involving those with chronic disease in their care. *Chronic Illness*, *5*(4), 277–292. https://doi.org/10.1177/1742395309349315

Miller, M. S., & Rehr, H. (1983). *Social work issues in health care*. Englewood Cliffs, NJ: Prentice-Hall.

Monster, T. B., Johnsen, S. P., Olsen, M. L., McLaughlin, J. K., & Sorenson, H. T. (2004). Antidepressants and risk of first-time hospitalization of myocardial infarction: A population-based case-control study. *American Journal of Medicine*, *117*, 732–737. https://doi.org/10.1016/j.amjmed.2004.06.027

Moore, M., Whiteside, L. K., Dotolo, D., Wang, J., Ho, L., Conley, B., … Zatzick, D. F. (2016). The role of social work in providing mental health services and care coordination in an urban trauma center emergency department. *Psychiatric Services*, *67*(12), 1348–1354. https://doi.org/10.1176/appi.ps.201500469

Nason, F., & Delbanco, T. (1976). Soft services: A major, cost-effective component of primary medical care. *Social Work in Health Care*, *1*(3), 297–308. https://doi.org/10.1300/j010v01n03_05

Rehr, H. (1982). Social work and medicine at Mount Sinai: Then and now. In H. Rehr (Ed.), *Milestones in social work and medicine* (pp. 2–59). New York, NY: Prodist.

Roberts, C. S. (1989). Conflicting professional values in social work and medicine. *Health & Social Work*, *14*, 211–218. https://doi.org/10.1093/hsw/14.3.211

Rock, B. D., & Cooper, M. (2000). Social work in primary care. *Social Work in Health Care*, *31*(1), 1–17. https://doi.org/10.1300/j010v31n01_01

Rolland, J. S. (1994). *Families, illness, and disability: An integrative treatment model*. New York, NY: Basic Books.

Romano, M. (1981). Social worker's role in rehabilitation: A review of the literature. In J. Brown, B. Kirlin, & S. Watt (Eds.), *Rehabilitation services and the social work role: Challenge for change* (pp. 13–21). Baltimore, MD: Lippincott Williams & Wilkins.

Rose, M., Fliege, H., Hildebrandt, M., Schirop, T., & Klapp, B. F. (2002). The network of psychological variables in patients with diabetes and their importance for quality of life and metabolic control. *Diabetes Care*, *25*(1), 35–42. https://doi.org/10.2337/diacare.25.1.35

Segal, S. P. (2002). Introduction: Pt. 3. *Social Work in Health Care*, *35*(1/2), 351–358. https://doi.org/10.1300/J010v35n01_01

Simmons, W. J. (1989). Benefits of social work in hospitals. In B. S. Vourlekis & C. G. Leukefeld (Eds.), *Making our case: A resource book of selected materials for social workers in health care* (pp. 36–39). Silver Spring, MD: National Association of Social Workers.

Sommers, L. S., Marton, K. I., Barbaccia, J. C., & Randolph, J. (2000). Physician, nurse, and social worker collaboration in primary care for chronically ill seniors. *Archives of Internal Medicine*, *160*(12), 1825–1833. https://doi.org/10.1001/archinte.160.12.1825

Sormanti, M., & Shibusawa, T. (2008). Intimate partner violence among midlife and older women: A descriptive analysis of women seeking medical services. *Health & Social Work*, *33*(1), 33–41. https://doi.org/10.1093/hsw/33.1.33

Sulman, J., Savage, D., & Way, S. (2001). Retooling social work practice for high volume, short stay. *Social Work in Health Care*, *34*(3/4), 315–332. https://doi.org/10.1300/j010v34n03_05

Thompson, S. J., Auslander, W. F., & White, N. H. (2001). Influence of family structure on health among youths with diabetes. *Health & Social Work*, *26*(1), 7–14. https://doi.org/10.1093/hsw/26.1.7

U.S. Department of Labor. (2018). *Occupational Outlook Handbook: Social Workers*. Retrieved February 2, 2018, from https://www.bls.gov/ooh/community-and-social-service/social-workers.htm.

Walters, K. L., Spencer, M. S., Smukler, M., Allen, H. L., Andrews, C., Browne, T., … Uehara, E. (2016). *Health equity: Eradicating health inequalities for future generations* (Grand Challenges for Social Work initiative Working Paper No. 19). Cleveland, OH: American Academy of Social Work and Social Welfare. http://aaswsw.org/wp-content/uploads/2016/01/WP19-with-cover2.pdf

第 3 章

医疗保健领域中的伦理

KIMBERLY STROM-GOTTFRIED

医疗保健领域中的社会工作者在我们这个时代最令人棘手的道德和伦理问题的中心开展工作：分配稀缺的资源，获取以实验为基础的治疗，调和患者和家庭成员间相互矛盾的愿望，管理舒适照护和临终照护，以及整合与健康、精神健康和物质使用障碍交叉关联的知识和服务。从大型教学医院和偏远诊所到家庭住所，从尚未出生到进入老年的个体，以风险和资源的巨大差异为特征的群体和社区，服务人群和服务提供环境的不同进一步加剧了医疗保健的复杂性。在大部分场域，来自小众职业的社会工作者与各种医疗服务以及相关健康服务的提供者并驾齐驱，各自为服务团队带来了不同的责任和观点。

本章旨在使读者了解当代医疗保健中的伦理和伦理决策，以及在此环境中开展有效实践所需要的技能。

本章目标

- 理解伦理和伦理决策中的基本概念。
- 医学伦理、生物伦理及美国社会工作者协会（NASW）伦理守则所包含的社会工作伦理。
- 伦理困境的案例可能出现在全世界不同的医疗保健场域、人群和地区。
- 涉及患者自主、知情同意、隐私和保密、利益冲突、专业能力、专业精神和非歧视问题的伦理学思考。
- 应对医疗保健领域中伦理困境的实用框架。
- 医疗保健领域中职业操守面临的挑战以及应对这些挑战的策略。

在最基本的层面，伦理标准涉及关于是非的信念、规范和标准。*伦理*是指人们表现出的品质或品格（"她是高度道德的"）、行为（"偷窃是不道德的""说出真相是合乎道德的"）和文件（护理行业的伦理守则，或药学研究人员的行为守则）。关于什么是正确的或可取的信念也可以被标记为"价值观"或"道德"。伦理是我们个人生活的一个基本组成部分：家庭、信仰团体、教育、经历和其他影响塑造了指导个人行为的伦理。例如，伦理标准将影响一个班里的同学在考试准备中决定什么程度的分享是合适的：在学习小组中分配阅读作业和分享笔记是可以接受的，还是每个人都必须自己阅读并做笔记？小组成员能把笔记分享给没有为小组做过贡献的朋友吗？如果有人有之前考试的复印资料，把这些用来学习、备考合乎伦理吗？设计一个作弊计划，用以在考试中查看笔记和分享答案是否合乎伦理？

读者很可能会认为学习小组是合乎伦理的，课堂上的作弊是违反伦理的，而随着对灰色区域更深入地探索，介乎中间的问题和例子将引发更多对"如果……那么……"的讨论。无论哪种行为被认为是正确的或不恰当的，示例中所有学生（以及本书的读者）持有的信念都能帮助他们回答自己的问题。这些有关正确和错误的信念指导着我们在个人日常生活中采取的行动，但是加入医学、护理或社会工作等职业的决定则伴随着另一套伦理标准的学习、内化和应用。这些伦理标准体现在定义和区分各种职业的价值观和原则之中。它们被编入由专业组织［如 NASW 或美国医学会（AMA）］和授权社会工作或医学实践监管机构颁发的标准中。教育、实习和督导将个人社会化到他们所选择的职业，并帮助他们形成职业认同，其中伦理标准是他们决定和行动的核心考虑因素（Becvar，1995；Willetts & Clarke，2014）。然而，伦理发展的过程永无止境。专业人员被期望并实际上被要求持续学习，以了解个人价值观和伦理会如何与专业角色发生冲突，如何将伦理标准应用于不断变化的环境，以及如何在伦理原则相互冲突时确定最佳行动方案。本章的重点是社会工作伦理，并参考了 NASW 和国际社会工作者联合会（IFSW）颁布的专业价值、原则和标准。

伦理学理论

伦理学不仅仅是一份理想行为或特征的清单，它也是一门学科、一个研究领域。在此背景下，*伦理*是指明辨是非、抉择取舍等。这种伦理形式的另一个术语是"道德哲学"（Banks & NØhr，2012）。虽然伦理学是一个涵盖广泛的学术领域，但所有社会工作者都应该熟悉伦理决策的 4 个基本理论：义务论（deontology）、功利主义（utilitarianism）、德性伦理学（virtue ethics）和基于关怀的伦理学（care-based ethics）。

义务论（Deontology）

义务论或基于规则的伦理学理论涉及责任、义务和普世的道德原则。这一观点强调，一些行动孰是孰非与生俱来，无关于它们发生的背景或可能产生的结果。义务论最常与 Immanuel Kant 的著作相关，假设决策者应遵循绝对命令，"只按照应该成为普遍行为规律的准则行事"（O'Donohue & Ferguson，2003，P. 6）。用另一种方式表达，Kant 会让决策者问："这是我希望每个人都这样做的吗？"，并在此基础上确定一项行动的可允许性。

义务论观点的批评者认为，义务或责任互不干涉，因此个别意义上的规则或命令实际上可能相互冲突。此外，从实用主义角度来看，批评者认为后果永远不能从决策中被完全消除（Bandman & Bandman，2002），因此纯粹的义务论更多地是抽象的智力练习，而不是现实。

功利主义（Utilitarianism）

与义务论被看作一种绝对主义的伦理方法所不同，功利主义关注的是决策的效用、后果或影响。功利主义最常与 Jeremy Bentham 和 John Stuart Mill 的著作相关联，基于目的的观点认为，一项决策的风险和收益是衡量这些决策优劣的关键（Banks & NØhr，2012；Kidder，2003）。功利主义决策的特点往往是提出这样一个问题："哪种选择能为最大多数的人创造最大的好处？"这过度简化了理论的复杂性和变化（permutations of the theory）。批评人士指出，基于目的的方法的收益与好处可以有广泛的解释，而且对于不同的利益相关者来说可能都是不同的，因此很难对其进行评估（Reamer，2006）。对功利主义理论的另一个关注点在于它在能够最大限度地为大多数公民带来利益的同时，却能使少数群体处于不利地位（Reamer，1993）。例如，美国政府可能会实施旅行禁令、隔离和隔离令，以保护更多公众免受已经或可能被暴露于传染源的个人或群体的伤害（Cole，2014）。这些措施可以是公正和审慎的公共卫生措施。然而，如果是在存有偏见和科学支持不足的情况下应用这些措施，可能会对被这种指令边缘化或污名化的个人或群体造成重大伤害。

德性伦理学（Virtue Ethics）

与支持做正确事情的规则或后果等原则的理论相反，基于品格或德性的伦理关注的是作为道德主体的个人，以及该人辨别是非或成为"好人"的能力（Banks & NØhr，2012，P. 8）。德性伦理学与古代东方的宗教教义相联系，如儒家和佛教的教义，希腊哲学家亚里士多德，以及基督教宗教哲学家如圣托马斯·阿奎那和圣奥古斯丁，这一哲学注重于个人的伦理品质。用一位当代伦理学家的话说，即"重要的是要承认，再有多少以认知为导向的伦理讨论都不能取代对正义、是非、责任与义务等问题的与生俱来的敏感性。在某种程度上，我们必须讨论一下专业人士自身的道德品质，而不仅仅是他们对一系列有趣的伦理理论和概念的知识掌握"（Reamer，1993，P. 80）。从古至今，德性伦理倡导者面临的挑战是如何灌输、激励和保护美德。道德品质是天生的还是后天培养的？人们能够被教导关心什么是正确的吗？如果伦理可以被教导、实践和强化，那么这些伦理也能被事件或环境所消灭吗？美德是持久的还是容易受到环境变化影响的？

基于关怀的伦理学（Care-based Ethics）

与德性伦理学一样，基于关怀的伦理学也要求我们考虑道德的起源，并因此认为道德来源于同理和同情的经历（Gilligan，1982）。此外，这个框架通过一个行为对他人的影响来判断此行为的对错。Kidder（2003）将基于关怀的伦理学与黄金法则相联系，"不要对他人做我们不希望他人对我们做的事"（P. 157）。这种强调可逆性（通过行为的对象所产生的感受来确定行为的适当性）和人际联系所隐含的相互性和脆弱性对于讨论医疗保健伦理具有很大的价值。医疗保健专业人员与患者之间建立的信任关系如何影响他们在特定临床情境下的互动、责任与何为正确的信念？对社区或人群的关心和奉献如何影响医疗保健专业人员在自然灾害发生时决定离开家庭和安全的住所去灾区提供帮助？当奉献或各项照护决定之间产生矛盾时，哪些责任优先，还是所有选择都同样合乎伦理？关系伦理学具有相关性、吸引力和可理解性，但它们在解决由冲突的关系、职责和责任引起的困境时可能并不令人满意。

结论

虽然每一种哲学观点都有缺陷和瑕疵，但这些缺点并不意味着它们对当代医疗保健或其他领域的伦理决策毫无意义。当社会工作者熟悉了这些或其他伦理理论时，我们可以利用它们来理解我们对某种或另外一种行为的偏好（我们倾向于基于目的还是基于规则的伦理？哪些组织条件危及到了德性伦理或关系伦理学）。理论还有助于辨识困境，这种困境通常出现在严格遵守基于规则的决定和对后果的担心之间，出现在个人美德和职业责任之间。一个常见的冲突是尊重个人自我决定的自由与这些决定对个人和公众的影响之间的紧张关系。美国最近在儿童疫苗接种方面的纷争显现了这种紧张关系，因为允许父母在为孩子做医疗决定时拥有自由决定权的规定使同班同学处于可能会感染上原本已被抑制的疾病的风险之中，如麻疹和百日咳。那些担心接种疫苗会增加孩子患自闭症风险的父母也在进行功利主义的决策：婉拒接种疫苗可能会带来怎样的危害和益处？反映在道德哲学中的关于什么是正确的不同观点给了我们讨论伦理困境、选择与选择权的言辞，因此这些理论在本章中将被重新审视。

生物伦理学（Bioethics）

生物伦理学可以被定义为"对涉及生物学和医学科学的法律、道德、社会和伦理考量的分析和研究"（Barker，2013，P. 41）。与道德哲学一样，生物伦理学有着深刻的历史根源，可以追溯到古希腊和古罗马，由此而产生的两大伦理传统支柱甚至影响到现代的生物伦理学讨论。公元前 4 世纪的希波克拉底誓言是与医患关系最为相关的誓言，它指示医生"不伤害病人"，并强调医患关系中保密的重要性（Miles，2005）。基于人口或公共卫生的平行伦理传统源于 Cicero 对整个社区健康和安全的强调（McWhirter，2012）。几个世纪以来科学知识的不断发展、医学的突破和社会状态的不断变化，以及在保护弱势群体方面的重大失误使生物伦理学领域得以形成。以下案例提供了一些关于个人易犯错误，机构未能坚持标准、发现剥削和追究责任方面的警示性记述。

黑人男性未经治疗梅毒的塔斯克吉研究（The Tuskegee Study of Untreated Syphilis in the Negro Male，以下简称塔斯克吉研究）始于 1932 年，由美国公共卫生服务部门设计，用于评估黑人男性梅毒的自然病程（DuBois，2008）。该研究包括一个由 200 名黑人男性组成的对照组和一个由 399 名患有梅毒的黑人男性组成的试验组。这个案例研究中有两个经常被提起的生物伦理学问题：招募过程和治疗过程。在招募这些男性时，参与者被告知这是一项关于"坏血"的研究，知情同意过程中没有明确说明这是有关梅毒的研究（Jones，1993）。除了欺骗受试者参与之外，研究人员还犯下了更为令人发指的严重违反生物伦理学的行为，在 20 世纪 40 年代，尽管他们知道青霉素已经成为公认的梅毒治疗方法，他们没有提供青霉素，也没有让受试者意识到青霉素是一种治疗梅毒的选择（DuBois，2008）。

发生在 1956—1971 年的柳树溪肝炎研究（Willowbrook Hepatitis Study）也表现出严重违反伦理规范的行为（DuBois，2008）。此案例没有像 Tuskegee 研究那样对参与者隐瞒治疗，但却使参与者主动感染了肝炎。"柳树溪"是指收住精神疾病患儿的纽约柳树溪州立学校。研究人员使新入院的儿童感染肝炎，以研究这种疾病和开发疫苗（DuBois，2008）。研究人员提出的让这些儿童主动感染的正当理由是学校的生活条件会使任何住校儿童都不可避免地感染上肝炎（DuBois，2008）。这项研究的两个直接的生物伦理问题显而易见。首先，作为研究参与者的儿童由于智力残疾而被收容在校，他们极度脆弱，缺乏主体性、权力以及表达同意或拒绝任何干预的能力（DuBois，2008）。其次，这些脆弱的参与者的主动被感染导致研究人员从问题或疾病的观察者转变成了疾病的实际创造者。

虽然塔斯克吉研究和柳树溪肝炎研究是美国医务人员未以道德的方式对待研究参与者的例子，但在国际上也可以找到类似违反生物伦理的案例。也许被引用最多的是纳粹大屠杀，当时纳粹医生在易受伤害的囚徒，如精神疾病患者、犹太人、双胞胎和同性恋者身上进行了实验。纳粹德国垮台后，盟军举行了纽伦堡审判以追究纳粹医生对那些令人发指的严重违反人道主义行为的责任。1947 年纽伦堡法典因此提出了十项原则，以指导研究人员进行符合伦理的人类实验（DuBois，2008）。

生物伦理学原则

现代生物伦理学支持 4 个主要原则，具有人类生物医学或行为研究经验的人士对此应该很熟悉。这些原则是尊重自主权（respect for autonomy）、不伤害（nonmaleficence）、善行（beneficence）和公正（justice）（Beauchamp & Childress，2009）。

尊重自主权（Respect for Autonomy）

尊重自主权原则强调患者或研究对象有权根据自己的价值观为自己做出选择，不受他人控制、胁迫、劝说或操纵（Beauchamp & Childress，2009）。在医疗保健和生物医学研究环境中，这包括直接行动，以支持患者在可能感到自己几乎没有权威或缺乏独立性的环境中拥有个人自主权，确保他们的决策能力，排除阻碍自主决策的障碍（Beauchamp & Childress，2009）。

Henrietta Lacks 与海拉细胞系（The HeLa cell line）的案例提供了一个丧失自主权的例子。1951 年，Lacks 女士在约翰·霍普金斯医院接受子宫颈癌治疗。为了获得治疗，Lacks 女士签署了一揽子"手术许可"，同意医院进行医生认为必要的任何手术。肿瘤手术治疗后，外科医生为研究目的采集了她健康的细胞组织和肿瘤样本。研究人员利用她的肿瘤细胞开发了一种永生人类细胞系，称为 HeLa（Parker，2012）。该细胞系的可利用性促进了广泛的开发性研究，为医疗供应公司带来了收益。抽取细胞并未伤害到 Lacks 女士，她也没有从中获益，但在她不知情的情况下对她的细胞进行切除、利用和商业化运作显然侵犯了 Lacks 女士的自主权和人格。

不伤害（Nonmaleficence）

不伤害原则是指经常被引用的"不伤害"（do no harm）的医学格言（Beauchamp & Childress，2009）。这一伦理原则偶尔与善行原则相结合；然而，两者实际上是不同的，有时也是冲突的（Beauchamp & Childress，2009）。例如，医疗团队对一名癌症患者进行治疗，实际上他们提供的化疗可能对患者造成重大伤害（如疲劳、疼痛、恶心、免疫系统受抑制和其他副作用）；然而，化疗虽造成了伤害，但可能有利于延长或挽救患者的生命。在此情况下，不伤害原则和善行原则是有明显冲突的伦理原则，最终以善行原则优先。不伤害原则要求医疗保健专业人员不仅要有意回避伤害患者，而且还要避免伤害的风险，包括有害的、意想不到的后果（Beauchamp & Childress，2009）。

善行（Beneficence）

善行原则规定，医疗保健专业人员必须从事旨在有利于个人及其整体福利的做法和行动（Beauchamp & Childress，2009）。与禁止伤害他人的不伤害原则不同，这一原则要求采取主动、积极的行动来做好事。在生物伦理学中，这既包括提供直接利益，也包括分析各种选择的代价和利益，以使向患者提供的服务是最佳可行的选择（Beauchamp & Childress，2009）。

生命医学伦理中一种常见的紧张关系发生在善行原则与患者自主权相冲突时。当患者拒绝接受照护，而医疗保健专业人员有（或认为有）义务提供照护时，什么是合乎伦理的？根据他们的专业知识、技能和经验，专业人员是否更适合在健康照护问题上决定哪些措施对患者最为有利？事实上，"医生最懂"这句老话反映了一种有问题的家长作风，这在西方文化中很大程度上已经不得人心，因为西方文化中的自主权与个人导向的价值观是完全一致的。然而，自主权-善行原则困境仍然提出了一个生物伦理的挑战，它是世界上其他地方医疗保健服务提供中的一个尖锐问题（Jawaid，Farhan，Masood & Husnain，2012）。例如，医生可能（甚至无意识地）将医疗、药物或手术风险的可能性和严重程度最小化，因为他们担心患者在面对这些风险时会拒绝所需要的照护。然而是否曾经有过这样的情况，以家长式作风和善行原则取代自主权被证明是正当有理的呢？

公正（Justice）

公正是一个多维的概念。一方面，它意味着公平或分配公正，或"利益和负担应在群体成员之间公平分配，类似的情况应以类似的方式处理"（Devettere，2000，P. 624）。它还提到个人或群体有权通过合同或默认的协议获得他们应有的权利。作为一种道德指南，公正要求从业人员公平待人，公平和透明地分配资源。反过来说，要避免歧视性行为或不公平行为。

建立一致、公平、合理和透明的配给制度需要遵守所有4项生物伦理原则。让我们考虑一下器官移植问题和这种稀缺资源的分配策略。全球范围内，对器官的需求超过了可获得的器官，包括从生前捐献者或已故捐献者那里可获得的器官，而且对于某些种族和族裔群体、某些类型的疾病和某些区域来说，器官可获得性上的差异更大（Shimazono，2007）。因此，必须建立相关方法来分配数量有限的可获得器官。有些方法是以支持成功移植的经验证据为基础的，因此会把基础建立在健康状况（病情足够严重，有获取器官的正当理由，但并非严重到无法成功实施移植）、年龄、匹配的生物标记等方面。地理因素也可能被考虑在内，因为移植中心的可及性和捐赠者等候名单的可变性可能有利于拥有可供旅行的工具并且可以登记于多个等候名单的患者（Hainer，2009）。最后，社会经济因素可能具有一定作用，包括保险的可获得性和覆盖范围的特性，以及具备负担得起在安全健康的环境中获得有效术后照护的能力。这些配给制度必须：①平衡需要器官者的愿望和自主权与器官的供应；②选择最有可能取得良好效果的器官接受者（善行原则）；③避免伤害（浪费稀缺的资源和移植失败的伤害）；④确保处于类似状况的人（具有相同水平的需求和细胞组织相容性）有相同的移植机会。尽管移植登记处有其原则基础，但是在器官需求和可获得性方面引入财政因素以及种族差异对充分实践公正构成了挑战。

在医疗保健方面实现公正原则的一个根本性和长期性的问题是健康和获得健康资源方面存在着的难以处理的社会经济、种族和地区差异。例如，虽然"世界各地明显存在基于性别的健康差异……但差异最大的莫过于资源贫乏的国家，这些国家的妇女缺乏基本医疗保健，面临着致使生命衰弱和危及生命的健康问题"（Nour，2008，P. 33）。由于贫穷、资源稀缺、与技术熟练的卫生保健服务提供者接触不足，以及童婚等文化习俗，发展中国家妇女遭受着孕产妇高死亡率，差异较大的 HIV/AIDS 等疾病的发病率，以及西方国家从未见过的或早已根除的健康问题（Nour，2008，2016）。

医疗保健在多大程度上是一项权利，各国政府在多大程度上有义务支持这项权利，这对健康差异的普遍存在影响显著。全球范围内，政府提供医疗保健的问题已得到了多种方式的解答。横跨欧洲、亚洲和拉丁美洲的许多工业化国家已经实施了全民医疗保健制度，并通过公共资金拨款资助（Jimenez，Pasztor，Chambers，& Fujii，2015）。虽然这些制度可能彼此不同，而且可能仍在发展和变化，但它们的共同点是承认医疗保健对于人的尊严和福祉的根本重要性。

然而在美国，一个有保障的集中医疗保健体系尚未发展。作为替代，美国已经创建了一些联邦计划，如医疗补助保险（Medicaid）和老年医疗保险（Medicare）支持了一小部分因年龄或贫困而被视为脆弱人群的美国公民。因此大多数个人和家庭必须自己去获取合乎需要的医疗保健，通常是通过雇主支持计划，不过其可获得性、覆盖面和可负担性因工作而异，而且往往取决于是否全职工作。就业和社会经济地位与历史上的种族、族裔以及收入差异问题相互交织，结果形成了一个由可获得资源来决定健康和医疗保险比率的制度。

历经几个世纪以来在医疗保健研究和服务提供方面的进步和挫折，自主权、善行、不伤害和公正原则持续影响着专业伦理。这些伦理表现在职业行为和决策的日常规范中，它们也被正式订立为伦理准则。下面一节将介绍构建医疗保健实践的一系列准则。

伦理守则

随着医学科学、生物医学研究、公共卫生以及卫生服务的延伸和发展，正式的伦理规范出现并发展起来，以指导和规范医疗保健专业人员。行为守则或伦理守则由专业组织发布，如美国医学会（AMA）、美国公共卫生协会［American Public Health Association（APHA）］或美国社会工作者协会（NASW）。这些文件因制定机构和覆盖范围各不相同，广泛反映了它们所代表的专业活动。例如 AMA 守则就基因工程和干细胞研究等问题提供了指导，而 APHA 守则侧重于机构、政策以及促进健康或危及健康的计划方案。NASW 守则谈到了在对服务对象个人开展实务工作中的责任，也谈到了就社会公正和不平等问题受命采取行动的责任。

获得执照或资格证书的专业人员还必须遵守规范其资质的守则。这些守则可以由州级或省级政府机构管理或由独立组织管理，如美国专科医师委员会（American Board of Physician Specialties）。这些守则在范围和应用上可能各不相同，但都带有一种问责的力量，因为依附于某一特定守则的人可能要对违反其规定标准的行为负责。鉴于其数百年的历史，医师伦理守则在全球范围内更为普遍，而其他健康和健康相关专业的伦理守则，如护理、社会工作或物理治疗的伦理守则更常见于西方和北方国家，在其他国家则不太完善。然而，除了指导特定学科或专业实践的守则外，各个组织和卫生系统可能会要求雇员遵守某项伦理守则。因此，医疗保健专业人员必须熟悉指导其领域内实践的伦理期待，同时熟悉不同实践环境的伦理期待。

一项特定的伦理守则无论如何结构化或专注于某一议题，都无法应对医疗保健专业人员可能遇到的所有伦理困境。而且，守则的存在可以过分简化复杂的伦理问题，并提供虚假的保证，即对复杂的情况有简单的法定答案。所有守则都包含可能相互冲突的标准，如上文所描述的自主权和善行之间的紧张关系。现代医疗保健实践是以长期的原则和不断发展的标准为指导的，如果从业者要在广阔和不断变化的环境中做出伦理决定，那就需要同时具备知识和洞察力。

下文将更深入介绍国际社会工作者联合会（IFSW）和 NASW 发布的伦理守则，它们对本章具有特别重要的意义。

国际社会工作者联合会（IFSW）守则

国际社会工作者联合会（IFSW）由 126 个成员国组成，是社会工作专业的全球倡导者。IFSW 和国际社会工作学院协会（International Association of the Schools of Social Work, IASSW）于 2001 年共同制定的社会工作定义强调了人权和社会公正的广泛原则，并突出了集体责任的重要性（IFSW，2012）。

IFSW 与联合国合作，以国际人权宣言和公约为指导。通过这种方式，IFSW 建立了共同标准，并承认国际社会所接受的权利。IFSW 与社会工作实践和伦理相关的公约保持紧密联系，包括《世界人权宣言》《公民权利和政治权利国际公约》以及《经济、社会、文化权利国际公约》。IFSW 还与世界卫生组织（WHO）、联合国难民事务高级专员办事处 [United Nations High Commissioner for Refugees（UNHCR）] 和联合国人权事务高级专员办事处 [Office of the United Nations High Commissioner for Human Rights（OHCHR）] 等非政府组织合作，在全球促进健康和人权。

2004 年起草的 IFSW 原则声明提出了 24 项一般原则，而不是更为详尽的标准清单，认为这些原则更好地促进了地方和国际成员之间的伦理辩论和反思（IFSW，2012）。这些原则使成员组织、社会工作学院、学生个人和社会工作者能够动态地反省他们个人面临的挑战和困境，并在本土做出伦理上知情的决策。IFSW 应对的一些挑战包括：社会工作者作为协助者和控制者的职能冲突，在保护服务对象 / 受益人的利益方面与社会对效率和效用的要求之间固有的冲突，以及资源短缺这一长期性普遍性问题。

美国社会工作者协会（NASW）伦理守则

1960 年，美国社会工作者协会（NASW）出版了第一份统一的职业伦理守则，这是一份一页的文件，包含 14 条第一人称的一般声明，如"我尊重我所服务的人的隐私"。近 20 年后，NASW 制定并颁布了一部类似于今天使用的守则。该守则含有关于专业价值观的陈述和从这些价值观衍生的原则以及 104 项标准，这些标准描述了社会工作者作为专业代表在与服务对象、同事、聘用他们的组织的互动中可接受的和不可接受的行为。虽然期间对此守则有过修改，重大修订是在 1996 年所做，以应对实践环境的变化、共同的伦理挑战和新兴电子技术的出现。该版本提出了 6 项核心价值观及其相关原则，继续塑造着该伦理守则和社会工作实践（NASW，2017a）：

价值观：服务

伦理原则：社会工作者的首要目标是帮助有需要的人，解决社会问题

价值观：社会公正

伦理原则：社会工作者挑战社会不公正

价值观：人的尊严和价值

伦理原则：社会工作者尊重人与生俱来的尊严和价值

价值观：人际关系的重要性

伦理原则：社会工作者认识到人际关系的核心重要性

价值观：正直

道德原则：社会工作者以值得信赖的方式行事

价值观：能力

道德原则：社会工作者在其能力范围内进行实践，发展和提高他们的专业知识

最近该守则进行了再次修订，主要是为回应"技术辅助社会工作服务"的增长（NASW，2017a）。它考虑到了社会工作实践的各个方面，包括监督、管理、咨询、教育、研究、社区组织和其他专业职能。同样，它涉及广泛的电子和数字技术及平台，可用于提升个人、社会或专业的能力，并可能影响社会工作的伦理实践。

与先前版本的标准一样，新的 NASW 伦理守则中的 172 个标准既包含了理想的原则，也包含了可执行的原则。也就是说，一些标准是规范职业行为的明确准则，而另一些标准则颁布了理想化的职业行为，提供的是示范而不是对社会工作者的管理。守则虽然没有区分理想标准和可强制执行的标准，但是关于"社会工作者在任何情况下都不应与现有服务对象……发生性行为，无论这种接触是自愿的还是被迫的"（NASW，2017a，1.09a）的规诫与"社会工作者应在突发公共事件中尽可能提供适当的专业服务"的声明对于社会工作者的影响程度显然是不同的（NASW，2017a，6.03）。

由于守则涉及范围广泛，它同时涵盖了犯错误和不作为的机会。犯错误发生于社会工作者做了守则禁止的事，例如，"社会工作者不得向第三方付款人披露保密信息，除非服务对象已授权披露"（NASW，2017a，1.07h）。不作为发生于社会工作者未能采取守则所建议的行动，例如，"社会工作者应制定并披露政策和程序，及时通知服务对象任何违反信息保密的行为"（NASW，2017a，1.07n）。除 NASW 会员服务外，该守则提供的其他多种功能的服务超越了 NASW 会员的范畴。从整体上看，守则使社会工作者能够认识并解决伦理困境，并告知公众可以对社会工作专业持有哪些期望。它使即将成为社会工作者的人了解加入这一行业意味着什么，并为不道德行为的责任追究和纪律处分提供了依据。出于这些原因，对守则的透彻理解对于有效且合乎伦理的实践至关重要。

除伦理守则之外，实践标准指导着医疗保健和其他工作环境中的社会工作者。标准由 NASW 制定和发布，针对的是承担各种角色、身处各种环境和情境的社会工作者，涉及个案管理、文化胜任力、工作场所安全、遗传学和长期照护标准等问题（NASW，2017b）。其中许多已公布的标准和指导原则与伦理及医疗保健有关，但本章聚焦于明确针对医疗保健环境中的实践而发布的一个文件。这个涉及标准的文件有几个目标：确保实践与伦理守则相一致，协助社会工作者开展提出倡议、制定政策和改进制度的活动，为专业继续教育生成资料，"告知决策者、雇主和社会公众社会工作者在整个医疗保健系统中的重要作用"（NASW，2016，P. 9）。该文件还提供了相关术语的定义和 9 项标准及其解释性指南，涉及医疗保健社会工作的伦理、知识、资格、作用、任务和监督原则。

基于他们对守则和专业标准的了解，以及他们对专业价值和原则的承诺，合乎伦理的社会工作者还必须能够将这些应用于社会工作日常实践中出现的新情况。以下 6 个案例简介举例说明了在各种医疗保健环境中可能出现的困境。它们将使你了解医疗保健领域中伦理的复杂性，在本章后面部分它们将被用来解释核心伦理标准。

医疗保健领域中的伦理困境：说明性案例简介

当代医疗保健的特点是难以置信的多样性——包括服务的患者和人群、区域和组织、提供医疗保健的行业，以及从预防服务到舒缓疗护干预等照护本身的性质。以下 6 个案例展示

了医疗保健提供中的一些复杂情况以及它们可能导致的伦理困境。每个案例都是新闻报道和实际经历的合成物,它们不代表真实的患者、专业人员或场域。这些案例是后续伦理标准讨论的基础以及决策的资源。

案例 1:Elaine

14 岁的 Elaine 来自美国中大西洋乡村地区。她有 1 年阿片类药物滥用史,最初是以羟考酮的形式服用她祖母的处方止痛药,之后开始与一个比她年长的男子 Lou 约会,Lou 给她提供处方阿片类药物,最后是海洛因。她越来越多地与家人在物质滥用问题上发生冲突,最终离家出走。Elaine 在街上短暂住了一段时间后怀孕了。5 个月前,Elaine 重新与父母联系,并参加了一个强化康复计划,从那时起就不再使用药物。即将来临的分娩引发了一些冲突和分歧。鉴于她的年龄以及她正处于康复初期,Elaine 的父母想把孩子送去收养。Lou 反对这个计划。Elaine 产科办公室的工作人员希望她有一个安全的分娩和一个健康的孩子。团队中的一些成员也有其他的感受:有些人因她的孩子可能会受到物质滥用的影响而产生愤怒,不相信以她的年龄和他之前的行为,Lou 和 Elaine 真的有权对孩子做出决定。有些人甚至感到悲伤和嫉妒,Elaine 可以怀孕和做母亲,但许多看上去更希望成为母亲的人却不能实现这一愿望。

案例 2:Philip

Philip 是一家大型教学医院移植团队的照护主管。一天,当他离开一个病房时,他撞见了以前社会工作的同班同学 Clara,她目前在医院的发展和筹款部工作。Philip 与她寒暄后便随口问道:"这么说你认识 Smith 太太?"

"算不上认识,"Clara 说,"我今天第一次见到她。"她注意到 Philip 疑惑的表情,低声继续说:"她是我们'感恩的病人'计划的潜在对象。"这时,Philip 的呼机嗡嗡作响,他们分开了,但第二天他打电话给 Clara,要求见面喝咖啡。

在餐厅落座后,Philip 说:"在我们交谈之前,我不知道还有'感恩的病人'计划,但我回家上谷歌搜索了一下,到处都是! 以随机对照试验组的最佳方式训练医生让患者捐赠。在这些 VIP 项目里,有钱的患者能够得到特别的礼宾服务! 而你是一名社会工作者……那保密、公正和避免滥用权力怎么办呢?"

Clara 回答说:"我们所做的既合法也合乎伦理。《健康保险流通及责任法案》[*Health Insurance Portability and Accountability Act*(HIPAA)]允许发展部门员工获取有关患者病情的结果以及服务部门和治疗医生的信息,不过仅此而已,其他信息不会收集。至于公正,这家医院依靠慈善事业来做很多事情……包括照顾贫困患者。而且,我们尊重进行联系的时机和性质。我们训练医生告知患者我们需要什么以及捐赠的机会,但当患者状态不佳时,我们不会这样做。"

Philip 表示不认同:"我是说,我想我很天真,但这让我觉得恶心。"

Clara 耸耸肩,"嗯,筹款不是每一个人的事,但每个人都依赖筹款者来支持他们的计划和倡议。我们只是帮助人们了解对医疗保健项目进行捐赠的机会,你我都知道我们的需求有多大。"

案例 3:Rana

19 岁的 Rana 是大学一年级学生。在整个高中期间,她是一位成功的优等生、运动员,以及一些服务组织的领袖。但她也经历了焦虑和抑郁的极度发作，她通过限制食物摄入和随后的自残来控制症状。大学的压力和与室友的近距离相处使 Rana 无法再隐藏她危险的应对行为。她的朋友很关心支持她，催促 Rana 到大学诊所去接受辅导。

星期六清晨，她的朋友发现 Rana 明显过量服药和自残后反应迟钝，便拨打 911 电话将她送往医院。室友们还通知了 Rana 的父母 Frederic 和 Crystal，他们驱车 4 小时，在当天下午早些时候到达医院。从锁着的门被引进急诊病区时，父母不敢相信他们的眼睛，这里看上去像是战区。二三张被占用的轮床排成一列，紧紧围绕着狭窄的 U 形过道，工作人员匆匆进出相邻的病房。整个大厅里，家人坐在等候的患者身旁，当大型设备穿过狭窄的大厅时，他们需要移动椅子。Frederic 和 Crystal 发现他们的女儿坐在床上，脸色苍白，焦虑不安。她对给家人和朋友造成麻烦表示愧疚，称自己过量服药只是个错误，坚决要求自己被允许回到宿舍，完成下周要交的作业。

接下来的 36 小时和 Rana 一起的等待使 Frederic 和 Crystal 变得越来越愤怒和绝望。医护轮班，工作人员来来去去，有些人会记录 Rana 的病史，但是答应的会诊没人来过，或是答应的入院从未兑现。周一早上查房时，已经受够了的他们大声抱怨在 Rana 和其他患者身上观察到的缺乏隐私和尊严丧失。他们说，等待使 Rana 的情况更糟。Rana 很沮丧、很累、很焦虑，为违背她的意愿被留在医院而生气。治疗小组解释说，精神科没有床位，但她自杀企图的严重程度使她出院回父母家风险太大。根据大学有关自残学生的政策，回宿舍是不可能的，而且没有可获得的居间过渡的服务。

案例 4：Amelia

社会工作者 Amelia 与公共卫生护士 Sonya 组成了产后家访小组。通过该计划，合乎条件的新生儿家庭接受两次上门探访，以识别并发症或风险、讨论婴儿护理和喂养、进行基本的健康和安全检查、介绍产后抑郁症的资讯，并根据需要提供避孕药具。Amelia 的角色主要是转介必要的服务和采购用品，如儿童安全座椅、烟雾探测器和尿布。今天她们访问了服务所在县里地处偏远角落的一户家庭。一家三代 7 口人住在一个小小的移动房子里。除了新生儿和她母亲，外祖母、阿姨、年轻母亲的两个十几岁的弟妹和她的另一个学龄前孩子以及两只大狗都住在那里。屋子里弥漫着烟味和霉味。当被问到情况时，家里的女长辈回答说，霉味可能是几年前飓风过后水对墙壁的破坏造成的，烟雾来自外面的火坑，但她也做手势示意那几个年轻人说："其中一些人吸烟"。

当 Amelia 和 Sonya 安顿下来访问新妈妈时，她们看到了，或者更确切地说是听到了在一旁玩耍的那个学龄前儿童。当他坐在地板上滚动着两辆小车时，她们注意到他喘不过气来，每当他自言自语独自发笑时就会爆发一阵阵持续的咳嗽。两位家访员互相瞥了一眼，这些是儿童哮喘的典型症状。准备结束访问时，她们向年轻妈妈询问关于男孩的情况。"是的，他有哮喘，也有呼吸机，在需要的时候他会要求使用它。"

回办公室的路途中她们在车里处理家访的事，相比新生儿和母亲，护士和社工更多地谈论着那个哮喘的孩子。两名工作人员都意识到家里充满了引发哮喘的诱因，包括地毯、烟雾和宠物，但她们对于该做什么没有达成共识。Sonya 说："我做这份工作很久了。我想告诉他们不要养狗，把烟戒了，把房间打扫干净。但是当你去探访一个家庭时，你必须专注于你为什么在那里，而不是你想改变的每一件事。"

Amelia 不同意："我不是说什么都要做，但那是虐待儿童的行为，我有责任报告。"

Sonya 瞥了她一眼，嘲讽地说，"那会让我们走很长的路。你这么做的话，我们就帮不上他们中的任何人了。现在至少我们还有一次探访。"

案例 5：David

35 岁的 David 是丈夫和两个孩子的父亲。18 个月前，David 被确诊为急性白血病。约 1 年前，他接受了非亲属捐赠的骨髓移植。不幸的是，大约 6 个月后他的白血病复发了。自复发以来他连续不断地接受治疗，过去 5 个月里一直在住院或住在医院附近。到目前为止，所有的治疗都没有起作用，他又累又虚弱。由于疲劳和全身不适，David 不能享受和孩子们在一起的时光。医生给他提供了另一种方法，可以使他的病情得到缓解，以便接受第二次移植。但接下来的化疗毒性非常大，会造成严重的副作用，而且不能确保预后良好。如果化疗能够缓解病情，他仍然需要接受第二次移植才有可能治愈疾病。

David 不确定他是否想接受更多治疗，疾病完全打乱了他的家庭与生活。他曾指导儿子的棒球队，曾作为一名管理顾问周游各地，并与家人和大学朋友在海滩共度周末，但却突然陷入了满是检查、症状、转诊和病房的世界。他的妻子 Nina 和他的母亲 Susan 为了照顾他和孩子，开始休无薪病假。朋友们聚集在一起，建立了一个社交网络账号来组织用餐、交通，并协助安排日程和家务。周围人的爱和努力使 David 感到无比幸福和谦卑，但他也疲倦了，不愿意继续痛苦和徒劳的治疗。最近几天，David 同家人和治疗团队分享了他的愿望。

虽然最初很震惊，但 Nina 已经理解了 David 的观点，她承诺尽她所能在他剩下的时间里提供照顾和安慰，并最终支持他在家里去世的愿望。David 的父母和兄弟尚未接受他的愿望，起初拒绝谈论死亡的可能性，后来说："你这么努力与疾病抗争，为什么现在要放弃？"他们认为，他的计划只是抑郁或疲劳的结果，他的孩子和家人需要他，奇迹每天都在发生，他和 Nina 不应该失去希望。这些分歧造成了 David 亲人间的裂痕，使他的痛苦雪上加霜。治疗小组成员也不同意 David 的选择。虽然他们对自己的立场不太直言不讳，都强调 David 有权做出决定，但很明显，当他们讨论他的选择时，一些人希望他寻求进一步治疗，这可能会带来治愈的希望。

案例 6：Aamiina

Aamiina 是一名 22 岁的难民，3 年前与丈夫 Cilmi 从索马里移民到美国。Aamiina 和 Cilmi 正一起期待着他们第一个孩子的出生。Aamiina 第一次产前检查时，产科医生问起她或她家庭中的其他女性是否曾经接受过"切割"，意指切割女性生殖器官。Aamiina 告诉医生，她 8 岁时在索马里，母亲和祖母告诉她将接受乡村助产士进行的"割礼"。手术的结果是 Aamiina 的大阴唇几乎完全被缝合，只留下一个火柴大小的洞，用于排尿和月经。"这是传统，"她向医生解释说，"这是痛苦的，但它是一次仪式，使我为我的丈夫做好了准备，我并不为此感到羞耻。"Aamiina 很高兴医生询问了这件事，而且医生似乎没有对她进行评判。

检查之后，医生告诉她分娩过程可能出现严重并发症。医生建议她可以选择解除阴部扣锁术，并提出 Aamiina 可以在怀孕 20 周后的任何时间或分娩时做这个手术。Aamiina 感到矛盾。她想有一个安全的分娩，但担心身体的变化使她不再"缝合关闭"，害怕背离她引以为豪的文化传统。她告诉医生会考虑一下，并询问医生关于婴儿出生后再次缝合关闭的办法，即接受阴部扣锁术。

前面各案例只反映了提供医疗保健服务的过程中可能出现的困境中的一小部分,但它们说明了各种常见挑战的存在,提供了将伦理视角应用于这些情境的机会。下一节介绍专业伦理的概念,从这些概念中衍生出来的标准及其与上述 6 个案例的关联性。

了解社会工作伦理

IFSW 的伦理守则和 NASW 的价值、原则和标准跨越了社会工作广泛的实践环境、角色和功能。有能力且合乎伦理要求的专业人员应全面熟悉这些守则,或熟悉其特定专业管辖范围内的守则。这些涉猎广泛的文件中出现的伦理守则的 8 个核心主题需要加以特别关注和理解。下文将描述患者自主权、知情同意、隐私和保密、利益冲突、专业能力和非歧视的伦理,并将它们应用于本章前面列举的案例。

自主权(Autonomy)

根据生物伦理学对自主权原则的定义,患者自主权的概念确立了个人拥有做出影响自身健康的决定的权利,即使这些决定不是我们作为医疗保健提供者所要做出的决定。社会工作者更熟悉的术语是*自决*(self-determination),Biestek(1957)将其定义为"实际承认当事人有权并有需要自由地做出自己的选择和决定"(P. 103)。《美国宪法》第十四修正案和各种法院判决都承认自主权。"没有一项权利比每一个人都有权拥有和控制自己的权利更为神圣,或受普通法更为谨慎地保护"(*Union Pacific Railway Company v.Botsford*,1891)。

NASW 伦理守则的一项标准有力地说到了支持自主的责任,以及可能需要限制这项权利的情境。"社会工作者尊重和促进服务对象的自决,并协助服务对象努力确定和澄清其目标。当社会工作者的专业判断认为服务对象的行为或潜在行为对自己或他人构成严重的、可预见的和即刻的风险时,社会工作者可以限制服务对象的自决权"(2017a,1.02)。

IFSW 在其人权和人的尊严原则中呼应了这些问题:

> 尊重自决的权利——社会工作者应该尊重和促进人们做出自己的选择和决定的权利,无论他们的价值观和生活选择如何,只要这不威胁到他人的权利和合法利益。(IFSW,2012,4.1.1)
>
> 确认和发展优势——社会工作者应注重所有个人、群体和社区的优势,从而促进其赋权。(IFSW,2012,4.1.4)

虽然自决权极其重要并受到高度重视,但对个人自由的重视与世界上一些社会的观念不相一致。这些社会承认社区或家庭是主要决策者,而不是个人。有些人认为,NASW 和其他一些伦理守则过于重视个人权利而非集体利益,强调独立胜于强调相互依存(Jessop,1998;Silavwe,1995)。因此,它们可能反映了西方的偏见,对其他文化的价值观不够重视。

自决权在某些条件下受到进一步限制,包括个人做决定的能力和个人选择可能对他人造成伤害的风险。这些对自主权的限制在随后的章节中将进行更充分的讨论。

自主权在伦理案例中的应用

之前列举的 6 个伦理案例都反映了围绕患者自主权的紧张关系。一个"感恩的病人"是否有能力做出自由且理性的决定，向对其提供照护的医院捐款？或者年龄、认知功能、药物、疼痛或胁迫是否会影响自由意志？一个抑郁和心烦意乱的青少年能比她的父母做出更合适的医疗保健决定吗？如果吸烟影响到与他们一起生活或工作的人，烟草使用者应享有哪些权利？妇女是否有权做出影响其身体的决定，无论是关于切割生殖器、使用避孕手段，还是选择继续或终止妊娠？虽然这些都是令人感兴趣且有吸引力的问题，但前面讨论的两个伦理案例与自主权的讨论尤其相关，下文将对此进行讨论。

自主权与康复期的青少年父母

就像许多医疗保健情境一样，案例 1 中的自主权问题使我们发问："谁能为谁决定什么？"通常情况下，法律、法规会影响答案。无关于 Elaine 的药物使用史和年龄，Elaine 可能有权就她的新生儿做出决定，包括是否让孩子被收养。她的自主权程度取决于该州法律、机构政策以及对她决定能力的临床评估（Guttmacher Institute，2017）。对她的决定能力的判断不仅取决于她的年龄，还取决于她的成熟程度以及她所做决定的性质和持久性。行政规则和该州法规也可以赋予她前男友在涉及婴儿的决定中的权利，以及在确立其父亲身份的情况下拥有监护权的权利。也许具有讽刺意义的是，由于 Elaine 是未成年人，她的父母仍然保留对她的医疗记录和对她的照护做出决定的权利，他们对她负有责任，例如支付医疗费、确保上学等。

自主权和生命末期决定

死亡和临终代表了健康照护领域中一些最深刻和最艰难的困境。创建与"善终"或有尊严的死亡相关的条件可能是医生所憎恶的，因为他们习惯了采取一切必要措施来延长生命（Loewy & Loewy，2000）。

避免或停止采取特殊措施以维持患者的生命的决定；中止治疗但继续提供食物、水和其他普通照护措施；或采取主动步骤，加速最终死亡，所有这些都涉及科学、法律、灵性、道德、经济和社会方面的考量。在这些情境中，自主权将对患者的愿望予以最大程度的重视，但伦理实践也要求保证患者不是在压力或胁迫之下根据不准确的信息而做出决定，也不是在被药物或环境因素影响，清晰思维受损的情况下做出决定。因此，在同意可能影响生命和死亡的愿望之前，健康照护工作人员应该确认患者的决定是正常的，没有受到可能对决定产生不利影响的因素的影响。越来越多的法律和程序措施可以帮助患者和准患者明确表达他们的愿望，并为可能担任医疗保健决策代理人的个人提供指导（Csikai & Chaitin，2006）。

预立医嘱（advanced directive）是人们预先签订的文件，以表达他们对于照护和治疗的愿望，以备一旦丧失行为能力之时所用。一般来说，这些文件表达了患者希望保持的尊严水平。例如，生前遗嘱（living will）说明患者是否愿意继续使用生命支持，以及在什么情况下愿意接受治疗，尽管并非所有的司法管辖区域都认可生前遗嘱。健康照护意向授权代理（healthcare proxy）或健康照护委托书（healthcare power of attorney [HPOA]）这两份文件允许人们在丧失正常生活能力之前选定人选，在自己无能为力时代表他们做决定。在没有预先计划和文件记录的情况下，法庭诉讼程序可以为那些丧失正常生活能力且无法自行做出健康照护决定的个人指定健康照护委托人。一些批评者担心，预立医嘱有根本性缺陷，因为它们要求一个头脑清醒的人对未来可能难以想象的情形表达其偏好，如果情况发生变化，依赖这些文件可能不合乎伦理。然而，这些程序被广泛用作个人计划和行使自主权的方法。

David 案例（上文案例 5）中的治疗小组需要与他和他的家人合作，以准确传达对他的治疗方案和治疗副作用、预期疗效，以及如果放弃治疗的后果和病程发展。社会工作者的一个特殊作用是促进 David 及其家人的沟通和决策过程。这可能包括探寻他的灵性信仰，帮助 David 与其宗教团体中的成员协商，帮助评估 David 做出这个决定的能力和动机，描述和安排安宁疗护和舒缓疗护团队的服务，并寻找 David 出院回家所需的资源和服务。在这种情况下，David 行使自主权的伦理权利是相当明确的，但照护小组的作用仍然很大，因为他们为 David 的决定创造了清晰的思路和支持，并将为他提供继续需要的服务，直至他离世（Borgmeyer，2011；Loewy & Loewy，2000）。

能力和自主性的交叉使许多伦理困境由此产生，这些困境超出了本章的范围，但值得探索和讨论。例如，阿尔茨海默病和其他形式痴呆症患者的发病率和寿命的增长提出了一个严重的问题，即如何回应似乎与一个人终身承诺相悖的请求和行为。这些事件看似微不足道，但它们代表着深刻而又根深蒂固的原则冲突。终身素食主义者吃瑞典肉丸的要求是否应被准予同意，抑或工作人员应该遵从他妻子坚持的主张，即吃肉违背他的信念（Banks & NØhr，2012）？存在认知障碍（来自创伤性脑损伤、痴呆或智力残障）的个人在决定是否接受治疗、同意性关系和参与研究等方面拥有什么权利？治疗团队应该如何回应患者希望使用补充、替代或基于信仰的药物，而治疗团队对此并不认同（Jacobson & Cain，2009）？

知情同意（Informed Consent）

知情同意与自决密不可分，因为如果人们不知道条件、权利和后果是什么，他们就无法行使自主权。知情同意程序要求专业人员披露将要执行的程序的性质；随之而来的风险、利益和替代办法；隐私的限制和保护；以及（对于研究对象）研究的意义和结果，如果他们选择参加。知情同意权也根植于信任关系的本质，其中一方在某些方面拥有不同的权力，该方因而负有与另一方分享必要信息的固有责任（Morreim，1988）。知情同意的基本标准是"一个理性的当事人在做出知情的决定时合理地想要了解的信息"（Cohen & Cohen，1999，P. 78）。

有效的知情同意不是简单地给某人一份表格并要求其签署。相反，它要求服务对象：

- 拥有足够的信息，
- 有能力理解所传达的内容，
- 有能力给予同意，并且
- 在没有胁迫或欺骗的情况下给予同意。

IFSW 的守则没有具体提到知情同意问题，但它确实特别提到患者有权根据人权和人的尊严的原则（2012，4.1.2），通过赋权参与和决策来"充分参与"。NASW 的守则有 9 项标准明确涉及知情同意，其中 3 项与医疗保健环境特别相关。这些标准要求：

……用清晰和可理解的语言告知服务对象服务的目的、与服务相关的风险、由于第三方资助方的要求而使服务受到的限制、相关费用、合理的替代办法、服务对

象拒绝或撤回同意的权利以及同意所涵盖的时限。社会工作者应为服务对象提供提问的机会。（2017a，1.03a）

在服务对象不识字或难以理解实践环境中使用的主要语言的情况下，社会工作者应采取措施确保服务对象的理解。这可能包括向服务对象提供详细的口头解释，或尽可能安排一名合格的口译员或书面翻译。（2017a，1.03b）

……当服务对象缺乏提供知情同意的能力时，社会工作者应保护服务对象的利益，寻求适当第三方的许可，根据服务对象的理解程度进行告知。在这种情况下，社会工作者应寻求确保第三方以符合服务对象意愿和利益的方式行事。（2017a，1.03c）

知情同意在伦理案例中的应用

因为所有患者都有权做出知情同意，这一概念适用于前文所述的所有伦理案例。虽然未成年人通常无权同意对于自己的照顾，但某些服务和服务对象不受约束的情况除外，如案例1中 Elaine（少女妈妈）那样的情况。Elaine 应该获得充分的信息告知，并同意其父母允许的治疗或计划（Strom-Gottfried，2008）。被征求慈善捐赠的患者应该了解他们的捐赠决定不会影响自己获得服务的权利。急诊室的大学生（案例3）应该了解她作为成年人的权利，包括如果有此愿望，她有权让父母或其他人参与她的照护决定。知情同意的一个共同点是在第一次与服务对象接触时就应讨论保密的范围和限制，包括授权向儿童保护服务（CPS）报告疑似儿童受到危害的情况。例如案例4在家访中暴露过的引发哮喘的环境因素会不会引起对医疗忽视的担忧，明确的知情同意将支持工作人员向 CPS 转介的决定和行动。正如关于自主权一节所述，案例5中的生命终结决定要求专业人员向患者告知可供选择的方法及其后果，并确保患者是在有能力和准确理解的情况下自愿做出决定的。

知情同意和索马里准妈妈

Aamiina 的案例介绍了知情同意的几个独特维度。一个可能是她理解的程度，这是由语言和教育差异，还有产科医生建议的手术导致的。联合国大会一位分析员说过，"由于污名化和歧视而加剧的结构性不平等导致某些群体的个人极易受到知情同意的损害"（Moore，2009）。

另一个挑战涉及在对谁可以表示同意的概念上的差异。Aamiina 的文化背景中，同意可能是一种群体共有的或父权制的权利，因此她期望丈夫、家人或社区长者许可或拒绝手术。正因为如此，医生和健康照护团队中的其他人在平衡她的信仰及社区期望与知情同意的法律及伦理标准方面可能会受到挑战。如果 Aamiina 对手术的同意受到家庭或社区同意的影响，是否可以说她已经达到了理解和自愿的标准，而这正是这一伦理原则的核心？调和文化传统与人权是一个备受争议的伦理问题：有些人认为，人权包括将社区的或文化的利益置于个人利益之上的权利；而另一些人则认为文化传统是由社会构建和不断演变的，因此不应将其视为比所有人的基本权利更为宝贵（Banks & NØhr，2012）。

世界各地的医疗保健工作人员每天都在处理这种权利冲突的困境。调和它们需要文化上的谦卑并有意愿了解相关文化和患者的愿望及信念（Freeman，2006；Hunt，2005）。这需要服务提供者与患者及其社区之间的信任关系，以及服务提供者和社区成员的共同参与，他们了解并能够就参与者的不同利益和观点进行沟通。

隐私和保密（Privacy and Confidentiality）

隐私权以及相信专业人员对这项权利的尊重是成功提供健康照护服务的基础。没有它，患者可能不愿意透露他们的担忧和病症，服务提供者因此将缺乏必要的信息以做出准确的诊断并制定合理的治疗计划。社会工作者在标准的指引下工作，被规定了从服务对象获取信息的内容范围以及保护或分享这些信息的方法。IFSW《职业行为守则》（Code on Professional Conduct）指出，"社会工作者应该对服务使用者的信息加以保密。只有在更高的伦理要求（如保护生命）的基础上才有可能被证明为例外"（2012，5.7）。NASW 的守则（NASW，2017a）提供了全面的指导方针，例如社会工作者：

不应向服务对象征求私人信息或与其相关的信息，除非出于令人信服的专业理由。私人信息一经共享，就适用保密标准（1.07a）；

在适当情况下，经服务对象或合法授权代表服务对象同意的人的有效同意，可披露保密信息（1.07b）；

除令人信服的专业原因外，应保护在专业服务过程中获得的所有信息的保密性。当社会工作者为了防止对服务对象或他人造成严重的、可预见的和即刻性的伤害而需要披露时，通常此时信息保密的期望不适用。在所有情况下，社会工作者都应披露达到预期目的所需的最少量的保密信息，只有与披露目的直接相关的信息才应被披露（1.07c）；

在可行的情况下，在进行披露之前应尽可能告知服务对象保密信息的披露及其潜在的后果（1.07d）；

不应向第三方出资人披露保密信息，除非服务对象已授权披露（1.07h）；

不应在任何情况下以电子方式讨论或当面讨论保密信息，除非可以确保隐私（1.07i）；

应对服务对象书面和电子记录的信息以及其他敏感信息进行保密（1.07l）；

应避免以电子方式搜索或收集服务对象信息，除非有令人信服的专业理由，并酌情征得服务对象的知情同意（1.07q）；

在与顾问讨论服务对象时，不应披露可识别身份的信息，除非服务对象同意披露保密信息，或迫切需要披露此类信息（1.07v）；

应对已故服务对象的信息进行保密（1.07w）。

隐私在伦理案例中应用

隐私与征集慈善捐赠

隐私和保密问题与前文两个伦理案例有密切关系。如案例 2 所述，慈善筹资与捐赠征集依靠利用信息资源来认定"合格"的捐赠者或对潜在捐赠者进行分类。这些信息可能包括他们对非营利事业的捐赠史、房地产持有、股票交易、商业隶属关系和政治捐赠，所有这些信息都有可能在公开信息中获得。这种对信息的主动寻求与对医疗保健信息提供的法律和伦理保护相悖，"感恩的病人"项目由此挑战了这两项原则。

这个案例中最突出的法律考量是 1996 年的《健康保险流通及责任法案》（HIPAA），该法案建立了保护个人健康信息隐私 [personal health information（PHI）] 的联邦标准。HIPAA 条例影响到了药房、健康照护机构、保险计划以及个人健康和精神健康服务提供者。这些规则影响到所有形式的可识别的客户信息，包括纸质记录、电子数据和通讯以及口头通信。HIPAA 对社会工作者有若干重要规定（Prater，2014；U.S. Department of Health and Human Services，2003；Zuckerman，2008）：

- 隐私规则的一般原则是，如果个人有权做出医疗保健决定，那么该人就有权获得与该决定相关的信息。
- 患者必须获得有关机构隐私政策的信息，他们必须签署一份表格或以其他方式表明已经收到了这些信息。
- 患者记录或数据应受到保护，不可用于非医疗用途，如营销，除非服务对象另有具体许可。
- 机构和在其中工作的个人（临床、文书、行政和其他角色）必须注意确保安全标准到位，并通过工作人员发展和机构政策强化这些标准。
- 当州级法律比 HIPAA 规定更为严格时（当它们为患者提供更大保护时），这些法律优先于 HIPAA。

2013 年对 HIPAA 的更新涉及慈善募捐发展性活动，更新要求给予患者一个选择退出筹款沟通的流程，但同时扩大了 PHI 的使用权限，发展办公室可以获得包括"治疗医师姓名、治疗科室名称和治疗结果信息"在内的信息（McLaughlin，2015，P. 1）。尽管有这种准入许可，但像 Philip 这样的社会工作者可能会倡议他们机构自愿实施更为严格的做法，限制 PHI 的使用，并在发展团队披露信息之前征得患者的同意（Prokopetz & Lehmaim，2014）。

NASW 守则中的规定也可能与 Philip 的问题相关，因为他寻求确保医院在提供照护和筹资目标之间有明确的界限。例如，"社会工作者不应在未受邀请的情况下征求潜在的捐赠人的意见，因为他们的处境使他们容易受到不当影响、操纵或胁迫"（NASW，2017a，4.07a），以及"社会工作者不应征求目前的服务对象或其他因其特殊处境而容易受到不当影响的人的证明背书（包括征求同意将服务对象先前的声明作为证明背书）"（NASW，2017a，4.07b）。在此案例中，关于利益冲突的指导原则也很重要，将在下一节中讨论。

保密与急诊室

HIPAA 和伦理与案例 3 相关，案例中的大学生在急诊室等待精神科治疗。事实上，Rana 和她的家人可以在无意中听到其他患者的医疗评估（他们也能听到她的）是不符合伦理或法律规定的，但在过于拥挤的环境中用隔间或薄薄的织物屏风隔开的医护面谈空间里，这是一个常见的问题。然而，医疗保健专业人员在这里面必须尽最大可能努力保护 PHI，并争取获得能够落实患者隐私保护的工作条件（Lin et al.，2013）。即使患者与服务提供者的谈话可能被无意中听到，伦理和法律赋予了 Rana 作为一个成年人的权利和保护，她可以决定谁可以获取关于她的病情和治疗的信息。例如，未经她允许，医院不能向她的父母、她的朋友、她的宿舍顾问或学院透露信息。

如果 Rana 违反医疗建议离开医院，并被认为有自杀、蓄意杀人或其他严重的和迫在眉睫的伤害危险，工作人员可以根据需要与包括警察在内的其他人联系，以确保她的安全。与其他允许披露的情况一样，工作人员只会披露必要的信息，以找到她并确保她没有危险。允许侵犯隐私的"警告义务"条款（尽管患者有自主权或意愿）由一个案例引发。在此案例中，一名当事人向他的治疗师透露他打算杀死某人，而他确实杀死了那个人（*Tarasoff v. Regents of the University of California*，1976）。值得注意的是，那个案例中的治疗师认为当事人的威胁是正当合理的，并将其报告给了校警，后者拘留了当事人。加州最高法院裁定，通知警方不足以保护受害者 Tarasoff，但治疗师事实上有责任警告 Tarasoff 他将受到的威胁。今天，充分保护第三方的条例因州而异，但所有专业人员在尊重自主权和保密的同时，继续在保护当事人和其他人之间保持平衡。

隐私和强制报告

保密另一个常见的法定例外是指定社会工作者和其他健康卫生专业人员担任法定报告人，要求他们向儿童保护当局通报他们怀疑的虐待儿童的案件。在许多司法管辖区，这项规定也适用于虐待老年人或弱势成年人。各州对强制报告人的定义各不相同，有些州要求所有公民都需要报告涉嫌虐待儿童的情况。

当患者出现可疑伤或因照顾者未能提供（或拒绝）所需要的照护以治疗严重的身体或情绪伤害而造成医疗疏忽时，健康照护人员经常会被要求做此类报告。医疗疏忽的例子可能包括不允许必要的输血或不能确保慢性病的治疗。在案例 4 中，家访团队关注到了孩子的哮喘，如果父母或监护人无法使那个孩子得到治疗或使用呼吸器来控制病情，可能会构成疏忽的案例。吸烟或家庭环境条件不太可能构成医疗疏忽，尽管社会工作者可能会就这一案例咨询儿童福利当局，但不会透露识别案例的信息。保密伦理规定，即使专业人员作为强制报告人被迫违反当事人隐私保护原则，他们也应披露报告所需的最少信息，并在可行时提前通知当事人将做报告。

隐私和保密规则的最后一个例外是专业人员为了患者的利益而寻求主管或顾问的指导，期望向患者提供称职且合乎伦理的照护。社会工作者只应披露必要的信息，用以确保督导提出建议，他们应该确保督导或顾问严格维护患者保密，他们应该让患者知道服务机构正在就其案例寻求伦理与临床的专家咨询。

利益冲突（Conflicts of Interest）

当工作员的需要或利益可能优先于患者的需要或利益，或者工作员的需要或利益在其他方面阻碍了专业人员履行其专业责任的能力时，利益冲突就会产生。医生因为与制药公司的关系以及给患者开药带来的经济上的利害关系而受到批评。对研究人员的类似指控是他们让学术或财务优先于患者的需要和福祉。

当专业人员的忠诚出现分裂时也会产生冲突，例如发生在患者之间，患者和他们的家庭之间，或患者的利益与社区、资金来源，或医疗保健系统的利益之间。在出现传染病的情况下，患者个人的隐私权与他们会将一般公众置于风险之中的可能性之间可以达成怎样的平衡？当一个机构专注于提供一项独特的服务，而面前的患者却有一系列的需求，直接服务提供者必须如何去尝试适应这个环境，承担起超出项目任务和预算的责任（Devakumar，2008）？在缺乏血液供应或缺医少药、资源贫乏的国家，如何决定哪一名患者应该接受干预，而这同时意味着其结果是诊所里的另一位患者将要死亡？当心急如焚的已故患者的家属恳求获知患者的死因而医疗专业人员不能透露时，对悲痛中的家属的同情就会被对患者的忠诚和隐私所取代。

IFSW 守则的若干条款强调了对利益冲突的指导原则：

> 社会工作者需要承认，他们对自己的行为负有责任，包括对其服务使用者、与之合作的人、同事、雇主、专业协会和法律负有责任，而这些责任可能会发生冲突。（2012，5.2）
>
> 社会工作者应该正直行事。这包括不滥用与服务使用者的信任关系，认识到个人生活和职业生活之间的界限，不滥用其职位以谋取个人利益或收益。（2012，5.3）
>
> 社会工作者不应让服务使用者的需要或利益服从于自己的需要或利益。（2012，5.5）

同样，NASW 伦理守则中的标准涉及各种可能的利益冲突，指出社会工作者：

> 应警惕和避免利益冲突干扰专业裁量权和公正判断的行使。当真实的或潜在的利益冲突发生时，社会工作者应告知服务使用者，并采取合理措施，以服务使用者的利益为重，以保护服务使用者最大利益的方式解决问题。在某些情况下，保护服务使用者利益可能需要终止专业关系，并进行适当转介。（2017a，1.06a）
>
> 不应不公平地利用任何专业关系或剥削他人来增进他们个人的、宗教的、政治的或商业的利益。（2017a，1.06b）
>
> 不应与服务使用者或之前的服务使用者建立双重或多重关系，这种关系中存在剥削或潜在损害服务使用者的风险。在双重或多重关系不可避免的情况下，社会工作者应采取措施保护服务使用者，并负责设定明确、适当和文化敏感性的边界。（2017a，1.06c）
>
> 当预期接受服务的个人之间将产生利益冲突，或预期自己必须履行可能存在冲突的职责，则应与相关方澄清各自的职责，并采取适当行动将任何利益冲突降至最低。（2017a，1.06d）

医疗保健行业的伦理标准有许多相似之处。例如，所有守则都禁止患者与其医疗保健服务提供者之间发生性关系。但在其他情况下，指导职业行为的守则和规范的差异可能成为不同职业的团队成员间摩擦的来源。例如，社会工作者和护士在与患者建立职业边界上可能存在差异，护士更容易接受患者的礼物，或捐赠自己的衣物，或者在极端例子中将器官移植给患者（Rubin，2012）。

无论他们在利益冲突或其他问题上是否存在分歧，重要的是健康照护团队的成员都必须努力解决分歧，以免摩擦影响对患者的照护。NASW 的守则预测到交叉学科合作中可能出现这种紧张关系，并建议：

> 作为跨学科团队成员的社会工作者应参与影响服务使用者福祉的决定过程并运用社会工作专业的观点、价值观和经验为决定做出贡献。应明确跨学科小组整体及其成员个人的专业和伦理责任。（NASW，2017a，2.03a）

对于因团队决定对其造成的伦理问题，社会工作者应尝试通过适当的渠道解决分歧。如果分歧无法解决，社会工作者应寻求其他途径，以解决与服务使用者福祉相一致的问题。（NASW，2017a，2.03b）

利益冲突在伦理案例中的应用

利益冲突与慈善捐赠

涉及"感恩的病人"捐赠的伦理案例（案例 2）明显涉及利益冲突，因为"患者的任何捐赠都有影响医生行为的潜在可能"（Wright et al.，2013，P. 1）。虽然可以提供指导原则和培训以帮助区分捐助者征集活动与照护服务，但这仍然是个令人担忧且界限模糊的问题（Roberts，2006）。

利益冲突和家庭照护

案例 4 中的利益冲突（社会工作者探访一位新妈妈，而对家庭中另一位患有哮喘的儿童产生了担忧）部分是由于家庭照护的性质而产生的。在患者家中与其家庭一起工作是了解人在场境中的绝佳机会，但是当专业人员观察到他们未被授权处理或无权处理的家庭状况时，这种与人接近的特权也可能成为负担。基于家庭的工作也会模糊患者、家庭和健康照护团队之间的界限，给保密带来挑战（Strom-Gottfried，2009）。社会工作者 Amelia 甚至可能经历了她感知到的这个家庭的需求与她的同事只关注新生儿及其母亲的需求之间的利益冲突。

基于家庭的工作员工应该在初次访问之前或在此期间向服务对象澄清自己的角色，并协助营造不受干扰或没有顾虑的环境，以促使家访顺利进行。工作人员自己也应该清楚家访的目标，并抵挡陷入其他角色的诱惑，无论是社会角色还是专业角色，这些角色可能会使主要服务对象或家访的根本原因变得模糊不清。

专业能力

能力是一个多维的概念，其中自我意识和自我规范的责任在于社会工作者本身。它要求专业人员承担责任，了解自己的局限性，并寻求所需要的知识和经验，以进一步发展专业知识，并以此贯穿整个职业生涯。能力意味着社会工作者要婉拒和转介自己专业知识所不及的个案，并寻求不断自省和专业发展的机会。专业人员还应保持警惕，通过与相关同事、主管或监督机构讨论能力问题，保护服务对象免受不道德、不称职或有能力缺陷的服务提供者的伤害（Reamer，2015b）。

IFSW 的职业行为原则与以下许多 NASW 守则中的标准相一致。例如，

社会工作者应持续发展和保持完成其工作所需要的技能和能力。（IFSW，2012，5.1）

社会工作者不应允许他们的技能被用于非人道的目的，如酷刑或恐怖主义。（IFSW，2012，5.2）

社会工作者应准备好陈述根据伦理考量做出决定的理由，并对他们的选择和行动负责。（IFSW，2012，5.11）

社会工作者应仅在其教育、培训、执照、认证、接受咨询、经督导获得的经验或其他相关专业经验的范围之内提供服务并表现自己的能力。（NASW，2017a，1.04a）

社会工作者提供的实质性领域的服务，或使用的新的干预技术或方法应已经过适当学习、培训、咨询并经有相关能力人士的督导。（NASW，2017a，1.04b）

当一个新兴的实践领域不存在普遍公认的标准时，社会工作者应做出谨慎的判断并采取负责任的措施（包括适当的教育、研究、培训、咨询和督导），以确保其工作的能力并保护服务使用者免受伤害。（NASW，2017a，1.04c）

社会工作者应采取适当措施劝阻、防止、揭露和纠正同事不符合伦理的行为，包括不符合乎伦理地使用技术的行为。（NASW，2017a，2.10a）

社会工作者应了解处理同事不符合伦理行为的既定政策和程序。社会工作者应熟悉国家、州级和地方处理伦理投诉的程序，包括 NASW、执照和监管部门、雇主、机构和其他专业组织制定的政策和程序。（NASW，2017a，2.10b）

能力的另一个维度包括文化意识和谦卑，需要了解不同群体、他们的优势、压迫的影响以及提供具有文化敏感性的服务（NASW，2017a）。社会工作者：

应该了解文化及其在人类行为和社会中的作用，认识到所有文化中存在优势。（NASW，2017a，1.05a）

应熟悉服务使用者的文化并具备相应的知识基础，并能够展示有能力为他们提供服务，这些服务对服务使用者的文化以及对人群与文化群体之间的差异具有敏感性。（NASW，2017a，1.05b）

应接受关于种族、族裔、民族渊源、肤色、性别、性取向、性别认同或表达、年龄、婚姻状况、政治信仰、宗教、移民身份以及心理或生理能力的教育，并寻求理解社会多样性和压迫的本质。（NASW，2017a，1.05c）

能力在伦理案例中应用

案例 1、3 和 6 为有效且合乎伦理的实践带来了案例，为我们检视不同维度的能力提供了机会。案例 1 涉及美国激增的类阿片泛滥，出于对类阿片物质暴露下的怀孕及其特殊临床和法律考虑，要求未成年人的服务人员具备专门知识和技能（Guttmacher，2017；North Carolina Pregnancy & Opioid Exposure Project，2017；Patrick，Davis，Lehmann，& Cooper，2015）。

案例 3 是大学生陷于焦虑的案例，因 Rana 的病情在急诊科未得到最佳治疗（实际上可能会因场域设置而加剧）而呈现出一系列挑战。然而，急诊室人满为患是一个国际性问题，是由多种因素造成的，包括急诊室床位供应不平衡、急诊室服务被错用于日常健康照护、资源分配和人员配置不足，以及急诊室患者逗留时间增加（Erenler et al.，2014）。公共精神卫生服务资金的减少造成了需要精神护理的患者的积压，使得即使是那些能够负担私人照护的患者也可能在逗留期间或在可能转院之前被送入急诊室。急救人员可能没有得到充分培训以处理精神疾病人群的独特需求，特别是处理焦虑或焦躁导致的需要被约束的攻击行为。这种情况危及到服务提供者和患者的安全（Moskop，Sklar，Geiderman，Schears，& Bookman，2009a，

2009b）。案例 3 的另一个方面涉及 Rana 就读的大学和其他人与有心理健康问题的学生打交道的能力。对照护的限制是由缺乏资源和对风险的担忧驱动的，因为大学试图平衡个别学生的需求和全体学生的安全和保障（Lannon，2014；Wilson，2015）。

在难民 Aamiina 的案例 6 中，在询问她关于女性生殖器切割的经历和以知情但不加评判的方式对她的病史做出回应方面，医生已经表现出相当强的文化意识。实践中的其他工作人员和可能治疗 Aamiina 的其他服务提供者需要哪些培训和支持，才能以文化上和临床上合适的方式回应 Aamiina 独特的生理需求？要想满足对于能力的伦理标准，专业人员必须不断接受教育，以紧紧跟上实务指南和不断变化的患者需求（Nour，2016；Perron et al.，2013）。

非歧视（Nondiscrimination）

社会工作原则强调有责任"进行社会变革，特别是与弱势和受压迫的个人和群体一起并代表他们进行变革……重点关注贫穷、失业、歧视和其他形式的社会不公正问题。这些活动旨在寻求促进对压迫以及文化和族裔多样性的敏感性和了解。社会工作者努力确保可以获得所需要的信息、服务和资源、获得平等的机会、有目的地参与为所有人决策的过程"（NASW，2017a）。

作为对这些积极倡导公正的措施的补充，非歧视标准明确提出了社会工作者必须避免的行动。"社会工作者不应因种族、族裔、民族渊源、肤色、性别、性取向、性别认同或表达、年龄、婚姻状况、政治信仰、宗教、移民身份或心理或生理能力而实施、纵容、促进或协助任何形式的歧视"（NASW，2017a，4.02）。

IFSW 社会公正原则与在社会工作实践中占有突出地位的非歧视原则互为呼应：

> 社会工作者有责任挑战基于能力、年龄、文化、性别或性、婚姻状况、社会经济地位、政治观点、肤色、种族或其他身体特征、性取向或精神信仰等特征的消极歧视。（2012，4.2.1）

IFSW 的原则区分了"消极歧视"（negative discrimination）和"正向差别待遇"（positive discrimination），指出后者（又称反歧视行动或平权行动，affirmative action）表示可采取积极措施，"以纠正对上文第 4.2.1 条所述群体的历史性歧视的影响"（IFSC，2012）。

社会工作实践的各个方面都需要保持警惕，以确保弱势个体和群体不会受到歧视性待遇，医疗保健领域也不例外。歧视可能发生在服务提供者和患者个人间的互动中，也可能发生在照护系统的构建和资助的方式上，使某些人群和条件优于其他人群和条件。因为偏执或隐含的偏见，医疗保健提供者和决策者可能认为种族与贫困、教育程度低下与健康信息有限之间存在因果关系，而不是压迫性制度与不良健康结果之间存在着相关性（Hoberman，2012）。一些意识形态和制度性地位助长了系统性种族主义，从而导致获得医疗保健的机会不平等。只要一个人工作足够努力，这个人就能够实现财务安全的想法，或是认为只应向值得获得帮助的穷人提供援助，而不考虑制度性障碍，这是在维持一种不公正的医疗危险现状。除了社会经济不平等对健康和医疗保健的影响之外，研究表明，即使保险情况、收入和各种其他因素保持不变，由于偏好、偏见和刻板印象，少数人口群体仍然更加难以获得足够的医疗保健（Hoberman，2012；Institute of Medicine，2002）。显然，要实现健康状态和医疗保健方面的公平目标，就需要在美国和世界各地进行结构性的、意识形态的、经济的和教育方面的变革。

非歧视伦理在案例中的应用

在案例1的描述中，治疗小组的一些成员对 Elaine 表现出的愤恨和评判，可能是由于她的吸毒史或她在少女阶段意外怀孕。如果这些感觉影响了他们回应 Elaine 需求和维护她权利的能力，那么合乎伦理的实践将要求成员通过咨询来处理相互冲突的感受，或者如果困境无法解决，则需要转介。

其他几个伦理案例有机会采取行动来确保治疗中的非歧视。无论"感恩的病人"募捐是否涉及被要求捐款的人是否得到了合乎伦理的治疗，必须有什么样的警示来确保没有慈善捐赠能力的患者不会被忽视或受到不正当对待（Thompson，2013）？什么时候 VIP 项目对非VIP 的人有歧视性影响（Wright et al.，2013）？为什么当科学继续强化身心联系并且实践关注于提供整合医疗保健之时，对精神健康障碍与生理健康的关注、资助和治疗依然不同？服务使用者的贫困、种族、生活条件、单亲或其他条件在家访小组对患有哮喘的儿童的恼怒和忧虑中起着什么作用？世界各地的临床医生为来自其他文化的人群服务时，他们如何了解和适应不同的文化？当政策、制度和一些同事认为某些文化实践是未开化的，结果使需要照护的人被边缘化或疏远时，他们如何回应？

伦理决策

到目前为止，我们已经讨论了贯穿于医疗保健伦理之中的理论、原则和标准，我们已经检视了需要应用这些概念的案例。本节为处理医疗保健中的伦理困境提供了一个实用框架。虽然伦理决策模型产生高质量结果的能力尚未得到检验，但可以使用建议的步骤清单来确保对备选方案进行深思熟虑的彻底检视（Corey，Corey，Corey，& Callanan，2015；Reamer，2006，2015a；Strom-Gottfried，2008，2014）：

1. 找出问题或困境。从尽可能多的视角收集尽可能多的关于情境的信息，包括服务使用者的信息。
2. 确定核心原则和相互冲突的议题。
3. 检视相关的伦理守则。
4. 检视适用的法律法规。
5. 与同事、主管、专家和（或）伦理委员会协商。
6. 考虑可接受的、可能的行动方针，并检视各种选择的后果。
7. 选定一个特定的行动方针，权衡你所掌握的信息以及你的其他选择的影响。
8. 制定有效执行你的决定的策略。
9. 评估过程和结果，以确定预期结果是否得到实现，并考虑修改未来的决定。
10. 记录决策过程每个阶段考虑到的投入和考量。这份文件可能保存于服务使用者的正式记录、你的非正式笔记或督导会议记录，应符合档案记录指南要求。

这些程序不必按所列顺序执行。例如，咨询可以证明有助于揭示各种选择，确定相关标准、政策和法规，权衡各种备选方案的利弊，或演练执行决定的策略。法律、伦理标准和价值观可以在备选方案制定后进行检视，并可用于评估每个方案的可行性。

即使是必须在很少规划或协商的情况下当场做出决定，也应使用这个模型进行评估，运用批判性思维为的是能够承担起未来的困境和行动。提出一个伦理困境，并与机构的伦理咨询委员会或知情且富有经验的同事一起处理这个问题，这有助于评估当前的决策是否明智，引发其他的想法和意见，以备今后可能采用。在反思一个案例时，工作员应该问："这个决定的结果和我预期的一样吗？""它有积极的结果吗？""如果影响不是积极的，我现在能做些什么来纠正这种局面吗？""我将来会做出同样的决定吗？""或许我能做些什么不同的吗？"

使用上述建议框架或任何其他模型的关键是超越单凭直觉或保守的决策，转向有觉知的、知情的、经过批判性检视的决策。模型很少提出一个明确的行动路径，它们的价值在于对各种选择进行权衡和确认，帮助社会工作者有意识地预测结果。如果分析揭示了某一特定选择的消极面，但该项选择在其他方面仍是最可取的，工作者在充分了解的情况下向前推进此项选择，并且因为意识到这种情况，就有可能采取措施减轻潜在的危害。除了为眼前的困境提供方向外，深思熟虑地使用决策模型有助于从业者在未来更自信地避免和应对困境。

伦理行动

除了根据他们的伦理知识或决策能力来确定伦理行为外，医疗保健专业人员必须有能力根据他们的知识采取行动，通常是面对个人或组织的阻力。因此，在准备伦理行动时，道德困扰（moral distress）和道德勇气（moral courage）的概念成为重要的考量。

意识到要做的正确的事情，但被阻止采取相应的行动，这可能会导致医疗保健专业人员中的道德困扰。Jameton 首先将道德困扰定义为"当一个人知道做什么是正确的，但制度上的限制使之几乎不可能采取正确的行动"（1984，P. 6）。虽然大多数实证研究最初集中在护士的道德困扰上，但这不仅仅是一种护理现象。道德困扰已在一系列医疗保健职业中得到确认，包括社会工作（Fantus，Greenberg，Muskat，& Katz，2017；Oliver，2013；Whitehead，Herbertson，Hamric，Epstein，& Fisher，2015）。

道德困扰的表现受医疗保健专业人员的个人价值观和医疗保健职业价值观以及健康照护环境的结构和临床场域的影响（Epstein & Delgado，2010；McCarthy & Gastmans，2015）。道德困扰的一个基本组成部分是个人的无力感：感觉无法贯彻个人认为合乎伦理的行动。道德困扰的主要原因来自临床环境、医疗保健专业人员的内部因素以及出现在医疗保健环境中的外部因素。常见有问题的临床环境包括不充分的知情同意、不适当地使用资源、提供被认为只是延长患者痛苦的积极治疗，以及向患者和家庭成员提供虚假的希望。内部制约可能包括自我怀疑、害怕失去工作和（或）担心激发冲突。外部制约包括特定机构固有的因素或医疗保健中普遍存在的因素，如照护小组成员之间沟通不良、人员配备不足、学科之间的权力差异以及阻碍患者照护需求的政策（Epstein & Delgado，2010；Epstein & Hamric，2009；Jameton，1993；Savel & Munro，2015）。医院社会工作者可能特别面临的外部或结构性条件包括缺乏自主权，在多学科照护团队的其他成员中明显缺乏作为健康专业人员的价值或尊重，以及由于财政优先事项而减少或停止的正式督导（Fantus et al.，2017）。

Hamric（2014）还将道德困扰描述为当"尝试的行为没有达到预期的结果"，导致"情绪上痛苦的反应，从回避、沮丧、愤怒和内疚到躯体症状"（P. 457）。一些人认为，在触发事件解决后，道德困扰可能会持续存在，如果其根本原因继续存在，道德困扰可能会随着时间的推移而增加（Epstein & Hamric，2009；Fantus et al.，2017；Savel & Munro，2015）。"渐增效应"

可由道德困扰的反复经历产生，因为以往遭遇的道德残余产生了一个新的基线，随后产生的道德困扰事件会在此基础上进一步发展，从而随着时间的推移而加剧道德困扰及其相关后果（Epstein & Hamric，2009）。严重的影响可能涉及个人对具有道德挑战性的情景变得不敏感，或由于临床医生的倦怠而决定离开医疗保健行业（Hamric，Davis，& Childress，2006；Savel & Munro，2015）。

虽然道德困扰有负面影响，但 Fantus 等（2017）认为，它也有可能产生积极的结果：道德困扰可能会引发对道德失范行为的批判性检视，促进自我反省的实践，并增加同理心和道德敏感性。此外，找到减少道德困扰的方法可以帮助个人建立应对机制，提高个人道德洞察力。使医疗保健界了解道德困扰的概念和含义也可能激发多学科合作，承认可以减少这种困扰的价值观和观念（Fantus et al.，2017；McCarthy & Gastmans，2015）。承认和减少道德困扰的策略可以纳入教育和培训，并通过建立支持网络来促进跨专业参与（Epstein & Delgado，2010）。这反过来可能会改善对患者的照护，加强跨学科的关系（McCarthy & Gastmans，2015）。如果伦理委员会和舒缓疗护小组等其他机构资源对这一概念有充分了解，会有利于解决道德困扰（Hamric，2014）。

解决道德困扰

识别和解决社会工作实践中的道德困扰对于伦理上知情的社会工作的指导、政策和实践至关重要（Fantus et al.，2017）。有许多方法和结构化的干预措施可减少道德困扰的负面影响。例如，美国重症监护护士协会（The American Association of Critical- Care Nurses）提供的"4A"方法（"The 4 A's"）（2004）：

询问（Ask）：回顾道德困扰的定义和症状，问问自己，你所感受到的是不是道德困扰。你的同事是否也表现出道德困扰的迹象？

肯定（Affirm）：肯定你对这个问题的感受。你的道德操守的哪一方面受到了威胁？你可以（并且应该）扮演什么角色？

评估（Assess）：开始把一些事实放在一起。你的道德困扰的根源是什么？你认为什么是"正确"的行动，为什么是这样？你目前正在做什么，为什么？谁是这种情况下的参与者？你准备好行动了吗？

行动（Act）：创建一个行动计划并加以实施。想想潜在的困难和解决这些困难的策略（Epstein & Delgado，2010）。

缓解道德困扰的其他策略包括：

- **说出来**：当道德困扰发生时，识别出它并对它命名。收集所有事实，找出相互冲突的价值观，然后说出你的观点。
- **深思熟虑**：决定你需要和谁讨论这些情况，并知道你需要具体讨论什么。
- **承担责任**：如果最终结果与你预期的不一样，准备好接受结果。提升对优势和弱势的自我认识。
- **建立支持网络**：找出支持你或支持解决道德困扰的同事。
- **专注于工作环境的变化**：专注于工作环境可能比专注于患者个人更有成效。类似的问题常常会重复出现。需要改变的往往是制度而不是患者。专注于所期望的能促进道德操守的改变。

- **参与道德困扰教育**：参加关于道德困扰的演讲、论坛和讨论。培训员工识别道德困扰、识别变革的障碍、制定行动计划。
- **促成跨学科合作**：持有各种观点和协作对于改进一个系统是必要的，特别是像医疗保健这样复杂的系统。
- **回应根本原因**：鉴于社会态度、政策和财务体系在医疗保健伦理挑战中所起的重要作用，倡导的重要性再予强调也不为过（Jansson，2011；Zeller，2014）。通过政治和立法倡议以及公共教育参与制度变革。制定鼓励公开对话和交叉学科合作的政策，并发起伦理咨询（Epstein & Delgado，2010；Epstein & Hamric，2009；Hamric et al.，2006；Jansson，2011）。

除了预测和管理道德困扰的措施外，关于道德勇气的文献为那些认为其他行动是为了确保诚信的社会工作者提供了指导。道德勇气可被定义为代表原则的行动（Kidder，2005）或"克服羞耻和屈辱的恐惧以承认自己错误的能力，坦白犯错，拒绝有害的顺从，放弃不公正，以及反抗不道德或轻率的命令"（Miller，2000，P. 254）。它可以采用多种形式：在团队会议上发言，敦促同事重新考虑家长式的行为，诚实告知患者其状况，指出服务提供者不在意患者隐私的情况，为希望与管理人员商谈危险工作环境的同事提供支持，或对质歧视性做法。最极端的形式是，具有道德勇气的专业人员可能成为违规制度的举报者，使外部当局获知机构内部不合乎伦理的、有害的或腐败的做法（Ash，2016）。这些步骤可以包括提请管理人员或理事会注意该问题，或向机构合规热线、认证委员会、专业执照机构，甚至新闻媒体提交报告。不能轻率或贸然地卷入这些行动。诚信标准敦促有关专业人员利用现有的等级制度和程序来处理关切和不满，当这些机制出现不安全或反应迟钝等严重情况时可能需要采取进一步行动。

结论

对于实践合乎伦理的社会工作，医疗保健也许是一个最具活力也是最具挑战性的环境。其核心是医疗保健并不是一种场域，而是许多场域的组合。它服务于全世界各行各业的人，他们各有不同的信念和能力，往往有多重和交叉的健康状况。这是一个高风险和高回报的领域，只有能力强大、运作良好的团队才能提供有效的服务，他们代表多个学科、角色和责任，但在权力、薪酬和人口特征方面也存在差异。即使在富裕国家，医疗保健的环境也是如此：不平等且资源匮乏，惊人且昂贵的科学进步，人群中根深蒂固的习惯和信念可能助长不利的健康习惯。对从事这一领域工作的专业人员来说，幸运的是塑造实践的伦理原则和标准具有持久的性能，并与其他职业共享，而且经常被编入法律法规。伦理使每一位专业人士都有责任考虑如何将这些永恒的原则应用于不断变化的医疗保健大环境和他们工作的特定情境。伦理为来自神学、哲学、生物学和经济学等不同学科的人提供了一种共通的语言，以考虑在一系列特定的个案化的情境中可能采取的各种行动方针，并描述出存有分歧的地方。伦理规范要求专业人员在财务、政治、组织或其他规定妨害公正、自主权、善行和不伤害等原则的情况下既参与个案宣传，又进行原因倡言。当专业人员对其患者造成伤害或其服务达不到专业标准时，伦理规范为问责提供了一个框架。无论在怎样的场域下，伦理规范不仅仅是一套用于检查的守则或一份用以归档的表格，它是专业社会工作的根本。

参考文献

American Association of Critical-Care Nurses. (2004). *The 4 A's to rise above moral distress*. Retrieved from http://www.emergingrnleader.com/wp-content/uploads/2012/06/4As_to_Rise_Above_Moral_Distress.pdf

Ash, A. (2016). *Whistleblowing and ethics in health and social care*. London, UK: Jessica Kingsley.

Bandman, E. L., & Bandman, B. (2002). *Nursing ethics through the life span* (4th ed.). Upper Saddle River, NJ: Prentice Hall.

Banks, S., & Nøhr, K. (Eds.). (2012). *Practising social work ethics around the world: Cases and commentaries*. doi:10.4324/9780203807293

Barker, R. L. (2013). *The social work dictionary* (6th ed.). Washington, DC: NASW Press.

Beauchamp, T. L., & Childress, J. F. (2009). *Principles of biomedical ethics* (6th ed.). New York, NY: Oxford University Press.

Becvar, D. S. (1995). Family therapy in the social work curriculum: Fit or misfit? *Journal of Family Social Work*, *1*(2), 43–55. https://doi.org/10.1300/j039v01n02_04

Biestek, F. P. (1957). *The casework relationship*. Chicago, IL: Loyola University Press.

Borgmeyer, T. (2011). The social work role in decision making: Ethical, psychosocial, and cultural perspectives. In T. Altilio & S. Otis-Green (Eds.), *Oxford textbook of palliative social work* (1st ed., pp. 615–624). New York, NY: Oxford University Press.

Cohen, E. D., & Cohen, G. S. (1999). *The virtuous therapist: Ethical practice of counseling and psychotherapy*. Belmont, CA: Wadsworth.

Cole, J. P. (2014). *Federal and state quarantine and isolation authority* (Congressional Research Service Report No. RL33201). Retrieved from https://fas.org/sgp/crs/misc/RL33201.pdf

Corey, G., Corey, M. S., Corey, C., & Callanan, P. (2015). *Issues and ethics in the helping professions* (9th ed.). Stamford, CT: Cengage Learning.

Csikai, E. L., & Chaitin, E. (2006). *Ethics in end of life decisions in social work practice*. Chicago, IL: Lyceum Books.

Devakumar, D. (2008). Cholera and nothing more. *Public Health Ethics*, *3*(1), 53–54. https://doi.org/10.1093/phe/phn036

Devettere, R. J. (2000). *Practical decision making in health care ethics: Cases and concepts* (2nd ed.). Washington, DC: Georgetown University Press.

DuBois, J. M. (2008). *Ethics in mental health research: Principals, guidance, and cases*. New York, NY: Oxford University Press.

Epstein, E. G., & Delgado, S. (2010). Understanding and addressing moral distress. *Online Journal of Issues in Nursing*, *15*(3). https://doi.org/10.3912/OJIN.Vol15No03Man01

Epstein, E. G., & Hamric, A. B. (2009). Moral distress, moral residue, and the crescendo effect. *The Journal of Clinical Ethics*, *20*(4), 330–342. https://doi.org/10.3912/OJIN.Vol15No03Man01

Erenler, A. K., Akbulut, S., Guzel, M., Cetinkaya, H., Karaca, A., Turkoz, B., & Baydin, A. (2014). Reasons for overcrowding in the emergency department: Experiences and suggestions of an education and research hospital. *Turkish Journal of Emergency Medicine*, *14*(2), 59–63. https://doi.org/10.5505/1304.7361.2014.48802

Fantus, S., Greenberg, R. A., Muskat, B., & Katz, D. (2017). Exploring moral distress for hospital social workers. *The British Journal of Social Work*. Advance online publication. doi:10.1093/bjsw/bcw113

Freeman, J. M. (2006). Ethical theory and medical ethics: A personal perspective. *Journal of Medical Ethics*, *32*(10), 617–618. https://doi.org/10.1136/jme.2005.014837

Gilligan, C. (1982). *In a different voice: Psychological theory and women's development*. Cambridge, MA: Harvard University Press.

Guttmacher Institute (2017). *An overview of minors' consent law, as of October 1, 2017*. Retrieved from https://www.guttmacher.org/state-policy/explore/overview-minors-consent-law

Hainer, R. (2009, June 24) Did Steve Jobs' money buy him a faster liver transplant? CNN. Retrieved from http://www.cnn.com/2009/HEALTH/06/24/liver.transplant.priority.lists

Hamric, A. B. (2014). A case study of moral distress. *Journal of Hospice & Palliative Nursing*, *16*(8), 457–463. https://doi.org/10.1097/njh.0000000000000104

Hamric, A. B., Davis, W. S., & Childress, M. D. (2006). Moral distress in health care professionals: What is it and what can we do about it? *Pharos*, *69*(1), 16–23.

Hoberman, J. (2012). *Black and blue: The origins and consequences of medical racism*. Berkeley, CA: University of California Press.

Hunt, L. M. (2005). Beyond cultural competence: Applying humility in clinical settings. In G. E. Henderson, S. E. Estroff, L. R. Churchill, N. M. P. King, J. Oberlander, & R. P. Strauss (Eds.), *The social medicine reader: Social and cultural contributions to health, difference, and inequality* (2nd ed., Vol. 2, pp. 133–137). Durham, NC: Duke University Press.

Institute of Medicine (2002). *Unequal treatment: What healthcare providers need to know about racial and ethnic disparities in healthcare* (Report brief). Retrieved from National Academies Press website: https://www.nap.edu/resource/10260/disparities_providers.pdf

International Federation of Social Workers. (2012) *Statement of ethical principles*. Retrieved from http://ifsw.org/policies/statement-of-ethical-principles

Jacobson, G. M., & Cain, J. M. (2009). Ethical issues related to patient use of complementary and alternative medicine. *Journal of Oncology Practice*, *5*(3), 124–126. https://doi.org/10.1200/jop.0938501

Jameton, A. (1984). *Nursing practice: The ethical issues.* Englewood Cliffs, NJ: Prentice Hall.

Jameton, A. (1993). Dilemmas of moral distress: Moral responsibility and nursing practice. *AWHONN's Clinical Issues in Perinatal and Women's Health Nursing, 4*(4), 542–551.

Jansson, B. S. (2011). *Improving healthcare through advocacy: A guide for the health and helping professions.* Hoboken, NJ: Wiley.

Jawaid, M., Farhan, M., Masood, Z., & Husnain, S. M. N. (2012). Preoperative informed consent: Is it truly informed? *Iranian Journal of Public Health, 41*(9), 25–30.

Jessop, D. (1998, February 1). Caribbean norms vs. European ethics. *The Sunday Observer* (Jamaica), p. 13.

Jimenez, J., Pasztor, E. M., Chambers, R. M., & Fujii, C. P. (2015). *Social policy and social change: Toward the creation of social and economic justice* (2nd ed.). Los Angeles, CA: Sage.

Jones, J. H. (1993). *Bad blood: The Tuskegee syphilis experiment* (2nd ed.). New York, NY: Free Press.

Kidder, R. M. (2003). *How good people make tough choices: Resolving the dilemmas of ethical living.* New York, NY: HarperCollins.

Kidder, R. M. (2005). *Moral courage: Taking action when your values are put to the test.* New York, NY: HarperCollins.

Lannon, P. G., Jr. (2014). Direct threat and caring for students at risk for self-harm: Where we stand now. *NACUA Notes, 12*(8), 1–15. Retrieved from http://www.higheredcompliance.org/resources/SelfHarm.pdf

Lin, Y.-K., Lee, W.-C., Kuo, L.-C., Cheng, Y.-C., Lin, C.-J., Lin, H.-L., … Lin, T. Y. (2013). Building an ethical environment improves patient privacy and satisfaction in the crowded emergency department: A quasi-experimental study. *BMC Medical Ethics, (8),* 14. https://doi.org/10.1186/1472-6939-14-8

Loewy, E. H., & Loewy, R. S. (2000). *Ethics of terminal care: Orchestrating the end of life.* New York, NY: Kluwer Academic/Plenum Publishers.

McCarthy, J., & Gastmans, C. (2015). Moral distress: A review of the argument-based nursing ethics literature. *Nursing Ethics, 22*(1), 131–152. https://doi.org/10.1177/0969733014557139

McLaughlin, S.U. (2015). HIPAA, PHI, and you: Strategy, data, and ethics for hospital development offices and foundations when implementing a grateful patient program and accessing patient data. Retrieved from Blackbaud website: https://www.blackbaud.com/files/resources/downloads/HIPAA_GratefulPatient.Whitepaper.pdf

McWhirter, R. E. (2012). The history of bioethics: Implications for current debates in health research. *Perspectives in Biology and Medicine, 55*(3), 329–338. https://doi.org/10.1353/pbm.2012.0025

Miles, S. H. (2005). *The Hippocratic oath and the ethics of medicine.* New York, NY: Oxford University Press.

Miller, W. I. (2000). *The mystery of courage.* Cambridge, MA: Harvard University Press.

Moore, J. (2009, December 13). Informed consent at the nexus of health and human rights, as reported by Special Rapporteur Anand Grover to the UN General Assembly [Blog post]. Retrieved from https://www.hhrjournal.org/2009/12/informed-consent-at-the-nexus-of-health-and-human-rights-as-reported-by-special-rapporteur-anand-grover-to-the-un-general-assembly

Morreim, E. H. (1988). Cost containment: Challenging fidelity and justice. *Hastings Center Report, 18*(6), 20–25. https://doi.org/10.2307/3563044

Moskop, J. C., Sklar, D. P., Geiderman, J. M., Schears, R. M., & Bookman, K. J. (2009a). Emergency department crowding, part 1—Concept, causes, and moral consequences. *Annals of Emergency Medicine, 53*(5), 605–611. https://doi.org/10.1016/j.annemergmed.2008.09.019

Moskop, J. C., Sklar, D. P., Geiderman, J. M., Schears, R. M., & Bookman, K. J. (2009b). Emergency department crowding, part 2—Barriers to reform and strategies to overcome them. *Annals of Emergency Medicine, 53*(5), 612–617. https://doi.org/10.1016/j.annemergmed.2008.09.024

National Association of Social Workers (2016). NASW standards for social work practice in health care settings Retrieved from https://www.socialworkers.org/LinkClick.aspx?fileticket=fFnsRHX-4HE%3d&portalid=0

National Association of Social Workers (2017a). NASW code of ethics. Retrieved from https://www.socialworkers.org/LinkClick.aspx?fileticket=ms_ArtLqzeI%3D&portalid=0

National Association of Social Workers (2017b). NASW practice standards & guidelines. Retrieved from https://www.socialworkers.org/Practice/Practice-Standards-Guidelines.aspx

North Carolina Pregnancy & Opioid Exposure Project. (2017). Retrieved from http://ncpoep.org

Nour, N. M. (2008). An introduction to global women's health. *Reviews in Obstetrics & Gynecology, 1*(1), 33–37.

Nour, N. M. (Ed.) (2016). *Obstetrics and gynecology in low-resource settings: A practical guide.* Cambridge, MA: Harvard University Press.

O'Donohue, W., & Ferguson, K. (Eds.) (2003). *Handbook of professional ethics for psychologists: Issues, questions, and controversies.* Thousand Oaks, CA: Sage.

Oliver, C. (2013). Including moral distress in the new language of social work ethics. *Canadian Social Work Review, 30*(2), 203–216.

Parker, L. S. (2012). The immortal life of Henrietta Lacks, feminist themes, and research ethics. [Review of the book *The immortal life of Henrietta Lacks, by Rebecca Skloot*]. *International Journal of Feminist Approaches to Bioethics, 5*(1), 159–165. https://doi.org/10.2979/intjfemappbio.5.1.159

Patrick, S. W., Davis, M. M., Lehmann, C. U., & Cooper, W. O. (2015). Increasing incidence and geographic distribution of neonatal abstinence syndrome: United States 2009 to 2012. *Journal of Perinatology: Official Journal of the California Perinatal Association*, *35*(8), 650–655. https://doi.org/10.1038/jp.2015.63

Perron, L., Senikas, V., Burnett, M., Davis, V., Aggarwal, A., Bernardin, J., … Simmonds, A. (2013). Female genital cutting. *Journal of Obstetrics and Gynaecology Canada*, *35*(11), 1028–1045. https://doi.org/10.1016/S1701-2163(15)30792-1

Prater, V. S. (2014). Confidentiality, privacy, and security of health information: Balancing interests. Retrieved from University of Illinois at Chicago, Health Informatics and Health Information Management website: http://healthinformatics.uic.edu/resources/articles/confidentiality-privacy-and-security-of-health-information-balancing-interests

Prokopetz, J. J. Z., & Lehmann, L. S. (2014). Physicians as fundraisers: Medical philanthropy and the doctor-patient relationship. *PLoS Medicine*, *11*(2), e1001600. https://doi.org/10.1371/journal.pmed.1001600

Reamer, F. G. (1993). *The philosophical foundations of social work*. New York, NY: Columbia University Press.

Reamer, F. G. (2006). *Social work values and ethics* (3rd ed.). New York, NY: Columbia University Press.

Reamer, F. G. (2015a). Ethical issues in social work. In K. Corcoran & A. R. Roberts (Eds.), *Social workers' desk reference* (3rd ed., pp. 143–149). New York, NY: Oxford University Press.

Reamer, F. G. (2015b). The impaired social work professional. In K. Corcoran & A. R. Roberts (Eds.), *Social workers' desk reference* (3rd ed., pp. 170–176). New York, NY: Oxford University Press.

Roberts, L. W. (2006). Ethical philanthropy in academic psychiatry. *American Journal of Psychiatry*, *163*(5), 772–778. https://doi.org/10.1176/appi.ajp.163.5.772

Rubin, R. (2012, January 13). Transplant nurse donates own kidney to patient. *Today*. Retrieved from https://www.today.com/health/transplant-nurse-donates-own-kidney-patient-1C9381856

Savel, R. H., & Munro, C. L. (2015). Moral distress, moral courage. *American Journal of Critical Care*, *24*(4), 276–278. https://doi.org/10.4037/ajcc2015738

Shimazono, Y. (2007). The state of the international organ trade: A provisional picture based on integration of available information [Public Health Review]. *Bulletin of the World Health Organization*, *85*(12), 955–962. https://doi.org/10.2471/blt.06.039370

Silavwe, G. W. (1995). The need for a new social work perspective in an African setting: The case of social casework in Zambia. *British Journal of Social Work*,

25(1), 71–84. https://doi.org/10.1093/oxfordjournals.bjsw.a056161

Strom-Gottfried, K. J. (2008). *The ethics of practice with minors: High stakes, hard choices*. Chicago, IL: Lyceum Books.

Strom-Gottfried, K. J. (2009). Ethical issues and guidelines. In S. F. Allen & E. M. Tracy (Eds.), *Delivering home-based services: A social work perspective* (pp. 14–33). New York, NY: Columbia University Press.

Strom-Gottfried, K. J. (2014). *Straight talk about professional ethics* (2nd ed.). Chicago, IL: Lyceum Books.

Tarasoff v. Regents of the University of California, 17 Cal.3d 425 (Cal. 1976)

Thompson, R. E. (2013, February). Profiling patients to identify prospective donors. *Virtual Mentor*, *15*(2), 114–118. Retrieved from http://journalofethics.ama-assn.org/2013/02/ecas3-1302.html

Union Pacific Railway Company v. Botsford, 141 U.S. 250 (1891).

U.S. Department of Health and Human Services. (2003). *The HIPAA Privacy Rule*. Retrieved from https://www.hhs.gov/hipaa/for-professionals/privacy/index.html

Whitehead, P. B., Herbertson, R. K., Hamric, A. B., Epstein, E. G., & Fisher, J. M. (2015). Moral distress among healthcare professionals: Report of an institution-wide survey. *Journal of Nursing Scholarship*, *47*(2), 117–125. https://doi.org/10.1111/jnu.12115

Willetts, G., & Clarke, D. (2014). Constructing nurses' professional identity through social identity theory. *International Journal of Nursing Practice*, *20*(2), 164–169. https://doi.org/10.1111/ijn.12108

Wilson, R. (2015, August 31). An epidemic of anguish: Overwhelmed by demand for mental-health care, colleges face conflicts in choosing how to respond. *The Chronicle of Higher Education*, *62*(1).

Wright, S. M., Wolfe, L., Stewart, R., Flynn, J. A., Paisner, R., Rum, S., … Carrese, J. (2013). Ethical concerns related to grateful patient philanthropy: The physician's perspective. *Journal of General Internal Medicine*, *28*(5), 645–651. https://doi.org/10.1007/s11606-012-2246-7

Zeller, S. (2014, October 6). New strategies to reduce psychiatric patient boarding in ERs. Psychiatry Advisor. Retrieved from http://www.psychiatryadvisor.com/practice-management/new-strategies-to-reduce-psychiatric-patient-boarding-in-ers/article/375672

Zuckerman, E. L. (2008). *The Paper Office: Forms, guidelines, and resources to make your practice work ethically, legally, and profitably* (4th ed.). New York, NY: Guilford Press.

第 4 章

全球健康社会工作

IN HAN SONG，VARDA SOSKOLNE，ZHANG ZUOJIAN，TERI BROWNE，和 JOHNSTON WONG

在国际上，各国有不同的医疗保健体系，导致各国在支付系统、医疗照顾的可获得性和医疗保健服务提供上各不相同（Song，2016）。本章讨论美国以外国家的健康社会工作，讨论临床场域、健康政策、健康管理和医疗保健服务。本章的目标是提供包括韩国、以色列和中国在内的各国关于如何开展健康社会工作的比较性观点。这里不讨论全球普遍适用的理论和实践，因为世界各地的实践是不同的。相反，本章侧重于不同国家的健康社会工作实践。这种国际比较有助于扩大全球健康社会工作的领域。

本章目标

- 描述不同国家健康社会工作的历史和背景。
- 从全球视角界定健康社会工作者的作用。
- 描述对国际上医疗保健与社会工作者作用产生影响的各种医疗卫生制度和政策。
- 讨论与国际健康社会工作实践有关的专业问题和挑战。

韩国的健康社会工作

从 20 世纪 50 年代末开始，韩国的医疗社会工作在该国的一些诊所和医院中已经出现。尽管有相对完善的医疗体系和全民健康保险，韩国尚未进一步提高健康社会工作服务的可获得性（Song，2016）。

现代健康社会工作是通过西方国家的影响引入韩国的。该国对患者的社会援助历史可以追溯到高丽王朝，这个王朝在 11 世纪建立了一个医疗救济机构，为贫困患者提供药品、衣服和免费治疗（Kim，1976）。现代医院是 19 世纪由美国传教士引进的，由基督徒志愿者担任施赈员（Kim，2008）。挪威社会工作者 Diakon Gotfred Rekkebo 于 1958 年开启了韩国的现代专业健康社会工作（Han et al.，2013）。在挪威与美国费城先后接受社会工作专业培训后，Rekkebo 来到韩国参加朝鲜战争，之后在挪威援建的韩国 - 挪威医院开展医疗个案工作，帮助结核病患者及其家庭（Han，Choi，& Jang，2006）。第二年，一名专业的医务社会工作者在延世大学附属医院（Severance Hospital）胸心血管外科开始为结核病患者服务，该院是韩国首

65

家现代医院，1885 年由一名美国传教士建立（Kang，2014）。

1959 年，由 3 个斯堪的纳维亚国家合作建立的国家医疗中心、为贫困患者及麻风病和癫痫患者设立的原洲基督教联合医院（Wonju United Christian Hospital）和国立精神病院（National Mental Hospital）开始提供健康社会工作（Han et al.，2013）。1962 年，一名精神健康社会工作者通过与天主教社会工作组织合作，开始加入圣玛丽医院（Saint Mary Hospital）神经精神科的治疗小组，后来被聘为长期雇员（Han et al.，2006）。圣玛丽医院还正式成立了社会工作部。自那时起，健康社会工作被越来越多的医院纳入正式组织结构，包括延世大学附属医院，该院于 1964 年聘用了第一名健康社会工作者（Kang，2014）。

1973 年第 6863 号总统令制定的《医疗法》（Medical Act）规定，韩国的一家综合医院应至少聘用一名有资格从事社会工作的人员，为患者的康复和重新融入社会提供咨询和指导（Kim，1976）。韩国医务社会工作者协会（KAMSW）于同年成立。在此背景下，医务社会工作部逐渐成为许多医院的常规，包括梨花女子大学医院（Ewha Woman's University Hospital）（Han et al.，2013）。

1977 年医疗保险体系的建立为精神科社会工作保险收费奠定了法律基础。1992 年，干细胞移植病例中社会工作者的参与被列入医疗照护和治疗费用标准。1999 年，《器官移植法执行令》（Enforcement Decree of the Organ Transplant）（Kang，2014）界定了社会工作者的作用。1995 年，国家医院绩效评估开始评估医院服务，并于 2003 年上升为医院认证和评估方案，旨在评估医生培训、设施和系统的质量（Lee，2012）。医院认证和评估方案在制定健康社会工作服务质量评价标准。在促进医院推进医务社会工作服务专业化方面发挥了关键作用（Kim，Kim，Park，& Choi，2017；Song，2005）。

2008 年开始，健康社会工作者从私立组织韩国医务社会工作者协会（KAMSW）获得认证（Han et al.，2006）。提高医务社会工作者专业知识的培训方案和结构已由 KAMSW 提出。从 1959 年的一个人开始，该领域见证了健康社会工作在韩国的显著增长。目前，全国医疗机构共有 830 名医务社会工作者和约 3 000 名社会工作者（有 1162 名社会工作者在医院工作）（KAMSW，2017）。韩国的健康社会工作在质量提升和机构发展方面已经准备就绪。

韩国的医疗保健体系和政策

随着 1963 年《医疗保险法》（Medical Insurance Act）的制定，韩国开始实行自愿保险制度。这项政策的目的是保护公民免受健康威胁，并促进他们的福祉、社会福利和社会公正。尽管有这些崇高的目标，但由于缺乏财政资源的支持，早期的保险制度在起草过程中未能形成强制性规定（Lee，Ryu，Kwon，& Kim，2010）。1976 年对该法的修订将其覆盖范围从公司员工扩大到服务人员、公务员和自营职业者；雇员、服务人员和公务员被列为强制认购人，自营职业者被列为自愿认购人。然而，由于当时国家的社会经济条件以及对经济增长的关注，该法案早已过时（Yang，Hwang，Shin，& Yoo，2008）。

1972—1988 年，韩国建立了现代健康保险制度。实行强制性健康保险的驱动因素包括：经济快速增长；社会条件不断变化，包括迅速工业化和城市化；越来越多的人在第二和第三产业工作；由于贫富差距扩大，相对剥夺感日益增强；当时的军政府由于缺乏合法性而面临政治风险，不平衡的增长和相对贫困成为新的政治问题（Kim & Kim，2013）。《医疗保险法》于 1976 年通过，次年生效。1977 年，韩国建立了强制性健康保险制度，并为低收入或无收入人群制定了医疗援助方案。强制性健康保险最初适用于拥有 500 名以上雇员的大公司，于 1989 年逐步扩大到覆盖所有公民（Han et al.，2013）。

根据 1997 年 12 月制定并于 1998 年 10 月生效的《国家医疗保险法》，公务员和私立学校教师的医疗保险服务和 227 个自营职业者区域医疗保险合作社被合并为国家医疗保险管理服务处（National Health Insurance Service，2017a）。随着 1999 年 1 月《国家健康保险法》的颁布，国家医疗保险管理服务处再次与 139 个工作场所医疗保险合作社合并，以创建国家健康服务体系。2002 年 1 月，通过了《国家健康保险合理融资特别法案》（Sound Finance of the National Health Insurance），目的是统一保险基金的管理；2003 年 7 月，全体人口由一家保险公司承保。这种保险服务的整合具有重要意义，因为它有助于促进保险缴费公平、社会团结和保险服务有效运作（降低管理成本、高效服务和建立全国电子化网络）（Kim et al.，2000）。

韩国的全民健康保险制度被国际公认为最成功的健康保健制度之一。其目标"是通过向个人提供预防、诊断、治疗疾病和受伤以及相关康复、分娩、死亡和健康促进的保险福利，促进公共卫生和社会保障"（Republic of Korea Ministry of Health & Welfare，2017）。国家健康保险是一种社会保障制度，公民个人向行政保险基金组织——国家健康保险服务缴纳保险费，并在需要时领取福利。它旨在通过风险分担机制保护公民免于医疗费用负担。

虽然韩国被认为拥有最成功的全民健康保险制度之一，一些挑战仍然存在。公民必须支付大量的共付费用，而增加的保费可能面临公众抵制，并给中等收入家庭带来额外负担（Sagong，2004）。目前，有学者呼吁将覆盖面扩大到许多尚未纳入保险给付的服务，如疾病预防和健康促进。现行的双重保费评估制度对职工和个体保险人实行不同的评估标准，因缺乏公平性而受到批评。职工保险人的保费是根据工资计算的，不考虑总资产，但个体保险人的保费是根据所有收入来源确定的。与此同时，职工保险人抱怨，高收入个体保险人的收入未得到精确的计算。考虑这些因素，似乎有必要为个体保险人设计一种更精确的收入计算方法，并根据应纳税总收入实施单一的保费评估制度（Choi，Jeong，Kim，Kim，& Park，2015）。

医疗费用可能给贫困公民带来沉重负担，他们通常在经济上容易受到伤害，健康状况不佳。有学者建议对低收入家庭收取较低的保险费（Shin & Yeo，2015）。2013 年 7 月开始，一项临时补给方案开始向低收入家庭提供，该方案的目标是通过补贴用户共付费用，减轻患有 4 种主要疾病（癌症、罕见和无法治愈的疾病、心血管疾病和脑血管疾病）的贫困家庭的医疗费用负担（Republic of Korea Ministry of Health and Welfare，2017）。

长期护理保险（long-term care insurance，LTCI）旨在保护因年龄和（或）老年疾病而需要日常生活援助的老年公民。LTCI 旨在促进老年人的健康和保障生计，并通过向独立生活能力有限的老年人提供长期照护福利，如支持身体锻炼和家务管理，减轻其家庭的护理负担（National Health Insurance Service，2017b）。这项保险计划是在该国人口迅速老龄化的背景下产生的。患有痴呆和卒中等老年病并依赖他人照顾的老年人越来越多，因此国家有必要实施老年照护服务，以促进老年人的健康和福祉，减轻其家庭的照护负担。政府为长期老年照护服务推出单独的社会保险方案的另一个原因是老年病在健康保健支出中的比例已经很大，预计将继续增长（Won，2014）。

国家健康保险为医院、诊所和药房提供的诊断、住院和门诊服务，以及康复服务提供福利，而 LTCI 的目的是援助因老年病而导致独立日常生活能力受限的老年人，向他们提供居家和机构照护服务（National Health Insurance Service，2017a）。LTCI 是一项更为普遍的服务,向因其身心状态而有资格申请长期照护服务的人提供,而不论其收入水平如何(National Health Insurance Service,2017b)。与美国的医疗补助保险类似,医疗补助是一种公共援助形式,国家以此向经济脆弱的个人提供全部或部分医疗费用(Lee & Kim,2004)。2001 年 5 月修订的《医疗保健援助法》(*Medical Care Assistance Act*)第 1 条规定,"该法的目标是通过向在社会中处于弱势的公民提供医疗福利来促进公共卫生和社会福利"(Republic of Korea Ministry of Health and Welfare,2016)。医疗保护制度是一个针对低收入人群的社会保障项目,它是根据 1961 年《生计保护法》(*Livelihood Protection Act*)开始实施的。然而,当时的医疗服务质量很低,缺乏设施。医院通常拒绝向参加这一项目的人员提供服务。由于国家的医疗保险制度在 1977 年和 1979 年进行了改革,医疗福利方案也因此得到修订。根据 2001 年《医疗保健援助法》,生活在最低生活线以下的个人现在可以获得医疗福利,并获得相对负担得起的医疗服务(Kang,2014)。

除了国家健康保险和 LTCI 之外,韩国还运作了其他一些支持项目,旨在为患者提供更多的福利,包括特殊的共付费用豁免、最高共同付款额、对无法治愈的罕见疾病患者的医疗补贴、高医疗费用危重疾病临时补贴、卫生和福利部紧急支援以及残疾人福利项目(National Health Insurance Services,2017b)。

韩国医疗机构中社会工作者的角色

社会工作者在韩国医疗场域中的作用往往包括帮助患者应对心理社会和财务问题,联结患者与社区资源和信息,为患者重新融入社会和康复提供咨询,以及为高风险和社会弱势群体提供咨询(Kang,2014)。

在经济两极分化和人口老龄化的背景下,因疾病而遭受经济、情感和社会挑战的人数不断增加。特别是由于人口迅速老龄化和慢性病日益普遍,医疗机构对社会福利服务的需求正在迅速增长。有多次报道指出,面对疾病造成的心理和经济困境,有患者放弃治疗,甚至选择自杀(Lee & Song,2015)。

除了帮助急症患者解决社会心理问题外,医务社会工作者还承担着慢性病患者出院后的照护协调。最近,越来越多的医院采取基于团队的工作方法,组织专门的团队,如肾/肝团队、临终关怀团队、糖尿病团队和烧伤团队等。由医务社会工作者协助的慢性病患者人数也在相应持续增长(KAMSW,2017)。随着更多的注意力集中在患者的生活质量、康复和协调照护上,健康社会工作者的作用正持续扩大,临终关怀项目、康复专科医院和癌症幸存者综合支持中心的数量不断增加。

健康社会工作者的角色因不同社会的特定医疗环境和特定需求而有所不同。虽然与美国同行有一些共享的角色(见第 2 章),但韩国的健康社会工作者在特定的健康场域中对各种角色赋予不同的优先权。韩国的健康社会工作者将其作用按以下顺序排列:①帮助患者应对财务问题;②为患者连接社区资源;③帮助患者应对心理、社会和情绪问题;④协助行政工作;⑤帮助患者重新融入社会和康复;⑥培训和研究(Kang,2008)。

韩国健康社会工作者对该国不断变化的社会和文化环境做出了敏锐回应。第一,在韩国经济增长和医疗保险扩大的同时,帮助患者解决经济问题的作用已呈下降趋势。然而,自 20 世纪 90 年代末和 21 世纪初的金融危机以来,在越来越多地使用昂贵的无保险覆盖的治疗和药品,医疗补助和支持组织的扩张,以及患者对信息与支持日益增长的需求推动下,应对财务问题已经成为最优先的任务（Song，2016）。第二，由于国家医疗卫生系统负担加重，除了公共资源，现在比以往任何时候都更需要利用地方社区的私人资源，以向患者提供全面的服务以及持续性的治疗和康复服务支持。第三，一些医务社会工作者发现，通过协助患者更好管理阻碍其社会功能的社会、情感和心理问题来改善医疗照护结果是重要的。这一发现意味着社会、情感和心理因素在韩国的社会环境下被认为是重要的。

第四，值得注意的是，行政工作在健康社会工作者的角色中处于高度优先地位，部分原因是由于机构对健康社会工作缺乏认识。事实上，韩国健康社会工作者花在行政工作上的时间比在临床工作上的时间更多，例如管理社会工作基金和志愿服务支持。然而，与过去相比，人们对健康社会工作的意义有了更大的认识，基于团队的方法在健康环境中变得越来越普遍，特别是在神经精神病学、康复医学、临终关怀、儿科、移植手术和肿瘤学等科室（KAMSW，2017）。

考虑到韩国健康社会工作的背景，KAMSW 和延世大学社会福利研究中心制定了医务社会工作者角色标准（Kim，Suh & Choi，1997）。根据文献回顾和与该领域医务社会工作者的商讨后，七大核心作用得到了确认。通过医院规模的 2×2 矩阵（大学医院和综合医院与诊所）和工作领域（全科与康复和精神科）确定了其他作用（见表 4.1 和表 4.2；Kang，Lee & Park，2003）。

表 4.1　韩国健康社会工作者的核心角色

处理心理、社会和情绪问题	1．检视和评估心理、社会和情感问题的原因 2．根据服务对象的个案计划制定个案工作方案 3．向服务对象及其家庭提供教育 4．向服务对象及其家庭提供信息
处理财务问题	联结服务对象与外部资源，如赞助者 / 捐赠者
与社区资源对接	将服务对象与社区资源连接起来
处理重新融入社会和康复问题	为出院计划提供咨询
团队为本的方法	案例分析与评估
协助社会工作部的行政工作	撰写报告和工作日志，召开社会工作部运作会议
培训和研究	参加培训以提升专业技能

Source：KAMSW and Yonsei University（1997）。

表 4.2　韩国健康社会工作者的特别角色

	一般 / 康复领域	精神科领域
大学医院	一般工作和康复相关的工作 根据服务对象的需要开展个人咨询 提供社会保障计划和其他法律权利有关的信息和相关支持 识别新的社区资源并创建信息网络 向服务对象提供有关社区资源的信息	开展以服务对象的个案工作计划为本的家庭治疗 提供社区资源的信息 根据疾病识别高危服务对象 督导实习生
综合医院 /诊所	提供社会保障计划和其他合法权益有关的信息和相关支持	以服务对象需求为本为服务对象家庭提供咨询
综合医院 /诊所	利用内部资源补贴医疗费用 识别新的社区资源并创建信息网络 向服务对象提供有关社区资源的信息	小组工作 提供社会技能培训

Source：KAMSW and Yonsei University（1997）。

KAMSW 确定的健康社会工作者的工作类型和内容主要由 3 个维度构成：①临床工作（处理心理、社会和情绪问题，处理财务问题，联系社区资源，协助重新融入社会和康复，以及运用团队方法）；②行政工作；③培训和研究。各维度的具体内容详见表 4.3。

表 4.3 健康社会工作者工作的类型和内容

工作类型	分类	内容	
临床社会工作	处理心理 - 社会 - 情绪问题	1	检视和评估心理社会问题的原因
		2	根据服务对象的个案工作计划制定个案工作方案
		3	根据服务的需要开展个人咨询
		4	根据服务对象的个案工作计划开展家庭治疗
		5	根据服务对象的需要为家庭提供咨询
		6	团体治疗
		7	督导团体活动
		8	为服务对象及其家庭提供教育
		9	向服务对象及其家庭提供与疾病有关的信息
	处理经济问题	10	提供有关社会保障与其他法律权利有关的信息和相关支持
		11	利用内部资源补助医疗费用
		12	链接外部资源，如赞助者 / 捐赠者
	连结社区资源	13	识别新的社区资源并创建信息网络
		14	提供关于社区资源的信息
		15	联结服务对象与社区资源
	协助重新融入社会与康复	16	为出院计划提供咨询
		17	支持额外的和居家的个案工作（家访和门诊咨询）
		18	职业康复咨询与指导
		19	评估康复和社会适应的水平
		20	社会技能教育
	以团队为基础的方法	21	参加查房
		22	与其他部门共同参与案例会议
		23	从医院运作方面早期识别高危患者
		24	从疾病方面早期识别高危患者
		25	案例分析与评价
行政管理工作	社会工作部的行政管理	26	撰写报告和工作日志
		27	社工部运作会议
		28	督导员工
		29	与医院（机构）行政管理和运行有关的会议
培训和研究	培训和研究	30	督导实习生
		31	新员工培训
		32	参与培训以提升专业知识（临床研究会议、期刊俱乐部等）
		33	医务社会工作研究

Source：From Kang（2014）。

　　韩国的健康社会工作支持该国卫生系统和文化中的弱势人群。这一人群可分为 3 个群体：医疗弱势群体、社会弱势群体和经济弱势群体（KAMSW，2017）。

　　医疗弱势群体包括癌症危重患者，无法治愈的罕见病患者，心血管疾病患者、早产儿、慢性病患者和急诊患者。对于这一群体，健康社会工作者提供以下服务：转介相关的公共支持项目（癌症、花费巨大的疾病、无法治愈的罕见病患者以及早产儿的支持服务），根据服务对象的个案工作计划提供心理情绪支持和家庭咨询，以及提供关于慢性病管理的信息和教育。在一个实行政府主导卫生政策的国家，健康社会工作者作为联系公共资源和医疗弱势群体的协调人正在发挥关键作用（National Medical Center，2017）。

　　韩国社会弱势群体包括独居长者、残障人士、虐待受害者、外来务工者、多元文化家庭和自杀未遂者。健康社会工作者是社会弱势群体健康权利的倡导者（KAMSW，2017）。经济上脆弱的群体不仅包括医疗福利的接受者和穷人，而且包括因突然失业或被切断家庭支持而遭受经济困难的人。自 1997 年和 2003 年金融危机以来，经济两极分化大大加剧，造成了新型贫困。健康社会工作者不仅利用公共资源，如紧急医疗支持项目，而且利用私人基金会提供的各种健康补助项目，以帮助处于弱势的患者。社会工作者还领导内部筹资活动，以促进对医院中经济弱势患者的援助。

　　面对不断变化的医疗服务环境，韩国的健康社会工作部门需要转型，以应对社会层面的健康问题（KAMSW，2017）。随着韩国社会健康不平等的恶化，迫切需要从社会和社会福利的角度促进医疗福利。需要进一步研究和制定旨在加强健康福利的社会政策（Song & Lee，2011）。

　　医疗机构需要设立危机干预团队，以便为诸如受虐儿童、性虐待受害者和受虐老年人等面临风险的服务对象提供基本服务。最近，一些虐待儿童事件向韩国公众敲响了警钟，并引起严重关切。然而，由于缺乏资源和认识，医疗机构未能适当应对这一问题。人们呼吁在急诊中心配备社会工作者，以便及早发现弱势服务对象，如虐待和忽视的受害者、自杀未遂者、无保险者和无家可归者，并联系必要的社会服务。

　　越来越多的老年人和慢性病患者正将医疗重点从治疗转向疾病管理或照护。其他的需求领域包括以社区为基础的慢性病患者管理，从以医院为基础的治疗服务转向以社区为基础的健康服务，以及预防和康复服务的整合管理。与过去只在医院提供健康服务的情况不同，现在提供这些服务的机构包括康复中心、疗养医院、公共诊所和照护机构等。因此，健康社会工作似乎有必要扩大到更多样化的健康场域中。例如，公共诊所是为社会和经济弱势群体提供初级医疗服务的重要轴心，目前在服务对象慢性病管理方面的能力有限。他们需要能够提供更系统和长期的服务，以便有效地管理服务对象的健康状况。301 项目（公共卫生、医疗和福利 3 个维度合并为一项综合服务）是最近在韩国实施的一项探索。这是一个例子，表明具备了医疗知识和掌握了医疗保健系统和社区资源信息的社会工作者是最适合将公共卫生、医疗和福利整合成为一项服务中的人选（Kwon，2016）。

　　全国"五大"医院（首尔国立大学医院、延世大学医院、天主教大学医院、三星医疗中心和峨山医院）的患者越来越集中，扩大了它们与其他区域性以及较小型医院和诊所之间的差距（Kim，2017）。同时，韩国的低出生率［事实上韩国是经济合作与发展组织（OECD）国家中出生率最低的］使制定和实施生育促进方案成为必要，如不孕症治疗和分娩的医疗补贴（Lee，2016）。此外，韩国社会日渐多元的文化要源于越来越多的移民务工者和"脱北者"。

这些人群将大大受益于医疗口译服务和面向非朝鲜语使用者的国际诊所（Kim，Lee & Cho，2011）。最后，由于国家未能预防社会疾病，社会健康灾害的发生率越来越频繁。例如，韩国政府没有足够的制度来管理工业和职业健康挑战。政府尚需对新出现的传染病实施安全的应对制度（KAMSW，2017）。

在迅速变化的社会结构中，韩国的社会福利部门应该能够迅速回应公众对健康和医疗制度不断变化的需求。社会工作的力量在于它对现实的理解和积极主动回应现实的能力。在不断变化的医疗环境中，韩国的医疗社会工作要从医院场域扩展到覆盖社区和国家层面更多的领域，这是一个关键时刻。

以色列的健康社会工作

自 1948 年以色列国建立以来，医疗保健领域的社会工作迅速发展。社会工作者现在已进入所有类型的医疗保健服务，他们组成了该国第二大社会工作分支。这种扩大不仅反映了人口增长，而且反映了健康社会工作在以色列复杂的社会人口、族裔以及独特的政治和安全背景中的专业适应性，这些环境塑造着以色列公民的健康需要，也推动着医疗保健与健康服务提供的不断发展。

以色列背景：社会人口背景

在短短几十年的时间里，以色列经历了自 1948 年建国以来的巨大转变，从一个发展中国家转变为一个现代工业国家，并于 2010 年加入经济合作与发展组织（OECD）。由于移民和高生育率，以色列人口迅速增长，且组成群体众多，2016 年人口已达约 850 万。其中两个主要人口群体是犹太人（75%）和阿拉伯人（21%），4% 被定义为"其他人口"（Israel CBS，2016）。

这些群体之间和群体内部存在着广泛的文化、生活方式和社会经济差异。主要的两大人口群体（犹太人和阿拉伯人）在语言、宗教、文化、人口和社会经济特征上存在差异。犹太群体是一个移民社会，他们随几个主要的移民潮来到本地，每个移民潮都有其独特的文化特征和问题：来自以色列国建立之前的欧洲群体，来自 20 世纪 40 年代末和 20 世纪 50 至 60 年代期间的亚非族裔和欧洲的大屠杀幸存者，来自 1990—2000 年的苏联群体，以及过去几十年中来自其他国家的人口。以色列阿拉伯人群是一个原住民社群，在过去几十年里经历了积极的转变，社会经济等级不断提高，但教育、就业和收入水平仍然很低。

过去几十年里，以色列的社会政策决定形成了其从国家福利制度向市场导向经济体制的转变，极大地减少了大多数社会保障福利，同时削减或冻结了包括福利和医疗保健服务在内的许多项目支出。这些政策变化反映在贫困率上，以色列的贫困率现在处于最高位（21%），几乎是 OECD 平均水平 11.3% 的两倍；政策变化也反映在收入水平不平等上，基尼系数（较高的数值反映了更大的不平等）从 1998 年的 0.353 增加到 2014 年的 0.371，远远高于 OECD 平均水平 0.308，在这些国家中排名第 4（OECD，2014）。

此外，战争和安全威胁是以色列人生活中持续存在的问题。与阿拉伯邻国的 4 次战争和与巴勒斯坦人的持续冲突是以色列社会特有的压力源。尽管以色列与埃及和约旦实现了和解，但以色列人和巴勒斯坦人未能就 1967 年被以色列占领的领土达成最终的和平协议。这场冲突给双方造成了沉重的损失。然而，正是以色列平民持续遭受着许多可怕的恐怖行为，以色列城镇和村庄不断遭受来自哈马斯控制的加沙地带或黎巴嫩境内好战团体持续的火箭弹和导弹袭击，这也导致了几次武装冲突。在以色列社会中，这些安全威胁不断提醒着民众对于大屠杀创伤的集体记忆，或是许多幸存者以及第二代或第三代幸存者中对于个人创伤的记忆。

健康和医疗保健服务

早在 1948 年建立以色列国之前并在之后的 60 年里，以色列已经建立起一个强大、先进、相对高效的公共医疗保健体系。其发展和支持社区及初级保健的长期历史具有强烈的公共卫生导向，一系列指标反映了良好的医疗保健成效。与 OECD 的平均水平相比，以色列人出生时预期寿命较高（分别为 82 岁和 80 岁），婴儿死亡率较低（分别为 0.3% 和 0.4%），自我报告的健康状况较高（80% 和 69%）（Clarfield et al.，2017）。随着医疗进步和全国生活水平的提高，急性病和传染病发病率下降，现在慢性病（主要是癌症、心血管疾病和糖尿病）是发病和死亡的主要原因（Goldberger，Aburbeh & Haklai，2017）。所有人口群体都在老龄化。预计到 2035 年，65 岁及以上人口的比例将从目前的 11.1% 增至 14.6%（Dwolatzky et al.，2017）。以健康的社会决定因素（如社会经济地位或族裔）衡量健康不平等现象仍然存在。随着收入不平等的加剧，人们注意到健康状况和获得健康服务方面的差异更大（如见 Jaffe & Manor，2009；Shmueli，2014），阿拉伯少数群体的死亡率和疾病发病率依然高于犹太人口（Muhsen，Green，Soskolne & Neumark，2017）。以色列的生育率高于 OECD 国家，达到每名妇女生育 3.1 个婴儿，生育率在极端正统派犹太人和贝都因阿拉伯人中最高（Rubin et al.，2017），代表着其文化和宗教信仰。

直到 1995 年，几乎所有以色列人口（95%）都通过四项医疗保健计划投保（Clarfield et al.，2017）。自 1995 年 1 月以色列《国家健康保险法》（*National Health Insurance Law*）颁布以来，所有以色列公民都受到全民保险的保护，并有权获得一系列福利和医疗保健服务（牙科和老年护理除外）（Israel's Ministry of Foreign Affairs，2013）。门诊照护服务通过四项医疗保健计划提供，但只有初级保健医生服务获得完全覆盖，而其他服务，如专科医生服务和药物治疗需要最低额度的共付费用。补充保险可以购买额外的每月保险，现在有 75% 的人口认购；然而，这是造成不平等的另一个原因。直到 2016 年 7 月，精神健康才被纳入社区诊所医疗保健计划提供的基本服务清单。一般情况下，提供住院照护较为复杂，它涉及老年医学、精神病学或康复住院服务，要在不同的所有者之间进行划分，包括政府、医疗保健计划和其他公共或私人组织。

与大多数国家一样，以色列的医疗保健费用也在上升。作为过去 20 年的预算约束机制，医疗保健服务受到公共资金减少和公共系统进一步私有化的高度影响（Clarfield et al.，2017）。尽管存在这些问题，以及因其影响导致的健康不平等的加剧，以色列的医疗保健服务仍然值得关注，它的医疗保健质量与许多西方国家相当，其先进医疗技术、创新疗法以及医疗和生命科学研究都处于前列。

医院和社区医疗保健服务中的社会工作实践

以色列医疗保健社会工作的发展路径与美国的相似，首先在医院开始，之后出现在社区健康服务。在建国之前，只有少数专业社会工作者做着医疗保健相关的社会工作。他们最初受雇于精神病院,20 世纪 40 年代末和 50 年代初受雇于专科医院（如结核病和康复专科医院）,照顾新移民和大屠杀幸存者的需求（Auslander & Ben-Shahar, 1998）。20 世纪 50 年代末, 社会工作者开始在综合医院工作, 起先是普通内科或外科病房的独立工作者。直到 1964 年, 第一个有组织的社会工作部门才在耶路撒冷的一家综合医院哈达萨医院（Hadassah Hospital）成立。此后, 所有医院都设立了社会工作部, 几乎所有住院病房、急诊病房、门诊和日间病房都聘用了社会工作者。社区医疗保健服务社会工作始于较晚的 20 世纪 70 年代, 首先在初级保健中, 现在在许多专科诊所和机构、居家照护项目以及四项医疗保健计划的其他服务中都有社区医疗保健服务。多年来, 精神健康领域的社会工作持续扩大。从事健康保健服务的社会工作者人数从 20 世纪 50 年代的几十人增加到 20 世纪 80 年代的约 900 人, 再到 2017 年的 3 200 人, 其中有 1 700 人服务于普通医疗保健领域, 1 500 人服务于精神健康领域（Soskolne, Auslander & Ben-Shahar, 2019）。

这种扩大部分是由于医疗保健服务的发展, 但也是由于社会工作专业本身的进步。高等教育机构的社会工作项目从 20 世纪 50 年代耶路撒冷希伯来大学的一所社会工作学院发展到 2017 年 12 所大学的学院或院系, 为学生提供社会工作各类学位项目, 以及为 MSW 学生提供健康社会工作方面的专题系列课程。各种健康服务聘用了更多和受过更专业培训的社会工作者, 他们推动了更高程度的专业化。医疗保健领域的社会工作是以色列社会工作协会 1991 年首个认可的分支专业。

对专业的认可也反映在立法中。医疗保健领域的社会工作者同全国所有的社会工作者一样, 根据《社会工作者法》（Social Workers Law, 1996）的规定由政府颁发执照。此外, 根据 1994 年《国家健康保险法》（National Health Insurance Law）, 医疗保健领域的社会工作角色在基本服务清单中得到界定, 并且多年来在卫生部总干事的函件中不断得到宣传。它们界定了社会工作在医院和社区医疗保健服务普通工作中以及在特定医疗环境（如紧急病房、儿童发展中心）或情境（如出院计划、终止妊娠、大规模伤亡事件）中的作用、程序和干预措施。与所有其他医疗职业一样, 社会工作也受 1996 年《患者权利法》（Patient's Rights）的指导。此外, 健康社会工作还受到涉及他们活动的其他国家法律的规范, 例如关于家庭虐待和暴力、保护未成年人和无助者、器官捐赠和临终关怀的法律。社会工作者正式负责协调医疗保健服务中家庭暴力或性侵犯案例的所有活动。每项服务都制定了质量保证方案, 以有效地履行社会工作的一般职责和特定职责（电子化的社会工作记录使之更为便利）, 在以色列卫生部的监督下, 医院和社区医疗保健领域的社会工作标准现在是所有医疗保健提供者资格认证程序的组成部分。

社会工作角色、职能和干预：实践和研究伙伴关系

虽然医疗保健领域的社会工作最初几年致力于建立社会工作者的基本角色, 并努力争取在医疗系统内获得认可, 但随后几年在实践、研究和知识发展方面取得了持续发展。1994 年《国家健康保险法》对社会工作角色的广义定义是"在急性或慢性病中提供心理社会照护, 协助患者及其家庭充分运用个人资源, 调动社会、社区和正式资源, 作为住院治疗的替代方法"。这些角色以及卫生部函件中更为具体角色描述反映了指导医疗保健领域社会工作干预的核心理论模型、生理 - 心理 - 社会模型（Engel, 1977）和系统理论（Germain, 1991; Rolland, 1994）。在医疗保健服务环境中工作, 不断发展知识和依赖实践证据是常态, 社会工

作者在多学科团队中强调了这些专业核心理论和专业价值观，同时也通过学术研究和参与不同类型和主题的研究来提升他们的知识基础。许多卫生和精神健康社会工作从业者将研究纳入他们的实践，或与学者合作，使用调查、案例研究、数据采掘和其他方法来评估临床角色和管理问题，逐渐为一般或独特的社会工作干预建立起证据基础。

出院计划是医院社会工作者的主要任务，它迅速从依赖医生和护士转诊的职能转变为一项依赖专业自主权的职能。医院社会工作者开发了筛查工具，用于独立的早期个案发现和对出院计划的及时干预。根据美国的筛查工具改编的（Berkman，Rehr & Rosenberg，1980），一般生物心理社会高风险标准（即医疗条件、年龄、生活条件和重新入院）被加入了以色列特有的标准——作为新移民或大屠杀幸存者（Soskolne，1989）。之后几年里，还增加了涉嫌家庭虐待、性侵犯或恐怖袭击的受害者。医院出院计划的制定和实施过程在一家医院进行评估后成为常规指南（Auslander & Soskolne，1993）。一项对在以色列 11 家医院里接受社会工作出院计划的患者进行的全国性研究对实践和政策产生了重大影响。它提供了证据，证明充分的出院规划过程需要患者和家庭更多地参与（Soskolne，Kaplan，Ben-Shahar，Stanger & Auslander，2010），并发现了出院后实施服务计划中的问题和弱势亚群体的特点（Auslander，Soskolne，Stanger，Ben-Shahar & Kaplan，2008）。研究结果在几个地区性论坛和国家论坛上做了介绍，促成一些地区成立了医院和社区服务联合委员会，并由卫生部设立了一个特别委员会，就如何改善出院后照护的连续性提出建议。另一些研究表明，择期手术患者的入院前社会工作筛查和出院计划有助于住院费用成本控制（Liebergall et al.，1999）。然而近年来其他专业人员，特别是护士，执行着出院计划任务。

随着健康社会工作子专业的发展，大多数实践领域发展制定了临床指南，包括及时早期干预的筛选标准、患者和家庭的心理社会评估以及短期或长期干预的循证建议。以色列关于患者及其家庭的应对和适应的社会工作研究以及国际文献为临床指南和制定具体方案提供了大量证据基础。例如，对癌症患者及其家属的研究（如见 Ben-Zur，Cohen，& Gouzman，2014；Gilbar & Zusman，2007）构成了认知行为干预的基础（Cohen，2010）。在一些医院，社会工作者领导着社会心理肿瘤科，并参与国家癌症预防项目（Perry，2015）。对体弱或患病长者的家庭照顾者（Soskolne，Halevy-Levin，& Cohen，2007）或患有严重精神疾病的个人的照顾者（Melamed & Gelkopf，2013）的研究有助于做出建立支持小组的决定。基于危机干预模式，住院期间患者和家庭短期社会工作干预模型被建立了起来（Drori，2001）。然而与出院计划一样，其他专业人员，主要是医学心理学家（以色列正在发展的一个专业）在争取患者心理社会照护方面取得了一些成功。卫生部在一份通知中正式界定了他们的角色，虽然只涉及 4 个病区。

社会工作者开展研究，并为那些因与疾病无关的健康问题而接受治疗的人提供服务，例如不孕 / 不育。以色列社会中有关生育的文化和宗教价值观被转化为国家基本服务中对不孕症和体外受精治疗的慷慨覆盖。关于不孕不育的态度、看法和心理社会问题，越来越多的知识（Benyamini，Gozlan，& Kokia，2009）为实践提供了必要的证据。在社区医疗保健服务中，社会工作者参与各种外展项目，参与远程医疗干预，以促进远程糖尿病和其他慢性病行为改变，并领导关于促进健康生活方式的合作项目。研究人员在心理社会指标中添加生物标记，以更全面地了解适应过程，向他们提出诸如预测创伤后应激障碍（PTSD）的发展等建议（Cohen et al.，2011）。到目前为止，这还没有发展成跨学科的项目，关于基因组学的社会工作知识积累（Werner-Lin，McCoyd，Doyle，& Gehlert，2016）在以色列还处于起步阶段。

社会工作者的角色和功能超越了直接照护。他们为其机构中的医疗保健团队提供个人或团体支持；运行院内健康福利权益信息中心，向患者、家庭和公众提供服务；培训社会工作学生；参与医学生的临床教学；并向伦理或其他特别委员会提供服务。一个特别的例子是以色列国家委员会，该委员会审查有 4 个或 4 个以上同性子女的父母以非医学理由在植入胚胎前通过遗传诊断进行性别选择的请求（Pessach，Glasser，Soskolne，Barash，& Lener-Geva，2014）。据我所知，这个委员会是世界上唯一的，它不仅反映了以色列现有的先进医疗技术，而且反映了其文化和宗教价值。

此外，医院或社区社会工作部门的许多高级社会工作者扩大了社会工作者在机构中的管理范围，领导机构层面与国家层面的服务项目，例如减少健康不平等（Baum，Shalit，Kum，& Tai，2016）。其他方面的例子虽然不多，但也有社会工作者参与医疗卫生系统的决策。一个突出的例子是关注严重精神疾病患者的康复和社区融合的全国性精神健康改革（Aviram，Ginath，& Roe，2012）。

以色列独特的社会工作实践

随着近年来遍布世界各地的难民潮、移民潮和可怕的恐怖袭击，以色列知识基础带来的实践和研究可能会引起其他国家健康社会工作者的兴趣。

社会工作发展了适用于不同移民或族裔亚群体的文化适应模式，并制定了健康和心理健康方面的文化能力培训项目。文化适应远不止于说某种语言；它需要调整社会工作的实践模式，以适应目标人群的特殊需要和信仰体系。例如，1989—1994 年来自苏联的大规模移民潮包括有许多老年人、慢性病患者或切尔诺贝利核辐射暴露者（Cwikel & Rozovski，1998）。许多人通过医疗保健服务寻求照护，但被冠之以威权主义和家长式的医疗模式，不期望他们参与自己的健康照护。社会工作专业在苏联没有发展，甚至被怀疑像精神病学，一个与苏联政权勾结的职业。因此，虽然社会工作者是可以提供咨询服务的人，但移民不知道他们的作用，不太可能使用这些服务（Auslander，Soskolne，& Ben Shahar，2005）。许多社会工作部门聘用了来自苏联的学术移民，他们在社会工作学校接受了再培训，调整了干预方法，并为以色列社工进行了文化能力培训（Mirsky，2012）。另一个大型移民群体于 20 世纪 90 年代从埃塞俄比亚抵达，大多数是年轻或中年家庭。他们呈现的健康问题在非洲更为典型，主要是传染病和可传播的疾病，他们对医疗保健和照护的信念不同于以色列的普遍信念。一个主要关注点是人类免疫缺陷病毒携带者和艾滋病患者（HIV/AIDS）。社会工作者与公共卫生专业人员共同设计和实施了具有文化特性的 HIV 预防和照护方案——一个面向普通移民人群的教育方案和一个面向 HIV/AIDS 的干预模式——通过培训，具有双语能力的埃塞俄比亚资深移民在艾滋病中心担任了文化调解员（Soskolne & Shtarkshall，2002）。

社会工作者也运用多种方法回应阿拉伯患者的医疗保健需求。例如，他们提供了关于家庭虐待差异的证据，这是健康照护制度内社会工作的主要职责之一（Rabin，Markus，& Voghera，1999），提出以色列阿拉伯裔癌症患者干预措施的文化调整（Cohen，2013）；以及为精神健康服务中的文化能力培训提供了示范（Al-Krenawi & Graham，2000）。

以色列社会环境中特有的另一个服务领域是大规模袭击或其他与安全有关的危急事件。在医院，社会工作者是位于最前线的照顾恐怖受害者及其家庭的专业工作者之一，社区健康社会工作者被要求照顾他们的患者和受影响地区的普通人群。对机构以及每一位社会工作者在紧急事件中的角色、干预措施的类型、与医院内外其他服务的协调都有详细的规定。例如，当医院接到紧急情况警报时，社会工作部负责建立并运作信息中心（Drory，Posen，Vilner，& Ginzburg，1998）。社会工作者要对打电话寻求亲属或朋友信息的焦虑的公众做出回应；他们要照顾来医院询问其亲人或看望受伤者的家人；如果受害者已经死亡并需要进行身份鉴定，他们还要陪同家人前往太平间（Gagin，Cohen，& Peled-Avram，2005）。

其他社会工作者被安置在急诊病房，以帮助轻伤人员或暴露在事件中但无身体伤害的人员应对即时情绪压力反应。在社区，在受来自加沙地带的火箭袭击持续威胁影响的地区，健康和精神健康社会工作者与社区社会服务部门合作，为这些地方的居民开设"抗逆力中心"（Nuttman-Shwartz & Sternberg，2017）。紧急情况结束时，干预不会结束。许多社会工作者继续在精神健康诊所或专门治疗与恐怖有关的创伤后应激障碍（PTSD）的诊所为 PTSD 患者提供长期治疗。社会工作研究揭示，复原力和对社区的归属感是促使遭受持续安全威胁或受军事行动影响的不同年龄组成人（Nuttman-Shwartz，Dekel，& Regev，2015）或青少年（Dekel & Solomon，2016）进行更好适应的重要因素。

特别重要的是"共同的创伤现实"问题，即暴露于同样持续的安全威胁下的精神健康专业人员对治疗过程的影响（Pruginin，Segal-Engelchin，Isralowitz，& Reznik，2016）。社会工作者证实，高水平的生活威胁和情绪困扰可以与高水平的职业功能和复原力共存（Lavi，Nuttman-Shwartz，& Dekel，2015）。

未来的挑战

以色列医疗保健社会工作在以下方面取得了重大成就：获得认可和专业自主权；促进实践角色和功能的研究，为知情实践获取更有力的证据；调整和发展针对以色列社会和安全背景的实践模式；推进独立和协作研究。关于移民、应对持续安全威胁和以色列环境下特有的恐怖事件的社会工作知识储备，在当今国际上可能特别令人感兴趣。这些成就伴随着许多斗争而来，有些是相对不完全的，特别是参与卫生政策决策过程。

以色列社会中的社会和族裔特征以及不断变化的医疗保健制度将继续对医疗保健领域社会工作的发展产生显著影响。以色列的社会工作者维护社会工作原则和伦理，并利用他们在跨系统工作中的实践技能，能够在不断变化的环境中面对不断的演变和新的挑战推进他们的研究，并寻求运用创新的方法来调整他们的实践功能。

以色列社会的老龄化，以及慢性病患者和年老体弱的老年人预期寿命的延长，要求在老年学社会工作方面建立一个更加扎实的知识基础，扩大职位，更多参与支持护理资金的变革（护理目前还没有被列入基本服务清单）。社会不平等的持续存在及其对健康不平等的影响，要求社工继续努力为被边缘化的亚群体发出倡议，并采取更新的干预措施回应其不断变化的需求。

不幸的是，以色列-巴勒斯坦冲突尚未得到解决，对平民的新型威胁可能造成风险，目前的干预措施需要修订。

医疗保健和医疗服务提供方面的迅速变化需要及时和适当的专业回应，有时需要新的实践模式。例如，个性化医学作为新的医学疗法的一个例子，在以色列已经成为现实。社会工作者迫切需要发展专业方案，以推进基因组学知识储备，并规划健康社会工作者的适当参与。服务从医院向社区的延伸将影响医院与社区场域中健康社会工作者之间的平衡。社区健康社会工作者的知识和实践应该扩大，以回应患者和家庭复杂的医疗照护需求，如居家治疗的需求。

对于成为医学数字时代的一个部分，社会工作者有着更多的压力和期盼，更多的社会工作信息将纳入电子数据库。在解决由于"大数据"系统纳入社会工作与其他职业的敏感数据而引起的重大伦理问题方面，社会工作者可以发挥重要作用。

对患者照护的竞争将继续下去，这种竞争威胁到社会工作者在出院计划和提供心理社会照护方面的独特作用，并带来与其他专业人员的冲突。因此，需要通过强调（营销）社工系统方法中的独特技能来解决这一问题。其他变化，主要是使用人工智能方面的进步，以人工智能取代由人类完成的任务，应该提醒社会工作者他们的专业功能可能面临潜在威胁。

以色列医疗保健领域的社会工作急需识别医疗和技术进步为继续发展自己独特的理论、经验知识和实践技能带来的机会。

健康社会工作在中国

1921 年，健康社会工作在中国的北京协和医院由 Ida Pruitt 创立，Pruitt 出生于中国山东，是一位美国传教士的女儿，在麻省总医院接受了健康社会工作者的培训（见第 1 章）。北京协和医学院医院社会服务部有 3 个职责：门诊照护、患者探视及与医生合作，教导住院患者出院所需的知识。社会工作者穿着和医生一样的白大褂，与医生共同用餐饮茶（Lai，2013）。Pruitt 创建了中国第一个医疗社会工作部门，并培训了第一批健康社会工作者，他们被派往中国各地工作。1930 年，济南齐鲁大学医学院附属医院成立了社会服务部。1931 年，上海红十字医院、南京鼓楼医院、上海仁济医院、重庆仁济医院成立社会服务科。1932 年，南京中心医院开始提供医疗社会工作服务。

虽然中国的健康社会工作在全国都有发展，但并不常见。1947 年，130 家医院中有 10 家设有社会工作部门，共有 19 名社会工作者。民国时期医疗社会工作的重点是经济援助、提供衣物、营养餐和丧葬费。1949 年以后，医疗保健完全由国家负担。在城市地区，医院和诊所由地方政府或中央政府运作。中国领导人强调初级保健。健康社会工作者在街道妇女协会领导的陪同下，走访农村村民，宣传和落实计划生育政策。这项工作被中国社会工作专业和教育权威人物雷洁琼视为社会工作（Lei，1994）。

1978 年，全国人民代表大会通过了新宪法，成立了中华人民共和国民政部，作为国家民政管理的职能部门，领导和管理国家的民政事务。新的市场经济对医疗机构造成了资金限制，健康社会工作发展非常缓慢。1991 年，中国社会工作者协会在北京成立，1992 年正式加入国际社会工作者联合会。

1997 年，上海儿童医学中心率先开展了国家级健康社会工作继续教育项目 [1]，同时也是第一个在心脏、肿瘤、血液、住院服务及舒缓疗护方面设立专科社会工作者职位的机构。

香港嘉道理基金会于 1998 年成立了利康，这是一个运用社会工作专业方法为精神疾病患者提供服务的家庭资源中心。2000 年，第一个社会工作部门在上海市东方医院内创建，提

---

[1] 译者注：原此处原文有误，上海儿童医学中心于 2008 年开展首个国家级健康社会工作继续教育学习班。

升了中国健康社会工作者的数量。2003 年严重急性呼吸综合征（SARS）暴发和 2008 年四川地震进一步促进了中国健康社会工作的专业发展。社区的社会工作者发起了改善公共卫生以预防 SARS 的努力，而医院的社会工作者为 SARS 患者提供帮助（Huah，2004；Wang & Gu，2004）。

第一次全国社会工作资格考试于 2007 年进行，此后健康社会工作进一步发展（Gao，2009）。健康社会工作现在是国家医疗改革方案中的一部分，2010 年，全国医务社会工作者联合会举办了第一次全国论坛。近年来，中国拥有健康社会工作者的医疗机构数量显著增加。

在医疗环境中，健康社会工作者为患者提供经济援助、职业协调、心理咨询、临终关怀与出院计划。社会工作者参与医院评估，监督对患者的经济援助，并管理医院志愿者。社会工作在中国不断发展。

国际合作：社会工作和健康不平等网络

2004 年 5 月，在第四次卫生和精神健康社会工作国际会议上，成立了一个新的社会工作和健康不平等问题关注组（http://blogs.coventry.ac.uk/swhin/swhin）。两位共同创始人 Eileen McLeod 博士（副教授，University of Warwick）和 Paul Bywaters 教授（名誉教授，Coventry University，University of Warwick）多年来一直致力于社会工作对解决英国健康不平等问题的贡献（McLeod & Bywaters，2000），他们主张开展更多的全球社会工作活动，并创建了健康不平等网络（The Health Inequalities Network，SWHIN）。这一活跃的网络已在全世界 25 个国家发展了 400 多个成员，是全球社会工作事业的一个范例。

该网络旨在促进社会工作研究人员、教育工作者、从业者和管理者的研究、讨论和行动，以消除不公正和损害社会并造成健康不平等的原因和后果。SWHIN 成员之间正在通过电子邮件列表和网站进行信息交流。2006—2007 年，该网络获得了作为英国一个主要科研经费来源的经济和社会研究理事会的支持，用于社会工作和健康不平等研究的系列研讨会。在英国分别举行了 4 次研讨会，会上发表了当地和国际社会工作研究报告，英国社会工作者参与其中。研究问题包括影响健康不平等的原因和后果的社会工作研究的理论和概念问题、旨在减少国内和全球健康不平等的方案以及潜在的社会工作贡献等。这些研讨会是建立国际合作研究和发展关于健康不平等问题的社会工作硕士和博士研究的重要平台。

网络成员在英国、澳大利亚、瑞典和中国为社会工作学生、从业者和学者举办的 5 次视频研讨会也表明了 SWHIN 成员之间正在形成的合作。研讨会的报告和讨论主题包括紧急照护或临终关怀方面的社会工作研究和实践、健康不平等的影响等。

在所有会议召集人的领导下，SWHIN 成员非常积极地在各种国际会议上策划关于健康不平等的专题会议，向会议组织者提出建议，包括专题讨论会、圆桌会议或口头报告会，围绕一个主题，由来自不同国家的成员共同参加。多年来，这些会议曾在社会工作、健康和心理健康问题国际会议，社会工作、教育和社会发展联合会议（国际社会工作学院协会、国际社会工作者联合会和国际社会工作理事会联合会议），欧洲社会工作研究会议等场合举办。这些专题与会议的主题相呼应，但检视了健康不平等的观点。会议专题包括全球化迁徙，社会工作和健康不平等方面新出现的研究问题，医疗保健中的多元文化和社会背景因素，心理健康和残障，男女同性恋、双性恋和跨性别者的健康不平等及其对社会工作实践的影响，原住民的健康和福祉，在社会工作教育、实践和研究中促进健康平等，在生命全周期促进原住民的尊严、康复和福祉。目前，正在讨论 2018 年和 2019 年大会专题会的主题。此外，SWHIN 成员的合作研究作为个人讲座已经发表。

SWHIN 的成员在许多出版物和报告中发表了自己的研究、实践和具体方案。他们联合编写了两本书籍，展示世界各地发展中国家和发达国家社会工作者的实践专长和研究。第一本书由 Bywaters、McLeod 和 Napier（2009）编辑，包括近 30 章关于全球健康不平等及其与社会工作实践、教育和政策的相关性。第二本书由 Friedman 和 Merrick（2015）编辑，汇集了15 项研究和政策回顾，以充分了解社会工作在解决健康不平等方面的作用。这两本书籍在全球范围内都是独一无二的，是社会工作学生、学者、研究人员、从业者和政策制定者的重要实例参考。SWHIN 在各种论坛和出版物中表明，健康不平等是全球所有实践领域社会工作者的一个核心关切的问题，并提出了社会工作可以促进解决这些问题的方法。许多 SWHIN 成员承诺继续努力，并已经在为合作展开新的构想。

社会工作在世界各地的健康保健场域为促进健康发挥着重要作用。本章来自韩国、以色列和中国的例子有助于社会工作学生和从业人员检视全球健康社会工作中的国际案例。

参考文献

Al-Krenawi, A., & Graham, J. R. (2000). Culturally sensitive social work practice with Arab clients in mental health settings. *Health and Social Work*, 25(1), 9–22. https://doi.org/10.1093/hsw/25.1.9

Auslander, G. K., & Ben-Shahar, I. (1998). Social work practice in health care. In P. Loewenberg (Ed.), *Meeting the challenges of a changing society: Fifty years of social work in Israel* (pp. 99–134). Jerusalem, Israel: Hebrew University Magnes Press.

Auslander, G. K., & Soskolne, V. (1993). The administrative and posthospital care outcomes of discharge planning: Preliminary results of an experimental intervention. *Journal of Social Service Research*, 17(1/2), 99–117. https://doi.org/10.1300/J079v17n01_05

Auslander, G. K., Soskolne, V., & Ben-Shahar, I. (2005). Utilization of health social work services by older immigrants and veterans in Israel. *Health and Social Work*, 30, 241–251. https://doi.org/10.1093/hsw/30.3.241

Auslander, G. K., Soskolne, V., Stanger, V., Ben-Shahar, I., & Kaplan, G. (2008). Discharge planning in acute care hospitals in Israel: Services planned and levels of implementation and adequacy. *Health and Social Work*, 33, 178–188. https://doi.org/10.1093/hsw/33.3.178

Aviram, U., Ginath, Y., & Roe, D. (2012). Mental health reforms in Europe: Israel's rehabilitation in the community of persons with mental disabilities law: Challenges and opportunities. *Psychiatric Services*, 63, 110–112. https://doi.org/10.1176/appi.ps.201100009

Baum, N., Shalit, H., Kum, Y., & Tal, M. (2016). Social workers' role in tempering inequality in healthcare in hospitals and clinics: A study in Israel. *Health and Social Care in the Community*, 24(5), 605–613. https://doi.org/10.1111/hsc.12234

Benyamini, Y., Gozlan, M., & Kokia, E. (2009). Women's and men's perceptions of infertility and their associa-tions with psychological adjustment: A dyadic approach. *British Journal of Health Psychology*, 14(1), 1–16. https://doi.org/10.1348/135910708X279288

Ben-Zur, H., Cohen, M., & Gouzman, J. (2014). Posttraumatic growth moderates the effects of posttraumatic stress symptoms on adjustment and positive affective reactions in digestive system cancer patients. *Psychology, Health and Medicine*, 20(6), 1–12. https://doi.org/10.1080/13548506.2014.969747

Berkman, B., Rehr, H., & Rosenberg, G. (1980). A social work department develops and tests a screening mechanism to identify high social risk situations. *Social Work in Health Care*, 5(4), 373–385. https://doi.org/10.1300/J010v05n04_04

Bywaters, P., McLeod, E., & Napier, L. (Eds.) (2009). *Social work and global health inequalities. Practice and policy developments*. Bristol, UK: The Policy Press.

Choi, J. W., Jeong, J. W., Kim, J. H., Kim, J. L., & Park, E. C. (2015). The equity of National Health Insurance contribution in South Korea. *Health and Social Welfare Review*, 35(3), 199–221. https://doi.org/10.15709/hswr.2015.35.3.199

Clarfield, A. M., Manor, O., Bin Nun, G., Shvarts, S., Azzam, Z. S., Afek, A., … Israeli, A. (2017). Health and health care in Israel: An introduction. *Lancet*, 389, 2503–2513. https://doi.org/10.1016/S0140-6736(17)30636-0

Cohen, M. (2010). A model of group cognitive behavioral intervention combined with bio-feedback in oncology settings. *Social Work in Health Care*, 49(2), 149–164. https://doi.org/10.1080/00981380903158128

Cohen, M. (2013). Multicultural aspects of care for cancer patients in Israel. In A. Surbone, M. Zwitter, M. Rajer, & R. Stiefel (Eds.), *New challenges in communication with cancer patients* (pp. 317–332). New York: Springer.

Cohen, M., Meir, T., Klein, E., Volpin, G., Assaf, M., & Pollak, S. (2011). Cytokine levels as potential bio-markers for predicting the development of posttrau-matic stress symptoms in casualties of accidents. *The International Journal of Psychiatry in Medicine*, *42*, 117–131. https://doi.org/10.2190/PM.42.2.b

Cwikel, J., & Rozovski, U. (1998). Coping with the stress of immigration among new immigrants to Israel from CIS who were exposed to Chernobyl. *International Journal of Aging & Human Development*, *46*(4), 305–318. https://doi.org/10.2190/7VRQ-EBW0-VRW7-D0U9

Dekel, R., & Solomon, D. (2016). The contribution of maternal care and control to adolescents' adjustment following war. *Journal of Early Adolescence*, *36*(2), 198–221. https://doi.org/10.1177/0272431614561263

Drori, M. (2001). A model for short-term intervention with patients and families during hospitalization. In S. Navon, R. Feigin, & M. Drory (Eds.), *Breaking through: Family coping with illness and disability. Psychosocial models*. Tel Aviv, Israel: Ramot – Tel Aviv University Press. (Hebrew)

Drory, M., Posen, J., Vilner, D., & Ginzburg, K. (1998). Mass casualties: An organizational model of a hospital information center in Tel Aviv. *Social Work in Health Care*, *27*(4), 83–96. https://doi.org/10.1300/J010v27n04_06

Dwolatzky, T., Brodsky, J., Azaiza, F., Clarfield, A. M., Jacobs, J. M., & Litwin, H. (2017). Coming of age: Health-care challenges of an ageing population in Israel. *Lancet*, *389*, 2542–2550. https://doi.org/10.1016/S0140-6736(17)30789-4

Engel, G. L. (1977). The need for a new medical model: A challenge for biomedicine. *Science*, *196*, 129–136. https://doi.org/10.1126/science.847460

Friedman, B. D., & Merrick, J. (2015). *Public health, social work and health inequalities*. Hauppauge, NY: Nova Science Pub Inc.

Gagin, R., Cohen, M., & Peled-Avram, M. (2005). Family support and victim identification in mass casualty ter-rorist attacks: An integrative approach. *International Journal of Emergency Mental Health*, *7*(2), 125–131.

Gao, J. S. (2009). Culture, psychology and clinical technol-ogies: Post disaster clinical social work an exploration. *Society* (3), Shanghai.

Germain, C. B. (1991). *Human behavior in the social envi-ronment: An ecological view*. New York, NY: Columbia University Press.

Gilbar, O., & Zusman, A. (2007). The correlation between coping strategies, doctor-patient/spouse relationships and psychological distress among women cancer patients and their spouses. *Psychooncology*, *16*(11), 1010–1018. https://doi.org/10.1002/pon.1168

Goldberger, N., Aburbeh, M., & Haklai, Z. (2017). *Leading causes of death in Israel, 2000–2014*. Jerusalem, Israel: Ministry of Health. www.health.gov.il/PublicationsFiles/Leading_causes_English_summary2014.pdf

Han, I. Y., Choi, H. M., & Jang, S. M. (2006). *Social work in the health field*. Seoul, South Korea: Hakjisa.

Han, I. Y., Choi, H. M., Jang, S. M., Lim, J. W., Lee, I. J., & Lee, Y. S. (2013). *Social work in health care setting*. Seoul, South Korea: Hakjisa.

Hua, J. X., (2004). Response strategy for public critical incidents: Social work interventions an interdepart-mental approach, *Academic Forum*, (4), Nanning.

Israel Ministry of Foreign Affairs. (2013). *National Health Insurance*. Retrieved from https://mfa.gov.il/mfa/mfa-archive/1990-1995/pages/national%20health%20insurance.aspx

Israel CBS (2016). *Statistical abstract of Israel*. Jerusalem, Israel: Israel Central Bureau of Statistics.

Jaffe, D. H., & Manor, O. (2009). Assessing changes in mortality inequalities in Israel using a period-specific measure of socio-economic position, 1983–92 and 1995–2004. *European Journal of Public Health*, *19*(2), 175–177. https://doi.org/10.1093/eurpub/ckn129

Kang, H. K. (2008). An investigated study on introduction of the advanced credential for social worker's degree. *Journal of Social Sciences*, *24*(1), 1–22.

Kang, H. K. (2014). *Social work in health care* (3rd ed.). Seoul, South Korea: Jungminsa.

Kang, H. K., Lee, S. J., & Park, M. J. (2003). A study of development for standards, criteria and indicators on social services in Korea hospitals. *Korean Social Welfare Administration*, *10*, 197–222.

Kim, D. J. (1976). Study on medical social work. *Social Welfare Research*, *10*, 1–20.

Kim, G. S. (2008). *Practice in medical social welfare*. Seoul, South Korea: Hyungsol.

Kim, K. H., Suh, J. H., & Choi, S. H. (1997). Standards for the roles of medical social workers. *Korean Social Welfare*, *33*, 1–28.

Kim, K. S. (2017). Polarization of cancer patient management. *Journal of Korean Medical Association*, *60*(3), 223–227.

Kim, T. S., & Kim, J. S. (2013). *Social security* (4th ed.). Seoul, South Korea: Chungmok.

Kim, Y. I., Lee, P. S., Cho, H. J., Kim, C. Y., Kim, S. M., & Kim, Y. (2000). *Financial plan of health insurance*. Seoul, South Korea: National Health Insurance Services.

Kim, Y. J., Lee, J. Y., & Cho, S. H. (2011). A explorative study of perceived cultural competency of medical social workers in Korea. *Health and Social Welfare Review*, *31*(3), 251–283.

Kim, Y. S., Kim, K. H., Park, J. Y., & Choi, M. M. (2017). *Understanding of medical social welfare and its prac-tice*. Seoul, South Korea: Nanum House.

Korean Association of Medical Social Workers. (2017). *Current Status and Improvement Plan of Medical Social Welfare Field*. Unpublished document.

Korean Association of Medical Social Workers and Yonsei University Center for Social Welfare Research (1997).

Roles of medical social workers. Seoul, South Korea: Yonsei University.

Kwon, Y. J. (2016, April 22). *Understanding of 301 Network Project.* Retrieved from http://www.ppm.or.kr/fileDown.do;jsessionid=BE11ABEFFD93B047C01C4E060D74BCC8?downFile=20160511103731527.pdf

Lai, Z. J. (2013). Pruitt Ida and medical social work in social service department of Peking Union Medical College Hospital—Brief discussion on the inception and early development of Chinese medical social work. *Journal of East China University of Science and Technology, 28*(6), 18–28.

Lavi, T., Nuttman-Shwartz, O., & Dekel, R. (2015). Therapeutic intervention in a continuous shared traumatic reality: An example from the Israeli–Palestinian conflict. *British Journal of Social Work, 47*, 919–935. https://doi.org/10.1093/bjsw/bcv127

Lee, H. R. (2012). The role of the Korean Hospital Association in Korea's healthcare accreditation system. *Journal of Korean Medical Association, 55*(1), 23–30.

Lee, I. J., Ryu, J. S., Kwon, M. I., & Kim, J. K. (2010). *Social security* (3rd ed.). Gyeonggi, South Korea: Nanam.

Lee, I. S., & Kim, S. W. (2004). The factors influencing behavior of health care of Medicaid recipients. *Yonsei Social Welfare Research, 11*, 66–99.

Lee, S. S. (2016). *Current state and challenges of policy response to low fertility and population aging.* Sejong, Korea: Korea Institute for Health and Social Affairs. https://www.kihasa.re.kr/common/filedown.do?seq=32482

Lee, Y. J., & Song, I. H. (2015). A study on the economic factors associated with suicide: Debt and suicide ideation. *Mental Health & Social Work, 43*(1), 58–82.

Lei, J. Q. (1994). *Selected essays of Lei Jie Qiong, volume 1.* Beijing, China: Kaiming Press.

Liebergall, M., Soskolne, V., Mattan, Y., Feder, N., Schniedman, G., Shapira, S., … Israeli, A. (1999). Pre-admission screening of patients scheduled for hip and knee replacement: Impact on length of stay. *Clinical Performance and Quality Health Care, 7*, 17–22.

Lim, J. H. (2017). *Health welfare 2016: Family doctor is the answer.* Seoul, South Korea: Story Planner Publishing.

McLeod, E., & Bywaters, P. (2000). *Social work, health, and equality.* London, UK: Routledge.

Melamed, S., & Gelkopf, M. (2013). The impact of a dynamic psychosocial intervention group for caretakers of individuals with severe mental illness. *Journal of Family Psychotherapy, 24*, 129–138. https://doi.org/10.1080/08975353.2013.792708

Mirsky, J. (2012). In praise of cultural-competence training for mental health professionals. *Israel Journal of Psychiatry & Related Sciences, 49*(3), 227–234.

Muhsen, K., Green, M. S., Soskolne, V., & Neumark, Y. (2017). Inequalities in non-communicable diseases between the major population groups in Israel:

Achievements and challenges. *Lancet, 389*, 2531–2541. https://doi.org/10.1016/S0140-6736(17)30574-3

National Health Insurance Services. (2017a). *Introduction of national health insurance.* Retrieved from https://www.nhis.or.kr/menu/retriveMenuSet.xx?menuId=B2100

National Health Insurance Services. (2017b). *Long-term care insurance.* Retrieved from http://www.longtermcare.or.kr/npbs/e/b/101/npeb101m01.web?menuId=npe0000000030

National Medical Center. (2017). *Support for the medically vulnerable.* Retrieved from https://www.ppm.or.kr/contents/contentsView.do;jsessionid=00C9E30889E646011767AB137ED3CCBE?MENUID=A01020207

Nuttman-Shwartz, O., Dekel, R., & Regev, I. (2015). Continuous exposure to life threats among different age groups in different types of communities. *Psychological Trauma: Theory, Research, Practice, and Policy, 7*(3), 269–276. https://doi.org/10.1037/a0038772

Nuttman-Shwartz, O., & Sternberg, R. (2017). Social work in the context of an ongoing security threat: Role description, personal experiences and conceptualisation. *British Journal of Social Work, 47*, 903–918. https://doi.org/10.1093/bjsw/bcw053

Organisation of Economic Co-operation and Development (2014). *Society at a Glance 2014 Highlights: ISRAEL.* OECD Social Indicators. http://www.oecd.org/israel/OECD-SocietyAtaGlance2014-Highlights-Israel.pdf

Perry, S. (2015). Practice issues in social work and psychosocial oncology in Israel. In G. Christ, C. Messner, & L. Behar (Eds.), *Oxford handbook of oncology social work: Psychosocial care for people with cancer.* New York, NY: Oxford University Press.

Pessach, N., Glasser, S., Soskolne, V., Barash, A., & Lerner-Geva, L. (2014). The Israeli National Committee for sex selection by pre-implantation genetic diagnosis: A novel approach (2005–2011). *Israel Journal of Health Policy Research, 3–33.* https://doi.org/10.1186/2045-4015-3-33

Pruginin, I., Segal-Engelchin, D., Isralowitz, R., & Reznik, A. (2016). Shared war reality effects on the professional quality of life of mental health professionals. *Israel Journal of Health Policy Research, 5*, 17. https://doi.org/10.1186/s13584-016-0075-6

Rabin, B., Markus, E., & Voghera, N. (1999). A comparative study of Jewish and Arab battered women presenting in the emergency room of a general hospital. *Social Work in Health Care, 29*(2), 69–84. https://doi.org/10.1300/J010v29n02_04

Republic of Korea Ministry of Health and Welfare. (2016). *Medical Care Assistance Act.* Retrieved from http://www.law.go.kr/%EB%B2%95%EB%A0%B9/%EC%9D%98%EB%A3%8C%EA%B8%89%EC%97%AC%EB%B2%95/(14003,20160203)

Republic of Korea Ministry of Health and Welfare. (2017). *Temporary Subsidy Program.* Retrieved from https://www.gov.kr/portal/service/serviceInfo/SD0000008743

Rolland, J. S. (1994). *Families, illness, and disability: An integrative treatment model*. New York, NY: Basic Books.

Rubin, L., Belmaker, I., Somekh, E., Urkin, J., Rudolf, M., Honovich, M., … Grossman, Z. (2017). Maternal and child health in Israel: Building lives. *Lancet, 389*, 2514–2530. https://doi.org/10.1016/S0140-6736(17)30929-7

Sagong, J. (2004). Problems and improvement plan of health insurance cost system in Korea. *Digital Economy Study, 9*, 133–151.

Shin, H. W., & Yeo, J. Y. (2015). Health security and policy issues. *Health and Welfare Forum, 219*, 6–19.

Shmueli, A. (2014). Income-related inequality in health and health service use in Israel. *Israel Journal of Health Policy Research, 3*, 37. https://doi.org/10.1186/2045-4015-3-37

Social Workers Law (1996). Retrieved from https://www.nevo.co.il/law_html/Law01/p178m1_001.htm

Song, H. S. (2005). Recent trend of Korean Medical Social Welfare Activities. *Proceedings of the Annual Workshop of the Korean Association of Medical Social Workers*, 45–76.

Song, I. H. (2016). Role of health social work for the healthier society: Expanding from hospitals to society. *Proceedings of the 35th Spring Annual Conference of the Korean Association of Medical Social Workers*, 1–3.

Song, I. H., & Lee, H. N. (2011). The effects of socioeconomic deprivation on self-rated health: Mediating effects of civil optimism. *Seoul Urban Studies, 12*(3), 33–51.

Soskolne, V. (1989). The roles and contribution of social work services to discharge planning. *Society and Welfare, 10*, 17–28. Hebrew

Soskolne, V., Auslander, G. K., & Ben-Shahar, I. (2019). Social work in health care: A history of professional development and future challenges. In J. Gal & R. Holler (Eds.), *"Justice instead of charity": Chapters in the development of social work in Israel*. Beer-Sheva, Israel: Ben-Gurion University of the Negev Press. Hebrew.

Soskolne, V., Halevy-Levin, S., & Cohen, A. (2007). The socio-cultural context of family caregiving and psychological distress: A comparison of immigrant and non-immigrant caregivers in Israel. *Aging & Mental Health, 11*, 3–13. https://doi.org/10.1080/13607860600641127

Soskolne, V., Kaplan, G., Ben-Shahar, I., Stanger, V., & Auslander, G. K. (2010). Social work discharge planning in acute care hospitals in Israel: clients' evaluation of the discharge planning process and adequacy. *Research on Social Work Practice, 20*(4), 368–379. https://doi.org/10.1177/1049731509338934

Soskolne, V., & Shtarkshall, R. A. (2002). Migration and HIV prevention programmes: Linking structural factors, culture, and individual behavior – An Israeli experience. *Social Science & Medicine, 55*(8), 1297–1307. https://doi.org/10.1016/S0277-9536(01)00282-9

Wang, C. Z., & Gu, Z. M. (2004). Social workers' response and effects in public health critical incidents. *Journal of Social Sciences of Shanxi Higher Education, 16*(5), 32–34.

Werner-Lin, A., McCoyd, J. L., Doyle, M. H., & Gehlert, S. J. (2016). Leadership, literacy, and translational expertise in genomics: Challenges and opportunities for social work. *Health & Social Work, 41*(3), e52–e59. https://doi.org/10.1093/hsw/hlw022

Won, S. J. (2014). *Social security* (3rd ed.). Gyeonggi, South Korea: Yangseowon.

Yang, J. H., Hwang, I. O., Shin, H. S., & Yoo, T. W. (2008). *Social welfare policy*. Gyeonggi, South Korea: Yangseowon.

第 5 章

公共卫生社会工作

BETTY RUTH，MADI KNIGHT WACHMAN，和 JAMIE MARSHALL

公共卫生社会工作是社会工作的一个分支学科，它将广角公共卫生方法纳入了社会工作实践。本章探讨公共卫生社会工作的历史、实践、关联性和构成。从对当代健康情景下的健康社会工作概述开始，本章为美国以及其他国家在当前社会背景下扩展公共卫生社会工作提供了理论依据。本章接着讨论了这两个领域（即公共卫生和社会工作）的独特性，包括它们的共同基础和差异，以及每个领域为确保全人群健康的目标提供了什么。随后本章对公共卫生社会工作的定义、概念框架、能力和标准进行了检验，包括公共卫生社会工作的历史和当代实例；对当代从业人员问题以及围绕公共卫生社会工作者教育的问题也都予以了考虑。最后，我们分析了公共卫生社会工作的趋势、障碍和机会，提供了一个包括建议和资源的前瞻性计划。

章节目标

- 将公共卫生社会工作置于当代健康社会工作之中。
- 提供公共卫生社会工作的概述、定义、历史和案例。
- 描述社会工作与公共卫生的相似性、差异性及共同点。
- 探讨公共卫生社会工作与加强社会工作专业健康平等目标的关系。
- 明确提升公共卫生社会工作研究、实践、教育及可见度的方法。

公共卫生和社会工作

早在 20 世纪之初，社会工作就开始参与公共卫生工作，当时社会工作者和公共卫生官员合作控制传染病，促进妇幼健康，并共同参与了睦邻运动（Popple & Leighninger，2011；Ruth，Sisco，& Marshall，2016）。在促进人类健康及福祉的共同进步时期价值观推动下，社会工作从一开始就被视为公共卫生的一个关键组成部分。

时任纽约结核病学会会长、后来亦是 Franklin Delano Roosevelt 总统最亲密的新政顾问之一的 Harry L.Hopkins 在进步时期的一份重要声明中写道："社会工作和公共卫生密不可分，没有人为的界限可以将它们分开。社会工作与公共卫生运动整个结构交织在一起，并且在每一个方面都对其产生了直接影响"（Hopkins，1926）。社会工作在 20 世纪初取得的成就，如成功地降低了孕产妇和儿童死亡率和发病率以及在此之后发展的妇幼保健领域，有助于提升这一专业，并凸显了公共卫生方法的重要性（Almgren，Kemp，& Eisinger，2000；Combs-Orme，1988）。

"从一开始，以公共卫生知识为指导的社会工作就有别于其他形式的社会工作，因为它愿意调查导致健康不良的社会因素。早期公共卫生社会工作者将融入流行病学知识的个案工作、社区层面的干预措施和积极的政策倡导结合起来，带来了社会层面的重大改变，以改善整体健康（Bracht，1978；Rice，1959；Ruth & Marshall，2017；Ruth et al.，2016）。公共卫生社会工作是社会工作专业的一个分支学科，它运用整合跨学科方法来促进健康公平和减轻健康问题（Ruth et al.，2016）。当代公共卫生社会工作建立在综合和整合这两个领域的知识、框架和干预措施的基础之上，代表着解决 21 世纪复杂的健康挑战的跨专业桥梁（Ruth et al.，2016）。

不断变化的健康全景

毫无疑问，现在正是美国国家健康状况艰深的时刻。这个国家在医疗保健方面的支出仍然比任何国家都多，但健康结果却较差，包括预期寿命下降，以及在健康结果和健康平等、医疗保健服务可及性和系统效率的跨国研究中排名一直较低（Bradley & Taylor，2013；Schneider，Sarnak，Squires，Shah，& Doty，2017）。虽然医疗保健支出占了国内生产总值的约 1/6，但 95% 以上的医疗保健经费被投入了疾病治疗，尽管已经证明预防的力量可以降低死亡率和疾病发病率（Mays & Smith，2011；World Bank，2017）。2010 年颁布的《平价医疗法案》（*The Affordable Care Act*，ACA）实施已经超过 5 年，与其相关联的复杂的医疗改革带来了重要利益，例如使 2 000 万美国人增加了获得医疗保健的机会，为预防提供了资金，扩大了医疗补助保险覆盖范围，以及对受保人原有的保险条件实施了保护措施。然而，尽管实施了 ACA，但是 2016 年仍然有 9% 的人口、约 2 000 万人没有保险（Cohen，Zammitti，& Martinez，2017）。总体而言，据报告称，自 ACA 颁布以来受保总人数有所增加，但 65 岁及以下人口中有近 40% 的人参加了高免赔额健康计划。这些计划增加了受保人的预付和自付成本，可能阻碍医疗保健的有效利用，并导致不良健康结果（Dolan，2016）。不断有人企图破坏 ACA，这限制了其影响范围和有效性，特别是在未选择扩展医疗补助保险（Medicaid expansion）的州。如今，面对无数次试图废除和取代 ACA 的失败尝试，美国国家健康状况的前景并不明朗，通过扩大医疗保险所取得的切实但有限的收益面临风险（Jost，2017）。

在这种健康制度不确定的环境中，与种族和族裔、社会经济地位、性别和其他社会决定因素有关的结构性健康不平等持续存在，并且出现了新的不平等因素（Bailey et al.，2017）。流行病学家长期以来一直试图量化健康不平等在国家死亡率中的作用。Galea、Tracy、Hoggatt、DiMaggio 和 Karpati（2011）认为近半数的国民死亡可被归因于社会因素。疾病预防控制中心（CDC）认为，健康不平等导致了 40% 可以预防的死亡（CDC，n.d.）。由于健康不平等反映了更大的、根深蒂固的社会不平等，并非所有这些都可以通过增加获得医疗保健的机会来消除。因此并不令人奇怪，ACA 的扩大只是消除了健康方面一些根深蒂固的种族不平等（Hood，Gennuso，Swain，& Catlin，2016）。除了种族和族裔人口所经受的严重的健康不平等外，日益扩大的经济不平等还使其他人群，特别是农村和其他弱势白人人群、女性及高中以下教育程度人群的过早死亡率明显增加。自 20 世纪 90 年代以来，这些人群经历了死亡率的上升及预期寿命的下降（Woolf，2017）。

社会因素和未满足的社会需求在不同人群的不良健康结果中的作用引起了越来越多的关注和忧虑。健康系统越来越认识到，作为良好医疗保健的一个部分，必须解决这些未得到满足的社会需求（Robert Wood Johnson Foundation，2011；Shier，Ginsburg，Howell，Volland，& Golden，2013）。具有强烈影响力的人口健康不平等与政治和社会分裂、慢性病负担日益加重、人口迅速老龄化、持续战争的影响，环境退化以及新出现的全球健康问题等混合交织。所有这些汇聚在一起，形成了一个极具挑战性的医疗保健场域（Ruth et al.，2016）。健康社会工作者每天在这个支离破碎、代价高昂且不平等的健康系统中工作，他们是痛苦和代价的近距离见证者。

健康社会工作

劳工统计局（The Bureau of Labor Statistics）预计，到 2026 年健康社会工作职位将增加近 19%（Stanhope，Videka，Thoming & McKay，2015；U.S. Department of Labor，Bureau of Labor Statistics，2016）。健康社会工作日益多样化，包括许多实践领域，如行为健康、肿瘤学、肾病学和舒缓疗护社会工作。多年来，健康社会工作者的职能和作用以各种方式得到界定和概念化（见第 2 章）。

Allen 和 Spitzer（2015）确定了健康社会工作的 4 个主要职能，称为"4C"：直接服务对象照护（direct client care），与跨专业健康团队成员合作（collaboration with inter-professional health team members），协助患者与复杂的疾病及健康系统间的调适（helping patients cope with the complexity of illness and health systems）以及就健康组织的所处的社会环境开展协商（negotiating the context of health organizations）。在本手册第 2 章中，Browne 从实践层面上描述健康社会工作，从直接照护服务，如咨询和危机干预；到中观层面的工作，社会工作者担任指导者和照护管理人员；再到一个侧重于健康管理、研究、政策分析、倡导和人口健康的层面。

大量的健康社会工作聚焦于向个人和家庭提供临床服务。社会工作者现在也确实是美国精神健康服务中处于领先地位的服务提供者（Beddoe，2013）。另一方面，管理、政策或社区层面的实践代表了健康社会工作一个较小的组成部分，包括政策分析人员、社区从业人员、行政人员和许多公共卫生社会工作者。这个实践层面的人员数量不容易计算，可能占全体从业者的 10% 或以下（Rothman & Mizrahi，2014；Ruth et al.，2016）。

尽管社会工作在健康领域就业势头强劲，但是在 30 年的成本控制压力驱动下，健康系统内持续存在的压力给社会工作带来了重大挑战，包括对专业角色做出解释的压力、社会工作部门的权力下放、历史上社会工作活动缺乏资金流以及将任务转移给其他健康专业人员（Dziegielewski，2013）。Silverman（2008）将这称为功能性生存的漫长时代。健康社会工作专家呼吁全行业努力加强社会工作以作为核心健康专业的角色作用（Allen & Spitzer，2015；Ruth et al.，2016）。他们提出的许多建议包括采用循证和整合的方法（Reisch，2012；Stanhope et al.，2015），优先培训新的和有经验的健康社会工作者，使其掌握更多技能、角色和能力，以提高专业水平（Auerbach，Mason，& Laporte，2007；Judd & Sheffield，2010；Vourlekis，Ell，& Padgett，2001），并且更好地测量社会工作的产出，特别是那些对提高成本效益有贡献的方法（Rowe，Rizzo，Vail，Kang，& Golden，2017；Steketee，Ross，& Wachman，2016）。

这些建议都有可取之处。此外，我们认为，健康社会工作需要对健康的影响进行更广泛的概念化，更广泛地致力于通过解决健康的社会决定因素来促进人口健康。这些反过来将加强专业的有效性和稳定性（Ruth et al.，2017）。

健康社会工作、社会公正和健康的社会决定因素

社会工作的核心是对社会公正的投入，伦理守则对此作了最明确的界定［National Association of Social Workers（NASW），2017］。公共卫生健康的社会决定因素的强大视角直接说明了社会工作对健康公正的投入，为回应和解决因未满足的社会需求而导致的贫困人口健康结果不佳提供了科学的语言和路径（Moniz，2010）。世界卫生组织将健康定义为人的出生、生活、成长、工作和衰老的状态，健康的社会决定因素是由社会对金钱、权力和资源的分配所决定的（WHO，2018）。健康的社会决定因素反映在获得社会商品的机会差异上，如缺乏医疗保健或住房、缺少教育、收入不足和结构性不平等，如种族主义和性别歧视，所有这些都导致健康不平等并影响人口健康结局（Rine，2016；Rowe et al.，2017）。虽然健康的社会决定因素方法是从全球公共卫生健康公平路线图演变而来的，但解决这些问题的迫切性现在被视为所有健康制度的核心，健康公平目标被纳入国家健康目标，例如美国卫生与公共服务部 10 年制定一次的《健康国民 2020》（*Healthy People 2020*）（Rowe et al.，2017）。

健康的社会决定因素框架与公共卫生社会工作、人在情境中（person-in-environment）和生态系统方法有着深刻联系，它提供了一种令人信服的统一的叙述，以支持健康社会工作在面临巨大挑战和需求的时代发挥更广泛作用，同时强调社会公正的健康目标可以而且应该以何种程度与整个社会工作专业相联系（Rowe et al.，2017；Ruth & Marshall，2017；Zerden，Jones，Lanier，& Fraser，2016）。

以上对健康社会工作有两个重要的启示。第一，当代健康社会工作尽管曾拥有多种干预方法，并且达到了一定的干预容量，但严重倾向于个体干预，需要将其目前的一些实践重点转向更直接地解决人口健康问题。虽然个体干预有助于服务对象个人及其家庭，但对人口健康的影响度较低。第二，虽然社会工作专业将健康社会工作视为一个独特的实践领域，但健康的社会决定因素框架认为，更宽广的健康社会工作视野可以提供更多机会促进社会公正，提升社会工作的作用。绝大多数社会工作者早就通过参与医疗保健以外许多系统中的工作，努力致力于解决健康的社会决定因素问题，例如儿童福利、老龄化、学校问题和刑事司法等。这种广泛和深入的参与为社会工作提供了一个独特和宝贵的平台，可藉以扩大其关于人口健康的努力，以产生更大的影响。从健康的社会决定因素的视角来看，如果有意识地将不同环境下的人口健康途径联系起来，那么所有的社会工作就都是健康工作（Bywaters & Napier，2009）。

构想社会工作对健康的影响

专业人员必须定期反思自己的影响、目标、实际做法和可测量的结果，以保持相关性。但是健康社会工作的科学基础，特别是那些能表明其贡献的基础进展缓慢，这部分是由于对社会工作实践角色衔接不畅。这限制了这个专业的能力在一个动态的健康环境中获得认可、资助和新的机会（Andrews & Browne，2015；Rowe et al.，2017；Steketee et al.，2016）。影响模型可视化地呈现了专业的各种角色和活动，能更好地表达现有的和潜在的实践（Ruth，Wachman et al.，2017）。

健康影响金字塔（图 5.1）是公共卫生领域一个有用的模型（Frieden，2010）。该模型说明了公共卫生实践的 5 个层次及其预期的健康影响。在金字塔的顶端是临床干预，能产生强烈的个体效应，但对人群影响较小。随着金字塔的变宽，人群的影响增加。公共卫生历史学家经过长期观察后发现，广角人口健康方法对人类健康的影响最大。Frieden 的模型提醒人们，要实现健康平等，就必须将努力集中在金字塔底部（Frieden，2010；Tumock，2012）。

以健康影响金字塔为基础的社会工作健康影响模型 [social work health impact model (SWHIM)] 是一个视觉模型，描述了健康社会工作多方法、多层次的实践及其对人口健康的影响程度（Ruth，Wachman et al.，2017）。与许多以临床为导向的职业不同，社会工作一直出现在政策、倡导、预防和社区实践中。这些领域是扩大社会工作健康影响的关键。SWHIM 模型认为，社会工作的多层次能力可以通过融合广角方法得到提升，将不同层次的实践联系起来，并在底层构建实践。这种再平衡对于创建一个对健康公正贡献更大的整合性健康社会工作至关重要。然而，这需要经过深思熟虑的努力，将公共卫生注入社会工作（Ruth，Wachman et al.，2017）。本章后面部分将使用该模型描述公共卫生社会工作的实践。

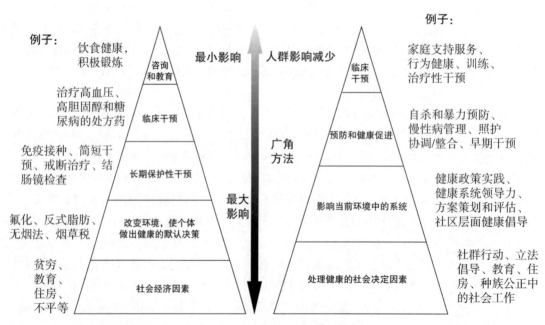

图 5.1 健康影响金字塔

Source: American Public Health Association.

公共卫生、社会工作及其共同点

社会工作和公共卫生在历史和当代实践中都有重叠。然而，两者之间存在重大差别。对这些差别的分析说明了两个领域由此产生的协同作用，并强调了公共卫生对社会工作的重要性。它同样表明公共卫生社会工作作为社会工作实践中独特的分支学科具有持续的需求和存在的必要（见表 5.1）。

表 5.1　公共卫生与社会工作

公共卫生	社会工作
社会公正使命	社会公正使命
进步时期的根源	进步时期的根源
利用社会科学推动理论 / 干预	利用社会科学推动理论 / 方法
强调生态模式和"环境"角色	强调"人在情境中"的取向
强调复原力和保护性因素	强调优势取向
应对"健康的社会决定因素"和健康不平等，以促进健康平等	应对"健康差别"以增进公正
以促进健康和健康状况为目标	以改善人类的健康功能 / 福祉为目标

公共卫生的出现早于社会工作。其起源在于各国政府努力控制流行病，促进卫生设施建设，以维持发展生产和贸易所需要的社会稳定（Turnock，2016）。有相当多的证据支持这样的观点，即 20 世纪最大的健康改善来自社会层面的公共卫生努力（Turnock，2016）。

虽然公共卫生来源于生物医学和社会科学，但其定义的基本方法是流行病学，即研究影响人类健康和疾病的因素以及应用这些知识改善健康和减少疾病（Porta，2014）。流行病学的强大工具通过识别和定义健康问题、确定发病率和流行率、调查风险和保护因素、制定控制或预防问题的干预措施、实施干预措施以及监测和评估成效结果等工作使公共卫生基本服务成为可能（Turnock，2016）。

公共卫生领域不像社会工作那样由单一的专业组成。鉴于其广度，列举公共卫生工作人员的统计数据一直是个挑战。最近对美国公共卫生相关从业人员人数的估计确定其范围在 30 万～ 50 万人，约占健康相关劳动力总数的 5%，这一数字被认为远远不足以保障公众健康（Turnock，2016；University of Michigan Center of Excellence in Public Health Workforce Studies，2013）。公共卫生资金不足是一个持续存在的挑战，多年来公共卫生资金固定未变，少有增加，备灾等领域还经历过毁灭性的削减（Trust for America's Health，2015）。

当今公共卫生系统的首要任务是通过有组织的社区以及跨学科、跨部门的努力预防致残性疾病，促进健康，保证和保护公众健康（Schneider，2015）。随着时间推移，公共卫生议程已经发生了演变以满足不断变化的社会需求。今天，疾病预防与控制中心（CDC，2017）明确规定了 10 项基本公共卫生服务作为综合系统的一部分，即评估和监测社区健康、健康促进和疾病预防、政策分析和开发、应急和备灾、宣传、研究和评估（Schneider，2015）。

社会工作自定义为一种致力于增进人类福祉和帮助满足所有人的需要，特别是受压迫和生活贫困的人的需要的专业（NASW，2015）。社会工作源于努力解决被称为社会问题的20

世纪的一个悖论，即在繁荣的资本主义经济发展中长期存在的不平等和贫困（Stuart，2013）。在社会工作的努力下出现的个案工作、有组织的慈善活动和以社区为基础的为协助新移民所开展的睦邻运动干预，这些实践构成了这个专业的早期基础。这个新生的职业努力寻找一种统一的方法，可以涵盖内容各不相同、目标广泛且有时并不一致的社会工作。该专业最终确定了两个核心实践领域，即个案工作，最终解决个人和家庭的社会和心理需求的临床实践；和宏观实践，侧重于基于原因的结构性改革，旨在改善社区福祉（Popple & Leighninger，2011）。这两种方法之间持续的张力被戏称为业内的双重心跳（Gibelman，1999）。

今天，社会工作以宝贵的价值观为指导，包括对社会公正、服务、能力、正直、尊重人类关系的重要性以及所有人的尊严的长期承诺（NASW，2008）。社会工作既是一门以实践为基础的专业，也是一门学术学科，它利用生态、临床和生理-心理-社会方法在从个人、家庭到社区、组织和政府的社会各个层面上工作（Popple & Leighninger，2011）。尽管坚定承诺致力于促进人类健康和促进社会公正的广泛社会目标，但在实践中美国社会工作严重倾向于临床实践和以个人为导向的治疗干预。这一悖论部分可以用专业化来解释，医疗模式在社会工作中的主导地位以及市场的力量将社会工作补偿塑成了收费服务（McCave & Rishel 2011；Reisch，2012）。几十年来，对社会公正的定义一直存在争议，有时甚至含糊不清，加之要在不稳定的由市场驱动的社会中保持财政偿付能力带来的挑战，很可能促成了强调政治上更可被接受的以个人为重点的治疗性社会工作的形式（Hong & Hodge，2009；Reisch，2002）。尽管如此，许多学者呼吁制定一种更加审慎的整合性的上游干预措施，重点关注导致健康结果不佳的根本原因。社会工作有能力将更多努力和注意力转向预防和人口健康，而公共卫生社会工作正是这一能力的重要组成部分（Gehlert，2012；Keefe，2010；Ruth et al.，2016）。

虽然公共卫生和社会工作的方向和方法各不相同，但它们在许多方面是相似的。两者的当代根源都来自美国的进步时期，并分享着对于社会公正的共同承诺。公共卫生的重点是促进健康和健康的条件，社会工作将其目标中心置于促进人类功能和创造人类福祉的条件。两个领域都借鉴了社会科学理论来发展干预措施。两者都接受环境在塑造人类发展和功能方面的作用。公共卫生强调生态理论和环境的作用，而社会工作则特别重视人在情境中的方法。社会工作对复原力和优势的关注与公共卫生的保护因素学相似。公共卫生的健康的社会决定因素框架和健康平等重点在社会工作对健康差异的持续关注中得到反映（Keefe，2010；Kerson & Lee，2016）。这两个领域的定义和目标都很宽广泛，有时使公众难以理解和认同。由于人类健康需求的不断演变，两者都经历着议题的不断扩大。它们每一个都在很大程度上依赖于政府的程序和资金，而且尽管在结果测量上两者都尽了最大努力，但是它们所从事专业活动的成功都可能难以得到证明（Ruth et al.，2016；Schneider，2015）。

两个领域的重大差异包括公共卫生对预防的侧重，这与社会工作对社会问题和下游干预的主要和长期关注形成鲜明对比。虽然公共卫生传统上以生物医学、流行病学和其他科学方法为基础，社会工作价值观长期以来一直是其专业的支点，社会工作科学是最近几十年才出现的（Brekke，2012；Gehlert，2016；Vigilante，1974）。然而，这些差异并没有妨碍合作，在过去的1个世纪里，公共卫生与社会工作之间出现了各种趋同点。对公共卫生社会工作分支学科的历史回顾凸显了众多的合作和未来潜在的机会。

公共卫生社会工作：20 世纪简史

公共卫生社会工作是社会工作最早的分支学科之一，受到睦邻运动和慈善组织社团实践的启发。睦邻运动利用基于地点的干预措施解决贫困、移民和过度拥挤问题；慈善组织社团运动将个案工作作为减除贫困的优先方法。在 20 世纪的前几十年里，社会工作和公共卫生在妇幼保健、提供清洁牛奶和水、流感和性病防治等相关问题上进行了合作（Ruth & Marshall，2017）。社会工作者和公共卫生官员谨慎地划分了各自的职责。公共卫生侧重于诸如流行病控制和卫生等服务，社会工作者则集中关注疾病对家庭和社区，特别是对穷人和移民造成的社会性后果。早期公共卫生部门的社会工作者针对难以触及的人群，帮助家庭应对失业、贫困以及长期住院问题，这些问题往往伴随着无法治愈的疾病和猖獗的工伤事故。他们还对儿童高死亡率和高孤儿率及其悲惨结局做出了回应（Gehlert，2012；Kerson & Lee，2016）。社会学家和社会福利倡导者 Homer Folks 在美国公共卫生协会［American Public Health Association（APHA）］的一次会议上对社会工作和公共卫生的同盟做了这样的描述，"卫生官员和社会工作者之所以相会是因为他们的工作将他们带到同一个地方——家，那里既有传染病又有贫困"（Folks，1912，P.776）。

公共卫生社会工作者创造性地组成了社区工作和个案工作的综合体，将预防重点应用于个案工作，运用以流行病学为依据的社区外展方法去组织早期干预，参与社会改革的立法倡导，结成跨学科的伙伴关系（Bracht，1978；Rice，1959）。1912 年成立的联邦儿童署的工作说明了早期公共卫生社会工作运用多种方法的特征。在女性还不能投票的时代，公共卫生社会工作者 Lillian Wald 和 Florence Kelley 成功地倡导了设立联邦儿童署，提请关注那个时代的妇幼保健问题，例如高得惊人的孕产妇和婴儿死亡率、儿童孤儿率、大量的童工以及全面出生登记制度的缺乏（Almgren et al.，2000）。

儿童署的成立提升了公共卫生社会工作的地位。其最初的 5 位领导者，从 Julia Lathrop 开始就是公共卫生社会工作者（Combs-Orme，1988）。Lathrop 抓住了婴儿和孕产妇疾病发病率和死亡率的社会决定因素，并在她的简报中直言不讳，认为它们是可预防的。她指导了儿童署第一个科学调查，运用流行病学精密的挨家挨户实地调查方法开展研究，并在 8 个城市和农村地区进行了前瞻性调查。随后的报告首次列举了母婴发病率的严重程度（Sable，Schild，& Hipp，2012）。儿童署开始开展多层次的预防工作，提高了社区意识，推进了卫生工作，并在家庭层面开展家庭健康教育。同时，该署成功地倡导了利用联邦、州和地方政策及资金改善社会条件。婴儿死亡率下降了近一半，虽然这是多种因素的共同作用。随后的分析证实，儿童署的努力对婴儿死亡率下降起到了重要的作用（Almgren et al.，2000）。儿童署准备好接受健康的社会决定因素、基于社区的流行病学以及针对政治和结构改革的努力，从而进一步完善了公共卫生社会工作方法的关键要素。这些仍然是公共卫生社会工作实践的决定性因素（Ruth & Marshall，2017）。

早期进步时期的成功和倡导为 1921 年颁布《母婴法案》（*National Maternity Act*，又称 Sheppard-Towner 法案）提供了动力。在几乎 10 年的时间里，Sheppard-Towner 向各州提供了联邦拨款，用于创新性预防规划，这成为后来联邦与各州在妇幼健康方面合作的基础（Rogers，Mendel，& Evans，2013；Ruth et al.，2016）。尽管 Sheppard-Towner 的改革取得了成功，但遭到了许多实体的强烈反对，如美国医学会、反女性选举权团体、商业和反共产主义团体，他们指控该法案干涉私人家庭生活和培育社会化医疗（Siefert，1983）。《母婴法案》成为这些诽谤的受害者，导致其在 1929 年终止。它成了后来联邦妇幼保健方案的先驱（Siefert，1983）。

社会工作发展至此时，Flexner 的著名演讲质疑了社会工作作为一种专业的主张，刺激了多个分支学科的发展，每个分支学科都有不同的、有时是相互竞争的兴趣和组织（Flexner，1915）。医务社会工作与精神健康社会工作产生了分歧。医院社会工作最初被其富有远见的创始人 Richard Cabot 博士和 Ida Cannon（见第 1 章）概念化为社区和医院之间的桥梁。然而，它没有关注医院大墙之外患者的心理和社会问题（Cowles，2000）。这一趋势在世纪之初一直持续着，虽然医务社会工作阐明了人在情境中的思考方法，但其对社区的重视减弱了，医务社会工作被视为个案工作，用以解决患者的疾病与社会适应不良之间的关系（Bartlett，1934）。

医务社会工作的视野收窄是多种因素共同作用的结果。其中一个关键促成因素是公众对以医院为基础的医学越来越有信心，它使得康复和治疗更容易获得。这种收窄也反映了社会工作愿意适应医疗模式，并接受其在医院内支持患者个体康复的辅助性作用（Caputi，1978）。公共卫生社会工作还在扩大，至 20 世纪 20 年代，它已经在地方一级以及美国公共卫生服务局等联邦机构充分融入了社区公共卫生。在这些环境中，公共卫生社会工作者可以继续在心脏病、性传播疾病、精神疾病和结核病等领域建立以流行病学为依据的直接临床服务、案例发现、咨询、健康促进、培训、研究和方案规划的组合方法（Leukefeld，1989）。

社会工作者对大萧条（the Great Depression）灾难的回应包括支持那些因经济崩溃陷于最为不利境地的人，以及通过工会、社区组织和国家的努力，积极行动和倡导建立社会福利制度（Abramovitz，1998）。社会工作者在政府最高层引人注目，并帮助制定未来的社会福利方案。联邦紧急救济局局长 Harry Hopkins 和劳工部长兼联邦内阁首任女性成员 Francis Perkins 为罗斯福政府发挥了关键的领导作用，并推动了 1935 年《新政和社会保障法》（*New Deal and Social Security Act*）的制定，包括残疾儿童服务在内的大量社会福利方案开始出现（Kotch，2005；Ruth et al.，2016）。

第二次世界大战有效地结束了大萧条，并将社会工作的精力转向重新安置、岗位安排、重返社会和康复的压力；社会工作者在军队内部服务，后来被纳入康复和退伍军人服务（Munson & Daly，2000；Stuart，2013）。战后 10 年里，广泛的立法行动使得联邦对退伍军人服务和健康项目进行资助。退伍军人管理局得到扩大，并建立了国立健康研究院和疾病预防和控制中心，加强了健康和精神健康方面的研究、治疗和服务提供（Moroney，1995）。接下来的几十年里，联邦公共卫生基金促进了学校、医疗诊所和社会机构公共卫生社会工作机会的增加（Bloom，1995；Cowin，Rice，& Schmidt，1965；Sable et al.，2012）。在此期间，公共卫生社会工作继续扩大，以提供灾害应对和危机社会工作，并在牙科等非传统领域形成伙伴关系（Kerson & McCoyd，2013；Levy，Lambert，& Davis，1980）。

直至 20 世纪 60 年代，公共卫生社会工作大部分集中在二级和三级预防工作，从事早期识别和病例发现以及康复和复发预防工作。然而到了 20 世纪 60 年代初期，社会对社会环境、疾病的根源以及初级预防中一度被认为无法预防的状况兴趣陡增（Ruth，Velasquez，Marshall，& Ziperstein，2015）。流行病学科学被证明有助于了解各种社会疾病，使人们对预防虐待儿童、暴力、犯罪和精神疾病的可能性产生了兴趣（Bloom，1981；Hawkins，2006）。

社会工作领袖很快注意到社会工作"人在情境中"的视角与公共卫生初级预防重点之间的协同作用。

越来越多的社会工作领袖齐声赞扬公共卫生社会工作可能发挥更大的主导作用（Gilbert，1982；Roskin，1980）。社会工作教育家和理论家 Lydia Rapoport 敦促本专业发展"在各级预防中必不可少的角色作用。预防（在社会工作范围内）应得到更严格的界定，以加强专业实践，并推动初级预防领域的更多活动，包括在预测问题和需求时富有想象力地应用所有社会工作方法"（Rapoport，1961，P.12）。哈佛大学公共卫生学院社会工作者兼教授 Elizabeth Rice 恳请该领域限制"在临床服务中一个患者一个患者地开展工作"，并开始使用社会工作技能"了解、解决和预防健康问题"（Rice，1959，P.87）。Milt Wittman 是第一批通过国立精神健康研究所（National Institute of Mental Health）晋升的社会工作者之一，也是美国公共卫生服务团（U.S.Public Health Commissioned Corps）第一位社会工作专业联络官，他主张开展一项新的预防性社会工作，"这个专业今天正站在一个巨大机遇的边缘，可以使其对社会发挥最大的作用。这个领域需要勤奋工作，发展……预防性社会工作……只有这样，新一代的社会工作者才能学会运用社会工作技能来攻克社会问题的根源。这一行动早该采取，我们应该给予认真思考"（Wittman，1961，P.28）。Wittman 主持了一个关于社会工作教育的联邦特别工作组，重点是社会工作教育在将专业转向预防方面的作用。然而，尽管付出了辛勤的努力，公共卫生社会工作和预防在这个时代没有被广泛纳入社会工作教育（Bracht，1999；Marshall et al.，2011）。

20 世纪 60 年代，许多社会运动唤醒了行业内新的激进主义，如公民权利、女性权利、消费者权利、同性恋权利和环境保护。关于专业在个案工作中的大量投入的有效性问题的辩论重新开启，一些社会工作者继续进行对话，促进社会工作在制度和社会变革中发挥更大作用（Gilbert & Specht，1974）。前所未有的联邦社会和健康投资热潮涌向"向贫困宣战"（War on Poverty）和"伟大社会"（Great Society），连同医疗补助保险和老年医疗保险的颁布为社会工作者开启了许多机会（Gorin & Moniz，2004；Keefe & Evans，2013）。社会工作者负责社区组织和发展，建立学前教育项目，促进经济机会和公民权利，在社区健康方面变得积极起来（Ruth & Marshall，2017）。社会工作教育范围扩大，更多地关注社会问题，包括健康问题（Ruth & Marshall，2017）。Ruth Cowin 是波士顿的公共卫生社会工作者，在她主持下，原住民工作者——今天社区健康工作者的前身——首次被整合进了波士顿家庭健康中心社会工作部。她观察到，改变传统实践和开展其他创新都非常需要（Cowin，1970）。

并非巧合，这个时期公共卫生社会工作的领导力在联邦机构依然很强。Wittman 在国立精神健康研究所任职 30 年，之后就职于美国公共卫生服务团（U.S. Public Health Service Corps），他肯定了社会工作在公共卫生中可见度的重要（Ruth et al.，2016）。同样，帮助建立了全国社会工作者协会（NASW）的 Ruth Knee 在 20 世纪 40 年代末将社会工作介绍给了美国公共卫生服务局，促进了军队社会工作的发展。她在国立精神健康研究所任职，这些年里是许多联邦特别工作组的社会工作代表。公共卫生社会工作强有力的领袖人物，如美国儿童局的 Virginia Insley，以及其后美国卫生和公众服务部妇幼保健局的 Juanita Evans 等成为公共卫生社会工作在联邦层面的代表（Ruth et al.，2016）。

这些领袖人物的推动将社会工作者纳入主要的公共卫生组织，诸如美国最早建立的健康组织美国公共卫生协会（APHA）（Keefe & Evans，2013）。1970 年，经过几十年来在社会学和妇幼保健部门的参与，社会工作者获得了足够的支持和关注，组建了自己的部门。由于部门代表着领域内的主要公共卫生学科，这一成就使公共卫生社会工作者能够聚集从业人员、研究人员和教育工作者，与其他部门合作制定健康政策，并在 APHA 主要年度会议上汇报科学研究产出（Keefe & Evans，2013）。

到了 20 世纪 70 年代，第二次世界大战后经济扩张和推动"伟大社会"的理想主义逐渐衰落。随着越南战争的持续，财政削减削弱了社会福利的进展（Helsing，2000）。后新政自由主义创造的健康和社会福利权利嵌合体受到猛烈抨击并开始消失（Lowi，2009）。许多创新的社区健康和社会服务方案被撤资，而以社区为导向的公共卫生社会工作就业增长停滞（Stuart，2013）。

1980 年 Ronald Reagan 的当选标志着美国社会和健康政策的重大转变。里根保守派认为大政府是美国问题的根源，尽管这不公平，但说辞令人信服（Haynes & Mickelson，2010；Midgley，1992）。反税激进主义和对政府支持的日益昂贵的医疗保健权利的担忧，如老年医疗保险和医疗补助保险，推动了联邦健康支出的削减以及对成本控制的新关注（Ruth et al.，2016）。管理式医疗服务和去机构化作为两个成本控制政策的例子，驱动了社会工作角色的重新调整并推动了对出院计划的重视（Combs-Orme & Guyer，1992）。由于没有准备好必要的能够证明其财务价值的社会工作成果数据，许多医院社会工作部门被解散或遭淘汰，一些与健康社会工作相关的传统任务被转移到相关的健康专业人员（Reisch，2012；Stuart，2013）。

随着保守主义趋势的增长和医疗保健环境的动荡持续存在，社会工作迫切需要寻找新的方法来提高专业的稳定性、可见度和可及性（Silverman，2008）。专业的大部分环节转向促进社会工作建章立制、执照颁发、第三方偿付和私人执业（Reisch，2012）。在公共卫生领域有着深厚根基的少数声音坚持不懈继续要求将专业的努力转向预防、社区实践和公共卫生（Bracht，1978；Hooyman，Schwanke，& Yesner，1981；Keefe & Evans，2013；Rosenberg & Holden，1999；Roskin，1980）。1985 年，美国公共卫生服务局妇幼保健处主办了一次题为"公共卫生社会工作展望"的会议，目的是将公共卫生概念纳入社会工作教育（Siefert，Jayaratne，& Martin，1992）。许多教育工作者接受了这项任务，并将流行病学和预防引入了社会工作课程（Siefer et al.，1992；Tendler & Metzger，1979；Wilkinson，Rounds & Copeland，2002）。在此阶段，通过这两个领域之间的自然协同作用推出了许多 MSW/MPH 项目（Ruth，Marshall，Velásquez，& Bachman，2015）。由于所有部门都试图花更少的钱做更多的事，社区预防伙伴关系不断发展，突出了社会工作技能在社区外展和社区组织、文化应对能力以及在 HIV/AIDS 防治、儿童虐待和暴力预防、药物滥用预防和无家可归处理等问题上的价值（Bracht，1999；Marshall et al.，2011）。

然而，尽管社会工作者正在进行公共卫生方面的工作，但在 20 世纪剩余的几年里，社会工作在公共卫生中的作用毫无疑问受到了关注。资深公共卫生社会工作者 Ruth Knee 是唯一参加极具影响力的美国医学研究所（Institute of Medicine，IOM）专家咨询组的社会工作者，该小组编写了关于公共卫生状况的开创性报告——《公共卫生的未来》（*The Future of Public Health*）。Knee 敦促社会工作更清楚地阐明其在公共卫生领域领袖地位中的价值和功能（IOM，1988；Ruth & Marshall，2017）。10 多年后，IOM 关于公共卫生基础设施和承载力危机的重大报告未能将社会工作列入潜在专业伙伴名单（IOM，2003；Marshall et al.，2011）。

一些社会工作领袖承认，该领域对社会工作在公共卫生方面的实际或潜在作用知之甚少；

另一些人质疑，一个目前主要以个人和家庭治疗工作为主并因此享有盛名的专业是否能够完全将其重点重新置于公共卫生和预防。Bracht（1999）在千禧年追溯社会工作对预防和公共卫生支持的发展轨迹后，指出需要重新激发变革的意愿。

21 世纪公共卫生社会工作：重燃兴趣

最近发生的一些事件重新唤起了社会工作对公共卫生的兴趣。9·11 事件的国家悲剧凸显了公共卫生的威胁和需求，如灾害应对、生物恐怖主义、社群创伤，以及后来持续的战争。9·11 事件之后，最初用于公共卫生准备和预防的资金激增，虽然没有持续，却吸引了包括社会工作在内的广泛的跨部门联合（Auerbach，2017；Gorin，2002）。

由于保险覆盖率不足和保险不足额的情况急剧增加，获得医疗保健机会的问题随之上升。美国人口普查局（U.S. Census Bureau）估计，在《平价医疗法案》的高峰时期，未投保人口约占美国人口的 15.4%，约 4 800 万人（Kaiser Family Foundation，2016）。同年，另有 3 200 万成年人被认为保险不足，因保险覆盖范围不够而无法获得医疗保健的机会（The Commonwealth Fund，2014）。到了 21 世纪，社会保险不足的后果已为社会工作者所熟知。由于缺乏医疗保险，2009 年约有 45 000 人非正常死亡（Wilper et al.，2009）。

21 世纪早期改善人口健康的努力包括小布什政府的处方覆盖计划，被称为老年医疗保险的 D 部分；以及 2006 年颁布的马萨诸塞州全州医疗改革，它使该州的保险覆盖更广（Kaiser Family Foundation，n.d.）。然而，随着 2007—2008 年大萧条来袭，更多的人失去了获得医疗保险的机会，并且因此失去了获得医疗保健的机会，医疗保健改革的必要性由此增加。Barack Obama 的当选在一定程度上是由于竞选团队对医疗改革必要性的强调（Kaiser Family Foundation，n.d.）。

实施被称为 2010 年 ACA 的全面而有争议的医疗改革，是朝着新方向大胆迈进的一步，即便它并不完美。因其有改善患者照护、降低成本和改善人口结局三重目标，ACA 通过囊括预防和公共卫生社会工作，为社会工作提供了增强和扩大其作用并拓宽其方法的重要机会（Reisch，2012；Zabora，2011）。重新努力创建一个包括照护协调、预防、社区参与和专业间团队合作的整合健康社会工作依赖于 1 个世纪前公共卫生社会工作者最先发展的深入实践专长（Ruth & Marshall，2017；Stanhope et al.，2015）。

无论如何，公共卫生与社会工作之间的联系和协作在 21 世纪初期有所扩大。合作的增加很大程度上反映了对复杂的健康问题、社会福利和社会需要的认识，这些问题深深交织，需要跨学科和跨部门的回应。从以患者为中心的健康之家的慢性病管理、有毒废弃物行动主义（toxic waste activism）、儿童性虐待的初级预防，到退伍军人和囚犯重返并融入社会、自杀预防和社区健康工作者协作，公共卫生和社会工作被一系列不断扩大的连锁问题（Ruth et al.，2016）联结了起来。

社会工作对 20 世纪 80 年代开始并持续了 40 年的 HIV 流行做出的早期的、强有力的、协作性的和持续性的回应具有重要意义。社会工作者采用了传统的公共卫生社会工作方法，将帮助受 HIV/AIDS 影响的个人、家庭和小群体的努力与结构性干预相结合，以回应和改变 HIV/AIDS 公共卫生问题发生的社会文化环境。正如 Bloom 和 Cohen（2007）所描述的，结构干预涉及 4 个层次的关注：经济资源、各种政策、社会态度和组织结构。社会工作者对 HIV/

AIDS 的回应反映了其在社区组织和外展、去污名化、回应文化的预防性干预研究、政策和立法倡导以及协作实践中的工作（Kerson & McCoyd，2013；Ruth et al.，2016）。

值得注意的是，公共卫生社会工作分支学科在行业内外一直未受到足够认识。解决这一问题的努力始于 21 世纪之初。公共卫生标准工作组于 2005 年制定了一套公共卫生社会工作标准和能力要求（Public Health Standards Working Group），2007 年《公共卫生中的社会工作》（*Social Work in Public Health*）期刊开始发行。2006 年成立了公共卫生社会工作倡议小组，以促进关于公共卫生社会工作的教育、研究和培训倡议。同年，该小组举办了一次全国会议，吸引了 200 多名与会者（Markham Piper，Ruth，Sisco，Bethke，& Wyatt，2007）。最后，美国公共卫生协会（APHA）社会工作部门的领袖们在 2013 年将其更名为公共卫生社会工作分会，其结果是协会成员增加了 1 倍（Ruth et al.，2016）。总体而言，这些行动将有助于定义 21 世纪的公共卫生社会工作。

当今的公共卫生社会工作：实践

2002 年美国公共卫生协会（APHA）年度会议上发表的题为《公共卫生社会工作：多么伟大的想法！》（*Public Health Social Work：What Great Idea！*）的演讲幽默地捕捉到了新时代对公共卫生社会工作实践进行更为细致的概念化的需要（Sisco & Frounfelker，2002）。为了使公共卫生社会工作在 21 世纪蓬勃发展，所有参与其中的人必须能够更好地描述它是什么、它能做什么，以及它在实践中的样貌。他们同样需要能够阐明其对全民健康的独特贡献。人们早就认识到这个领域需要一个更为连贯一致的概念。APHA 的社会工作部门与国家和地区公共卫生社会工作者协会（Association of State and Territorial Public Health Social Workers）联合开展了为期 5 年的工作，完成了一份阐明公共卫生社会工作统一愿景的文件（Comet，2013）。公共卫生社会工作标准和能力文件包含 14 项专业标准和 5 项核心能力，旨在整合公共卫生社会工作实践（Public Health Social Work Initiative，2005）。这些能力强调利用社会流行病学、社区组织、社会规划、领导能力和 10 项基本公共卫生服务来解释公共卫生社会工作的独特作用和能力。

3 个值得注意的特点继续将公共卫生社会工作与专业中的其他方法区分开来。第一，公共卫生社会工作与公共卫生共享的首要目标是促进健康、预防疾病和确保人们能够健康的条件。因此，通过长期以来的实践，公共卫生社会工作对个人与人群健康的关系有了深刻的认识。虽然公共卫生社会工作者深切关注个人的福祉，但他们始终意识到个人是人群中的成员，人群代表着更大的社区健康需求。公共卫生社会工作认识到，对社会公正的专业投入要求其有意识地运用健康平等的结构性方法。

公共卫生社会工作的第二个关键点是依赖流行病学，特别是社会流行病学（Social Work Policy Institute，2007）。社会流行病学与社会工作的主要利益相一致，侧重于健康和福祉的社会决定因素，包括种族和族裔、性别、性取向、住房、失业、灾害、不利的童年经历和社会阶层（Krieger，2001）。社会流行病学有助于解构健康不公正。它在一定程度上证明了社会决定因素与健康结果之间的联系，特别是在历史上被边缘化和处境不利的群体，他们经历了健康状况下降、更高的发病率和早期死亡等不公正现象（Braveman et al.，2011）。源于结构性原因和未得到满足的社会需求，健康不平等已经被证明难以改变，社会流行病学提供了必要且稳定的科学支撑，为跨专业和跨部门的结构性干预提供了理由（Galea et al.，2011；Giles & Liburd，2007）。

第三，公共卫生社会工作实践是多层次、多维度的。例如，公共卫生社会工作者从事初级、二级和三级预防。一名参与青年自杀初级预防工作的公共卫生社会工作者最初会问："我们如何才能建立一个青年人不想自杀的社会？"在运用流行病学剖析了目标社区青年自杀风险和保护因素之后，初级预防干预措施可能会将目标置于改善亲子沟通，与利益相关方合作设计推动发展社会资本的社区建设活动，并减少接触枪支和高架桥的机会（Caldwell，2008）。在二级预防层面，重点转向辨识有自杀风险的人。早期识别和案例发现可能涉及对年轻人生活中的关键人物进行大众教育，以传达如何识别风险人群。三级预防帮助已有自杀倾向的个体。对自杀未遂青年的关怀和支持可能包括个案阐述、链式分析、安全计划、心理教育、认知行为和辩证行为疗法等。它还可以解决预防复发的问题，以防止自杀企图的再次发生（Stanley et al.，2009）。

将公共卫生社会工作定位在四层次社会工作健康影响模型（SWHIM，见图 5.1）上是有帮助的。公共卫生社会工作可包括将预防整合进临床实践，有意将系统创新与解决社会决定因素的结构性干预措施联系起来，以及建立社区与跨部门联盟，以增加模型各层面的跨度。以下案例说明了当今公共卫生社会工作者在这一领域中的不同实践作用。

实践案例

行为健康整合专家

一名受雇于非营利公共卫生研究所的公共卫生社会工作者向社区健康中心提供行为健康整合方面的技术援助。她致力于将医疗保健提供系统转变为更加注重身心健康和预防的系统，将行为健康纳入初级保健实践，跟踪结果，通过电子健康记录评价管理人口健康数据，并在社区医疗提供者、社会工作者和社会服务伙伴之间建立协作网络。她的工作反映在 SWHIM（社会工作健康影响模型）的 3 个较低层次：预防、系统创新和处理健康的社会决定因素。

公平住房部负责人

一名公共卫生社会工作者管理一个大城市的公平住房和产权部，因此在模型的两个较低层次上进行实践。这些实践通过政府程序促进获得住房这样的稀缺健康资源，并处理种族主义、歧视和经济不平等等健康的社会决定因素，这些因素是获得住房的障碍。

项目督导

一名以青年发展为导向的公共卫生社会工作者在一家大型社区医院的健康促进部门工作。她负责监督以社区为基础的药物滥用预防和青年发展新方案。从广义上界定健康，她的工作跨越了一个从药物使用障碍的预防和教育、危机干预和治疗到康复和支持的预防连续体。她还督导一个由青年带领的社区小组，促进社区领袖间正式和非正式伙伴关系，并将医院与社区联系起来，以加强服务。

人口健康管理者

这位公共卫生社会工作管理者在一家大型公立医院促进照护整合、预防和有效性测量。她开展了许多项目，主要是通过开展初级保健临床转化活动在实践层面建设人口健康基础设施。她设计活动来改善团队沟通，如专业间的碰头会。她制定了患者导引协议，包括就医前计划，使最需要的患者得到包括预防在内的协调一致的高质量照护。她还努力通过参与质量改进机制来改善照护，包括开发嵌入在电子病历中的临床决策支持工具，该工具可以提示服务提供者提醒患者每年的巴氏涂片（PAP）检查。她的工作跨越了 SHWIM 的 3 个较低层次。

能力建设主管

一名全球公共卫生社会工作者负责一项 8 000 万美元的全球健康项目的能力建设，该项目为低收入国家提供资金，用于解决 AIDs、结核病和疟疾问题。她促进各组织、政府和公民社会利益相关方的能力发展，利用他们的专业知识和声音，促进他们将获得的资金有效运用于预防、治疗和照护并发挥高度影响力。她以全球环境为背景，在预防、制度创新和健康的社会决定因素层面开展工作。

公共卫生社会工作者，帕金森病科

一名在医院内工作的公共卫生社会工作者向脆弱的患者提供个案协调和心理社会支持以应对帕金森病。她与跨专业医疗保健团队的其他成员合作，设计和实施健康促进计划以防止跌倒、管理压力和促进锻炼，所有这些都可以帮助预防发病和提高生活质量（Banez et al., 2008；Shurer，2013）。她将临床实践与 SWHIM 的预防层次联系了起来。

学校里的公共卫生社会工作者

这名社会工作者为经历过创伤的弱势有色人口青年提供临床服务，每周组织一次以创伤为重点的小组治疗。她的工作需要她作为当地儿童精神健康联盟的成员进行立法宣传，该联盟的目标是增加资金和改进学校政策，重点是减少进入监狱的学生。这位社会工作者在 SWHIM 的所有 4 个层次上开展工作，从预防性临床小组工作到处理健康的社会决定因素（SDOH）以及大规模监禁的整个系统。

全球救灾公共卫生社会工作者

应对埃博拉疫情的社会工作者提供临床服务，包括危机干预、哀伤辅导和创伤反应（Viscusi，2017）。她还提供关于埃博拉的基础健康教育，参与病例早期识别和接触追踪，并监测有风险的家庭。在社区层面，她帮助减少恐惧和消除对埃博拉的污名化。她协助供养孤儿，并与政府和捐助者一起争取额外资源。社会工作者在此开展了所有层次的公共卫生工作，包括临床的、预防性的、系统性的和结构性的。

对公共卫生社会工作实践的研究

虽然这些描述提供了当代公共卫生社会工作的实践简介，但是需要对其从业人员有更多了解，而目前对公共卫生社会工作实践及其从业者的研究很少（Beddoe，2013；Ruth，Wachman & Schultz，2014）。在 2004 年 NASW 对从业者的研究中，不到 10% 的社会工作者自称为公共卫生社会工作者（Whitaker，Weismiller，& Clark，2006）。虽然劳工统计局试图确定社会工作在职人员，但其广泛的类别（例如，社会医疗保健、精神健康和药物滥用以及儿童、家庭和学校）中的每一类都可能有了解公共卫生的社会工作者（Ruth et al.，2016）。这些社会工作者可能用了其他职业头衔参与了预防和公共卫生活动，甚至可能并未认识到自己的工作构成了公共卫生或预防。即使他们意识到了，他们也可能不把自己认作为公共卫生社会工作者，尽管他们正在运用这个分支学科的技能和知识基础（Marshall et al.，2011）。

公共卫生社会工作实践的其他观点可以从一小部分关于 MSW/MPH 课程毕业生的研究中收集。虽然并非所有公共卫生社会工作者都是 MSW/MPH 课程毕业生，但那些在科学、技能和实践方面受过社会工作以及公共卫生教育的人构成了一个合用的从业者群体。对双学位毕业生的两项描述性研究表明，他们将公共卫生和社会工作技能整合了起来。然而，从业人员列举了工作场所存在的障碍，最有针对性的是其他人对公共卫生社会工作能力的不熟悉（Ruth，Wyatt，Chiasson，Geron，& Bachman，2006；Ruth et al.，2008）。最近对 153 名来自单一项目的 MSW/MPH 毕业生的结果研究强化了这些发现。参与者报告他们对健康社会工作有很强的了解，并且能够通过确认他们提供的基本公共卫生服务随时报告它们哪些方面适合公共卫生基础设施。虽然项目评估、健康促进、社区动员和政策规划 / 分析被确定为首要的实践领域，调查对象在所有基本公共卫生服务领域都有实践经历（Ruth，Velásquez et al.，2015）。大多数人报告，他们对公共卫生社会工作有很好的了解，并且能自如运用公共卫生和社会工作技能；但是很多人还是说明了他们的工作场所未能了解公共卫生社会工作，或者不承认他们给机构带来的独特能力（Ruth，Marshall et al.，2015）。在一项针对在全球健康领域工作的 MSW/MPH 校友（*n* = 23）的小型定性研究中，调查人员发现受访者对定义和指明社会工作在全球健康中的作用由相似的需求。受访者报告说，全球健康领域的公共卫生专业人员通常不熟悉社会工作与全球健康的关系或不了解公共卫生社会工作是一门分支学科（Rios et al.，2014）。这些研究表明，MSW/MPH 课程毕业生广泛地融入了各种健康场所，并进入了大量不同的国家和全球职责岗位。公共卫生社会工作似乎没有单一的做法。相反，公共卫生社会工作反映了从这两个领域中得出的一套方法，这些方法是以即整合又有所区别的方式在运用，这取决于环境的需要或正在解决的问题的需要（Kerson & McCoyd，2013；Ruth，Marshall，et al.，2015）。从这个意义上来说，公共卫生社会工作与其在公共卫生领域的姐妹职业，即护理、法律和医学平行，所有在这些领域工作的人都在努力界定和描述他们在公共卫生领域的实践（American College of Preventive Medicine，n.d.；Gostin，2007；Minnesota Department of Health & Minnesota Public Health Nursing Practice Council，2016）。

公共卫生社会工作教育

社会工作者在健康实践中的教育准备一直受到相当大的关注（Spitzer & Davidson，2013；Vourlekis et al.，2001）。紧随健康改革和对健康不平等的日益关切，专业领袖建议对健康实践方面的社会工作教育进行实质性变革（Ruth，Wachman et al.，2017）。建议的范围从广泛发展健康方向专门系列课程、将健康内容与重新认证相联系，到有针对性地开展跨专业、教育、行为和整合健康实践，以及领导力发展（Andrews & Browne，2015；Collins，2013；Darnell，2013）。一些声音呼吁对健康社会工作教育采取更广泛的方法，包括采用广角公共卫生方法和预防。到目前为止，还未达成共识，这可能与缺乏关于社会工作教育中现有健康内容的信息有关（Bywaters & Napier，2009；Reisch，2012；Zabora，2011）。

对社会工作项目中的健康内容评估通常仅限于追踪现有的特定主题，内容分析发现目前与健康老龄化、家庭暴力和自杀相关的内容很少（Danis & Lockhart，2003；Marshall &

Altpeter，2005；Ruth，Gianino，Muroff，Feldman，& McLaughlin，2012）。其他研究试图对健康内容进行分类。McCave 和 Rishel（2011）确定大约 1/4 的 MSW 项目设有预防课程，Ziperstein 等（2015）观察到最近 10 年内 MSW/MPH 项目中的预防课程数量增加了一倍。虽然 BSW 项目约占官方认可的社会工作项目的 2/3，但那些研究大多集中在硕士教育，对于整体社会工作教育中的健康社会工作内容所能提供的看法有限（Council on Social Work Education，Commission on Educational Policy and Commission on Accreditation，2015）。

所有社会工作项目中的健康（*The Health in All Social Work Programs*）研究（Ruth，Wachman et al.，2017）试图对教育领域的健康内容进行更全面的评估：学士、硕士和博士项目。这个研究对所有学校的课程和专业的一般健康和健康相关内容进行了编码，这些内容主要与健康环境中个人和家庭的临床实践有关，包括与公共卫生、预防和人口健康有关的广角内容。硕士项目的健康内容最多，92%（n=219）的 MSW 项目至少提供一个通识健康课程。然而，不到一半（39.5%，n=94）提供广角课程（wide-lens courses）。虽然大约一半的 MSW 项目提供健康专业课程（n=112，46.2%），但只有 18.4%（n=44）含有公共卫生和预防的课程内容。BSW 和博士课程的情况更为严峻，只有 13.1%（n=65）的 BSW 课程和 16.5%（n=14）的博士课程提广角课程的内容。少数学校会提供健康方向专门课程系列，其中更少有学校提供广角课程的内容。在所有情况下，健康都被描述为一个实践领域，而不是人类福祉的总体概念或方法（Ruth et al.，2017）。显然，健康社会工作教育将受益于包括广角在内的内容，使更多的学生了解健康公平、公共卫生社会工作和预防的方法。

公共卫生和社会工作双学位方案为教育公共卫生社会工作者提供了另一条途径。MSW/MPH 方案最早出现于 20 世纪中后期，已经成为使社会工作者做好准备，在日益复杂的健康系统中开展实践的机制，并强化了社会工作与公共卫生之间知识和技能的共享（McClelland，1985；Ziperstein et al.，2015）。

最近的一项研究旨在了解双学位项目的数量，并从项目管理员那里获得项目内容和如何进行教授。据发现，MSW/MPH 项目数量激增，现有约 43 个，其他一些在计划之中；它们地理分布广泛，但在结构、内容和费用方面存在差异（Ziperstein et al.，2015）。虽然项目主管报告说毕业生人数不断增长，但大多数学校不会长期跟踪毕业生，也不评估他们的项目。尽管主管们对学生质量持积极态度，但许多人担忧的是学生和项目缺乏支持、MSW/MPH 的教育费用以及与整个高等教育的复杂项目相协调的挑战（Ziperstein et al.，2015）。

尽管直觉似乎让人认为公共卫生社会工作的历史、概念、技能和实践将为 MSW/MPH 方案提供一个相关的组织框架，但上述研究表明并非如此。有半数的项目主管承认，学生参加MSW/MPH 项目的目的是学习公共卫生社会工作技能和能力，但只有 17.1%（n=7）表示他们的项目使用了公共卫生社会工作作为概念模型或教授了公共卫生社会工作技能（Ziperstein et al.，2015）。正如人们所观察到的，"MSW/MPH 方案不仅是对学生的教育强化，还有可能成为新时代跨学科和跨专业合作的专业基石"（Ruth，Marshall，et al.，2015，P.193）。然而，这需要更好地整合公共卫生社会工作，将社会流行病学、预防的力量、健康的社会决定因素和健康公平观点以及社会工作健康影响模型（SWHIM）联系起来，以使毕业生能够带着愿景阐明社会工作在公共卫生中的作用和影响变革的能力。

最后，对于利用 MSW/MPH 项目开展公共卫生社会工作教育的观察是有必要的。尽管这些项目在增长，但是对社会工作专业的学生而言，这些课程并不是都可以参加的。许多社会工作学院无法利用公共卫生学院的资源。此外，地理、财政和时间因素会阻碍学生参加双学位课程。其他机制，例如将公共卫生社会工作内容注入现有课程，以及在每个层面（包括继续教育）都开发新的公共卫生社会工作课程和专题，也许可以使所有人都容易接触到公共卫生社会工作，并能帮助扩大专业的知晓度和影响力。

公共卫生社会工作及研究

几十年来，社会工作专业一直在为建立一门社会工作科学而不懈努力，这门科学将公平地反映其对多元实践、价值观、兴趣与方法的投入（Anastas，2014；Brekke，2012）。社会工作科学是一门具有广泛综合性的学科，它尊重社会工作作为一种专业的作用，并在不断增强其作为包括健康在内的更大的综合性科学学科的一个部分的贡献（Brekke，2012）。如今在联邦和基金会的投资下，社会工作开展了干预性研究、服务系统研究、实施与转化研究以及评估（Fong，2012）。对预防研究的学术兴趣正在增长，尽管进展缓慢。对 9 种社会工作期刊的内容分析发现，关于预防的文章从 2000 年的占比 4.1% 增加到了 2010 年的 14.3%（Ruth，Velásquez，et al.，2015）。美国社会工作和社会福利学会创设的"社会工作重大挑战"（The Grand Challengers for Social Work）倡议在解决重大社会问题的过程中培养科学的社会工作领导力，以解决重大社会问题。这 12 项挑战中的许多涉及健康，需要采用人口健康方法，需要包括社区利益相关方在内的力量一起开展特定学科和跨学科研究（Rine，2016）。公共卫生社会工作作为一种以研究为导向、以流行病学为依据的实践，可以成为跨学科的桥梁，帮助推进在"社会工作重大挑战"成功实现的过程中所必须运用的公共卫生方法，成为社会工作实践的关键一环（Ruth & Marshall，2017）。

尽管社会工作在健康领域占有重要地位，但是关于社会工作对特定人口健康结果的影响能力或对控制健康成本的能力的研究却一直滞后。而最近的研究记录了社会工作在众多地区的医院有效减少重新入院和有效开展个案管理的重要贡献（Andrews & Browne，2015；Boutwell，Johnson，& Watkins，2016；Diaz Linhart et al.，2016；Rowe et al.，2017；Steketee et al.，2016）。奥巴马政府时期开发了许多 ACA 相关的资助计划，它们是从以患者为中心的结果研究、以社区为基础的预防、转化、团队科学，以及协作模式的照护等研究中得出的结论（Darnell，2013）。其中许多为社会工作者提供了新的实践、研究和展现领导力的机会，包括广角方法。虽然这种资助的未来无法保证，但是从中吸取的教训强化了社会工作继续参与正在进行的项目以及实践评估的必要性（Ruth et al.，2016；Taylor，Coffey，& Kashner，2016）。

公共卫生社会工作的未来

公共卫生社会工作发展至今已有 1 个多世纪，自从 Wittman、Knee、Rapoport、Bracht、Watkins、Cowin 和其他许多人在 20 世纪后期将预防和公共卫生社会工作加以概念化，以供广泛采用以来也已过去了 50 多年。自那时起，公共卫生社会工作者继续通过公共卫生与社会工作相结合的桥梁在许多领域开展多层次的工作。

首先，健康社会工作现在有了重新定义自己的重要机会。鉴于大多数健康社会工作的临床重点安排，可以理解社会工作领袖层把主要和持续的重点集中在加强医疗保健临床实践（Allen，2012；Andrews & Browne，2015；Collins，2013；Darnell，2013；Dziegielewski，2013）。然而，正如 Bracht（1999）所观察到的，除非被故意打乱，否则对个人治疗根深蒂固的关注将继续为这个专业所默认。只有刻意采用视野更广的广角视角的框架才能打破这种观点——这种社会工作内外许多人所持的观点——即健康社会工作只集中关注临床问题。提升公共卫生和其他宽视角方法会提高专业的影响力，强化其价值主张，并加强其实现健康公平的能力。通过将公共卫生社会工作作为一种统一的叙述和实践，该专业在融合临床、调解和人口方法方面获得了 1 个世纪的经验，可以在机会出现的关键时刻产生更大的影响——系统整合、照护管理、以患者为中心的照护和跨专业实践——这些都要求拓宽视野。这为在新兴领域中进一步分享社会工作在历史上的专业技能铺平了道路，如"人在情境中"和生态方法、文化反应能力、社区组织和社会公正取向（Beddoe，2013）。

接受公共卫生社会工作的第二个原因是伦理。健康不平等、种族主义、性别歧视、气候变化、暴力、精神疾病、长期慢性病和传染病以及经济不平等等挑战深刻、紧迫而又棘手。没有一个单独的职业能够解决这些问题，正如 SWHIM 所示（见图 5.1），临床干预对系统性不公正的影响微乎其微。展望未来，促进健康公平的努力必须是跨学科的、跨部门的、政治的，并且与改善社会福利有关的。此外，从公共卫生社会工作的历史来看，在不确定和分裂的时期，处理未得到满足的需求和社会决定因素的工作是困难的，而且是有争议的，这一点值得铭记（Siefert，1983）。鉴于健康公平作为一项目标的紧迫性，对合作的承诺是必不可少和具有保护性的。

尽管 1 个世纪前 Hopkins 相信公共卫生和社会工作是不可分割的，但在过去很多时间里，社会福利和公共卫生似乎是在不同的领域运作的。然而，人们越来越认识到未满足的社会需求在健康结局中的作用，这使公共卫生的重点重新转向社会福利和社会工作。Gales（2016）强调了社会福利话语在公共卫生中的重要性。公共卫生社会工作者可以认为，将公共卫生和社会工作结合起来的严格做法为两个领域在 21 世纪拓宽对话和分享改善健康和社会福利的工作提供了必不可少的桥梁。

专业转型并非简单地发生。重新调整需要对现状提出质疑、重新设想否则情况会如何，并采取果断步骤，创造一个包括预防、人口健康和其他宽视角的方法在内的新的现实（Witkin，2014）。任务清单很长，需要从让他人了解该专业的公共卫生社会工作故事开始。公共卫生社会工作的历史有限，是导致对此分支学科不熟悉的一个因素。需要进一步发展公共卫生社会工作理论、框架、教育和研究，以确定与现有实践和倡议的联系，如社会工作重大挑战。

当代公共卫生社会工作的定义、角色、标准和能力必须加以澄清、深化，并纳入所有社会工作学院以及 MSW/MPH 方案。应发展额外的教育机会，包括课程、实习、继续教育，以满足那些负担不起 MSW/MPH 项目的时间或费用的人的需要。需要确定和量化公共卫生社会工作的人力需求。公共卫生社会工作中充满活力的跨组织的社会工作领袖力量对于实现这些目标至关重要。

我们正处在社会工作教育和实践的新时代。新一代由使命驱动的学生和从业者正在寻求解决社会问题和疾病的根本原因。他们希望促进健康公平，解决健康的社会决定因素，并帮助建立一个公正的社会。目前的学生和许多从业者渴望一种整合实践，使他们能够与个体和人群一起工作。具有更宽广健康概念的公共卫生社会工作正是这样的一种实践。现在是时候认识它的历史意义，重视它目前的能力和贡献，并让它为扩大其在社会工作和公共卫生等更大专业范围中的地位而发挥领导作用。

参考文献

Abramovitz, M. (1998). Social work and social reform: An arena of struggle. *Social Work*, *43*(6), 512–526. https://doi.org/10.1093/sw/43.6.512

Allen, H. (2012). Is there a social worker in the house? Health care reform and the future of medical social work. *Health & Social Work*, *37*(3), 183–186. https://doi.org/10.1093/hsw/hls021

Allen, K. M., & Spitzer, W. J. (2015). *Social work practice in healthcare: Advanced approaches and emerging trends*. Thousand Oaks, CA: Sage.

Almgren, G., Kemp, S. P., & Eisinger, A. (2000). The legacy of Hull House and the Children's Bureau in the American mortality transition. *Social Service Review*, *74*(1), 1–27. https://doi.org/10.1086/514458

American College of Preventive Medicine. (n.d.). *Mission*. Retrieved from http://www.acpm.org/page/mission

Anastas, J. W. (2014). When is research good evidence? Issues in reading research. *Clinical Social Work Journal*, *42*(2), 107–115. https://doi.org/10.1007/s10615-013-0452-3

Andrews, C., & Browne, T. (2015). *Social work and the Affordable Care Act: Maximizing the profession's roles in health reform*. Retrieved from http://www.researchgate.net/publication/275333874_Social_Work__the_Affordable_Care_Act_Maximizing_the_Profession%27s_Role_in_Health_Reform

Auerbach, J. (2017, May 15). Here's just one example of our public health funding crisis. *Huffington Post*. Retrieved from http://www.huffingtonpost.com/entry/just-one-example-of-our-public-health-funding-crisis_us_5919aae0e4b02d6199b2f156

Auerbach, C., Mason, S. E., & Laporte, H. H. (2007). Evidence that supports the value of social work in hospitals. *Social Work in Health Care*, *44*(4), 17–32. https://doi.org/10.1300/j010v44n04_02

Bailey, Z. D., Krieger, N., Agénor, M., Graves, J., Linos, N., & Bassett, M. T. (2017). Structural racism and health inequities in the USA: Evidence and interventions. *The Lancet*, *389*(10077), 1453–1463. https://doi.org/10.1016/s0140-6736(17)30569-x

Banez, C., Tully, S., Amaral, L., Kwan, D., Kung, A., Mak, K., ... Alibhai, S. M. H. (2008). Development, implementation, and evaluation of an interprofessional falls prevention program for older adults. *Journal of the American Geriatrics Society*, *56*(8), 1549–1555. https://doi.org/10.1111/j.1532-5415.2008.01790.x

Bartlett, H. M. (1934). *Medical social work: A study of current aims and methods in medical social case work*. Chicago, IL: American Association of Medical Social Workers.

Beddoe, L. (2013). Social work education and health: Knowledge for practice. In B. Crisp & L. Beddoe (Eds.), *Promoting health and well-being in social work education* (pp. 6–23). New York, NY: Routledge.

Bloom, F. R., & Cohen, D. A. (2007). Structural interventions. In S. O. Aral & J. M. Douglas (Eds.), *Behavioral interventions for prevention and control of sexually transmitted diseases* (pp. 125–141). New York, NY: Springer.

Bloom, M. (1981). Primary prevention: Revolution in the helping professions? *Social Work in Health Care*, *6*(2), 53–67. https://doi.org/10.1300/j010v06n02_06

Bloom, M. (1995). Primary prevention. In R. L. Edwards (Ed.), *Encyclopedia of social work* (19th ed., pp. 1967–1973). Washington, DC: National Association of Social Workers.

Boutwell, A. E., Johnson, M. B., & Watkins, R. (2016). Analysis of a social work-based model of transitional care to reduce hospital readmissions: Preliminary data. *Journal of the American Geriatrics Society*, *64*(5), 1104–1107. https://doi.org/10.1111/jgs.14086

Bracht, N. F. (1978). *Social work in health care: A guide to professional practice*. New York, NY: Haworth Press.

Bracht, N. F. (1999). *Health promotion at the community level: New advances* (2nd ed.). Thousand Oaks, CA: Sage.

Bradley, E. H., & Taylor, L. A. (2013). *The American health care paradox: Why spending more is getting us less*. New York, NY: PublicAffairs.

Braveman, P. A., Kumanyika, S., Fielding, J., LaVeist, T., Borrell, L. N., Manderscheid, R., & Troutman, A. (2011). Health disparities and health equity: The issue is justice. *American Journal of Public Health*, *101*(S1), S149–S155. https://doi.org/10.2105/AJPH.2010.300062

Brekke, J. S. (2012). Shaping a science of social work. *Research on Social Work Practice*, *22*(5), 455–464. https://doi.org/10.1177/1049731512441263

Bywaters, P., & Napier, L. (2009). Revising social work's international policy statement on health: Process, outcomes and implications. *International Social Work*, *52*(4), 447–457. https://doi.org/10.1177/0020872809104249

Caldwell, D. (2008). The suicide prevention continuum. *Pimatisiwin*, *6*(2), 145–153.

Caputi, M. A. (1978). Social work in health care: Past and future. *Health & Social Work*, *3*(1), 8–29. https://doi.org/10.1093/hsw/3.1.8

Centers for Disease Control and Prevention. (2017). *The public health system and the 10 essential public health services*. Retrieved from https://www.cdc.gov/stltpublichealth/publichealthservices/essentialhealthservices.html

Centers for Disease Control and Prevention. (n.d.).

Potentially preventable deaths from the five leading causes of death: United States, 2008–2010. Retrieved from https://www.cdc.gov/media/releases/2014/images/p0501-preventable-deaths.pdf

Cohen, R., Martinez, M., & Zammitti, E. (2017). *Health insurance coverage: Early release estimates from the National Health Interview Survey, January-March 2017.* Hyattsville, MD: National Center for Health Statistics.

Collins, S. (2013, June). Strategies for strengthening health care social work in the health reform era. *Practice Perspectives.* Retrieved from http://www.socialworkers.org/assets/secured/documents/practice/health/strengtheninghealthcaresocialwork.pdf

Combs-Orme, T. (1988). Infant mortality and social work: Legacy of success. *Social Service Review, 62*(1), 83–102. https://doi.org/10.1086/603662

Combs-Orme, T., & Guyer, B. (1992). America's health care system: The Reagan legacy. *The Journal of Sociology & Social Welfare, 19*(1), 63–87.

Commonwealth Fund. (2014, March 25) *New state-by-state analysis: 32 million were underinsured in 2012, including 4 million middle-income people; nearly 80 million in total lacked health insurance or were underinsured, ranging from 14 percent in Massachusetts to 38 percent in New Mexico and Texas.* Retrieved from http://www.commonwealthfund.org/publications/press-releases/2014/mar/32-million-underinsured

Cornet, B. (2013). Workforce issues. In R. H. Keefe & E. T. Jurkowski (Eds.), *Handbook for public health social work* (pp. 341–356). New York, NY: Springer.

Council on Social Work Education, Commission on Educational Policy and Commission on Accreditation. (2015). *Educational policy and accreditation standards for BSW and MSW programs.* Retrieved from https://www.cswe.org/getattachment/Accreditation/Accreditation-Process/2015-EPAS/2015EPAS_Web_FINAL.pdf.aspx

Cowin, R. (1970). Some new dimensions of social work practice in a health setting. *American Journal of Public Health, 60*(5), 860–869. https://doi.org/10.2105/ajph.60.5.860

Cowin, R. A., Rice, E. P., & Schmidt, W. M. (1965). Social work in a child health clinic: A report of a demonstration. *American Journal of Public Health, 55*(6), 821–831. https://doi.org/10.2105/ajph.55.6.821

Cowles, L. A. F. (2000). *Social work in the health field: A care perspective.* New York, NY: Routledge.

Danis, F. S., & Lockhart, L. (2003). Domestic violence and social work education: What do we know, what do we need to know [Guest editorial]? *Journal of Social Work Education, 39*(2), 215–224.

Darnell, J. S. (2013). Navigators and assisters: Two case management roles for social workers in the Affordable Care Act. *Health & Social Work, 38*(2), 123–126. https://doi.org/10.1093/hsw/hlt003

Diaz-Linhart, Y., Silverstein, M., Grote, N., Cadena, L., Feinberg, E., Ruth, B. J., & Cabral, H. (2016). Patient navigation for mothers with depression who have children in head start: A pilot study. *Social Work in Public Health, 31*(6), 504–510. https://doi.org/10.1080/19371918.2016.1160341

Dolan, R. (2016, February 4). High-deductible health plans [Health policy brief]. doi:10.1377/hpb20160204.950878

Dziegielewski, S. (2013). *The changing face of health care social work: Opportunities and challenges for professional practice* (3rd ed.). New York, NY: Springer.

Flexner, A. (1915). Is social work a profession? Retrieved from Social Welfare History Project website: http://socialwelfare.library.vcu.edu/social-work/is-social-work-a-profession-1915

Folks, H. (1912). Points of contact between the health officer and the social worker. *American Journal of Public Health, 2*(10), 776–781. https://doi.org/10.2105/ajph.2.10.776

Fong, R. (2012). Framing education for a science of social work: Missions, curriculum, and doctoral training. *Research on Social Work Practice, 22*(5), 529–536. https://doi.org/10.1177/1049731512452977

Frieden, T. R. (2010). A framework for public health action: The health impact pyramid. *American Journal of Public Health, 100*(4), 590–595. https://doi.org/10.2105/AJPH.2009.185652

Galea, S. (2016, July 10). Social welfare and the utility of promoting health [Web log]. Retrieved from Boston University School of Pubilc Health website: https://www.bu.edu/sph/2016/07/10/social-welfare-and-the-utility-of-promoting-health

Galea, S., Tracy, M., Hoggatt, K. J., DiMaggio, C., & Karpati, A. (2011). Estimated deaths attributable to social factors in the United States. *American Journal of Public Health, 101*(8), 1456–1465. https://doi.org/10.2105/ajph.2010.300086

Gehlert, S. (2012). Conceptual underpinnings of social work in health care. In S. Gehlert & T. Browne (Eds.), *Handbook of health social work* (2nd ed., pp. 3–19). Hoboken, NJ: Wiley.

Gehlert, S. (2016). Social work and science. *Research on Social Work Practice, 26*(2), 219–224. https://doi.org/10.1177/1049731515570138

Gibelman, M. (1999). The search for identity: Defining social work—Past, present, future. *Social Work, 44*(4), 298–310. https://doi.org/10.1093/sw/44.4.298

Gilbert, N. (1982). Policy issues in primary prevention. *Social Work, 27*(4), 293–297. https://doi.org/10.1093/sw/27.4.293

Gilbert, N., & Specht, H. (1974). *Dimensions of social welfare policy.* Englewood Cliffs, NJ: Prentice-Hall.

Giles, W. H., & Liburd, L. C. (2007). Achieving health equity and social justice. In L. Cohen, V. Chávez, & S. Chehimi (Eds.), *Prevention is primary: Strategies for community well-being* (2nd ed., pp. 25–40). San Francisco, CA: Jossey-Bass.

Gorin, S. H. (2002). The crisis of public health revisited: Implications for social work. *Health & Social Work, 27*(1), 56–60. https://doi.org/10.1093/hsw/27.1.56

Gorin, S. H., & Moniz, C. (2004). Will the United States ever have universal health care? *Health & Social Work*, *29*(4), 340–344. https://doi.org/10.1093/hsw/29.4.340

Gostin, L. O. (2007, April 19). *Meeting basic survival needs of the world's least healthy people: Toward a framework convention on global health* [Georgetown Law faculty lecture]. Retrieved from http://scholarship.law.georgetown.edu/cgi/viewcontent.cgi?article=1010&context=fac_lectures

Hawkins, J. D. (2006). Science, social work, prevention: Finding the intersections. *Social Work Research*, *30*(3), 137–152. https://doi.org/10.1093/swr/30.3.137

Haynes, K. S., & Mickelson, J. S. (2010). *Affecting change: Social workers in the political arena* (7th ed.). New York, NY: Pearson.

Helsing, J. W. (2000). *Johnson's war/Johnson's Great Society: The guns and butter trap*. Westport, CT: Praeger.

Hong, P. Y. P., & Hodge, D. R. (2009). Understanding social justice in social work: A content analysis of course syllabi. *Families in Society*, *90*(2), 212–219. https://doi.org/10.1606/1044-3894.3874

Hood, C. M., Gennuso, K. P., Swain, G. R., & Catlin, B. B. (2016). County health rankings: Relationships between determinant factors and health outcomes. *American Journal of Preventive Medicine*, *50*(2), 129–135. https://doi.org/10.1016/j.amepre.2015.08.024

Hooyman, G., Schwanke, R. W., & Yesner, H. (1981). Public health social work: A training model. *Social Work in Health Care*, *6*(2), 87–99. https://doi.org/10.1300/j010v06n02_09

Hopkins, H. L. (1926, May). *The place of social work in public health*. Paper presented at the National Conference of Social Work, Cleveland, OH. Retrieved from Social Welfare History Project website: https://socialwelfare.library.vcu.edu/social-work/the-place-of-social-work-in-public-health

Institute of Medicine. (1988). *The future of public health*. doi:10.17226/1091

Institute of Medicine. (2003). *Who will keep the public healthy? Educating public health professionals for the 21st century*. doi:10.17226/10542

Jost, T. (2017, July 20). The Obamacare Repeal Reconciliation Act: What repeal and delay would mean for coverage, premiums, and the budget [Web log]. Retrieved from http://healthaffairs.org/blog/2017/07/19/the-obamacare-repeal-reconciliation-act-what-repeal-and-delay-would-mean-for-coverage-premiums-and-the-budget

Judd, R. G., & Sheffield, S. (2010). Hospital social work: Contemporary roles and professional activities. *Social Work in Health Care*, *49*(9), 856–871. https://doi.org/10.1080/00981389.2010.499825

Kaiser Family Foundation. (2016, September 19). *Key facts about the uninsured population*. Retrieved from http://www.kff.org/uninsured/fact-3sheet/key-facts-about-the-uninsured-population

Kaiser Family Foundation. (n.d.) *Timeline: History of health reform in the U.S.* Retrieved from https://kaiserfamilyfoundation.files.wordpress.com/2011/03/5-02-13-history-of-health-reform.pdf

Keefe, R. H. (2010). Health disparities: A primer for public health social workers. *Social Work in Public Health*, *25*(3–4), 237–257. https://doi.org/10.1080/19371910903240589

Keefe, R. H., & Evans, T. A. (2013). Introduction to public health social work. In R. H. Keefe & E. T. Jurkowski (Eds.), *Handbook for public health social work* (pp. 3–20). New York, NY: Springer.

Kerson, T. S., & Lee, J. E. (2016). Public health social work primer. In T. S. Kerson & J. L. M. McCoyd, & Associates (Eds.), *Social work in health settings: Practice in context* (pp. 287–295). New York, NY: Routledge.

Kerson, T. S., & McCoyd, J. L. M. (2013). In response to need: An analysis of social work roles over time. *Social Work*, *58*(4), 333–343. https://doi.org/10.1093/sw/swt035

Kotch, J. B. (2005). *Maternal and child health: Programs, problems, and policy in public health*. Boston, MA: Jones and Bartlett.

Krieger, N. (2001). Theories for social epidemiology in the 21st century: An ecosocial perspective. *International Journal of Epidemiology*, *30*(4), 668–677. https://doi.org/10.1093/ije/30.4.668

Leukefeld, C. G. (1989). National health line. *Health & Social Work*, *14*(1), 9–11. https://doi.org/10.1093/hsw/14.1.9

Levy, R. L., Lambert, R., & Davis, G. (1980). Social work and dentistry in clinical, training, and research collaboration. *Social Work in Health Care*, *5*(2), 177–185. https://doi.org/10.1300/j010v05n02_06

Lowi, T. J. (2009). *The end of liberalism: The second republic of the United States* (3rd ed.). New York, NY: W. W. Norton.

Markham Piper, T., Ruth, B. J., Sisco, S., Bethke, C., & Wyatt, J. (2007, November). *Public health social work in the 21st century: An innovative paradigm for health promotion and disease prevention*. Paper presented at the American Public Health Association Annual Meeting, Washington, DC.

Marshall, V. W., & Altpeter, M. (2005). Cultivating social work leadership in health promotion and aging: Strategies for active aging interventions. *Health & Social Work*, *30*(2), 135–144. https://doi.org/10.1093/hsw/30.2.135

Marshall, J. W., Ruth, B. J., Sisco, S., Bethke, C., Markham Piper, T., Cohen, M., & Bachman, S. (2011). Social work interest in prevention: A content analysis of the professional literature. *Social Work*, *56*(3), 201–211. https://doi.org/10.1093/sw/56.3.201

Mays, G. P., & Smith, S. A. (2011). Evidence links increases in public health spending to declines in preventable deaths. *Health Affairs*, *30*(8), 1585–1593. https://doi.org/10.1377/hlthaff.2011.0196

McCave, E. L., & Rishel, C. W. (2011). Prevention as an explicit part of the social work profession: A systematic investigation. *Advances in Social Work*, *12*(2), 226–240.

McClelland, R. (1985). Joint degrees: Do they strengthen or weaken the profession? *Journal of Social Work Education*, *21*(1), 20–26.

Midgley, J. (1992). The challenge of international social work. In M. C. Hokenstad, S. K. Khinduka, & J. Midgley (Eds.), *Profiles in international social work* (pp. 33–45). Washington, DC: NASW Press.

Minnesota Department of Health, & Minnesota Public Health Nursing Practice Council. (2016, May). *Relevant challenges and considerations for public health nursing practice*. Retrieved from http://www.health.state.mn.us/divs/opi/cd/phn/practicecouncil/docs/1704_challenges.pdf

Moniz, C. (2010). Social work and the social determinants of health perspective: A good fit. *Health & Social Work*, *35*(4), 310–313. https://doi.org/10.1093/hsw/35.4.310

Moroney, R. M. (1995). Public health services. In R. L. Edwards (Ed.), *Encyclopedia of social work* (19th ed., pp. 197–1973). Washington, DC: NASW Press.

Munson, C., & Daly, J. G. (2000). *Social work practice in the military*. New York, NY: Routledge.

National Association of Social Workers. (2017). *Code of ethics*. Retrieved from https://www.socialworkers.org/About/Ethics/Code-of-Ethics

Popple, P. R., & Leighninger, L. (2011). *Social work, social welfare and American society* (8th ed.). Boston, MA: Allyn & Bacon.

Porta, M. (2014). *A dictionary of epidemiology* (6th ed.). New York, NY: Oxford Press.

Public Health Social Work Initiative. (2005, May). *Public health social work standards and competencies*. Retrieved from https://nciph.sph.unc.edu/cetac/phswcompetencies_may05.pdf

Rapoport, L. (1961). The concept of prevention in social work. *Social Work*, *6*(1), 3–12. https://doi.org/10.1093/sw/6.1.3

Reisch, M. (2002). Defining social justice in a socially unjust world. *Families in Society: The Journal of Contemporary Social Services*, *83*(4), 343–354. https://doi.org/10.1606/1044-3894.17

Reisch, M. (2012). The challenges of health care reform for hospital social work in the United States. *Social Work in Health Care*, *51*(10), 873–893. https://doi.org/10.1080/00981389.2012.721492

Rice, E. P. (1959). Social work in public health. *Social Work*, *4*(1), 82–88. https://doi.org/10.1093/sw/4.1.82

Rine, C. M. (2016). Social determinants of health: Grand challenges in social work's future. *Health & Social Work*, *41*(3), 143–145. https://doi.org/10.1093/hsw/hlw028

Rios, C., Hope, L., Clement, A., Wachman, M., Schultz, N., Lopez, L. & Ruth, B. J. (2014, November 19). Conceptualizing public health social work for global health practice: Findings from a qualitative study. Presented at the American Public Health Association Annual Meeting, New Orleans, LA.

Robert Wood Johnson Foundation. (2011, December 7). *Health care's blind side: Unmet social needs leading to worse health*. Retrieved from http://www.rwjf.org/en/library/articles-and-news/2011/12/health-cares-blind-side-unmet-social-needs-leading-to-worse-heal.html

Rogers, C. A., Mendel, W. E., & Evans, T. (2013). Maternal and child health. In R. H. Keefe & E. T. Jurkowski (Eds.), *Handbook for public health social work* (pp. 41–58). New York, NY: Springer.

Rosenberg, G., & Holden, G. (1999). Prevention: A few thoughts [Editorial]. *Social Work in Health Care*, *28*(4), 1–11.

Roskin, M. (1980). Integration of primary prevention into social work practice. *Social Work*, *25*(3), 192–196. https://doi.org/10.1093/sw/25.3.192

Rothman, J., & Mizrahi, T. (2014). Balancing micro and macro practice: A challenge for social work. *Social Work*, *59*(1), 91–93. https://doi.org/10.1093/sw/swt067

Rowe, J. M., Rizzo, V. M., Vail, M. R., Kang, S.-Y., & Golden, R. M. (2017). The role of social workers in addressing nonmedical needs in primary health care. *Social Work in Health Care*, *56*(6), 435–449. https://doi.org/10.1080/00981389.2017.1318799

Ruth, B. J., Gianino, M., Muroff, J., Feldman, B., & McLaughlin, D. (2012). You can't recover from suicide: Perspectives on suicide education in MSW programs. *Journal of Social Work Education*, *48*(3), 501–516. https://doi.org/10.5175/jswe.2012.201000095

Ruth, B. J., & Marshall, J. W. (2017). A history of social work in public health. *American Journal of Public Health*, *107*(Suppl. 3), S236–S242. https://doi.org/10.2105/AJPH.2017.304005

Ruth, B. J., Marshall, J. W., Velásquez, E. M., & Bachman, S. S. (2015). Teaching note—Educating public health social work professionals: Results from an MSW/MPH program outcomes study. *Journal of Social Work Education*, *51*(1), 186–194. https://doi.org/10.1080/10437797.2015.979096

Ruth, B. J., Marshall, J. W., Wachman, M. K., Schultz, N., Backman, A., & Harrington, C. (2017, January 13). *Health in all social work programs: Findings from a national analysis of social work education*. Paper presented at the Annual Meeting of the Society for Social Work and Research, New Orleans, LA.

Ruth, B. J., Sisco, S., & Marshall, J. W. (2016, August 5). Public health social work. In C. Franklin (Ed.), *Encyclopedia of social work*. Oxford: Oxford University Press. Retrieved from http://socialwork.oxfordre.com/view/10.1093/acrefore/9780199975839.001.0001/acrefore-9780199975839-e-324?rskey=m34Pya&result=1

Ruth, B. J., Sisco, S., Wyatt, J., Bethke, C., Bachman, S. S., & Markham Piper, T. (2008). Public health and social work: Training dual professionals for the contemporary workplace. *Public Health Reports*, *123*(Suppl. 2), 71–77. https://doi.org/10.1177/00333549081230s210

Ruth, B. J., Velásquez, E. E., Marshall, J. W., & Ziperstein, D. (2015). Shaping the future of prevention in social work: An analysis of the professional literature from 2000 through 2010. *Social Work*, *60*(2), 126–134. https://doi.org/10.1093/sw/swu060

Ruth, B. J., Wachman, M. K., Marshall, J. W., Backman, A. R., Harrington, C. B., Schultz, N. S., & Ouimet, K. J. (2017). Health in all social work programs: Findings from a US national analysis. *American Journal of Public Health*, *107*(Suppl. 3), S267–S273. https://doi.org/10.2105/ajph.2017.304034

Ruth, B. J., Wachman, M., & Schultz, N. (2014, October). *Health in all programs? Findings from a website analysis of MSW programs*. Presented at Council on Social Work Education Annual Program Meeting, Tampa, FL.

Ruth, B. J., Wyatt, J., Chiasson, E., Geron, S. M., & Bachman, S. (2006). Teaching notes: Social work and public health: Comparing graduates from a dual-degree program. *Journal of Social Work Education*, *42*(2), 429–439. https://doi.org/10.5175/jswe.2006.200404117

Sable, M. R., Schild, D. R., & Hipp, J. A. (2012). Public health and social work. In S. Gehlert & T. Browne (Eds.), *Handbook of health social work* (2nd ed., pp. 64–97). Hoboken, NJ: Wiley.

Schneider, E. C., Sarnak, D. O., Squires, D., Shah, A., & Doty, M. M. (2017). Mirror, mirror 2017: International comparison reflects flaws and opportunities for better U.S. health care. Retrieved from The Commonwealth Fund website: http://www.commonwealthfund.org/interactives/2017/july/mirror-mirror

Schneider, M. (2015). *Introduction to public health* (4th ed.). Burlington, MA: Jones and Bartlett.

Shier, G., Ginsburg, M., Howell, J., Volland, P., & Golden, R. (2013). Strong social support services, such as transportation and help for caregivers, can lead to lower health care use and costs. *Health Affairs*, *32*(3), 544–551. https://doi.org/10.1377/hlthaff.2012.0170

Shurer, J. (2013). The expert care experience: The role of a social worker in caring for someone with Parkinson's disease [Web log]. Retrieved from http://www.parkinson.org/blog/expert-care-experience/social-worker

Siefert, K. (1983). An exemplar of primary prevention in social work: The Sheppard-Towner Act of 1921. *Social Work in Health Care*, *9*(1), 87–103. https://doi.org/10.1300/j010v09n01_08

Siefert, K., Jayaratne, S., & Martin, L. D. (1992). Implementing the public health social work forward plan: A research-based prevention curriculum for schools of social work. *Health & Social Work*, *17*(1), 17–27. https://doi.org/10.1093/hsw/17.1.17

Silverman, E. (2008). From ideological to competency-based: The rebranding and maintaining of medical social work's identity. *Social Work*, *53*(1), 89–91. https://doi.org/10.1093/sw/53.1.89

Sisco, S., & Frounfelker, R. (2002, November). *Public health social worker: What a great idea!* Presentation at the American Public Health Association Annual Meeting, Philadelphia, PA.

Social Work Policy Institute. (2007, May 18). *Public health social work* [Web log]. Retrieved from http://www.socialworkpolicy.org/research/public-health-social-work.html

Spitzer, W. J., & Davidson, K. W. (2013). Future trends in health and health care: Implications for social work practice in an aging society. *Social Work in Health Care*, *52*(10), 959–986. https://doi.org/10.1080/00981389.2013.834028

Stanhope, V., Videka, L., Thorning, H., & McKay, M. (2015). Moving toward integrated health: An opportunity for social work. *Social Work in Health Care*, *54*(5), 383–407. https://doi.org/10.1080/00981389.2015.1025122

Stanley, B., Brown, G., Brent, D. A., Wells, K., Poling, K., Curry, J., … Hughes, J. (2009). Cognitive-behavioral therapy for suicide prevention (CBT-SP): Treatment model, feasibility, and acceptability. *Journal of the American Academy of Child & Adolescent Psychiatry*, *48*(10), 1005–1013. https://doi.org/10.1097/chi.0b013e3181b5dbfe

Steketee, G., Ross, A., & Wachman, M. (2016, January). *Social work, cost and health outcomes: A systematic review*. Poster presented at the 20th Annual Conference of the Society for Social Work and Research, Washington, DC. Retrieved from http://sswr.confex.com/sswr/2016/webprogram/Paper25403.html

Stuart, P. H. (2013, June). Social work profession: History. In C. Franklin (Ed.), *Encyclopedia of social work*. Oxford: Oxford University Press. Retrieved from http://socialwork.oxfordre.com/view/10.1093/acrefore/9780199975839.001.0001/acrefore-9780199975839-e-623

Taylor, L. D., Coffey, D. S., & Kashner, T. M. (2016). Interprofessional education of health professionals: Social workers should lead the way. *Health & Social Work*, *41*(1), 5–8. https://doi.org/10.1093/hsw/hlv082

Tendler, D., & Metzger, K. (1979). Training in prevention: An educational model for social work students. *Social Work in Health Care*, *4*(2), 221–231. https://doi.org/10.1300/j010v04n02_08

Trust for America's Health. (2015, April). *Investing in America's health: A state-by-state look at public health funding & key health facts*. Retrieved from http://healthyamericans.org/report/118

Turnock, B. J. (2012). *Public health: What it is and how it works* (5th ed.). Burlington, MA: Jones and Bartlett.

Turnock, B. J. (2016). *Essentials of public health* (3rd ed.). Burlington, MA: Jones and Bartlett.

U.S. Department of Labor, Bureau of Labor Statistics. (2016, May). *Occupational outlook handbook, Social workers*. Retrieved from http://www.bls.gov/ooh/community-and-social-service/social-workers.htm

University of Michigan Center of Excellence in Public Health Workforce Studies (2013, July). *Public health workforce enumeration, 2012*. Ann Arbor, MI: University of Michigan.

Vigilante, J. L. (1974). Between values and science:

Education for the profession during a moral crisis *or is proof truth? Journal of Education for Social Work*, *10*(3), 107–115. https://doi.org/10.1080/00220612.1974.10671310

Viscusi, A. (2017). *Ebola: A social work guide* [NASW Special Report]. Retrieved from http://www.naswdc.org/practice/special_reports/ebola/reflections.asp

Vourlekis, B. S., Ell, K., & Padgett, D. (2001). Educating social workers for health care's brave new world. *Journal of Social Work Education*, *37*(1), 177–191.

Whitaker, T., Weismiller, T., & Clark, E. (2006). *Assuring the sufficiency of a frontline workforce: A national study of licensed social workers. Executive summary*. Retrieved from National Association of Social Workers website: https://www.socialworkers.org/LinkClick.aspx?fileticket=QKU6bvt6Rwc%3D&portalid=0

Wilkinson, D. S., Rounds, K. A., & Copeland, V. C. (2002). Infusing public health content into the social work curriculum. *Journal of Teaching in Social Work*, *22*(3–4), 139–154. https://doi.org/10.1300/j067v22n03_10

Wilper, A. P., Woolhandler, S., Lasser, K. E., McCormick, D., Bor, D. H., & Himmelstein, D. U. (2009). Health insurance and mortality in US adults. *American Journal of Public Health*, *99*(12), 2289–2295. https://doi.org/10.2105/AJPH.2008.157685

Witkin, S. L. (2014). Change and deeper change: Transforming social work education. *Journal of Social Work Education*, *50*(4), 587–598.

Wittman, M. (1961). Preventive social work: A goal for practice and education. *Social Work*, *6*(1), 19–28. https://doi.org/10.1093/sw/6.1.19

Woolf, S. H. (2017). Progress in achieving health equity requires attention to root causes. *Health Affairs*, *36*(6), 984–991. https://doi.org/10.1377/hlthaff.2017.0197

World Bank. (2017). *Health expenditure, total (% of GDP)*. Retrieved from http://data.worldbank.org/indicator/SH.XPD.TOTL.ZS

World Health Organization. (2018). *Constitution of WHO: Principles*. Retrieved from http://www.who.int/about/mission/en

Zabora, J. R. (2011). How can social work affect health care reform? *Health & Social Work*, *36*(3), 231–232. https://doi.org/10.1093/hsw/36.3.231

Zerden, L. D., Jones, A., Lanier, P., & Fraser, M. W. (2016). Social workers: Continuing to address the social determinants of health. *American Journal of Public Health*, (6), 106. https://doi.org/10.2105/ajph.2016.303147

Ziperstein, D., Ruth, B. J., Clement, A., Marshall, J. W., Wachman, M., & Velasquez, E. E. (2015). Mapping dual-degree programs in social work and public health: Results from a national survey. *Advances in Social Work*, *16*(2), 406–421. https://doi.org/10.18060/18372

第 6 章

医疗卫生政策与社会工作

JULIE S.DARNELL 和 HEIDI L.ALLEN

医疗卫生政策是指政府或私立部门为实现特定的医疗保健目标而采取的行动。《患者保护和平价医疗法案》（ACA，又称奥巴马医保）就是一个突出的例子，它通过明显扩大医疗保险覆盖范围和改革美国医疗保健的组织、资金筹措和服务提供，极大地改变了社会工作实践所处的医疗保健格局。这部 2010 年的法案是著名的，因为它既推动了医疗卫生系统的全面改革，也激起了联邦和州两级的反复尝试，以废除或撤销其主要条款。因此，不确定性因此成为该法案一个清晰的特征。在这前景不明的环境中，社会工作者面临双重挑战，既要按目前情况执行法案，又要准备好应急计划，以备万一形势发生变化或机会消失。

作为各种场域中的从业者，社会工作者引导和协助服务对象获得联邦和州级的健康项目，这些项目有复杂的资质规定和申请程序，直接提供由政府资助的健康服务，并向个人和团体传播有关医疗保健的各种信息。作为穷人、弱势群体和被剥夺权利的个人和家庭的权利倡导者，社会工作者采取行动去影响医疗卫生政策及其立法，以提高风险群体和弱势群体的福利，并改善现有的医疗保健服务提供系统。作为在地方、州或联邦机构工作的决策者，社会工作者制定医疗卫生政策并管理健康项目。这些角色远未因医疗改革而过时，反而在改革的环境中显得更为重要。医疗改革的成功将取决于其核心条款保持不变，新的受保人获得保险覆盖的机会，以及无论其保险地位如何，人们都有能力获得所需要的医疗保健服务。为使社会工作者在新的后医疗改革时代中有效发挥作用，他们必须对法律有透彻理解，这首先需要精通熟悉法律所要修正的医疗卫生政策大环境。

本章提供了一个理解医疗卫生政策的总体框架，这些政策对于成功开展直接服务实践、倡导和政策制定至关重要。该框架包括揭示医疗卫生政策的总体关键性问题，即服务可及性、成本、质量和问责制，以及介绍医疗保健的主要组织、财务和支付结构。然后介绍老年医疗保险、医疗补助保险和儿童健康保险计划（CHIP）这三项主要公共保险计划的结构和关键问题。我们突出讲述了废除和取代 ACA 对未来政策和实践的影响。出于对篇幅的考虑，我们将重点置于联邦医疗卫生政策行动。对于那些对州级医疗卫生政策问题感兴趣的读者，我们在本章末尾列出了对其他参考资源的一些建议。最后，本章提出了一系列政策问题，并为有兴趣了解和影响医疗卫生政策的社会工作者提供了一些关键资源，以使他们持续参与。

本章目标

- 提供一个框架——服务可及性、成本、质量和问责制——以思考所有的医疗卫生政策倡议。
- 描述医疗保健的基本组织、资金筹措和支付结构。
- 描述老年医疗保险（Medicare）、医疗补助保险（Medicaid）和儿童健康保险计划（Children's Health Insurance Program，CHIP）的关键组成部分。
- 识别关键医疗卫生政策问题和社会工作者的专业角色。

了解医疗卫生政策的框架

任何想要了解美国健康系统的人都会立即面临一个截然对立的局面：在资源稀缺的背景下发生了大量的支出。虽然美国的医疗保健系统本身就代表了世界上最大的经济体之一，但是许多医疗卫生政策的争论都集中在降低消费者、企业和政府医疗保健支出的战略上。在美国，医疗保健资源的配给历来是隐性的；医疗保险的高成本意味着许多人无法获得他们负担得起的保险。随着医疗保健费用持续超过通货膨胀，雇主缩小了保险范围，决策者开始对公共项目持批评态度，更多的财政负担以更高的保费和成本分担的形式强加给消费者（导致了更多人成为未参保人）。这种形式的配给在大多数富裕国家是闻所未闻的，在那里降低成本的努力集中于利润配给或改善低效服务，而不是针对人。此外，拥有国家医疗保险系统的各国政府处于理想的地位，期待着更好的人口健康和未来的成本节约，有权将资源从下游急性护理服务重新分配到公共卫生优先事项。美国医疗保健体系的结构使得这种重新分配变得异常政治化和困难。这在许多公众辩论中显而易见：尽管在医疗保健服务上的花费超过 3.2 万亿美元［人均近 1 万美元，占美国国内生产总值（GDP）的 18%］（National Center for Health Statistics，2017），但公众话语中的一个真理是，我们在精神健康、研究、医疗补助保险的护理院报销或其他有价值的事业上没有"花够钱"。由于医学知识和技术不断为干预和治疗创造出神奇的新的可能性，如今医疗卫生政策的首要挑战是将资源分配给有效和成本合理的照护。

在这种支出巨大和资源稀缺的环境中，临床医生、管理者和决策者面临着医疗卫生政策的 4 个普遍性问题：服务可及性、成本控制、质量和问责制。

服务可及性是指"个人医疗保健服务的实际使用以及每一件有利于或阻碍其使用的事物"（Andersen & Davidson，2001）。服务可及性的措施提供了医疗卫生系统公平或社会公正的标志、提供了效率或效力的指标，并为政策关注提供了重要的指示。服务可及性不仅是指医疗保险覆盖范围，而且包括所有实际的甚至是文化的决定因素，例如交通和提供者的文化能力，这些因素影响到个人是否能够及时获得所需要的服务。沿着这些思路，并且牢记健康的各种社会决定因素，包括经济（如就业、收入）、居住区和物理环境（如住房、安全、交通）、教育（如识字、语言和培训）、食物（如饥饿、健康食品选择的可获得性）、社区和社会环境（如支持系统、歧视），以及医疗系统本身，可以让人更为全面地想象到的一系列与服务可及性相关的因素，这些因素可以增强或阻碍医疗保健服务的使用，并最终影响健康结局。

医疗保健成本代表了由于将资源用于医疗卫生而在国民经济中失去的机会。分配给健康服务的资源意味着它们不能被用于最佳的替代用途，无论是工资和薪金，或对教育、工厂和设备等方面的投资，还是其他形式的消费。在美国，我们不仅关注医疗保健成本的水平——如人均支出或占 GDP 的份额——而且还关注医疗保健支出的*增长率*。成本控制问题在医疗保健中是难以摆脱的，盘算着保险分担费用的雇主、为公共项目提供资金的政府，以及为处方药保险等医疗费用承担大量自付费用的个人都十分关注这个问题。

医疗保健质量可以指医疗保健服务提供的结构、过程或结果等维度（Donabedian，1966）。医疗保健质量的结构维度包括医疗设施、技术、劳动力和其他可观察到的对照护的"输入"。例如，在医疗保健机构认证的早期历史中，评审员关注的是提供者在生命安全和卫生方面的工作，将此作为质量测评最突出的指标。随着医疗保健机构变得更加复杂化和标准化，对质量改进的关注集中到了照护的过程，近期则聚焦于结果（Lawlor & Raube，1995）。

医疗保健问责制是指保证医疗保健在临床上有效、在施行中谨慎，并服务于患者和支付者的最佳利益。举例来说，医疗卫生政策问责制的措施包括尽力提供一份患者权利法案、建立医疗保健报告卡、减少欺诈和虐待的行政努力、改革医疗事故诉讼的法律行动以及促进医院取得更好医疗保健结果和实施更好过程（Chassin，Loeb，Schmaltz，& Wachter，2010）。

几乎所有的医疗卫生政策努力都可以被理解为对医疗保健服务可及性、成本、质量或问责问题的回应。改变保险范围的努力很大程度上是出于对服务可及性的考虑；增加成本分担（例如共同支付和免赔额）的努力由成本控制问题所驱动；努力减少医院内医疗差错是质量倡议的一种形式；改革医疗事故或支付方法的立法，如医疗保健责任组织（accountable care organizations，ACOs）是医疗卫生系统问责制变革的一种形式。虽然人们可能会认为这些问题每一个都是不同的，但是所谓的"三重目标"认为，改善医疗卫生制度需要同时追求三个目标——提高照护体验（质量、满意度）、改善人口健康和降低人均成本。"三重目标"为综合考虑服务可及性、质量、成本和问责问题提供了理论基础（Berwick，Nolan，& Whittington，2008）。三重目标模型（The Triple Aim model）是医疗保健改进研究所（Institute for Healthcare Improvement）创始人、医学博士 Don Berwick（他是老年医疗保险和医疗补助保险服务中心的管理者）于 2007 年首次提出的。三重目标的三条腿并不独立工作，事实上解决其中一个目标可能会对其他两个目标产生或是积极或是消极的影响。例如，我们可以通过取消牙科护理的保险覆盖来降低照护成本；然而，这对弱势群体（如儿童）的健康可能会产生不一样的影响，可能会导致不良营养习惯和更糟糕的公共卫生。反过来说，找出有害或低价值的治疗方法将起到改善患者的照护体验和降低成本的双重作用。"三重目标"后来被采纳为 ACA 的框架，获得了广泛关注，此后成为我们评判 ACA 进展情况的晴雨表，并在某种程度上成为评判所有医疗卫生政策的"晴雨表"。

医疗保健服务机构

美国的医疗保健提供方式是一个特别复杂的公共、非营利和营利实体的混合体。将每一个运作部分概念化有助于将系统中的组织、财务和支付以及监管部分分开。在它的组织中，医疗保健系统是一个由政府、非营利组织和营利组织组成的复杂网络，它们在公共和私人的混合关系中相互作用。

政府负责医疗保健资金的很大一部分（主要是通过税收划拨和分配进入系统的资金）；规

范服务可及性、成本、质量以及在医院、诊所、监狱和其他场所实际提供的医疗保健服务。

　　医疗保健领域非营利部门的机构形式繁多，包括诸如蓝十字蓝盾（BlueCross BlueShield）等组织，开展研究和培训医生、护士、社会工作者和其他人员的学术中心，资助研究和健康服务的基金会，以及直接提供医疗保健服务的非营利性医院和诊所。

　　营利（也称为所有权人或投资者所有的）部门的实体基于其行业或部门的不同在系统中有不同的侧重点。例如，制药业几乎完全是营利性的，护理院行业68%是营利性的（Harrington，Carrillo，& Garfield，2017），医院行业只有19%是营利性的（Health Form LLC，2017）。

　　要了解医疗保健的政治与政策，就必须认识到这些部门加在一起就是一个庞大的行业：从制药商到医疗器械和耐用品供应商，到建筑师、救护车、会诊医生和社会工作者。所有这些行动者都对医疗卫生政策进行了政治性和经济性投资。社会工作者需要意识到，除了该系统专业人员通常优先考虑的医疗服务的可及性和临床照护的质量问题外，医疗保健本身就是一种政治经济，拥有对一个3.2万亿美元产业的所有权力和既得利益。当医疗改革立法正在辩论之时，当制药业、保险业或医院等利益集团看到它们的控制力和市场受到威胁之时，这种力量最明显地表现了出来。同样，我们看到利益集团和行业利益相关者在最近废除ACA的尝试中采取了行动以维护他们的权力（Watkins，2017）。因此，重要的是要记住，政治经济是医疗保健中一股持续的力量，影响到各级政治决策层的政见和决定，包括从地方规划到对医院和医生的联邦支付政策。

财务和支付

　　无论担当临床、政策、管理或倡导者角色，社会工作者都需要了解财务、支付系统以及服务提供者和医疗卫生服务实际提供间的关系。表6.1说明了这一框架的基本元素，以便于了解医疗卫生系统中的资金流向。财务安排通过公共部门的税收或通过私人部门的保险费集中资金。这些资金然后在各种支付系统中支付出去，这些支付系统本身就有节约成本、预防保健或其他政策目标方面的激励措施。例如，诊断相关组（DRGs）是老年医疗保险用于补偿医院对住院患者照护的支付方法。在支付系统中，资金通常流向特定类型的服务提供者，如救护车、医生、医院、健康管理组织（HMOs）或数以百计的其他类型的服务提供者。最后，支付给特定提供者的资金将对应每项单独的服务进行校准。例如，医生的报酬通常是根据收费表支付的，该表根据成本、风险或其他支付标准设定了具体支付金额。

表 6.1　财务、支付、提供者和服务关系的例子

财务	支付系统	提供者	服务
工资税	诊断相关组	医院	住院患者所有费用
雇主/雇员保险费	人头税	管理式医疗服务机构	所有覆盖的健康服务，包括处方药
联邦和州（老年医疗补助）税收收入	服务收费	医生	诊所就诊
自付支出	服务收费	牙医	手术

财务

医疗保健服务的资金来源复杂，由各种渠道的资金汇集而成，包括自付费用、雇主和雇员向保险公司和其他私人中介机构支付的费用，以及流向公共项目和公共服务提供者（如退伍军人管理局或县级公立医院）的税收收入。

税收通过多种途径流入医疗保健系统。用于医疗保健服务的最重要的公共资金来源是工资税缴款和老年医疗保险的一般性收入。雇主和雇员的工资税缴款总额占全部收入的 2.9%，存放在医院保险信托基金 A 部分中。政府一般性收入与老年医疗保险费组合（75% 为一般性收入，25% 为 B 部分保险费），用于支付医生的服务、居家保健以及老年医疗保险中的其他非住院费用。联邦和州的税收收入组合，向传统的医疗补助保险项目提供资金。联邦和州具体的分担份额根据计算公式各州有所不同，但平均约为 50% 和 50%。对于根据 ACA 扩展新获得医疗补助资格的受益人，联邦政府在前三年支付 100% 的费用，并将根据设置在 2020 年前逐步降低到 90%（Rudowitz，2016）。

联邦政府通过联邦预算拨款资助其他各种医疗保健服务和项目，包括对退伍军人服务、联邦资质医疗中心服务（FGHC，隶属于医疗资源与服务署）、HIV/AIDS 服务（隶属于疾病预防控制中心）、印第安人健康服务（隶属于印第安事务署）等的资助。各州资助多种医疗保健项目和服务供应者，并通过州立医院、学校和矫正部门提供大量的直接健康服务。市和县负责向学校、公立医院和诊所等各种医疗保健服务提供资金。

相当数量的医疗保健服务是在没有明确的支付来源的情况下提供的，它们或是慈善机构的关怀服务（以实物形式提供的服务），或是被当作核销坏账处理。医院估计他们未得到补偿的照护费用（坏账加上慈善关怀）每年有 360 亿美元，或占支出的 4%（American Hospital Association，2016）。对于一些服务提供机构，如市中心的教学医院，慈善关怀在整个照护中占有很大比重，必须得到补贴、筹款或其他来源的支持。也许最有趣的无资金补偿的医疗保健服务形式是由私人提供的免费照护，如医生在诊室提供的不收费服务，或者诸如非营利性免费诊所或社区保健中心等机构的服务。这种照护被正式称之为无偿照护或慈善照护，尽管经常被忽略不计，但却是医疗保健系统的重要组成部分。

大多数美国人通过雇主获得医疗保险（56%，19% 获得医疗补助保险，17% 获得老年医疗保险）（National Center for Health Statistics，2017）。雇主和职工的钱通常是以医疗保险费的形式付出的。在雇主赞助保险的情况下，向雇员收取费用的数额可能反映了雇员的群体特征（他们的人口特征或使用医疗保健服务的成本和经验），并反映了雇主对保险范围的慷慨程度以及他们希望在薪酬高低不同的雇员之间负担程度不同的补偿的意愿。因此，个人支付的医疗保险费因其公司、职业和地区的不同而有很大差别。医疗保险使用金额记录高但是能力不够或不愿意提供津贴的小公司的员工会面临无法承担的医疗保险成本。

自付费用通常以共同保险、共同支付或免赔额的形式给予医疗保健服务提供者。这要求个人分担服务费用，如就诊或处方药订单，目的是让使用者对服务的价格或费用有所敏感。免赔额通常适用于使用服务的第一笔钱，例如住院的第一天或个人在年初保险"激活"之前必须自行支付的一定数额的款项。共同支付和免赔额是固定的费用（例如，每次就诊 20 美元的共同支付，或每年 1000 美元的免赔额），而共同保险是总成本的一个百分比，通常适用于医学影像或化验等服务。对此有大量的经济研究，最值得关注的是兰德健康保险实验（The

RAND Health Insurance Experiment），它记录了即使仅向患者收取少量共同支付费用或扣除少部分免赔额也会带来医疗成本和照护服务使用的缩减（Newhouse & Insurance Experiment Group，1993）。这类对使用健康服务的经济抑制因素可能会阻拦必要或适当的照护。伴随着使用共同支付、免赔额、限额以及其他以医疗保险范围为特征而设计的旨在降低成本、迫使病人慎用服务的规定越来越多，"消费者导向的医疗保健服务"开始提出。在极端情况下，被称为健康储蓄账户（HSAs）类型的计划结合了高免赔医疗计划（HDHPs）、灾难性事件保险和优惠税收待遇，鼓励消费者对使用医疗资源权衡考虑，做出非常谨慎的选择。据估计有2000万人参加了这类计划。当消费者不用为医疗服务自掏腰包时，他们可以保留和结转任何可能积累的储蓄，决策者相信消费者会因此更加仔细谨慎地做出使用资源的决定。HSAs/HDHPs的批评者担心，相对健康的人会选择加入这些计划，而剩下的其他参保人员相对不健康、开支较高，最终会产生更高额的保险费。研究还表明，患者没有足够的信息成为医疗保健服务的"明智消费者"，他们将会放弃重要的筛查和治疗以避免自付费用，而不仅仅是放弃不必要的照护（Agarwal，Mazurenko，& Menachemi，2017）。此外，健康储蓄账户可能让拥有更高减税额的人受益，使他们获得最大额度的减税，而不是税收等级低得多的低收入者，例如，他们可能只节省了15美分。此外，许多低收入者根本没钱投入健康储蓄账户。

支付

　　一般来说，支付制度可以设计为预付的或后付的，基于成本的或基于风险的。预期支付制度（Prospective Payment System，PPS）确定了*预先支付的金额*，如果患者照护费用超过预定金额，则由服务提供者承担财务风险。基于成本的制度试图根据一次照护中实际使用的资源补偿服务提供者。这个制度的缺点是它们未能刺激服务提供者保证效率；早期运用的基于成本的制度，如老年医疗保险，后来被称为"空白支票医疗保险"。基于风险的制度把医疗保健服务的成本（或风险）推回给服务提供者，这对效率是有力的刺激。

　　最著名的PPS是老年医疗保险PPS，最初于1983年推出。顾名思义，这种支付方法是基于预定的费率。付款基于3种类型中的一种：医院住院患者诊断相关组（DRGs）赔付、医院门诊患者流动性支付分类赔付和其他门诊患者根据目前医疗服务术语［current procedural terminology（CPT）］索赔。对于社会工作者来说最重要的是DRGs，这是一个基于ICD-10计费代码诊断的患者分类系统，适用于患者病情诊断或出院诊断。广义来说，医院根据特定诊断的资源强度获得固定的、预期确定的一次总付金额。这种固定的预付制度是基于风险的制度的力证。例如，髋部骨折将被归类为一个特定的诊断相关组（DRG）："诊断相关组210，髋关节及股骨除主要关节外，无合并症和并发症"。此案例中，医院将获得在诊断相关组基础上加以权重后固定的金额，病例的平均住院时间为4.5天。一般来说，如果医院能快速且低成本地治疗患者，它可以保留这段照护中的费用差额作为利润；如果患者住院时间长且费用高，医院可能会在这个特定的患者身上损失相当多的钱。这种支付制度的理论是，大量的患者会分出赢家和输家两种，相互抵消，导致医院运营利润空间很小。这个制度能够刺激医院快速、高效地治疗患者。

　　对社会工作者来说，PPS极度强调出院计划，因为快速有效的出院是缩短住院时间的关键，特别是减少医院管理人员所称的"行政上必要天数"的住院长度，即花费时间找到适当的亚急性治疗场所，如技术完备的护理机构，以提供下一阶段对患者的照护。由于出院计划具有经济上的重要性，医院社会工作者被转入这项活动，以至于出院计划成了他们的主导任务，甚至成为他们的专业身份。在许多医院，医院社会工作者成为出院计划者。

预期支付制度（PPS）可以采取多种形式。通常情况下，管理式医疗服务机构支付照顾提供者为期 1 年的（即每人每年）捆绑或打包服务（如心脏照护打包服务：术前、手术、术后），或治疗某些疾病。

追溯支付制度顾名思义是支付发生在服务之后，是以成本或以收费表为基础支付费用。它与预期支付制度的主要区别是或多或少将高成本案例的风险从服务提供者处转移了出去。直到 20 世纪 80 年代中期，普遍使用的以追溯性成本为基础的支付制度有时仍被称为"空白支票医疗"，暗示着迅速增加的医疗保健费用。这种支付制度对服务提供者没有设定任何激励措施进行成本限制的；相反，提供的服务越昂贵，支付给他们的也越多。

管理式医疗服务机构通常依赖于基于风险的支付制度形式，迫使保险公司或服务提供者承担一定程度的财务风险或对参保人的费用承担责任。健康管理组织（HMOs）建立在一种称为人头税的医疗保健预付模式基础之上，无论参保人个人的疾病和花费如何，按计划每年向每人支付一笔款项（称为按人头支付）。这些支付的理论是通过大数定律，参保人患病经历的成本变化将趋于平稳，如果按人头付费接近覆盖这个人群的平均成本，管理式医疗服务提供者将有强烈的动机来控制成本。这些模式的批评者指责说，HMOs 卷入了选择行为，为他们的计划挑选了最健康的参保人，或对患者所需要的服务或处于不利地位的弱势患者的治疗实践进行了限制。

随着对特定支付制度的经验和批评的积累，不可避免地会出现完善和改进支付制度的运动。完善的例子包括采用所谓的部分按人头支付模式（试图融合公平与按人头支付的激励效应）、扩展诊断相关组的离群支付（考虑到成本极高的病例），或对新型服务提供者使用复杂的支付模式（如对长期专科医院采用预期支付）。随着这些支付制度变得更加精细，制度的整体复杂性逐渐升级。

支付制度系列的另一端是医疗保健责任组织（Accountable care organizations，ACOs），它们从一开始起就想象有大规模的改进。ACOs 是由医院、诊所、医生的实践和其他服务提供者组成的组群，他们聚集在一起向特定人群提供协调照护，并承担向患者群体提供照护服务的总成本的财务风险。合同激励提供者提高照护质量，降低成本。公共支付者（如老年医疗保险、医疗补助保险）和私人支付者使用的 ACOs 自推出以来急剧增长，从 2011 年覆盖 270 万人的 64 个 ACOs 增加到 2017 年的 923 个 ACOs，涉及 3 200 万人（占美国人口的 10%）。尽管规模激增，但各机构在财务和服务质量方面差异很大，迄今节省的费用也不多（节省的费用不到 5 亿美元）。

联邦关键健康计划：老年医疗保险、医疗补助保险和国家儿童健康保险计划

医疗保健领域的社会工作者无疑会接触老年医疗保险（Medicare）和医疗补助保险（Medicaid）这两个于 1965 年制定成法律的联邦医疗保险计划。1997 年又增加了另一个重要的公共保险方案，即儿童健康保险计划（CHIP；以前称为国家儿童健康保险方案，SCHIP）。总体来说，老年医疗保险、医疗补助保险和 CHIP 覆盖了 1.29 亿受保人（5 550 万老年医疗保

险、7 400 万医疗补助保险 /CHIP），或近 2/5 的居民。老年医疗保险和医疗补助保险的 1.2 万亿美元支出占国家健康支出的 1/3 以上（U.S.Centers for Medicare & Medicaid Services，2017）。在联邦健康计划规则日益复杂和变化的时代，了解联邦医疗卫生政策和资格方面的专门知识已经成为社会工作者的必备技能，以有效地链接案主与现有资源以及倡导对计划的改进。社会工作者做好了充分准备，去协助服务对象克服由于对公共健康保险计划缺乏了解或因信息错误而造成的持续性障碍，使他们不再因此而没能获得保险覆盖。

老年医疗保险（Medicare）

老年医疗保险是一项联邦健康保险计划，截至 2015 年覆盖了 5 550 万人，其中 4 600 万为 65 岁及以上人群，900 万为 65 岁以下残障者（Cubanski et al.，2015）。老年医疗保险历史丰富，成果显著——获得服务的资格、支付制度、公众支持，以及至今依然指导着大部分老年医疗保险覆盖项目的急症照护模式，这些都是历史上公开政治选择的产物（Lawlor，2003）。老年医疗保险有 4 个部分：A、B、C、D。

A 部分覆盖住院医院、专业护理设施、临终安养院以及一些居家照护服务。有资格领取社会保障金的人达到 65 岁即可自动领取 A 部分的保险金。其经费主要来自由雇员缴纳并由雇主配对的强制性 1.45% 的工资税。在 2016 年，住院受益人在前 60 天需支付 1288 美元的免赔额，此后受益人每天支付额外的住院费用。

B 部分覆盖医生和其他服务提供者（包括临床社会工作者）提供的服务，医院门诊服务，一些居家健康照护实验室检查 X 线和其他放射医疗服务，物理和职业治疗及言语病理学服务，以及供家庭使用的医疗设备和用品。B 部分保险是自愿的，尽管几乎所有具备资格获得 A 部分保险的人都选择了 B 部分保险。B 部分由受益人保费和美国财政部一般性收入提供资金，受益人保费由法律规定为 B 部分福利成本的 25%。2017 年，B 部分保险的月标准保费为134.00 美元，尽管一些收入较高的受益人支付了更多的费用，但一些领取社会保障金的受益人支付了更少的费用（约 109 美元），因为社会保障福利的生活费用没有增加（https：//www.medicare.gov/your-medicare-costs/costs-at-a-glance/ costs-at-glance.html）。受益人还必须自付年度内的 B 部分免赔额（2017 年为 183 美元），并为大多数 B 部分服务支付 20% 的共同保险。

作为 1997 年《平衡预算法案》（Balanced Budget Act）的增加部分，C 部分［最初称为老年医疗保险 + 选择，后更名为医疗保险优势（Medicare Advantage）］向受益人提供了可选择参加的管理式医疗服务计划。原则上，这种类别的模式旨在提高效率和降低成本，证据虽然有限，但能表明医疗保险优势计划以降低的成本提供了同等或较低质量的服务（相对于传统的老年医疗保险）（Newhouse & McGuire，2014）。自 2010 年推出以来，该计划增长了 70%以上，2017 年的注册人数为 1 900 万人，代表着每 3 名老年医疗保险受益人中就有一人参加其中。医疗保险优势计划必须包含所有老年医疗保险覆盖的服务，并被要求限制网络内 A 部分和 B 部分服务的自付支出。选择 C 部分的老年人除了支付管理式医疗服务计划的所有保费外，还必须支付 B 部分的每月保费；2017 年平均保费为 36 美元。参加 D 部分处方药福利的C 部分受益人也可获得 D 部分免赔额，2017 年平均为 131 美元。为帮助老年人选择计划，老年医疗保险和医疗补助保险服务中心（CMS）公布了医疗保险优势计划的质量评级（1 ～ 5级），医疗保险优势计划内近 2/3 的计划被评级为四星或更高等级（Jacobson，Damico，Neuman，& Gold，2017）。

添加在《2003 年老年医疗保险处方药、改良和现代化法案》（*Medicare Prescription Drug，Improvement，and Modernization Act of 2003*）中的 D 部分提供了自愿参加的处方药福利。D 部分由受益人交付的保险费（25.5%）和美国财政部一般性收入（74.5%）共同提供经费。预计 2018 年月基本保费约为 35 美元，收入较高者每月额外缴纳附加费。另一方面，收入低于贫困标准 150% 和资产不多的低收入受益者获得保险覆盖的额外补贴。D 部分的利用迅速上升，目前有 4 200 万受益人（Kaiser Family Foundation，2017b）。2014 年，老年医疗保险支出占全国所有处方药支出的 29%（Kaiser Family Foundation，2016）。在 ACA 讨论中，D 部分覆盖范围一个有争议的要素是被称为"甜甜圈漏洞"的处方药覆盖缺口。

一旦进入计划，受益人有 4 个受益阶段：免赔额、初始保险、保险缺口和灾难性事件保险。在免赔额阶段，2018 年受益人必须自付 405 美元免赔额后，计划才开始分摊处方药费用。在满足免赔额后，计划支付 75% 的成本，直到支出达到 3 750 美元的初始保险限额。在保险缺口阶段，受益人承担更大比例的费用（根据处方药是品牌药还是仿制药而不同），直到自付支出总额达到 5 000 美元。在 2020 年及以后，受益人在覆盖缺口阶段将只负责 25% 的品牌药或仿制药成本。灾难性事件保险阶段覆盖处方药成本的 95%（Kaiser Family Foundation，2017b）。

虽然大多数老年医疗保险受益人是老年人，但老年医疗保险基本上不支付长期照护费用。接下来讨论的医疗补助保险是支付护理院的长期照护费用的主要公共项目。

ACA 在老年医疗保险资金提供、保险范围和支付政策方面做了一些改变。最值得注意的是它将在 2020 年前逐步消除"甜甜圈漏洞"或覆盖缺口，并在支付和服务提供制度方面建立或加快各种创新 [例如，问责医疗计划（accountable care programs）、医疗之家倡议（medical home initiatives）、捆绑支付（bundled payments）和鼓励医院减少可预防的再入院]，增加预防服务 [例如，欢迎参加医疗保险初步预防性体检（welcome to Medicare initial preventive physical exam）、年度免费健康检查（annual free wellness visit）、取消乳房 X 线照相术和结肠镜检查等预防性服务的共同支付]，并设立了一个独立支付咨询委员会（Independent Payment Advisory Board）（Abrams et al.，2015；Cubanski，Neuman，Jacobson & Boccuti，2016；U.S. Centers for Medicare & Medicaid Services，2017）。

老年医疗保险制度的变化给社会工作者带来了挑战和机遇。每 3 名老年人中就有一人参加了老年医疗保险管理式照护计划，问题在于社会工作者是否在这些整合服务提供系统中得到有效利用，而理论上这些系统在支撑着管理式照护模式。虽然 ACA 扩大了获得预防性服务的机会，但有证据表明许多受益人没有利用这项新的福利，这表明社会工作者在提高对预防服务的益处和价值的认识方面可以发挥作用。2016 年，老年医疗保险为医生、执业护士和医师助理（但不是社会工作者）制定了两个新的计费代码，临终关怀计划作为对受益人的单独服务被纳入了补偿。然而，当就诊的唯一目的是为临终前讨论提供补偿，那么将这些讨论放在门诊环境会是件更为寻常的事。新的福利被纳入老年医疗保险的"附属"规则中，在此规则下，账单提供者可以发起与患者的临终讨论，然后将此患者交给照护团队的中的不收取费用的成员，如社会工作者，他们可以帮助提供部分服务。作为跨专业照护团队的成员，社会工作者可以帮助推进这些类型的来访。要使社会工作者得到这项新服务的直接付账则需要进一步的倡导工作。

医疗补助保险（Medicaid）

　　医疗补助保险是联邦政府和各州共同资助的一项经过收入状况调查的医疗公共保险权利计划。该项目是美国综合医疗保健体系中一个实力雄厚的参与力量，覆盖了 1/5 的美国人口，2015 年约占所有医疗保健支出的 17%（U.S. Centers for Medicare & Medicaid Services，2017）。医疗补助保险覆盖 8 000 万人，其中 43% 是低收入儿童，34% 是低收入成年人，9% 是老年人，14% 是残障人士（Paradise，2017）。医疗补助保险为近 200 万人提供长期照护服务和支持（LTSS），每 10 所护理院中有 6 所由该计划资助（Kaiser Family Foundation，2017a）。

　　医疗补助保险在联邦总体原则指导下，由各州制定自己的资格标准，决定服务覆盖的范围，建立支付率并管理项目。因此，医疗补助保险计划因州而异。《联邦医疗补助保险法》规定，各州要覆盖属于特定类别的个人，包括符合"未成年子女家庭补助计划"（AFDC）要求的家庭。虽然 1996 年的《个人责任和工作机会调停法案》[*Personal Responsibility and Work Opportunity Reconciliation Act*（PRWORA）]取代了无限制权利的现金援助，AFDC 接受有时间限制的贫困家庭临时援助 [*Temporary Assistance for Needy Families*（TANF）]，但并不要求各州向医疗补助保险所覆盖的 TANF 接受人提供补助。只有符合 1996 年 7 月 16 日生效的 AFDC 的要求并符合 AFDC 资格的人，才能被保证获得医疗救助保险的覆盖：家庭收入达到或低于联邦贫困水平 133% 的孕妇和 6 岁以下儿童；1983 年 9 月 30 日以后出生的，且家庭收入达到或低于联邦贫困水平的 19 岁以下儿童；大多数州的补充社会保障收入（Supplemental Security Income，SSI）接受人；根据第四部分（Title Ⅳ）获得领养或抚养照料的受助人；以及某些低收入医疗补助保险的受益人。各州可以选择将覆盖范围扩展到超出联邦规定的最低标准群体。《联邦医疗补助保险法》要求各州提供一定的基本服务，包括住院和门诊医院服务，医生、助产士和执业护士服务，计划生育服务及用品，产前照护，儿童疫苗，21 岁以下儿童的早期和定期筛查、诊断和治疗（EPSDT），实验室和 X 线检查服务，农村保健诊所服务，联邦合格保健中心服务，居家照护，以及护理院照护。各州可选择扩大服务范围，提供某些可选择的服务，如处方药、交通服务、验光师和配镜服务、假肢装置服务、基于家庭和社区的照顾，以及康复和理疗服务。

　　正如 2010 年通过的那样，ACA 将扩展医疗补助保险覆盖范围，覆盖所有收入低于贫困线 133% 的个人和家庭（或是在不考虑某些收入的情况下低于贫困线 138%），无论其家庭或残障状况如何。超过既定贫困线的个人可以通过新建立的联邦市场申请保险；如果他们收入低于联邦贫困水平 400%，就有资格获得补贴，使他们负担得起保险市场提供的保险。然而，美国最高法院 2012 年在"国家独立商业联合会诉塞贝柳斯"（*National Federation of Independent Business v.Sebelius*）一案中的一项裁决规定，政府不能强迫各州扩展医疗补助保险，随后 14 个州没有扩展（The Kaiser Commission on Medicaid and the Uninsured，2017）。这可以说是医疗保健政策中最令人震惊的社会不公正现象之一——在没有扩展医疗补助保险的州，收入超过联邦贫困水平 100% 的个人能够在 ACA 市场购买（通常是有高额补贴的）私人保险，而收入较少的个人仍然没有保险。大约 300 万美国人属于这一类，被称为"覆盖缺口"（Garfield，Damico，Stephens，& Rouhani，2016）。

　　扩展医疗补助保险可以改善低收入人口获得医疗保健的机会，包括增加使用预防性筛查，增加获得初级保健提供者服务的可能性，增加开处方的可能性（Finkelstein et al.，2012），以及增加急诊部和医院的使用（Taubman，Allen，Wright，Baicker，& Finkelstein，2014）。医疗补助保险的扩展与更好的自我报告健康、较低的临床抑郁症患病率（Baicker et al.，2013）以及死亡率降低有关（Sommers，Long，& Baicker，2014）。医疗补助保险对低收入家庭还有财政影响。研究表明，获得保险的个人不太可能有大量的医疗债务，不太可能有医疗账单的积聚（Finkelstein et al.，2012），不太可能申请破产（Gross & Notowidigdo，2011），也不太可能依赖发薪日贷款（Allen，Swanson，Wang，& Gross，2017）。

在过去 10 年中，参加管理式医疗服务计划的医疗补助保险受保人数稳步增加，现在已占所有接受医疗保健服务登记人的 77%。然而，表决通过尚未统一：一些州根本尚未实施管理式医疗服务，而另一些州的登记率是 100%（Kaiser Family Foundation，2014）。医疗补助保险 - 管理式医疗服务计划一直是创新和争议的源头，特别是在管理式医疗服务渗透度很高的州。最具创新性的医疗补助保险 - 管理式医疗服务计划已经制定了照护管理方案，创造性地推广外展工作，以确保及时性和预防性的照护、质量标准以及更多依赖循证医疗或基于价格的采购。最新一代的医疗补助保险创新是发展医疗之家模式，建立一个延续的初级保健定点服务和保险覆盖，增加患者教育，并在多个保健提供者和社会服务间进行照护协调。这些方法有望提高照护质量、降低成本（Maeng et al.，2016）。对医疗补助保险 - 管理式医疗服务的争议已经出现，这个模式中掠夺性或剥削性的营销行为已经发生，无论是在某些地方还是针对特定弱势群体，服务提供系统或医生的可及性不足或照护质量一直很差。

医疗补助保险支出不成比例地用于老年人和残障人士。虽然 2015 年老年人和残障人士占受益人的 24%，但是他们消费了 63% 的医疗补助保险支出。与其他健康保险池一样，医疗补助保险参与者中占比较少的人在支出中占比较大：2015 年，5% 的参加者占用所有支出的一半以上。此外，几乎 40% 的医疗补助保险支出归属于同时接受老年医疗保险和医疗补助保险的个人（Rudowitz，2016），也就是"双重资格者"（Kaiser Family Foundation，2017a）。双重资格者可以获得医疗补助保险全额补助（包括机构照护）加上老年医疗保险费用分担援助，也可以只获得所支付的老年医疗保险保费和共同支付的援助。有双重资格的人按理说是最脆弱的老年医疗保险受益人之一，因为他们比其他老年医疗保险受益人更贫穷、病得更重，更有可能是少数群体的成员。他们患慢性病的比例更高，更有可能遭受精神疾病和阿尔茨海默病的折磨，更有可能接受日常生活工具性活动援助，而且比其他老年医疗保险受益人更有可能在没有援助的情况下无法行走（Kasper，Elias，& Lyons，2004）。由于他们多重复杂的需求，双重资格者需要的服务和支持往往不属于老年医疗保险的服务范围。

有双重资格获得医疗补助保险的老年医疗保险受益人往往不了解医疗补助保险，或者认为他们没有资格获得此项保险。据估计，2009—2010 年，有资格根据所谓的"老年医疗保险买入"（Medicare buy-in）计划支付成本分摊费用的合格老年医疗保险受益人和特定低收入老年医疗保险受益人中有 49% 没有获得援助（Medicaid and CHIP Payment and Access Commission，2017）。向服务对象提供可获得项目建议的社会工作者可以在补救这个问题方面发挥关键作用（Ozminkowski，Aizer，& Smith，1997）。通过向服务对象介绍"老年医疗保险买入"计划的购买选择，社会工作者可以帮助符合老年医疗保险资格条件的服务对象每年节省数千美元。社会工作者还可以参与努力促进以人为中心的照护，并鼓励各州尝试更多运用人在情境中的方法来管理有双重资格的患者（Bachman & Gonyea，2012）。

社会工作者还经常与没有资格申请公共项目的人群合作。值得注意的是，由于医疗补助保险历来依赖于类别资格，近一半的穷人没有资格获得医疗补助保险。如上文所述，这一事实在 2014 年发生了变化，*对于那些选择扩展的州（很快改为对于那些申请早期扩展的州）*，所有的非老年成年人贫困水平低于贫困线的 138% 时都有资格获得医疗补助保险。在未扩展的州，无子女非残障成年人和资格低于联邦贫困水平的贫困父母仍然没有资格获得医疗补助保险。此外，老年医疗保险和医疗补助保险都不支付非法移民所获得的医疗服务，但劳工和分娩除外，这是由医疗补助保险覆盖的。此外，合法移民获得医疗补助的机会受到限制，这是由于 PRWORA 中采纳了一些变化。PRWORA 实施之前，公民和新的合法移民的医疗补助保险资格是相同的。PRWORA 对 1996 年 8 月以后进入美国的新合法移民设立了为期 5 年的医疗补助保险资格禁令。此外，PRWORA 要求在决定移民的医疗补助保险资格时纳入担保人的收入，有效地排除了许多新移民的医疗补助保险资格（The Kaiser Commission on Medicaid and the Uninsured，2004）。ACA 没有改变合法和非法移民获得医疗补助保险的资格。然而，16 个州（加上哥伦比亚特区）选择了使用单独本州拨款向选定的不合格移民群体提供一些医疗保险（Office of Assistant Secretary for Planning and Evaluation，2012）。尽管如此，许多研究指出惧怕被驱逐出境和对保险资格理解的混淆是阻碍合格移民登记参加医疗补助保险的障碍。自 2014 年扩展覆盖面以来，社会工作者在教育其服务对象了解医疗补助保险资格的变化、评估他们的医疗补助保险资格以及鼓励有资格的人参加该方案等方面发挥了重要作用。社会工作者也可以鼓励他们的州立法机构为移民人口采用由州资助的保险计划。

儿童健康保险计划（Children's Health Insurance Program）

儿童健康保险计划（CHIP）是一个由联邦资助并由州政府管理的健康保险方案，其覆盖范围可达联邦贫困水平的 200%（或更高）（在新法律颁布时，已经将儿童的覆盖范围扩大到贫困水平的 200%，或接近 / 超过此水平的州可以进一步扩大覆盖范围，最多达到 1997 年 3 月实施的任何限制的 50%）。决定参加该方案的州（全都参加）用于儿童健康保险计划的每一美元资金都有权获得更高的联邦投入。在设计儿童健康方案时，各州可以选择扩展医疗补助保险覆盖范围（9 个州），创建单独的方案（13 个州），或者把两者结合起来（29 个州）（Kaiser Family Foundation，2015）。选择实施单独儿童健康方案的州可以灵活采用比州医疗补助保险更有限制性的福利套餐，实行比医疗补助保险更高水平的成本分担，并限制参加人数。但是，实施单独方案的州被要求将收入达到 138% 的儿童转入医疗补助保险。共有 890 万名儿童参加 CHIP，其中大部分儿童（520 万）通过医疗补助保险接受保险，370 万人通过单独方案获得保险（Rosenbaum，2017）。与医疗补助保险不同的是，CHIP 不是一项无限期的权利，而是一项"封顶"的权利，有权获得援助的不是儿童，而是各州政府（Rosenbaum, Johnson, Sonosky, Markus, & DeGraw，1998）。此外，该法律将联邦政府对各州的财政拨款限制在年度总额水平。

CHIP 起源于 1997 年的《平衡预算法案》，由于它不是一项个人权利方案，因此需要国会定期重新授权延续其对各州的拨款。2018 年 1 月，国会重新授权 CHIP 到 2023 年。ACA 的"维持努力"条款要求各州自 2010 年 3 月（ACA 颁布之时）起遵守医疗补助保险资格规则，有效期至 2019 年 9 月 30 日。这意味着，在这项规定到期之前，受医疗补助保险覆盖的儿童将得到保护，但各州将会因恢复到 2010 年医疗补助联邦基金方案而面临拨款减少的问题。更确切地说，单独的 CHIP 方案覆盖的儿童也在 ACA "维持努力"条款的覆盖之下，但有些人质疑在没有任何联邦资金的情况下其强制覆盖的能力（Rosenbaum，2017）。

《患者保护与平价医疗法案》（ACA）的关键特征

除了上述老年医疗保险和医疗补助保险的变化外，《平价医疗法案》在总体保险覆盖范围和监管、可负担能力、质量、长期照护覆盖范围、劳动力发展以及健康促进和预防方面做出了重大改变（Patient Protection and Affordable Care Act，2010）。

根据这项法律，大多数个人必须证明其通过雇主、医疗补助保险、CHIP 和老年医疗保险所提供的医疗保险，或通过联邦或州健康保险市场购买了保险。受此规定约束的个人和没有保险的个人必须根据其收入支付罚款。"个人强制保险"于 2017 年被国会废除（https：//thehill.com/policy/healthcare/ 365785-congress-repeals-obamacare-mandate-fulfilling-longtime-gop-goal）。无党派国会预算办公室（CBO）预测，废除这项规定将使保险费提高 10%，会使 2027 年有保险覆盖的美国人减少 1 300 万（https：//www.cbo.gov/ publication/53300）。对雇主的强制规定仍然有效：拥有 50 名以上员工的较大雇主必须为其劳动力提供保险，或者根据自主选择对公众开放的保险的雇员人数支付校准核定的付款额。

如果个人生活在扩展医疗补助保险计划的州，只要参与登记，收入低于贫困线 138% 的个人和家庭现在由医疗补助保险覆盖。收入在贫困线 138% ～ 400% 的个人和家庭（非扩展州为 100% ～ 400%）如果没有从雇主或公共项目获得保险，则有资格获得保费补贴，以使他们负担得起医疗保险。这些保费补贴适用于个人和家庭在健康保险市场购买保险覆盖范围之内的标准化健康保险计划。直到最近，低收入个人也有资格获得成本分摊补贴，以抵消免赔额、共同支付和共同保险，尽管这项福利已于 2017 年 10 月通过行政命令停止。

ACA 包含许多条款以规范保险范围和保护消费者。这些条款保护具有先决条件的个人，调节费率以及核定投保资格和保险费，需要某些形式的信息和客户服务（如呼叫中心），并控制营销实践。

虽然该法案强调初级医疗保健提供是解决医疗保健成本、服务可及性、质量和问责问题的重要解决方案，但是众所周知，初级保健医生、护士和包括社会工作者在内的医疗保健相关专业人员严重短缺。在过去的 5 年里，ACA 为联邦卫生中心计划（federal health center program）又拨款 110 亿美元，然后在 2015 年重新拨款。这些新的资金是年度可自由支配资金之外的资金。ACA 为初级保健培训提供了额外资金，规范了职位，并增加了学生贷款的减免和其他激励措施，鼓励医生在服务不足的地区从事初级保健。为吸引更多服务提供者参与医疗补助保险，ACA 专门设计了一项将初级保健服务补偿金从医疗补助保险水平提升至老年医疗保险水平的规定，这些规定已经生效两年，并于 2014 年结束。ACA 还密集投入资金和奖励措施，以增加护士进入初级医疗保健的渠道，包括支持护士管理初级保健诊所的规定。

该法案的许多条款旨在鼓励预防和促进健康。其中一些规定鼓励在医疗保健服务提供系统中更多开展促进健康的服务，如老年医疗保险中的预防性就诊补偿。一些规定旨在增加由雇主资助的健身方案。立法的第三个部分资助了针对肥胖症、传染性疾病和其他在社区环境中可预防疾病的公共卫生方案。

该法案还进行了许多医疗补助保险变革，旨在鼓励更多基于社区的长期照护选择，使各州更容易在基于家庭和社区的服务方面进行创新，并为照护人员向老年人和残障受益人提供的其他社区支持提供奖励和保险覆盖。

ACA 创建了老年医疗保险和医疗补助保险创新中心，以资助和测试支付改革以及医疗保健服务提供系统组织方面的创新。试点测试有希望的方法，并在各州宣传传播，目的是进一步解决美国医疗保健系统的服务可及性、质量和问责制等问题。

社会工作的政策问题

ACA 将医疗保险和医疗卫生政策的方向转向了更具预防性和初级保健的模式。目前的情况是大部分实施活动都在州一级开展。一些州选择创建自己的健康保险市场，而大多数州则依赖于联邦市场。其他州在管理医疗补助保险时也有灵活性，根据当地决策者的普遍想法定制各种方案。在后 ACA 背景下使用 1 115 项医疗补助豁免，既是为了重组医疗保健提供系统，以改善服务可及性、质量和问责制，也是为了对潜在的医疗补助保险新参加者采用限制规定（如额外的成本分担或工作要求）——这取决于各州。社会工作者可以参与政策实践，帮助实施有潜力促进有利于改善患者的医疗补助保险计划改革，并倡导反对可能损害其客户的政策。

除了围绕老年医疗保险和医疗补助保险的覆盖范围、资金筹措和服务提供系统以及国家医疗改革问题之外，社会工作对缓解健康差异、所谓的健康安全网的未来、代表最弱势群体（如移民和患有精神疾病或有药物使用障碍的人）的倡导以及恢复和重振社会工作在医疗保健方面的专业作用也有特殊兴趣。

未参保人

ACA 确实将注意力从未参保人转移走了，他们将不再成为政策的焦点。授权个人购买保险是 ACA 的一项关键条款，要求无保险的非豁免个人支付税务罚款，这种机制的目的既在于使健康的个人留在保险池中，也在于实现全民医保的目标。但必须了解的是，ACA 实际上并没有实行全民医保。2017 年以来，联邦和州有许多另外的尝试意在缩小 ACA 的范围，例如废除个人强制保险。社会工作者必须对这些拟议的政策变化保持警惕，并倡导全民医保。

甚至在废除个人强制保险之前，CBO（国会预算办公室）就预测未来 10 年大约有 2 700 万 ~ 2 800 万人将继续没有保险。在 2017 年 9 月发布的修订预估中，CBO 报告说在未来 10 年将有 2 800 万 ~ 3 100 万人没有保险。例如，估计 2017 年有 2 800 万人没有保险，占美国非老年人总数的 10%；排除无证件移民后，未参保人的份额下降到所有非老年居民的 8%。到 2027 年，未参保人数预计为 3 100 万，占所有非老年居民的 11%（如果将无证件移民排除外计算，则为 9%）。

未参保人池中包括被排除在扩展保险范围之外的个人（最突出的是无证移民）、选择退出保险的个人（无论是否有豁免或免税），以及尽管有资格但没有医保的人（例如，有资格获得扩展医疗补助保险，但居住在非扩展医疗补助保险的州）。大多数未参保人将被免于因未能购买医疗保险而受处罚。常见的豁免对象包括无证移民、无法找到负担得起的健康保险的个人（即健康保险保费超过收入约 8%）、收入低于贫困线 138% 的个人、生活在没有扩展医疗补助保险资格的州所以没有资格获得医疗补助保险的个人、申请艰苦条件豁免的个人、没有健康保险不足 3 个月的个人、低于提交联邦所得税申报表的收入门槛的个人、美国印第安人 / 阿拉斯加原住民部落成员、信奉反对接受保险利益的教义的公认宗教团体的成员，以及被监禁的个人。

在后 ACA 时代，未参保人中占份额最大的是无证移民（他们被免于税收处罚）。没有证件的人被禁止通过市场购买保险，除紧急医疗服务外，他们也没有资格获得医疗补助保险。

非法居留的人可以得到雇主资助的医疗计划的覆盖，也可以从在保险市场之外提供产品的公司购买保险。2015 年，他们的人数估计为 1 100 万（Krogstad，Passel，& Cohn，2017），约占 2015 年 2 900 万未参保人数的 38%（Barnett & Vornovitsky，2016）。由于预计未来 10 年未参保人数将增加，假设无证移民人数保持稳定或下降，那么无证移民在未参保人数中所占比例会下降。

下一个最大的未参保群体是有资格但不参加医疗补助保险或 CHIP 的个人。虽然 ACA 将覆盖范围扩大到 65 岁以下、收入达到贫困水平 138% 的个人，但有充分记录表明，并非所有符合条件的个人都能实际获得医疗补助保险的覆盖。在符合条件的个人中，参与医疗补助保险的比例有很大的州际差异。美国政府问责办公室以前有记录表明，56% ~ 64% 符合资格的非老年成年人参加了医疗补助保险（U.S. Government Accountability Office，2005）。据估计，有资格获得医疗补助保险或 CHIP 的未参保人占现有未参保人的 1/4 以上，约有 600 万成年人和 300 万儿童。这个符合资格但未登记的群体不应与实际上没有资格获得医疗补助保险的群体混淆，因为他们生活在决定反对采用扩展医疗补助保险的 19 个州的其中之一。如果他们真的住在其他地方，他们就有资格。这个约 300 万人的特殊群体属于"保险覆盖缺口"，估计占未参保人数的 9%（Garfield et al.，2016）。也许与预期相反，其余的未参保者大多生活在已有扩展医疗补助保险的州。

符合条件的个人不参加公共项目的现象并不新鲜。先前的一项研究（Dubay，Holahan，& Cook，2006）估计，2004 年 1/4 的未参保人有资格参加公共项目，但没有参加。研究者对未参加医疗补助保险的成年人进行了一项研究，发现与参加医疗补助保险的人相比，符合医疗补助保险资格但未参加的人患慢性病的可能性较小，总体健康状况较好（Davidoff，Garrett & Yemane，2001）。然而，尽管他们的健康状况较好，但符合医疗补助保险资格但未登记的成年人仍然面临巨大的准入障碍，因此使用的服务较少。与他们相对应的医疗补助保险受益人相比，符合医疗补助保险资格但未登记的成年人更有可能是老年人、已婚、白人或拉丁裔、移民、全职工作，收入在贫困水平的 50% ~ 100%（Davidoff et al.，2001）。最近的数据证实了这些先前对符合医疗补助保险资格但未登记人口的描述，并表明他们可能是未为人父母、处于贫困、有工作的少数种族 / 族裔群体的成年人（Garfield et al.，2016）。

由于 2006 年通过了全面的健康改革立法，马萨诸塞州也可以提供关于谁仍然没有保险的重要见解。在马萨诸塞州，未参保人的特征有男性、年轻人（18 ~ 26 岁）和单身、拉丁裔、非美国公民、英语水平有限或生活在一名成年人不会说英语的家庭中、缺乏高中教育的成年人、收入低于贫困线 150%、居住在大都市地区。值得注意的是，马萨诸塞州 42% 的未参保成年人的收入低于贫困水平的 150%，这使得他们有资格获得全额保费补贴（Long & Phadera，2010）。因此，虽然负担能力是预测参加医疗保险的一个重要因素，但它绝不是唯一的重要因素。文化特征和语言，如不能很好地用英语交流、低识字率、非美国公民身份似乎特别容易使人处于弱势，成为未参保人。由于社会工作者通常帮助人们通过保险市场申请公共福利和有补贴的保险，对他们而言，重要的是将这些处于风险之中的人群列为外展对象，协助他们进行保险登记。

健康差异

在医疗保健使用、质量和结果方面，不同群体在服务可及性、成本、质量和结局方面存在巨大差异。最明显的例子是婴儿死亡率、低出生体重和按种族划分的不良出生结果方面的差异。非裔美国人的婴儿死亡率是白人美国人的两倍。尽管过去 40 年来婴儿死亡率急剧下降，但这种差别一直顽固地保持不变。与美国白人男性相比，非裔美国男性的前列腺癌发病率比美国白人男性高 60%。非裔美国人的心血管疾病和卒中、糖尿病、HIV/AIDS 以及其他主要类别疾病的发病率和死亡率要高得多。其他族裔和种族群体也显示出高发病率和高死亡率，公共卫生或医疗保健提供系统显然没有很好地处理这些问题。例如，在美洲印第安人 / 阿拉斯加原住民人口、墨西哥裔美国人和太平洋岛民 / 亚裔美国人群中肥胖症和糖尿病的发病率很高。

长期以来，医疗保健服务研究人员和决策者都了解种族和族裔差异，但最近它已成为一个重大的政策问题。使国家政策关注种族和族裔差异的一个主要推动力是美国医学研究所的报告《不平等待遇：在医疗保健中面对种族和族裔差异》（*Unequal Treatment：Confronting Racial and Ethnic Disparities in Healthcare*）（Smedley, Stith, & Nelson, 2003）。报告记录了医疗服务的使用和服务质量方面的显著差异——检测、治疗的精细性等——即使在保险和收入因素受到控制的情况下也是如此。对此报告存有争议，因为它将医疗实践中的歧视确定为一个重要因素，其重要性超越了传统的服务可及性因素和服务提供系统的运作因素。更具体地说，该报告注重于临床服务提供者的刻板印象和偏见，无论是有意识的还是无意识的。

联邦政府以及许多健康基金会已将种族和族裔差异确定为主要的筹资方案、临床及服务的关注点和研究的举措。国会现在需要一份年度报告，由医疗保健研究和质量监督所（Agency for Healthcare Research and Quality）编写，涉及解决各种弱势群体的差异问题：低收入人口、种族和族裔少数群体、妇女、儿童、老年人和有特殊或长期医疗保健需求的个人。这些问题是复杂的，涉及潜在的社会环境、健康行为和健康服务提供之间的相互作用。

最近人们开始以健康公平为目标，关注"健康进入所有政策"的概念（Association of State and Territorial Health Officials, 2017）。这个思路植根于上文讨论的健康的社会决定因素，鼓励决策者甚至将非医疗卫生政策（如住房、教育、交通、区域分划等）对健康的影响也纳入考虑之中。我们会认识到，当种族、族裔、民族血统、性取向、性别认同、收入、宗教或家庭住址不能准确预测你的健康时，我们终于实现了健康公平。

医疗保健安全网

在一个由于经济和非经济障碍而使众多个人和家庭遭遇服务可及性问题的系统中，由公共和非营利组织提供免费或基于支付能力的照护是一个关键问题（Adashi, Geiger, & Fine, 2010）。这些所谓的安全网提供者包括公立医院和诊所、联邦资质医疗中心（FQHCs）、专科服务提供方（如生殖保健中心）和主要依靠志愿人员捐款的免费诊所。医院、医生和诊所也以免费或补贴形式提供了大量的照护。因为与贫困、初级保健系统或公共卫生系统的缺陷或与监管要求有关，向未参保患者提供的急诊室照护或烧伤照护等特殊服务比例过高。

从历史上看，这些提供者在很大程度上依赖于联邦、州和地方的拨款，医疗补助保险和 FQHC 的报销，以及私人慈善事业。在 ACA 不确定性的背景下，如果废止 ACA 或医疗补助保险扩展，许多城市中心将需要解决安全网提供者的规划、治理和协调问题。ACA 为社区保健中心提供了大量新的资金，期望安全网的这些关键部分会将基于社区的初级保健的一些愿景付诸实践，为新投保的医疗补助保险患者服务，并满足无证劳动者等未参保个人的需要。

　　农村安全网提供者面临更大的挑战，因为技术增长、招聘和留住医生及相关保健人员的困难，以及支付政策三者的共同影响与农村地区维持小型医院和获得初级保健的努力背道而驰（Ormond，Wallin，& Goldenson，2000）。根据定义，农村医院和诊所的患者人数相对较少，很难达到现代医学所要求的护理效率和技术。想要寻找同事，想转诊给专家，或是希望获得先进设备或设施的医生自然更多会在城市环境中执业。事实上许多农村地区未参保人和低收入居民的比例过高，这意味着服务提供者面临着三重危险：支付环境差、患者处境不利并往往带有高风险，以及单位成本高。

　　老年医疗保险和医疗补助保险都促进了支持农村提供者和医生的政策，提供者则努力通过合并、联营和使用远程医疗等新技术来回应。然而，农村安全网的困境仍然是政策关注的一个主要领域。

以患者为中心的医疗之家

　　医疗之家起源于 1967 年，是照顾有特殊照护需要的儿童的一种战略。但近年来医疗之家的概念已经演变成一个被广泛接受和广泛测试的模式，能为任何人提供高质量的初级保健。虽然没有医疗之家的标准定义，但大多数人都同意其基本组成部分是个人初级保健医生、增加获得照护的机会、照护协调、基于团队的照护、全人导向以及注重质量和安全。

　　以患者为中心的医疗之家模式（the patient-centered medical home model）已经通过了各种方式和设置的测试。现有数十个公共和私立的示范项目，其中美国儿科学会（American Academy of Pediatrics）是负责创建这个模式的医生专业团体之一，保留着一份项目列表（www.medicalhomeinfo. org）。这个模式也得到了广泛的接纳。国家质量保证委员会（The National Committee on Quality Assurance）已经为医疗之家制定了三级认可，用于医疗保健实践。美国医学会代表院（American Medical Association House of Delegates）正式通过了"以患者为中心的医疗之家的共同原则"，该原则由 4 个内科专业团体制定。新的医疗改革法案授权继续实验。具体来说，ACA 授权各州为患有慢性病或处于严重精神健康状况的医疗补助保险登记人实施"医疗之家"方案。ACA 还将以患者为中心的医疗之家指定为在老年医疗保险和医疗补助保险创新中心内测试"高需求"受益人的一个模式。

　　社会工作者将服务对象与适当的服务和资源进行链接的专长使他们特别适合在照护协调活动中发挥作用（Allen，2012）。社会工作者接受过个案管理培训，拥有经验，熟悉照护管理的每一个过程：确定需求、制定照护计划、实施计划和评估计划。

　　社会工作职业借鉴了人类行为理论和社会系统理论，以改变和改善人的生活和社会生活以及两者之间的社会互动。社会工作者拥有一个以服务对象为中心的、经过实地测试的工具，被贴切地称为"人在情境中"系统。社会工作者可以自由地支配这个系统，用于对问题进行分类。这个系统的目的在于更好地了解服务对象所面临的问题，以便设计更有效的干预措施。

　　社会工作者拥抱人在情境中的观点，对医疗之家的全人定向就会有特别的洞察。当社会工作者考虑一个完整的人时，会将服务对象置于其周围的每一个情境——她的家庭、社区和社会——去考虑她的生理、情感和精神属性。随着医疗保健实践继续实施和推进医疗之家模式，社会工作者可以帮助他人对"完整的人"有更多了解，并帮助确保该模式的这个组成部分可以得到充分实现和采用。

社会工作专业角色

在医疗改革的政策讨论中，或者在州级医疗补助保险政策或城市医疗保健提供的讨论等更为狭隘的考虑中，社会工作作为一种职业在医疗保健体系中的作用几乎缺席。近年来社会工作者专业角色巨大变化的部分原因是政策变化。例如，老年医疗保险 PPS 的实施从根本上改变了医疗社会工作者的责任，将其重点放到了出院规划上。医院的优先事项是缩短住院患者的住院时间，重点因此出现在寻找安置地点和安排快速出院方面。社会工作者了解社区资源、具备与家庭合作的能力以及跨学科的取向，他们于是变成了制度所需的默认解决办法。不幸的是，随着社会工作越来越被简单地认定为"出院计划"，医疗社会工作的地位和医疗社会工作者在医院中所承担的责任的广度也随之转移。

随着人口老龄化，糖尿病和哮喘等慢性病日益占据主要地位，医疗保健服务提供逐渐向新的形式转变，社会工作专业有机会在实践中界定和倡导新的角色。其中一个角色是"患者指导者"（patient navigator），协助家庭和弱势患者克服障碍，及时接受照护。患者导航的概念由 Harlem 医院中心的肿瘤学家 Harold Freeman 医生于 1990 年首创，他后来任职国立健康研究院国家癌症研究所副主任，21 世纪初期在那里推动癌症相关服务模式的发展。这个模式随后被应用于慢性病照护。患者导航一直是医疗保健社会工作中角色定义（或角色定义缺失）的一个重要领域（Darnell，2007）。无论出现了什么新的角色，重振社会工作在健康服务提供方面专业角色的关键是政策倡导：确保标准、支付和管理的各个层面将社会工作指定为首选的专业提供者。

作为社会公正的倡导者和拥护者，社会工作者也在为回应医疗保健差异问题和缺乏医疗保健获得机会的问题而据理主张，在倡导采取合理和富有同情心的政策方面发挥着作用。在州一级，社会工作者的声音一直是医疗补助保险和 CHIP 覆盖及报销政策的重要表达和信息分析来源。在地方层面，特别是在没有全民保险的情况下，社会工作者在维护医疗保健安全网方面发挥着重要的政策和政治作用，是低收入、未参保或保险不足患者的公共和非营利服务提供者。在上述各级的倡导工作中，社会工作者必须对各种计划、方案和政策有实质性的了解。社会工作者为立法、行政和监管决策带来的政治资本的一个来源是他们在老年医疗保险和医疗补助保险等方案的工作中获得的专门知识，以及他们对这些方案给弱势群体和社区带来的实际结果的理解。

结论

美国的医疗卫生政策试图解决服务可及性、成本、质量和问责等系统性问题。随着 ACA 的颁布，对该系统的主要政策关注将从服务可及性转向成本和质量。虽然医疗改革的设计者断言，这将导致实质性的总成本控制（Orszag & Emanuel，2010），但持续的医疗通胀和负担能力问题表明需要继续解决成本的基本驱动因素，如不断升级的技术、服务提供系统行为准则和保险。更仔细地加以考虑，成本问题不是简单的美国医疗保健的成本水平问题，而是对这些服务产生的价值或利益的关注问题。随着医疗保健的政府和私人付款者试图控制医疗保健支出，越来越多的政策关注投向了确保系统的质量和问责制。医疗卫生政策将越来越专注于结果、信息和优质照护的激励措施。

影响健康服务规模和范围的关键政策杠杆是筹资安排（如税收和保险费）、支付安排（如 DRGs 或按人头付费的管理式照护）以及关于服务质量和效率的信息来源。

虽然服务可及性、成本、质量和问责问题是政策分析和改革的首要问题，但医疗保健系统的所有立法和监管行动都是在巨大的经济和政治利益背景下发生的。这一现实从未比今天更加真实。ACA 在颁布 8 年后仍然高度政治化。ACA 的政治注意力将从实际处理服务可及性、成本、质量和问责等重要问题上转出。然而，社会工作者绝无可能单独应付 ACA 在医疗保险市场的稳定、保险缺口、服务提供和支付系统改革、负担能力问题、适当的劳动力供应和分配、安全网系统的财务可行性，以及促进健康预防等方面的重大挑战，他们可以领导对弱势群体支持和倡导的任务，在 ACA 的未来高度不确定的时期，这件事尤其重要。

在 ACA 之外，医疗保健领域社会工作的两大政策领域仍将是老年医疗保险和医疗补助保险计划。在老年医疗保险中，新的支付和服务提供模式将是社会工作倡言和实践的重要前沿。在医疗补助保险中，14 个州尚未采用扩展医疗补助保险的办法，使最脆弱的低收入成年人得不到保险。同样，使用联邦豁免计划（有时称 1115 豁免）来创新医疗补助保险或破坏该计划，都要求社会工作者保持警惕并参与其中。

社会工作者将需要在自己的实践中了解医疗卫生政策的变化，在专业角色中了解涉及医疗卫生政策制定或执行中的变化，以及在促进医疗保健改革方面进行更为广泛的倡导。ACA 本身、不断上升的医疗保健成本、人口老龄化、阿片类物质危机和日益增长的控制公共支出的压力将继续把医疗保健置于国家政策议程的首要位置，这些为社会工作者发挥其至关重要的专业、倡导和领导作用提供了重要机会。

参考资料

Abrams, M. K., Nuzum, R., Zezza, M. A., Ryan, J., Kiszla, J., & Guterman, S. (2015, May). *The Affordable Care Act's payment and delivery system reforms: A progress report at five years* (Issue Brief Pub. No. 1816). Retrieved from http://www.commonwealthfund.org/publications/issue-briefs/2015/may/aca-payment-and-delivery-system-reforms-at-5-years

Adashi, E. Y., Geiger, H. J., & Fine, M. D. (2010). Health care reform and primary care—The growing importance of the community health center. *New England Journal of Medicine*, 362(22), 2047–2050. https://doi.org/10.1056/nejmp1003729

Agarwal, R., Mazurenko, O., & Menachemi, N. (2017). High-deductible health plans reduce health care cost and utilization, including use of needed preventive services. *Health Affairs*, 36(10), 1762–1768. https://doi.org/10.1377/hlthaff.2017.0610

Alker, J., & Pham, O. (2017). *Nation's uninsured rate for children drops to another historic low in 2016.* Retrieved from Georgetown University Health Policy Institute: Center for Children and Families website: https://ccf.georgetown.edu/wp-content/uploads/2017/09/Uninsured-rate-for-kids-10-17.pdf

Allen, H. (2012). Is there a social worker in the house? Health care reform and the future of medical social work. *Health & Social Work*, 37(3), 183–186. https://doi.org/10.1093/hsw/hls021

Allen, H., Swanson, A., Wang, J., & Gross, T. (2017). Early Medicaid expansion associated with reduced payday borrowing in California. *Health Affairs*, 36(10), 1769–1776. https://doi.org/10.1377/hlthaff.2017.0369

American Hospital Association. (2016, December). *Uncompensated hospital care cost fact sheet, 2016 update.* Retrieved from http://www.aha.org/content/16/uncompensatedcarefactsheet.pdf

American Hospital Association. (2017, January). *Fast facts on US hospitals.* Retrieved from http://www.aha.org/research/rc/stat-studies/fast-facts.shtml

Andersen, R. M., & Davidson, P. L. (2001). Improving access to care in America: Individual and contextual indicators. In R. M. Andersen, T. H. Rice, & G. F. Kominski (Eds.), *Changing the U.S. health care system: Key issues in health services policy and management* (2nd ed., pp. 3–30). San Francisco, CA: Jossey-Bass.

Association of State and Territorial Health Officials. (2017). *Triple Aim: Implementing a 'health in all policies' approach with health equity as the goal.* Retrieved from http://www.astho.org/Health-Equity/2016-Challenge/Implementing-a-health-in-all-policies-approach-with-health-equity-as-the-goal

Bachman, S. S., & Gonyea, J. G. (2012). Improving health care delivery to aging adults with disabilities: Social work with dual eligibles in a climate of health care reform. *Journal of Gerontological Social Work*, *55*(2), 191–207. https://doi.org/10.1080/01634372.2011.626843

Baicker, K., Taubman, S. L., Allen, H. L., Bernstein, M., Gruber, J. H., Newhouse, J. P., … Finkelstein, A. N. (2013). The Oregon experiment—Effects of Medicaid on clinical outcomes. *New England Journal of Medicine*, *368*(18), 1713–1722. https://doi.org/10.1056/nejmsa1212321

Barnett, J. C., & Vornovitsky, M. S. (2016, September). *Health insurance coverage in the United States: 2015* (Current Population Report No. P60–257[RV]). Retrieved from https://www.census.gov/content/dam/Census/library/publications/2016/demo/p60-257.pdf

Berwick, D. M., Nolan, T. W., & Whittington, J. (2008). The triple aim: Care, health, and cost. *Health Affairs*, *27*(3), 759–769. https://doi.org/10.1377/hlthaff.27.3.759

Brooks, T. (2017, September). *States say they will run out of CHIP funds faster than projected; Will Congress act in time?* Retrieved from Georgetown University Health Policy Institute: Center for Children and Families website: https://ccf.georgetown.edu/2017/09/28/states-say-they-will-run-out-of-chip-funds-faster-than-projected-will-congress-act-in-time

Chassin, M. R., Loeb, J. M., Schmaltz, S. P., & Wachter, R. M. (2010). Accountability measures—Using measurement to promote quality improvement. *New England Journal of Medicine*, *363*(7), 683–688. https://doi.org/10.1056/nejmsb1002320

Congressional Budget Office. (2014). *Payments of penalties for being uninsured under the Affordable Care Act: 2014 update* (Report No. 45397). Retrieved from https://www.cbo.gov/publication/45397

Cubanski, J., Neuman, T., Jacobson, G., & Boccuti, C. (2016, December). *What are the implications of repealing the Affordable Care Act for Medicare spending and beneficiaries?*. Retrieved from Kaiser Family Foundation website: https://www.kff.org/health-reform/issue-brief/what-are-the-implications-of-repealing-the-affordable-care-act-for-medicare-spending-and-beneficiaries

Cubanski, J., Swoope, C., Boccuti, C., Jacobson, G., Casillas, G., Griffin, S., & Neuman, T. (2015, March). *A primer on Medicare: Key facts about the Medicare program and the people it covers* (Issue Brief No. 7615–04). Retrieved from Kaiser Family Foundation website https://www.kff.org/medicare/report/a-primer-on-medicare-key-facts-about-the-medicare-program-and-the-people-it-covers

Darnell, J. S. (2007). Patient navigation: A call to action. *Social Work*, *52*(1), 81–84. https://doi.org/10.1093/sw/52.1.81

Davidoff, A., Garrett, B., & Yemane, A. (2001, October). *Medicaid-eligible adults who are not enrolled: Who are they and do they get the care they need?* (Series A, No. A-48). Retrieved from The Urban Institute website: https://www.urban.org/sites/default/files/publication/61421/310378-Medicaid-Eligible-Adults-Who-Are-Not-Enrolled.PDF

Donabedian, A. (1966). Evaluating the quality of medical care. *The Milbank Memorial Fund Quarterly*, *44*(3), 166–203. https://doi.org/10.1111/j.1468-0009.2005.00397.x

Dubay, L., Holahan, J., & Cook, A. (2006). The uninsured and the affordability of health insurance coverage. *Health Affairs*, *26*(1), w22–w30. https://doi.org/10.1377/hlthaff.26.1.w22

Finkelstein, A., Taubman, S., Wright, B., Bernstein, M., Gruber, J., Newhouse, J. P., … Oregon Health Study Group (2012). The Oregon Health Insurance Experiment: Evidence from the first year. *The Quarterly Journal of Economics*, *127*(3), 1057–1106. https://doi.org/10.1093/qje/qjs020

Fortuny, K., & Chaudry, A. (2012, March). *Overview of immigrants' eligibility for SNAP, TANF, Medicaid, and CHIP*. Retrieved from U.S. Department of Health and Human Services, Office of the Assistant Secretary for Planning and Evaluation website: https://aspe.hhs.gov/basic-report/overview-immigrants-eligibility-snap-tanf-medicaid-and-chip

Garfield, R., Damico, A., Stephens, J., & Rouhani, S. (2016, November). *The coverage gap: Uninsured poor adults in states that do not expand Medicaid—An update* (Issue Brief). Retrieved from National Association of States United for Aging and Disabilities website: http://www.nasuad.org/sites/nasuad/files/the-coverage-gap-uninsured-poor-adults-in-states-that-do-not-expand-medicaid-issue-brief.pdf

Gross, T., & Notowidigdo, M. J. (2011). Health insurance and the consumer bankruptcy decision: Evidence from expansions of Medicaid. *Journal of Public Economics*, *95*(7–8), 767–778. https://doi.org/10.1016/j.jpubeco.2011.01.012

Harrington, C., Carrillo, H., & Garfield, R. (2017). *Nursing facilities, staffing, residents and facility deficiencies, 2009 through 2015* (Publication No. 8761–02). Retrieved from Kaiser Family Foundation website: https://www.kff.org/medicaid/report/nursing-facilities-staffing-residents-and-facility-deficiencies-2009-through-2015

Health Affairs Blog. (2017). *The future of CHIP: The KIDS Act Of 2017* [Web log post]. Retrieved from http://healthaffairs.org/blog/2017/09/21/the-future-of-chip-the-kids-act-of-2017

Health Forum, L. L. C. (2017). *AHA Hospital Statistics*. Chicago, IL: American Hospital Association.

Institute of Medicine. (2003). *Unequal treatment: Confronting racial and ethnic disparities in health care*. doi: 10.17226/10260

Jacobson, G., Damico, A., Neuman, T., & Gold, M. (2017). *Medicare Advantage 2017 spotlight: Enrollment market update*. Retrieved from Kaiser Family Foundation website: https://www.kff.org/medicare/issue-brief/medicare-advantage-2017-spotlight-enrollment-market-update

Kaiser Commission on Medicaid and the Uninsured (2004). *Covering new Americans: A review of federal and state policies related to immigrants' eligibility and access to publicly funded health insurance.* San Francisco, CA: Kaiser Family Foundation.

Kaiser Family Foundation. (2014). *Total Medicaid managed care enrollment.* Retrieved from https://www.kff.org/medicaid/state-indicator/total-medicaid-mc-enrollment/?currentTimeframe=0&sortModel=%7B%22colId%22:%22Location%22,%22sort%22:%22asc%22%7D

Kaiser Family Foundation. (2015). *CHIP program name and type.* Retrieved from https://www.kff.org/other/state-indicator/chip-program-name-and-type/?activeTab=map&currentTimeframe=0&selectedDistributions=chip-program-type&sortModel=%7B%22colId%22:%22Location%22,%22sort%22:%22asc%22%7D

Kaiser Family Foundation. (2016). *10 essential facts about Medicare and prescription drug spending.* Retrieved from https://www.kff.org/infographic/10-essential-facts-about-medicare-and-prescription-drug-spending

Kaiser Family Foundation. (2017a). *Current status of state Medicaid expansion decisions.* Retrieved from Kaiser Family Foundation website: https://www.kff.org/health-reform/slide/current-status-of-the-medicaid-expansion-decision

Kaiser Family Foundation. (2017b). *Medicaid's role in nursing home care.* Retrieved from https://www.kff.org/infographic/medicaids-role-in-nursing-home-care

Kaiser Family Foundation. (2017c). *The Medicare Part D Prescription Drug Benefit.* Retrieved from https://www.kff.org/medicare/fact-sheet/the-medicare-prescription-drug-benefit-fact-sheet

Kaiser Family Foundation State Health Facts. (2019). Status of state action on the Medicaid expansion decision. Retrieved from http://kff.org/health-reform/state-indicator/state-activity-around-expanding-medicaid-underthe-affordable-care-act

Kasper, J., Elias, R., & Lyons, B. (2004, March). *Dual eligibles: Medicaid's role in filling Medicare's gaps* (Issue Paper). Retrieved from Kaiser Family Foundation website: https://www.kff.org/medicaid/issue-brief/dual-eligibles-medicaids-role-in-filling-medicares

Koskinen, J. A. (2017, January 9). [Letter to Congress regarding 2016 tax filings related to Affordable Care Act provisions]. Retrieved from Internal Revenue Service website: https://www.irs.gov/pub/newsroom/commissionerletteracafilingseason.pdf

Krogstad, J. M., Passel, J. S., & Cohn, D. (2017). *5 facts about illegal immigration in the U.S.* Retrieved from Pew Research Center website: http://www.pewresearch.org/fact-tank/2017/04/27/5-facts-about-illegal-immigration-in-the-u-s

Lawlor, E. F. (2003). *Redesigning the Medicare contract: Politics, markets, and agency.* Chicago, IL: University of Chicago Press.

Lawlor, E. F., & Raube, K. (1995). Social interventions and outcomes in medical effectiveness research. *Social Service Review, 69*(3), 383–404. https://doi.org/10.1086/604132

Long, S. K., & Phadera, L. (2010). *Health insurance coverage and access to care in Massachusetts: Detailed tabulations based on the 2009 Massachusetts Health Insurance Survey.* Retrieved from The Urban Institute website: https://www.urban.org/research/publication/health-insurance-coverage-and-access-care-massachusetts

Maeng, D. D., Snyder, S. R., Baumgart, C., Minnich, A. L., Tomcavage, J. F., & Graf, T. R. (2016). Medicaid managed care in an integrated health care delivery system: Lessons from Geisinger's early experience. *Population Health Management, 19*(4), 257–263. https://doi.org/10.1089/pop.2015.0079

Medicaid and CHIP Payment and Access Commission. (2017, August). *Medicare savings programs: New estimates continue to show many eligible individuals not enrolled* (Issue Brief). Retrieved from https://www.macpac.gov/wp-content/uploads/2017/08/Medicare-Savings-Programs-New-Estimates-Continue-to-Show-Many-Eligible-Individuals-Not-Enrolled.pdf

National Center for Health Statistics. (2017). Health, United States, 2016: With chartbook on tong-term trends in health. Retrieved from Center for Disease Control website: https://www.cdc.gov/nchs/data/hus/hus16.pdf

Newhouse, J. P., & McGuire, T. G. (2014). How successful is Medicare advantage? *Milbank Quarterly, 92*(2), 351–394. https://doi.org/10.1111/1468-0009.12061

Newhouse, J. P., & The Insurance Experiment Group. (1993). *Free for all? Lessons from the RAND health insurance experiment.* Cambridge, MA: Harvard University Press.

Office of the Assistant Secretary for Planning and Evaluation. (2012). *Barriers to immigrants' access to health and human service programs.* Retrieved from https://www.urban.org/sites/default/files/publication/33666/413260-Barriers-to-Immigrants-Access-to-Health-and-Human-Services.PDF

Ormond, B. A., Wallin, S., & Goldenson, S. M. (2000). *Supporting the rural health care safety net* (Occasional Paper No. 36). Retrieved from The Urban Institute website: https://www.urban.org/sites/default/files/publication/62096/309437-Supporting-the-Rural-Health-Care-Safety-Net.PDF

Orszag, P. R., & Emanuel, E. J. (2010). Health care reform and cost control. *New England Journal of Medicine, 363*(7), 601–603. https://doi.org/10.1056/nejmp1006571

Ozminkowski, R. J., Aizer, A., & Smith, G. (1997). The value and use of the qualified Medicare Beneficiary Program: Early evidence from Tennessee. *Health & Social Work, 22*(1), 12–19. https://doi.org/10.1093/hsw/22.1.12

Paradise, J. (2017, June). *10 things to know about Medicaid: Setting the facts straight* (Issue Brief). Retrieved from Kaiser Family Foundation website: https://www.kff.org/medicaid/issue-brief/10-things-to-know-about-medicaid-setting-the-facts-straight

Patient Protection and Affordable Care Act, 42 U.S.C. § 18001 (2010).

Rosenbaum, S. (2017). *What's next for CHIP?* Retrieved

from https://www.commonwealthfund.org/blog/2017/whats-next-chip

Rosenbaum, S., Johnson, K., Sonosky, C., Markus, A., & DeGraw, C. (1998). The children's hour: The State Children's Health Insurance Program. *Health Affairs*, *17*(1), 75–89. https://doi.org/10.1377/hlthaff.17.1.75

Rudowitz, R. (2016, December). *Medicaid financing: The basics* (Issue Brief). Retrieved from Kaiser Family Foundation website: https://www.kff.org/report-section/medicaid-financing-the-basics-issue-brief

Smedley, B. D., Stith, A. Y., & Nelson, A. R. (Eds.) (2003). *Unequal treatment: Confronting racial and ethnic disparities in health care*. Washington, DC: National Academies Press.

Sommers, B. D., Long, S. K., & Baicker, K. (2014). Changes in mortality after Massachusetts health care reform: A quasi-experimental study. *Annals of Internal Medicine*, *160*(9), 585–593. https://doi.org/10.7326/m13-2275

Taubman, S. L., Allen, L. H., Wright, B. J., Baicker, K., & Finkelstein, A. N. (2014). Medicaid increases emergency-department use: Evidence from Oregon's health insurance experiment. *Science*, *343*(6168), 263–268. https://doi.org/10.1126/science.1246183

U.S. Centers for Medicare & Medicaid Services. (2017). *NHE fact sheet*. Retrieved from https://www.cms.gov/research-statistics-data-and-systems/statistics-trends-and-reports/nationalhealthexpenddata/nhe-fact-sheet.html

U.S. Centers for Medicare & Medicaid Services. (n.d.) *Preventive visit & yearly wellness exams*. Retrieved from https://www.medicare.gov/coverage/preventive-visit-and-yearly-wellness-exams.html

U.S. Government Accountability Office. (2005, March). *Means-tested programs: Information on program access can be an important management tool* (Report No. GAO-05-221). Retrieved from http://www.gao.gov/assets/250/245577.pdf

Watkins, E. (2017, March 9). *Groups lining up in opposition to GOP health care plan*. Retrieved from CNN Politics website: http://www.cnn.com/2017/03/08/politics/interest-groups-politicians-american-health-care-act/index.html

第 7 章

健康行为理论

SARAH GEHLERT 和 TRINA SALM WARD

健康行为理论可以对健康社会工作者面临的所有构念进行梳理，并提供一个概念框架，以帮助理解人们健康行为表现的原因。这些理论为助人的过程以及研究的结构提供了方向，同时为临床案例讨论提供了一种共通的语言，使我们可以将实践和研究结合起来。

一项对 1999 年由评审委员会和社会工作教育委员会（Council on Social Work Education）（Copeland，Jackson，Jarman-Rohde，Rosen，Stone，1999）共同选定的 15 个健康社会工作示范教学大纲的回顾暴露出与健康行为理论直接相关的项目很少。情况确实如此，尽管多年来社会工作主导教材都强调了理论在社会工作实践和研究中的重要性。例如，Hepworth、Rooney、Rooney、Strom-Gottfried 和 Larsen（2010）认为，社会工作理论在理解服务对象处境和提供适当干预方面是必不可少的。他们写道，"在我们整个专业历史中，社会工作者一直都在有选择地借鉴各种理论来帮助理解情境并指导干预"（P.18）。很明显，理论是社会工作众多方面不可或缺的，这愈发凸显了社会工作课程中缺乏健康行为理论的问题令人不安。

如果我们对*实务理论*的定义局限于定向性理论（orienting theories），如认知、行为、小组或家庭系统，可以说医疗保健领域的社会工作者已经充分应用了理论知识。社会工作干预大多是建立在定向性理论基础上的，其中大部分来自心理学领域。Sheafor 和 Horejsi（2006）表示："大多数实务理论源自于一种或多种定向性理论"，并举例说明"社会心理治疗就是主要建立在心理动力学理论（psychodynamic theory）和自我心理学（ego psychology）基础上的"（P.51）。医疗保健领域的社会工作者富有创造性地充分使用了定向性理论，其中一个例子是运用认知理论和行为理论创造了压力预防技术，以帮助患者应对困难的医疗过程（Blythe，Erdahl，1986）。

本章认为，另一类理论，即健康行为理论，在实务中具有同样的重要性。尽管定向性理论和健康行为理论互为相关，但它们在两个方面是不同的。首先，定向性理论被认为比健康行为理论更为局限，因为它们关注的是人类问题的起源和治疗，而不是人类行为的全部现象。而健康行为理论则与所有行为息息相关，而不仅仅是问题行为。例如，它们可能被用来思考人们为什么通过运动和定期就医来保护自己的健康。其次，健康行为理论虽然考虑所有类型的行为，但只局限于健康范畴之内的行为，而定向性理论则关注许多领域的问题行为，包括健康、教育、就业和婚姻。

本章的观点是，在实务理论定义中加入健康行为理论象征着医疗保健领域的社会工作实践和研究增加了一些有价值的工具。对社会工作中理论的应用进行简短讨论之后，本章将对一组精选的健康行为理论进行介绍与回顾，包括它们在健康实践和研究中已有的应用、它们的优势和局限，以及它们在解释健康行为方面的经验证据。

本章目标

- 定义常用理论以及健康行为理论。
- 区分健康行为理论与定向性理论。
- 讨论健康行为理论，用以提升医疗保健领域社会工作实务方法。
- 讨论健康行为理论，用以推动医疗保健领域社会工作研究方法。
- 阐述健康信念模式，包括它的局限性以及经验证据。
- 阐述理性行为理论，包括它的局限性以及经验证据。
- 阐述计划行为理论，包括它对理性行为理论的补充以及经验证据。
- 阐述社会行动理论，包括它的局限性以及经验证据。
- 阐述医疗保健服务利用行为模式，包括它的局限性以及经验证据。
- 基于局限性及可获得的经验证据区分这五种理论。
- 阐述跨理论模式及其对医疗保健领域社会工作实务和研究的可能贡献。
- 阐述社会认知理论及其对医疗保健领域社会工作实务和研究的已有贡献。

社会工作实务与研究中理论的应用

Kerlinger（1986）将*理论*定义为"一组相互关联的构念、定义和命题，它们通过指定变量之间的关系来呈现对现象的系统观点，目的是解释和预测现象"（P.9）。他将构念定义为"为某个特殊的科学目的慎重且有意识地创建的概念"（P.27）。幸福感、自尊和进攻性等构念在社会工作中被广泛使用。理论凭借提出各种构念之间关系的能力，为原本可能造成巨大混乱的抽象概念提供了秩序。这在社会工作中尤为重要，因为社会工作考虑的是诸如自尊、进攻性等抽象的、不易感知的构念，而不是自然科学所探究的离散的、可直接测量的对象（例如分子重量、温度）。理论有助于社会工作者对所面对的大量构念进行梳理，从而提供一个概念框架来帮助理解服务对象的问题，并为助人过程的推进提供方向。

理论不仅可以让一位社会工作者能够对其任何一位或多位服务对象的处境中正在发生的事情进行梳理，并且可以让我们跨越不同的实践环境和场域进行比较。我们因此可以获得对领域中某些行为集群动力的共同理解。此外，理论通过向临床实景讨论提供通用的语言，使我们能够将研究领域和实务领域结合在一起。

理解构念间的联系可以帮助我们预测它们将来会如何发展，从而计划干预方案。Glanz、Rimer 和 Viswanath（2008）写道："一个没有理论的健康教育工作者就像一个技工或技师，而了解理论和研究的专业人士则可以全面理解'为什么'，并且能够设计和打造'量身定做'的干预方案"（P.25—26）。如果认识到一个特定的行为可能导致另一个行为，那么无论这个行为是隐蔽的还是公开的，都有可能通过干预促成期望的行为结果，并减少不期望结果发生的可能性。举例来说，如果我们认识到了解自己有患病风险的人更有可能采取预防行为，那我们就可以开发出聚焦于风险传播的干预方案。

理论和技巧是社会工作实践的天然伙伴。随着分配给评估和治疗服务对象问题的时间减少，开发评估工具和有效治疗方法越显重要。理论代表了对人类行为知识的积累，这些知识在我们使用技巧的过程中是必要的。依靠理论来帮助建构干预措施会增加成功的可能性。如果能在发现问题后尽快实施成功的干预措施，就可以避免因多重治疗失败而造成的绝望情绪。

下面我们将以一个成年癫痫患者的实证研究为例，说明理论是如何为实践提供指南的。成年癫痫患者出现社会心理问题的比例很高，例如所有类型癫痫发作患者的自杀率是整体人口自杀发生率的 5 倍，源于大脑颞叶边缘系统的癫痫发作患者的自杀率更是高达 25 倍（Hauser & Hesdorffer，1990；Robertson，1997）。Gehlert 尝试从病因学视角去了解这些社会心理问题，以设计和实施有效的干预措施。她假设（1994，1996），有些癫痫患者会将他们身体控制能力缺乏（以癫痫突发为代表）引起的不安全感一般化到社会领域，导致他们对自己能够通过行为努力获得可预见结果的期望非常低。该假设的基础是，从行动到结果的序列中反复发生中断会导致产生习得性无助的状态，并伴有抑郁和其他社会心理问题的高发。例如，一个小女孩想在学业上取得成功，但因为她的父母不能给她提供衣服和书籍，使得她无法获得预期的结果。归因理论（Abramson，Seligman，& Teasdale，1978；Kelley，1967；Weiner，1985）预测了某类人群容易产生抑郁的情况，他们往往将生活中的消极事件，例如无法获得或维持一份工作归因于自己的行为，而将积极事件，例如受到称赞归因于外部影响（如其他人、命运、运气）。这一理论有助于我们理解类似癫痫发作控制的构念与社会心理问题是如何联系在一起的。

尽管归因理论（Abramson et al.，1978；Heider，1958；Kelley，1967）本身不是一个健康行为理论，但它被广泛地应用于解释行为。这一理论认为，当人们面对一个几乎无法控制的世界时，他们会试图通过为发生在自己身上的事情提供解释或原因来加以控制。而疾病正是一个人们无法控制情境的例子，因此引发了因果关系的解释。

Abramson 等（1978）谈到因果归因的 3 个维度：①内部性与外部性，即原因在于该人还是其他人或其他情境；②普遍性与特殊性，即相同的解释可以用于多种因素还是只限定于一个或少数几个因素；③稳定性与不稳定性，即一个因素是长期存在的还是暂时的。当人们对问题做出稳定的、全面的、内部的归因时，悲观的归因风格就会随之出现。

归因方式自陈问卷（Attributional Style Questionnaire）（Peterson et al.，1982）或逐字释义分析技术（Content Analysis of Verbatim Explanations，CAVE）（Peterson，Bettes，& Seligman，1985）的归因维度测量得出的结果均有助于解释健康行为。Peterson、Seligman 和 Vaillant（1988）将哈佛大学 1942—1944 年的 99 名毕业生按照归因风格分成乐观组和悲观组两组，并每隔 5 年跟踪他们的身体健康状况，持续 30 年。研究发现，悲观的归因风格能够预测到他们在 45 ~ 60 岁时健康状况不佳，尽管在统计学上已经控制了研究对象 25 岁时的身心健康这一变量。作者提出，具有悲观归因风格的人在患病时容易变得被动，解决问题的能力较弱，并且缺乏应对压力的社会支持网络。一项对 83 个实证研究的元分析结果同样支持了这一假设，该研究发现乐观的归因风格是身体健康的重要预测指标（Rasmussen，Scheier，& Greenhouse，2009）。消极的或悲观的归因风格则往往与女性进食障碍（Morrison，Waller，& Lawson，2006）以及多发性硬化（Kneebone & Dunmore，2004）、冠心病（Sanjuán，Arranz，& Castro，2014）类风湿关节炎（Crowson，Colligan，Matteson，Davis，& Crowson，2017）和术后康复

（Jowsey et al.，2012；Singh，O'Byrne，Colligan，& Lewallen，2010）患者的较差预后相关联。

　　仍以癫痫为例，了解消极归因风格，即习得性无助的一个关键认知要素是如何在癫痫患者内心发展形成的，有助于确定干预的要点和目标。例如，癫痫患者会面临来自他人的多种信息，这些信息表明他们不如其他人有用。即使是他人最善意的行为，如在他们癫痫发作时给予帮助的行为，也会向癫痫患者传递出他们身体效能差和控制力低下的微妙信息，这些信息多年来被癫痫患者内化，会导致他们形成消极的归因风格。一项小组干预协助癫痫患者学习识别何时可能产生负面想法，然后停止这些想法，代之以更为现实的评价，这一干预被证明有效地缓解了癫痫患者的消极归因风格和抑郁状态（Gehlert，1995）。

基于理性选择的理论方法

　　最初的健康行为理论认为人类行为是源于理性的、符合逻辑的思维过程，人们在很大程度上根据各种行动的成本和效益做出健康选择。健康行为理论两大主流理论是健康信念模式和理性行为理论。计划行为理论（Ajzen，1991；Ajzen & Madden，1986）是理性行为理论的延伸，其本身并不成为一个理论。

健康信念模式（The Health Belief Model）

　　健康信念模式（Hochbaum，1958；Rosenstock，1960，1966，1974）发展的初衷是为了解释为什么人们在有移动检查车进入社区的方便情况下依旧没有参加结核病健康筛查。该模式提出了健康行为的两个主要组成部分：威胁和结果预期（表7.1）。威胁是指对疾病状态易感性的感知以及对这种状态严重性的感知。例如，就感染艾滋病的风险而言，威胁涉及相信自己容易感染艾滋病，而且艾滋病的严重程度正如医学界所描述的那样。

表 7.1　健康信念模式的主要因素

Ⅰ. 感知威胁
感知易感性
感知严重性
Ⅱ. 结果预期
感知利益
感知成本
Ⅲ. 自我效能预期

　　结果预期是指对特定行为带来利益的感知以及对采取行动会遇到障碍的感知，如使用安全套避免 HIV 传播。采取行动降低感染艾滋病风险的好处可能是生存下去，而障碍可能是购买安全套的花费，或是担心伴侣会拒绝使用安全套。

　　健康信念模式已经被用于各种健康行为，通常涉及健康问题预防和可能无症状（并非即刻出现症状）的健康问题（Glanz & Bishop，2010），包括被应用于减少心血管疾病的风险因素（Will，Farris，Sanders，Stockmyer，& Finkelstein，2004）、疫苗接种行为（Chen et al.，2011；Coe，Gatewood，Moczygemba，Goode，& Beckner，2012；Larson，Bergman，

Heidrich，Alvin，& Schneeweiss，1982；Mergler et al.，2013；Scherr，Jensen，& Christy，2016；Smith et al.，2011）、癌症筛查行为（Mincey et al.，2017；Tanner-Smith & Brown，2010）、避孕药具使用（Hall，2012）和持续气道正压通气（CPAP）治疗阻塞性睡眠呼吸暂停（Olsen，Smith，Oei，& Douglas，2012）。此外，健康信念模式被应用于药物依从性（Delas Cuevas & de Leon，2017；Kamran，Ahari，Biria，Malepour，& Heydari，2014；Kelly，Mamon，& Scott，1987；Valenstein et al.，2011），较低社会经济地位的母亲对肥胖儿童减肥方案的依从性（Becker，Maiman，Kirscht，Haefner，& Drachman，1977）、高血压和高脂血症管理（Long，Ponder，& Bernard，2017）以及对于肥胖症的功能失调性健康信念（Martinez et al.，2016）。框 7.1 提供的示例说明了健康信念模式在高血压药物治疗管理中的应用。

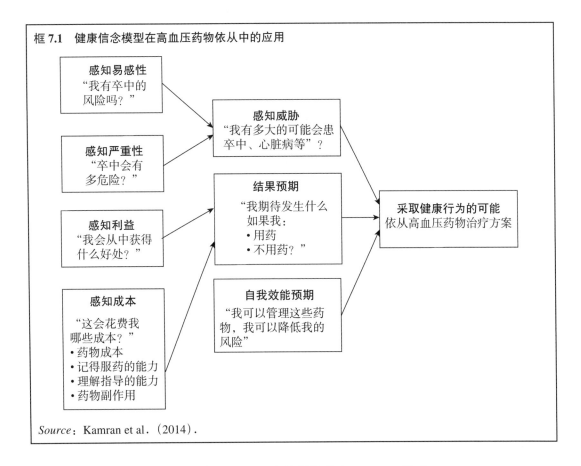

框 **7.1**　健康信念模型在高血压药物依从中的应用

Source：Kamran et al.（2014）.

经验证据支持了健康信念模式预测健康结果的能力。Becker 等（1977；Maiman，Becker，Kirscht，Haefner，& Drachman，1977）的一项基于健康信念模式的多元回归分析解释了 39% 的饮食依从性差异。这意味着，当在一组经过饮食依从性测量的人群中进行健康信念模式（如知觉易感性）等构成元素的测量时，这个模式的构成元素对于理解饮食依从性相当重要。虽然必须要考虑其他因素才能充分解释什么是饮食依从性的决定因素，但健康信念模式显然增强了我们理解这一现象的能力。

Janz 和 Becker（1984）对在健康信念模式建立后 30 年中开展的 18 个前瞻性研究和 28 个回顾性研究发表了一份元分析。健康信念模型的每个组成部分预测健康结果（例如，采取健康预防行为）的能力是通过将任意一个组成部分具有正向而显著的统计学意义的发现数量除以具有显著性结果的研究数量计算得出的。感知威胁是最重要的预测因素，感知成本最不具有影响力，感知易感性和感知利益则介于两者之间。这表明，在一个人决定是否采取某种健康行为来改善健康状况（无论是否真实）的过程中，感知障碍相比其他因素（如感知严重性、易感性和利益）具有更为重要的意义，例如害怕癌症放射治疗会导致脱发。在决定行为时，感知严重性则是最不具有影响力的因素。

Carpenter（2010）最近针对 18 个研究进行了一项元分析，以发现信念程度是否可以用于预测一段时间内的行为。这项研究将严重性、障碍和利益与更可能实施的目标行为做了关联。利益和障碍最能预测行为，严重性和易感性与目标行为的相关性较弱。Carpenter 还发现，易感性、严重性和利益会随着时间发生变化，这些因素与行为间的相关性随时间渐弱，而障碍则不会随时间变化。

Jones、Smith 和 Llewellyn（2014）对 18 项研究进行了系统回顾，探讨健康信念模式是如何被运用于设计干预措施的。最常被报告的目标因素是依从医嘱的感知利益（16 项研究）、随后是感知疾病的易感性（15 项研究）、对采纳建议的感知障碍（14 项研究）和感知严重性（11 项研究）。最常用于改善依从性的技巧是为参与者提供健康结果信息，其次是利用书面或口头提示引导行为改变；两种技巧往往一起使用（Jones et al.，2014）。18 项研究中有 14 项（77%）报告了基于理论的干预对治疗依从性有统计学上的显著效应。

理性行为理论（Theory of Reasoned Action）

理性行为理论（Fishbein，1967；Fishbein & Ajzen，1975）对健康信念模式做了延伸，纳入了环境中其他重要因素对个人健康行为的影响。该理论假设，行为是由行为意向直接决定的（图 7.1）。而行为意向是由个人对行为的态度以及环境中其他重要他人或社会规范对个人的影响所决定的。个人对待行为的态度包含两个内容：①个人相信，行为一经执行，就会产生既定的结果；②个人对结果的重视程度。

*社会规范*由信念构成，包括个人的重要他人对自己行为的可能评价，以及个体依从他人

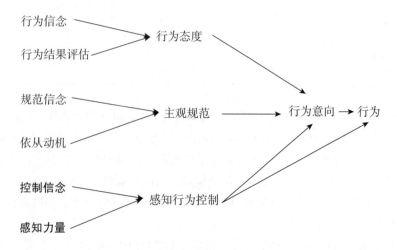

图 7.1 理性行为理论（Theory of Reasoned Action，TRA）和计划行为理论（Theory of Planned Behaviour，TPB）组成的组合理论

想法的动机。例如，社会工作者在尝试理解或预测一位打算堕胎的年轻女性的行为时，可能会考虑她对男朋友、最亲密的朋友、母亲和医生对堕胎行为看法的感知，以及她去依从这些看法的动机。

理性行为理论已被应用于多种健康行为和健康情境之中，包括药物滥用（Beck，1981）、减肥（Sejwacz，Ajzen & Fishbein，1980）、高血压（Norman，Marconi，Schezel，Schechter & Stolley，1985）、器官捐赠（Wong & Chow，2017）、疫苗接种（Fisher，Kohut，Salisbury & Salvadori，2013）和体育活动（Downs & Hausenblas，2005）。由于这个理论包含了对个人有影响力的他人，理性行为理论已被广泛应用于青少年健康行为的研究，经常用于避孕决策（Albarracín，Johnson，Fishbein，& Muellerleile，2001；Baker，1988）、堕胎（Smetana & Adler，1986）和艾滋病风险行为（Jemmott，Jemmott，& Fong，1992）等方面。Baker 运用安全套使用态度和主观规范预测了一个性传播疾病诊所中患者安全套使用的意向，发现该变量在有固定性伴侣人群中能够解释 36% 的差异，而在有新的性伴侣或非经常性性伴侣的人群中仅能解释 8% 的差异。Jemmott 等（1992）设计了一项针对非裔美国男性青少年的干预措施，强调运用基于理性行为理论的知识、态度和技巧发展来降低他们卷入艾滋病风险行为的意向以及行为。和对照组青少年相比，接受了干预的青少年报告的性交次数较少、性伴侣较少、安全套使用频率更多、肛交发生率更低。Cooke 和 French（2008）最近进行的一项元分析也发现，理性行为理论能够成功地预测各种筛查的参与行为，如乳腺癌、结直肠癌以及产前筛查。

计划行为理论（The Theory of Planned Behavior）

Ajzen 和 Madden（1986；Ajzen，1991）对理性行为理论进行了扩展，纳入了对行为的感知控制。他们的观点是，如果某个行为是个体不能完全控制的，那么单凭意向并不能预测行为（图 7.1）。感知行为控制被假设为会反映过去在行为表现中遇到的问题。也就是说，如果一个人过去在某项行为中没有取得成功，例如在减肥中表现出了对行为的控制不佳，那么无论他的意向有多强烈，他都不太可能再去执行这一行为。

计划行为理论已被广泛应用于行为预测，例如护士利用阿片类药物管理疼痛（Edwards et al.，2001）、子宫颈癌筛查（Sheeran & Orbell，2000）、青少年打斗（Jemmott，Jemmott，Hines，& Fong，2001）、安宁疗护服务使用（Nahapetyan，Orpinas，Glass，& Song，2017）、乙醇（酒精）使用（Cooke，Dahdah，Norman，& French，2016）、献血（Bednall，Bove，Cheetham，& Murray，2013）、母乳喂养（Guo，Wang，Liao，& Huang，2016）、依从婴儿安全睡眠环境的建议（Chung-Park，2012）、参与糖尿病自我管理活动（Akbar，Anderson，& Gallegos，2015）、大学生睡眠卫生（Kor & Mullan，2011）以及家长通过网络获取儿童健康信息的决策（Walsh，Hyde，Hamilton，& White，2012）。框 7.2 提供的示例说明了理性行为理论和计划行为理论的组合理论在癌症筛查中的应用。

框 7.2 理性行为理论和计划行为理论的组合理论在参与癌症筛查项目中的应用

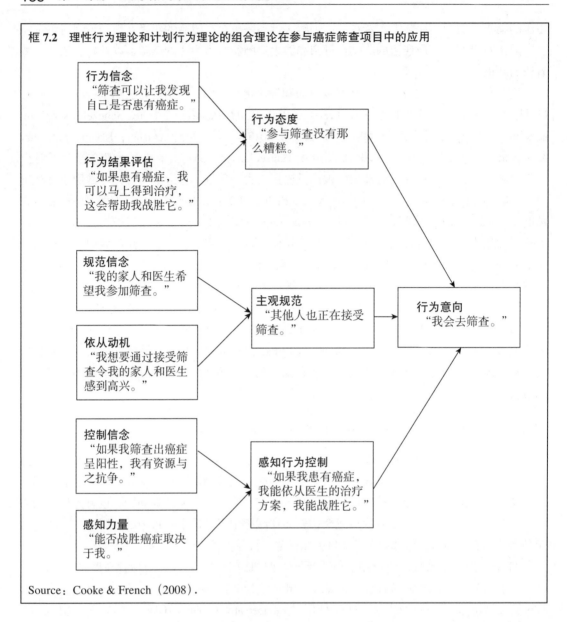

Source：Cooke & French（2008）.

　　Ajzen（1991）对像理性行为理论那样单独通过意向来预测行为的研究以及像计划行为理论那样结合感知行为控制的研究做了回顾，发现对于要求更多意志控制的行为，如减肥和提高成绩，如果个体曾经有过负面经历，那么运用意向和感知行为控制相结合的方法做的预测优于单一运用意向的预测。一项针对96例研究的元分析发现，理性行为理论在预测安全套使用方面要比计划行为理论更为精确（Albarracín et al.，2001）。另一项针对1997年底前185个运用计划行为理论的研究则发现，这一理论平均解释了27%的健康行为差异（Armitage & Conner，2001）。此外，先前提到的 Cooke 和 French（2008）的一项元分析在理性行为理论之外还考虑到了计划行为理论，除了感知行为控制对于行为没有显著贡献外，其元分析发现与计划行为理论的呈现出一致。最近一项对206个研究的元分析纳入了计划行为理论（McEachan，Conner，Taylor & Lawton，2011），发现相比于风险、筛查、安全性行为和禁欲行为（可解释13.8% ~ 15.3%的差异），计划行为理论对于预测体育活动和饮食行为（可分别解释 23.9% 和 21.2% 的差异）有更好的效果。

基于社会网络的理论方法

　　基于社会网络的理论方法发展的推动力来自于对理性选择方法的批评，后者被认为没有充分考虑到环境对行为的影响。健康信念模式只关注个体内部层面，即使是理性行为理论和计划行为理论也未能认识到个人所处的直接环境之外的环境对健康行为的影响。这些理论缺少的正是对于社会网络与社会结构对健康行为影响的理解。第二类理论方法——基于社会网络的理论方法——承认了个体的社会属性，将重点从个体的心理事件转移到了社会关系（Tilly，1984）。这种重点的转移有助于避免对基于理性选择方法的另一种批评，那就是它们忽略了文化对健康行为的影响。

　　如果将个体的健康决策概念化为 3 个同心圆的中心，基于社会网络的方法则为圆心增加了两个相邻的环带或层次（图 7.2）。中间层由社会网络构成，外层则是更大的社会系统，包括政府和经济实体及实力。被视为对健康行为具有影响力的中间层和外层两种理论方法是社会行动理论（Social Action Theory）（Ewart，1991）和医疗保健服务利用行为模式（Behavioral Model of Health Services Use）（Andersen，1968，1995a）。

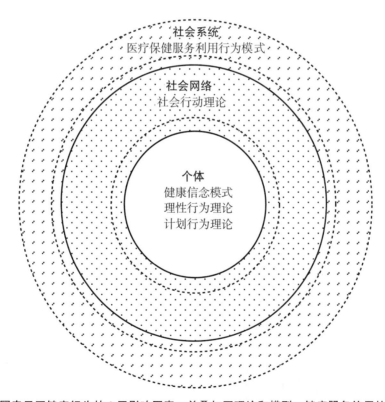

图 7.2　同心圆表示了健康行为的 **3** 层影响因素，并叠加了理论和模型。健康服务使用的行为模式在一个点的阴影的背景下。社会行动理论在一个布满圆点的背景上。健康信念模式、理性行动理论和计划行为理论则在一个清晰的背景上。

社会行动理论（Social Action Theory）

社会行动理论（Ewart，1991）代表了心理学与公共卫生模式及原则的结合。公共卫生领域中的主导模式是主体、动因和环境的三方互动。鉴于基于理性选择的方法仅只关注主体，社会行动理论因此提出了社会和其他环境因素等藉以影响认知过程的各种途径，鼓励对个体改变进行社会情境分析。这个模型包含 3 个维度：①作为理想行为状态的自我规范；②相互关联的变化机制；③更大的环境系统。它从情境上决定个人改变机制如何运作（框 7.3；Ewart，1991，P.932）。个体的理想状态受实现目标必要因素的影响，如社会影响、个人安全、物质资源和亲密关系（Ewart，1991，P.936）。

框 7.3　社会行动理论

健康行为的影响因素

- 个体层面（健康习惯、个体计划、行为状态、动机）
- 社交层面（社会和生物背景、社会相互依赖性、社会互动过程、行动联结）
- 社会层面（政府层面的组织架构，经济、教育和医疗保健系统，法律、政策等）

健康的日常行为和随之而来的健康习惯与其他人的健康行为和习惯息息相关，这些关系如何发展可能会促进或会阻碍个体的目标或健康服务提供者的处理方案。例如，为糖尿病儿童推荐的饮食习惯改变方案要求父母购买并准备不同的食物，或为家人提供两套不同的餐食。健康决策因此被视为是内嵌在社会网络之中的。理性行为理论将社会网络视为健康行为的影响因素，而社会行动理论则认为它们是行为的机制。在社会行动理论中，他人被视为积极的参与者，而不是外界对行为的影响，因此是研究对象的一部分。

社会行动理论认为，社会联系强烈地影响着人们能否成功地改变行为习惯，例如降低膳食脂肪、增加体育活动，或采取较低风险的性行为。一些人无法坚持强化健康的方案，往往是因为家庭其他成员的日常生活受到了干扰而产生的冲突（Oldridge，1982）。这为干预措施的选择和发展以及干预目标的制定提供了指导，经常可以具体到该在何时以何种方式将该干预对象的重要他人纳入到治疗过程中来。

由于社会行动理论是一种比较新的方法，因此其应用案例较少。McCree（1997）在非裔美国女性样本中发现，在亲密度高、对使用安全套持赞成态度、自尊心强，以及依恋方式安全的女性群体中，安全套使用预测的效果最好。这意味着应该将干预重点置于提高自我效能、提升性关系责任感，以及在女性和她们的性伴侣中推动对使用安全套更为有利的态度。社会行动理论也已被成功应用于下列工作中，包括促进心脏病发作后采取更健康的行为并提高愈后幸福感（Ewart & Fitzgerald，1994）、HIV 性传播风险行为（Sullivan et al.，2017）、危险性行为（Reynolds et al.，2010）、物质使用（Traube，Holloway，Schrager，& Kipke，2012）、HIV 药物治疗依从性（Johnson et al.，2003；Tyer-Viola et al.，2014）、青少年心血管疾病风险（Ewart，Elder，& Smyth，2012）和乙醇（酒精）使用障碍复发（Maisto et al.，2016）。框 7.4提供了一个社会行动理论应用于戒烟的说明性案例。

资料框 **7.4** 社会行动理论在戒烟中的应用

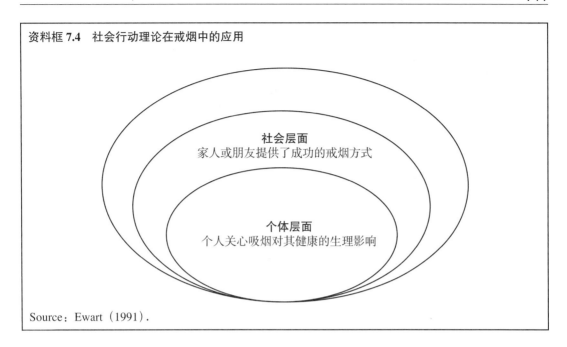

社会层面
家人或朋友提供了成功的戒烟方式

个体层面
个人关心吸烟对其健康的生理影响

Source：Ewart（1991）.

医疗保健服务利用行为模式（The Behavioral Model of Health Services Use）

　　医疗保健服务利用行为模式自 20 世纪 60 年代发展以来已经历了 3 个阶段（Andersen，1968，1995a），并在最近进行了一次重大修订，形成了弱势群体行为模式（The Behavioral Model for Vulnerable Populations）（Gelberg，Andersen，& Leake，2000）。该模式与先前概述的理论方法有所不同，重点强调了医疗保健服务的使用和健康行为的结果。它起源于医学社会学，考虑到了对健康行为有影响的全局因素，例如医疗保健系统的各个方面。

　　最早的模型（Andersen，1968）将医疗保健服务使用的决定因素分为 3 组变量：预置、能力和需要。*预置*变量指人口因素、健康信念和态度等变量，这些变量会影响个人对医疗保健服务的使用。*能力*变量包括保险覆盖范围、社会支持和家庭收入。*需要*变量通常包括感知到的和被客观认定的健康问题。该模型在 20 世纪 70 年代的第二发展阶段（见如 Aday & Andersen，1974）将预置、能力和需要变量归类为人口特征变量，同时增加了另外一类变量，即医疗保健系统变量，包括医疗保健系统的政策、资源和组织。服务对象满意度则被作为医疗保健服务使用结果纳入变量。20 世纪 80 年代至 90 年代的第三发展阶段，外部环境被纳入了扩展新建的健康行为决定因素类别（图 7.3）。医疗保健服务的使用不再是该模型的终点，它与个体的健康实践一起，被包含在冠名为“*健康行为*”的类别之中。健康行为的结果成为这一模型新的终点，它由自我感知到的和经过评估的健康状态以及服务对象的满意度组成（Andersen，Davidson，& Ganz，1994）。

　　医疗保健服务利用行为模式已被广泛应用于健康服务领域和各种疾病（Babitsch，Gohl，& von Lengerke，2012）。近期的示例涉及年长精神病患者急诊科使用（Blonigen et al.，2017）、医师不足的领域（Li，Vo，Randhawa，& Fick，2017）、社区老年人不良事件风险（O'Connor et al.，2017），以及药物滥用治疗参与（Small，2017）。它还被用来更好地理解社会工作者在初级医疗保健中处理非医疗需求中的角色（Rowe，Rizzo，Vail，Kang，& Golden，2017）。

　　实证研究有力地支持了医疗保健服务利用行为模式。Andersen 和 Aday（1978）通过概率抽样对 7 787 名非照料机构生活的美国人进行了调查，运用这一模式来了解他们使用医疗保健服务的程度。作者通过下列变量可以解释他们就医行为中 22% 的样本差异：①以户主的年龄、种族和受教育程度作为预置变量；②以家庭收入、就医保险、每 1 000 名人口中的医师数量以及是否曾在特定医师处就诊作为能力变量；③以上一年自我感知的健康状况和疾病症状的数量作为需要变量。结果发现，疾病水平和年龄与就医次数的相关度最高。其中，与政策相关的最重要变量是有稳定的医疗保健来源。最近对 730 000 名区域医疗保健计划提供者的研究发现，医疗保健服务利用行为模型［审校注：原文为 the Behavior Model for Health Services，没有"Use"（利用）一词］对医疗保健服务可及性的预测效果是随机推测模式的 2.63 倍（Li et al.，2017）。

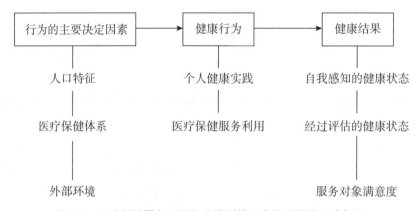

图 7.3　医疗保健服务利用行为模型第三发展阶段的组成部分

From Andersen（1995b）. Copyright © 1995 by SAGE. Reproduced with permission of SAGE Publications Inc Journals.

　　弱势群体行为模式（The Behavioral Model for Vulnerable Populations）（Gelberg et al.，2000）是社会工作领域非常有价值的工具，因为它关注生活处境不利群体的健康服务使用。在一项对无家可归者的纵向研究中，居住史、精神健康、药物滥用、受害史和需求间的竞争被添加到最初的模式中，增加了这个模式对弱势人群的适用性（Gelberg et al.，2000）。弱势群体行为模式的应用案例包括探讨入伍陆军女性的精神健康治疗（Wooten et al.，2017）、拉丁裔糖尿病患者对眼部检查建议的依从（Tannenbaum et al.，2016）、饮酒与 HIV 检测之间的关系（Walter，Lundgren，Umez-Eronini & Ritter，2016），以及对急诊科过度使用的预测（Behr & Diaz，2016）。

跨理论模型：变化阶段（The Transtheoretical Model：Stages of Change）

　　尽管跨理论模式（TTM）本身并不是一个健康行为理论（DiClemente & Prochaska，1982；Prochaska，1984），它为现有的理论增加了一个维度，即个体根据建议转变健康行为的意愿准备。改变的 6 个阶段包括：前意向阶段、意向阶段、准备阶段、行动阶段、维持阶段和终止阶段（Prochaska，Redding，& Evers，2008）。

跨理论模式结合了健康行为个体的内部因素和社会因素，同时包含了各种转变的方法，用以理解和改变健康行为。这些方法包括提高意识、突然解脱和利用助人关系。转变被视为持续的和渐进的，而不是静态的或在某个固定的时间点发生的，而且个人不必按阶段循序渐进。社会工作者凭借尊重"服务对象所在的环境"，从更大的社会环境和不断变化的过程中去理解服务对象，从而增加了自己干预行为改变的能力。跨理论模式已被用于多种健康行为，包括戒烟（Dijkstra，Conijm & de Vries，2006；Robinson & Vail，2012）、压力管理（Evers et al.，2006）、安全套的使用（Redding，Morokoff，Rossi & Meier，2007）、听觉康复（Laplante-Lévesque，Hickson & Worrall，2013）、心力衰竭患者的自我照顾（Paradis，Cossette，Frasure-Smith，Heppell & Guertin，2010）、临终计划（Rizzo et al.，2010），以及多重体重相关行为改变（Johnson et al.，2014）。

社会认知理论（Social Cognitive Theory）

社会认知理论（Glanz & Bishop，2010）被广泛应用于健康行为。它假设人类的行为是个体因素、环境影响和行为的持续相互作用（Bandura，1986；McAlister，Perry，& Parcel，2008）。以下 3 个主要因素影响着个体改变健康行为的可能性：①自我效能感；②目标；③结果预期（National Cancer Institute，2005）。社会认知理论的主要组成部分是：

1. 交互决定论：人、行为和环境交互影响
2. 行为能力：行为执行需要的知识和技巧
3. 期望：预期行为的结果
4. 自我效能感：相信自己有能力采取行动并克服任何障碍
5. 观察学习（榜样）：通过观察他人而学习
6. 强化：对增加或减少再次发生可能性的行为做出反应

社会认知理论已被应用于改善饮食行为、提高癌症筛查率、增加避孕药具的使用、减少酗酒和吸烟及 HIV 相关的性危险行为（Glanz & Bishop，2010）。社会认知理论形成了自我管理方法的基础，它关注于长期慢性症状的管理，以维持患者的生活质量和独立性（Grady & Gough，2014）。传统的患者教育一般只提供信息和技能，而自我管理方法同时注重建立患者的自我效能感、灌输个人责任感、教授解决问题的技能，并为患者提供护理自身慢性病的工具（Bodenheimer，Lorig，Holman，Grumbach，2002；Grady & Gough，2014）。有证据支持这样一种观点，即长期健康状况自我管理可以改善健康结果和生活质量、减少对健康服务的需求，并且有利于提高社会整体的健康状况（Ryan & Sawin，2009）。

讨论

20 世纪初，马萨诸塞州的 Richard Cabot 医生帮助建立了第一个医院社会工作部门，他倡议社会工作者为自己的专业建立坚实的理论基础（Evison，1995）。然而社会工作在医学界建立专业认同的过程中，唯独将他的这条建议在很大程度上忽视了。建立专业的理论基础是一

项宏大的事业，可以说对健康社会工作要求得过高。因此，利用其他学科成熟的理论方法代表着一种合理而谨慎的妥协，这可能是会令 Cabot 满意的做法。

本章所回顾的理论方法都拥有相对扎实的经验证据。与其说各种理论方法的差异在于内容，不如说它们的区别在于所涉及的范围。基于理性选择的理论方法聚焦于由 3 个同心圆所组成模型的圆心部分的具体内容，社会网络和关系形成了其中间层，社会层面的影响则形成了外层（见图 7.2）。尽管这些理论方法所考虑的仅仅是我们所知道的影响健康行为的一部分因素，但它们对于充分理解圆心层非常有帮助。虽然有些人批评这些方法偏重于个体内心层面，但可以说，在某些情况下关注一系列较小的行为对临床实务更为有用。例如，要了解一个人在做决定时发生了什么，健康信念模式提供的较小的框架可能非常有用。Glanz 和 Bishop（2010）建议实务工作者也要思考某个理论在在某个具体健康问题上的适用性，主要是由理论与日常观察所见是否吻合决定。

说明

当社会工作者将行为改变的理论融入到实践中时，应该注意以下几点。由于基于理性选择的理论方法主要关注于个体，社会工作者在实践中要注意不陷入基础性归因错误（例如忽视他人行为的环境因素）或者责备受害者，而要将微观层面的行为嵌入到更大环境层面的影响因素中去思考。即使人们有强烈的动机，物理环境和人们对物理环境的感知也可能会约束他们的行为（Glanz & Bishop，2010）。例如，一项干预措施可能强调通过体育活动和良好的饮食习惯来预防心血管疾病等健康问题，但资源匮乏的社区可能没有安全的、适合散步的区域以及新鲜水果和蔬菜（Raphael，2006；Renalds，Smith，& Hale，2010；Schule & Bolte，2015）。物理环境对个人健康的作用在本书第 8 章——社区与健康中会有更详细的介绍。

对于社会工作者来说，同样重要的是要考虑这些理论运用于不同人群时可能需要采用不同的方式。正如本书其他部分所讨论的，在不同的文化、种族和宗教的群体中，人们对于健康和疾病原因的感知可能会有所不同。例如，Polite 等（Polite et al.，2017；包括作者 Sara Gehlert 在内）的研究发现，按收入和教育水平划分，人们在对癌症的看法上存在种族差异，在对神灵对癌症干预的感知上也存在种族差异。此外，遭受歧视的经历在少数族群的健康结果中也具有重要作用（Institute of Medicine，2003；Krieger，2014）。例如，Krieger（2014）注意到，歧视的主要类型包括种族 / 民族、原住民身份、移民身份、性别、性征、残障和年龄，这些因素单独的或混合的都与不良健康结果有直接关系。再者，结构性歧视会影响人们获得健康促进资源并曲解科学知识（Krieger，2014）。美国医学研究所的一个委员会注意到，个体行为决定因素的强度可能存在很大的人群差别，因此在发展基于理论的干预措施中，"找目标人群的样本，去发现与这一人群相关的结果、参照对象及障碍"十分重要（Institute of Medicine，2002，P.4）。

社会行动理论的一个主要优势是它考虑了个体的社会网络对行为的具体影响（影响 3 个同心圆的中间层）。它提供了一种有用的工具，帮助我们准确解释环境中的他人是如何促进或阻碍了患者和服务提供者改变健康行为的努力。医疗保健服务利用行为模式将我们的分析视野扩展到了多个系统层面（例如，医疗保健系统）。基于社会网络的理论方法的主要缺陷是它们的包容性使实务和研究实施起来过于繁琐。

　　行为理论是一种强有力的工具，它使我们能够将现有的关于健康行为的内部和外部决定因素的知识应用到我们所面临的临床处境中。健康信念模式使我们能够洞察个体的健康决策。理性行为理论扩展了洞察的视角，将重要他人的预期意见包含其中。当改变有争议的行为需要强大的意志力时，例如减肥或戒烟，计划行为理论为理性行为理论增强了力量。当他人行为（而非意见）成为个体行为改变的一个因素时，社会行动理论尤其有用。医疗保健服务利用行为模式则因关注到不同系统层面的影响而对健康计划制定带来了帮助。总而言之，这一整套理论和模式都将是健康社会工作者增强能力，在日益苛严的医疗保健环境中获得成功的一种资源。

参考文献

Abramson, L. Y., Seligman, M. E., & Teasdale, J. D. (1978). Learned helplessness in humans: Critique and reformulation. *Journal of Abnormal Psychology*, *87*(1), 49–74. https://doi.org/10.1037//0021-843x.87.1.49

Aday, L. A., & Andersen, R. (1974). A framework for the study of access to medical care. *Health Services Research*, *9*(3), 208–220.

Ajzen, I. (1991). The theory of planned behavior. *Organizational Behavior and Human Decision Processes*, *50*(2), 179–211. https://doi.org/10.1016/0749-5978(91)90020-t

Ajzen, I., & Madden, T. J. (1986). Prediction of goal-oriented behavior: Attitudes, intentions, and perceived behavioral control. *Journal of Experimental Social Psychology*, *22*(5), 453–474. https://doi.org/10.1016/0022-1031(86)90045-4

Akbar, H., Anderson, D., & Gallegos, D. (2015). Predicting intentions and behaviours in populations with or at-risk of diabetes: A systematic review. *Preventive Medicine Reports*, *2*, 270–282. https://doi.org/10.1016/j.pmedr.2015.04.006

Albarracín, D., Johnson, B. T., Fishbein, M., & Muellerleile, P. A. (2001). Theories of reasoned action and planned behavior as models of condom use: A meta-analysis. *Psychological Bulletin*, *127*(1), 142–161. https://doi.org/10.1037//0033-2909.127.1.142

Andersen, R. (1968). *A behavioral model of families' use of health services*. Research Series. (Vol. *25*). Chicago, IL: Center for Health Administration Studies, University of Chicago.

Andersen, R. (1995a). Revisiting the behavioral model and access to medical care: Does it matter? *Journal of Health and Social Behavior*, *36*(1), 1–10. https://doi.org/10.2307/2137284

Andersen, R. (1995b). Revisiting the behavioral model and access to medical care: Does it matter? *Journal of Health and Social Behavior*, *36*, 7.

Andersen, R. M., & Aday, L. A. (1978). Access to medical care in the U.S.: Realized and potential. *Medical Care*, *16*, 533–546. https://doi.org/10.1097/00005650-197807000-00001

Andersen, R. M., Davidson, P. L., & Ganz, P. A. (1994).

Symbiotic relationships of quality of life, health services research and other health research. *Quality of Life Research*, *3*(5), 365–371. https://doi.org/10.1007/bf00451728

Armitage, C. J., & Conner, M. (2001). Efficacy of the theory of planned behavior: A meta-analytic review. *British Journal of Social Psychology*, *40*(4), 471–499. https://doi.org/10.1348/014466601164939

Babitsch, B., Gohl, D., & von Lengerke, T. (2012). Re-revisiting Andersen's behavioral model of health services use: A systematic review of studies from 1998–2011. *Psycho-Social Medicine*, *9*, Doc11. https://doi.org/10.3205/psm000089

Baker, S. A. (1988). *An application of the Fishbein model for predicting behavioral intentions to use condoms in a sexually transmitted disease clinic population.* (Unpublished doctoral dissertation). University of Washington, Seattle.

Bandura, A. (1986). *Social foundations of thought and action: A social cognitive theory.* Englewood Cliffs, NJ: Prentice-Hall.

Beck, K. H. (1981). Driving under the influence of alcohol: Relationship to attitudes and beliefs in a college population. *The American Journal of Drug and Alcohol Abuse*, *8*(3), 377–388. https://doi.org/10.3109/00952998109009561

Becker, M. H., Maiman, L. A., Kirscht, J. P., Haefner, D. P., & Drachman, R. H. (1977). The health belief model and prediction of dietary compliance: A field experiment. *Journal of Health and Social Behavior*, *18*(4), 348–366. https://doi.org/10.2307/2955344

Bednall, T. C., Bove, L. L., Cheetham, A., & Murray, A. L. (2013). A systematic review and meta-analysis of antecedents of blood donation behavior and intentions. *Social Science & Medicine*, *96*, 86–94. https://doi.org/10.1016/j.socscimed.2013.07.022

Behr, J. G., & Diaz, R. (2016). Emergency department frequent utilization for non-emergent presentments: Results from a regional urban trauma center study. *PLoS One*, *11*(1), e0147116. https://doi.org/10.1371/journal.pone.0147116

Blonigen, D. M., Macia, K. S., Bi, X., Suarez, P., Manfredi,

L., & Wagner, T. H. (2017). Factors associated with emergency department use among veteran psychiatric patients. *Psychiatric Quarterly*, 1–12. https://doi.org/10.1007/s11126-017-9490-2

Blythe, B. J., & Erdahl, J. C. (1986). Using stress inoculation to prepare a patient for open-heart surgery. *Health & Social Work*, *11*(4), 265–274. https://doi.org/10.1093/hsw/11.4.265

Bodenheimer, T., Lorig, K., Holman, H., & Grumbach, K. (2002). Patient self-management of chronic disease in primary care. *Journal of the American Medical Association*, *288*(19), 2469–2475. https://doi.org/10.1001/jama.288.19.2469

Carpenter, C. J. (2010). A meta-analysis of the effectiveness of health belief model variables in predicting behavior. *Health Communication*, *25*(8), 661–669. https://doi.org/10.1080/10410236.2010.521906

Chen, M.-F., Wang, R.-H., Schneider, J. K., Tsai, C.-T., Jiang, D. D.-S., Hung, M.-N., & Lin, L.-J. (2011). Using the health belief model to understand caregiver factors influencing childhood influenza vaccinations. *Journal of Community Health Nursing*, *28*(1), 29–40. https://doi.org/10.1080/07370016.2011.539087

Chung-Park, M. S. (2012). Knowledge, opinions, and practices of infant sleep position among parents. *Military Medicine*, *177*(2), 235–239. https://doi.org/10.7205/milmed-d-11-00323

Coe, A. B., Gatewood, S. B. S., Moczygemba, L. R., Goode, J.-V. R., & Beckner, J. O. (2012). The use of the health belief model to assess predictors of intent to receive the novel (2009) H1N1 influenza vaccine. *Innovations in Pharmacy*, *3*(2), 1–11.

Cooke, R., Dahdah, M., Norman, P., & French, D. P. (2016). How well does the theory of planned behaviour predict alcohol consumption? A systematic review and meta-analysis. *Health Psychology Review*, *10*(2), 148–167. https://doi.org/10.1080/17437199.2014.947547

Cooke, R., & French, D. P. (2008). How well do the theory of reasoned action and theory of planned behaviour predict intentions and attendance at screening programmes? A meta-analysis. *Psychology and Health*, *23*(7), 745–765. https://doi.org/10.1080/08870440701544437

Copeland, V. C., Jackson, V., Jarman-Rohde, L., Rosen, A. J., & Stone, G. (Eds.) (1999). *Approaches to teaching health care in social work: A compendium of model syllabi*. Alexandria, VA: Council on Social Work Education.

Crowson, A. D., Colligan, R. C., Matteson, E. L., Davis, J. M., III, & Crowson, C. S. (2017). Explanatory style in patients with rheumatoid arthritis: An unrecognized predictor of mortality. *The Journal of Rheumatology*, *44*(2), 170–173. https://doi.org/10.3899/jrheum.160026

De las Cuevas, C., & de Leon, J. (2017). Reviving research on medication attitudes for improving pharmacotherapy: Focusing on adherence. *Psychotherapy and Psychosomatics*, *86*(2), 73–79. https://doi.org/10.1159/000450830

DiClemente, C. C., & Prochaska, J. O. (1982). Self-change and therapy change of smoking behavior: A comparison of processes of change in cessation and maintenance. *Addictive Behaviors*, *7*(2), 133–142. https://doi.org/10.1016/0306-4603(82)90038-7

Dijkstra, A., Conijm, B., & de Vries, H. (2006). A match-mismatch test of a stage model of behavioral change in tobacco smoking. *Addiction*, *101*(7), 1035–1043. https://doi.org/10.1111/j.1360-0443.2006.01419.x

Downs, D. S., & Hausenblas, H. A. (2005). The theories of reasoned action and planned behavior applied to exercise: A meta-analytic update. *Journal of Physical Activity & Health*, *2*(1), 76–97. https://doi.org/10.1123/jpah.2.1.76

Edwards, H. E., Nash, R. E., Najman, J. M., Yates, P. M., Fentiman, B. J., Dewar, A., … Skerman, H. M. (2001). Determinants of nurses' intention to administer opioids for pain relief. *Nursing & Health Sciences*, *3*(3), 149–159. https://doi.org/10.1046/j.1442-2018.2001.00080.x

Evers, K. E., Prochaska, J. O., Johnson, J. L., Mauriello, L. M., Padula, J. A., & Prochaska, J. M. (2006). A randomized clinical trial of a population- and transtheoretical model-based stress-management intervention. *Health Psychology*, *25*(4), 521–529. https://doi.org/10.1037/0278-6133.25.4.521

Evison, I. S. (1995). *Pragmatism and idealism in the professions: The case of Richard Clarke Cabot*. (Unpublished doctoral dissertation). The University of Chicago, Illinois.

Ewart, C. K. (1991). Social action theory for a public health psychology. *American Psychologist*, *46*(9), 931–946. https://doi.org/10.1037//0003-066x.46.9.931

Ewart, C. K., Elder, G. J., & Smyth, J. M. (2012). How implicit motives and everyday self-regulatory abilities shape cardiovascular risk in youth. *Annals of Behavioral Medicine*, *43*(3), 286–298. https://doi.org/10.1007/s12160-011-9336-3

Ewart, C. K., & Fitzgerald, S. T. (1994). Changing behaviour and promoting well-being after heart attack: A social action theory approach. *The Irish Journal of Psychology*, *15*(1), 219–241. https://doi.org/10.1080/03033910.1994.10558005

Fishbein, M. (1967). *Readings in attitude theory and measurement* (pp. 477–492). New York, NY: Wiley.

Fishbein, M., & Ajzen, I. (1975). *Belief, attitude, intention, and behavior: An introduction to theory and research*. Reading, MA: Addison-Wesley.

Fisher, W. A., Kohut, T., Salisbury, C. M. A., & Salvadori, M. I. (2013). Understanding human papillomavirus vaccination intentions: Comparative utility of the theory of reasoned action and the theory of planned behavior in vaccine target age women and men. *The Journal of Sexual Medicine*, *10*(10), 2455–2464. https://doi.org/10.1111/jsm.12211

Gehlert, S. (1994). Perceptions of control in adults with epilepsy. *Epilepsia*, *35*(1), 81–88. https://doi.org/10.1111/j.1528-1157.1994.tb02915.x

Gehlert, S. (1995). Cognitive restructuring for psychosocial problems in epilepsy. *Epilepsia*, *36*(Suppl. 3), S190.

Gehlert, S. (1996). Attributional style and locus of control in adults with epilepsy. *Journal of Health Psychology*, *1*(4), 469–477. https://doi.org/10.1177/135910539600100405

Gelberg, L., Andersen, R. M., & Leake, B. D. (2000). The behavioral model for vulnerable populations: Application to medical care use and outcomes for homeless people. *Health Services Research*, *34*(6), 1273–1302.

Glanz, K., & Bishop, D. B. (2010). The role of behavioral science theory in the development and implementation of public health interventions. *Annual Review of Public Health*, *31*, 399–418. https://doi.org/10.1146/annurev.publhealth.012809.103604

Glanz, K., Rimer, B. K., & Viswanath, K. (2008). *Health behavior and health education: Theory research and practice* (4th ed., pp. 21–40). San Francisco, CA: Jossey-Bass.

Grady, P. A., & Gough, L. L. (2014). Self-management: A comprehensive approach to management of chronic conditions. *American Journal of Public Health*, *104*(8), e25–e31. https://doi.org/10.2105/AJPH.2014.302041

Guo, J. L., Wang, T. F., Liao, J. Y., & Huang, C. M. (2016). Efficacy of the theory of planned behavior in predicting breastfeeding: Meta-analysis and structural equation modeling. *Applied Nursing Research*, *29*, 37–42. https://doi.org/10.1016/j.apnr.2015.03.016

Hall, K. S. (2012). The health belief model can guide modern contraceptive behavior research and practice. *Journal of Midwifery & Women's Health*, *57*(1), 74–81. https://doi.org/10.1111/j.1542-2011.2011.00110.x

Hauser, W. A., & Hesdorffer, D. C. (1990). *Epilepsy: Frequency, causes and consequences*. New York, NY: Demos.

Heider, F. (1958). *The psychology of interpersonal relations*. New York, NY: Wiley. https://doi.org/10.4324/9780203781159

Hepworth, D. H., Rooney, R. H., Rooney, G. D., Strom-Gottfried, K., & Larsen, J. A. (2010). *Direct social work practice: Theory and skills* (2nd ed.). Pacific Grove, CA: Brooks/Cole.

Hochbaum, G. M. (1958). *Public participation in medical screening programs: A socio-psychological study* (Publication No. 572). Washington, DC: U.S. Department of Health and Human Services, United States Public Health Service.

Institute of Medicine. (2002). *Speaking of health: Assessing health communication strategies for diverse populations*. doi: 10.17226/10018

Institute of Medicine. (2003). *Unequal treatment: Confronting racial and ethnic disparities in health care*. doi: 10.17226/10260

Janz, N. K., & Becker, M. H. (1984). The health belief model: A decade later. *Health Education Quarterly*, *11*(1), 1–47. https://doi.org/10.1177/109019818401100101

Jemmott, J. B., III, Jemmott, L. S., & Fong, G. T. (1992). Reductions in HIV risk-associated sexual behaviors among black male adolescents: Effects of an AIDS prevention intervention. *American Journal of Public Health*, *82*(3), 372–377. https://doi.org/10.2105/ajph.82.3.372

Jemmott, J. B., III, Jemmott, L. S., Hines, P. M., & Fong,

G. T. (2001). The theory of planned behavior as a model of intentions for fighting among African American and Latino adolescents. *Journal of Maternal and Child Health*, *5*(4), 253–263. https://doi.org/10.1023/A:1013032906379

Johnson, M. O., Catz, S. L., Remien, R. H., Rotheram-Borus, M. J., Morin, S. F., Charlebois, E., … Chesney, M. A. (2003). Theory-guided, empirically supported avenues for intervention on HIV medication nonadherence: Findings from the healthy living project. *AIDS Patient Care and STDs*, *17*(12), 645–656. https://doi.org/10.1089/108729103771928708

Johnson, S. S., Paiva, A. L., Mauriello, L., Prochaska, J. O., Redding, C., & Velicer, W. F. (2014). Coaction in multiple behavior change interventions: Consistency across multiple studies on weight management and obesity prevention. *Health Psychology*, *33*(5), 475–480. https://doi.org/10.1037/a0034215

Jones, C. J., Smith, H., & Llewellyn, C. (2014). Evaluating the effectiveness of health belief model interventions in improving adherence: A systematic review. *Health Psychology Review*, *8*(3), 253–269. https://doi.org/10.1080/17437199.2013.802623

Jowsey, S. G., Cutshall, S. M., Colligan, R. C., Stevens, S. R., Kremers, W. K., Vasquez, A. R., … McGregor, C. G. A. (2012). Seligman's theory of attributional style: Optimism, pessimism, and quality of life after heart transplant. *Progress in Transplantation*, *22*(1), 49–55. https://doi.org/10.7182/pit2012451

Kamran, A., Ahari, S. S., Biria, M., Malepour, A., & Heydari, H. (2014). Determinants of patient's adherence to hypertension medications: Application of health belief model among rural patients. *Annals of Medical & Health Sciences Research*, *4*(6), 922–927. https://doi.org/10.4103/2141-9248.144914

Kelley, H. H. (1967). Attribution in social psychology. In D. Levine (Ed.), *Nebraska symposium on motivation* (Vol. *15*, pp. 192–238). Lincoln, NE: University of Nebraska Press.

Kelly, G. R., Mamon, J. A., & Scott, J. E. (1987). Utility of the health belief model in examining medication compliance among psychiatric outpatients. *Social Science & Medicine*, *25*(11), 1205–1211. https://doi.org/10.1016/0277-9536(87)90367-4

Kerlinger, F. N. (1986). *Foundations of behavioral research* (3rd ed.). New York, NY: Holt, Rinehart and Winston.

Kneebone, I. I., & Dunmore, E. (2004). Attributional style and symptoms of depression in persons with multiple sclerosis. *International Journal of Behavior Medicine*, *11*(2), 110–115. https://doi.org/10.1207/s15327558ijbm1102_7

Kor, K., & Mullan, B. A. (2011). Sleep hygiene behaviours: An application of the theory of planned behaviour and the investigation of perceived autonomy support, past behaviour and response inhibition. *Psychology & Health*, *26*(9), 1208–1224. https://doi.org/10.1080/08870446.2010.551210

Krieger, N. (2014). Discrimination and health inequities. *International Journal of Health Services*, *44*(4), 643–

710. https://doi.org/10.2190/HS.44.4.b

Laplante-Lévesque, A., Hickson, L., & Worrall, L. (2013). Stages of change in adults with acquired hearing impairment seeking help for the first time: Application of the transtheoretical model in audiologic rehabilitation. *Ear & Hearing*, *34*(4), 447–457. https://doi.org/10.1097/AUD.0b013e3182772c49

Larson, E. B., Bergman, J., Heidrich, F., Alvin, B. L., & Schneeweiss, R. (1982). Do postcard reminders improve influenza vaccination compliance? A prospective trial of different postcard "cues". *Medical Care*, *20*(6), 639–648. https://doi.org/10.1097/00005650-198206000-00010

Li, Y., Vo, A., Randhawa, M., & Fick, G. (2017). Designing utilization-based spatial healthcare accessibility decision support systems: A case of a regional health plan. *Decision Support Systems*, *99*, 51–63. https://doi.org/10.1016/j.dss.2017.05.011

Long, E., Ponder, M., & Bernard, S. (2017). Knowledge, attitudes, and beliefs related to hypertension and hyperlipidemia self-management among African-American men living in the southeastern United States. *Patient Education and Counseling*, *100*(5), 1000–1006. https://doi.org/10.1016/j.pec.2016.12.011

Maiman, L. A., Becker, M. H., Kirscht, J. P., Haefner, D. P., & Drachman, R. H. (1977). Scales for measuring health belief model dimensions: A test of predictive value, internal consistency, and relationship among beliefs. *Health Education Monographs*, *5*(3), 215–230. https://doi.org/10.1177/109019817700500303

Maisto, S. A., Ewart, C. K., Witkiewitz, K., Connors, G. J., Elder, G., Krenek, M., & Ditmar, M. (2016). Predicting drinking lapses in alcohol use disorder: The toxic combination of agonistic striving and poor anger regulation. *Journal of Social and Clinical Psychology*, *35*(3), 235–254. https://doi.org/10.1521/jscp.2016.35.3.235

Martinez, D. J., Turner, M. M., Pratt-Chapman, M., Kashima, K., Hargreaves, M. K., Dignan, M. B., & Hébert, J. R. (2016). The effect of changes in health beliefs among African-American and rural White church congregants enrolled in an obesity intervention: A qualitative evaluation. *Journal of Community Health*, *41*(3), 518–525. https://doi.org/10.1007/s10900-015-0125-y

McAlister, A. L., Perry, C. L., & Parcel, G. S. (2008). How individuals, environments and health behaviors interact: Social cognitive theory. In K. Glanz, B. K. Rimer, & K. Viswanath (Eds.), *Health behavior and health education: Theory, research, and practice* (4th ed., pp. 167–188). San Francisco, CA: Jossey-Bass.

McCree, D. H. (1997). *The effect of social interdependence on condom use self-efficacy in a college population of African-American females.* (Unpublished doctoral dissertation). The Johns Hopkins University, Baltimore, MD.

McEachan, R. R. C., Conner, M., Taylor, N. J., & Lawton, R. J. (2011). Prospective prediction of health-related behaviours with the theory of planned behaviour: A meta-analysis. *Health Psychology Review*, *5*(2), 97–

144. https://doi.org/10.1080/17437199.2010.521684

Mergler, M. J., Omer, S. B., Pan, W. K. Y., Navar-Boggan, A. M., Orenstein, W., Marcuse, E. K., … Salmon, D. A. (2013). Association of vaccine-related attitudes and beliefs between parents and health care providers. *Vaccine*, *31*(41), 4591–4595. https://doi.org/10.1016/j.vaccine.2013.07.039

Mincey, K., Turner, B. L., Anderson, K., Maurice, S., Neal, R., & White, C. (2017). Prostate knowledge, attitudes and beliefs in black college men: A qualitative study. *Journal of Community Health*. https://doi.org/10.1007/s10900-017-0357-0

Morrison, T., Waller, G., & Lawson, R. (2006). Attributional style in the eating disorders. *The Journal of Nervous and Mental Disease*, *194*(4), 303–305. https://doi.org/10.1097/01.nmd.0000208114.79179.7e

Nahapetyan, L., Orpinas, P., Glass, A., & Song, X. (2017). Using the theory of planned behavior to predict older adults' intentions to use hospice if faced with terminal illness. *Journal of Applied Gerontology*. https://doi.org/10.1177/0733464817690678

National Cancer Institute. (2005). *Theory at a glance: A guide for health promotion practice* (NIH Publication No. 05-3896). Retrieved from: https://cancercontrol.cancer.gov/brp/research/theories_project/theory.pdf

Norman, S. A., Marconi, K. M., Schezel, G. W., Schechter, C. F., & Stolley, P. D. (1985). Beliefs, social normative influences, and compliance with antihypertensive medication. *American Journal of Preventive Medicine*, *1*(3), 10–17.

O'Connor, M., Hanlon, A., Mauer, E., Meghani, S., Masterson-Creber, R., Marcantonio, S., … Naylor, M. (2017). Identifying distinct risk profiles to predict adverse events among community-dwelling older adults. *Geriatric Nursing*. https://doi.org/10.1016/j.gerinurse.2017.03.013

Oldridge, N. B. (1982). Compliance and exercise in primary prevention of coronary heart disease: A review. *Preventive Medicine*, *11*(1), 56–70. https://doi.org/10.1016/0091-7435(82)90005-6

Olsen, S., Smith, S. S., Oei, T. P. S., & Douglas, J. (2012). Motivational interviewing (MINT) improves continuous positive airway pressure (CPAP) acceptance and adherence: A randomized controlled trial. *Journal of Consulting and Clinical Psychology*, *80*(1), 151–163. https://doi.org/10.1037/a0026302

Paradis, V., Cossette, S., Frasure-Smith, N., Heppell, S., & Guertin, M.-C. (2010). The efficacy of a motivational nursing intervention based on the stages of change on self-care in heart failure patients. *Journal of Cardiovascular Nursing*, *25*(2), 130–141. https://doi.org/10.1097/JCN.0b013e3181c52497

Peterson, C., Bettes, B. A., & Seligman, M. E. P. (1985). Depressive symptoms and unprompted causal attributions: Content analysis. *Behaviour Research and Therapy*, *23*(4), 379–382. https://doi.org/10.1016/0005-7967(85)90165-2

Peterson, C., Seligman, M. E., & Vaillant, G. E. (1988). Pessimistic explanatory style is a risk factor for physical illness: A thirty-five-year longitudinal study.

Journal of Personality and Social Psychology, *55*(1), 23–27. https://doi.org/10.1037//0022-3514.55.1.23

Peterson, C., Semmel, A., von Baeyer, C., Abramson, L. Y., Metalsky, G. I., & Seligman, M. E. P. (1982). The attributional style questionnaire. *Cognitive Therapy and Research*, *6*(3), 287–299. https://doi.org/10.1007/BF01173577

Polite, B. N., Cipriano-Steffens, T., Hlubocky, F., Dignam, J., Ray, M., Smith, D., ... Gehlert, S. (2017). An evaluation of psychosocial and religious belief differences in a diverse racial and socioeconomic urban cancer population. *Journal of Racial and Ethnic Disparities*, *4*(2), 140–148. https://doi.org/10.1007/s40615-016-0211-6

Prochaska, J. O. (1984). *Systems of psychotherapy: A transtheoretical analysis* (2nd ed.). Pacific Grove, CA: Brooks-Cole.

Prochaska, J. O., Redding, C. A., & Evers, K. E. (2008). The transtheoretical model and stages of change. In K. Glanz, B. K. Rimer, & K. Viswanath (Eds.), *Health behavior and health education: Theory research and practice* (4th ed., pp. 97–122). San Francisco, CA: Jossey-Bass.

Raphael, D. (2006). Social determinants of health: Present status, unanswered questions, and future directions. *International Journal of Health Services*, *36*(4), 651–677. https://doi.org/10.2190/3MW4-1EK3-DGRQ-2CRF

Rasmussen, H. N., Scheier, M. F., & Greenhouse, J. B. (2009). Optimism and physical health: A meta-analytic review. *Annals of Behavioral Medicine*, *37*(3), 239–356. https://doi.org/10.1007/s12160-009-9111-x

Redding, C. A., Morokoff, P. J., Rossi, J. S., & Meier, K. S. (2007). A TTM-tailored condom use intervention for at-risk women and men. In T. Edgar, S. M. Noar, & V. Freimuth (Eds.), *Communication perspectives on HIV/AIDS for the 21st century* (pp. 423–428). Hillsdale, NJ: Lawrence Erlbaum.

Renalds, A., Smith, T. H., & Hale, P. J. (2010). A systematic review of built environment and health. *Family & Community Health*, *33*(1), 68–78. https://doi.org/10.1097/FCH.0b013e3181c4e2e5

Reynolds, E. K., Magidson, J. F., Bornovalova, M. A., Gwadz, M., Ewart, C. K., Daughters, S. B., & Lejuez, C. W. (2010). Application of the social action theory to understand factors associated with risky sexual behavior among individuals in residential substance abuse treatment. *Psychology of Addictive Behaviors*, *24*(2), 311–321. https://doi.org/10.1037/a0018929

Rizzo, V. M., Engelhardt, J., Tobin, D., Della Penna, R., Feigenbaum, P., Sisselman, A., ... Lombardo, F. (2010). Use of the stages of change transtheoretical model in end-of-life planning conversations. *Journal of Palliative Medicine*, *13*(3), 267–271. https://doi.org/10.1089/jpm.2009.0281

Robertson, M. M. (1997). Suicide, parasuicide, and epilepsy. In J. Engel, Jr. & T. A. Pedley (Eds.), *Epilepsy: A comprehensive textbook* (pp. 2141–2151). Philadelphia, PA: Lippincott-Raven.

Robinson, L. M., & Vail, S. R. (2012). An integrative review of adolescent smoking cessation using the transtheoretical model of change. *Journal of Pediatric Health Care*, *26*(5), 336–345. https://doi.org/10.1016/j.pedhc.2010.12.001

Rosenstock, I. M. (1960). What research in motivation suggests for public health. *American Journal of Public Health*, *50*(3), 295–301. https://doi.org/10.2105/ajph.50.3_pt_1.295

Rosenstock, I. M. (1966). Why people use health services. *The Milbank Quarterly*, *44*(3), 94–127. https://doi.org/10.1111/j.1468-0009.2005.00425.x

Rosenstock, I. M. (1974). Historical origins of the health belief model. *Health Education Monographs*, *2*(4), 328–335. https://doi.org/10.1177/109019817400200403

Rowe, J. M., Rizzo, V. M., Vail, M. R., Kang, S.-Y., & Golden, R. (2017). The role of social workers in addressing nonmedical needs in primary health care. *Social Work in Health Care*, *56*(6), 435–449. https://doi.org/10.1080/00981389.2017.1318799

Ryan, P., & Sawin, K. J. (2009). The individual and family self-management theory: Background and perspectives on context, process, and outcomes. *Nursing Outlook*, *57*(4), 217–225. https://doi.org/10.1016/j.outlook.2008.10.004

Sanjuán, P., Arranz, H., & Castro, A. (2014). Effect of negative attributions on depressive symptoms of patients with coronary heart disease after controlling for physical functional impairment. *British Journal of Health Psychology*, *19*(2), 380–392. https://doi.org/10.1111/bjhp.12044

Scherr, C. L., Jensen, J. D., & Christy, K. (2016). Dispositional pandemic worry and the health belief model: Promoting vaccination during pandemic events. *Journal of Public Health*, 1–9. https://doi.org/10.1093/pubmed/fdw101

Schule, S. A., & Bolte, G. (2015). Interactive and independent associations between the socioeconomic and objective built environment on the neighbourhood level and individual health: A systematic review of multilevel studies. *PLoS One*, *10*(4), e0123456. https://doi.org/10.1371/journal.pone.0123456

Sejwacz, D., Ajzen, I., & Fishbein, M. (1980). Predicting and understanding weight loss. In I. Ajzen & M. Fishbein (Eds.), *Understanding attitudes and predicting behavior* (pp. 102–112). Englewood Cliffs, NJ: Prentice-Hall.

Sheafor, B. W., & Horejsi, C. R. (2006). *Techniques and guidelines for social work practice*. Boston, MA: Allyn & Bacon.

Sheeran, P., & Orbell, S. (2000). Using implementation intentions to increase attendance for cervical cancer screening. *Health Psychology*, *19*(3), 283–289. https://doi.org/10.1037//0278-6133.19.3.283

Singh, J. A., O'Byrne, M. M., Colligan, R. C., & Lewallen, D. G. (2010). Pessimistic explanatory style: A psychological risk factor for poor pain and functional outcomes two years after knee replacement. *The Journal of Bone and Joint Surgery*, *92-B*(6), 799–806. https://doi.org/10.1302/0301-620X.92B6.23114

Small, L. F. F. (2017). Co-morbidities among persons with substance abuse problems: Factors influencing the receipt of treatment. *Journal of Drug Issues*, *46*(2), 88–101. https://doi.org/10.1177/0022042615619642

Smetana, J., & Adler, M. (1986). Understanding the abortion decision: A test of Fishbein's value expectancy model. *Journal of Population*, *2*, 338–357.

Smith, P. J., Humiston, S. G., Marcuse, E. K., Zhao, Z., Dorell, C. G., Howes, C., & Hibbs, B. (2011). Parental delay or refusal of vaccine doses, childhood vaccination coverage at 24 months of age, and the health belief model. *Public Health Reports*, *126*(Suppl. 2), 135–146. https://doi.org/10.1177/00333549111260S215

Sullivan, K. M., Dawson-Rose, C., Phillips, J. C., Holzemer, W. L., Webel, A. R., Nicholas, P., … Chen, W.-T. (2017). Sexual transmission-risk behaviour among HIV-positive persons: A multisite study using social action theory. *Journal of Advanced Nursing*, *73*(1), 162–176. https://doi.org/10.1111/jan.13087

Tannenbaum, S. L., McClure, L. A., Zheng, D. D., Lam, B. L., Arheart, K. L., Joslin, C. E., … Lee, D. J. (2016). Ocular screening adherence across Hispanic/Latino heritage groups with diabetes: Results from the ocular SOL ancillary to the Miami site of the Hispanic community health study/study of Latinos (HCHS/SOL). *BMJ Open Diabetes Research and Care*, *4*(1), e000236. https://doi.org/10.1136/bmjdrc-2016-000236

Tanner-Smith, E. E., & Brown, T. N. (2010). Evaluating the health belief model: A critical review of studies predicting mammographic and pap screening. *Social Theory & Health*, *8*(1), 95–125. https://doi.org/10.1057/sth.2009.23

Tilly, C. (1984). *Big structures, large processes, huge comparisons*. New York, NY: Russell Sage.

Traube, D. E., Holloway, I. W., Schrager, S. M., & Kipke, M. D. (2012). Utilizing social action theory as a framework to determine correlates of illicit drug use among young men who have sex with men. *Psychology of Addictive Behaviors*, *26*(1), 78–88. https://doi.org/10.1037/a0024191

Tyer-Viola, L. A., Corless, I. B., Webel, A., Reid, P., Sullivan, K. M., & Nichols, P. (2014). Predictors of medication adherence among HIV-positive women in North America. *Journal of Obstetric, Gynecologic & Neonatal Nursing*, *43*(2), 168–178. https://doi.org/10.1111/1552-6909.12288

Valenstein, M., Kavanagh, J., Lee, T., Reilly, P., Dalack, G. W., Grabowski, J., … Blow, F. C. (2011). Using a pharmacy-based intervention to improve antipsychotic adherence among patients with serious mental illness. *Schizophrenia Bulletin*, *37*(4), 727–736. https://doi.org/10.1093/schbul/sbp121

Walsh, A. M., Hyde, M. K., Hamilton, K., & White, K. M. (2012). Predictive modelling: Parents' decision making to use online child health information to increase their understanding and/or diagnose or treat their child's health. *BMC Medical Informatics and Decision Making*, *12*(1). https://doi.org/10.1186/1472-6947-12-144

Walter, A. W., Lundgren, L., Umez-Eronini, A., & Ritter, G. A. (2016). Alcohol use and HIV testing in a national sample of women. *AIDS and Behavior*, *20*(Suppl. 1), 84–96. https://doi.org/10.1007/s10461-015-1144-5

Weiner, B. (1985). "Spontaneous" causal thinking. *Psychological Bulletin*, *97*(1), 74–84. https://doi.org/10.1037/0033-2909.97.1.74

Will, J. C., Farris, R. P., Sanders, C. G., Stockmyer, C. K., & Finkelstein, E. A. (2004). Health promotion interventions for disadvantaged women: Overview of the WISEWOMAN projects. *Journal of Women's Health*, *13*(5), 484–502. https://doi.org/10.1089/1540999041281025

Wong, S. H., & Chow, A. Y. M. (2017). A pilot study to validate measures of the theory of reasoned action for organ donation behavior. *Death Studies*, *42*(4), 216–227. https://doi.org/10.1080/07481187.2017.1334012

Wooten, N. R., Sayko Adams, R., Mohr, B. A., Jeffery, D. D., Funk, W., Williams, T. V., & Larson, M. J. (2017). Pre-deployment year mental health diagnoses and treatment in deployed army women. *Administration and Policy in Mental Health and Mental Health Services Research*, *44*(4), 582–594. https://doi.org/10.1007/s10488-016-0744-3

第二部分

健康社会工作实践：关键性因素和内容

第 8 章

社区与健康

SARAH KYE PRICE 和 CHRISTOPHER MASI

从怀孕到成年，日常社会和环境中的经历都对健康产生着重要的积极或消极影响。影响的途径既包括空气、水和食品质量，也包括来自生理、社会和心理的压力。在人的整个生命周期中，获得医疗保健的机会及其质量影响着疾病的发生和发展。据估计，即使在第一世界国家，与医疗保健不足有关的早期死亡占 10%，与不良社会环境有关的占 15%，与环境暴露有关的占 5%，与行为模式和遗传因素相关的分别占 40% 和 30%。这些与人类健康有关的因素可能受到社区资源和特征的强烈影响（McGinnis，Williams-Russo，& Knickman，2002）。社会工作者承担着咨询师、协调员和倡导者等专业角色，因此有独特的机会将社区对健康的积极影响最大化，同时将消极影响最小化。

本章回顾了社区影响健康的各种方式，包括社区的人口统计和结构属性，即居住区在族裔组成以及对健康至关重要的资源方面的差异程度。此外，本章还讨论了环境性和构成性居住区特征之间的区别，并讨论了社区特征和健康的社会决定因素之间的关系。在某些情况中，社会 / 物理环境与健康的关联是显而易见的；但在其他情况中，影响的途径不那么直接，需要更为详细的解释。本章采用了生命历程模型来展示社会环境和物理环境对人类发展过程的潜在影响。本章通过强调社区 - 居住区 - 健康的联系，得出了与社会工作实践相关的结论。

本章目标：

- 记录社区特征的主要差异。
- 说明与族裔相关以及与收入相关的健康差异。
- 定义健康的社会决定因素。
- 检视环境性和构成性社区的特征区别。
- 展示社区特征影响健康的途径。
- 描述无家可归、住房和食品不安全对健康的影响。
- 确认整个生命过程中社区对健康的影响。
- 描述以社区为基础的参与式研究（CBPR）。
- 概述居住区质量与健康的关系对医疗保健场域中社会工作实践的影响。

美国社区的构成

在美国，无论是城市还是乡村，居住区的特点在于其族裔构成和收入差别很大。这是由许多因素造成的，包括资源、个人偏好，以及歧视和结构性不平等。除了个别例外，人们倾向于居住在经济条件相似的人附近，而具有相似族裔或文化的群体往往彼此相邻。虽然个人选择可能是社区构成的影响因素，但居住模式也受到不动产和贷款交易中显性和隐性歧视的影响。在美国，历史上和当代的歧视造成了住房、收入、贷款、交通、食物和教育机会方面的结构性不平等。这些结构性不平等常常导致居住区之间的差异，而这种差异并不能反映社区内所有群体的愿望或最佳利益。

尽管种族隔离常常是隐性的，但它仍然在美国存在，而且往往一经查看居住区人口统计便显而易见。2000 年，典型的美国白人生活的居住区中白人占 80.2%，非裔美国人占 6.7%，拉丁裔占 7.0%，亚裔占 3.9%。相反，典型的非裔美国人居住区中，非裔美国人占 51.4%，白人占 33%，拉丁裔占 11.4%，亚裔占 3.3%。普通拉丁裔居住的居住区中，拉丁裔 45.5%，白人占 36.5%，非裔占 10.8%，亚裔占 5.9%。典型的亚裔居住的居住区 17.9% 是亚洲人，54% 是白人，9.2% 是非裔美国人，17.4% 是拉丁裔（Mumford Center，2001）。然而，最近 10 年来地理和人口趋势的复杂绘图和分析的进展表明，通过观察族裔分层趋势，也许可以更好地理解我们之前关于"白人迁移"出城市核心区的假设，尤其是白人群体的种族继承趋势，他们倾向于远离少数族裔或种族融合的居住区。最近一项对 2000—2015 年公共人口趋势研究显示，所有之前被认为是种族融合的居住区中，35% 存在这些种族继承的轨迹（Bader & Warkentien，2016）。

黑人和白人隔离程度最高的 7 座美国城市是密尔沃基、纽约、芝加哥、底特律、克利夫兰和布法罗以及纽瓦克 [U.S. Census Bureau（n.d.），https：//www.census.gov/acs/www/data/data-tables-and-tools/narrative-profiles/2015，accessed October 3，2017]。每座城市的差别指数都在 70 或更高，这意味着黑人或白人的人口群体中有 70% 必须迁移到不同的人口普查区，这样才能使两个人群在每座城市中分布平均。只有一个城市（密尔沃基）的指差别数超过 80（在 2000 年的人口普查中，5 个城市的指数都超过 80）。这些不断变化的人口结构是过去 20 年来种族隔离持续缓慢下降的证据。然而总的来说，缓慢的变化率表明要使美国在种族隔离模式和整体人口增长之间保持同步将是一个挑战。

美国在经济和学校方面的种族隔离情况也很普遍。根据 2000 年人口普查，有 350 万人生活在贫困人口密集度为 40% 或以上的居住区（Orr et al.，2003）。美国官方公布的 2015 年贫困率为 13.5%，代表了全美不同社区有 4 310 万贫困人口（Proctor，Somega，& Kollar，2016）。在普通非裔美国学生就读的学校中，38.3% 的学生属于贫困人口，而在普通拉丁裔学生就读的学校中，44% 的学生属于贫困人口。相比之下，在普通美国白人学生就读的公立学校中，只有 19.6% 的学生是贫困人口（Orfield，2001）。

不幸的是，有证据表明美国公立学校的种族隔离正在加剧。1980 年，62.9% 的非裔美国学生就读的学校中少数族裔入学率超过 50%（Orfield，2001）。1998 年，这一数字上升到 70.2%，超过 1/3 的非裔美国学生就读的学校中 90% ~ 100% 是少数族裔。拉丁裔学生入学的种族隔离也有所增加。1968—1998 年，在有 90% ~ 100% 少数族裔学生就读的学校中拉美裔生的比例从 23.1% 增加到 36.6%（Orfield，2001）。最近一项分析国家教育统计中心纵向数据的研究表明，黑人和拉丁裔儿童的种族和社会经济分层趋势继续扩大，这种现象的强化是由于立法和司法的决策倾向于奖励学业表现更好的学校、处罚学业表现较差和资金不足的公立学校，前者通常位于较富裕的社区，而后者则通常位于黑人和拉美裔儿童较为集中的社区（Orfield & Frankenberg，2014）。

就业歧视是造成居住区差异的另一个原因。在美国，少数族裔居多的社区往往失业率较高、平均收入较低。2000 年，芝加哥的 77 个社区中经济最萧条地区的失业率为 25.8% ～ 33.5% 不等。在这些社区中，非裔美国居民的比例为 85.5% ～ 97.8% 不等，而失业率最低（2.8% ～ 3.4%）的 5 个社区中白人人口占到 79.4% ～ 93.3%（Kouvelis，Harper，& Thomas，2003）。通过对全美不同地区就业趋势和实地状况的观察，再次发现随着时间推移的雇佣情况继续证明着种族歧视模式的存在（Quillian，Pager，Hexel，& Midtbøen，2017）。相比于社区的高失业率，就业地点的实际地理位置问题更为复杂；对交通便利的顾虑进一步加剧了不同居住区之间就业机会的差异。

尽管多样性是美国结构的一个部分，但是不同居住区之间那些显性和隐性的歧视和不平等程度往往大于居住区内的多样性。人们所居住社区的种族隔离和资源分配不平等的呈现形式往往是住房质量、运动绿地、医疗可及性、食品供应及其质量，这些对健康结果都有重要影响。

健康状况是否因收入和种族/族裔而异？

几个世纪以来，与收入有关的健康差异一直引人关注。健康和财富之间的关联早在古代中国和希腊的文献中就能找到（Krieger，2001；Porter，1997）。20 世纪初，Chapin（1924）发现，在罗德岛的普罗维登斯，非纳税人的年死亡率是纳税人的两倍多。近年来，在美国、英国以及世界各地与收入相关的健康结局差异都有记载。

根据 2007 年美国对 23 393 名成年人的调查，健康状况不佳对低收入人群的持续影响大于高收入人群（Pleis & Lucas，2009）。在家庭收入低于联邦贫困线的人群中，29.5% 的人报告患有高血压，4.2% 的人报告患过卒中。相反，收入超过或等于贫困线 200% 的人群中，分别只有 21.9% 和 1.9% 报告患有高血压和卒中。糖尿病和肾病的发病率在穷人中分别为 12.2% 和 2.6%，在非穷人中分别为 6.6% 和 1.1%。收入低于 3.5 万美元的人群肥胖症发生率（28.9%）比收入在 10 万美元及以上的人群肥胖症发生率（19.8%）更高（Pleis & Lucas，2009）。

健康行为的不同和可获得医疗照护服务的差异也可能导致收入相关疾病患病率的差异。2007 年，年收入低于 3.5 万美元的人群有 26.8% 吸烟，年收入在 10 万美元及以上的人群有 12.4% 吸烟（Pleis & Lucas，2009）。在收入 10 万美元及以上的人群中，92.2% 的人有固定的医疗照护场所；而收入 3.5 万美元以下的人群中，只有 77.4% 的人报告有固定的医疗照护场所（Pleis & Lucas，2009）。随着 2010 年《患者保护与平价医疗法案》（*Patient Protection and Affordable Care Act*，ACA）的通过，医疗保健资源的分配迈出了重要一步。全国健康访谈调查（The National Health Interview Survey）显示，无法获得医疗保险的人口比例从 2010 年的 16.0% 下降到 2017 年 1—3 月的 8.8%（Norris，Clarke，& Schiller，2017）。同样，由于费用原因而无法获得所需医疗照护服务的人的比例从 1999 年的 4.3% 上升到 2010 年的 6.9%，然后在 2017 年 1—3 月下降到 4.3%（Norris et al.，2017）。

疾病流行率受性别和种族 / 族裔的影响。根据全国健康访谈调查，拉丁裔 / 拉丁美洲裔男性和黑人男性的年龄校正后的肥胖症患病率（定义为体重指数大于或等于 30）分别为 34.9%和 34.7%，在拉丁裔 / 拉丁美洲裔女性和黑人女性中的比例分别为 40.0% 和 46.3%；相比之下，白人男性和女性中的比例分别为 31.4% 和 28.8%（Norris et al.，2017）。总体健康状况也因种族和族裔而不同。经过年龄和性别校正后，按种族和族裔划分，健康状况良好或非常良好的人群中拉丁裔 / 拉丁美洲裔人的比例为 61.1%，非拉丁裔白人为 71.5%，非拉丁裔黑人为 58.7%（Norris et al.，2017）。

考虑到族裔和疾病之间的密切关系，人们就不会惊讶于种族与预期寿命和死亡率的相关性。最近一项以人口为基础的研究分析了美国 1980—2014 年预期寿命的纵向差异，结果发现尽管男女两性出生时的预期寿命综合后平均为 79.1 岁，但是预期寿命最高和最低的县郡之间有 20.1% 的差距（Dwyer-Lindgren et al .，2017）。这项综合了多个县郡级健康数据的研究发现，居住区和社区之间预期寿命的不同很大程度上是由社会经济和种族 / 族裔因素（县郡级变化量的 60%）、行为和代谢风险因素（县郡级变化量的 74%），以及医疗保健因素（县郡级变化量的 27%）解释的。对这些县郡差异的进一步分析强调，种族、族裔和社会经济群体间健康差异的扩大影响到个人和社区的健康，这一点突出表现在预期寿命的明显的地理差异上（Dwyer- Lindgren et al.，2017）。

在考虑收入与种族和疾病与死亡率之间的关系时，有些关联比其他关联更为明显。健康行为，包括饮食和获得照护服务，在一定程度上调节了这种关系。心理困扰也可能促成与收入及族裔相关的健康结果差异，虽然其中的机制尚不清楚。2007 年的全国健康访谈调查报告（Pleis & Lucas，2009）中，家庭收入低于 3.5 万美元的人比家庭收入 10 万美元或以上的人对下列心理困扰的报告率更高：总是或经常感到悲伤（5.7% vs. 0.7%）、总是或经常感到绝望（4.3% vs. 0.5%）、总是或经常感到无价值（3.8% vs. 0.4%），或总是或经常感到每一件事情都费力（9.0% vs. 1.7%）。族裔差异也存在于其中一些方面：非裔美国人总是或经常感到悲伤的比例（3.7%）高于白人（2.6%），非裔美国人受访者中报告总是或经常感到每一件事情都费力的（6.8%）比白人受访者中报告的（4.4%）更为普遍（Pleis & Lucas，2009）。

一些证据表明，教育可能会调节收入 / 族裔与健康的关系。具体地说，接受过较多教育的人，无论其收入或族裔如何，死亡率往往低于接受教育较少的人。2006 年，受教育不足 12 年的人口中经年龄校正后的死亡率为 528.8/10 万；而在受教育达到 13 年或以上的人口中，死亡率为 200/10 万（Heron et al.，2009）。教育对健康的影响尚不完全清楚，但它似乎是通过健康行为、照护服务的获取、居住地点和应对压力处境的能力等重要中介因素而发挥作用的。

低收入和低受教育程度也是无家可归的风险因素，并与不良健康状况相关，包括人类免疫缺陷病毒（HIV）感染、结核病、高血压、糖尿病、药物滥用和创伤等疾病较高的发病率。无家可归者也更有可能经历慢性病的并发症（Sadowski，Kee，Vander Weele，& Buchanan，2009）。这些现象是由多种因素造成的，包括更多暴露于不利的环境条件、获得常规医疗服务机会的减少、对食物和住所的关注优先于对医疗问题的关注，以及暴露于暴力（Sadowski et al.，2009）。

毫不奇怪，美国普遍的无家可归现象也揭示了影响社区健康的种族和族裔差异。美国市长会议（The U.S. Conference of Mayors）和消除无家可归者国家联盟（National Alliance to

End Homelessness）（2016）报告称，基于年度时间点（annual Point in Time）的计数，32 个样本城市中有 24 个城市的无家可归率高于全国平均水平（16.9/1 万人）。那些无家可归的人中，39.6% 是女性，60.1% 是男性，0.3% 是变性者（https：//endhomelessness.atavist.com/mayorsreport2016，accessed October 7，2017）。根据这两个组织 2009 年的一份报告，在无家可归者人群中，种族 / 族裔差异达到 47%，远远高于全国平均水平（Pleis & Lucas，2009）。然而，关于种族和族裔的数据已经不再是全国年度时间点统计中的例行收集数据，该计数曾经用于人口统计中对美国无家可归人口的监测。根据无家可归者服务的提供者向美国住房和城市发展部（Department of Housing and Urban Development，HUD）报告的汇总数据，预计 2016 年无家可归者的数据将继续反映种族和族裔差异。根据 HUD 2016 年向国会提交的年度报告，48% 的无家可归者是白人（265 660 人），39% 是非裔美国人（215 177 人），7%（39 525 人）为多种族，而 3%（15 229 人）是美国原住民，2%（8 734 人）是太平洋岛民后裔，1%（5 603 人）是亚裔。在各个群体中，每 5 名无家可归者中就有 1 名（22% 或 121 299 人）是拉丁裔或拉丁美洲裔（HUD，2016）。这些预计数据表明，与美国种族和族裔在总人口中的比例相比，有色人种中的无家可归者超出比例。通过研究和常规人口数据收集发现，个体和社区的健康状况因收入、性别、种族和族裔而明显不同。

居住区效应如何被识别？

考虑到影响健康的众多因素，一些特定的社区特征都与健康结果相关就不令人吃惊了，例如医疗保健资源、拥有运动绿地、获得健康食品、住房质量、规范和价值观，以及犯罪问题等。但是与遗传倾向和健康行为等个体特征相比，这些因素又有多重要呢？也就是说，与内在构成（即个人层面）特征相比，环境相关（即居住区层面因素）特征对健康的相对影响是什么？环境相关特征包括居住区规范和价值观、公园的数量、学校的质量和特定居住区内的犯罪数量。内在构成特征包括个体的族裔、收入、教育和健康行为。区分环境相关效应和内在构成效应的一种方法是进行多水平分析，这是一种按层次对数据进行分类（例如，个人、教室、学校）并评估每个层面对结果的相对影响的统计方法。如果两个社区在同一个重要健康结果方面有差异，如婴儿死亡率，那么多水平分析就会提出这样一个关键问题："婴儿死亡率的差异是由于环境相关因素（如社区医疗保健资源或社区饮用水质量）引起的，还是因为这两个社区的母亲在一些重要方面存在的区别（如收入、吸烟行为）所导致的呢？"如果环境相关效应被发现，它就表明社区或居住区的某个因素（例如受污染的饮用水）超越了与个人特征相关的因素，对健康结果（如癌症发病率）发挥着更显著的作用。

在没有明显罪魁祸首的情况下，例如受污染的饮用水，多水平分析不能总是做到把个人和社区层面的影响区分开。例如，多水平研究已经证明了环境相关效应对各种健康结局的显著影响，但当考虑若干个体特征时，这些影响的强度往往会减弱（Pickett & Pearl，2001）。这表明环境相关效应较弱，或者环境相关特征与健康结果之间的关系是由一个或多个个人特征所介导的，如饮食或烟草使用。如果对它们不予否认，健康行为对居住区效应的中介作用也会使环境相关效应更难被识别。

另一种区分环境相关效应和内在构成效应的方法是进行实验，在这项实验中，同一个社区中的个体被随机分配为两组，一组继续留在该社区，一组迁移到一个具有不同特征的新社区。如果研究开始时两个组在个体特征方面相似，那么干预后的访谈和分析就可以评估环境相关效应对健康的影响。由于经济和伦理方面的限制，这样的研究很难实施，但偶尔也会进行。一个例子是"走向公平住房机会"示范项目 [Moving to Opportunity（MTO）for Fair Housing Demonstration Program]。MTO 是由美国住房和城市发展部（Orr et al., 2003）进行的一项随机社会实验，旨在评估搬离贫困居住区的影响。实验对象是来自巴尔的摩、波士顿、芝加哥、洛杉矶和纽约 5 个城市的贫困居住区有 18 岁以下孩子的极低收入家庭，他们住在公共住房或私人援助住房中。1994—1998 年间，符合条件的家庭被随机分为 3 组：实验组、第 8 区域组和对照组。实验组的个人获得了只能在低贫困地区使用的住房代币券。这个组同时可以在寻找和租赁单元方面获得补助。此外，为了保留他们的住房代币券，这些家庭被要求在新居住区居住至少 1 年。第 8 区域组的人得到了没有任何使用限制的住房代币券，在寻找或租赁单元方面没有获得补助。对照组成员没有住房代币券，他们继续住在公共房屋或接受以项目为基础的住房援助（Orr et al., 2003）。

2002 年，研究者联系了近 8 900 名参与此项实验的成年人和儿童，通过随访评估一些方面的后续状况，包括身心健康、儿童学业成就、青少年不良行为和危险行为以及成人和青少年就业和收入（Orr et al., 2003）。总体而言，实验组和第 8 区域组的居民表示他们的安全感显著提高，目击或成为犯罪受害者的风险大幅降低。与对照组相比，干预组还提到在向警察电话求救后获得回应和帮助的难度更小，此外，周围环境中废弃建筑物、公共酒类消费、垃圾、废弃物和涂鸦的现象也大幅减少。

在随访中注意到的成人健康差异与对照组相比包括，实验组的肥胖症、心理困扰和抑郁的发生率显著降低，而第 8 区域组并非如此。根据报告，实验组成员的冷静、平和程度显著提高。在 12 ~ 19 岁女孩中，研究人员注意到与对照组相比，实验组成员的心理困扰和广泛性焦虑障碍有所减少。在 15 ~ 19 岁女孩中，实验组成员使用大麻或吸烟的可能性明显低于对照组（Orr et al., 2003）。

2011 年公布了 MTO 最终追踪评估，报告总结了该实验 10 ~ 15 年过程的最终结果（Sanbon- matsu et al., 2011）。尽管它对社会经济结果影响总体平稳，但这项研究对健康的影响是持久的，例如较低的极端肥胖症和糖尿病患病率，较少自我报告的身体限制、较低水平的心理困扰、较低的抑郁症患病率，以及较低的焦虑症患病率。在最后一次跟进随访中，实验组和第 8 区域组的参与者陈述了相似的自我报告健康状况、高血压患病率和健康相关风险行为，以及大多数其他精神健康问题的相似比率（Sanbonmatsu et al., 2011）。

MTO 在评估居住区特征、健康和健康行为之间的关系方面具有重要意义。由于随机性，干预组与对照组无显著差异。因此，健康和健康行为的差异是由环境相关因素引起的，而不是个体差异所致。这些结果证明，居住区特征（包括居住区富裕程度）可以独立于个体特征而影响健康。在这种情况下，更多警察、减少接触犯罪和违法行为似乎对一般健康和心理健康都能产生积极影响。

社区影响健康的机制

个人的社会环境和物理环境代表了社区影响健康的两种方式。社会环境包括居住区教育水平、就业、收入差距、贫困、犯罪和社会凝聚力。将一个社会关系容易建立和维持的社区和一个居民因担心犯罪而不敢冒险离家的社区相比较，前者可能有更为健康的环境。英国的一项研究发现，最近有过心脏病发作的患者中，有知己或亲密伴侣的与没有知己或伴侣的类似患者相比，前者遭遇进一步心脏病或死亡的可能大约是后者的一半（Dickens et al.，2004）。

社会关系的数量和类型也取决于居住区的规范和期望。Laumann、Ellingson、Mahay、Paik，和 Youm（2004）的一份报告记录了芝加哥的 4 个社区：一个在南面的以非裔美国人为主的社区，一个在西面的墨西哥裔美国人社区，一个在西北面的主要由波多黎各人组成的混合社区，一个在北面有大量异性恋和同性恋人群的白人社区。每个居住区对于社会关系都有独特的机会或"市场"，一些更支持拥有关系的或有承诺的相处，而另一些则更倾向于顺应交易（即相对没有承诺的，通常是短期的）关系。在这项研究中，市场类型受到居民区的经济和居民的族裔以及性取向的影响。例如，在拉丁裔社区中，家庭、朋友和教会在建立有承诺的关系中扮演了重要的角色。相反，北边社区里的交易市场对男同性恋者很重要，但对更偏爱"关系市场"的女同性恋者则不重要。

物理环境指卫生设施，住房、食物和水的质量，以及对环境毒素和病原体的暴露。公共卫生和安全项目经常监测这些环境特征。关于预期寿命和死亡原因的统计数字表明，与第三世界国家相比，环境问题在发达国家造成的风险较小。例如 2014 年美国出生的婴儿的整体预期寿命为 78.8 岁，并因性别而异（女性 81.2 岁，男性 76.4 岁），同时也因种族族裔而异（黑人 75.6 岁，白人 79.0 岁，拉丁裔／拉丁美洲裔 81.8 岁）。从过去 10 年的总体趋势来看，与种族和族裔相关的预期寿命差异在缩小。2014 年，美国主要的致死原因（占死亡总人数的百分比）是心脏病（23.4%）、癌症（22.5%）、慢性下呼吸道疾病（5.6%）、意外事故（5.2%）和卒中（5.1%）（Kochanek，Murphy，Xu，& Tejada-Vera，2016）。其余致死原因包括阿尔茨海默病、糖尿病、流感和感染，每一种占死亡人数的比例小于 5%，只有极少的死亡是直接由环境条件造成的。

相反，发展中国家儿童死亡的最常见原因与传染病有关，而传染病通常受到社区和环境因素的影响。这些疾病包括肺炎、腹泻病、疟疾、麻疹和 HIV/AIDS（WHO，2008）。2015 年对新生儿平均预期寿命的预计为 71.4 岁（女性 73.8 岁，男性 69.1 岁），平均预期寿命在最近 10 年中增加了 6 岁（WHO，2017b）。

贫穷和环境条件也影响着全球的死亡率趋势。例如，据估计 2008 年海地人中有 80% 生活在贫困中，人均国内生产总值（GDP）为 1 300 美元。相比之下，当年美国的贫困率预计为 12%，而人均 GDP 为 46 400 美元。2000 年，海地人均淡水提取率为每年 116 m^3，而美国为每年 1 600 m^3（Central Intelligence Agency，2010）。饮用水缺乏和污水处理不足是感染甲型肝炎、伤寒和霍乱等疾病的风险因素，而住房条件差和过度拥挤则是包括流感和结核病在内的空气传播疾病的风险因素。2006 年，海地每 10 万人中就有 299 例结核病病例，而当年美国每 10 万人中仅有 4 例（WHO，2008）。

必须要记住的是，国家财富和公共卫生基础设施之间的关系并不总是正相关的或线性的。最近的一项研究强调了支出并不总是等同于改善健康结果或预期寿命的方式（Gallet & Doucouliagos，2017）。生活条件和环境质量也反映了国家的关注重点和用于公共卫生项目的相对资源量。美国和古巴的比较就是例证。尽管古巴的人均 GDP 还不到美国的 1/4（2009 年古巴的 9 700 美元相对于美国的 46 400 美元），但古巴的健康统计数据却相当不错。古巴女性出生时预期寿命为 79.85 岁，男性为 75.19 岁。古巴的肺结核发病率是 9/10 万，远比海地更接近于美国的发病率。事实上，移民人数较多的美国低收入社区的肺结核病发病率超过了古巴。2009 年，外国出生的美国居民中肺结核的发病率是 18.6/10 万 [Centers for Disease Control and Prevention（CDC），2010]。尽管人均资源较少，但古巴已经建立了公共卫生系统，控制了许多与环境有关的疾病，这些疾病困扰着第三世界国家，并继续折磨着美国的低收入社区。

虽然免疫接种预防疾病和饮用水与废水分离仍是第一世界国家的重要战略，但这些国家已经越来越多地采用医疗保健模式，它的重点是在诊断疾病后对疾病进行治疗。尽管这个改变为外科和医学带来了巨大进步，但最近在富裕国家流行的肥胖症、高血压、心血管疾病和骨关节炎表明，战略重心可能已经偏离了疾病预防而转向了疾病干预（Mas & Gehlert，2009）。医学模式不仅弱化了疾病预防，而且使得疾病诊断后的治疗也极其昂贵。古巴经常被援引为通过公共卫生实践获得了健康成功的例子。2015 年，美国在医疗保健上的人均支出约为 9 203 美元。相比之下，古巴人均医疗保健支出约为 817 美元，其健康结局即使不优于美国，也与美国的相似（WHO，2017a）。

公共卫生方法是有效的，因为它不仅控制了传染病，还处理了许多健康的社会决定因素。在第一世界国家，医疗保健不足的原因约占早期死亡率的 10%，不良社会环境和环境暴露分别占过早死亡的 15% 和 5%（McGinnis et al.，2002）。在第三世界国家中，医疗保健的可及性和质量以及社会环境和环境暴露可能在早期死亡率中产生了更大的作用。WHO 将这些因素称为健康的社会决定因素，并将其定义为获得高质量的医疗保健服务、教育和住房以及社会和经济繁荣的机会 [Commission on the Social Determinants of Health（CSDH），2008]。根据健康问题社会决定因素委员会（CSDH）的说法，减少获得这些因素的机会是由于"不合理的社会政策和规划、不公平的经济安排和弊政的有害组合"（CSDH，2008，P.1）。因此，健康的社会决定因素解释了国家之间和国家内部健康不平等的主要部分。CSDH 阐述了发展中国家解决健康的社会决定因素和改善健康状况所需的政治步骤。虽然该报告没有特别提到居住区因素，但很容易想象，有关医疗保健可及性和质量、教育和住房的新政策最终将得到实施，并在社区层面产生影响。

尽管美国处于第一世界的地位并强调医疗模式，但一些专家开始倡导改变教育、住房和就业政策以改善国民健康（Schoeni，House，Kaplan，& Pollack，2008）。对于越来越多的决策者而言，一个人是否运动、饮食均衡、吸烟或参与高风险性行为往往取决于其所在社区的社会、经济和物理环境的功能。例如研究表明，如果成年人感到他们所在的居住区是安全的（Wilbur，Chandler，Dancy，& Lee，2003），或者他们可以进入公园、自然步道和其他有利于体育活动的区域（Huston，Evenson，Bors，& Gizlice，2003），他们就更有可能在这里锻炼。人们已经关注到健康与地域之间的关系，这种关系有时在被称为"食品荒漠"的地方表现得很明显，那里人口密度高，并往往由于交通运输的障碍以及因经济衰退导致的商业活力下降而使居民无法获得可负担的健康食品（Walker，Keane，& Burke，2010）。肥胖症与食物分量的增加和高脂肪食物（如快餐店提供的食物）的摄入有关，一项关于餐馆密度的研究发现，与生活在最富有阶层的人相比，生活在最贫穷社会经济地位阶层的人接触快餐店的次数是前者的 2.5 倍（Reidpath，Burns，Garrard，Mahoney，& Townsend，2002）。

在美国，低收入人群比高收入人群更多暴露于户外烟草广告，而最近的研究表明，烟草业依赖于低收入人群中更可能吸烟的人对烟草进行成瘾性销售，利用针对社区的广告和促销活动来吸引买家（Gilmore，Fooks，Drope，Bialous & Jackson，2015）。此外，社会关系和性行为模式与社区的经济和文化也紧密相关。Laumann 等（2004）发现，高收入社区的居民更倾向于在学校或工作中与伴侣见面，并更经常形成长期关系。相反，低收入社区的居民更有可能处于多伴侣或短期交易型关系。贫穷、性交易和性传播疾病之间的相互关联已被确认，这些问题同时加重了低收入社区的疾病负担（Edlund & Korn，2002；Girard，2000；Satz，2003）。

医疗保健服务的可及性往往反映了特定社区的资源以及服务提供者的做法。一些较新的检验和手术在农村地区成为标准做法之前，城市地区可能早已使用。例如，一项对美国心搏骤停患者的研究发现，生存率与心搏骤停发生的区域有显著关系（Vukmir，2004）。发生在农村地区的心搏骤停者生存率为9%，在郊区为14%，在城市地区为23%。这些差异可以归因于一些社区相关因素，包括医疗反应时间、运输时间、复苏技能和医疗干预类型。Andrus、Kelley、Murphey 和 Herndon（2004）对阿拉巴马州城市和农村诊所的糖尿病照护进行了比较，发现农村患者在糖化血红蛋白（一种测量血糖控制的指标）、胆固醇水平和血压方面不太可能达到目标。与城市诊所的相应患者相比，农村患者接受筛查和预防服务的可能性也较小，如眼科检查、尿蛋白筛查、阿司匹林治疗和疫苗接种。在墨西哥，农村地区宫颈癌死亡率是城市地区的 3 倍（Palacio-Mejía，Rangel-Gómez，Hernández-Avila，& Lazcano-Ponce，2003）。在恰帕斯州的农村地区，宫颈癌死亡相关风险是墨西哥城的 10.99 倍。这种差异是由于缺乏正规教育和医疗保健获得不足而造成的。

在美国不同的城市环境中，照护类型和质量也有显著差异。20 世纪 80 年代，达特茅斯的 Jack Wennberg 博士开创了所谓的照护"小区域差异"研究。从那时起，达特茅斯研究小组记录了老年医疗保险支出、癌症筛查试验使用、医生对国家医疗保健指南的遵守程度以及外科手术频率等的区域差异（Dartmouth Medical School，1999）。作为初级医疗保健小区域差异研究的进一步发展，最近的一个转变是在特定社区将研究覆盖到了健康风险、支出和健康的社会决定因素（如种族、族裔和社会经济差异的模式），为有针对性地干预和医疗保健提供开发"热点"。最近的一项研究调查了南卡罗莱纳州医疗补助保险参保者高血压患病率以及小区域差异，根据高血压患病率和环境相关指标，包括种族隔离、乡村特点、贫困、教育程度、失业以及初级保健医生充足配置等，确认了预防性干预的关键领域（White，Stewart，Lòpez-DeFede，& Wilkerson，2016）。地理空间可视化与健康数据相结合技术的出现，有助于进一步理解社区、健康的社会决定因素，疾病流行水平和有针对性的干预措施之间的复杂相互关系。

越来越多的证据表明，社会因素也可以影响一些疾病的发生和发展，包括 2 型糖尿病、癌症和心血管疾病。例如，肥胖导致胰岛素耐受，这是 2 型糖尿病的重要诱因。在美国，随着肥胖症患病率的上升，糖尿病的患病率也在上升。1988—1994 年，24.5% 的美国成年人过度肥胖。1999—2004 年间，这一比例上升到 32.1%（Lopez-Jimenez et al.，2009）。1988—2004 年，在一项全国性调查中，报告被诊断为糖尿病的成年人比例从 8.2% 上升到 9.6%（Lopez-Jimenez et al.，2009）。这项研究还揭示了美国各州的糖尿病发病率并不相同。2003—2006 年，密西西比州 30 ~ 59 岁和 60 岁及以上人群的糖尿病患病率分别为 11.4% 和 27.7%，蒙大拿州同年龄段人群的这一比例分别为 6.5% 和 19.3%（Danaei，Friedman，Oza，Murray，& Ezzati，2009）。糖尿病患病率的不断上升似乎由几个原因导致，包括食物成本在收入中所占比例的下降，对高热量饮食的偏好，以及体力活动的减少（Philipson & Posner，2003）。在食物成本、饮食模式和体力活动上的不同可能导致肥胖症和糖尿病在各州的患病率差异。

社区效应和生命进程

前面所述的社区效应可以在生命过程的任何一个或所有阶段影响个人健康，包括妊娠期、儿童期、青春期、成人期和生命末期。对社区对健康影响的兴趣激发了人们对健康地理学和流行病学数据的区域分析的兴趣。以下研究实例分析了居住区或社区特征与生命各阶段健康结局间的关系。

妊娠期

孕产妇的健康是胎儿和婴儿健康的有力预测指标，它使人们关注孕妇的社会和生殖健康经历与婴儿健康和幸福之间的重要关系。对母婴健康的研究除了明确以胎儿和婴儿死亡率方式反映的生存率以外，通常还将胎儿小于胎龄、早产和低出生体重等结果视为健康差异的范围。超越死亡率的局限去看待出生结果是很重要的，因为即使是活着出生的婴儿，在其整个生命周期中也有可能会经历很多后来的健康挑战。最近 10 年中，对胎儿和婴儿死亡率中持续存在的种族和族裔差异的研究已经超越了个体倾向和孕产妇健康行为，把社区和社会环境因素对生殖健康的作用也纳入了考虑，包括健康的社会决定因素，如贫困、收入不平等、种族歧视、住房以及在个人和社区 / 居住区环境中对不利生活事件的接触。

最近的几项研究表明，这些以社区健康为重点的方法有助于了解母婴健康方面的差异。Matoba 和 Collins（2017）对他们的研究进行了概述，强调了社区层面因素的持续作用，如犯罪、种族隔离、人为环境和制度性种族主义，这些因素造成了不良生育结果方面日益扩大的差距，对非裔美国婴儿产生的影响尤为严重。一项对弗吉尼亚州里士满市的 10 年活胎产登记数据集（2004—2013 年）的回顾性研究采用了地理编码与人口普查区和警察报告数据合并的方法，预测了青少年暴力的发生率。研究对产妇年龄，种族 / 族裔，受教育程度，父亲是否在场，产次，产前照护的充足性，妊娠并发症，早产史，保险，以及烟草、酒精和毒品的使用做了校正之后，与暴力水平最低的人口普查区相比，极早产的概率在暴力水平最高的地区高出 38%（校正后的比值比为 1.38；95% 的置信区间为 1.06 ~ 1.80）（Masho，Cha，Chapman，& Chelmow，2017）。

种族主义和种族隔离可被视为社区健康问题。Masho、Price、Kinser 和 Jallo（2014）检验了种族差异在压力与早产间关系中的作用。在这项生物方法研究中，皮质醇水平每上升 1 μg/dl，早产的概率就增加 26%。这种增长在黑人婴儿中更为明显，对他们来说，皮质醇水平单位增加与更高的早产概率相关（29%）。在这些研究的基础上，Misra、Slaughter-Acey、Giurgescu、Sealy-Jefferson 和 Nowak（2017）概述了出现在高度种族隔离和收入不平等的居住区中的种族主义及压力的社会因素，强调了受这些社区层面暴露影响而导致早产的生物学途径。Do、Frank 和 Iceland（2017）基于 2008—2013 年全国健康访谈调查数据进行了一项基于黑人和白人间种族隔离程度的研究，他们的分析证实了高贫困社区中种族隔离与黑人不良健康之间存在关系，但是这种关系并不存在于低贫困社区。然而，研究没有发现基于居住区贫困或种族隔离对白人的不利影响。

另一项研究利用多水平统计技术解释了母体和居住区特征，发现非裔美国婴儿的平均出生体重随着居住区经济劣势水平的增加而下降（Buka，Brennan，Rich-Edwards，Raudenbush，& Earls，2003）。这项研究考虑的母体因素包括产次、产前照护、受教育程度、年龄、婚姻状况和吸烟史。居住区劣势反映了一个居住区中生活在贫困线以下、接受公共援助或失业的居民比例的总体衡量。一项类似的多层分析发现，在非裔美国人、白人和拉丁裔人群中，出生体重与人口普查区中的暴力犯罪之间呈现显著负相关（Masi，Hawkley，Piotrowski，& Pickett，2007）。这些研究共同强调了在居住区层面遭受种族主义和结构性压迫的作用，这些压迫超越了个人健康行为的范畴，可能影响到妇幼健康。

儿童期

积极和负面的儿童期经历对健康既有即时影响，也有长期影响。这些经历通常反映出一个儿童的照顾环境以及所在居民区的特征。对健康的影响可以是直接的，包括生理途径；也可以是间接的，包括长期健康行为。Rauh、Parker、Garfinkel、Perry 和 Andrews（2003）采用回顾性队列设计，发现纽约市公立学校三年级学生的阅读成绩与个体及社区层面的预测因子显著相关。在个体层面，男性、低出生体重、母亲未婚和母亲受教育程度低预示着较低的阅读分数。在控制个体层面的风险后，较低的阅读分数与集中的社区贫困显著相关，即社区中40% 以上的家庭生活在联邦定义的贫困水平以下。研究表明，学前教育干预措施可以提高之后受教育的程度，并避免在以后的生活中出现高危健康行为（Heckman & Masterov，2007）。

儿童期铅尘暴露与住房存量密切相关，而住房存量本身与房屋建造日期以及社区资源有关。Bernard 和 McGeehin（2003）使用 1988—1994 年美国健康与营养监测调查（NHANES Ⅲ）的数据发现，居住在 1946 年之前建造的住房中的儿童中有 42.5% 的血铅水平（BLL）≥ 5 μg/dl，但居住在 1973 年以后建造的住房中的儿童只有 14.1% 的 BLL ≥ 5 μg/dl。在这项研究中，非拉丁裔黑人儿童的 BLL ≥ 5 μg/dl 的可能性是非拉丁裔白人儿童的 3 倍。与铅中毒相关的认知变化包括智商下降、注意力分散、组织能力差和多动症。儿童铅中毒的影响是不可逆转的，并且可能导致不良行为，包括犯罪和少女怀孕（Bellinger，2004）。

童年虐待，包括忽视、身体虐待和性虐待也似乎与社区的社会组成有关。Coulton、Korbin、Su 和 Chow（1995）发现，居住在以贫困、成年居民人均子女数量多、人口更替快、女性户主家庭聚集为特征的居住区中的儿童发生儿童期虐待的风险最高。儿童期虐待对心理和生理的影响可能是长期的。Heim 等（2000）对 49 名 18 ~ 45 岁的女性进行了研究，发现有童年虐待史的妇女与对照组相比，对压力的垂体肾上腺和自主神经反应更强。与年龄匹配的对照组相比，有童年虐待史且目前患有重度抑郁症的女性的促肾上腺皮质激素（ACTH）的压力相关峰值水平高出 6 倍。下丘脑 - 垂体 - 肾上腺（HPA）轴的失调已经被认为与多种成人疾病有关，包括慢性疲劳综合征、纤维肌痛、类风湿关节炎和哮喘（Heim，Ehlert，& Hellhammer，2000）。发育神经生物学家目前正在研究儿童时期的压力和创伤影响日后大脑发育和功能的途径（Teicher，Anderson，Polcari，Anderson，& Navalta，2002）。

CDC-凯撒永久性儿童不良经历研究 [CDC-Kaiser Permanente Adverse Childhood Experiences（ACE）Study] 对理解影响儿童健康的个人和社区层面的因素在整个生命过程中的作用做出了重要贡献。ACE 研究始于 1995—1997 年，是正在进行的关于儿童虐待与晚年健康和幸福的最大调查之一。最初的研究参与者继续由 CDC 进行跟踪，包括定期更新发病率和死亡率数据。此外，在种族和社会经济不平等程度不同的社区中，原始 ACE 研究收集的数据复制后被用于比较研究。社区层面的因素被称为"扩展的"不良童年经历。例如，2016 年的一项研究使用了来自费城不同社区的混合收入样本，研究了社会经济地位对不良童年经历和后来的健康结果的中介作用，发现了扩展的不良童年经历对物质使用和性传播感染风险的特殊影响（Wade et al.，2016）。儿童期不良事件的作用和社区层面不良童年经历对健康的纵向影响不仅是儿童健康的重要考虑因素，也是儿童一生持续健康和不断发展的重要考虑因素。

青春期

一些研究发现，居住区社会经济状况和青少年受教育程度（包括完成学业的年限）、完成高中学业的可能性和上大学的可能性之间呈现正相关（Leventhal & Brooks-Gunn，2000）。根据研究，居住区的社会经济状态包括以下一个或多个居住区特征：受过大学教育的居民所占百分比、生活在贫困线以下的居民所占百分比、管理层/专业领域的居民所占百分比、高中辍学率、女性户主的数量和女性就业情况。全国预防青少年和计划外怀孕运动提出了以证据为基础的具体政策建议，以促进社区为基础的方法，通过改善教育可及性、社会服务和健康促进来消除贫穷的影响，以此作为减少青少年怀孕的途径；此外，政策简报还强调了母婴和幼儿家访和"先发制人计划"（Head Start）的价值，特别强调了孕期照护、计划和怀孕间隔，以支持父母重点关注教育和就业，促进家庭的未来福祉（National Campaign to Prevent Teen and Unplanned Pregnancy，2010）

居住区特征与青少年行为之间的关系调节可能涉及几个途径。在文献回顾中，Jencks 和 Mayer（1990）描述了 5 个概念模型或影响途径，每个模型都强调了一种不同的居住区结构：制度资源，集体社会化，传染性或流行性效应、竞争和相对剥夺。在他们对 877 名洛杉矶青少年的研究中，Aneshensel 和 Sucoff（1996）发现了这些效应的一些证据。在这项研究中，相对于生活在社会经济地位较高居住区的青少年，生活在社会经济地位低下居住区的青少年对周围环境中的的犯罪、暴力、吸毒和涂鸦有更高的感知。这种影响与个体的社会经济地位无关，对居住区危险的感知与抑郁、焦虑、对立违抗性障碍和品行障碍的症状有关。这些结果表明，居住区特征可以对青少年的身体健康和社会行为产生重要影响。

成年期

居住区环境的某些方面与成年人的疾病和死亡有关。这些维度包括犯罪率、房主与租客比率、接受公共援助居民比例、种族隔离指数、失业率、以女性为户主的家庭比例、收入、受教育程度、集体效能和房屋价值。与儿童和青少年的相关研究相同，核心问题是居住区是否真正影响健康结局，或者健康差异是否仅仅是由于居民的年龄、种族/族裔和健康行为的差异所导致。换言之，环境相关效应是否存在且超越个人内在构成因素而与健康相关联？如前所述，解决这个问题的一种方法是运用多水平分析，它同时考虑个体层面和居住区层面的变量。

最早证明环境或区域相关效应的一项研究是在加利福尼亚州阿拉梅达县进行了 9 年以上的死亡率调查（Haan，Kaplan，& Camacho，1987）。研究从 1 811 名参与者中获得了关于基本健康状况、社会经济因素、健康习惯、社会网络和心理因素的数据。研究人员也关注了参与者是否居住在指定的贫困地区。分析显示，按年龄、性别和种族校正后，生活在贫困地区的参与者的相对死亡风险是非贫困地区的 1.71 倍。在分析中增加基线健康状况和其他个人特征后可以稍微降低死亡率的相对风险，但死亡率在贫困地区居民中仍然保持较高水平。研究人员推测，贫困地区的不良健康结果是由较高的犯罪率、较差的住房条件、缺乏交通运输、较高程度的环境污染或这些因素的综合作用所介导的。

LeClere、Rogers 和 Peters（1998）运用多水平分析评估居住区效应对女性心脏病死亡率的影响。将从全国健康访谈调查（1986—1990 年）采集的数据与国家死亡指数和 1990 年美国人口普查中普查区层面的死亡证明信息相关联。来自全国健康访谈调查的个人信息包括年龄、种族、体重指数、先前健康状况、收入、受教育程度、婚姻状况和就业状况。人口普查信息包括人口普查区中女性户主家庭百分比、黑人百分比、家庭收入中位数、接受公共援助家庭的百分比以及失业率。

无论是美国白人还是非裔美国人，最贫穷的人口普查区中心脏病发病率都较高。在多层模型中校正了个人层面特征后，这项研究发现，居住在女性户主家庭超过 1/4 的社区的女性相比于居住在女性户主家庭较少的社区的女性，前者更容易死于心脏病。研究人员假设，女性户主家庭比例高的社区可能与经济、身体和情绪压力增加有关联。压力和其他心理社会风险因素可能通过加速动脉粥样硬化过程直接导致心脏病，或通过不良应对行为间接地导致心脏病，如吸烟，热量摄入增加或酒精摄入增加（Williams，Barefoot & Schneiderman，2003）

密歇根大学调查研究中心的研究人员利用美国人改变生活的研究（The Americans Changing Lives Study）的纵向数据分析了种族和社会经济隔离影响环境污染和社区健康差异的方式（Mohai，Lantz，Morenoff，House & Mero，2009）。这项研究发现，黑人、受教育程度较低和收入水平较低的受访者明显更有可能居住在距污染设施一英里以内的地方。这些种族差异在市内中西部和西部地区以及南部郊区地区非常显著，它既影响生活质量又影响健康结局。

这些研究证明，居住区环境对健康的影响与个体特征无关。然而，随着更多个体特征被纳入多层分析模型，居住区对健康的影响似乎在减弱。此外，一些居住区效应可能比其他影响因素造成的伤害更大。在所回顾的研究中，最常被引用的根源性问题是住房质量差、接触各类毒素和心理压力。

老年期和生命末期

在老年人中，生命末期接受医疗保健服务的强度因社区而异。达特茅斯医学院（1999）使用 1995—1996 年的医疗保险账单信息来比较老年人在生命最后 6 个月里接受医疗服务的频率和类型。他们发现，生命末期问题的解决"取决于患者恰好住在哪里，而不是由患者的偏好或延长寿命的照护力量所决定。"例如在一些社区，生命末期获得住院机会的概率为 20%，而在其他一些社区这一概率为 50%。生命的最后 6 个月中在重症监护病房度过一周或更长时间的机会也因社区而异，从不到 4% 到超过 20% 不等。在生命的最后 6 个月里照顾患者的医生人数（亦称为"照护强度"）也因社区而不同。一些地区，30% 的患者接受过 10 名或以上医生的诊疗，而在其他地区，只有不到 3% 的患者得到了这样的照护。有趣的是，照护强度的不同更多反映了医疗保健资源的数量，而并未反映社区疾病的潜在水平。此外，照护强度的不同并不能预测结果的改善。也就是说，在医疗保健服务密度较高的社区中，老年患者的死亡率并不低。

达特茅斯医学院（1999）承认，虽然死亡率与医疗密度无关，但在生命结束时增加费用支出和服务可能与改善的舒适度和死亡质量有关。舒适措施显然是可取的，但是大多数人都想在生命的尽头待在重症监护室吗？对患有可能致死的疾病的患者的一项研究表明，如果医生告诉他们活不了多久了，82% 的人宁愿在家里而不是在医院死去（Connors et al.，1995）。

基于这些早期发现，2016 年的一项研究继续支持着这样一个现实，即临终关怀在不同社区差别很大，临终阶段在重症监护室度过的天数与地理位置相关，而与医生配备等典型的照护资源问题无关。这表明，在决定临终关怀的性质和质量方面，社区特征可以发挥的作用可能比人们曾经认识到的更为重要（Cooke，2016）。

对社会工作实践的启示

本章回顾的研究表明，居住区可以通过提供高质量的医疗服务、健康食品和绿色锻炼空间，以及通过减少接触犯罪、各类毒素和传染病等途径对健康施加正面影响。居住区也可以通过住房不平等、接触化学和生物病原体、降低医疗服务的可及性，助长不良健康行为以及暴露于环境中的创伤和心理压力对健康施以负面影响。人们所在的社区的这些影响对社会工作实践提出了重要的问题。例如，从社会工作的视角来看，是以个别化的个案为基础，还是以整个社区为范围开展的干预更能有效帮助个人改善他们的生活状况？如果一个社区在物理上或心理上不健康，那么帮助居民个人搬出这个社区，或是在社区内部倡导社区变革，哪个更有意义？对这些问题的答案反映在社会工作者目前使用的各种策略中。也就是说，一些社会工作者从个人层面解决问题，另一些则在社区层面致力于变革，并且仍将微观策略和宏观战略结合进实践。社区改善是一个缓慢的过程，通常需要政治的、行政的和社区组织的能力。向个人提供服务还需要管理能力、对资源的了解和锲而不舍的精神。社区层面和个人层面的发展战略都是必不可少的，两者都应在更大程度上得到公共政策的支持。

Larkin、Felitti 和 Anda（2014）讨论了可以如何利用本章前面讲述的不良童年经历（ACE）研究中所获得的知识来指导有效地开展个人和社区两个层面的社会工作实践。这是一个以数据为导向、以社区为中心的社会工作实践方法并且具有政策含义的示例，可以用来预防将来的不良童年经历并培养抗逆力；作者还强调，这些预防性和干预性的社会工作策略可以有效解决实现国家健康政策目标的问题（Larkin et al.，2014）

然而，争取对低收入社区投资的支持是耗时的，而且往往被私人和公共机构视为是次等优先考虑的事项。即使已经获得了支持并制定了社区改善计划，也必须避免一些陷阱。其中一个问题是随着移居开发而发生的人口迁移。例如，一个耗资 1.5 亿美元的项目计划在芝加哥经济不景气的 Englewood 街区建造 550 套新的单户住宅，遭到了一些工薪阶层和老年人的反对，他们担心租金和财产税的上涨会迫使他们离开。尽管约 20% 的拟建住房是为低收入家庭准备的，当地居民还是担心住房总体成本过高（Olivo，2004）。事实证明这些担忧是合理的，因为那些低收入单元是为收入达到 100% 的芝加哥地区家庭收入中位数（2008年为 72 400 美元）的家庭设计的。当时，Englewood 的家庭收入中位数为 34 902 美元，这实际上使 Englewood 社区的普通居民无法获得那些低收入单元（Developing Government Accountability to the People Network，2008）。这个例子表明，虽然居住区改善对许多人有利，但是必须考虑到对低收入和固定收入居民带来的意外后果。

社会工作者提供的一项重要服务是帮助个人或家庭在健康的环境中找到住房。在某些情况下，这种援助可能意味着健康与疾病甚至生与死之间的差别。但搬迁也有缺陷。搬到新居住区可能会导致社交网络的中断和失去支持系统。在高收入社区，特别是在族裔或经济差异不大的情况下，少数族裔或收入较低的个人可能会感到压力。Yen 和 Kaplan（1999）分析了加利福尼亚阿拉梅达县 11 年来的数据，发现生活在高社会经济水平居住区的低收入者的死亡率明显高于生活在低社会经济水平居住区的低收入者。作者假设，不同的资源获取和心理压力导致了这种差异。对社会工作者和其他服务提供者来说搬迁是有代价的，应尽一切努力帮助服务对象在新社区中获得服务并建立支持网络。

重新安置的另一个代价是留在贫困社区的人可能会招致另外的问题。一般来说，离开经济不景气的居住区的人或是持有工作，或是拥有较高教育水平和工作技能。人力资本外迁对留存下来的人来说意味着更少的社区资源和成功的榜样（Wilson，1996）。这可能导致社区进一步退化，包括失去教育和医疗服务，以及留守人口健康问题的恶化。

如果社区所有成员都离开或被重新安置，这个问题就可以部分缓解。例如，芝加哥住房管理局最近将 Robert Taylor Homes（位于芝加哥南侧的 28 幢高层公共住房建筑）的所有居民重新安置到了全市各处的保障性住房。保障性住房包括在 Robert Taylor Homes 原址上建造的混合收入单元。与遭受社会资本外流影响的居住区相反，该计划将使贫困地区演变成为一个中产阶级社区。然而，这将以居住区居民几乎完全搬离以及许多家庭和社交网络纽带中断为代价。

当经济和种族融合发生得太快时，居住区也可能发生相反方向的变化（从中产阶级到工人阶级）。芝加哥 Englewood 社区的早期历史就是一个例子。20 世纪上半叶，Englewood 是追求在美国拥有房屋梦想的德国、瑞典和爱尔兰移民的热门目的地。当非裔美国人居民在 20 世纪 60 年代和 70 年代搬到 Englewood 并追求同样的梦想时，"白人迁移"随之而来，人口从 1960 年的 9 万人减少到了 2000 年的 4 万人（Kouvelis et al.，2003）。当达到引爆点时，多数人出走是一个常见的问题，对从政者和社区规划者而言这也是一个反复出现的挑战。如何在不引起人口快速流动、不招致财产税和租金上涨以免低收入居民负担过重的状态下实现社区融合？ Cashin（2005）在对融合历史的研究中指出，当少数族裔人口不超过一定比例或当 3 个或以上族裔共存而没有一个占主导地位时，居住区的人口快速更替不太可能发生。尽管融合控制并非总是必要的，但是许多社区都密切跟踪着融合的状态和效果。一些地区这样做是为了加强融合，而另一些地区则是为了阻止融合。社会工作者从事规划和行政管理层面的工作，可以监测和帮助影响他们所在社区的融合模式，还可以帮助家庭和个人了解通常很难懂的保障性住房规则，并确保新居民能够获得社区资源。

另一项改善社区的策略是赋权区（Empowerment Zones）倡议，这是克林顿政府时期开始的一项经济发展计划。通过该计划，城市赋权区和企业社区可获得联邦税收抵免和整体拨款，用以设计和资助经济发展、住房、职业培训和社会项目（Dixon，2000）。自 1993 年以来，该计划取得了一些成功，包括创建了新企业、开展了职业培训，以及为无家可归者提供了新的或改建的住房。但是，有看法认为监督不力和对资金的不当使用限制了该计划的成功（McDavid，1998）。许多社区居民报告说，赋权区资金尚未下达到需求最大的街区（Dixon，2000）。通过与行政人员和社区领袖合作，社会工作者可以帮助确保赋权区的工作和资源到达街区层面，并为小企业主、创业者和求职者提供资源。所有公民都应该对纳税人资助的项目感兴趣，如赋权区倡议。社会工作者受过培训，能按照最初的设计进行监督和部署。

最近的一份报告显示，2015 年 1 月的一个晚上，美国就有超过 50 万人没有住所，或者使用临时过渡的无家可归者收容所的床位。但是除了这个数字之外，还有 700 万生活在贫困中的美国人与家人和朋友同宿一室，非正式地共享空间以避免成为无家可归者（National

Alliance to End Homelessness，2016）。贫困和无家可归对全美各地社区居民的健康和福祉都有着有形或无形的影响。美国各地市县已经制定了计划，通过社区联盟建设、保障性住房提供、为新近经历无家可归的家庭提供快速安置，以及努力理解长期无家可归者所经受的精神、情绪和心理挑战来减少或消除无家可归现象。社会工作者在减少无家可归带来的不良健康影响方面能够发挥重要作用。在一项研究中，在急诊室接受治疗的无家可归者被随机分成两组，其中一组安排有长期住房并接受社会工作者负责的个案管理；另一组则接受常规照护服务，包含标准的出院计划（Sadowski et al.，2009）。18 个月后，有长期住房的研究对象急诊就诊次数减少、住院次数减少、住院天数减少。在一项针对无家可归的急诊室 HIV 感染者的类似研究中，与接受标准出院计划的常规照护组相比，拥有长期住房且接受社会工作者负责的个案管理服务的患者 1 年内生存的比例更高（Buchanan，Kee，Sadowski & Garcia，2009）。

社会工作者在倡导经济改革和指导社区改善方面可以发挥关键作用。作为在"第一线"工作的专业人员，社会工作者亲眼观察到失业、低薪和缺乏医疗保险的影响。无力负担住房、紧张的家庭关系以及疾病的延期治疗只是社会工作者每天都会遇到的结果现象中的几个。社会工作者认识到制度性变革的必要性，因此常常带头将关注引领至资源匮乏的社区。这可以通过多种方法实现，包括以社区为基础的参与式研究（CBPR）。CBPR 是发起变革的有力工具，因为它与经历着问题的社区利益相关者一起确定了社区资源、需求和解决问题的方案。CBPR 是在过去 20 年中发展起来的，其主要特征是：

- 将社区视为一个身份单位；
- 以社区的优势和资源为基础；
- 促进所有合作伙伴在所有研究阶段的合作和公平参与；
- 整合知识和行动，使所有合作伙伴互惠互利；
- 促进关注社会不平等问题的共同学习和赋权进程；
- 包含一个循环迭代过程；
- 从积极和生态视角处理健康问题；
- 向所有合作伙伴传播调查发现和获得的知识；
- 需要获得所有合作伙伴的长期承诺（Israel，Schulz，Parker，& Becker，2001）。

最近的研究运用 CBPR 来提高人们在社区特征对健康结果重要性方面的认识，包括人造环境与健康（Redwood et al.，2010）、医疗保健资源与乳腺癌治疗（Masi & Gehlert，2009）、在社区妇幼健康促进计划中增加获得健康行为指导的机会（Price，Coles & Wingold，2017）、部落习俗在促进健康和预防药物滥用中的作用（Thomas et al.，2009）。社会工作者也可以通过其他途径倡导改革和增强社区能力，包括在市和州的立法机关作证、在地方报纸上撰写社论、强调城市服务不足的问题，以及建立以社区为基础的服务组织。

大量证据表明，个体健康受社区特征和资源的影响。由于如此之多的社区面临着经济和资源方面的挑战，社会工作者拥有极大机会在其中发挥重要影响作用。这个作用既可以发生在个人层面，也可以发生在社区和国家层面。无论选用何种策略，那些努力改善他人社会和物理环境的人都可以确信，这种努力将为健康带来持久和显著的益处。

参考文献

Andrus, M. R., Kelley, K. W., Murphey, L. M., & Herndon, K. C. (2004). A comparison of diabetes care in rural and urban medical clinics in Alabama. *Journal of Community Health*, *29*(1), 29–44. https://doi.org/10.1023/b:johe.0000007443.96138.03

Aneshensel, C. S., & Sucoff, C. A. (1996). The neighborhood context of adolescent mental health. *Journal of Health and Social Behavior*, *37*(4), 293–310. https://doi.org/10.2307/2137258

Bader, M. D., & Warkentien, S. (2016). The fragmented evolution of racial integration since the civil rights movement. *Sociological Science*, *3*, 135–166. https://doi.org/10.15195/v3.a8

Bellinger, D. C. (2004). Lead. *Pediatrics*, *113*(Suppl. 3), 1016–1022.

Bernard, S. M., & McGeehin, M. A. (2003). Prevalence of blood lead levels ≥5 mu µg/dL among U.S. children 1 to 5 years of age and socioeconomic and demographic factors associated with blood lead levels of 5 to 10 µg/dL, third National Health and nutrition examination survey, 1988–1994. *Pediatrics*, *112*(6), 1308–1313. https://doi.org/10.1542/peds.112.6.1308

Buchanan, D., Kee, R., Sadowski, L. S., & Garcia, D. (2009). The health impact of supportive housing for HIV-positive homeless patients: A randomized controlled trial. *American Journal of Public Health*, *99*(Suppl. 3), S675–S680. https://doi.org/10.2105/ajph.2008.137810

Buka, S. L., Brennan, R. T., Rich-Edwards, J. W., Raudenbush, S. W., & Earls, F. (2003). Neighborhood support and the birth weight of urban infants. *American Journal of Epidemiology*, *157*(1), 1–8. https://doi.org/10.1093/aje/kwf170

Cashin, S. (2005). *The failures of integration: How race and class are undermining the American dream*. New York, NY: Public Affairs.

Centers for Disease Control and Prevention (2010). Decrease in reported tuberculosis cases—United States, 2009. *Morbidity and Mortality Weekly Report*, *59*(10), 289–294.

Central Intelligence Agency. (2010). *The world factbook*. Retrieved from https://www.cia.gov/library/publications/the-world-factbook

Chapin, C. V. (1924). Deaths among taxpayers and non-taxpayers income tax in Providence, RI, 1865. *American Journal of Public Health*, *9*(8), 647–651. https://doi.org/10.2105/ajph.14.8.647-a

Commission on the Social Determinants of Health (2008). *Closing the gap in a generation: Health equity through action on the social determinants of health*. Geneva, Switzerland: World Health Organization.

Connors, A. F., Jr., Dawson, N. V., Desbiens, N. A., Fulkerson, W. J., Jr., Goldman, L., Knaus, W. A., … Ransohoff, D. (1995). A controlled trial to improve care for seriously ill hospitalized patients. *Journal of the American Medical Association*, *274*(20), 1591–1598. https://doi.org/10.1001/jama.1995.03530200027032

Cooke, C. R. (2016). Risk of death influences regional variation in intensive care unit admission rates among the elderly in the United States. *PLoS One*, *11*(11), e0166933. https://doi.org/10.1371/journal.pone.0166933

Coulton, C. J., Korbin, J. E., Su, M., & Chow, J. (1995). Community level factors and child maltreatment rates. *Child Development*, *66*(5), 1262–1276. https://doi.org/10.2307/1131646

Danaei, G., Friedman, A. B., Oza, S., Murray, C. J. L., & Ezzati, M. (2009). Diabetes prevalence and diagnosis in U.S. states: Analysis of health surveys. *Population Health Metrics*, *7*(16), 1–13. https://doi.org/10.1186/1478-7954-7-16

Dartmouth Medical School, Center for the Evaluative Clinical Sciences (1999). *The quality of medical care in the United States: A report on the Medicare program: The Dartmouth atlas of health care 1999*. Chicago, IL: American Hospital Association.

Developing Government Accountability to the People Network. (2008). Local implementation: Chicago, Illinois: Response to the periodic report of the United States to the United Nations Committee on the Elimination of Racial Discrimination. Chicago, IL: DGAP Network.

Dickens, C. M., McGowan, L., Percival, C., Douglas, J., Tomenson, B., Cotter, L., … Creed, F. H. (2004). Lack of a close confidant, but not depression, predicts further cardiac events after myocardial infarction. *Heart*, *90*(5), 518–522. https://doi.org/10.1136/hrt.2003.011668

Dixon, J. (2000, January 17). Residents see no progress in 5 years. *Detroit Free Press*. Retrieved November 7, 2005, retrieved from http://www.freep.com/news/locway/dzone17_20000117.htm

Do, D. P., Frank, R., & Iceland, J. (2017). Black-white metropolitan segregation and self-rated health: Investigating the role of neighborhood poverty. *Social Science & Medicine*, *187*, 85–92. https://doi.org/10.1016/j.socscimed.2017.06.010

Dwyer-Lindgren, L., Bertozzi-Villa, A., Stubbs, R. W., Morozoff, C., Mackenbach, J. P., van Lenthe, F. J., … Murray, C. J. L. (2017). Inequalities in life expectancy among US counties, 1980 to 2014: Temporal trends and key drivers. *JAMA Internal Medicine*, *177*(7), 1003–1011. https://doi.org/10.1001/jamainternmed.2017.0918

Edlund, L., & Korn, E. (2002). A theory of prostitution. *Journal of Political Economy*, *110*(1), 181–214. https://doi.org/10.1086/324390

Gallet, C. A., & Doucouliagos, H. (2017). The impact of healthcare spending on health outcomes: A meta-regression analysis. *Social Science & Medicine*, *179*, 9–17. https://doi.org/10.1016/j.socscimed.2017.02.024

Gilmore, A. B., Fooks, G., Drope, J., Bialous, S. A., & Jackson, R. R. (2015). Exposing and addressing tobacco industry conduct in low-income and middle-income countries. *The Lancet, 385*(9972), 1029–1043. https://doi.org/10.1016/s0140-6736(15)60312-9

Girard, M. (2000). Emerging infectious diseases. *médecine Sciences, 16*(8/9), 883–891.

Haan, M., Kaplan, G. A., & Camacho, T. (1987). Poverty and health: Prospective evidence from the Alameda County study. *American Journal of Epidemiology, 125*(6), 989–998. https://doi.org/10.1093/oxfordjournals.aje.a114637

Heckman, J. J., & Masterov, D. V. (2007). The productivity argument for investing in young children. *Applied Economic Perspectives and Policy, 29*(3), 446–493. https://doi.org/10.1111/j.1467-9353.2007.00359.x

Heim, C., Ehlert, U., & Hellhammer, D. H. (2000). The potential role of hypocortisolism in the pathophysiology of stress-related bodily disorders. *Psychoneuroendocrinology, 25*, 1–25. https://doi.org/10.1016/s0306-4530(99)00035-9

Heim, C., Newport, D. J., Heit, S., Graham, Y. P., Wilcox, M., Bonsall, R., ... Nemeroff, C. B. (2000). Pituitary-adrenal and autonomic responses to stress in women after sexual and physical abuse in childhood. *Journal of the American Medical Association, 284*(5), 592–597. https://doi.org/10.1001/jama.284.5.592

Heron, M. P., Hoyert, D. L., Murphy, S. L., Xu, J. Q., Kochanek, K. D., & Tejada-Vera, B. (2009). Deaths: Final data for 2006. *National Vital Statistics Reports, 57*(14), 1–135. Retrieved from Centers for Disease Control and Prevention, National Center for Health Statistics website: https://www.cdc.gov/nchs/data/nvsr/nvsr57/nvsr57_14.pdf

Huston, S. L., Evenson, K. R., Bors, P., & Gizlice, Z. (2003). Neighborhood environment, access to places for activity, and leisure-time physical activity in a diverse North Carolina population. *American Journal of Health Promotion, 18*(1), 58–69. https://doi.org/10.4278/0890-1171-18.1.58

Israel, B. A., Schulz, A. J., Parker, E. A., & Becker, A. B. (2001). Community-based participatory research: Policy recommendations for promoting a partnership approach in health research. *Education for Health, 14*(2), 182–197. https://doi.org/10.1080/13576280110051055

Jencks, C., & Mayer, S. E. (1990). The social consequences of growing up in a poor neighborhood. In L. E. Lynn, Jr. & M. G. H. McGeary (Eds.), *Inner-city poverty in the United States* (pp. 111–186). Washington, DC: National Academy Press.

Kochanek, K. D., Murphy, S. L., Xu, J. Q., & Tejada-Vera, B. (2016). Deaths: Final data for 2014, 65 (4). Retrieved from Centers for Disease Control and Prevention, National Center for Health Statistics website: https://www.cdc.gov/nchs/data/nvsr/nvsr65/nvsr65_04.pdf

Kouvelis, A., Harper, D. M., & Thomas, S. (2003). *Community area health inventory, 1989–1999.* Chicago, IL: Chicago Department of Public Health.

Krieger, N. (2001). Theories for social epidemiology in the 21st century: An ecosocial perspective. *International Journal of Epidemiology, 30*(4), 668–677. https://doi.org/10.1093/ije/30.4.668

Larkin, H., Felitti, V. J., & Anda, R. F. (2014). Social work and adverse childhood experiences research: Implications for practice and health policy. *Social Work in Public Health, 29*(1), 1–16. https://doi.org/10.1080/19371918.2011.619433

Laumann, E. O., Ellingson, S., Mahay, J., Paik, A., & Youm, Y. (Eds.) (2004). *The sexual organization of the city.* Chicago, IL: University of Chicago Press.

LeClere, F. B., Rogers, R. G., & Peters, K. (1998). Neighborhood social context and racial differences in women's heart disease mortality. *Journal of Health and Social Behavior, 39*(2), 91–107. https://doi.org/10.2307/2676393

Leventhal, T., & Brooks-Gunn, J. (2000). The neighborhoods they live in: The effects of neighborhood residence on child and adolescent outcomes. *Psychological Bulletin, 126*(2), 309–337. https://doi.org/10.1037//0033-2909.126.2.309

Lewis Mumford Center. (2001). *Ethnic diversity grows, neighborhood integration lags behind.* Retrieved from http://mumford.albany.edu/census/WholePop/WPreport/MumfordReport.pdf

Lopez-Jimenez, F., Batsis, J. A., Roger, V. L., Brekke, L., Ting, H. H., & Somers, V. K. (2009). Trends in 10-year predicted risk of cardiovascular disease in the United States, 1976 to 2004. *Circulation: Cardiovascular Quality and Outcomes, 2*, 443–450. https://doi.org/10.1161/circoutcomes.108.847202

Masho, S. W., Cha, S., Chapman, D. A., & Chelmow, D. (2017). Understanding the role of violence as a social determinant of preterm birth. *American Journal of Obstetrics and Gynecology, 216*(2), 183.e1–183.e7. https://doi.org/10.1016/j.ajog.2016.10.001

Masho, S. W., Price, S. K., Kinser, P. A., & Jallo, N. (2014). Racial disparities in the association between stress and preterm birth. *Journal of Health Disparities Research and Practice, 8*(4), 80–92.

Masi, C. M., & Gehlert, S. (2009). Perceptions of breast cancer treatment among African-American women and men: Implications for interventions. *Journal of General Internal Medicine, 24*(3), 408–414. https://doi.org/10.1007/s11606-008-0868-6

Masi, C. M., Hawkley, L. C., Piotrowski, Z. H., & Pickett, K. E. (2007). Neighborhood economic disadvantage, violent crime, group density, and pregnancy outcomes in a diverse, urban population. *Social Science & Medicine, 65*(12), 2440–2457. https://doi.org/10.1016/j.socscimed.2007.07.014

Matoba, N., & Collins, J. W., Jr. (2017). Racial disparity in infant mortality. *Seminars in Perinatology, 41*(6), 354–359. https://doi.org/10.1053/j.semperi.2017.07.003

McDavid, N. L. (1998, October). HUD auditing empowerment zone. *The Chicago Reporter*, pp. 3. Retrieved October 15, 2004, from http://chicagoreporter.com/1998/10-98/1098hud.htm

McGinnis, J. M., Williams-Russo, P., & Knickman, J. R. (2002). The case for more active policy attention to health promotion. *Health Affairs*, *21*(2), 78–93. https://doi.org/10.1377/hlthaff.21.2.78

Misra, D. P., Slaughter-Acey, J., Giurgescu, C., Sealy-Jefferson, S., & Nowak, A. (2017). Why do black women experience higher rates of preterm birth? *Current Epidemiology Reports*, *4*(2), 83–97. https://doi.org/10.1007/s40471-017-0102-3

Mohai, P., Lantz, P. M., Morenoff, J., House, J. S., & Mero, R. P. (2009). Racial and socioeconomic disparities in residential proximity to polluting industrial facilities: Evidence from the Americans' changing lives study. *American Journal of Public Health*, *99*(S3), S649–S656. https://doi.org/10.2105/ajph.2007.131383

National Alliance to End Homelessness (2016). *The state of homelessness in America 2016*. Retrieved from http://endhomelessness.org/wp-content/uploads/2016/10/2016-soh.pdf

National Campaign to Prevent Teen and Unplanned Pregnancy. (2010). *Policy brief: The link between reducing teen and unplanned pregnancy and poverty*. Retrieved from https://thenationalcampaign.org/sites/default/files/resource-primary-download/briefly_policy_brief_link_reducing_tup_poverty.pdf

Norris, T., Clarke T. C. & Schiller, J. S. (2017) Early release of selected estimates based on data from January–March 2017. *National Health Interview Survey*. Retrieved from Centers for Disease Control and Prevention, National Center for Health Statistics website: https://www.cdc.gov/nchs/data/nhis/earlyrelease/earlyrelease201709.pdf

Olivo, A. (2004, May 6). Englewood rebirth plan brings hope and anxiety. *Chicago Tribune*. Retrieved from https://www.chicagotribune.com/news/ct-xpm-2004-05-06-0405060263-story.html

Orfield, G. (2001). *Schools more separate: Consequences of a decade of resegregation*. Retrieved from http://files.eric.ed.gov/fulltext/ED459217.pdf

Orfield, G., & Frankenberg, E. (2014). Increasingly segregated and unequal schools as courts reverse policy. *Educational Administration Quarterly*, *50*(5), 718–734. https://doi.org/10.1177/0013161x14548942

Orr, L., Feins, J. D., Jacob, R., Beecroft, E., Abt Associates Inc., Sanbonmatsu, L., … National Bureau of Economic Research. (2003). *Moving to opportunity for fair housing demonstration: Interim impacts evaluation*. Retrieved from U.S. Department of Housing and Urban Development, Office of Policy Development and Research website: http://www.huduser.org/Publications/pdf/MTOFullReport.pdf

Palacio-Mejía, L. S., Rangel-Gómez, G., Hernández-Avila, M., & Lazcano-Ponce, E. (2003). Cervical cancer, a disease of poverty: Mortality differences between urban and rural areas in Mexico. *Salud Pública de México*, *45*(Suppl. 3), S315–S325. https://doi.org/10.1590/s0036-36342003000900005

Philipson, T. J., & Posner, R. A. (2003). The long-run growth in obesity as a function of technological change. *Perspectives in Biology and Medicine*, *46*(Suppl. 3), S87–S107. https://doi.org/10.1353/pbm.2003.0072

Pickett, K. E., & Pearl, M. (2001). Multilevel analyses of neighbourhood socioeconomic context and health outcomes: A critical review. *Journal of Epidemiology & Community Health*, *55*(2), 111–122. https://doi.org/10.1136/jech.55.2.111

Pleis, J. R., & Lucas, J. W. (2009). *Summary health statistics for U.S. adults: National Health Interview Survey, 2007*. Retrieved from Centers for Disease Control and Prevention, National Center for Health Statistics website: https://www.cdc.gov/nchs/data/series/sr_10/sr10_240.pdf

Porter, N. (1997). *The greatest benefit to mankind: A medical history of humanity*. New York, NY: W. W. Norton.

Price, S. K., Coles, D. C., & Wingold, T. (2017). Integrating behavioral health risk assessment into centralized intake for maternal and child health services. *Health & Social Work*, *42*(4), 231–238. https://doi.org/10.1093/hsw/hlx037

Proctor, B. D., Somega, J. L. & Kollar, M. A. (2016). *Income and poverty in the United States: 2015* (Report No. P60–256). Retrieved from U.S. Census website: https://www.census.gov/content/dam/Census/library/publications/2016/demo/p60-256.pdf

Quillian, L., Pager, D., Hexel, O., & Midtbøen, A. H. (2017). Meta-analysis of field experiments shows no change in racial discrimination in hiring over time. *Proceedings of the National Academy of Sciences of the United States of America*, *114*(41), 10870–10875. https://doi.org/10.1073/pnas.1706255114

Rauh, V. A., Parker, F. L., Garfinkel, R. S., Perry, J., & Andrews, H. F. (2003). Biological, social, and community influences on third-grade reading levels of minority head start children: A multilevel approach. *Journal of Community Psychology*, *31*(3), 255–278. https://doi.org/10.1002/jcop.10049

Redwood, Y., Schulz, A. J., Israel, B. A., Yoshihama, M., Wang, C. C., & Kreuter, M. (2010). Social, economic, and political processes that create built environment inequities: Perspectives from urban African Americans in Atlanta. *Family & Community Health*, *33*(1), 53–67. https://doi.org/10.1097/fch.0b013e3181c4e2d4

Reidpath, D. D., Burns, C., Garrard, J., Mahoney, M., & Townsend, M. (2002). An ecological study of the relationship between social and environmental determinants of obesity. *Health & Place*, *8*(2), 141–145. https://doi.org/10.1016/s1353-8292(01)00028-4

Sadowski, L. S., Kee, R. A., VanderWeele, T. J., & Buchanan, D. (2009). Effect of a housing and case management program on emergency department visits and hospitalizations among chronically ill homeless adults: A randomized trial. *Journal of the American Medical Association*, *301*(17), 1771–1778. https://doi.org/10.1001/jama.2009.561

Sanbonmatsu, L., Ludwig, J., Katz, L. F., Gennetian, L. A., Duncan, G. J., Kessler, R. C., … National Bureau of Economic Research. (2011). *Moving to opportunity for fair housing demonstration program: Final impacts evaluation*. Retrieved from U.S. Department of Housing and Urban Development, Office of Policy Development and Research website: https://www.huduser.gov/publications/pdf/mtofhd_fullreport_v2.pdf

Satz, D. (2003). Child labor: A normative perspective. *World Bank Economic Review*, *17*(2), 297–309. https://doi.org/10.1093/wber/lhg015

Schoeni, R. F., House, J. S., Kaplan, G. A., & Pollack, H. (Eds.) (2008). *Making Americans healthier: Social and economic policy as health policy*. New York, NY: Russell Sage Foundation.

Teicher, M. H., Anderson, S. L., Polcari, A., Anderson, C. M., & Navalta, C. P. (2002). Developmental neurobiology of childhood stress and trauma. *Psychiatric Clinics of North America*, *25*(2), 397–426. https://doi.org/10.1016/S0193-953X(01)00003-X

Thomas, L. R., Donovan, D. M., Sigo, R. L. W., Austin, L., Marlatt, G. A., & The Suquamish Tribe (2009). The community pulling together: A tribal community-university partnership project to reduce substance abuse and promote good health in a reservation tribal community. *Journal of Ethnicity in Substance Abuse*, *8*(3), 283–300. https://doi.org/10.1080/15332640903110476

U.S. Census Bureau. (n.d.). *American Community Survey 2011–2015*. Retrieved from https://www.census.gov/acs/www/data/data-tables-and-tools/narrative-profiles/2015

U.S. Conference of Mayors, & the National Alliance to End Homelessness. (2016). *A status report on homelessness and hunger in America's cities, December 2016*. Retrieved from https://endhomelessness.atavist.com/mayorsreport2016

Vukmir, R. B. (2004). The influence of urban, suburban, or rural locale on survival from refractory prehospital cardiac arrest. *The American Journal of Emergency Medicine*, *22*(2), 90–93. https://doi.org/10.1016/j.ajem.2003.12.008

Wade, R., Cronholm, P. F., Fein, J. A., Forke, C. M., Davis, M. B., Harkins-Schwarz, M., … Bair-Merritt, M. H. (2016). Household and community-level adverse childhood experiences and adult health outcomes in a diverse urban population. *Child Abuse & Neglect*, *52*, 135–145. https://doi.org/10.1016/j.chiabu.2015.11.021

Walker, R. E., Keane, C. R., & Burke, J. G. (2010). Disparities and access to healthy food in the United States: A review of food deserts literature. *Health & Place*, *16*(5), 876–884. https://doi.org/10.1016/j.healthplace.2010.04.013

White, K., Stewart, J. E., Lòpez-DeFede, A., & Wilkerson, R. C. (2016). Small-area variation in hypertension prevalence among black and white Medicaid enrollees. *Ethnicity & Disease*, *26*(3), 331–338. https://doi.org/10.18865/ed.26.3.331

Wilbur, J., Chandler, P. J., Dancy, B., & Lee, H. (2003). Correlates of physical activity in urban Midwestern African-American women. *American Journal of Preventive Medicine*, *25*(3, Suppl. 1), 45–52. https://doi.org/10.1016/s0749-3797(03)00164-8

Williams, R. B., Barefoot, J. C., & Schneiderman, N. (2003). Psychosocial risk factors for cardiovascular disease: More than one culprit at work [Editorial]. *Journal of the American Medical Association*, *290*(16), 2190–2192. https://doi.org/10.1001/jama.290.16.2190

Wilson, W. J. (1996). *When work disappears: The world of the new urban poor*. New York, NY: Random House.

World Health Organization. (2008). *World health statistics 2008*. Retrieved from http://www.who.int/whosis/whostat/2008/en

World Health Organization (2017a). *Global Health Expenditure Database*. Retrieved from http://apps.who.int/nha/database

World Health Organization. (2017b). *Life Expectancy*. Retrieved from http://www.who.int/gho/mortality_burden_disease/life_tables/situation_trends_text/en

Yen, I. H., & Kaplan, G. A. (1999). Neighborhood social environmental and risk of death: Multilevel evidence from the Alameda County study. *American Journal of Epidemiology*, *149*(10), 898–907. https://doi.org/10.1093/oxfordjournals.aje.a009733

第 9 章

整合行为健康模式的实施

LISA DE SAXE ZERDEN，GRACELYN CRUDEN，BRIANNA M. LOMBARDI，LEXIE R. GROVE，SHEILA V. PATEL，和 BYRON J. POWELL

据估计，超过 1/4 的美国人患有多种慢性病，且这一数字还在上升（Ward，Schiller，& Goodman，2014）。患有糖尿病、心脏病、哮喘等常见慢性病的人中发生行为健康问题（即精神健康和物质滥用问题）的比例较高，若不同时解决这两个问题，通常会导致疾病结果的恶化和更高的治疗费用（Hutter，Knecht，& Baumeister，2011；Hutter，Schnurr，& Baumeister，2010；Sareen et al.，2006；Thorpe，Jain，& Joski，2017）。行为健康问题与心理社会压力源的增加相关（Walker，McGee，& Druss，2015），也与慢性病的较高发病率和死亡率相关（Colton & Manderscheid，2006）。这些影响对于那些易受伤害的人而言是被放大了，他们由于暴露于健康的社会决定因素，即影响健康状况的社会因素之下，而被社会边缘化（Artiga，Foutz，Comachione，& Garfield，2016；Phelan，Link，& Tehranifar，2010）。

尽管目前《患者保护与平价医疗法案》（ACA）的命运不得而知，其替代方案颇具争议，但医疗保健改革仍将继续进行。可以预见的是，无论发生什么样的改革，持续关注个体患者的健康结局、改善人口健康和降低医疗成本的"三重目标"都将坚持下去（Berwick，Nolan，& Whittington，2008）。这包括通过整合身心健康服务将重点置于行为健康的预防和治疗。然而，这需要更为深入地了解实践面临的现实性挑战，即整合照护最终将如何付诸实践并长期持续下去。本章基于行为健康与生理健康密不可分这一核心假设，着重论述整合照护及"三重目标"的达成，主要包括：①整合照护的定义与概述；②对整合行为健康领域工作队伍进行描述，尤其关注社会工作者的作用，这些专业人员可以说最能够沟通患者及其家庭的行为健康需求和生理健康需求；③讨论该照护模式实施的障碍与促进因素。

本章目标

- 了解整合行为健康的定义、范畴及基本原理，并能够辨识协作照护模式的依据。
- 了解整合行为健康领域社会工作的作用，并能够在实践与研究中发现领导的机会。
- 了解实践科学的新兴领域，并能够利用其辨识整合行为健康的多层次障碍，确定、制定和应用克服这些障碍的策略。

整合行为健康照护概述

整合行为健康照护被定义为一种旨在提供全人医疗和行为健康服务的协调性照护系统（SAMHSA-HRSA Center for Integrated Health Solutions，2013）。在整合健康照护模式中，医疗和行为健康服务提供者通过专业协作对服务使用者的需要协调开展评估、治疗和跟进。这种协作带来了对整合照护的日益重视，服务使用者通过整合照护可以获得一系列预防性和治疗性服务，使自己一段时间内对跨越卫生系统不同部门的需求得到满足（Heath，Wise Romero，& Reynolds，2013a；Hoge，Morris，Laraia，Pomerantz，& Farley，2014；WHO，2008）。

*整合照护*一词有多种定义与实践模式（Heath et al.，2013b），但核心要素是服务协调与团队沟通，以提高照护服务供给效率，并同时满足生理健康和行为健康需求（Hoge et al.，2014）。证据支持整合模式的照护在改善个人整个生命周期的结局和解决众多疾病方面是有效的（Asarnow，Rozenman，Wiblin，& Zeltzer，2015；Coventry et al.，2014）。

整合照护出现在一个连续谱上，这意味着整合照护的各个项目或多或少整合了联邦机构所提供项目的综合要素。例如，药物滥用与精神卫生服务管理局（SAMHSA）和医疗卫生资源服务管理局（HRSA）将整合照护概念化为 6 个层次（表 9.1）。最低层次的整合包括非常初级方式的生理和行为的照护协调。例如，照护可能在不同物理空间内提供，并且沟通可能是间或出现的、不连贯的。当生理和行为健康服务提供者共享物理位置（也称"共处"）时，整合层次会提升。反向"共处"也可能发生，即生理健康服务提供者加入一个传统上专注于行为健康服务的机构或诊所。协作包括更系统地记录、保存，这通常通过电子健康档案（EHR）以及不同学科服务提供者之间的沟通来实现。最高层次的整合是由精心组织的、跨学科或跨专业的团队提供的，该团队能够在一个环境中使用由全体成员参与制定的治疗方案来评估、处理和监测服务使用者的需求（Fraser et al.，2016）。

整合照护通常被视为碎片化服务供给系统的一种替代方案，原有服务提供方式在物理空间上是孤立的，同时团队合作和沟通也是不通畅的（SAMHSA-HRSA Center for Integrated Health Solutions，2013）。国际上的整合照护包括传统医疗系统与社会服务部门的紧密合作（Leutz，1999），但在美国略有不同的是其健康服务协作较好，基于社区的计划在责任关怀社区（accountable care communities）的指导下逐步发展起来（Richman，Lombardi，& de Saxe Zerden，2017）。

整合行为健康照护工作队伍

整合行为健康模式中社会工作的作用

在分担风险和共享保护因素的情况下，精神健康和生理健康可能是相关的（SAMHSA，2012），由此产生了一个全面并整合的服务框架，以解决健康的社会决定因素和生理决定因素（Probst，Moore，Glover，& Samuels，2004）。理解社会环境对健康和福祉的影响是社会工作训练的一个特色。社会工作者接受了"人在情境中"视角的训练，能够全面考虑与行为健康相关的生理 - 心理 - 社会因素（Andrews，Darnell，McBride，& Gehlert，2013；Zerden，Jones，Brigham，Kanfer，& Zomorodi，2017）。社会工作基于优势为本和"人在情境中"的

表 9.1　按服务整合程度划分医疗保健服务的 6 个层次

生理和行为健康服务的整合程度　→

	协调的医疗保健服务		共处的医疗保健服务		整合的医疗保健服务	
	最低程度整合					最高程度整合
	1级	2级	3级	4级	5级	6级
协作	相隔一定距离的基本协作		基本的现场协作	基于一定程度整合的现场密切协作	接近整合服务的紧密协作	整合实践的全面协作
场所	分开的场所		同一场所，但不总在同一办公室内	同一场所，相似空间，彼此距离贴近	同一场所的共享空间	同一场所的同一空间
关键特征	• 分开的健康系统 • 很少沟通，且基于服务提供者的需求 • 知晓团队其他成员，但对其角色和资源的认识有限 • 几乎不以团队形式会面	• 分开的健康系统 • 基于患者问题的零星沟通 • 可能作为更大的社群中的一部分会面 • 珍视他人的资源	• 分开的健康系统 • 服务提供者通过电话、传真、邮件等定期沟通 • 基于对他人的服务的需要 • 偶尔举行会议讨论个案 • 团队更大，但界定不明	• 共享一些系统，如日程、安排、记录等 • 缺乏面对面沟通 • 协作基于咨询或协作的需要 • 定期面对面交流讨论个案 • 基本了解他人角色	• 系统解决方案，寻求系统 • 经常面对面沟通 • 协作基于强化团队照护的意愿 • 定期会议讨论患者照护 • 深入理解不同角色	• 共享所有系统 • 系统、团队及个人层面的面对面沟通 • 协作基于团队照护的理念 • 正式和非正式的会议讨论患者照护 • 混合的跨专业角色和文化

Source：Adapted from Heath et al.（2013a, pp.10-13）.

方法提供医疗保健，被认为是非常适合通过整合医疗保健模式提供行为和精神健康服务并作出重大贡献的专业（Fraser et al.，2016；Horevitz & Manoleas，2013；Stanhope，Videka，Thorning，& McKay，2015）。正如 Fraser 等所指出的：

> 社会工作者的贡献既可以直接影响他们提供照护的患者，也可以间接影响他们所在照护团队的成员。研究表明，30% ～ 80% 的初级医疗保健就诊至少部分与行为健康问题相关（American Hospital Association，2016；Wodarski，2014）。作为整合健康照护团队的成员，社会工作者可以为行为健康问题的诊断和治疗做出贡献，从而使医生和其他团队成员能够专注于患者的生理健康（Fraser et al.，2016）。

近期医疗卫生资源服务管理局（HRSA）用于扩充和培训行为健康工作人员的联邦资金 [U.S. Department of Health and Human Services（USDHHS），2014] 是将社会工作专业纳入整合行为健康机构的助推剂（Zerden et al.，2017）。2014 年，HRSA 向 62 个社会工作项目提供 2 600 万美金，用于通过社会工作硕士（MSW）在整合照护领域机构的实习扩充行为健康工作队伍（Council on Social Work Education，2014）。另有 5 400 万美金被拨至社区卫生中心，用于聘用包括社会工作者在内的精神健康专业人员，以扩充行为健康工作队伍（USDHHS，2014）。近期，一些新的项目获得了资助（USDHHS，2018）。此外，美国劳工统计局预估至 2022 年将增加 39 200 名医疗保健社会工作者和 26 000 名精神健康 / 物质滥用社会工作者，增幅达 20%（2016）。

社会工作者在整合行为健康团队中的角色

社会工作者在整合行为健康团队中有许多角色，包括行为健康专家和行为健康照护管理者以及这些角色的组合（Fraser et al.，2016）。作为照护团队中的行为健康专家，社会工作者将进行标准化的社会 - 心理评估，并在既定的环境下提供短期循证行为健康干预。例如，社会工作者可以使用动机式访谈来处理物质使用问题，或使用短期认知行为疗法和心理教育来治疗焦虑和抑郁（关于社会工作者在整合环境中的作用及其具体干预的全面综述，请参阅 Fraser et al.，2016）。行为健康专家也可以咨询初级保健提供者或精神科医生，以处理行为健康症状并制定和实施治疗计划。作为照护管理者，社会工作者通常也会使用标准化的评估工具，监控治疗的精准性及其进展，并与治疗团队磋商以确保患者得到协调照护。照护管理者还可以为患者链接其所需要的资源，如住房支持、交通或食品储藏等，以解决影响照护的心理社会因素。社会工作者可能同时发挥行为健康专家和照护管理者的组合作用，以灵活调整治疗方法，满足患者和健康机构的需要。

由于整合照护同时关注患者的生理和行为健康，因此可能会发现患者的需要随着这两个方面的变化因时而异。跨专业团队的组成和功能也可能随之变动。例如，治疗青少年肥胖症的整合行为健康团队可能需要执业护士或医生的专业知识，同时该团队可能还需要一名营养师来调整日常饮食，一名社会工作者来帮助家庭参与社区内的健康饮食和锻炼项目，并运用动机式访谈法与患者及其家庭建立关系（Armstrong et al.，2011）。在另一例子中，社会工作者可以与医务人员合作，以解决与癌症诊断相关的抑郁症状（Ell et al.，2008）。患者群体（如儿科、老年科）、患者复杂性、机构位置（医院与社区内机构对比）及服务的地点共享等都会影响整合服务的设计和提供（Richman et al.，2017）。

一些重要研究（Horevitz & Manoleas，2013；Keefe，Geron，& Enguidanos，2009）和系统性综述（Coventry et al.，2014）支持了整合行为健康照护在解决行为健康症状、改善患者健康和提高健康服务使用适恰性等方面的有效性。这些研究为之后关于社会工作专业人员如何在整合服务机构中得到理解，如何被感受到是跨专业团队中与其他健康照护服务提供者合作共事的成员奠定了研究的基础。然而整合行为健康照护仍然处于起步阶段，证据表明实践机构向整合行为健康最佳实践的发展尚面临着服务提供者、组织、监管和政治等方面的障碍。

实施整合照护

实施科学简介

关于行为健康服务如何以最佳方式融入初级保健机构的证据在过去10年中激增，并且证明与传统照护模式相比，整合初级照护对患者的身心健康水平产生了显著的更佳效果（Asarnow et al.，2015；Blount et al.，2007；Coventry et al.，2014）。虽然这类证据越来越多，但是要在日常照护中实施这种模式仍然存有极大挑战，因为行为健康干预正处于从效率检验到效果检验的不同阶段，因此关于其实施过程和结果的研究报告对于在相似机构中进行模式推广鲜有帮助（Coleman，Austin，Brach，& Wagner，2009；Croft & Parish，2013；Davis et al.，2013；Kolko & Perrin，2014）。实施科学寻求发展策略类型的概括性知识，以促进在日常照护机构中采用、实施、保持和相应增加有效实践或干预措施（Eccles & Mittman，2006）。这门科学包括对专业和组织行为影响的研究（Eccles & Mittman，2006）。

虽然实施科学是一个相对新的研究领域，但在过去10年间获得了相当大的进步（Chambers，2012）。至今已发展出了诸多概念模式和框架（Damschroder et al.，2009；Tabak，Khoong，Chambers，& Brownson，2012），以报告实施信息（即作为阻碍或促进实施的因素）及其过程和结果（Proctor et al.，2011）。这些知识对于帮助我们理解如何改进整合行为健康照护的提供至关重要（Nilsen，2015）。这样的共识越来越多：通过确定相关的实施促进因素和选择克服障碍的执行策略，可以成功地实施整合照护（Aarons，Hurlburt，& Horwitz，2011；Baker et al.，2015；Colquhoun，Squires，Kolehmainen，Fraser，& Grimshaw，2017；Mittman，2012；Powell et al.，2017）。

理解实施决定因素的研究方法

一些方法可用来确定潜在的实施决定因素，如非正式磋商、文献检索和混合方法的数据收集。多个被广泛应用的概念框架重点关注实施的决定因素，包括实施研究综合框架（The Consolidated Framework for Implementation Research）（Damschroder et al.，2009）、理论领域框架（Theoretical Domains Frameworks）（Cane，O'Connor，& Michie，2012；Michie et al.，2005）以及探索、准备、实施和维持框架（The Exploration，Preparation，Implementation，and Sustainment framework），这个框架特别针对行为健康（Aarons et al.，2011）并可用于指导评估决定因素。其中一些框架与特定的数据收集工具有关（Flottorp et al.，2013；Huijg，Gebhardt，Crone，Dusseldorp，& Presseau，2014），如实施研究综合框架（2017）。此外，还制定了一些高效务

实的心理测量工具（Powell，Garcia，& Fernandez，in press）以评估组织变革准备度（Shea，Jacobs，Esserman，Bruce，& Weiner，2014）、实施领导力（Aarons，Ehrhart，& Farahnak，2014；Aarons，Ehrhart，Farahnak，& Hurlburt，2015）和组织氛围（Ehrhart，Aarons，& Farahnak，2014；Jacobs，Weiner，& Bunger，2014）等结构性因素。同样，一些可行的实施策略（Mazza et al.，2013；Powell et al.，2012，2015）和行为改变方法（Kok et al.，2016；Michie et al.，2013）已经确定（Powell et al.，in press）。

　　仔细考虑实施的多层次决定因素和可应用于解决问题的策略类型极为重要，因为它们有助于确定如何有效地实施、维持和扩大整合行为健康照护模式。这些整合模式需要众多利益相关者在不同层次影响下做出行为改变。安纳波利斯市行为健康劳工联盟（The Annapolis Coalition on the Behavioral Health Workforce）受 SAMHSA-HRSA 和其他团体支持，描述了临床医生、团队，或实践层面的整合行为健康团队的核心竞争力（Hoge et al.，2014）（图9.1）。核心竞争力指导并确定了社会工作者以及其他服务提供者在日常实践中所必须使用的技能和开展的活动。由于整合照护是一个连续的过程，其实施需要临床医生、医疗保健团队乃至更大的实践或系统层面的改变，因此明确所需要的改变、改变的预期障碍、完成整合服务的进程与实现预期结果的方法至关重要（图9.2）。以下各节描述了与整合行为健康照护核心竞争力相关的决定因素。

整合行为健康照护的核心竞争力（Hoge et al.，2014）

1. 跨专业沟通：与患者、家庭和其他服务提供者进行富有成效的沟通的技能。
2. 协作与团队合作：在跨专业团队中协同工作的技能。
3. 筛查和评估：进行短期循证筛查和评估的技能。
4. 照护计划与照护协调：发展和撰写整合团队制定的治疗计划并加以有效利用的技能，包括跨越整个医疗卫生系统和社区的服务。
5. 干预：使用短期、循证干预和预防服务的技能。
6. 文化能力与适应：改善服务，使其具有文化包容性并适用于患者及其家庭。
7. 制度导向的实践：在机构和支付制度规定内有效和高效工作的知识和技能。
8. 实践为本的学习和质量提升：创建质量提升计划和反馈机制的技能，以评估工作流程和干预措施的有效性。
9. 信息学：使用电子健康档案和信息技术与整合团队协作的技能。

图9.1　整合行为健康照护的核心竞争力。

Retrieved from http：//www. integration.samhsa.gov/workforce/Integration_ Competencies_Final.pdf.

证据的状态：整合机构中实施的决定因素

　　整合照护模式的实施在临床、跨专业团队或实践和系统层次对整合行为健康的核心竞争力提出了挑战。Raghavan、Bright 和 Shadoin（2008）提出了一个政策生态框架，通过界定多个影响层次的阻碍和促进因素，探索成功实施的各种决定因素，包括从服务提供者或组织层面，到监管框架等层面，最后到政治和社会领域层面（图9.3）。他们指出了整合行为健康和初级保健的关键性考虑因素，即虽然这些层面往往不同，但很可能是相互联系的。因此从定义上讲，整合照护的成功实施需要承认，一个层面的改变或进展会影响另一个层面的进程。本章随

整合行为健康照护的核心要素（Hoge et al.，2014）
- 临床医生层次：
  - 关注患者并进行有效沟通的能力（例如，建立融洽关系）
  - 运用标准化筛查和循证、优势为本的评估
  - 向患者、家庭和社区提供短期、循证的干预措施
  - 将文化胜任力付诸实践，使服务具有适应个人和家庭背景的文化包容性
- 团队或跨专业层次：
  - 跨专业团队间的协作，促进服务提供者间的沟通，并理解团队成员的角色和职责
  - 创建并实施由跨专业治疗团队所有成员参与制定的治疗计划，并确保团队和医疗卫生系统的照护连续性
- 实践和（或）系统层次：
  - 整合机构、政策和支付系统
  - 照护质量评估和持续质量提升（例如，评估干预的精准性）
  - 利用技术支持服务提供者的活动和照护协调（例如，电子健康档案）

图 9.2 整合行为健康照护的核心竞争力概述

Retrieved from http：//www.integration.samhsa.gov/workforce/Integration_Competencies_Final.pdf.

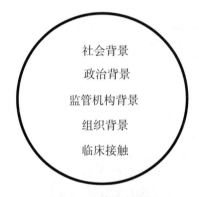

社会背景

政治背景

监管机构背景

组织背景

临床接触

图 9.3 政策生态框架

Source：Adapted from Raghavan et al．（2008）and Powell et al．（2016）．

后将依次介绍不同领域实施的决定因素。框架中每个层次内呈现的决定因素都有证据支持。

临床接触背景的决定因素

如图 9.1 所示，虽然 9 个核心竞争力并不相关，但它们交互影响整合照护的提供。照护过程措施的非连续性或缺口，如患者联系的频率、转介随访或患者的结局（例如，每次会面时的抑郁症状）使在初级保健机构中发现阻碍行为健康成功整合的因素变得困难（Beehler，Funderburk，Possemato，& Dollar，2013；Proctor et al.，2011；Rossom et al.，2016；Rossom et al.，2017）。社会工作者在整合机构中面临的另一个困难是筛查和评估（能力 3）。临床医生或医疗保健团队未能在照护过程中跟踪基线结果和随访结果，可能造成患者参与度低、症状缓解率低以及疾病复发（Eghaneyan，Sanchez，& Mitschke，2014；Kolko，Cheng，Campo，& Kelleher，2011；Kolko et al.，2014）。如果不严格遵守筛查和评估规范，基于这些信息的后续干预和治疗计划将无法对适当的短期干预给予最佳指导（能力 5）。此外，临床工作者可能

需要对治疗进行调整，以满足亚群体的具体需求，并确保文化或语言的适恰性（能力 6）。这些努力影响临床质量和人口健康水平的提升（能力 8）。这是测量为本照护的重要组成部分，这种模式会定期评估患者的症状、副作用和结果，并根据累积的结果进行调整。

促进临床接触背景的改变

让患者参与进来的一个有益方法是帮助他们了解自己的评估指标分数，以及在整个照护过程中向他们提供及时的、频繁的反馈（Cameron，Crawford，Lawton，& Reid，2008），例如 PHQ-9 量表的使用，这是一份易于使用和自我管理的常见精神健康障碍患者问卷，已被验证可用于初级保健机构（Cameron et al.，2008；Kroenke，Spitzer，& Williams，2001），并对分数进行反馈。

组织背景的决定因素

新的照护模式是具有挑战性的，因为它要求实践者改变既有的工作方式。由于工作人员能力、健康信息技术、报销问题和行为健康特有的保密要求等限制，服务提供者可能拒绝改变照护提供的方式（Tyler，Hulkower，& Kaminski，2017）。例如，整合行为健康的第 9 个核心竞争力信息学，影响着组织内部和组织间的沟通（Hoge et al.，2014），是整合行为健康的常见障碍。信息学是利用信息技术来支持和改进整合医疗保健的能力，例如利用电子健康档案（EHRs）检索相关信息、利用筛查工具鉴别特殊的服务需要、利用远程医疗和基于网络的工具促进同患者和照顾者的沟通，以及利用安全流程对患者信息保密。电子健康档案（EHRs）的建设和共享方式使社会工作者和其他专业人员在整合机构中面临与信息学有关的挑战。服务提供者的干预措施或记录可能并未在电子健康档案中得到很好的描述，或这一过程可能由于服务提供者无法获取他人的记录而受影响（见案例 1）。电子健康档案最初的架构（例如，由软件公司设置）可能会使更新现有电子健康档案模板变得困难或成本高昂。然而，随着社会工作角色在整合行为健康机构中的持续发展，组织背景需要涵盖充分捕获社会工作者提供的一系列技巧和功能的交流系统。展望未来，设计更具适应性的电子健康档案系统需要考虑的因素包括使用足够灵活的模板，以适应基于患者需求的独特场景，包括心理社会压力源和其他健康的社会决定因素（Richman et al.，2017）。

实施案例 1：电子健康档案在共同推进医疗照护计划（ACT）中的经验教训

2012—2014 年，科罗拉多健康基金会资助的共同推进医疗照护（Advancing Care Together，ACT）计划向科罗拉多州的 8 个初级保健诊所和 3 个社区精神卫生中心提供了 11 个为当地定制的整合模式实践项目的实施机会，服务于有情绪和行为治疗需要的患者。各项目点的干预设计有所不同，但共同元素包括同外部服务机构建立伙伴关系，并通过聘用新员工或延长现有员工的工作时长以增加行为健康和医疗保健服务的机会（Davis et al.，2013）。与其他整合行为健康项目的实施相似，ACT 计划项目实践中遇到了与使用电子健康档案（Electronic health records，EHR）系统支持整合行为健康项目相关的挑战，不得不因此反复制定应对策略。

由于 ACT 项目资助款不支持购置新的 EHR 系统，因此项目参与机构努力改变既有的 EHR 系统以用于项目干预。研究者发现，在将 EHR 系统用于 ACT 干预时，项目实践面临 3 大障碍：

1. 难以使用标准化模板添加新聘用的干预提供者的相关数据；
2. 难以使用现有系统功能与 EHR 系统中其他团队成员开展交流及协作；
3. 难以实现 EHR 系统与筛查所用平板设备间的信息交换（Cifuentes et al.，2015）。

（续表）

　　研究者发现，各机构已经制定了不少变通方法以在短时间内应对这些障碍。为将先前无法获得的数据纳入 EHR 系统中，工作人员有时依赖于患者或医生对有关筛查、测试和治疗计划的外部信息进行回忆。作为应对系统间信息无法交换的变通方法，如当初级保健信息与行为健康信息使用不同的 EHR 系统时，团队成员会在每个系统中分别记录相同的信息。如果 ACT 项目的 EHR 系统与其他服务提供者的系统不兼容，有时文件原件会被传送并扫描进外部服务提供者的 EHR 系统内。各实践机构还寻求通过使用 EHR 系统之外的手工信息录入和创建如 Excel 数据库等外部追踪工具来填补 EHR 系统带来的空白。

　　在干预的最后阶段，研究者发现 ACT 项目开始采用更有效和可持续的方法应对由 EHR 系统列出的问题。一些实践项目投入更多的 IT 资源和员工时间创建特制的 EHR 模板，更易完善患者信息以满足干预需要。一些实践项目升级 EHR 以提高和扩展现有系统的功能，尽管这种方法需要大量的投入。最终，实践项目开始将两个独立的 EHR 系统融合成一个统一的系统，或者探索可行的融合方式（Cifuentes et al.，2015）。

　　摆脱 EHR 系统产生的困境和倡导整合行为健康方案需要员工的创造力、处理即刻挑战的耐心、及实践资源的投入以发展长效解决方法。

促进组织背景的改变

　　克服组织层面的实施障碍可能需要强调计划、重组和质量管理的各种策略。例如，计划策略可以帮助明确实施的障碍和克服这些障碍的规划。重组策略可包括改进数据收集流程和数据储存基础设施。质量管理策略可能包括建立照护管理团队、建立服务提供者参与机制、促进患者报告结果的收集和患者在项目实施中的全过程参与（Powell et al.，2012，2015）。我们在此将重点置于培育服务提供者参与、增进服务提供者绩效和利用管理者改进照护协调的策略。

服务提供者参与

　　服务提供者参与实施过程可以采取重组策略的形式，如确定医疗团队的"冠军"或设立照护管理者，或建立质量管理策略，如组建照护管理团队或建立服务审计和反馈机制。

　　在重建临床接触过程或重组服务提供者之前，重要的是要考虑服务提供者之间的关系。由于医务人员结构通常具有等级性质，医生往往被视为跨专业团队中最受尊重的成员，因此权力不平等问题应予处理并构建一个组织环境，确保在决定患者治疗计划和整合照护实施策略时，医生以外的成员得到同样的尊重和倾听（Greenberg，Feinberg，Meyer- Chilenski，Spoth，& Redmond，2007；Hall，2005；Rice et al.，2010；Tremblay et al.，2010；Whitehead，2007）。这些策略可以包括简单的行动，如医生和非医生及跨专业规划委员会在相互商定的时间举行面对面会议；更抽象的行动如加强管理支持、增加跨专业教育机会（IPE）和基于团队的反馈（Ash，Sittig，Campbell，Guappone，& Dykstra，2006；Gehlert et al.，2010；Ivers et al.，2012；Rice et al.，2010；Zwarenstein et al.，2001）。

　　医生可以改变他们的职业行为，以促成其他专业人员的工作。Eghaneyan 等（2014）发现，服务提供者的认同在改变初级保健提供者的行为方面很重要，他们会从简单地将患者转介至精神健康专家改变到开始主动与患者就行为健康进行对话。当获得服务提供者认同时，医生领袖会有意愿参加培训和会议，为项目招募其他服务提供者，并与照护管理者建立紧密的关系。照护管理者会被邀请跟随医生了解整合行为健康的工作过程，并了解自己对于促进患者与初级保健和精神健康服务提供者之间沟通的重要性（见实施案例 2）。

在实施任何新的过程或干预（包括整合行为健康）时，一个常见的问题是服务提供者的倦怠或失去最初去努力改变时的激情（Eghaneyan et al.，2014；Katon，Unützer，Wells，& Jones，2010；Rossom et al.，2017）。服务提供者领袖和照护管理者强有力的领导以及团队建设的实践有助于势头的保持（Aarons，Ehrhart，Farahnak，& Sklar，2014；Aarons & Sommerfeld，2012；Eghaneyan et al.，2014；Ehrhart，Aarons，& Farahnak，2015；Rossom et al.，2016）。

实施案例 2：克服在精神、生理和物质滥用综合征照护新方案（COMPASS）中的医生阻力

临床系统改进协会（ICSI）主导的精神、生理和物质滥用综合征照护新方案（COMPASS）联合 10 家医疗卫生机构测试一种针对抑郁症、糖尿病和（或）心血管疾病患者的协作照护管理模式。受老年医疗保险与医疗补助保险创新中心资助，COMPASS 项目伙伴 2012—2015 年在 8 个州的 171 家医疗卫生诊所实施了干预。该项目的重要特点是关注人群健康，团队成员运用基于团队的方法定期举行会议并对个案进行系统性检视，使用照护管理者（通常由具有 BSW、MSW 或 LCSW 资格证书的社会工作者或其他专业人员担任）、干预强化和患者参与（Consoilium，2015）。

在评估 COMPASS 项目时，Mathematica 政策研究公司的研究者发现缺乏医生认同是项目初期成功实施的重要障碍。参与项目的成员将这种阻力归因于 COMPASS 模式中非等级性团队动力与医疗卫生机构中医生通常被授予的独立性之间的矛盾。然而到了项目实施的最后阶段，受访照护管理者表示医生已经开始接受了 COMPASS 模式，因为他们看到了新模式为患者带来的积极影响以及照护管理者为他们提供的发现患者需要的新视角。此外，医生和照护管理者一致认为，由于照护管理者对患者精神需要的关注，让医生可以有更多时间关注患者的医疗需要（ICSI，2017）。

COMPASS 的经验表明，尽管照护管理者在整合行为健康项目的最初阶段会面对医生抗拒使用他们所不习惯的基于团队的治疗方法，但是照护管理者通过持续专注于识别并解决患者的心理社会需要，可以证明其自身的价值并增进医生的认同。

服务提供者的态度和倦怠也可以通过使用如工作情况报告或审计和反馈机制等质量管理策略来解决。提供工作情况报告等激励措施可以使服务提供者向同行或卫生系统中其他服务提供者说明自己工作的进展和患者结果，增加有价值的信息和鼓励（Koh，Blakey，& Roper，2014；Leeman et al.，2015；Reich et al.，2015；Sey et al.，2017）。对提供者的行为进行审计并进行及时的反馈，可以增进其对于服务准则的遵守，特别是在合规率较低和反馈较频繁的情况下（Foy et al.，2005；Ivers et al.，2012；Jamtvedt，Young，Kristoffersen，O'Brien，& Oxman，2006）。虽然有效反馈的具体方法（如一对一或集体提供反馈）可能因实践和健康系统的不同而各异，但对破坏常规照护流程和工作模式的重要问题应有预见（Baker et al.，2015；Cronk et al.，2011；Powell et al.，2012；Wensing，2017；Wensing et al.，2011）。

促进实施的服务提供者角色和照护团队

照护管理者协助建立患者信任，并提升患者参与自身照护的程度（Eghaneyan et al.，2014）。同服务不足和被边缘化的患者一起工作时，以个性化的方式与患者建立关系尤为重要，因为这些患者往往没有得到必要的照护，他们的健康状况比其他群体更差，特别是在行为健康方面（Katon et al.，2010）。社会工作者非常适合担任照护管理者的角色，可以在患者参与、人际沟通、照护计划和协调、协作和系统性实践等方面发挥专业特长（Stanhope et al.，2015）。Rossom 等（2017）发现，照护管理者的个人特质，如工作时间、与患者相处的时间、处理行为健康问题时是否感到舒服等，在决定成功与否时比他们的专业学位更重要。

跨专业教育（interprofessional education，IPE）可以使学生从中了解、学习和获得各种专业的技能和功能，以提升团队的运作。IPE 被认为是建设整合的、富有同情心的和高质量照护的基础，以实现"三重目标"和整体质量的提升（WHO，2008）。健康专业人员传统上是在各自为政的环境中接受教育的，在医疗保健系统中增加对跨专业团队的利用是一项复杂的挑战，因为这需要实践层面的变革，也需要实践教育与培训的变革（Gehlert & Browne，2013）。在临床和课堂环境中，IPE 培训越来越为普遍（Earnest & Brandt，2014；Graybeal，Long，Scalise-Smith，& Zeibig，2010）。IPE 的培养目标是让实践者成为跨专业团队的合作伙伴，同时也帮助每个人了解团队中各种专业人员的技能和贡献。IPE 在为培养未来跨越学科和专业的服务提供者而做准备，让学生可以运用社会化的方式协作解决问题，从团队成员角度进行思考，最终能够理解并欣赏每个专业人员对临床结果和人口健康的贡献（Earnest & Brandt，2014）。

跨专业整合模式的另一个促进因素是较频繁的照护团队会议。例如，Rossom 等（2017）发现，横跨 18 个卫生健康系统的 172 个诊所的项目实施点之间存在高度异质性，虽然工作人员每周至少会面一次的项目点的抑郁缓解率最低，但患者结局最差的一个项目点很少开会（Gehlert et al.，2010）。

监管背景的决定因素

社会工作的服务补偿和社会工作的证照颁发与整合行为健康实践密不可分（见实施案例3）。不幸的是，由于服务补偿和许可证颁发制度因州而异，社会工作者很难集体游说计费系统以匹配他们的实践。许多对应社会工作者服务的个人行为健康评估和心理治疗计费代码只适用于持有执照的临床社会工作者（LCSW）。然而，传统的精神健康治疗很少由社会工作者在医疗保健机构中提供，因此他们的工作可能不被视为证照准许的实践。幸运的是，新的计费代码，如行为健康照护管理代码，并不要求社会工作者获得证照才能获得服务补偿。随着医疗保健制度向非传统的行为健康照护模式转向，州级证照颁发和计费的做法将适应工作坊的需要。

实施案例3：推进整合行为健康的可持续性——新支付机制的作用

整合行为健康实践的成功取决于对行为健康照护、照护管理服务和初级保健机构中协作服务的足够补偿。迄今为止，医疗保险公司在采用支持整合照护推广的支付机制方面进展缓慢。在一项针对私人健康计划的调查中，Stewart 等（2017）发现：

- 36.7% 的保险计划产品包括对个案管理者在初级保健机构环境中处理行为健康问题的补偿；
- 8.8% 的保险计划产品包括对初级保健工作人员和行为健康服务提供者之间咨询服务的补偿；
- 34.5% 的保险计划产品增加了对在整合环境中提供的照护的补偿。

除了少数已经开发出涵盖支付整合行为健康服务产品的私人健康计划外，联邦老年医疗保险和医疗补助保险服务中心（CMS）最近选择向老年医疗保险受益人整合服务提供者支付费用。2017 年

（续表）

CMS 在老年医疗保险医生费用计划中增加了 4 个新代码，使临床医生能够获得他们提供的整合照护的补偿（Press et al.，2017）。其中 3 个新代码涉及作为精神科协同照护模式服务提供的一个部分，包括由行为健康照护管理者提供的服务。要取得补偿资格，照护管理者必须接受过行为健康方面的专门培训，社会工作者被认为符合这一要求。第 4 个新代码涉及精神科协同照护模式以外的整合模式提供的服务。

随着私人和公共支付者逐渐认识到整合照护可以改善受益人生理和精神健康情况，这种支付政策的创新可能会延续下去。

监管和政策背景：整合模式下支持社会工作者的资金策略

传统的按服务收费的补偿主要用于住院等急性照护中的医生和其他服务费用，但忽略了整合行为照护中许多至关重要实践的补偿，包括患者照护管理和基于测量的照护活动，如症状评估管理、电话随访、协调转诊行为健康专家以及照护管理者与患者相处的时间（Harding，Rush，Arbuckle，Trivedi，& Pincus，2011）。此外，经济激励应以照护质量为基础，而不仅仅是提供的服务（Harding et al.，2010）。注重照护质量的基于补偿的实践通常被称为按绩效计薪，但在行为健康照护领域，测试新的绩效计薪机制的主动性并不常见（Bremer，Scholle，Keyser，Knox Houtsinger，& Pincus，2008）。哪些模式最适用于绩效计薪激励措施，包括应予评估的质量标准，以及如何避免对服务于高风险或是服务不足人口的服务提供者带来惩罚，仍然是一个有争议的话题（Bremer et al.，2008；Gamer et al.，2012；Garner，Godley，& Bair，2011；Sayal et al.，2012；Schoenbaum et al.，2001；Unützer et al.，2012）。

未来研究方向

未来的研究应该以了解带来有效的、可持续的实施的可推广的过程和整合模式为指导。整合行为健康的研究不仅仅关注传统的行为健康和初级保健结果，如症状缓解和药物依从性；还应关注实施结果，如服务提供者对团队会议频率的态度及对整合照护模式的忠实度。虽然各种实施工作正在进行中，但是对于决定它们成功的过程很少有可靠的记录。这可能是由于在繁忙的医疗卫生机构中服务提供者疲于回应患者复杂病情带来的多元需要，因而无力应对收集数据的负担。然而，进行规划并对过程优先排序可以产生重要的洞见和效率，以促进整合行为健康的传播、实施和持续发展。

正如本章前面提到的，照护团队会议的频率是一个重要因素，它给予了所有专业人员为患者照护和治疗计划做出贡献的机会。然而，这种会议可能昂贵、耗时，且行政层面上难以操作。因此，最好有一份会议记录，说明会议举行的时间、讨论的内容以及对患者结果的影响。任何研究或实施工作都应基于以下基本理解：以患者为中心的结果必须是评估的一部分，因为整合行为健康的目标是增进患者的福祉和减少相关的健康差异（Hoge et al.，2014；Moya Salas & Altamirano，2012）。最后，几乎尚无证据表明整合照护团队和患者结局是如何在服务提供者组合的基础上构建的，也没有证据表明整合行为健康的具体模型是如何影响患者群体或其结局的。由于整合照护是一个连续过程，跨学科研究的结果标准有很大差异并影响其可推广性。

总结

社会工作专业人员以生理 - 心理 - 社会视角在交叉重叠的系统中探索的经验以及对于包容和社会正义的强调，使自己成为非常适合促进医疗保健系统改革的重要力量。对健康的社会决定因素的理解使社会工作者可以深入了解哪些健康行为和结果对实现人口健康最为重要。随着该专业将新一代 MSW 学生培养成为整合行为健康机构中的从业人员，社会工作专业对于跨专业团队的理解和贡献变得越来越重要。同样重要的是，社会工作专业必须更进一步展示在推进实现医疗保健改革目标（正如我们所说的改变！）中的作为，并为医疗照护"三重目标"做出贡献（Berwick et al.，2008）。

关于整合照护的研究和实施还处于起步阶段，我们也尚未确定社会工作者在不断变化的医疗保健环境中可以发挥的具体作用。新进职场和经验丰富的社会工作者必须与其他服务提供者合作，迎接整合照护的挑战和机遇。通过对临床接触、组织、监管、政策和社会等层面的潜在障碍和促进因素的认识，社会工作专业人员可以与他人协作，共同促进整合行为健康模式的有效实施。

参考文献

Aarons, G. A., Ehrhart, M. G., & Farahnak, L. R. (2014). The implementation leadership scale (ILS): Development of a brief measure of unit level implementation leadership. *Implementation Science*, 9, 45. https://doi.org/10.1186/1748-5908-9-45

Aarons, G. A., Ehrhart, M. G., Farahnak, L. R., & Hurlburt, M. S. (2015). Leadership and organizational change for implementation (LOCI): A randomized mixed method pilot study of a leadership and organization development intervention for evidence-based practice implementation. *Implementation Science*, 10(1), 40–64. https://doi.org/10.1186/s13012-014-0192-y

Aarons, G. A., Ehrhart, M. G., Farahnak, L. R., & Sklar, M. (2014). Aligning leadership across systems and organizations to develop a strategic climate for evidence-based practice implementation. *Annual Review of Public Health*, 35(1), 255–274. https://doi.org/10.1146/annurev-publhealth-032013-182447

Aarons, G. A., Hurlburt, M., & Horwitz, S. M. (2011). Advancing a conceptual model of evidence-based practice implementation in public service sectors. *Administration and Policy in Mental Health and Mental Health Services Research*, 38(1), 4–23. https://doi.org/10.1007/s10488-010-0327-7

Aarons, G. A., & Sommerfeld, D. H. (2012). Leadership, innovation climate, and attitudes toward evidence-based practice during a statewide implementation. *Journal of the American Academy of Child & Adolescent Psychiatry*, 51(4), 423–431. https://doi.org/10.1016/j.jaac.2012.01.018

Armstrong, M. J., Mottershead, T. A., Ronksley, P. E., Sigal, R. J., Campbell, T. S., & Hemmelgarn, B. R. (2011). Motivational interviewing to improve weight loss in overweight and/or obese patients: A systematic review and meta-analysis of randomized controlled trials. *Obesity Reviews*, 12(9), 709–723. https://doi.org/10.1111/j.1467-789x.2011.00892.x

Artiga, S., Foutz, J., Cornachione, E., & Garfield, R. (2016). *Key facts on health and health care by race and ethnicity*. Retrieved from Kaiser Family Foundation website: http://www.kff.org/disparities-policy/report/key-facts-on-health-and-health-care-by-race-and-ethnicity

Asarnow, J. R., Rozenman, M., Wiblin, J., & Zeltzer, L. (2015). Integrated medical-behavioral care compared with usual primary care for child and adolescent behavioral health. *JAMA Pediatrics*, 169(10), 929–937. https://doi.org/10.1001/jamapediatrics.2015.1141

Ash, J. S., Sittig, D. F., Campbell, E., Guappone, K., & Dykstra, R. H. (2006). *An unintended consequence of CPOE implementation: Shifts in power, control, and autonomy*. Paper presented at the American Medical Informatics Association Annual Symposium, Washington, DC. Retrieved from http://www.ncbi.nlm.nih.gov/pubmed/17238293

Baker, R., Camosso-Stefinovic, J., Gillies, C., Shaw, E. J., Cheater, F., Flottorp, S., … Jäger, C. (2015). Tailored interventions to address determinants of practice. *Cochrane Database of Systematic Reviews*, (4). https://doi.org/10.1002/14651858.CD005470.pub3

Beehler, G. P., Funderburk, J. S., Possemato, K., & Dollar, K. M. (2013). Psychometric assessment of the Primary Care Behavioral Health Provider Adherence Questionnaire (PPAQ). *Translational Behavioral Medicine*, *3*(4), 379–391. https://doi.org/10.1007/s13142-013-0216-1

Berwick, D. M., Nolan, T. W., & Whittington, J. (2008). The Triple Aim: Care, health, And cost. *Health Affairs*, *27*(3), 759–769. https://doi.org/10.1377/hlthaff.27.3.759

Blount, A., Schoenbaum, M., Kathol, R., Rollman, B. L., Thomas, M., O'Donohue, W., & Peek, C. J. (2007). The economics of behavioral health services in medical settings: A summary of the evidence. *Professional Psychology: Research and Practice*, *38*(3), 290–297. https://doi.org/10.1037/0735-7028.38.3.290

Bremer, R. W., Scholle, S. H., Keyser, D., Knox Houtsinger, J. V., & Pincus, H. A. (2008). Pay for performance in behavioral health. *Psychiatric Services*, *59*(12), 1419–1429. https://doi.org/10.1176/ps.2008.59.12.1419

Cameron, I. M., Crawford, J. R., Lawton, K., & Reid, I. C. (2008). Psychometric comparison of PHQ-9 and HADS for measuring depression severity in primary care. *British Journal of General Practice*, *58*(546), 32–36. https://doi.org/10.3399/bjgp08x263794

Cane, J., O'Connor, D., & Michie, S. (2012). Validation of the theoretical domains framework for use in behaviour change and implementation research. *Implementation Science*, *7*. https://doi.org/10.1186/1748-5908-7-37

Chambers, D. (2012). Foreward. In R. C. Brownson, G. A. Colditz, & E. K. Proctor (Eds.), *Dissemination and implementation research in health: Translating science to practice* (pp. vii–x). New York, NY: Oxford University Press.

Cifuentes, M., Davis, M., Fernald, D., Gunn, R., Dickinson, P., & Cohen, D. J. (2015). Electronic health record challenges, workarounds, and solutions observed in practices integrating behavioral health and primary care. *Journal of the American Board of Family Medicine*, *28*(Suppl. 1), S63–S72. https://doi.org/10.3122/jabfm.2015.s1.150133

Coleman, K., Austin, B. T., Brach, C., & Wagner, E. H. (2009). Evidence on the chronic care model in the new millennium. *Health Affairs*, *28*(1), 75–85. https://doi.org/10.1377/hlthaff.28.1.75

Colquhoun, H. L., Squires, J. E., Kolehmainen, N., Fraser, C., & Grimshaw, J. M. (2017). Methods for designing interventions to change healthcare professionals' behaviour: A systematic review. *Implementation Science*, *12*. https://doi.org/10.1186/s13012-017-0560-5

Colton, C. W., & Manderscheid, R. W. (2006). Congruencies in increased mortality rates, years of potential life lost, and causes of death among public mental health clients in eight states. *Preventing Chronic Disease*, *3*(2), A42.

COMPASS Consortium. (2015, January). *COMPASS intervention guide*. Retrieved from https://www.icsi.org/_asset/dynx5p/COMPASS-Section1-CorePrinciples.pdf

Consolidated Framework for Implementation Research (2017). *CFIR guide*. Retrieved from www.cfirguide.org

Council on Social Work Education. (2014, November 20). *HRSA behavioral health workforce education and training for professionals' awardees*. Retrieved from https://cswe.org/News/General-News-Archives/HRSA-Behavioral-Health-Workforce-Education-and-Tra

Coventry, P. A., Hudson, J. L., Kontopantelis, E., Archer, J., Richards, D. A., Gilbody, S., … Bower, P. (2014). Characteristics of effective collaborative care for treatment of depression: A systematic review and meta-regression of 74 randomised controlled trials. *PLoS One*, *9*(9). https://doi.org/10.1371/journal.pone.0108114

Croft, B., & Parish, S. L. (2013). Care integration in the Patient Protection and Affordable Care Act: Implications for behavioral health. *Administration and Policy in Mental Health and Mental Health Services Research*, *40*(4), 258–263. https://doi.org/10.1007/s10488-012-0405-0

Cronk, C. E., Hoffmann, R. G., Mueller, M. J., Zerpa-Uriona, V., Dasgupta, M., & Enriquez, F. (2011). Effects of a culturally tailored intervention on changes in body mass index and health-related quality of life of Latino children and their parents. *American Journal of Health Promotion*, *25*(4), e1–e11. https://doi.org/10.4278/ajhp.091222-quan-396

Damschroder, L. J., Aron, D. C., Keith, R. E., Kirsh, S. R., Alexander, J. A., & Lowery, J. C. (2009). Fostering implementation of health services research findings into practice: A consolidated framework for advancing implementation science. *Implementation Science*, *4*. https://doi.org/10.1186/1748-5908-4-50

Davis, M., Balasubramanian, B. A., Waller, E., Miller, B. F., Green, L. A., & Cohen, D. J. (2013). Integrating behavioral and physical health care in the real world: Early lessons from advancing care together. *Journal of the American Board of Family Medicine*, *26*(5), 588–602. https://doi.org/10.3122/jabfm.2013.05.130028

Earnest, M., & Brandt, B. (2014). Aligning practice redesign and interprofessional education to advance triple aim outcomes. *Journal of Interprofessional Care*, *28*(6), 497–500. https://doi.org/10.3109/13561820.2014.933650

Eccles, M. P., & Mittman, B. S. (2006). Welcome to implementation science. *Implementation Science*, *1*. https://doi.org/10.1186/1748-5908-1-1

Eghaneyan, B. H., Sanchez, K., & Mitschke, D. B. (2014). Implementation of a collaborative care model for the treatment of depression and anxiety in a community health center: results from a qualitative case study. *Journal of Multidisciplinary Healthcare*, *7*, 503–513. https://doi.org/10.2147/jmdh.s69821

Ehrhart, M. G., Aarons, G. A., & Farahnak, L. R. (2014). Assessing the organizational context for EBP implementation: The development and validity testing of the Implementation Climate Scale (ICS). *Implementation Science*, *9*. https://doi.org/10.1186/s13012-014-0157-1

Ehrhart, M. G., Aarons, G. A., & Farahnak, L. R. (2015). Going above and beyond for implementation: The development and validity testing of the Implementation Citizenship Behavior Scale (ICBS). *Implementation Science, 10*. https://doi.org/10.1186/s13012-015-0255-8

Ell, K., Xie, B., Quon, B., Quinn, D. I., Dwight-Johnson, M., & Lee, P.-J. (2008). Randomized controlled trial of collaborative care management of depression among low-income patients with cancer. *Journal of Clinical Oncology, 26*(27), 4488–4496. https://doi.org/10.1200/jco.2008.16.6371

Flottorp, S. A., Oxman, A. D., Krause, J., Musila, N. R., Wensing, M., Godycki-Cwirko, M., … Eccles, M. P. (2013). A checklist for identifying determinants of practice: A systematic review and synthesis of frameworks and taxonomies of factors that prevent or enable improvements in healthcare professional practice. *Implementation Science, 8*. https://doi.org/10.1186/1748-5908-8-35

Foy, R., Eccles, M. P., Jamtvedt, G., Young, J., Grimshaw, J. M., & Baker, R. (2005). What do we know about how to do audit and feedback? Pitfalls in applying evidence from a systematic review. *BMC Health Services Research, 5*. https://doi.org/10.1186/1472-6963-5-50

Fraser, M., Lombardi, B., Wu, S., Zerden, L. D., Richman, E., & Fraher, E. (2016, September). *Social work in integrated primary care: A systematic review* [Health Workforce Policy Brief]. Retrieved from The Cecil G. Sheps Center for Health Services Research website: http://www.shepscenter.unc.edu/workforce_product/social-work-integrated-primary-care-systematic-review

Garner, B. R., Godley, S. H., & Bair, C. M. L. (2011). The impact of pay-for-performance on therapists' intentions to deliver high-quality treatment. *Journal of Substance Abuse Treatment, 41*(1), 97–103. https://doi.org/10.1016/j.jsat.2011.01.012

Garner, B. R., Godley, S. H., Dennis, M. L., Hunter, B. D., Bair, C. M. L., & Godley, M. D. (2012). Using pay for performance to improve treatment implementation for adolescent substance use disorders: Results from a cluster randomized trial. *Archives of Pediatrics & Adolescent Medicine, 166*(10), 938–944. https://doi.org/10.1001/archpediatrics.2012.802

Gehlert, S., & Browne, T. (2013). Transdisciplinary training and education. In D. Haire-Joshu & T. D. McBride (Eds.), *Transdisciplinary public health: Research, education, and practice* (pp. 31–51). San Francisco, CA: Josey-Basse.

Gehlert, S., Murray, A., Sohmer, D., McClintock, M., Conzen, S., & Olopade, O. (2010). The importance of transdisciplinary collaborations for understanding and resolving health disparities. *Social Work in Public Health, 25*(3–4), 408–422. https://doi.org/10.1080/19371910903241124

Graybeal, C., Long, R., Scalise-Smith, D., & Zeibig, E. (2010). The art and science of interprofessional education. *Journal of Allied Health, 39*(Suppl. 1), 232–237.

Greenberg, M. T., Feinberg, M. E., Meyer-Chilenski, S., Spoth, R. L., & Redmond, C. (2007). Community and team member factors that influence the early phase functioning of community prevention teams: The PROSPER project. *The Journal of Primary Prevention, 28*(6), 485–504. https://doi.org/10.1007/s10935-007-0116-6

Hall, P. (2005). Interprofessional teamwork: Professional cultures as barriers. *Journal of Interprofessional Care, 19*(Suppl. 1), 188–196. https://doi.org/10.1080/13561820500081745

Harding, K. J., Rush, A. J., Arbuckle, M., Trivedi, M. H., & Pincus, H. A. (2011). Measurement-based care in psychiatric practice: A policy framework for implementation. *The Journal of Clinical Psychiatry, 72*(8), 1136–1143.

Heath, B., Wise Romero, P., & Reynolds, K. (2013a, March). *A standard framework for levels of integrated healthcare*. Washington, DC: SAMSHSA-HRSA Center for Integrated Health Solutions. Retrieved from http://www.integration.samhsa.gov/integrated-care-models/A_Standard_Framework_for_Levels_of_Integrated_Healthcare.pdf

Heath, B., Wise Romero, P., & Reynolds, K. A. (2013b, March). *Review and proposed standard framework for levels of integrated healthcare* (pp. 10–13). Washington, DC: SAMHSA-HRSA Center for Integrated Health Solutions.

Hoge, M. A., Morris, J. A., Laraia, M., Pomerantz, A., & Farley, T. (2014, January). *Core competencies for integrated behavioral health and primary care*. Washington, DC: SAMHSA-HRSA Center for Integrated Health Solutions. Retrieved from http://www.integration.samhsa.gov/workforce/Integration_Competencies_Final.pdf%0D

Horevitz, E., & Manoleas, P. (2013). Professional competencies and training needs of professional social workers in integrated behavioral health in primary care. *Social Work in Health Care, 52*(8), 752–787. https://doi.org/10.1080/00981389.2013.791362

Huijg, J. M., Gebhardt, W. A., Crone, M. R., Dusseldorp, E., & Presseau, J. (2014). Discriminant content validity of a theoretical domains framework questionnaire for use in implementation research. *Implementation Science, 9*. https://doi.org/10.1186/1748-5908-9-11

Hutter, N., Knecht, A., & Baumeister, H. (2011). Health care costs in persons with asthma and comorbid mental disorders: A systematic review. *General Hospital Psychiatry, 33*(5), 443–453. https://doi.org/10.1016/j.genhosppsych.2011.06.013

Hutter, N., Schnurr, A., & Baumeister, H. (2010). Healthcare costs in patients with diabetes mellitus and comorbid mental disorders—A systematic review. *Diabetologia, 53*(12), 2470–2479. https://doi.org/10.1007/s00125-010-1873-y

Institute for Clinical Systems Improvement. (2017). *COMPASS: National implementation results*. Retrieved from https://www.icsi.org/dissemination__implementation/compass

Ivers, N., Jamtvedt, G., Flottorp, S., Young, J. M., Odgaard-Jensen, J., French, S. D., … Oxman, A. D. (2012). Audit and feedback: Effects on professional practice and healthcare outcomes. *Cochrane Database of Systematic Reviews, 6*. https://doi.org/10.1002/

14651858.CD000259.pub3

Jacobs, S. R., Weiner, B. J., & Bunger, A. C. (2014). Context matters: Measuring implementation climate among individuals and groups. *Implemenation Science*, 9. https://doi.org/10.1186/1748-5908-9-46

Jamtvedt, G., Young, J. M., Kristoffersen, D. T., O'Brien, M. A., & Oxman, A. D. (2006). Does telling people what they have been doing change what they do? A systematic review of the effects of audit and feedback. *BMJ Quality & Safety*, 15(6), 433–436. https://doi.org/10.1136/qshc.2006.018549

Katon, W., Unützer, J., Wells, K., & Jones, L. (2010). Collaborative depression care: History, evolution and ways to enhance dissemination and sustainability. *General Hospital Psychiatry*, 32(5), 456–464. https://doi.org/10.1016/j.genhosppsych.2010.04.001

Keefe, B., Geron, S. M., & Enguidanos, S. (2009). Integrating social workers into primary care: Physician and nurse perceptions of roles, benefits, and challenges. *Social Work in Health Care*, 48(6), 579–596. https://doi.org/10.1080/00981380902765592

Koh, H. K., Blakey, C. R., & Roper, A. Y. (2014). Healthy people 2020: A report card on the health of the nation. *Journal of the American Medical Association*, 311(24), 2475–2476. https://doi.org/10.1001/jama.2014.6446

Kok, G., Gottlieb, N. H., Peters, G.-J. Y., Mullen, P. D., Parcel, G. S., Ruiter, R. A. C., … Bartholomew, L. K. (2016). A taxonomy of behaviour change methods: An intervention mapping approach. *Health Psychology Review*, 10(3), 297–312. https://doi.org/10.1080/17437199.2015.1077155

Kolko, D. J., Campo, J., Kilbourne, A. M., Hart, J., Sakolsky, D., & Wisniewski, S. (2014). Collaborative care outcomes for pediatric behavioral health problems: A cluster randomized trial. *Pediatrics*, 133(4), e981. https://doi.org/10.1542/peds.2013-2516

Kolko, D. J., Cheng, Y., Campo, J. V., & Kelleher, K. (2011). Moderators and predictors of clinical outcome in a randomized trial for behavior problems in pediatric primary care. *Journal of Pediatric Psychology*, 36(7), 753–765. https://doi.org/10.1093/jpepsy/jsr006

Kolko, D. J., & Perrin, E. (2014). The integration of behavioral health interventions in children's health care: Services, science, and suggestions. *Journal of Clinical Child & Adolescent Psychology*, 43(2), 216–228. https://doi.org/10.1080/15374416.2013.862804

Kroenke, K., Spitzer, R. L., & Williams, J. B. W. (2001). The PHQ-9: Validity of a brief depression severity measure. *Journal of General Internal Medicine*, 16(9), 606–613. https://doi.org/10.1046/j.1525-1497.2001.016009606.x

Leeman, J., Calancie, L., Hartman, M. A., Escoffery, C. T., Herrmann, A. K., Tague, L. E., … Samuel-Hodge, C. (2015). What strategies are used to build practitioners' capacity to implement community-based interventions and are they effective? A systematic review. *Implementation Science*, 10. https://doi.org/10.1186/s13012-015-0272-7

Leutz, W. N. (1999). Five laws for integrating medical and social services: Lessons from the United States and the United Kingdom. *The Milbank Quarterly*, 77(1),77–110.https://doi.org/10.1111/1468-0009.00125

Mazza, D., Bairstow, P., Buchan, H., Chakraborty, S. P., Van Hecke, O., Grech, C., & Kunnamo, I. (2013). Refining a taxonomy for guideline implementation: Results of an exercise in abstract classification. *Implementation Science*, 8. https://doi.org/10.1186/1748-5908-8-32

Michie, S., Johnston, M., Abraham, C., Lawton, R., Parker, D., & Walker, A. (2005). Making psychological theory useful for implementing evidence based practice: A consensus approach. *BMJ Quality & Safety*, 14(1), 26–33. https://doi.org/10.1136/qshc.2004.011155

Michie, S., Richardson, M., Johnston, M., Abraham, C., Francis, J., Hardeman, W., … Wood, C. E. (2013). The behavior change technique taxonomy (v1) of 93 hierarchically clustered techniques: Building an international consensus for the reporting of behavior change interventions. *Annals of Behavioral Medicine*, 46(1), 81–95. https://doi.org/10.1007/s12160-013-9486-6

Mittman, B. S. (2012). Implementation science in health care. In R. C. Brownson, G. A. Colditz, & E. K. Proctor (Eds.), *Dissemination and implementation research in health: Translating science to practice* (pp. 400–418). New York, NY: Oxford University Press.

Moya Salas, L., & Altamirano, B. N. (2012, June). *A behavioral health disparities curriculum infusion initiative: Eliminating behavioral health disparities for racial and ethnic minority populations: Workforce development to mobilize social work as a resource.* Retrieved from National Association of Deans and Directors of Schools of Social Work website: http://www.naddssw.org/pages/wp-content/uploads/2010/10/Behavioral-Health-Disparities-Literature-Review_Final.pdf

Nilsen, P. (2015). Making sense of implementation theories, models and frameworks. *Implementation Science*, 10. https://doi.org/10.1186/s13012-015-0242-0

Phelan, J. C., Link, B. G., & Tehranifar, P. (2010). Social conditions as fundamental causes of health inequalities: Theory, evidence, and policy implications. *Journal of Health and Social Behavior*, 51(Suppl. 1), S28–S40. https://doi.org/10.1177/0022146510383498

Powell, B. J., Beidas, R. S., Rubin, R. M., Stewart, R. E., Wolk, C. B., Matlin, S. L., … Mandel, D. S. (2016). Applying the policy ecology framework to Philadelphia's behavioral health transformation efforts. *Administration and Policy in Mental Health and Mental Health Services Research*, 43(6), 909–926. https://doi.org/10.1007/s10488-016-0733-6

Powell, B. J., Garcia, K., & Fernandez, M. E. (in press). Implementation strategies. In D. Chambers, C. Vinson, & W. Norton (Eds.), *Optimizing the cancer control continuum: Advancing implementation research.* New York, NY: Oxford University Press.

Powell, B. J., McMillen, J. C., Proctor, E. K., Carpenter, C. R., Griffey, R. T., Bunger, A. C., … York, J. L. (2012). A compilation of strategies for implementing clinical innovations in health and mental health. *Medical Care*

Research and Review, *69*(2), 123–157. https://doi.org/10.1177/1077558711430690

Powell, B. J., Stanick, C. F., Halko, H. M., Dorsey, C. N., Weiner, B. J., Barwick, M., … Lewis, C. C. (2017). Toward criteria for pragmatic measurement in implementation research and practice: A stakeholder-driven approach using concept mapping. *Implementation Science*, *12*. https://doi.org/10.1186/s13012-017-0649-x

Powell, B. J., Waltz, T. J., Chinman, M. J., Damschroder, L. J., Smith, J. L., Matthieu, M. M., … Kirchner, J. E. (2015). A refined compilation of implementation strategies: Results from the Expert Recommendations for Implementing Change (ERIC) project. *Implementation Science*, *10*. https://doi.org/10.1186/s13012-015-0209-1

Press, M. J., Howe, R., Schoenbaum, M., Cavanaugh, S., Marshall, A., Baldwin, L., & Conway, P. H. (2017). Medicare payment for behavioral health integration. *New England Journal of Medicine*, *376*(5), 405–407.

Probst, J. C., Moore, C. G., Glover, S. H., & Samuels, M. E. (2004). Person and place: The compounding effects of race/ethnicity and rurality on health. *American Journal of Public Health*, *94*(10), 1695–1703. https://doi.org/10.2105/ajph.94.10.1695

Proctor, E., Silmere, H., Raghavan, R., Hovmand, P., Aarons, G., Bunger, A., … Hensley, M. (2011). Outcomes for implementation research: Conceptual distinctions, measurement challenges, and research agenda. *Administration and Policy in Mental Health and Mental Health Services*, *38*(2), 65–76. https://doi.org/10.1007/s10488-010-0319-7

Raghavan, R., Bright, C. L., & Shadoin, A. L. (2008). Toward a policy ecology of implementation of evidence-based practices in public mental health settings. *Implementation Science*, *3*. https://doi.org/10.1186/1748-5908-3-26

Reich, J. A., Goodstein, M. E., Callahan, S. E., Callahan, K. M., Crossley, L. W., Doron, S. I., … Nasraway, S. A., Jr. (2015). Physician report cards and rankings yield long-lasting hand hygiene compliance exceeding 90%. *Critical Care*, *19*. https://doi.org/10.1186/s13054-015-1008-4

Rice, K., Zwarenstein, M., Conn, L. G., Kenaszchuk, C., Russell, A., & Reeves, S. (2010). An intervention to improve interprofessional collaboration and communications: A comparative qualitative study. *Journal of Interprofessional Care*, *24*(4), 350–361. https://doi.org/10.3109/13561820903550713

Richman, E. L., Lombardi, B. M., & de Saxe Zerden, L. (2017). The accountable care workforce: Bridging the health divide in North Carolina. *North Carolina Medical Journal*, *78*(4), 262–266. https://doi.org/10.18043/ncm.78.4.262

Rossom, R. C., Solberg, L. I., Magnan, S., Crain, A. L., Beck, A., Coleman, K. J., … Ohnsorg, K. (2017). Impact of a national collaborative care initiative for patients with depression and diabetes or cardiovascular disease. *General Hospital Psychiatry*, *44*, 77–85. https://doi.org/10.1016/j.genhosppsych.2016.05.006

Rossom, R. C., Solberg, L. I., Parker, E. D., Crain, A. L.,

Whitebird, R., Maciosek, M., … Unützer, J. (2016). A statewide effort to implement collaborative care for depression: Reach and impact for all patients with depression. *Medical Care*, *54*(11), 992–997. https://doi.org/10.1097/mlr.0000000000000602

SAMHSA, Center for Behavioral Health Statistics and Quality. (2012, April 5). *The NSDUH Report: Physical health conditions among adults with mental illnesses.* Rockville, MD.

SAMHSA-HRSA Center for Integrated Health Solutions. (2013). *Integrated care models.* Retrieved from http://www.integration.samhsa.gov/integrated-care-models

Sareen, J., Jacobi, F., Cox, B. J., Belik, S.-L., Clara, I., & Stein, M. B. (2006). Disability and poor quality of life associated with comorbid anxiety disorders and physical conditions. *Archives of Internal Medicine*, *166*(19), 2109–2116. https://doi.org/10.1001/archinte.166.19.2109

Sayal, K., Amarasinghe, M., Robotham, S., Coope, C., Ashworth, M., Day, C., … Simonoff, E. (2012). Quality standards for child and adolescent mental health in primary care. *BMC Family Practice*, *13*. https://doi.org/10.1186/1471-2296-13-51

Schoenbaum, M., Unützer, J., Sherbourne, C., Duan, N., Rubenstein, L. V., Miranda, J., … Wells, K. (2001). Cost-effectiveness of practice-initiated quality improvement for depression: Results of a randomized controlled trial. *Journal of the American Medical Association*, *286*(11), 1325–1330. https://doi.org/10.1001/jama.286.11.1325

Sey, M. S. L., Liu, A., Asfaha, S., Siebring, V., Jairath, V., & Yan, B. (2017). Performance report cards increase adenoma detection rate. *Endoscopy International Open*, *5*(7), E675–E682. https://doi.org/10.1055/s-0043-110568

Shea, C. M., Jacobs, S. R., Esserman, D. A., Bruce, K., & Weiner, B. J. (2014). Organizational readiness for implementing change: A psychosocial assessment of a new measure. *Implementation Science*, *9*. https://doi.org/10.1186/1748-5908-9-7

Stanhope, V., Videka, L., Thorning, H., & McKay, M. (2015). Moving toward integrated health: An opportunity for social work. *Social Work in Health Care*, *54*(5), 383–407. https://doi.org/10.1080/00981389.2015.1025122

Stewart, M. T., Horgan, C. M., Quinn, A. E., Garnick, D. W., Reif, S., Creedon, T. B., & Merrick, E. L. (2017). The role of health plans in supporting behavioral health integration. *Administration and Policy in Mental Health and Mental Health Services Research*, 1–11.

Tabak, R. G., Khoong, E. C., Chambers, D. A., & Brownson, R. C. (2012). Bridging research and practice: Models for dissemination and implementation research. *American Journal of Preventive Medicine*, *43*(3), 337–350. https://doi.org/10.1016/j.amepre.2012.05.024

Thorpe, K., Jain, S., & Joski, P. (2017). Prevalence and spending associated with patients who have a behavioral health disorder and other conditions. *Health*

Affairs, *36*(1), 124–132. https://doi.org/10.1377/hlthaff.2016.0875

Tremblay, D., Drouin, D., Lang, A., Roberge, D., Ritchie, J., & Plante, A. (2010). Interprofessional collaborative practice within cancer teams: Translating evidence into action. A mixed methods study protocol. *Implementation Science*, *5*. https://doi.org/10.1186/1748-5908-5-53

Tyler, E. T., Hulkower, R. L., & Kaminski, J. W. (2017, March). *Behavioral health integration in pediatric primary care: Considerations and opportunities for policymakers, planner, and providers* [Report]. Retrieved from Milbank Memorial Fund website: https://www.milbank.org/publications/behavioral-health-integration-in-pediatric-primary-care-considerations-and-opportunities-for-policymakers-planners-and-providers

U.S. Department of Health and Human Services. (2014). *HHS awards $54.6 million in Affordable Care Act mental health services funding* [Press release]. Retrieved from http://wayback.archive-it.org/3926/20170128102539/https://www.hhs.gov/about/news/2014/07/31/hhs-awards-54-million-in-affordable-care-act-mental-health-services-funding.html

U.S. Department of Health and Human Services. (2018). *Behavioral health workforce education and training (BHWET) and enhancing behavioral health workforce for health centers FY 2018 grant awards.* Retrieved fromhttps://bhw.hrsa.gov/grants/mentalbehaviorhealth/bhwet/map

U.S. Department of Labor, Bureau of Labor Statistics. (2016). *Occupational employment and wages, May 2016.* Retrieved from https://www.bls.gov/oes/current/oes211022.htm

Unützer, J., Chan, Y.-F., Hafer, E., Knaster, J., Shields, A., Powers, D., & Veith, R. C. (2012). Quality improvement with pay-for-performance incentives in integrated behavioral health care. *American Journal of Public Health*, *102*(6), e41–e45. https://doi.org/10.2105/ajph.2011.300555

Walker, E. R., McGee, R. E., & Druss, B. G. (2015).

Mortality in mental disorders and global disease burden implications: A systematic review and meta-analysis. *JAMA Psychiatry*, *72*(4), 334–341. https://doi.org/10.1001/jamapsychiatry.2014.2502

Ward, B. W., Schiller, J. S., & Goodman, R. A. (2014). Multiple chronic conditions among US adults: A 2012 update. *Preventing Chronic Disease*, *11*, E62. https://doi.org/10.5888/pcd11.130389

Wensing, M. (2017). The Tailored Implementation in Chronic Diseases (TICD) project: Introduction and main findings. *Implementation Science*, *12*. https://doi.org/10.1186/s13012-016-0536-x

Wensing, M., Oxman, A., Baker, R., Godycki-Cwirko, M., Flottorp, S., Szecsenyi, J., … Eccles, M. (2011). Tailored implementation for chronic diseases (TICD): A project protocol. *Implementation Science*, *6*. https://doi.org/10.1186/1748-5908-6-103

Whitehead, C. (2007). The doctor dilemma in interprofessional education and care: How and why will physicians collaborate? *Medical Education*, *41*(10), 1010–1016. https://doi.org/10.1111/j.1365-2923.2007.02893.x

Wodarski, J. S. (2014). The integrated behavioral health service delivery system model. *Social Work in Public Health*, *29*(4), 301–317. https://doi.org/10.1080/19371918.2011.622243

World Health Organization. (2008, May). *Integrated health services—What and why* [Technical Brief No. 1]? Retrieved from http://www.who.int/healthsystems/technical_brief_final.pdf

Zerden, L. D. S., Jones, A., Brigham, R., Kanfer, M., & Zomorodi, M. (2017). Infusing integrated behavioral health in an MSW Program: Curricula, field, and interprofessional educational activities. *Journal of Social Work Education*, *51*(Suppl. 1), S59–S71. https://doi.org/10.1080/10437797.2017.1288595

Zwarenstein, M., Reeves, S., Barr, H., Hammick, M., Koppel, I., & Atkins, J. (2001). Interprofessional education: Effects on professional practice and health care outcomes. *Cochrane Database of Systematic Reviews*, *3*. https://doi.org/10.1002/14651858.cd002213

第 10 章

社会工作实践与残障议题

TERESA MORO 和 REBECCA BRASHLER

全球约有 10 亿人口（占世界人口的 15%）存在残障问题（WHO，2015）。女性、老年以及贫困人口受到残障问题的影响尤为严重。残障问题可能发生在人生的任何阶段。有些人天生就有残障，而有些人则因为疾病或事故而致残。更多的人一生多数时间都没有残障问题，但在人生的最后阶段会经历身体功能的改变。

社会工作者经常与医疗卫生机构其他专业人员一同为残障人士工作（Smeltzer，Blunt，Marozsan，& Wetzel-Effinger，2014）。尽管本章概述了健康社会工作者与残障人士工作时可能遇到的一些主要问题，但我们依然鼓励读者寻求其他正式和非正式的培训机会。《残障百科全书》（*Encyclopedia of Disability*）就是一项重要的资源（Albrecht，2006）。社会工作学生可能也对残障议题的课程感兴趣。残障研究是学术研究的独特领域，覆盖人文、社科、残障历史研究，它类似于身份研究或群体研究，如女性研究、非裔美国人研究或是犹太人研究。2016 年初，美国和加拿大开展了 40 多项残障研究项目（Zubalruggieri，2016）。本章将探讨社会工作者与残障人士一起工作时将面临的最突出的问题。

本章目标：

- 讨论定义残障时所面临的挑战。
- 提供简要的残障历史。
- 概述残障模型及其假设，以及其对社会工作者观点的影响。
- 回顾与残障人士工作时常见的临床实务议题并提供建议。
- 探究影响个人观点和临床方法的与差异性和残障相关的社会价值。

定义残障

残障是一个非常个人化的概念，它可以由个人来解释。我们对残障的观点是不稳定的，可以受生活经验、年龄和健康问题所影响。我们还可能会受到社会规范、历史背景，以及我们自己作为残障或非残障人士自我印象的影响。作为社会工作者，我们必须清醒地意识到和检视我们对残障的偏见。更重要的是，我们需要理解我们与之工作的残障人士会以非常特有的方式看待他们自己的残障，这可能与我们自己的假设或我们看待自己残障的方式完全不同。拥有同样诊断、不同经历的两个人，残障对他们来说有完全不同的意义，这反过来也会影响他们选择如何与自己的残障相处。对残障的看法取决于个人的观点，它可能被视为一种身份特征，而并非是一个定义，如同身高或肤色这类特征。有些人可能将残障视为疾病或异常，是需避免的苦难、痛苦和污名。另有一些人则可能将残障看成一种自豪的来源，一个进入残障文化丰富世界和庆祝差异性的社区的入口，同时，还可以对人们要求的自身权利进行赋权。

尽管没有普遍的关于残障的定义，但一些知名的组织提供了标准以作澄清。世界卫生组织（WHO，2016）发布的《国际功能、残障和健康分类》（*International Classification of Function*）将残障定义为：

> 损伤、活动受限以及参与限制的总称。残障是个体与健康状况（如脑瘫、唐氏综合征、抑郁），以及个体与环境因素（如消极态度、不方便残障人士使用的交通工具和公共建筑，及有限的社会支持）之间的相互作用。（P1）

世界卫生组织（2017）对损伤、活动受限以及参与限制作了区分，具体如下：

> 损伤是身体功能或结构的问题，活动受限是个体在活动或完成任务时有困难，参与限制是个体参与日常生活时遇到问题。（P1）

尽管世界卫生组织的模型是公共健康领域中被广泛接受的关于残障的模型，但美国接受这一模型的过程较为缓慢（Krahn，Klein Walker，& Correa-De-Araujo，2015）。在美国，《美国残障人士法案》（*Americans with Disabilities Act*，ADA）（1990）是一部公民权利法案，旨在保护残障人士参与公共生活所有领域的权利和机会，包括交通、教育、就业以及所有向公众开放的私人和公共场所（ADA National Network，2017）。《美国残障人士法案》（ADA）对残障人士的定义需至少满足以下 3 个条件之一：①确实存在限制个体从事主要生活活动的一项或多项身体或精神上的损伤；②具有此类损伤的记录；③被认定为具有此类损伤（National Council of Disability，2012；附录 F）。

此外，同时管理社会保障残障保险（Social Security Disability Insurance，SSDI）及补充社会保障收入（Supplemental Security Income，SSI）的社会保障管理局（Social Security Administration）基于残障福利，使用了不同的残障定义（Social Security Administration，2017）。依据社会保障管理局：

> 法律定义残障是医学上认定的身体或精神损伤，导致不能从事任何实质性的有偿活动；这种损伤可能会导致死亡，已经或将会持续不少于 12 个月。（https：//www.ssa.gov/disability/professionals/bluebook/general-info.htm）

如上所述，个体的残障可能影响到身体的任意部分，包括影响视觉、运动、记忆和认知、沟通和精神健康。虽然定义对临床医师通常十分重要，但残障人士通常不在意那些统计、定义和分类方式。对残障人士来说，他们更关心是否能充分融入学校、社区和工作，并受到重视。但这种他人的观点会影响到残障人士。因为对残障的界定并不那么确定，我们需要意识到，对残障人数的统计，可能会受到方法上的偏见或看待残障问题的文化视角扭曲的影响（Fujiura & Rutkowski-Kmitta，2001）。Longmore（2016，Pxviii）的看法是"残障不是一个同质性的分类。单一的经验或身份认同并不存在，它是一种多元经验和多重身份认同"。

历史背景

本节简明概括了社会对残障看法的不断变化。有关残障和社会，以及对社会工作影响的更具体的介绍，请参见其他部分（Mackelprang & Salsgiver，2016）。

在 19 世纪早期，对于疾病和残障的普遍信念更接近于对贫困和天灾的理解，认为是上帝对不良的个人或社会行为的惩罚（Trattner，1974）。在历史上，残障人士常常被回避、收容或恐惧。直到 19 世纪中期，将残障人士送进机构（院舍）是美国和欧洲部分地区相当普遍的做法（Krahn et al.，2015）。残障人士被收容后常常被非自愿绝育（Ko，2016）。

这样的观点，在社会达尔文主义的支持下未曾受到挑战，还推动 20 世纪优生运动在美国的发展（Braddock，2002；Pfeiffer，1999；Ummel，2016）。优生运动的目的在于创造一群没有"不良"特征的人。优生运动真正可怕之处在它成为 20 世纪 30 年代到 40 年代德国纳粹分子用来谋杀数十万被认为无价值的普通德国人的依据（Lifton，1986）。这样的谋杀被伪装成医生的治疗行为，并成为第二次世界大战中在集中营大规模屠杀犹太人的前奏。

整个 20 世纪的美国，残障人士不是被关在庞大且资金匮乏的机构中，就是为满足好奇而被利用剥削，在公众面前被作为消遣游行示众，以及为马戏团和怪诞秀获利：这在 20 世纪的 50、60 年代还十分流行（Thomson，1996）。在这样的背景下，宗教和世俗组织的出现使残障人士成为被同情和慈善救助的对象似乎是相对人道的。然而，电视节目和"海报儿童[1]"的时代只能将残障人士看作悲惨境况的受害者。电视节目和其他一些慈善筹款活动，通过操纵观众的恐惧情绪来激发他们的同情心，从而促使他们花钱。观众花钱帮助贫穷、不幸的孩子获得治疗来缓解内疚或脆弱感，而残障成人的画面则较少被展示。在 20 世纪 70 年代，残障人士权利的倡导者公开谴责电视节目传播将残障人士视为病态的意识形态（Longmore，2016）。

今天我们处于一个革新的时代，残障人士的权利运动取代了慈善运动，残障人士要求享有平等机会和全面参与社会各方面事务的权利（Bickenbach，2001）。通过艰苦的立法斗争、基层的独立生活运动，以及改变个人态度的努力，近年来人们对残障人士的普遍看法发生了巨大变化。原先残障人士被视为是一种悲惨的身份，现在残障人士为自己的身份自豪、乐意接受残障的亚文化，从而迫使人们开始质疑先前对残障人士能力和价值的看法（Trent，2000）。这些不断变化的看法挑战着社会工作者和其他精神健康领域的专业人士去重新评估他们的角色和重新评价关于治疗的传统观念。

残障权利的活动人士就我们当前面临的一些最紧迫的伦理问题发表了自己的看法，包括与残障相关的医师协助自杀、干细胞研究、基因工程、医疗保健资源分配和临终关怀。近期，附属于美国残障人士无障碍公共交通协会（American Disabled for Accessible Public Transit，ADAPT）的残障权利活动人士参与了对废除《患者保护与平价医疗法案》（ACA）提议的抗

---

[1] 译者著："海报儿童"指用儿童形象来慈善募捐的海报，通常海报中的儿童会展示微笑、展现勇敢。

议活动（Reilly，2017）。

　　Terri Schiavo 的故事是一个具有里程碑意义的案例，该案例激发了残障人士维权活动人士对若干重要议题的公开议论，包括拔除饲管的"滑坡谬误"、对生活质量的关注，以及治疗终止。1990 年 Terri Schiavo 心搏骤停导致严重的缺氧缺血性脑病。2005 年，随着医师、律师、新闻工作者和社会公众围绕她的处境和是否拔除饲管的许多复杂而有争议的问题展开讨论，她的名字和容貌被广为人知。她的配偶和原生家庭的冲突被公开，两者在"生命权"和"死亡权"之间壁垒分明。

　　现行的医疗法律观点认为有能力的患者有权拒绝其不想要的治疗，包括人工补水和营养，并且如果有明确证据表明撤除人工喂养与患者先前的意愿一致，这项权利也不应随着患者能力的丧失而失去（Quill，2005）。但是，有人则认为撤除 Terri 的饲管是不人道的，因为这可以被当作不作为的安乐死因为她将被饿死。在此案例中，残障人士的权利倡导者对 Terri 是否撤除饲管这一诉讼结果投入了大量精力。这起案例中所涉及的残障问题与生命的价值以及我们保护社会弱势群体的义务等深刻问题交织在了一起。

　　残障的视角提供了一种独特的方式来看待让 Terri 活下来的饲管（Brashler，Savage，Mukherjee，& Kirschner，2007）。残障人士说 Terri 的饲管就是残障辅具，和轮椅之类的残障辅具没有区别。有慢性症状的人每天使用饲管就像使用叉子这一类的工具。饲管不再有那么多医学的意味，只是让他们有效和安全地摄入食物。一些残障人士和 Terri Schiavo 的感觉很相似，不仅是因为他们和她一样依赖辅助设备，也是因为他们的生活质量同样被评判。一些人担心如果 Terri 的饲管可以撤除，那从尚有意识或因为其他原因使用饲管的人身上撤除也是被允许的，他们害怕"我们可能开始陷入滑坡谬误，最终我们会去移除处于重度残障而非永久植物状态的人身上的饲管"（Shepherd，2009，P.12）。

残障模式

　　不同治疗模式形成了医疗保健专业人员与残障人士的互动方式。但医学模式在美国仍占主导地位（Krahn et al.，2015），较新的模式认为社会和文化方面对认识残障有重要影响。康复和社会模式的某些方面有些类似于社会工作训练基石的生态系统理论（Brofenbrenner，1994，2000）。然而，重要的是，社会工作者也要意识到我们所关注的"人在情境中"并非医疗保健学科的共识。本章将介绍医学模式、生理 - 心理 - 社会模式、康复模式、舒缓疗护和社会治疗模式。本章最后简要介绍社会工作如何整合这些模式。

医学模式

　　急性腹痛妇女的例子可以清楚地阐述医学模式。她来到急诊室，成为一名"患者"，意味着她需要专业医疗人员的照顾。Goffman(1961) 在他对医疗机构的研究中，将住院期间从"普通人"成为"患者"的转变描述为"脱下和穿上，以身体裸露为中点标志"（P18）。医生完成一系列评估，通常包括体格检查和询问病史，有时还会通过进一步检查以确定问题或病理。然后，医生根据诊断进行治疗和干预。通常干预的过程要求患者让渡他们的自主权和控制权给医疗保健的专业人员。这点可以通过再次因腹痛导致入院的妇女来说明，她需要进行阑尾切除手术，现在她吃什么、穿什么、何时下床、何时可以接待探访者都要听医生的。最好的情况是，治疗使得病愈或问题得到解决，使患者回归到没有疼痛或功能障碍的状态。

根据医学模式，残障是属于个体的。这令人有些担忧，因为这一假设认为一些错误是个体与生俱来的。残障人士可能只是缺失身体的某些部分，或失去一些功能，或无法完成一些任务，不像健全人一样生活。医学模式只聚焦于病理学，并且将其简化为疾病清单，从而忽略其价值和人性。除此以外，难以治愈的慢性或永久性的疾病诊断使得个体被永远困在"患者"或"病态"的角色中。作为永久的"患者"，残障人士可能永远无法好起来，并且永远陷入地位和权利降低的状况。此外，由于治疗阶段可能持续数月或数年，在这段不确定的时间内，慢性病或残障人士被要求放弃自主权给医疗保健"专家"，这样的状况可能滋长依赖感和无助感。医学模式的诊断阶段同样令人不安，因为诊断的标签和用词表现出对残障人士的污名化。正如 Zola（1982）所写，残障人士是"畸形、病态、失序、异常，各种孱弱的状态"（P.206）。诸如"弱智""低能""傻子""白痴"等诊断曾用来描述有认知障碍和智力残障的人。与某些诊断相关的自证预言和低期待助长了（残障人士的）院舍化，其中许多人后来证明是有能力在社区成功生活的。

生理 - 心理 - 社会模式

生理 - 心理 - 社会模式突破了生理病理学的狭隘认知，转向关注心理社会和家庭的议题。它聚焦残障人士和他们的家庭、社区，乃至更大的社会系统的互动。尤其强调生理和心理功能之间的联系，并对传统医学模式思维的基本原则提出挑战。在生理 - 心理 - 社会模式下，残障人士被看作是其照护的积极参与者，而不仅仅是功能受限。特别是，残障人士即使无法治愈，依然有合理的目标和需要。尽管对残障的看法有所拓展，但生理 - 心理 - 社会模式仍然是一个容易被误解和污名化的医学范式。具体而言，对患者的心理构成的关注历来会受到批评。

早在 20 世纪 70 年代，将残障的描述为一种可怕的破坏性并会导致负面的心理后果和人格障碍的情况并不少见，即使是生理 - 心理 - 社会模式。例如，Shontz（1970）记录到关节炎患者在文献中不同程度地被打上以下标签：顺服和屈从、情绪不稳定、自虐、紧张和忧虑、依赖、潜在的精神疾病、抑郁或过度关注个人外表。家庭成员，尤其是母亲，发现自己被标记为治疗的焦点，并扩展到整个家庭系统。这一现象典型的例子就是 Bruno Bettleheim 的理论（1967），如孤独症实际是一种因冷漠而分离的（母亲的）育儿方式造成的心理障碍，但后来存在争议。另一种描述是哮喘患儿的母亲是自恋和无法给予的，血友病患儿的母亲则是过度保护并极度焦虑（Travis，1976）。早期生理 - 心理 - 社会模式的应用没有使患者远离污名的标签，反而先后在身体和心理上标签化患者，增加了残障的污名。

康复模式

在 20 世纪中期，由于医学模式不适合患者的需要，康复医学领域得到不断发展（Anderson，1975）。康复医学采纳了跨学科取向，包括医生、护士、物理治疗师、职业康复师、语言训练师、社会工作者和职业咨询师。康复专业人士意识到医学模式不能充分满足他们的服务对象的需要。例如，对于慢性病和残障人士而言，"是专业人员治疗疾病，还是患者（或者患者及家人）每天进行常规治疗？"（Anderson，1975，P.9）。该模式承认患者不是被动地接受治疗，而是成为治疗团队的积极成员。康复的目标不单是治愈，而是尽可能恢复最好的生理和心理功能。该模式也促使关注焦点从残障个体到家庭和社区的转变。

舒缓疗护模式

舒缓疗护模式是患者和家庭为中心的人文关怀模式，被用在残障人士照护，包括不影响寿命的慢性病（National Consensus Project for Quality Palliative care，2013；Nelson & Hope，2012）。舒缓疗护模式是全面照顾取向的，基于合作提供服务来缓解痛苦，包括身体上和精神上的痛苦。舒缓疗护服务通常包括过渡和家庭支持，并且与个人价值观和偏好一致。

术语舒缓疗护和安宁疗护或临终关怀通常可以互换，但临终关怀和安宁疗护实际上是舒缓疗护的组成部分（见 22 章）。舒缓疗护可以用于非生命末期的人。例如，舒缓疗护服务可与癌症等急症患者的医疗照护相结合；或是，舒缓疗护可间歇地用在医疗危机期，在康复时停止（Gruenewald，Brodkey，Reitman，& Del Bene，2012）。

尽管残障人士可能从舒缓疗护中获益，但社会工作者应意识到舒缓疗护与临终关怀的负面关联，并花时间解释舒缓疗护为何有用。这种误解也可能发生在没有舒缓疗护经验的医疗保健专业人员身上。健康社会工作者应准备好向医疗保健团队成员说明舒缓疗护对慢性病患者和残障人士及家庭的益处。

社会模式与少数群体范式

残障的社会模式将关注焦点从个体或家庭系统内的障碍转向到其所互动的社会环境。社会模式的倡导者向"身体和认知的差异性是缺陷，并且导致终身的痛苦"的传统观念提出挑战。根据社会模式，"罪魁祸首并非生理、心理或认知能力，而是社会的、制度的和物质的世界要求残障人士必须发挥作用，但这个世界是考虑非残障人士的特征和需求所设计的"（Asch，2001，P.300）。

医学模式取向下，一个使用轮椅并无法上学校楼梯的孩子被看作在遭受"行动障碍"的痛苦。此外，医学模式会把她的行动障碍归类到神经学基础的问题（脊髓损伤），这一问题起因于一次创伤（5 岁时遭遇一场车祸），是一个可预测的过程（稳定的），以及有明确的预后（永久但不致命的损伤）。这个孩子的"无力行走"导致了她的问题，并且限制她和其他"正常"孩子一样去学校，并使她出现了一系列的社会心理问题。然而，运用社会模式，同样面临这一状况的孩子，他被视为健康和完整的，却遭到社会排斥，因为社会体制无意愿去满足其需求，其无法获得免费公共教育的权利。关注的焦点从个体转向社会情境，这个过程迫使我们去重新审视社会规范、歧视议题和政治关切。

我们很难将残障视为一个社会建构的概念，因为我们总是被教导将健康看作理想状态，而将对规范的偏离视为是不受欢迎的。然而，如下面的例子所示，合适的社会环境可以产生巨大的影响。Groce（1985）在她《手语世界》（*Everyone Here Spoke Sign Language*）一书中描写了 18、19 世纪出现在玛莎葡萄园岛的遗传性失聪。因为岛上生活着大量有听觉障碍的人，所以多数人都能流利地使用小岛手语，这也因此消除了岛上特定的交流障碍。岛上失聪的人也经常会被送去外面的学校，接受到范围更大的正规教育，因此他们比邻居接受更多的教育，也更有经济上的保障。他们完全融了社会以至于口述历史学者也记不清谁失聪，谁不失聪。究其残障消失的根本是因为它不再被看作是一种限制或是显著的特征。这项研究 Groce 得出一个结论，即如果残障是"一个被定义的问题，而不是一个普遍化的预设，或许它就有可能被重新定义，并且可以消除现在使用'残疾的'这一术语所概括的许多文化上先入为主的偏见"（Gorce，1985，P.108）。

社会模式帮助我们认识到残障人士和其他被认定的少数群体之间的相似之处，这种少数包括种族、性别、性取向或国籍。就像其他少数群体，残障人士常常仅因单一特征而被评判。他们被隔离在护理院和机构，他们接受隔离且不平等的教育，他们获得工作的机会有限，从而使得他们比多数人获得更少的权利和金钱。残障人士不得不为捍卫其最基本的公民权利而抗争，在这方面，他们真正与其他受压迫的群体享有共同的经验。

然而，社会模式的批评者认为，社会模式忽略了有限制、有疾病的生活中真实和令人痛苦的方面。很多人很难将残障看作一种植根于社会的中性的特征，因为，他们或许正在努力面对与慢性疼痛抗争的生活，或许在照护仅有微弱意识的爱人，又或许是尝试适应伴随着他们的逐步衰退的身体和认知能力，如：肌萎缩侧索硬化（ALS）或是阿尔茨海默病。总而言之，我们认为"所有残障相关的问题都不能通过任何想象的社会安排的形式来被彻底消除"（Shakespeare，2006，P.56）。

社会工作实践的整合模型

不可否认，残障的不同模式之间存在冲突，并且我们是否真的可以整合医学和社会的框架也不清楚（Shakespeare，2006；Turner，2001）。例如很难在倡导医学进步或寻找其他治疗方法的同时避免让在残障权利领域的工作者感到不快，正如演员 Christopher Reeve 在脊髓受伤后所做的。当谈到 Christopher Reeve 时，作家兼残障活动家 Mary Johnson 写道：

> Reeve 在描述残障人士的经历时，或许无意之中，支持了反对残障人士权利的观点，那些人坚持认为严重残障人士面临的是个人和医疗问题，他们需要的是同情和治疗。（Johnson，2003，P.129）

然而，我们也必须避免对残障人士将或应该对如何处理他们的处境做出假设。我们倡导社会变革，同时必须努力减轻导致残障的医疗负担（Kirschner，2000）。一些调适良好的人会选择庆祝自己的残障并视自己的残障为"自己身份的核心要素"，而其他一些调适良好的人可能会选择最小化他们的差异，并且回避残障权利运动（Glastris，1997）。许多社会工作者，尤其是在医疗保健领域的社会工作者所面临的挑战是，平衡其所在实务机构需要的谈判技能，同时认识到多年的社会压迫和体制歧视所带来的教训。健康社会工作者所接受的训练和专长是促进沟通，并在医疗保健专业人员和残障人士之间扮演传译员。

临床实务议题

健康社会工作者会与有不同生活经历的残障人士交流互动。尽管本章不可能列出所有临床议题，但本章介绍了临床实务的关键议题和对社会工作者建议，具体如下。

初次访谈

在很多机构，社会工作者给第一次遭遇残障状况的人提供支持和咨询。无论是对得知孩子患有先天缺陷疾病的父母进行咨询，还是在学校里与近期被诊断青少年糖尿病的孩子进行会谈，还是在 ICU 里探访脊髓受损而无法再走路的患者，抑或是在私人诊所里面对祖母因卒中而失能的家庭，社会工作者的主要挑战是通过促进积极调适的方式来对事件进行表述。

残障表述

假如可以的话，重要的是要认识到社会工作者很少能够简单地传递事实和传达诊断结果，而不暴露他们自己的偏见。传递残障信息的专业人员必须要认识到，他们选择的用词、语调、情感、肢体语言和其所传递的信息相互交织，创造了一种微妙和持续的影响。例如，唐氏综合征患儿的父母可能被告知：

> 我恐怕有些关于孩子的坏消息要说。他有唐氏综合征，是一种无法治愈的由一条染色体异常导致的遗传疾病。这个病会有些典型的体貌特征，包括内眦赘皮、前额倾斜、鼻梁低平、四肢短小。这种疾病的孩子还会有中度到重度的智力迟钝，并可能伴有其他的并发症。在出院之前，我们需要咨询几位专家，以确保能为他提供合适的照顾。

或者可以告诉父母：

> 我们刚看到 Elizabeth，不得不说她非常漂亮和机灵。她看上去非常健康，但我们建议她去看看其他医生，因为她有唐氏综合征，并可能有其他的医学问题。唐氏综合征的孩子也可以很正常地生活、去普通学校读书、有能力与他人发展非常亲密的关系。然而，她也会有一些特殊的学习需要和身体发育迟缓。对你们来说，有机会和其他患儿父母交谈，充分了解可以帮助 Elizabeth 的项目和服务非常重要。

虽然两种唐氏综合征的介绍是理想的、完整的，或没有偏见的，但显然第一种表述中残障被看作异常导致的悲剧，并且未来都需要特殊的医疗照护。它强调的是孩子的不同，并且对问题的解释聚焦于医疗层面。第二种建构中残障被看作一个漂亮的孩子和爱她的父母面临着可以管理的挑战。强调孩子与他人的关系，需要咨询的专家是那些同样有照顾唐氏综合征孩子生活经验的家庭。

在表述的过程中，可包含多种对话，社会工作者和其他专业人员须意识到他们对残障人士的生活有怎样先入为主的想法。医疗保健提供者可能对残障保持了负面的看法，如伴随残障的生活不如去死、无法恢复的残障带来永久的痛苦。然而，残障人士对自己生活质量的评价要优于其他人的预测（Bach & Tilton, 1994；Craig, Hancock, & Dickson, 1994；Fuhrer, Rintala, Kare, Clearman, & Young, 1992；Gerhart, Koziol-McLain, Lowenstien, & Whiteneck, 1994；Longmore, 1995；Sprangers & Aaronson, 1992）。有了这些知识的储备，进行初次访谈的社会工作者须认真审视他们自己关于一般残障和某一具体残障诊断的看法和偏见。

提供有品质的信息

临床工作者应当努力提供正式和非正式来源的关于某一具体诊断的信息。这些信息可能来自为特定状况人士提供医疗保健服务的人员和有这种状况经历的家庭。残障表述过程中的一些关键点上，新被定义的残障人士有机会和有相似生活状况的人进行互动是至关重要的。社会工作者在促进他们互动中起到重要作用，在建构价值中立的框架时，支持小组、同辈辅导，或是使用关于残障生活的第一人称叙事都是无比有价值的。至关重要的信息必须始终是：虽然个人现在属于某一特定的诊断类别，他仍是"独特且特殊的人"，一个人不会仅凭单次诊断就与其他具有相同基因突变、身体受限或患慢性病的人共有所有的特征（Berube，1996）。

互联网资源十分有用，尤其对那些无法获得当地资源，或当地没有资源可用的人。社会工作者需要注意的是，他们提供的资源会影响人们对自己状况的表述，以及应当只提供给个人准确的信息来源。同时，所有互联网资源的信息应当定期审查准确性，并确保联系方式是最新的。互联网也会给刚刚残障的个体带来额外的压力，因此社会工作者应与服务对象讨论如何使用互联网的策略，并了解他们正从何处寻找信息。

允许充分的时间

在初次面谈中提供充分的时间和安全的环境十分重要。许多健康社会工作者清楚地知道，初次对话常常在医院的走廊里或是学校的教室里十分匆忙地发生。之后他们很快会被介绍给下一位专家，或是立即被转介进行额外的检查和进一步治疗。这可能是医疗保健服务提供者自身面对残障的不适感导致了互动的中断，而那些个体需要的是"有机会以自己的方式提出自己的问题，从容地讨论那些困难的、往往是无法解决的问题，并感到被支持"（Harper，2000，P.59）。在这样的情况下，一位母亲给专业人员的建议值得注意，"不要消失。不要离开房间。目光接触，看着我的眼睛问'关于这件事，我能为你做什么'"（Berube，1996，P.38）。

回应残障

虽然目前还没有一个被普遍接受的理论关于对残障适应的调整，以及关于如何预测和解释人们在适应外表变化或功能改变时的经历，不过已经有几种调试模型被提出。无论用哪种模型框架来工作，有件事对社会工作者至关重要，就是社会工作者不要太过关注残障适应的过程，这会使得工作陷入把所有个体遇到的问题都归咎于残障的境地。残障人士可能带着婚姻问题、生活适应的问题、养育孩子的挑战、情绪问题等去见治疗师。将残障视为这些问题的根源是危险的，因为对残障的适应十分复杂。

对人们如何适应残障做出假设可能在一些情况下是致命的。当个体有自杀的念头时，由于临床医生相信任何有残障的个体人在理性上更倾向想死，对其治疗就不那么积极。例如，Elizabet Bouvia——一位20多岁的脑瘫和关节炎患者，她要求加利福尼亚医院收治她，并且要允许她以在镇静中停止肠道营养的方式达到死亡。虽然非残障人士也会因为自杀而被送到医院接受情绪问题的常规治疗，法庭在Bouvia女士的案例中裁定，允许协助其死亡，因为残障生活被认为是不可忍受的（Asch，2001）。法院忽略了一个事实，虽然Bouvia女士从出生起就是残障人士，但她生活得很成功。而她最近经历了多重丧失，包括她兄弟的去世、流产、离婚、退出社会工作硕士项目。残障往往只是许多因素中的一个，许多因素都会促使一个人怀疑自己的价值，并表现出抑郁、绝望和焦虑的迹象。

社会工作者必须意识到多数人面对残障有着矛盾的感觉和想法（Larson，1998）。我们必须承认，一个人对待生活可能持有看似矛盾的想法。一个人可能会因为不能走路而彻底崩溃，但同时又对未来充满希望。一个人可以无条件地爱一个孩子，同时祈祷她会奇迹般地被治愈。一个人可以为自己失去了说话的能力而悲痛，但同时也会为自己还活着而庆幸。一位残障人士可能因社会造成的障碍而感到愤怒，但同时又会为自己面对这些障碍有新发现而感到高兴。一个人可能会完全否认医生对预后的悲观结论，同时又继续按医嘱治疗。社会工作者应该在评估适应过程和思考干预措施的时候注意这些问题。第一，当个体面临残障时，可能会遇到一段功能暂时丧失的时期，处于这段时期之中以及其本身既不是病态的，也不是异常的。不断地使这一过程正常化可能是社会工作者能够提供的最重要的服务。也就是说，个体在经历残障的时候，也可能是在需要治疗抑郁或焦虑的阶段。与此同时，临床医生并不应该假设这些症状完全是由残障引起的。相反，这些症状可能与其他生活问题有关或交织在一起，或是由对社会障碍的不满失落所导致。

第二，残障调试的方法没有对错之分，它是一个非常个体化的过程。具体来说，每个人对自己残障的看法是不同的。社会工作者必须仔细倾听服务对象的看法，提醒服务对象他们的状态是可以改变的，并在适当的时候让他们接触其他观点。人们对自己残障的看法会随着时间而改变。适应的过程不能用几周或几年来界定，它可能伴随一生。如同个体在不同生命阶段需要调适，残障人士同样如此。在最初的调整阶段过后仍可能需要社会工作服务。尽管如此，健康社会工作者不应将服务的可得性与服务对象永远不会心理健康的观点联系在一起。不存在最终调试或接纳的理想化状态，就像不存在适应无残障生活的理想化状态一样。

第三，社会工作者必须记住，残障人士往往有对医疗服务不满意的历史，他们可能对于寻求治疗会带来好处不信任或不抱希望。社会工作者应该准备回顾之前的实践的历史，学习以前的经验，建立融洽的关系，并建立一个坚实的治疗联盟。虽然适应残障生活的复杂性本身并不适合任何单一的理论或框架，但我们提供了一个基于哀伤和危机工作的模式概述，或许可以帮助社会工作者知晓如何与残障人士及其家人工作。

阶段模型

残障适应的阶段模型来源于 Elisabeth Kübler-Ross 对末期癌症患者的研究（Kübler-RRoss，1969）。这一模型假设个体面对新的残障的诊断，会经历可预测的阶段或反应，如震惊、否认、愤怒、讨价还价或沮丧，以及最后所期待的终点是适应或接纳的最后阶段。阶段模型的价值在于，可以通过强调即使是健康的、最终适应良好的个体，在初次面对残障的时候也可能有功能失调的阶段，从而将这一过程去病态化。然而，在应用过程中，阶段模型不能只从字面去理解，必须考虑到个体的差异。适应的过程很少是线性的，残障适应的过程有成功也有失败，并不是每个人都会按照同样的顺序经历这些阶段，一些人可能会完全跳过一个阶段，而另一些人会在某个特定的阶段停滞比预期更长的时间，但并不会经历负面的结果（Gunther，1969；Livneh，1992；Olkin，1999）。

哀伤模型

哀伤模型把残障的过程与丧亲的过程相比较。哀悼通常被定义为对丧失的适应（Worden，2009），可以与肢体丧失、功能丧失或是失去拥有健康孩子的梦想。丧亲和对残障的适应两者的主要不同在于，死亡本质上是有限的，而残障是持续和漫长的。慢性哀伤的概念与具有适应性终点的阶段模型是不同的。慢性哀伤是一种正常的哀伤反应，表现为持续的生活丧失，在此期间悲伤周期性地重现，通常是发生在关键的发展里程碑时期（Olshansky，

1970）。例如，照顾发育障碍儿童的父母可能会经历悲伤，当他们的孩子没有达到一般同龄人的发展水平时，或当他们的孩子由于慢性病不能参加正常年龄的活动时（Bowes，Lowes，Warner，& Gregory，2009；Hobdell et al.，2007）。虽然慢性哀伤的想法似乎令人沮丧和悲观，但它确实提醒专业人士不要在适应过程中变得不耐烦，不要把延长的适应期视为功能障碍的证据。这种模式也要求专业人士"放弃简单的、静态的……接受"的概念，至少要通过几次治疗才能达到这一接受（Olshansky，1970）。Boss（2000）提到与残障相关的丧失，特别是那些伴随像是严重的脑损伤和晚期阿尔茨海默病此类残障的丧失。与那些死亡相关的丧失比，它更加模糊和复杂（Boss，2000）。在这些情况下，个体虽然存活下来，但往往失去了他以前存在的本质。这可以算作一种死亡，但常常缺乏任何安慰的仪式，而且很大程度上不被社会认可。另外一些丧失，例如由于遗传条件导致的围产期流产的丧失也可能不被承认（Werner-Lin & Moro，2004）。

危机干预模型

危机干预模型强调当个体经历威胁自己或所爱之人的生命，或是潜在压力的时候，其功能和情绪稳定性会受到暂时的干扰（Aguilera & Messick，1978）。这一框架在考虑残障问题时具有一定的实用性，因为它重视危机中人的看法。一对年轻夫妻得知他们的孩子被诊断为脑瘫，这对夫妻可能真心觉得自己陷入危机，而选择从收养机构带回一个脑瘫孩子的单亲父亲或母亲可能会认为这是件快乐的事情。小提琴家在事故中失去一根手指可能会觉得自己面临巨大危机，而机械师可能认为这不是问题。危机只能由个体自己来定义，而非由具有相同经历、持有不同观点的其他人来定义。因为危机被视为转折点或成长的机会，这一框架也提醒服务对象和治疗师，人们从危机中走出来的同时经常会提高应对危机的技能和感到更有胜任力。人们确实可以从逆境中获益的观念，能让经历残障挑战的人们感到安慰（Elliot，Kurylo，& Rivera，2002；McMillen，1999）。

健康差异和残障

有证据表明残障人士是健康差异的主要人群（Goode，Carter-Pokras，Horner-Johnson，& Yee，2014；Havercamp & scott，2015；Krahn et al.，2015）。依据 Krahn 等（2015）的论述：

> 有证据表明残障人士符合所有健康差异人群的条件。他们经历了社会、经济和环境障碍，残障的儿童和成年人被机构化和边缘化。残障人士群体在健康结果上存在差异，与医疗需求不能满足、不健康的生活方式、精神健康、慢性病，以及健康的社会决定因素有关。最后，这些差异被认为是可以被避免的，但严重影响着残障人士的生活。（P. 52-P. 53）

前文所提到的曾经的歧视和被机构收容可能是造成健康差异的原因（Krahn et al.，2015）。

与非残障人士相比，残障人士获得医疗保健服务的机会减少，但他们需要更多的医疗保健服务，罹患慢性病和受伤的风险增高（Havercamp & Scott，2015；Krahn et al.，2015）。然而残障人士，尤其是女性，较少获得预防性照护，如巴氏涂片和乳腺 X 线检查（Krahn et al.，2015）。女性残障人士也更容易成为强奸、性侵和其他非致命暴力犯罪的受害者，但她们却更少获得足够的社会和情绪支持（Krahn et al.，2015）。

　　残障人士在医疗照护方面面临相同的障碍。包括诊室和医院缺乏无障碍医疗设备、与医疗保健服务提供者沟通困难、医疗保健人员缺乏培训或具备有限的或不具备与残障人士工作的经验，以及疼痛和症状管理不佳（Bradbury-Jones，Rattray，Jones，& MacGillivray，2013；Havercamp & Scott，2015；Marks，Sisirak，& Hsieh，2008；Moro，Savage，& Gehlert，2017）。

　　智力残障人士往往被剥夺社会权利，虽然这种情况常常是可预防的，但却被忽视，并且被不当诊断和不充分地治疗（Haveman et al.，2011；Krahn & Fox，2014；Marks et al.，2008）。当医学症状被归因于残障而非潜在的医疗原因时，真正的诊断就有可能被掩盖而导致误诊（Dunkley & Sales，2014；Hospice Foundation of America，2013；Kim，Hoyek，& Chau，2011；Moran，rafii，Keller，Singh，& Janicki，2013；Moro et al.，2017；Robinson，Dauenhauer，Bishop，& Baxter，2012）。对于有语言表达障碍的成年智力残障人士来说，对症状的沟通尤其困难。当医疗保健服务的提供者没有提供必要的时间，确保必要的讯息被传达时就可能会带来问题（Bradbury-Jones et al.，2013；Gates，2011；Ryan & McQuillan，2005；Stein，2008；Tuffrey-Wijne & Mcenhill，2008；Ward，Nichols，& Freedman，2010；Webber，Bowers，& Bigby，2010）。除了获得优质的医疗照顾服务的问题，许多成年智力残障人士同样也缺乏治疗、技术、培训和临时看护等服务（Burke & Heller，2016）。不具代表性的群体中健康状况方面不佳的智力残障人士，其服务需求未被满足的可能性显著地要大得多。

倡导

　　多数社会工作者不仅为残障人士提供咨询服务，也提供个案管理服务。咨询和倡导的努力在理想状况下应以整合的方式提供，不然残障人士可能面临一系列混乱的、支离破碎的财务、法律、教育、医疗和家庭服务，其中许多服务有着复杂的申请和资格要求。例如，为一名最近经历残障而无法重返工作岗位的个人提供咨询服务时，如果不提供维持收入的讯息和倡导将是徒劳的。就如同协助老年人在护理院的安置，但不处理衰老和疾病相关的丧失议题是不负责的。在私人诊所、学校和医疗卫生机构工作的社会工作者必须自学了解其服务对象可以获得的国家、地区或当地社区的资源，以帮助服务对象了解和获得各种非常复杂的服务。

财务负担

　　残障可能在多个方面带来毁灭性的财务负担，包括住院费用、医疗支出、失去收入或收入潜力，以及额外的社区和生活费用。根据 Krahn 等的调查显示，目前有残障经历的人其未接受高中教育的可能性更高（13% vs. 9.5%），就业的可能性更小（21% vs. 59%），接触网络更少（54% vs. 85%），家庭年收入低于 15 000 美元的比例更高（34% vs. 15%），以及交通不便的比例更高（34% vs. 16%）。

　　在美国，老年医疗保险、医疗补助保险和其他形式的健康保险可能包括与残障有关的医疗费用，但人们往往不熟悉他们的保险范围，不知道如何申请保险，也不知道他们的保险可能不支付哪些类型的医疗费用。例如，维持收入的保险可能来自社会保障残障保险（SSDI）、补充社会保障收入（SSI）、退伍军人管理局、犯罪受害者赔偿、私人残障保险和工人赔偿。这些保险项目很复杂，并且服务有时很难稳定。此外，虽然残障人士和非残障人士保险覆盖率大致相同，但保险类型不同（Krahn et al.，2015）。例如，非残障人士中75%拥有私人健康保险，而残障人士中比例只有不到50%。另外，虽然许多残障人士群体都获得了公共保险，但在某些类型的残障群体中并非普遍如此，28%的情感障碍人士仍未获得保险。在目前的情况下，ACA包括了若干有利于残障人士的关键条款，包括取消终身福利的上限，扩大医疗补助计划，从而让更多的人有资格获得保险。

灾难和意外伤害可能会伴随对财务危机非常真实的恐惧。生活在联邦贫困线及以下的个人、服务不足地区的个人，以及非法移民的个人可能无法获得优质的健康服务。个人和家庭在医疗危机中可能无法应对官僚机构所需的大量文书工作。这些问题对有认知障碍的个体可能更加严重，如脑损伤或痴呆。社会工作者是宝贵的资源，可以帮助残障人士理解（福利）系统和获得福利资格。

即使在医疗保健服务被涵盖在公民权利中的国家，残障人士的财务负担依然存在。社区生活的支出包括交通费用、经济适用房或无障碍住房，以及看护服务。倡导更好的交通、住房和看护照顾消耗了许多当地残障人士维权团体的精力，因为他们清楚获得基本服务意味着能够自由生活在社区还是不得不住到机构或护理院之间的差别。围绕社区生活项目的政策是复杂的，对残障人士机构化的偏见依然存在于我们目前的政府项目中。即使在社区中照顾残障人士的成本较低，但他们最终可能被送去护理院，因为他们无法整合独立生活所需的支持系统。看护服务人员很难被找到和留住，因为他们这份工作的薪水通常低于社区中其他非技术工作，而且他们的工作通常没有医疗保险和其他福利。愿意承担家庭照顾的家庭成员通常以牺牲自己的事业和承担健康的风险为代价。但在传统的经济衡量中他们的工作不被承认，也未被计算，他们只是免费劳动力的隐形来源（Gould，2014）。

歧视与赋权

当服务对象在工作场所面临歧视、难以获得医疗保健服务或是当地社区服务时，社会工作者扮演着倡导和协调方面的重要角色。当重新复工时，残障人士也常常面临雇主的偏见、体制内的限制因素和福利固化的挑战。了解享受权利的资格和相关法律保护条例对社会工作者来说非常重要。在美国，通过第94-142公共法案（1975），后经修正并在1990年重新命名为《残障人士法案》，确保了残障儿童享有免费和适当公共教育的权利，无论其残障类型和程度如何。在这项法案颁布之前，估计"美国至少有100万儿童由于残障问题被公立学校拒之门外"（Switzer，2003，P.61）。根据这项法案，父母通过使用个人教育计划（IEPs）参与到自己孩子的教育规划中，同时，学校被命令将儿童置于"限制最少的环境中"；然而，这些政府条例也导致了一个复杂的体系，包含注册、个案研究评估、多学科会议、安置协议和程序保障。

作为一名社会工作者，倡导的目标是确保残障人士及其家庭尽可能地代表他们自己的权利。最重要的是，我们尽可能引导和尊重他们对服务的偏好。我们还必须对社会工作者与处于弱势地位寻求服务的残障人士之间始终存在的权利差距保持敏感。社会工作者，尤其是在公共卫生领域、医疗机构和学校工作的社会工作者，可能被看作雇佣他们的压迫性官僚机构的延伸，或被视为获取所需服务必须被操纵的守门人。最重要的是要记住，残障人士不是"案例"，他们也不需要"管理"。他们需要讯息和支持，但"当赋权发生时帮助才有用"（Charlton，1998，P.5）。对残障人士和其他少数群体一样，当其在医院、大学、立法机构和政府机构中达到相当数量和地位时，才能实现真正的赋权。残障人群研究的增加证明了该领域的进展，残障人士也实际被纳入研究的设计、过程和分析中（Flynn，Hulbert Williams，Hulbert-Williams，& Bramwell，2016；Forbat & Mccann，2010；Krahn et al.，2015；Martean，Dallos，Stedmon，& Moss，2014；Savage，Moro，Boyden，Brown，& Kavanaugh，2015；Tuffrey-Wijne，Bernal，& Hollins，2010）。在国内外，大学和医院都努力将残障人士纳入咨询。尽管如此，还有很多工作要做。这一议题最近在 2017 年 3 月芝加哥拉什大学（Rush University）医学中心召开的"合作改变残障人士医疗照顾"的研讨会上被讨论（Ailey，Bathje，& Heller，2017）。研讨会的目标是促进残障人士、倡导者、研究人员、服务提供者和医疗保健专家共同探讨未来研究和培训议程，并就最佳实践做法和如何实施达成共识。

寻找意义

　　寻找意义是一个需要很多年完成的历程。它是每个人都普遍经历的过程，但对于残障人士来说可能更加心酸及重要。许多精神健康专业人士指出，我们需要把焦点从检查患者的身体状况或分析其临床心理状况，转移到帮助他们澄清他们的价值观，努力创造积极的意义上。Trieschmann（1999）写道：

> 我越来越不满意传统西方医学和心理学的概念模型，因为它们无法提供我们合适的观点或策略来教会我们真正找到幸福。当人们真正找到幸福时，它来自于对生命中重要事物的重新评估，通常还伴随着灵性的升华，而且常常是在没有专业人士帮助的情况下自行完成的。（P.32）

　　Victor Frankl 是发展了意义治疗模式的精神病学家，这一模型在思考寻找意义的过程中尤其有帮助。Frankl 写了大量他在集中营的经历，以及生存是如何变成依赖于为不可接受的暴行找到可接受的意义。他写道："一个人如果无法改变令其痛苦的状况，他仍然可以选择他的态度"（Frankl，1984，P.148）。Frankl 和其他人强调，人们创造意义必须基于他们自己的生活经历、宗教、文化、家庭结构、世界观和信念体系。医疗保健的专业人士能促进意义的寻找，但每个人的情况都不同。

个人叙事

　　社会工作的一项重要角色就是帮助人们形成对他们有用的意义，也就是说，意义使得残障能够被理解并且减少与之伴随的恐惧。美国社会通常重视青春、运动能力、独立、力量、财富、外貌和成就。帮助人们超越这些无处不在的价值观，珍惜他们和他们所爱之人带给我们这个世界的精神：一种他们独有的精神，超越了个人如何行走、谈话、饮食或思考的世俗议题，可能是非常有益的。本章后续的部分，将用残障人士作为第一人称叙事，以说明他们的个人意义可以有多么的不同。然而，他们似乎也反映了不断变化的观点、价值的再评估，或是"在重要事件中剔除琐事"的过程（Wright，1983，P.191）。一位父亲（Seerman，1995，P.82）从宇宙的随机性中得到了安慰：

> 我开始相信悲剧不是被设计好的，也没有用过去的罪来惩罚罪人这回事。这意

味着世界上的愤怒和悲伤是没有解决方法的。生活如同雪花的形状，是随机和无法
预知的，如果我们打算坚持下去，那么我们就必须把握机会。

关于人性的本质，另一位父亲写道：

> 黎明前的月光下，凝视摇篮里残障的孩子，泪水中饱含着无条件的爱，这份爱
> 不基于成绩单上的分数，不基于一名四分卫球星的得分，也不基于一位律师的出色
> 表现。这份爱仅为这个人而存在，为了他们的品质、他们的苦难，以及他们为生存
> 所必须发展的内在力量。（Kappes，1995，P.25）

一位有自闭症儿子的母亲写道：

> 拥有一个自闭症的孩子，就要学会去爱差异。这种爱远比我们被教导的成就和
> 成功要深刻得多……我不得不面对自己内心最深的偏见……成年后我一直生活在学
> 术的环境中，我开始被迫去思考智力不是优点，也不是美德。它与其他品质一样，
> 是大自然的礼物。（McDonnell，1993，P.324）

下面的两段叙事来自残障人士本人。一位是因为癌症手术影响面容的女性，她试图梳理
内在与外在形象之间的差别。她曾经认为"我的脸就是我自己，我就是丑陋之物……当被问
我的生活出了什么问题，这是立马可以发现的地方"（Grealy，1994，P.7）。她稍后写道：

> 多年前我用万圣节面具的时候，我体验过自由。当我还是个孩子的时候，我期
> 待我的解放来自戴上一副新的面孔，但现在我看到这一解放来自摆脱一些事，摆脱
> 我的自我形象。（Grealy，1994，P.222）。

一位脊髓受损的男士通过把焦点从消极转向积极，找到了意义。他说：

> 在我瘫痪以前，我可以做一万件事，我能够做一万件事。但现在剩下九千件
> 事，我可以一直纠结于那一千件已经无法做的事，或者关注剩下能做的九千件事。
> 然而有个笑话是，我们这辈子能做的事情也就是两、三千件事。（Corbet，1980，
> P.32）

结论

虽然本章为健康社会工作者提供了实用信息，但我们鼓励每一位与残障人士工作的人牢
记我们还有许多工作需要完成。我们需要承认并公开讨论残障人士在获得必要的医疗服务时
曾经遭遇的伤害。对社会工作者来说至关重要的是继续与残障人士共同合作，在医疗服务、
照护质量、社会变迁和政策方面推动积极的改变。

参考文献

ADA National Network. (2017). *What is the Americans with Disabilities Act (ADA)?* Retrieved from https://adata.org/learn-about-ada

Aguilera, D., & Messick, J. (1978). *Crisis intervention: Theory and methodology* (3rd ed.). Saint Louis, MO: Mosby.

Ailey, S., Bathje, M., & Heller, T. (2017, March). *Partnering to transform healthcare with people with disabilities (PATH-PWD)—Improving acute, primary and transitional health care with people with disabilities.* Retrieved from https://www.rushu.rush.edu/partnering-transform-healthcare-people-disabllities-path-pwd-improving-acute-primary-and

Albrecht, G. L. (Ed.). (2006). *Encyclopedia of disability.* doi:10.4135/9781412950510

Americans With Disabilities Act of 1990, 42 U. S. C. § 12102.

Anderson, T. (1975). An alternative frame of reference for rehabilitation: The helping process versus the medical model. *Archives of Physical Medicine and Rehabilitation, 56*(3), 101–104.

Asch, A. (2001). Disability, bioethics, and human rights. In G. L. Albrecht, K. Seelman, & M. Bury (Eds.), *Handbook of disability studies* (pp. 297–326). https://doi.org/10.4135/9781412976251.n12

Bach, J. R., & Tilton, M. C. (1994). Life satisfaction and well-being measures in ventilator assisted individuals with traumatic tetrapelgia. *Archives of Physical Medicine and Rehabilitation, 75,* 626–632. https://doi.org/10.1016/0003-9993(94)90183-X

Berube, M. (1996). *Life as we know it: A father, a family, and an exceptional child.* New York, NY: Pantheon Books.

Bettleheim, B. (1967). *The empty fortress: Infantile autism and the birth of the self.* New York, NY: The Free Press.

Bickenbach, J. (2001). Disability human rights, law, and policy. In G. L. Albrecht, K. D. Seelman, & M. Bury (Eds.), *Handbook of disability studies* (pp. 565–584). Thousand Oaks, CA: Sage. https://doi.org/10.4135/9781412976251.n25

Boss, P. (2000). *Ambiguous loss: Learning to live with unresolved grief.* Cambridge, MA: Harvard University Press.

Bowes, S., Lowes, L., Warner, J., & Gregory, J. W. (2009). Chronic sorrow in parents of children with type 1 diabetes. *Journal of Advanced Nursing, 65*(5), 992–1000. https://doi.org/10.1111/j.1365-2648.2009.04963.x

Bradbury-Jones, C., Rattray, J., Jones, M., & MacGillivray, S. (2013). Promoting the health, safety and welfare of adults with learning disabilities in acute care settings: A structured literature review. *Journal of Clinical Nursing, 22*(11–12), 1497–1509. https://doi.org/10.1111/jocn.12109

Braddock, D. L. (Ed.) (2002). *Disability at the dawn of the 21ˢᵗ century.* Washington, DC: American Association on Mental Retardation.

Brashler, R., Savage, T. A., Mukherjee, D., & Kirschner, K. L. (2007). Feeding tubes: Three perspectives. *Topics in Stroke Rehabilitation, 14*(6), 74–77. https://doi.org/10.1310/tsr1406-74

Bronfenbrenner, U. (1994). Ecological models of human development. In T. N. Postlethwaite & T. Husen (Eds.), *International encyclopedia of education* (2nd ed., Vol. 3, pp. 1643–1647). Oxford, UK: Elsevier.

Bronfenbrenner, U. (2000). Ecological systems theory. In A. E. Kazdin (Ed.), *Encyclopedia of psychology* (Vol. 3, pp. 129–133). New York, NY: Oxford University Press.

Burke, M. M., & Heller, T. (2016). Disparities in unmet service needs among adults with intellectual and other developmental disabilities. *Journal of Applied Research in Intellectual Disabilities, 30*(5), 898–910. https://doi.org/10.1111/jar.12282

Charlton, J. I. (1998). *Nothing about us without us: Disability oppression and empowerment.* Berkeley, CA: University of California Press.

Corbet, B. (1980). *Options: Spinal cord injury and the future.* Denver, CO: A. B. Hirschfeld.

Craig, A. R., Hancock, K. M., & Dickson, H. G. (1994). Spinal cord injury: A search for determinants of depression two years after the event. *British Journal of Clinical Psychology, 33*(Pt. 2), 221–230.

Dunkley, S., & Sales, R. (2014). The challenges of providing palliative care for people with intellectual disabilities: A literature review. *International Journal of Palliative Nursing, 20*(6), 279–284. https://doi.org/10.12968/ijpn.2014.20.6.279

Elliot, T. R., Kurylo, M., & Rivera, P. (2002). Positive growth following acquired physical disability. In C. R. Snyder & S. J. Lopez (Eds.), *Handbook of positive psychology* (2nd ed., pp. 687–699). New York, NY: Oxford University Press.

Flynn, S., Hulbert-Williams, N. J., Hulbert-Williams, L., & Bramwell, R. (2016). "You don't know what's wrong with you": An exploration of cancer-related experiences in people with an intellectual disability. *Psycho-Oncology, 25*(10), 1198–1205. https://doi.org/10.1002/pon.4211

Forbat, L., & McCann, L. (2010). Adults with intellectual disabilities affected by cancer: Critical challenges for the involvement agenda. *European Journal of Cancer Care, 19*(1), 91–97. https://doi.org/10.1111/j.1365-2354.2008.00979.x

Frankl, V. (1984). *Man's search for meaning: An introduction to logotherapy* (3rd ed.). New York, NY: Simon &

Schuster.

Fuhrer, M. J., Rintala, D. H., Hart, K. A., Clearman, R., & Young, M. E. (1992). Relation of life satisfaction to impairment, disability, and handicap among persons with spinal cord injury living in the community. *Archives of Physical Medicine and Rehabilitation*, 73, 552–557.

Fujiura, G. T., & Rutkowski-Kmitta, V. (2001). Counting disability. In G. L. Albrecht, K. Seelman, & M. Bury (Eds.), *Handbook of disability studies*. Thousand Oaks, CA: Sage. https://doi.org/10.4135/9781412976251.n3

Gates, B. (2011). The valued people project: Users' views on learning disability nursing. *British Journal of Nursing*, 20(1), 15–21. https://doi.org/10.12968/bjon.2011.20.1.15

Gerhart, K. A., Koziol-McLain, J., Lowenstien, S. R., & Whiteneck, G. G. (1994). Quality of life following spinal cord injury: Knowledge and attitudes of emergency care providers. *Annals of Emergency Medicine*, 23(4), 807–812. https://doi.org/10.1016/s0196-0644(94)70318-3

Glastris, P. (1997, May 5). Spoiling a proper memorial. *U.S. News & World Report*, 9.

Goffman, E. (1961). *Asylums: Essays on the social situation of mental patients and other inmates*. New York, NY: Anchor Books.

Goode, T. D., Carter-Pokras, O. D., Horner-Johnson, W., & Yee, S. (2014). Parallel tracks: Reflections on the need for collaborative health disparities research on race/ethnicity and disability. *Medical Care*, 52(10, Suppl. 3), S3–S8. https://doi.org/10.1097/mlr.0000000000000201

Gould, D. (2004). Measuring what matters: Levers for change. In C. Levine (Ed.), *Family caregivers on the job: Moving beyond ADLs and IADLs*. New York, NY: United Hospital Fund.

Grealy, L. (1994). *Autobiography of a face*. New York, NY: Houghton Mifflin.

Groce, N. E. (1985). *Everyone here spoke sign language: Hereditary deafness on Martha's Vineyard*. Cambridge, MA: Harvard University Press.

Gruenewald, D., Brodkey, M., Reitman, N. C., & Del Bene, M. (2012) Opening doors: The palliative care continuum in multiple sclerosis. *A Clinical Bulletin from the Professional Resource Center of the National Multiple Sclerosis Society*. Retrieved from https://www.nationalmssociety.org/NationalMSSociety/media/MSNationalFiles/Brochures/Clinical_Bulletin_Opening-Doors-The-Palliative-Care-Continuum-in-MS.pdf

Gunther, M. (1969). Emotional aspects. In D. Ruge (Ed.), *Spinal cord injuries* (pp. 93–108). Springfield, IL: Charles C. Thomas.

Harper, P. (2000). Personal experiences of genetic diseases: A clinical geneticist's reaction. In T. Marteau & M. Richards (Eds.), *The troubled helix: Social and psychological implications of the new human genetics* (pp. 54–59). Cambridge, UK: Cambridge University Press. https://doi.org/10.1017/cbo9780511570049

Haveman, M., Perry, J., Salvador-Carulla, L., Walsh, P. N., Kerr, M., van Schrojenstein Lantman-de Valk, H. M. J.,

et al. (2011). Ageing and health status in adults with intellectual disabilities: Results of the European POMONA II study. *Journal of Intellectual & Developmental Disability*, 36(1), 49–60. https://doi.org/10.3109/13668250.2010.549464

Havercamp, S. M., & Scott, H. M. (2015). National health surveillance of adults with disabilities, adults with intellectual and developmental disabilities, and adults with no disabilities. *Disability and Health Journal*, 8(2), 165–172. https://doi.org/10.1016/j.dhjo.2014.11.002

Hobdell, E. F., Grant, M. L., Valencia, I., Mare, J., Kothare, S. V., Legido, A., & Khurana, D. S. (2007). Chronic sorrow and coping in families of children with epilepsy. *Journal of Neuroscience Nursing*, 39(2), 76–82. https://doi.org/10.1097/01376517-200704000-00003

Hospice Foundation of America. (2013). Supporting individuals with intellectual and developmental disabilities through serious illness, grief, and loss. *New Perspectives Program* [Online course]. Retrieved from https://hospicefoundation.org/hfa/media/Files/Program%20Info%20Sheets/ProgramInfo_SSIDD.pdf

Individuals with Disabilities Act. (1990). 20 U.S.C. § 1400.

Johnson, M. (2003). *Make them go away: Clint Eastwood, Christopher Reeve & the case against disability rights*. Louisville, KY: The Avocado Press.

Kappes, N. (1995). *Matrix*. In D. J. Meyer (Ed.), *Uncommon fathers: Reflections on raising a child with a disability* (pp. 13–28). Bethesda, MD: Woodbine House.

Kim, N.-H., Hoyek, G. E., & Chau, D. (2011). Long-term care of the aging population with intellectual and developmental disabilities. *Clinics in Geriatric Medicine*, 27(2), 291–300. https://doi.org/10.1016/j.cger.2011.02.003

Kirschner, K. L. (2000, May 7). My view: Literature fumbles a tough lesson. *Chicago Tribune*. Retrieved from http://articles.chicagotribune.com/2000-05-07/features/0005070169_1_disability-andrea-bocelli-sad

Ko, Lisa. (2016, January 29). Unwanted sterilizatrion and eugenics programs in the United States [Web log post]. Retrieved from http://www.pbs.org/independentlens/blog/unwanted-sterilization-and-eugenics-programs-in-the-united-states

Krahn, G. L., & Fox, M. H. (2014). Health disparities of adults with intellectual disabilities: What do we know? What do we do? *Journal of Applied Research in Intellectual Disabilities*, 27(5), 431–446. https://doi.org/10.1111/jar.12067

Krahn, G. L., Klein Walker, D., & Correa-De-Araujo, R. (2015). Persons with disabilities as an unrecognized health disparity population. *American Journal of Public Health*, 105(Suppl. 2, No. 52), S198–S206. https://doi.org/10.2105/AJPH.2014.302182

Kübler-Ross, E. (1969). *On death and dying*. New York, NY: The Macmillan Company.

Larson, E. (1998). Reframing the meaning of disability to families: The embrace of paradox. *Social Science Medicine*, 47(7), 865–875. https://doi.org/10.1016/S0277-9536(98)00113-0

Lifton, R. J. (1986). *The Nazi doctors: Medical killing and the psychology of genocide.* New York, NY: Macmillan.

Livneh, H. (1992). A unified approach to existing models of adaptation to disability: A model of adaptation. In R. Marinelli & A. Dell Orto (Eds.), *The psychological and social impact of disability* (3rd ed., pp. 241–248). New York, NY: Springer.

Longmore, P. (1995). Medical decision making and people with disabilities: A clash of cultures. *Journal of Law, Medicine & Ethics, 23,* 82–87. https://doi.org/10.1111/j.1748-720X.1995.tb01335.x

Longmore, P. K. (2016). *Telethons: Spectacle, disability, and the business of charity.* doi:10.1093/acprof:oso/9780190262075.001.0001

Mackelprang, R. W., & Salsgiver, R. O. (2016). *Disability: A diversity model approach in human service practice* (3rd ed.). New York, NY: Oxford University Press.

Marks, B., Sisirak, M. P. H., & Hsieh, K. (2008). Health services, health promotion, and health literacy: Report from the state of the science in aging with developmental disabilities conference. *Disability and Health Journal, 1*(3), 136–142. https://doi.org/10.1016/j.dhjo.2008.04.003

Martean, M. H., Dallos, R., Stedmon, J., & Moss, D. (2014). Jo's story: The journey of one woman's experience of having cancer and a 'learning disability. *British Journal of Learning Disabilities' 42*(4), 282–291. https://doi.org/10.1111/bld.12072

McDonnell, J. T. (1993). *News from the border: A memoir.* Northfield, MN: Black Willow.

McMillen, J. C. (1999). Better for it: How people benefit from adversity. *Social Work, 44*(5), 455–468. https://doi.org/10.1093/sw/44.5.455

Moran, J. A., Rafii, M. S., Keller, S. M., Singh, B. K., & Janicki, M. P. (2013). The national task group on intellectual disabilities and dementia practices consensus recommendations for the evaluation and management of dementia in adults with intellectual disabilities. *Mayo Clinic Proceedings, 88*(8), 831–840. https://doi.org/10.1016/j.mayocp.2013.04.024

Moro, T. T., Savage, T. A., & Gehlert, S. (2017). Agency, social and healthcare supports for adults with intellectual disability at the end of life in out-of-home, noninstitutional community residences in Western nations: A literature review. *Journal of Applied Research in Intellectual Disabilities, 30*(6), 1045–1056. https://doi.org/10.1111/jar.12374

National Consensus Project for Quality Palliative Care. (2013). Clinical practice guidelines for quality palliative care (3). Retrieved from http://www.nationalcoalitionhpc.org/ncp-guidelines-2013

National Council of Disability (2012). *Rocking the cradle: Ensuring the rights of parents with disabilities and their children.* Washington, DC: National Council on Disability.

Nelson, J. E., & Hope, A. A. (2012). Integration of pallia-tive care in chronic illness management. *Respiratory Care, 57*(6), 1004–1013. https://doi.org/10.4187/respcare.01624

Olkin, R. (1999). *What psychotherapists should know about disability.* New York, NY: Guilford Press.

Olshansky, S. (1970). Chronic sorrow: A response to having a mentally defective child. In R. Nolland (Ed.), *Counseling parents of the mentally retarded: A sourcebook.* Springfield, IL: Charles C Thomas.

Pfeiffer, D. (1999). Eugenics and disability discrimination. In R. P. Marinelli & A. E. Dell Orto (Eds.), *The psychological and social impact of disability* (4th ed., pp. 12–31). New York, NY: Springer.

Quill, T. E. (2005). Terri Schiavo—A tragedy compounded. *New England Journal of Medicine, 352,* 1630–1633. https://doi.org/10.1056/NEJMp058062

Reilly, K. (2017, June 23). Disability advocates forcibly removed from Senate protest say it was worth it: 'We have the right to live'. *Time* Retrieved from http://time.com/4831386/disability-advocate-protest-gop-health-care-bill

Robinson, L. M., Dauenhauer, J., Bishop, K. M., & Baxter, J. (2012). Growing health disparities for persons who are aging with intellectual and developmental disabilities: The social work linchpin. *Journal of Gerontological Social Work, 55*(2), 175–190. https://doi.org/10.1080/01634372.2011.644030

Ryan, K. R., & McQuillan, R. (2005). Palliative care for disadvantaged groups: People with intellectual disabilities. *Progress in Palliative Care, 13*(2), 70–74. https://doi.org/10.1179/096992605X42431

Savage, T. A., Moro, T. T., Boyden, J. Y., Brown, A. A., & Kavanaugh, K. L. (2015). Implementation challenges in end-of-life research with adults with intellectual and developmental disabilities. *Applied Nursing Research, 28*(2), 202–205. https://doi.org/10.1016/j.apnr.2014.10.002

Seerman, D. (1995). The loneliness of the long-distance daddy. In D. J. Meyer (Ed.), *Uncommon fathers: Reflections on raising a child with a disability* (pp. 79–90). Bethesda, MD: Woodbine House.

Shakespeare, T. (2006). *Disability rights and wrongs.* doi:10.4324/9780203640098

Shapiro, J. (1994). *No pity: People with disabilities forging a new civil rights movement.* New York, NY: Three Rivers.

Shepherd, L. (2009). *If that ever happens to me: Making life and death decisions after Terri Schiavo.* doi:10.5149/9780807888643_shepherd

Shontz, F. (1970). Physical disability and personality: Theory and recent research. *Rehabilitation Psychology, 17,* 51–69.

Smeltzer, S. C., Blunt, E., Marozsan, H., & Wetzel-Effinger, L. (2014). Inclusion of disability-related content in nurse practitioner curricula. *Journal of the American Association of Nurse Practitioners, 27*(4), 213–221. https://doi.org/10.1002/2327-6924.12140

Social Security Administration. (2017). Disability evaluation under social security – Part I: General information. Retrieved from https://www.ssa.gov/disability/professionals/bluebook/general-info.htm

Sprangers, M. A. G., & Aaronson, N. K. (1992). The role of health care providers and significant others in evaluating the quality of life of patients with chronic disease: A review. *Journal of Clinical Epidemiology*, *45*(7), 743–760.

Stein, G. L. (2008). Providing palliative care to people with intellectual disabilities: Services, staff knowledge, and challenges. *Journal of Palliative Medicine*, *11*(9), 1241–1248. https://doi.org/10.1089/jpm.2008.0130

Switzer, J. V. (2003). *Disabled rights: American disability policy and the fight for equality*. Washington DC: Georgetown University Press.

Thomson, R. G. (Ed.) (1996). *Freakery: Cultural spectacles of the extraordinary body*. New York, NY: New York University Press.

Trattner, W. (1974). *From poor law to welfare state: A history of social welfare in America*. New York, NY: Free Press.

Travis, G. (1976). *Chronic illness in children: Its impact on child and family*. Stanford, CA: Stanford University Press.

Trent, J. (2000). Disability, subculture (culture) of. In *The encyclopedia of criminology and deviant behavior: Self destructive behavior and devalued identity* (Vol. 4, pp. 213–216). London, UK: Taylor & Francis.

Trieschmann, R. B. (1999). The energy model: A new approach to rehabilitation. In R. P. Marinelli & A. E. Dell Orto (Eds.), *The psychological and social impact of disability* (4th ed., pp. 32–42). New York, NY: Springer.

Tuffrey-Wijne, I., Bernal, J., & Hollins, S. (2010). Disclosure and understanding of cancer diagnosis and prognosis for people with intellectual disabilities: Findings from an ethnographic study. *European Journal of Oncology Nursing*, *14*(3), 224–230. https://doi.org/10.1016/j.ejon.2010.01.021

Tuffrey-Wijne, I., & McEnhill, L. (2008). Communication difficulties and intellectual disability in end-of-life care. *International Journal of Palliative Nursing*, *14*(4), 189–194. https://doi.org/10.12968/ijpn.2008.

14.4.29133

Turner, B. (2001). Disability and the sociology of the body. In G. Albrecht, K. Seelman, & M. Bury (Eds.), *Handbook of disability studies* (pp. 252–266). Thousand Oaks, CA: Sage.

Ummel, D. (2016). Dream or nightmare? The impact of American eugenics, past and present. *CrossCurrents*, *66*(3), 389–398. https://doi.org/10.1111/cros.12205

Ward, R. L., Nichols, A. D., & Freedman, R. I. (2010). Uncovering health care inequalities among adults with intellectual and developmental disabilities. *Health & Social Work*, *35*(4), 280–290. https://doi.org/10.1093/hsw/35.4.280

Webber, R., Bowers, B., & Bigby, C. (2010). Hospital experiences of older people with intellectual disability: Responses of group home staff and family members. *Journal of Intellectual & Developmental Disability*, *35*(3), 155–164. https://doi.org/10.3109/13668250.2010.491071

Werner-Lin, A., & Moro, T. (2004). Unacknowledged and stigmatized losses. In F. Walsh & M. McGoldrick (Eds.), *Living beyond loss: Death in the family* (2nd ed., pp. 247–271). New York, NY: W. W. Norton.

Worden, J. W. (2009). *Grief counseling and grief therapy: A handbook for the mental health practitioner* (4th ed.). New York, NY: Springer.

World Health Organization. (2015). *WHO global disability action plan 2014–2021*. Retrieved from http://www.who.int/disabilities/actionplan/en

World Health Organization. (2016). *Disability and health* [Fact sheet]. Retrieved from http://www.who.int/mediacentre/factsheets/fs352/en

World Health Organization. (2017). *Health Topics: Disabilities*. Retrieved from http://www.who.int/topics/disabilities/en

Wright, B. A. (1983). *Physical disability—A psychosocial approach* (2nd ed.). New York, NY: Harper & Row.

Zola, I. K. (1982). *Missing pieces: A chronicle of living with a disability*. Philadelphia, PA: Temple University Press.

Zubal-Ruggieri, R. (2016). Academic programs in disability studies. Retrieved from http://disabilitystudies.syr.edu/programs-list

第11章

健康领域的循证实践转化

LAWRENCE A. PALINKAS 和 SAPNA J. MENDON

健康领域中的社会工作实践越来越多地表现为循证实践的项目、政策、治疗和干预，旨在筛查、预防和治疗初级保健和特殊护理机构中的急慢性病。这些被视为以证据为本的实践活动将严格的科学评估程序的效率和效果与临床经验和患者的偏好相结合。尽管如此，虽然这些做法相关的正面结果一再被证明，但它们很少被用于医疗保健系统；即使使用时，最初设计和评估的程序也很少被严格地贯彻使用。

在这一章中，我们研究了在医疗保健环境中将研究转化为实践的一些挑战，特别聚焦于评估循证实践（EBP）的有效性——建立证据基础的一个组成部分，以及实施有循证基础且证明其有效性的项目、实践、政策和干预。

什么是循证实践?

循证实践（EBP）一词经常被用来形容各种包括干预、项目、政策和治疗等得到了经验证据支持的产物。它还被用来指在一般和循证的干预、政策和项目中，特别是在特定的组织或社会文化背景下应用研究证据的过程（Soydan & Palinkas，2014）。这种循证实践作为一个过程的概念可以追溯到20世纪90年代循证医学运动的发展。Sackett等定义，"循证医学是严谨、明确和明智地使用当前最佳的证据来决策个体患者的医疗照护"（1996，P.71）。循证医学的实践意味着将个人的临床专业知识与系统研究中现有的最佳外部临床证据结合起来。后来，患者偏好被列为循证实践的3个主要证据来源之一（Haynes，Devereaux，& Guyatt，2002）。

根据循证医学的定义，支持循证实践的证据有许多形式。通常，这一证据按严谨性和有效性的科学标准进行排列和分级（例如，Atkins et al.，2004）。根据美国预防服务工作组（U.S. Preventive Services Task Force）（Atkins，Best & Shapiro，2001），最高级别的证据形式来自随机对照试验（RCT），其次是非随机对照研究、病例对照和队列研究、非对照时间序列和专家意见。另一种分级源于Shadish、Cook和Campbell（2002）的排序，将系统回顾和元分析置于层次结构的顶端，其次是随机对照试验、队列研究、横断面调查、案例报告、专家意见和轶事。

健康社会工作者长期以来一直从事循证实践在医疗保健环境中的应用。研究人员特别关注美国一些最普遍的疾病，如肥胖症、糖尿病、艾滋病、癌症和高血压。案例包括使用问题解决疗法（PST）、多系统疗法（MST）和动机访谈（MI）治疗2型糖尿病（Ell et al.，2008；

Ellis et al.，2004；West，Di Lillo，Bursae，Gore & Greene，2007）。然而，通过实践效能的论证建立证据基础只是将研究转化为实践的第一步。如图 11.1 所示，这个步骤伴随着其他几个步骤。有效的实践必须在现实环境中引入和评估以证明其有效性。往往是在实际转化这一阶段，才发现实践执行时的障碍和促进因素。通过应用各种离散的、多方面的或混合的策略来克服这些障碍往往是转化过程中的下一个阶段。最后阶段的特点是努力在常规应用中维持这种做法。

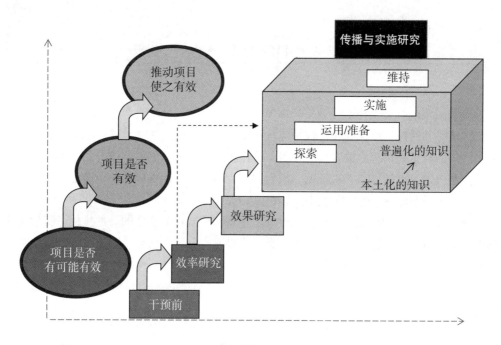

图 11.1 将研究转化为实践的步骤
Adapted from Brown et al．（2017）.

遗憾的是，许多被发现在现实世界中有效的循证实践没有被提供服务的个人或照护系统常规使用（Guerrero，Padwa，Fenwick，Harris，& Aarons，2016；Naleppa & Cagle，2010）。循证实践不被用于医疗保健领域有几个原因：2001 年，美国医学研究所（Institute of Medicine）发表了一份题为《跨越质量鸿沟》（*Crossing the Quality Chasm*）的报告，报告重点是缩小我们所知的良好医疗保健服务与人们实际接受的医疗保健服务之间质量的差距。正如撰写报告的美国医疗保健质量委员会（Committee on Quality of Health Care in America）所描述的："发现更有效的治疗形式与将其纳入常规的患者照护之间的差距不必要地长达 15 ～ 20 年左右"（Balas & Boren，2000）。即使如此，临床实践对证据的坚持是"高度不平衡的"（IOM，2001，P.145）。

Green、Ottoson、Garcia 和 Hiatt（2009）指出，从确定研究的优先程度到开展基于该研究的常规实践之间存在 17 年的差距。在这 17 年间，大量的精力投入到了经费审查、发表优先顺序和同行评议，对文献进行系统回顾，和制定循证实践指南。即使如此，据估计，只有 14% 的研究成果最终使患者在照护中获益（Balas & Boren，2000）。

在任何照护系统中，采用、实施和维持创新和循证实践往往面临许多障碍和挑战。也许循证实践最常被提及的障碍是专业人士学习此类实践的时间和资源有限。掌握这类实践的专门知识往往需要花时间在培训上。不可避免的是，这意味着与服务对象见面和为机构创造收入的时间减少，除非专业人士愿意承担个人成本，用私人时间参加培训（Palinkas et al.，2017）。即使如此，如果培训不能够伴随具有某一实践专长者的持续督导或专业人士不能参加一个或多个强化课程，其往往是不充分的。从业者往往认为自己没有为实施一个新的计划或实践做好充分的准备（Bina，Barak，Posmontier，Glasser，& Cinamon，2017）。

第二个障碍是缺乏运用这类实践的时间和资源。例如 Bina 等（2017）指出在初级保健场域中实施人际治疗干预产后抑郁的机构的问题，包括转诊困难、认为健康维护组织（HMOs）作为保健机构不适合提供精神治疗，以及时间限制。精神健康问题的循证治疗，如抑郁或焦虑，需要 12 次，如果保险只支付 4 周，或者临床治疗师在治疗时间内遇到服务对象其他意外问题时，可能是难以实现的（Palinkas et al.，2008；Weisz et al.，2012）。

缺乏创新和关于循证实践的信息是成功实施的另一个障碍。临床治疗师经常通过各种渠道努力了解新的治疗和干预信息。可惜的是，传播这些治疗和干预详细信息的主要模式是经同行评审的研究期刊。然而，临床治疗师很少获得研究期刊，即使他们可以获得期刊也很少使用（Lavis、Robertson、Woodside、McLeod 和 Abelson，2003）。

成功实施的另一个障碍是缺乏使用循证实践的反馈和激励。即使决定采用创新或循证实践作为照护标准，机构也很少向临床治疗师提供奖励来促使他们进行培训或严格地使用循证实践（Armstrong，Herbert & Brewster，2016；Palinkas et al.，2017）。治疗师如何使用特定的实践很少作为临床督导或绩效评估的指标（Glasgow，Lichtenstein，& Marcus，2003）。

设计具有效率和效果的研究试验，其背后的逻辑和假设是成功实施的另一个重要障碍。为了确保研究的严谨性和内部效度，干预在人为控制的条件下进行测试，这些条件不能反映现实世界的实践（Brown et al.，2017；Glasgow et al.，2003）。研究参与者受到纳入和排除标准的约束，一方面最大限度地扩大效应量，另一方面排除可能构成对与干预本身无关的结果的替代解释的混杂影响。循证实践操作指南通常是为单一或同质的疾病集群制定的，包含预设的节次内容，这也限制了其灵活性（Weisz & Gray，2008；Westen，Novotny & Thompson-Brenner，2004）。对于解决身体和行为健康问题的许多心理社会干预来说，情境、适应性，以及外部效度与实验控制、执行信度，以及内部效度同样重要（Green et al.，2009）。

严格的纳入和排除标准也有缺点，即从服务对象那里获得的证据基础，与从业者在现实世界中看到的服务对象类型几乎不同。例如，服务对象很少出现只有一个特定的心理或行为健康问题，可以仅用单一循证实践有效地解决（Chorpita，Daleiden & Weisz，2005）。服务对象经常出现许多问题，而且并不总是已经准备接受治疗，从而使运用特定的操作指南来指导治疗变得复杂。实践必须调整以满足服务对象的需要，这些服务对象的年龄、性别或种族／族裔不同于提供证据支持干预效果的研究对象。这些调整对于确保干预在年龄、性别或文化上的适当性是非常必要的。

实施的另一个障碍是对专业人士对治疗过程中缺乏控制和治疗中断的担忧。治疗师通常被认为反对循证实践，因为循证实践倾向于过分强调实证主义的治疗作为一门科学的观点，而忽视了人文的、建构主义的治疗作为一门艺术的观点（Palinkas et al.，2008，2013）。比起促成专业人士和服务对象之间的治疗联盟，循证实践反而被视为这种联盟的障碍。与缺乏控制有关的还有循证实践其本身缺乏灵活性。在对人际疗法（IPT）干预产后抑郁的研究中，

Bina 等（2017）发现，与社会工作者更熟悉的方法相比，人际疗法干预的灵活性明显不足，特别是考虑到人际疗法操作指南中所列的节次数量和治疗主题时。

最后，支持循证实践的基础设施和系统组织往往不足。这可能包括缺乏用于循证实践培训或项目管理的经费，缺乏合格的工作人员，缺乏需要实施特定循证实践的项目，缺乏实施循证实践的领导支持，获得有关循证实践的信息的机会有限，以及循证实践与实施它的组织不协调等（Aarons，Hurlburt & Horwitz，2011；Damschroder et al.，2009；Fixsen，Naoom，Blase，Friedman & Wallace，2005；Greenhalgh，Macfarlane，Bate & Kyriakidou，2004）。

干预科学

为了证明循证实践的有效性，并在日常医疗保健场域中得以实施，需要遵循干预科学和实施科学的原则和实践。"干预研究是对有目的的改变策略的系统研究，设计和发展干预均具备这一特点"（Fraser & Galinsky，2010，P.459）。对于有效性的转化阶段，通常使用传统的随机对照试验（RCT）设计来评估有效性。

在健康社会工作有效性试验中有许多随机对照试验设计的实例。例如，Appel 等（2003）开发了一种称为 DASH 的行为干预用以处理高血压的症状。经由计算机化的教育项目，DASH 使用动机式访谈（MI）来改变有问题的饮食习惯和生活方式行为。干预后，治疗组的参与者体重和钠摄入量明显减少。与此相似的，一个旨在解决初级保健场域中与健康相关的决策的项目（Bosworth et al.，2008）聚焦于提升对高血压和药物、饮食方案、运动以及减少烟酒使用的知识。经过 2 个月一次的 MI 会谈，2 年后，治疗组的服务对象在遵从饮食和运动方案上有明显提升。两项大规模随机对照研究的结果显示服务对象的血压有显著下降。

MI 还被广泛应用于医疗保健领域的干预研究中，以应对肥胖症和糖尿病的管理。在 200 多名患有 2 型糖尿病的妇女的样本中，通过开展小规模的小组工作，来解决体重下降和糖化血红蛋白（A1c）水平的问题（West et al.，2008）。在 1 年的时间里提供 5 次 MI，重点是认清矛盾心理和引起服务对象主动的回应，强调个人选择和做出改变的信心。虽然这两种情况下的参与者都有减重，但接受 MI 的参与者体重下降的更明显并保持了 1 年（直到 MI 停止），并且与同龄人相比其 A1c 水平显著降低。治疗依从性（例如出勤率和自我监测技术的质量），被认为似乎是造成组间差异的 MI 的机制。虽然样本量较小，但其他随机对照试验在不同条件下也显示了类似的发现。Channon 等（2007）运用 MI 的特点，如提高认识、替代行为、解决问题、做出个人选择、设定目标和避免对抗，帮助青少年管理其糖尿病照护的各个层面。接受 MI 的患者在干预 1 年后 A1c 水平显著下降，并且有能力维持在较低水平。此外，参与者还表现出生活质量的改善、较低的焦虑程度和更积极的状态。

医疗保健不断展示其他环境中发展的干预的成功调整版本。被广泛研究的多系统疗法（MST），这一最初为青少年犯罪服务对象设计的干预，在过去的 30 年里，经调整已被用来解决一系列问题和情境，如精神障碍、儿童福利系统中的预防工作、孤独症和性行为问题等。Ellis 等（2004）对 MST 进行了调整，以改善糖尿病控制不佳青少年的症状管理。虽然不同对照组的血糖水平没有显著差异，但当医疗保健服务提供者在平均 6 个月内每周至少与青少年和家属见面两三次时，其血糖监测的频率有显著提升。值得注意的是，在应对家庭、同辈群体，以及社区中症状管理所带来的挑战时，接受 MST 干预的青少年的住院率显著减少（而对照组的青少年的住院率却有增加）。

问题解决治疗（PST）是另一个运用循证实践方法的案例：经过成功地调整，它已经被运用于初级保健中治疗有抑郁的癌症及 2 型糖尿病等多种情境。Ell 等（2008）在"缓解癌症患者抑郁"（ADAPt-C）协作照护管理中，对重度和轻度的抑郁症状缓解的有效性进行了评估。参与研究的患者包括 472 名低收入者，以拉丁裔女性癌症患者为主，年龄在 18 岁或以上，患有重性抑郁、恶劣心境或两者兼而有之的患者。她们被随机分配到干预组或强化日常护理（EUC）组。干预组患者可获得长达 12 个月的，由一位抑郁症临床专家（经由一位精神病学家督导）提供教育、结构化心理治疗和维持 / 复发预防的支持，精神病学家则为想要或评估需要药物的患者提供抗抑郁药物。在 12 个月内，患者健康问卷 -9（PHQ-9）抑郁量表评估显示，63% 的干预组患者抑郁症状从基线下降 50% 或更高，而 EUC 组患者的比例为 50%。72.2% 的干预患者的 PHQ-9 评分下降了 5 分，而在 EUC 组患者中这一比例为 59.7%。干预组患者的抑郁治疗率更高，且社会 / 家庭、情感、功能和身体健康等生活质量显著向好。在一项跟进研究中，Ell 等（2011）发现，干预组 46% 的患者和对照组 32% 的患者在 24 个月内抑郁评分比基线下降 50% 或更高，干预组患者的社会和功能状况也得到显著改善。

Hay 等的另一系列研究发现，社会文化适应的协作性抑郁照护提高了以低收入为主的拉丁裔糖尿病患者的功能和生活质量，并且具有很高的成本效益（Hay，Katon，Ell，Lee & Guterman，2012）。这是一项随机对照试验，在 2005 年 8 月至 2007 年 7 月间，从两个公共安全网诊所招募了 387 名具有临床意义上显著抑郁的糖尿病患者（96.5% 为拉丁裔），并在 18 个月后参与了随访。干预包括问题解决疗法和（或）基于阶梯治疗算法的抗抑郁药；一线治疗选择；持续 12 个月以上的电话治疗反馈、依从，以及复发预防随访；加上系统指引辅助。强化日常护理包括标准临床护理加上患者收到抑郁教育小册子和社区资源清单。干预组患者的抑郁症状明显改善。混合效应线性回归模型显示，18 个月内，在糖尿病症状、焦虑、医疗结果健康调查问卷短版（SF-12）中情绪、躯体和疼痛的相关功能、席汉残障评分（Sheehan disability）、经济状况，以及因残疾和 SF-12 躯体功能引起的社会压力源数量等方面，研究组别与时间的交互作用显著。

另一方面，Ell 等的一项在洛杉矶县卫生服务部 [Los Angeles County Department of Health Services（LAC-DHS）] 社区诊所进行的为期 12 个月的随机试验（2017），评估了糖尿病和（或）心脏病患者的抑郁和自我照护管理。调查人员比较了 LAC-DHS 诊所的常规照护（UC）和援助之手项目 [A-Helping -Hand（AHH）] 的干预。其中由研究项目雇用和督导的双语宣传员，提供了每周一次共 6 节的心理教育课程，课后设置了跟进的推进课程。该研究招募了 348 名抑郁患者（PHQ-9 评分 > 10），并在基线访谈后将他们随机分到 AHH 组或 UC 组，评估精神健康、接受的治疗、共病情况、自我照护管理和环境压力源。治疗意向分析发现，研究组在 6 个月和 12 个月时差异不是很显著。

一些作者（Brown et al.，2017；Landsverk et al.，2012；Palinkas & Soydan，2012）确定了可以排除在有效性和实施方案中使用随机对照试验设计的情况，包括向一个群体提供服务，而拒绝向另一群体服务对象提供相同服务的道德操守，开展此类研究所涉及的费用和后勤，以及参与者或组织不愿意接受随机分组。当外部效度非常重要、干预采取多种形式和质量水平、种群的多样性需要多种适应，或干预是需要适应的复杂多水平方法的一部分时，可能需要非随机设计。"在许多临床和社区环境中，特别是在缺少服务和资源不足的研究中，随机化可能是不可行或不能接受的"（Glasgow，Magid，Beck，Ritzwoller & Estabrooks，2005，P.554）。

Landsverk 等（2011，P.60）建议使用"模仿消费者和提供者在社区服务环境中选择的要素，以实施循证实践"的设计，他们以一套随机设计比传统的随机对照试验复杂得多，但对外部效度问题更为敏感的设计为例。其中包括一项随机鼓励试验，将消费者随机化作为目标治疗的鼓励策略，并在自然的临床实践环境下促进他们的偏好和选择（West et al.，2003）。序贯多任务随机临床试验设计进行实验性地检查策略选择，适应患者和医疗保健服务提供者对治疗的偏好，同时使用自适应随机化策略，并允许多个比较选项（TenHave，Coyne，Salzer，& Katz，2003）；随机分数阶乘设计更高效地筛选和测试多个治疗组件，成本更低（Collins，Murphy，Nair & Strecher，2005）。在有效性试验中越来越多使用的其他设计包括阶梯设计，其中每个单位被分配开始新条件的时间点是随机决定的，但在研究结束时，所有单位都收到了该条件，条件的影响与标准的比较需要考虑到每个时间点的单位比较和单位内不同时间点的比较（Brown & Lilford，2006）；中断的时间序列或交叉设计，其中以非随机方式安排条件变化的时间，并重复测量，因此产出或结果的变化可归因于条件的变化（Brown et al.，2017）；以及多个基线跨情境设置和回归 - 不连续性设计，其中单位被分配给基于协变量值的条件，例如所有风险状态高于分界值的单位被分配一个条件，而低于它的单位被分配另一个条件（Thistlethwaite & Campbell，1960）。

虽然这些替代设计被认为是实验性的，但越来越多准实验设计，称为实用性对照试验（PCT）或简单实用性试验正被使用。一项实用性对照试验比较日常临床条件下的治疗，其目的是通过使用灵活的操作指南和本地化定制来测试两种或两种以上实际的治疗，以改进实践并为临床和政策决策提供信息。由于资格标准往往不那么严格，研究参与者比随机控制对照试验的参与者更具代表性。实用性对照试验的设计也是为了便于在日常实践条件下在临床环境中收集数据（Glasgow et al.，2005）。实用性对照试验的主要特点包括存在利益相关方提出的和对利益相关方重要的问题，多重、不同的环境，多元的人口，现实世界可用的比较条件，以及对于决策者和政策制定者来说重要的多种结果。实用性对照试验的好处是通过围绕应用于实践的设计来执行可操作性的研究，强调成功的实施，以病人为中心，研究问题和目标与以病人为中心的研究和护理紧密结合，并允许透明的结果报告，这些结果侧重于与决策和采取行动相关的问题和数据结果（Glasgow et al.，2005；Tunis、Stryer & Clancy，2003）。

Wu 等使用了实用性对照试验设计（2014）与洛杉矶县卫生服务部合作，在 8 个县级诊所开展了一项研究，以加快在安全网诊所采用协作性抑郁症照护。实用性对照试验招募了 1 406 名低收入且主要是拉丁裔 / 拉丁美洲裔的糖尿病患者，以测试抑郁症照护管理的转化模式。这项三组研究将通常的照护模式与协作照护团队支持模式和技术协助的抑郁症照护模式进行了比较，根据患者的条件和偏好，提供自动的电话抑郁症筛查和监测。

实施科学

实施研究是"促进系统地将研究结果和其他循证做法纳入常规实践，从而提高健康服务的质量和有效性的科学研究方法"（Eccles & Mittman，2006，P.1）。实施科学的一个标志是运用理论、模式和框架来描述和解释循证实践的实施过程和结果。许多这些框架是由一套与成功实施相关的特征而组成的，这些特征有助于确定执行工作的潜在障碍和促进因素，并有助于选择旨在克服障碍和促进或加强促进因素的策略。例如，实施研究的综合框架（CFIR；Damschroder et al.，2009）提供了一个总体的类型范式，包括 5 个主要领域干预、实施的内外环境、参与实施的个人以及实施完成的过程。Ramsey、Lord、Torrey、Marsch 和 Lardiere（2016）使用 CFIR 确定了与技术特点（例如成本和隐私）、潜在终端用户（例如技术知识和对技术的态度）、组织结构和氛围（例如预算和基础设施），以及组织外部因素（例如宽带接入和报销政策）有关的行为健康照护的技术实施障碍。与预算较高、服务对象较多的机构相比，年度预算较低和服务对象基础较小的机构反馈的障碍较多。个体的障碍分别与预算、服务对象群体规模和地理位置有关。

实施理论、模式和框架的第二个描述性特征是实施过程是阶段性发生的。例如，由Aarons、Hurlburt 和 Horwitz（2011）开发的探索、准备、实施与持续（EPIS）框架描述实施发生在这四个阶段。基于作者在儿童福利和儿童心理健康方面实施循证实践的经验和专业知识，EPIS 框架还包括一系列被认为与成功实施相关的因素。许多因素类似于其他框架和模式，特别是内部和外部情境。将这两种环境联系起来的是创新与系统（外部环境）和创新与组织（内部环境）之间的契合、创新的特点、协作组织之间的相互联系以及创新开发者。虽然这些阶段以线性的方式进展，但作者认为，在特定阶段的经验可能需要回到早期阶段。然而，根据所涉及的阶段，内部和外部环境的每一特征的重要性或分量可能有所不同。该框架还强调持续是这一进程的最终阶段。Rosen 等（2016）运用 EPIS 框架来检验在退伍军人健康管理局中对创伤后应激障碍循证实践的实施产生的影响或持续的影响。

虽然实施框架和模式在很大程度上是描述性的，但实施科学也运用理论试图解释过程和结果。也许最广泛使用的理论是 Everett Rogers 开发的创新扩散理论。Rogers 对扩散给出了一个广泛的定义，即随着时间的推移，通过不同的渠道向特定社会系统的个人传播某项创新。成功的创新适应的形成可以通过一个"S"型曲线模式来说明，该模式具有创新扩散的正态分布，在扩散过程开始时有少量"早期使用者"（约 13.5%），其次是迅速（34%）或缓慢（34%）使用创新的个体。曲线的尾端是一群逐渐运用创新的"落后者"（约 16%）（Rogers，2003）。

经典扩散模式包括使用者或使用创新的个体，其创新程度来自对使用过程的影响。在扩散发生的社会系统所包含的因素中，包括当地舆论建设者的存在和参与、领导人对鼓励和支持使用创新的准备，以及使用者对推动创新使用的看法。个人使用创新过程的必要阶段包括对创新的意识、了解创新的价值和优点、使用创新的动机和决定、实施创新，最后确保创新使用的可持续性。一个目标导向的扩散系统包括训练有素的变革推动者，与社会系统内部的意见领袖接触和合作（Rogers，2003）。此外，该理论指出了影响创新使用的节奏和速度的 5个因素：①相对优势，个人需要了解一个创新相比目前的行动方式，是否有任何优势和改善；②兼容性，创新与使用者现有需求、价值观和经验的背景之间的一致性；③复杂性，该项创新被认为难以理解和使用的程度；④可试用性，在有限和暂时的基础上，而不是在全面的基础上尝试创新的机会；⑤可观察性，一项创新对他人可视化的程度（Rogers，2003，P.15—16）。

Leathers、Spielfogel、Blakey、Christian 和 Atkins（2016）进行了一项感念验证研究，聚焦于 Rogers 的创新扩散理论提出的变量交互作用对服务提供者（*N*=57）在儿童福利机构中使用行为干预的影响。实验设计比较了服务提供者随机被分配到常规培训和常规培训后辅以变量交互的两组的使用情况。结果表明，强化条件增加了干预的使用，支持了变量对新实践使用的积极影响。

执行策略

实施科学的第二个标志是制定和应用促进实施循证实践的策略。实施策略是用于加强临床方案、政策或实践的运用、实施和持续的方法或技术（Proctor，Powell & McMillen，2013）。它们的重点包括系统环境、组织、团体、督导或个体服务提供者和（或）消费者。

策略有 3 种：离散策略、多方面策略和混合策略。Powell 等（2012）列出 71 项离散策略，分为 6 类：①计划策略可帮助利益相关方收集数据、选择策略、建立认同感、启动领导力和发展成功实施所需的关系；②教育策略可用于向一系列利益相关方通报创新和（或）实施工作；③可利用财务策略激励使用临床创新，并为培训和持续支持提供资源；④调整策略可以通过改变人员配置、专业角色、物理结构、设备和数据系统来促进实施；⑤可以采取质量管理策略，建立数据系统和支持网络，以不断评估和提高照护质量，并确保严谨地执行临床创新；⑥政策背景策略可以通过认证机构、许可证颁发委员会和法律制度鼓励推广临床创新。Guerrero、Padwa、Fenwick、Harris 和 Aarons（2016）对成瘾治疗方案负责人报告的用于实施新做法的离散策略的研究发现，排名最靠前的策略包括在实施过程中招募和选择愿意改变的工作人员，提供支持和要求对实施过程进行反馈，并提供真人和实践的培训。大多数策略对应于紧急实施的领导方法，也运用了变革型和交易型领导风格的原则。

多面向策略反映了两个或多个离散实施策略的组合。多面向策略执行的最常见形式是培训和技术支持。为了研究这些策略的差异，Kelly 等（2000）将 3 类培训工具与实施研究为本的 HIV 预防模式的社区组织进行比较。74 个艾滋病服务组织被随机分为 3 组：第一组只收到了技术支持手册；第二组收到了该手册，并举办了为期两天的培训讲习班；第三组收到了该手册，参加了为期两天的培训讲习班，并有机会参加了 6 次与主要研究人员的每月咨询电话会议，以寻求实施方面的持续技术支持。值得注意的是，与其他两组相比，接受包含全部 3 个培训组成部分（手册、讲习班和持续性的技术支持）的艾滋病服务组织以相当高的比例向服务对象提供了基于研究的 HIV 预防方案。例如，在 6 个月后的随访中，接受完整培训的艾滋病服务组织为同性恋男性提供干预的时间近 55%，而仅接受手册或手册加讲习班的群体提供干预的时间大约为 23%。在 12 个月的后续跟进中，获得完整培训并不断提供技术援助的艾滋病服务组织有 60% 的时间提供研究为本的模式，而仅提供手册和手册加讲习班的服务组织则分别为 35% 和 36%。

混合策略类似于多面向策略，涉及使用两个或多个离散策略。然而，如前所述，这类策略与多面向策略的不同在于两个或多个离散策略被包装为操作指引式的或品牌化的实施策略。在医疗保健中使用混合策略的一个案例是协作学习 [learning collaborative（LC）]，它是医疗保健质量改进协作 [quality improvement collaborative（QIC）] 的一种形式（Nadeem，Olin，Hill，Hoagwood & Horwitz，2013），这一策略已被广泛用于促进循证实践的传播和实施，并提高照护质量。对协作学习应用的最著名例子之一是医疗保健改进研究所的突破性系列合作（Institute for Healthcare Improvement，2003）。这些协作者的质量改进 [quality improvement（QI）] 过程植根于工业过程改进策略，如使用持续性的数据收集和分析来找出服务提供中的问题，并促进持续学习和改进（Deming，1986；Juran，1964）。在一个典型的协作学习中，各个站点将员工组织成多学科团队，参与一系列由协作学习部门的内容和质量改进专家带领的面对面、电话、远程学习和独立的活动（Nadeem，Weiss，Olin，Hoagwood & Horwitz，

2016)。

　　Bunger 和 Lengnick-Hall（2016）探讨了儿童心理健康组织团队内部沟通模式，在为期 1 年的实施创伤焦点认知行为疗法学习协作期间的变化，结果表明，团队沟通模式变化最小，但根据规模有所不同。作者得出的结论是协作学习可能更有助于加强大型团队之间的沟通；因此，管理者可以考虑选择和安排更大的员工团队参与协作学习。

实施过程和结果的测量

　　实施科学的第三个标志是评估实施工作的过程和结果。Proctor 等（2011）提出了一套实施成果（可接受性、实用性、合适程度、成本、可行性、保真度、渗透性和可持续性），来概念化和评估成功的实施。与服务和服务对象的结果不同，实施结果具有 3 个重要功能。"第一，它们是执行成功的指标；第二，它们是实施过程的近端指标；第三，它们是治疗效果和照护质量研究中与服务系统或临床结果相关的关键中间结果"（Rosen 和 Proctor，1981）（Proctor et al.，2011，P.65）。

　　有数项研究旨在尝试发展出对实施过程和结果的评估指标（Chamberlain、Brown & Saldana，2011；Palinkas et al.，2016；Weiner et al.，2017）。其中最著名的成果之一是实施完成阶段（SIC）量表。SIC 量表是实施过程和阶段性成果的一项八阶段评估工具，并且每个阶段都有相应的次级活动（Chamberlain et al.，2011）。这些阶段跨度从与开发人员接触到实施者和组织能力的发展。SIC 量表涵盖 3 个实施阶段：实施前阶段（1 ～ 3 阶段）、实施阶段（4 ～ 7 阶段）和持续阶段（8 阶段）。实施进度是根据已完成的最远阶段（如阶段得分）和计算出的阶段内已完成活动的百分比（如比例得分）来评估的。一项早期研究（Saldana，Chamberlain，Wang & Brown，2012）发现，SIC 评分预测了试图采用俄勒冈州寄养治疗站点的实施行为的变化，该治疗是一种循证实践，用于对 12 ～ 18 岁有严重情绪和行为障碍和（或）严重犯罪的孩子的寄养治疗（Chamberlain，Leve & DeGarmo，2007）。聚合分层数据聚类分析，也准确地识别了站点（如表面效度）（Wang，Saldana，Brown & Chamberlain，2010）。近年来，人们致力于制定类似的措施以评估预防方案和举措的持续性（Luke，Calhoun，Robichaux，Elliott & Moreland Russell，2014；Palinkas et al.，2016）。

　　由 Glasgow、Vbgt 和 Boles（1999）开发的 RE-AIM 模式通常用于监测在现实生活场景中干预效果、传播和实施的成功。RE-AIM 的缩写代表可实现（Reach）、功效 / 效能（Efficacy/Effectiveness）、实用（Adoption）、实施（Implementation）和维护（Maintenance）。最初，RE-AIM 是根据医疗保健服务提供服务的组织所观察到的需求开发的，但它已经演变为在不同的服务提供环境中转化和实施创新的模式（Glasgow et al.，1999）。Eakin 等（2015）在一项名为癌症后健康生活（Healthy Living after Cancer）的全国性传播和实施研究中使用 RE-AIM 框架，以评估将癌症幸存者生活方式干预的循证实践纳入澳大利亚各州癌症委员会提供的现有的电话癌症信息和支持性服务。

实施研究方法

　　实施科学的第四个标志是使用创新方法。如前所述，方法创新的一种形式是设计和应用替代传统随机对照试验的创新设计。另一个创新是使用混合设计，旨在高效并同时评估循证实践的有效性和实施过程。有 3 种类型的混合设计（Curran，Bauer，Mittman，Pyne &

Stetler，2012)。第一类设计主要侧重于在现实环境中评价循证实践的有效性，评估实施循证实践的障碍和促进因素是次要的。第二类设计对评价循证实践的有效性和实施过程给予同等考量，这也涉及更详细地对实施过程或使用具体策略促进实施结果的审视。第三类设计主要侧重于评价实施策略，但也将评价循证实践的有效性作为次要的考虑，特别是当循证实践结果可能与实施结果有某些关联时。

由 Ell 等开展的抑郁症治疗和糖尿病管理干预的有效性研究（2008）是上文所述的第一类混合设计的一个案例。研究的主要重点是测试干预的有效性，同时在一项相关的定性研究中探索持续干预的潜力（Palinkas，Ell，Hansen，Cabassa & Wells，2011）。第二类设计的一个案例是由 Clemson 等（2017）在澳大利亚悉尼进行的一次随机对照试验，由悉尼 30 个诊所的550 名患者参与，目的是了解一个跌倒预防计划（iSOLVE）的临床结果，同时也检验干预的实用性和可接受性。成效测量聚焦于一些服务对象特定的结局，如跌倒次数，以及全科医生的参与和转诊。另一方面，实施测量致力于理解 iSOLVE 实践运作的特征，这一干预如何改变专业人士的实践，以及哪些因素促进了这一干预在当前系统中的常规化等。

为了在退伍军人管理局内改进整合式保健服务的实施，研究人员制定了实施促进策略作为对持续教育和技术协助的补充，以支持初级保健精神健康综合方案的落实。在 Kirchner 等（2014）的一项研究中，实施促进策略有几个具体组成部分，用于实施前、实施中和维持阶段，如制定实施和持续计划、形成评估、维持性的领导力支持、监测进展和提供反馈。这项研究采用了混合的第三类设计，重点研究了为 82 000 多名服务对象提供服务的 7 个退伍军人管理局诊所使用的实施促进策略的结果，并以 RE-AIM 框架作为指南评价患者流程的有效性。研究结果表明，在实施后期和维护期间，在接受实施促进策略比例较高的初级保健医生中，至少有一名患者被转介到 PC-MHI 项目。与没有接受实施促进策略的诊所相比，这些站点的使用概率也更高，并有更高比例的患者接受了 PC-MHI 转诊。

实施研究中常用的另一种方法是混合方法设计。混合方法是侧重于收集、分析和将定量和定性数据混合在一个单一研究或多阶段研究的方法。其核心前提是将定量和定性方法结合起来，比单独使用其中一种方法更有利于理解研究问题（Cresswell & Plano Clark，2011）。混合方法在实施科学中发挥了关键作用。类似于前面描述的混合设计的使用，混合方法通常被用来同时回答验证性和探索性的研究问题，因此在同一研究中能够验证和生成理论（Teddlie & Tashakkori，2003）。由于实施科学相对是一门"新"学科，生成理论被赋予了最优先地位（Proctor et al.，2009）。由于主题的复杂性、对理解一般原则和具体背景的重要性，以及需要获得传播和实施的深度和广度，一些已经发展的理论、框架和模式明确要求同时使用定量和定性方法（Damschroder et al.，2009）。

在实施科学中，混合方法最常用于识别成功实施的障碍和促进因素，但也可作为一种工具，用于制定实施和持续的策略和概念模式、监测实施过程，并提高成功实施和持续的可能性。定性方法一般用归纳的方法来深入理解和检验实施的背景和过程，而定量方法通常是用演绎的方法来广泛理解和检验执行的内容和结果（Palinkas，2014；Palinkas，Aarons et al.，2011）。

混合方法通常被用来理解循证实践的干预实施和健康社会工作中的其他实践。例如，使用前瞻、前测 / 后测、双组、随机、基于社区的试点试验。Nedjat-Haiem 等（2017）采用混合方法设计，评估新墨西哥州南部患有重病的拉丁裔老年人，通常他们患有一种或多种慢性病

（如癌症、心脏病、肾 / 肝衰竭、卒中、高血压、糖尿病、慢性阻塞性肺疾病和 HIV/AIDs），实施预立医疗照护计划（ACP）协议的可行性和可接受性。定量数据显示，常规照护和干预患者的完成率都很高，且定性数据显示服务对象对 ACP 的干预感到满意。Hasche 等（2014）在案例研究中使用顺序性、多阶段和混合式的方法记录适应过程，以详细说明使用研究 - 实践伙伴关系来调整服务于老年人的公共社区，长期照护机构的抑郁症协作照护的潜在好处。Palinkas（2014）嵌入了一项由半结构化访谈和焦点小组组成的定性研究，在两个社区诊所对参与了多面向抑郁症和糖尿病计划（MDDP）随机对照有效性试验的患者和服务提供者进行了访谈。分析发现了问题归为 3 类的 8 个主题：障碍、促进因素和方案可持续性的建议。

在健康社会工作中使用得越来越多的另一种方法是社区为本的参与性研究（CBPR；Isreal，Eng，Schulz & Parker，2005；Minkler & Wallerstein，2003），或社区伙伴参与性研究（CPPR；Wells，Miranda，Bruce，Alegria & Wallerstein，2004）。CBPR/CPPR 方法不同于其他形式的社区为本的研究，许多研究要么是"针对"一个社区，要么是在社区内进行，社区成员除了担任研究"对象"外，参与程度很低（Israel et al.，2005）。它与其他形式的社区为本的研究最大的区别是，它的重点在于发展和管理大学研究人员和社区合作者之间的关系，并通过社区赋权实现社会变革。

Israel 等（2005）指出指导社区为本的参与性研究的 4 个基本假设：①真正的伙伴关系要求所有的利益相关方愿意相互学习；②必须承诺在研究中培训社区成员；③从研究活动中获得的知识和其他产品应惠及所有伙伴；④研究人员必须对社区做出长期承诺，社区必须致力于改善其成员的健康和福祉这一目标。与传统的转化研究相比，CBPR 对研究人员有额外的要求，包括必须在项目的方向和资源分配方面分享权力，并花费大量时间在社区建立信任。然而，与传统的转化研究相比，研究 CBPR 也有一定的好处。对于研究人员来说，它有助于提高所进行研究的效度和信度，并有助于弥合学术机构和社区之间在理解、信任和知识方面的差距。对于社区来说，它有助于通过相关的研究来满足需求，并赋权于那些在历史上针对他们或关于他们所进行的研究中几乎没有发言权的人（Baker，Homan，Schonhoff & Kreuter，1999）。

芝加哥艾滋病预防和青少年心理健康项目（CHAMP）是 CBPR 原则在社会工作转化研究中一个很好的应用实例。CHAMP 的开发回应了日益增长的需求，即了解和干预城市青年感染 HIV 的风险因素。CHAMP 家庭项目的内容和结构受到在目标社区进行干预以及应用合作模式的研究的影响，这一合作模式旨在建立社区家长、学校工作人员和大学研究人员的伙伴关系（Madison，McKay，Paikoff & Bell，2000）。CHAMP 合作委员会协助确定了几个项目的领导、设计、执行和评价，包括 12 节次的 CHAMP 家庭项目干预（Madison et al.，2000）。

对健康干预转化的研究所面临的挑战之一是与多个系统合作的复杂性。系统科学中的一系列理论和方法为解释事物如何在如此复杂的系统中工作提供了多种视角，更重要的是，使研究人员能够研究潜在的系统模式（de Savigny & Adam，2009）。使用与系统科学相关的方法实施的研究逐渐增多（Brown et al.，2017）。社会网络分析（SNA）是在方案、政策、实践或原则被扩大或适应不同环境时理解、监测、影响或评估实施过程的一种方法（Valente，Palinkas，Czaja，Chu & Brown，2015）。通过使研究人员能够研究关键利益相关方之间的重要联系，并探讨组织之间的关系，社会网络分析（SNA）检验了社会网络对在健康社会工作中扩大使用循证实践的影响（Paina & Peters，2012）。Bunger 和 Lengnick-Hall（2016）采用社会网络视角来检验参与学习协作的每个团队内部的组织内沟通，并评估了以下几方面的变化：①团队成员之间的沟通频率；②跨组织层级的沟通；③团队沟通网络的总体结构。Heijmans、van Lieshout 和 Wensing（2017）在一系列医疗保健专业人员（包括全科医生、护士、药房助理和社会工作者）中应用网络分析，形成一个包含参与患者照护的全体成员的全面视角。他们观察了在 30 多个实务领域工作的近 200 名医疗保健专业人员。根据社会网络分析，参与者被要求找出在其实践中具有强大影响力的人，并描述他们在网络中联系的细节。在影响实施过程的网络特征（例如密度、接触频率、中心性）的其他特点中，一致认同的意见领袖被发现对专业表现有积极影响。

在实施科学中越来越多使用的另一种系统科学方法是个人为本的模式。用于对不同的实施策略进行模拟，该过程侧重于不同个体之间的交互作用，用概率规则来捕获产生的"突发行为"（Epstein，2007）。在循证实践的实施方面，基于个人为本的模式是预测复杂系统中决策行为的有用工具，主要是因为它能够解释群体不可避免的行为，系统由异质群体构成，个人行为则受到微观和宏观结构的显著影响（Bonabeau，2002；Kiesling，Gunther，Stummer & Wakolbinger，2012；Morell，Hilscher，Magura & Ford，2010）。

系统动力学方法已经被用来预测复杂系统基于存量和流量的行为，使得复杂的系统级行为可以用微分方程建模。这些方法已被应用于检验在不同的医疗保健机构中实施是否成功（Brown et al.，2017）。Wu 等（2014）在一项评估和监测了 444 名安全网初级照护糖尿病患者的抑郁症状的试验中，评估了系统特性、初步的临床效果，并估计了自动电话评估（AIA）系统节省的成本，该系统与医疗保健服务提供者的任务和警报相连，以提高抑郁症照护的质量，提高服务提供者的工作效率。

总结

在任何照护系统中评估和实施循证实践都需要计划和注意细节。这些活动本身必须以证据为基础，因为它们基于原则的应用和科学严谨的实践，并通过这种应用积累知识，再纳入反映本地知识和个人经验的原则和实践中。对实施理论、模式和框架、实施策略、实施结果和创新方法的应用是实现在医疗保健场域中常规使用循证实践这一目标十分重要的第一步。然而，很明显，这种评估和实施普遍依赖于研究人员和医疗保健服务提供者之间伙伴关系的发展和维持。在实施研究中，社区伙伴在使用正被实施的循证实践方面发挥着重要作用。每个伙伴都被认为是实现所有目标的关键。

鸣谢

本章的经费由国家药物滥用研究所资助：R34DA037516-01Al 和 2P30DA027828-06。

参考文献

Aarons, G. A., Hurlburt, M., & Horwitz, S. M. (2011). Advancing a conceptual model of evidence-based practice implementation in public sector services. *Administration and Policy in Mental Health and Mental Health Services Research*, *38*(1), 4–23. https://doi.org/10.1007/s10488-010-0327-7

Appel, L. J., Champagne, C. M., Harsha, D. W., Cooper, L. S., Obarzanek, E., Elmer, P. J., … Young, D. R. (2003). Effects of comprehensive lifestyle modification on blood pressure control: Main results of the PREMIER clinical trial. *Journal of the American Medical Association*, *289*(16), 2083–2093. https://doi.org/10.1001/jama.289.16.2083

Armstrong, N., Herbert, G., & Brewster, L. (2016). Contextual barriers to implementation in primary care: An ethnographic study of a programme to improve chronic kidney disease care. *Family Practice*, *33*(4), 426–431. https://doi.org/10.1093/fampra/cmw049

Atkins, D., Best, D., & Shapiro, E. N. (2001). The third U.S. Preventive Services Task Force: Background, methods and first recommendations. *American Journal of Preventive Medicine*, *20*, 1–108.

Atkins, D., Eccles, M., Flottorp, S., Guyatt, G. H., Henry, D., Hill, S., … The GRADE Working Group (2004). Systems for grading the quality of evidence and the strength of recommendations I: Critical appraisal of existing approaches The GRADE Working Group. *BMC Health Services Research*, *4*(38). https://doi.org/10.1186/1472-6963-4-38

Baker, E. A., Homan, S., Schonhoff, R., & Kreuter, M. (1999). Principles of practice for academic/practice/community research partnerships. *American Journal of Preventive Medicine*, *16*(3, Suppl. 1), 86–93. https://doi.org/10.1016/s0749-3797(98)00149-4

Balas, E. A., & Boren, S. A. (2000). Managing clinical knowledge for healthcare improvement. In J. Bemmel & A. T. McCray (Eds.), *Yearbook of medical informatics 2000: Patient-centered systems* (pp. 65–70).

Bina, R., Barak, A., Posmontier, B., Glasser, S., & Cinamon, T. (2017). Social workers' perceptions of barriers to interpersonal therapy implementation for treating postpartum depression in a primary care setting in Israel. *Health and Social Care in the Community*. Advance online publication. doi:10.1111/hsc.12479

Bonabeau, E. (2002). Agent-based modeling: Methods and techniques for simulating human systems. *Proceedings of the National Academy of Sciences*, *99*(Suppl. 3), 7280–7287. https://doi.org/10.1073/pnas.082080899

Bosworth, H. B., Olsen, M. K., Neary, A., Orr, M., Grubber, J., Svetkey, L., … Oddone, E. Z. (2008). Take Control of Your Blood Pressure (TCYB) study: A multifactorial tailored behavioral and educational intervention for achieving blood pressure control. *Patient Education and Counseling*, *70*(3), 338–347. https://doi.org/10.1016/j.pec.2007.11.014

Brown, C. A., & Lilford, R. J. (2006). The stepped wedge trial design: A systematic review. *BMC Medical Research Methodology*, *6*, 54. https://doi.org/10.1186/1471-2288-6-54

Brown, C. H., Curran, G., Palinkas, L. A., Aarons, G. A., Wells, K. B., Jones, L., … Cruden, G. (2017). An overview of research and evaluation designs for dissemination and implementation. *Annual Review of Public Health*, *38*(1), 1–22. https://doi.org/10.1146/annurev-publhealth-031816-044215

Bunger, A. C., & Lengnick-Hall, R. (2016). Do learning collaboratives strengthen communication? A comparison of organizational team communication networks over time. *Health Care Management Review*, *43*(1), 50–60. Advance online publication. doi:10.1097/hmr.0000000000000120

Chamberlain, P., Brown, C. H., & Saldana, L. (2011). Observational measure of implementation progress in community based settings: The Stages of Implementation Completion (SIC). *Implementation Science*, *6*(1), 116. https://doi.org/10.1186/1748-5908-6-116

Chamberlain, P., Leve, L. D., & DeGarmo, D. S. (2007). Multidimensional treatment foster care for girls in the juvenile justice system: 2-year follow-up of a randomized clinical trial. *Journal of Consulting and Clinical Psychology*, *75*(1), 187–193. https://doi.org/10.1037/0022-006x.75.1.187

Channon, S. J., Huws-Thomas, M. V., Rollnick, S., Hood, K., Cannings-John, R. L., Rogers, C., & Gregory, J. W. (2007). A multicenter randomized controlled trial of motivational interviewing in teenagers with diabetes. *Diabetes Care*, *30*(6), 1390–1395. https://doi.org/10.2337/dc06-2260

Chorpita, B. F., Daleiden, E. L., & Weisz, J. R. (2005). Modularity in the design and application of therapeutic interventions. *Applied and Preventive Psychology*, *11*(3), 141–156. https://doi.org/10.1016/j.appsy.2005.05.002

Clemson, L., Mackenzie, L., Roberts, C., Poulos, R., Tan, A., Lovarini, M., … White, F. (2017). Integrated solutions for sustainable fall prevention in primary care, the iSOLVE project: A type 2 hybrid effectiveness-implementation design. *Implementation Science*, *12*(1), 12. https://doi.org/10.1186/s13012-016-0529-9

Collins, L. M., Murphy, S. A., Nair, V. N., & Strecher, V. J. (2005). A strategy for optimizing and evaluating behavioral interventions. *Annals of Behavioral Medicine*, *30*(1), 65–73. https://doi.org/10.1207/s15324796abm3001_8

Cresswell, J. W., & Plano Clark, V. L. (2011). *Designing and conducting mixed method research* (2nd ed.). Thousand Oaks, CA: Sage.

Curran, G. M., Bauer, M., Mittman, B., Pyne, J. M., & Stetler, C. (2012). Effectiveness-implementation hybrid designs: Combining elements of clinical effectiveness and implementation research to enhance public health impact. *Medical Care*, *50*(3), 217–226. https://doi.org/10.1097/mlr.0b013e3182408812

Damschroder, L. J., Aron, D. C., Keith, R. E., Kirsh, S. R., Alexander, J. A., & Lowery, J. C. (2009). Fostering implementation of health services research findings into practice: A consolidated framework for advancing implementation science. *Implementation Science*, 4(50). https://doi.org/10.1186/1748-5908-4-50

de Savigny, D., & Adam, T. (Eds.). (2009). *Systems thinking for health systems strengthening*. Retrieved from http://www.who.int/alliance-hpsr/resources/9789241563895/en

Deming, W. E. (1986). *Out of the crisis*. Cambridge, MA: MIT Center for Advanced Engineering Study.

Eakin, E. G., Hayes, S. C., Haas, M. R., Reeves, M. M., Vardy, J. L., Boyle, F., … Robson, E. L. (2015). Healthy Living after Cancer: A dissemination and implementation study evaluating a telephone-delivered healthy lifestyle program for cancer survivors. *BMC Cancer*, 15(992). https://doi.org/10.1186/s12885-015-2003-5

Eccles, M. P., & Mittman, B. S. (2006). Welcome to implementation science. *Implementation Science*, 1(1). https://doi.org/10.1186/1748-5908-1-1

Ell, K., Aranda, M. P., Wu, S., Oh, H., Lee, P.-J., & Guterman, J. (2017). Promotora assisted depression and self-care management among predominantly Latinos with concurrent chronic illness: Safety net care system clinical trial results. *Contemporary Clinical Trials*, 61, 1–9. https://doi.org/10.1016/j.cct.2017.07.001

Ell, K., Xie, B., Kapetanovic, S., Quinn, D. I., Lee, P.-J., Wells, A., & Chou, C.-P. (2011). One-year follow-up of collaborative depression care for low-income, predominantly Hispanic patients with cancer. *Psychiatric Services*, 62(2), 162–170. https://doi.org/10.1176/appi.ps.62.2.162

Ell, K., Xie, B., Quon, B., Quinn, D. I., Dwight-Johnson, M., & Lee, P.-J. (2008). Randomized controlled trial of collaborative care management of depression among low-income patients with cancer. *Journal of Clinical Oncology*, 26(27), 4488–4496. https://doi.org/10.1200/jco.2008.16.6371

Ellis, D. A., Naar-King, S., Frey, M., Templin, T., Rowland, M., & Greger, N. (2004). Use of multisystemic therapy to improve regimen adherence among adolescents with type 1 diabetes in poor metabolic control: A pilot study. *Journal of Clinical Psychology in Medical Settings*, 11(4), 315–324. https://doi.org/10.1023/b:jocs.0000045351.98563.4d

Epstein, J. M. (2007). *Generative social science: Studies in agent-based computational modeling*. Princeton, NJ: Princeton University Press.

Fixsen, D. L., Naoom, S. F., Blase, K. A., Friedman, R. M., & Wallace, F. (2005) *Implementation research: A synthesis of the literature* (FMHI Publication #231). Retrieved from National Implementation Research Network website: http://nirn.fpg.unc.edu/resources/implementation-research-synthesis-literature

Fraser, M. W., & Galinsky, M. J. (2010). Steps in intervention research: Designing and developing social programs. *Research on Social Work Practice*, 20(5), 459–466. https://doi.org/10.1177/1049731509358424

Glasgow, R. E., Lichtenstein, E., & Marcus, A. C. (2003). Why don't we see more translation of health promotion research to practice? Rethinking the efficacy-to-effectiveness transition. *American Journal of Public Health*, 93(8), 1261–1267. https://doi.org/10.2105/ajph.93.8.1261

Glasgow, R. E., Magid, D. J., Beck, A., Ritzwoller, D., & Estabrooks, P. A. (2005). Practical clinical trials for translating research to practice: Design and measurement recommendations. *Medical Care*, 43(6), 551–557. https://doi.org/10.1097/01.mlr.0000163645.41407.09

Glasgow, R. E., Vogt, T. M., & Boles, S. M. (1999). Evaluating the public health impact of health promotion interventions: The RE-AIM framework. *American Journal of Public Health*, 89(9), 1322–1337. https://doi.org/10.2105/ajph.89.9.1322

Green, L. W., Ottoson, J. M., García, C., & Hiatt, R. A. (2009). Diffusion theory and knowledge dissemination, utilization, and integration in public health. *Annual Review of Public Health*, 30(1), 151–174. https://doi.org/10.1146/annurev.publhealth.031308.100049

Greenhalgh, T., Robert, G., Macfarlane, F., Bate, P., & Kyriakidou, O. (2004). Diffusion of innovations in service organizations: Systematic review and recommendations. *Milbank Quarterly*, 82(4), 581–629. https://doi.org/10.1111/j.0887-378x.2004.00325.x

Guerrero, E. G., Padwa, H., Fenwick, K., Harris, L. M., & Aarons, G. A. (2016). Identifying and ranking implicit leadership strategies to promote evidence-based practice implementation in addiction health services. *Implementation Science*, 11(69). https://doi.org/10.1186/s13012-016-0438-y

Hasche, L., Lenze, S., Brown, T., Lawrence, L., Nickel, M., Morrow-Howell, N., & Proctor, E. K. (2014). Adapting collaborative depression care for public community long-term care: Using research-practice partnerships. *Administration and Policy in Mental Health and Mental Health Services Research*, 41(5), 587–596. https://doi.org/10.1007/s10488-013-0519-z

Hay, J. W., Katon, W. J., Ell, K., Lee, P.-J., & Guterman, J. J. (2012). Cost-effectiveness analysis of collaborative care management of major depression among low-income, predominantly Hispanics with diabetes. *Value in Health*, 15(2), 249–254. https://doi.org/10.1016/j.jval.2011.09.008

Haynes, R. B., Devereaux, P. J., & Guyatt, G. H. (2002). Clinical expertise in the era of evidence-based medicine and patient choice. *Evidence-Based Medicine*, 7, 36–38. https://doi.org/10.1136/ebm.7.2.36

Heijmans, N., van Lieshout, J., & Wensing, M. (2017). Information exchange networks of health care providers and evidence-based cardiovascular risk management: An observational study. *Implementation Science*, 12(1), 1–7. https://doi.org/10.1186/s13012-016-0532-1

Institute for Healthcare Improvement. (2003). *The Breakthrough Series: IHI's collaborative model for achieving breakthrough improvement*. Retrieved from http://www.ihi.org/resources/Pages/IHIWhitePapers/TheBreakthroughSeriesIHIsCollaborativeModelforAchievingBreakthroughImprovement.aspx

Institute of Medicine (2001). *Crossing the quality chasm: A new health system for the 21st century*. Washington, DC: The National Academies Press.

Israel, B. A., Eng, E., Schulz, A. J., & Parker, E. A. (Eds.) (2005). *Methods in community-based participatory research for health*. San Francisco, CA: Jossey-Bass.

Juran, J. M. (1964). *Managerial breakthrough: A new concept of the manager's job*. New York, NY: McGraw-Hill.

Kelly, J. A., Somlai, A. M., DiFranceisco, W. J., Otto-Salaj, L. L., McAuliffe, T. L., Hackl, K. L., ... Rompa, D. (2000). Bridging the gap between the science and service of HIV prevention: Transferring effective research-based HIV prevention interventions to community AIDS service providers. *American Journal of Public Health*, *90*(7), 1082–1088. https://doi.org/10.2105/ajph.90.7.1082

Kiesling, E., Günther, M., Stummer, C., & Wakolbinger, L. M. (2012). Agent-based simulation of innovation diffusion: A review. *Central European Journal of Operations Research*, *20*(2), 183–230. https://doi.org/10.1007/s10100-011-0210-y

Kirchner, J. E., Ritchie, M. J., Pitcock, J. A., Parker, L. E., Curran, G. M., & Fortney, J. C. (2014). Outcomes of a partnered facilitation strategy to implement primary care–mental health. *Journal of General Internal Medicine*, *29*(Suppl. 4), 904–912. https://doi.org/10.1007/s11606-014-3027-2

Landsverk, J., Brown, C. H., Chamberlain, P., Palinkas, L., Ogihara, M., Czaja, S., ... Horwitz, S. M. (2012). Design and analysis in dissemination and implementation research. In R. C. Brownson, G. A. Colditz, & E. K. Proctor (Eds.), *Dissemination and implementation research in health: Translating science to practice* (pp. 225–260). New York: Oxford University Press. https://doi.org/10.1093/acprof:oso/9780199751877.003.0012

Landsverk, J., Brown, C. H., Rolls Reutz, J., Palinkas, L., & Horwitz, S. M. (2011). Design elements in implementation research: A structured review of child welfare and child mental health studies. *Administration and Policy in Mental Health and Mental Health Services Research*, *38*(1), 54–63. https://doi.org/10.1007/s10488-010-0315-y

Lavis, J. N., Robertson, D., Woodside, J. M., McLeod, C. B., & Abelson, J. (2003). How can research organizations more effectively transfer research knowledge to decision makers? *Milbank Quarterly*, *81*(2), 221–248. https://doi.org/10.1111/1468-0009.t01-1-00052

Leathers, S. J., Spielfogel, J. E., Blakey, J., Christian, E., & Atkins, M. S. (2016). The effect of a change agent on use of evidence-based mental health practices. *Administration and Policy in Mental Health and Mental Health Services Research*, *43*(5), 768–782. https://doi.org/10.1007/s10488-015-0694-1

Luke, D. A., Calhoun, A., Robichaux, C. B., Elliott, M. B., & Moreland-Russell, S. (2014). The program sustainability assessment tool: A new instrument for public health programs. *Preventing Chronic Disease*, *11*, E12. https://doi.org/10.5888/pcd11.130184

Madison, S. M., McKay, M. M., Paikoff, R., & Bell, C. C. (2000). Basic research and community collaboration: Necessary ingredients for the development of a family-based HIV prevention program. *AIDS Education and Prevention*, *12*(4), 281–298.

Minkler, M., & Wallerstein, N. (Eds.) (2003). *Community-based participatory research for health*. San Francisco, CA: Jossey-Bass.

Morell, J. A., Hilscher, R., Magura, S., & Ford, J. (2010). Integrating evaluation and agent-based modeling: Rationale and an example for adopting evidence-based practices. *Journal of MultiDisciplinary Evaluation*, *6*(14), 32–57.

Nadeem, E., Olin, S. S., Hill, L. C., Hoagwood, K. E., & Horwitz, S. M. (2013). Understanding the components of quality improvement collaboratives: A systematic literature review. *Milbank Quarterly*, *91*(2), 354–394. https://doi.org/10.1111/milq.12016

Nadeem, E., Weiss, D., Olin, S. S., Hoagwood, K. E., & Horwitz, S. M. (2016). Using a theory-guided learning collaborative model to improve implementation of EBPs in a state children's mental health system: A pilot study. *Administration and Policy in Mental Health and Mental Health Services Research*, *43*(6), 978–990. https://doi.org/10.1007/s10488-016-0735-4

Naleppa, M. J., & Cagle, J. G. (2010). Treatment fidelity in social work intervention research: A review of published studies. *Research on Social Work Practice*, *20*(6), 674–681. https://doi.org/10.1177/1049731509352088

Nedjat-Haiem, F. R., Carrion, I. V., Gonzalez, K., Quintana, A., Ell, K., O'Connell, M., ... Mishra, S. I. (2017). Implementing an advance care planning intervention in community settings with older Latinos: A feasibility study. *Journal of Palliative Medicine*, *20*(9), 984–993. https://doi.org/10.1089/jpm.2016.0504

Paina, L., & Peters, D. H. (2012). Understanding pathways for scaling up health services through the lens of complex adaptive systems. *Health Policy and Planning*, *27*(5), 365–373. https://doi.org/10.1093/heapol/czr054

Palinkas, L. A. (2014). Qualitative and mixed methods in mental health services and implementation research. *Journal of Clinical Child and Adolescent Psychology*, *43*(6), 851–861. https://doi.org/10.1080/15374416.2014.910791

Palinkas, L. A., Aarons, G. A., Horwitz, S., Chamberlain, P., Hurlburt, M., & Landsverk, J. (2011). Mixed method designs in implementation research. *Administration and Policy in Mental Health and Mental Health Services Research*, *38*(1), 44–53. https://doi.org/10.1007/s10488-010-0314-z

Palinkas, L. A., Ell, K., Hansen, M., Cabassa, L., & Wells, A. (2011). Sustainability of collaborative care interventions in primary care settings. *Journal of Social Work*, *11*(1), 99–117. https://doi.org/10.1177/1468017310381310

Palinkas, L. A., Schoenwald, S. K., Hoagwood, K., Landsverk, J., Chorpita, B.,. F., & Weisz, J. R. (2008). An ethnographic study of implementation of evidence-based treatments in child mental health: First steps. *Psychiatric Services*, *59*(7), 738–746. https://doi.org/10.1176/appi.ps.59.7.738

Palinkas, L. A., & Soydan, H. (2012). New horizons of translational research and research translation in social work. *Research on Social Work Practice*, *22*(1), 85–91. https://doi.org/10.1177/1049731511408738

Palinkas, L. A., Spear, S. E., Mendon, S. J., Villamar, J., Valente, T., Chou, C.-P., … Brown, C. H. (2016). Measuring sustainment of prevention programs and initiatives: A study protocol. *Implementation Science*, *11*(95). https://doi.org/10.1186/s13012-016-0467-6

Palinkas, L. A., Um, M. Y., Jeong, C. H., Chor, K. H. B., Olin, S., Horwitz, S. M., & Hoagwood, K. E. (2017). Adoption of innovative and evidence-based practices for children and adolescents in state-supported mental health clinics: A qualitative study. *Health Research Policy and Systems*, *15*(27). https://doi.org/10.1186/s12961-017-0190-z

Palinkas, L. A., Weisz, J. R., Chorpita, B. F., Levine, B., Garland, A. F., Hoagwood, K. E., & Landsverk, J. (2013). Continued use of evidence-based treatments after a randomized controlled effectiveness trial: A qualitative study. *Psychiatric Services*, *64*(11), 1110–1118. https://doi.org/10.1176/appi.ps.004682012

Powell, B. J., McMillen, J. C., Proctor, E. K., Carpenter, C. R., Griffey, R. T., Bunger, A. C., … York, J. L. (2012). A compilation of strategies for implementing clinical innovations in health and mental health. *Medical Care Research and Review*, *69*(2), 123–157. https://doi.org/10.1177/1077558711430690

Proctor, E. K., Landsverk, J., Aarons, G., Chambers, D., Glisson, C., & Mittman, B. (2009). Implementation research in mental health services: An emerging science with conceptual, methodological, and training challenges. *Administration and Policy in Mental Health and Mental Health Services Research*, *36*(1), 24–34. https://doi.org/10.1007/s10488-008-0197-4

Proctor, E. K., Powell, B. J., & McMillen, C. (2013). Implementation strategies: Recommendations for specifying and reporting. *Implementation Science*, *8*(139). https://doi.org/10.1186/1748-5908-8-139

Proctor, E. K., Silmere, H., Raghavan, R., Hovmand, P., Aarons, G., Bunger, A., … Hensley, M. (2011). Outcomes for implementation research: Conceptual distinctions, measurement challenges, and research agenda. *Administration and Policy in Mental Health and Mental Health Services Research*, *38*(2), 65–76. https://doi.org/10.1007/s10488-010-0319-7

Ramsey, A., Lord, S., Torrey, J., Marsch, L., & Lardiere, M. (2016). Paving the way to successful implementation: Identifying key barriers to use of technology-based therapeutic tools for behavioral health care. *Journal of Behavioral Health Services & Research*, *43*(1), 54–70. https://doi.org/10.1007/s11414-014-9436-5

Rogers, E. M. (2003). *Diffusion of innovations* (5th ed.). New York, NY: Free Press.

Rosen, A., & Proctor, E. K. (1981). Distinctions between treatment outcomes and their implications for treatment evaluation. *Journal of Consulting and Clinical Psychology*, *49*(3), 418–425. https://doi.org/10.1037/0022-006x.49.3.418

Rosen, C. S., Matthieu, M. M., Wiltsey Stirman, S., Cook, J. M., Landes, S., Bernardy, N. C., … Watts, B. V. (2016). A review of studies on the system-wide implementation of evidence-based psychotherapies for posttraumatic stress disorder in the Veterans Health Administration. *Administration and Policy in Mental Health and Mental Health Services Research*, *43*(6), 957–977. https://doi.org/10.1007/s10488-016-0755-0

Sackett, D. L., Rosenberg, W. M. C., Gray, J. A. M., Haynes, R. B., & Richardson, W. S. (1996). Evidence-based medicine: What it is and what it isn't [Editorial]. *BMJ*, *312*(71), 71–72. https://doi.org/10.1136/bmj.312.7023.71

Saldana, L., Chamberlain, P., Wang, W., & Brown, C. H. (2012). Predicting program start-up using the stages of implementation measure. *Administration and Policy in Mental Health and Mental Health Services Research*, *39*(6), 419–425. https://doi.org/10.1007/s10488-011-0363-y

Shadish, W. R., Cook, T. D., & Campbell, D. T. (2002). *Experimental and quasi-experimental designs for generalized causal inference*. Boston, MA: Houghton Mifflin.

Soydan, H., & Palinkas, L. A. (2014). *Evidence-based practice in social work: Development of a new professional culture*. doi:10.4324/9780203077108

Teddlie, C., & Tashakkori, A. (2003). Major issues and controversies in the use of mixed methods in the social and behavioral sciences. In A. Tashakkori & C. Teddlie (Eds.), *Handbook of mixed methods in the social & behavioral sciences* (pp. 3–50). Thousand Oaks, CA: Sage. https://doi.org/10.4135/9781506335193

TenHave, T. R., Coyne, J., Salzer, M., & Katz, I. (2003). Research to improve the quality of care for depression: Alternatives to the simple randomized clinical trial. *General Hospital Psychiatry*, *25*(2), 115–123. https://doi.org/10.1016/s0163-8343(02)00275-x

Thistlethwaite, D. L., & Campbell, D. T. (1960). Regression-discontinuity analysis: An alternative to the ex post facto experiment. *Journal of Educational Psychology*, *51*(6), 309–317. https://doi.org/10.1037/h0044319

Tunis, S. R., Stryer, D. B., & Clancy, C. M. (2003). Practical clinical trials: Increasing the value of clinical research for decision making in clinical and health policy. *Journal of the American Medical Association*, *290*(12), 1624–1632. https://doi.org/10.1001/jama.290.12.1624

Valente, T. W., Palinkas, L. A., Czaja, S., Chu, K.-H., & Brown, C. H. (2015). Social network analysis for program implementation. *PLoS One*, *10*(6), e0131712. https://doi.org/10.1371/journal.pone.0131712

Wang, W., Saldana, L., Brown, C. H., & Chamberlain, P. (2010). Factors that influenced county system leaders to implement an evidence-based program: A baseline survey within a randomized controlled trial. *Implementation Science*, *5*(72). https://doi.org/10.1186/1748-5908-5-72

Weiner, B. J., Lewis, C. C., Stanick, C., Powell, B. J., Dorsey, C. N., Clary, A. S., … Halko, H. (2017). Psychometric assessment of three newly developed implementation outcome measures. *Implementation Science*, *12*(108). https://doi.org/10.1186/s13012-017-0635-3

Weisz, J. R., Chorpita, B. F., Palinkas, L. A., Schoenwald, S. K., Miranda, J., Bearman, S. K., ... Research Network on Youth Mental Health. (2012). Testing standard and modular designs for psychotherapy treating depression, anxiety, and conduct problems in youth: A randomized effectiveness trial. *Archives of General Psychiatry*, *69*(3), 274–282. https://doi.org/10.1001/archgenpsychiatry.2011.147

Weisz, J. R., & Gray, J. S. (2008). Evidence-based psychotherapy for children and adolescents: Data from the present and a model for the future. *Child and Adolescent Mental Health*, *13*(2), 54–65. https://doi.org/10.1111/j.1475-3588.2007.00475.x

Wells, K., Miranda, J., Bruce, M. L., Alegria, M., & Wallerstein, N. (2004). Bridging community intervention and mental health services research. *American Journal of Psychiatry*, *161*(6), 955–963. https://doi.org/10.1176/appi.ajp.161.6.955

West, D. S., DiLillo, V., Bursac, Z., Gore, S. A., & Greene, P. G. (2007). Motivational interviewing improves weight loss in women with type 2 diabetes. *Diabetes Care*, *30*(5), 1087–1087. https://doi.org/10.2337/dc06-1966

West, S. G., Duan, N., Pequegnat, W., Gaist, P., Des Jarlais, D. C., Holtgrave, D., ... Mullen, P. D. (2008). Alternatives to the randomized controlled trial. *American Journal of Public Health*, *98*(8), 1359–1366. https://doi.org/10.2105/ajph.2007.124446

Westen, D., Novotny, C. M., & Thompson-Brenner, H. (2004). The empirical status of empirically supported psychotherapies: Assumptions, findings, and reporting in controlled clinical trials. *Psychological Bulletin*, *130*(4), 631–663. https://doi.org/10.1037/0033-2909.130.4.631

Wu, S., Ell, K., Gross-Schulman, S. G., Skarloff, L. M., Katon, W. J., Nezu, A. M., ... Guterman, J. J. (2014). Technology-facilitated depression care management among predominantly Latino diabetes patients within a public safety net care system: Comparative effectiveness trial design. *Contemporary Clinical Trials*, *37*(2), 342–354. https://doi.org/10.1016/j.cct.2013.11.002

Wu, S., Vidyanti, I., Liu, P., Hawkins, C., Ramirez, M., Guterman, J., ... Ell, K. (2014). Patient-centered technological assessment and monitoring of depression for low-income patients. *Journal of Ambulatory Care Management*, *37*(2), 138–147. https://doi.org/10.1097/jac.0000000000000027

第 12 章

医疗保健服务中的沟通

SARAH CEHLERT，SEUL KI CHOI，AND DANIEL B. FRIEDMAN

良好的沟通是提供有效医疗保健服务的核心。如果患者与医疗保健服务提供者之间的沟通方式能够使得双方准确地交换信息，那么治疗的结果也会在很多方面有所改善。例如，如果社会工作者和其他医疗人员能与患者们建立良好的关系，从患者那里得到有用的信息，提出易懂的问题，诊断会更准确。同样地，如果患者们能用医疗人员易于理解的方式描述他们的症状及担忧，那么他们的病情就能被更准确地诊断。基于这种准确诊断的治疗计划也将更有效，因为这些计划更好地回应患者个性化的医疗保健和社会需求。由此，人们普遍同意Fisher（1992）的看法，那就是如果患者与医疗保健服务人员之间的沟通不顺畅，那么拥有世界上最先进的科学知识也是不足够的。美国政府也认同医疗服务中沟通的重要性，并在健康美国 2020 提出以下目标：通过健康传播策略和健康信息技术的使用，改善国民健康结果和医疗保健服务质量，从而实现健康公平（www.healthypeople.gov）。

在本章中，医疗沟通的目标是：在获取和传播信息最大化的同时让人们在沟通中尽量减少曲解和不适。本章旨在描述：①医疗服务中的固有协商；②常见的沟通错误；③在不同临床环境中加强沟通的方法。

本章目标

- 阐明在医疗保健环境中，患者（或患者系统）与服务者在临床工作中的结构及动力。
- 阐明个人的健康信念如何影响健康沟通。
- 确定如种族、民族、性别、社会经济状况、宗教及地理位置等因素造成的群体差异如何影响健康信念。
- 讨论医疗保健团队中各小团队的动力以及社会工作者在团队中的位置。
- 简述证据为本的方法以改善如何向患者和家属传达健康信息以及向医疗机构获得信息。
- 简述证据为本的方法以改善患者和家属向医疗人员陈述信息和提问的方式。
- 区分口译和笔译。
- 在医疗保健环境中，为患者及医务人员之间医疗保健信息的准确翻译提供指导方针。

本章旨在与本书其他章节一起使用，尤其是整合行为健康模式的实施（第 9 章）、慢性病与社会工作（第 20 章）、补充和替代治疗（第 14 章）这些章节。读者们积极地对照参考以上章节的内容，可以优化对于加强沟通以最大化提高医疗效果的学习。

医疗保健中临床工作的结构及动力

关于医疗保健服务中的沟通，在一篇颇具影响力的文章中，Kleinman、Eisenberg 和 Good（1978）将患者和医疗人员间的临床工作描述成：两种现实文化结构之间的协商所反映出的临床现实。作者们把临床现实定义为：在医疗照护过程中，患者与医疗人员之间的互动及在互动下产生的结果。这些结果包括：①治疗计划的制定；②对计划的依从性；③健康后果，如哮喘发作或癫痫发作次数减少；④社会结果，如一个孩子重返学校的能力。

Kleinman 等（1978，2006）指出患者和医疗人员工作时，带着他们自身的信念、期待、价值观和目标。而这些都是文化构建而成的，从某种意义上说，它们是由每个人的生活经历决定的。作者们指出，疾病受到文化因素的影响，这些因素决定了人们对不适体验的感知、命名、解释和评价，后者类似于症状。这些过程都深植于复杂的家庭、社会、文化联系中。举例来说，家人患病的过往经历及家人如何面对这些疾病，对个人如何处理他自己或家人的疾病影响甚大。这些过往经历可能是非常细微的，例如孩子无意间听到父母谈论某位家庭成员得了重病。

如 Rolland 在家庭及慢性病的章节（第 15 章）所描述的，不同家庭处理疾病的方式大相径庭。在很多方面都会显示出差异，例如他们如何一起努力应对疾病，如何与医疗人员合作，以及家庭成员之间或和其他人如何讨论这种疾病等。以孩子患癫痫的父母为例，他们可能不会在家庭内部谈论这种情况，可能尽量不让别人看到孩子发病的样子，或者在与医生的交流中采取被动的姿态。另一种类型的家长可能将家庭的重心围绕在孩子的病情上；和所有家里照顾孩子的成员以开放的态度讨论孩子的病情，共同监测症状；在病友组织中表现得很活跃；在孩子诊疗时陪在左右。第三类家庭则把孩子的发病作为家庭生活的一部分，所以病情既不会被隐藏也不会成为家里的重心。这三类对待孩子癫痫的不同方法都可能会对患病的孩子和他的兄弟姐妹造成终生的影响。因此，了解个人的家族史会是健康社会工作者一项强有力的工具，可以就先前的经历如何塑造个人对现实的文化建构提供有价值的深刻见解。

Pachter（1994）认为患者对于现实的文化建构与医疗人员所持的生物医学建构总是有相似之处，但却在外行或民族文化建构与生物医学建构为两极的中间概念之间呈现不同程度的差异。多数患者对于现实的文化建构实际上是"民族文化信念、个人特有的信念、生物医学概念的混合体"（P.690）。患者对现实的理解与医疗人员对现实的理解分歧越大，那么出现沟通问题的可能性就越大。

医疗人员也一样，是带着由他们各自独特的生活经历及他们已融入其中的职业文化造就的信念、期待、价值和目标进入临床工作中的（all，2005）。如医生、护士、健康社会工作者、理疗师等人群势必会有共同的语言、行为准则、衣着等表示地位的方式，构成了专业文化。Rosenthal（1993，P.3）这样描述医学院学生的社会化："打从一开始，医学院的学生就被告知他们在学校要学习像医生那样思考问题。当他们经历 4 年的浸润后，许多人会形成一种职业习惯，他们不但思维方式相同，说话方式相同，就连穿着习惯都是一样的。"更有甚者认为医疗人员的社会化和文化将加剧美国的健康差异。

健康信念及沟通

健康信念是人们对现实文化建构的组成部分，它会引导人们的健康行为及沟通。而健康信念是由文化与规范引导的，包括：①应该如何识别症状及出现什么症状的时候该去找医生；②患者如何理解病因及治疗方式；③患者对医生抱有何种期望；④患者把他们的疾病归于何种个人及道德原因，他们如何面对："为什么偏偏是我得这种病？我做了什么要得到这种报应？"这类问题。（Weston & Brown，1989，P.77）

Leventhal（1985）补充道，疾病的自然病程能像文化一样塑造患者的健康信念及对现实的解释，这个过程几乎和文化影响健康信念的方式一样。这种情况在慢性病中尤为突出。患者对疾病的认识及理解随着时间的推移会逐渐增加，因为他们获得了更多的保健信息，也更了解他们自己的身体怎样对慢性病做出反应。这种增进的认识会影响症状的评估，让患者知道在哪种情况下去做正规治疗比较合适。一个原先对病症感到恐惧并常常要去治疗的患者，若他对自己的症状模式变得熟悉，便会感到自己有能力管理自身的疾病。

纵览全球，对疾病成因的解释不是感染或意外等自然因素，就是超自然因素，如灵魂滋扰、邪术、巫术或恶报等（Erasmus，1952；Foster，1976；参见表12.1）。虽然用超自然因素解释疾病对许多人而言是古怪的，但它们仍是美国相当一部分居民健康信念系统的组成部分，特别是那些非美国本土出生的居民。2010年，大约13%的美国居民（4 000万）是非本土出生的（Grieco et al.，2012）。美国2010年人口普查的数据显示，非本土出生的美国人口中，53%出生在拉丁美洲，28%出生在亚洲，12%出生在欧洲。这些调查数字并不包括无证移民（Gamino et al.，2014）。虽然关于他们的数据很难预计，但被普遍认为在2014年有1 110万无证移民住在美国（Passel & Cohn，2016）。

表12.1　根据地区划分的4种超自然缘由

理论	定义	地区
灵魂滋扰	来自一些恶毒的、受冒犯的超自然力量，如灵魂，疾病，恶魔，已故的祖先或鬼魂直接的、敌意的、随意的、惩罚性的行为	东亚，太平洋岛屿，南美洲
邪术	把健康损害归因于人类过度地使用法术，无论是独立完成的或是借助专门的术士或萨满	北美洲
巫术	把健康损害归因于某些有超能力或恶毒的人自主的或不自主的攻击行为	环地中海地区
恶报	疾病是由触犯禁忌或道德禁令直接引发的	非洲

人的健康信念是在社会化过程中习得的，总体上如同对现实的文化建构。它们通常是一个群体长期持有的文化信念，特别是那些由于社会经济、宗教、地区和政治原因被主流社会隔绝在外的群体。例如，宗教及政治组织有自己的理由去坚持某种信仰，避开主流解释。举例来说，耶和华见证人（Jehovah's Witnesses）强烈反对共享血制品，因此，在手术中或者事故后，若医疗人员需要为他们输血，经常会面对伦理、法律和医疗的困扰。许多引人注目

的法律案件就是由于父母是耶和华见证人，拒绝医生给他们的孩子输血而引起的（Wolley，2005）。那些严格遵守饮食规则的正统犹太教信徒，当收治他们的医院不能提供犹太教食物时（Kosher meals），他们可能会与医院的工作人员起冲突。

由于获取主流资源的限制，地理位置会导致人们维持传统健康信念。美国乡村地区的特点是人口密度小、专科医疗人员少、离医疗机构的距离远（Coward，1998）。尽管互联网提升了信息的可及性，许多乡村地区的居民依然因为宽带在偏远地区的覆盖有限，而仅能接触到有限的线上信息（Beede & Neville，2013）。由于接触到的主流文化仅限于传媒资源，人们接收到的主流健康信息越来越少，导致传统的健康信念很少受到挑战。Christakis 和 Fowler（2007）通过 Framingham（马萨诸塞州）健康研究，对 12 067 人在 1971—2003 年紧密联系的社会网络进行了反复测量，发现肥胖症通过人与人之间的社会关系传播的证据。如果社会网络中一名成员的朋友在某一段时间变得肥胖，那么他在该段时间内变得肥胖的概率会增加57%。饮酒行为的传播也发现了类似的结果（Rosenquist，Murabito，Fowler，& Christakis，2010）。

和在本土出生的美国居民相比，非美国本土出生的居民更有可能住在市中心，生活在贫困中（Gambino，Acosta，& Grieco，2014）。他们和许多内城区的本土居民一样，通常和有牢固社会网络关系的同质性群体生活在一起。如果这些关系能够协助一个人从同伴处获得更多支持机会，那这些牢固的关系对健康是有益的。然而，如果群体的其他同伴也一样贫困，他们可能无法及时提供金钱上的帮助，也无法帮忙将患者送到医疗机构。此外，牢固的社群关系常常是以与主流文化疏远为代价的，而主流文化又是保健信息的重要来源（Pescosdido & Levy，2002）。例如，女性与主流文化的联系薄弱的话，她们就不太可能获得关于如何进行乳房自检或接受免费乳房 X 线照相检查的信息。父母与主流文化联系薄弱的话，可能不太了解自己孩子得到医疗保健基金的机会（参见本书第 5 章）

社会参与，如参与宗教团体或利益团体，可以通过更多地接触健康信息来调节社会经济地位和健康行为之间的关系。Ishikawa、Kondo、Kawachi 和 Viswanath（2016）列举了使用媒体促进健康的潜在好处。他们分析了来自 Annenberg 全国健康传播调查（ANHCS）的数据，ANHCS 是一项全国代表性的、针对美国 18 岁以上人群的横断面调查。研究结果显示，社会参与和健康信息媒体的使用，如电视、印刷品和网络，都调节了社会经济状况和健康行为之间的关系。此外，媒体使用也对社会参与和健康行为之间的关系具有一定影响。这些结果表明，在社会经济地位较低的人群中，媒体的使用对促进健康行为具有重要作用。

Loudell Snow 在她的书《走遍医疗》（*Walkin' Over Medicine*）（1993）里描述了患者的健康信念对他们健康行为的影响。她曾在密歇根州兰辛市（Lansing，Michigan）一家主要为非洲裔美国人服务的医疗诊所里工作。诊所的医护人员对用于降血压（叫作抗高血压药）等的处方药的依从性低感到担忧。通过采访诊所的患者，Snow 发现许多患者把贫血当成了"少血"。这个群体中的许多患者听到医生说"恭喜你，你的血压已经降下来了。现在已经很低了"之后就不在吃药了。在医生眼中的健康状态（如血压降低不易患高血压）在患者眼中却成了不健康的状态，所以他们停止服药。

另一个例子，Snow（1993）就非裔年轻女性的高意外怀孕率这一问题提供咨询。根据诊所的做法，他们会开女性口服的避孕药并且教授她们安全期避孕的方法。在面谈中，Snow 发现两种节育的方法与许多女性的信念相违背，她们认为月经对健康很重要，因为月经能排出毒素及污物，否则会引起健康问题。她们认为口服避孕药对健康有害，因为它会减少月经来潮。周期性避孕法也同样被看作是对健康有害的，因为这种避孕法认为在经期前做爱能够避孕，而女性觉得自己的身体在这个阶段恰恰是特别开放的，更容易被毒素或污物伤害。这个群体的健康信念要求她们在离经期最远的时期进行性行为，因为那时的身体是最闭塞的，也就最安全。这样做是很成问题的，因为离经期最远的时期正是女性排卵的时期，在此期间受孕的可能性最大。

在这两个例子当中，临床现实是可以进行协商的，从而缓和患者和医务人员之间的健康信念差异。在抗高血压药物疗法的案例中，任务非常简单，只要让患者了解"低血压"的两种含义即可，或者我们建议医生把"低血压"这种说法换成"正常血压"或"健康的血压"。节育观念冲突的案例，强调了既不采用像口服避孕药那样限制月经量的方法，也不采用在女性认为身体特别脆弱的月经期进行性行为的方法（如周期法）。

大量实证研究证明了健康的信念与成功改变行为的关联性。Patterson、Kristal 和 White（1996）在华盛顿州以 607 人为样本测量了关于饮食与癌症相关性的基线信念。他们发现，那些认为饮食与癌症具有更强相关性的人们，脂肪摄入明显下降，而纤维摄入显著上升。另一个研究结果显示，低收入、农村地区的非裔美国妇女，无论她们是否有家族病史，那些不相信她们有患乳腺癌风险的女性比那些相信她们有此风险的女性更不愿意接受乳房 X 线照相检查（West et al.，2004）。

病症（Illness）相对于疾病（Disease）

临床接触可看作是一系列患者与医疗人员之间的交流和协商。诊疗是否成功至少部分取决于双方能在多大程度上达成一致。大体而言，双方在现实的文化建构上差异越大，协商就越困难。一个能大致说明患者和医疗人员之间对现实的文化建构差异的例子是患者经历的是病症（illness），而医生治疗的是疾病（disease）。Kleinman 等（2006，P.140）将疾病（disease）定义为个人生理或精神生理过程的功能异常和适应不良。Helman（1985，P.923）认为疾病一词将"不健康"降低到生化术语的范畴，在做出诊断的过程中过分强调了对生理信息（与社会心理信息相对）的重视。而病症（illness）反映了个人、人际和文化多个方面对疾病和不适的反应（Kleinman et al.，2006，P.141）。在 Helman（P.923）看来，病症是一个更广泛的概念，被社会、心理和文化因素所影响。

判断疾病（disease）依靠客观性的依据，而判断病症（illness）则是基于主观判断。所以，疾病可以在不出现病症的情况下存在。举例而言，一个患者体内可能已经存在生物学上的异常但她并没有感觉到，如一个妇女患恶性卵巢肿瘤而没有任何症状。同样，病症也可能在不出现疾病的情况下存在。常见的头痛、胃肠疼痛可能给患者带来痛楚，并且干扰社会生活，如学习和工作，这些症状并不代表身体的器官和系统在结构和功能上出现了异常。

有些病症只在某些特定的文化群体中出现，诸如墨西哥的着魔惊恐（susto）（Rubel，1977）、马来西亚的恐缩症（koro），以及常见于爱斯基摩地区的北极癔病（pibloktoq）（Foulks，1972；详见表 12.2）。这些情况被归为一类病症而不是疾病。虽然这些综合征对某些文化群体来说是真实存在的，全球范围内的医疗人员对这些病症的了解并未达成一致。这些病症未被写进《国际疾病及相关健康问题的统计分类》（*International Statistical Classification of Diseases and Related Health Problems*，ICD），ICD 是由世界卫生组织（World Health Organization，WHO）编写出版的国际认证的疾病分类统计概略，现已出至第 10 版（ICD-10；WHO，2003）。成员国以此为依据监控疾病在全球范围的发病率和流行性，并汇总死亡率和患病率的数据。

表 12.2　文化特征综合征

综合征名称	描述	文化来源地
着魔惊恐	由于感到灵魂将要离开身体而惊恐引起的病症	墨西哥
恐缩症	突发的、强烈的焦虑症，阴茎退入体内，可能引起死亡	马来西亚
北极癔病	被认为是惊恐引起的突发暂时的行为异常	极地地区

病症与疾病没有直接的联系，可能是造成医患双方沟通问题和不遵医嘱的原因之一。脑肿瘤在医生看来是极为严重的疾病，然而在初期，肿瘤引起的痛苦和对患者社会生活的影响较小，甚至小于腰背部肌肉痉挛的影响。虽然有些患者的器官或系统发生病变（即疾病）的程度是一样的，但是他们在健康状况和社会生活等方面的失能（即病症）却表现得非常不同，一些患有风湿性关节炎的患者可以保持良好生活状态，也能够进行日常生活活动；而另外一些病患程度相同的患者的生活状态明显下降，甚至需要他人照顾日常起居。

患者和医疗人员的最佳交流方式可以直接和间接地影响健康结果（Street，Makoul，Arora，& Epstein，2009）。临床交流中一旦出现医生仅关注疾病，而患者只关注病症，双方就会产生挫败感、不信任的情绪以及不良的医疗结果。这是因为医疗人员可能觉得患者没有认真考虑自己的意见，而患者也认为医生没有把自己对病痛的抱怨当回事。《恶灵抓住你，你就跌倒》（*The Spirit Catches You and You Fall Down*，Fadiman，1997）一书列举过一个令人心酸的实例。故事发生在加州的 Merced 郡，一个小姑娘得了癫痫，双亲是苗族（Hmong）移民并且不会说英语。基于根深蒂固的文化信仰，这对父母认为她的病症是灵魂和身体的斗争。父母按照苗族的信仰用动物祭品和传统疗法来治疗小女孩的病症；而医生们，将小女孩的情况当作疾病来治疗，治疗过程要求患者必须服用精确剂量的抗癫痫药物。双方都抱着最良好的愿望努力拯救小姑娘的生命，然而由于沟通不良，大家互不信任，并将小姑娘的病情归咎于对方，最终只能无力地看着小姑娘病情恶化，直至严重残疾。

当社会工作者发现医患之间的理解不一致时，要缓解这一情况，指出双方在理解上的差异，向双方解释对方之所以困惑的地方，协助建立起和谐的临床关系。Setha Low（1984，P.13）曾写道："通常社会工作者是唯一能够看清双方文化背景的人——官僚、主流的或者民族、亚文化的。因为有这个优点，他们也是在提供照料和交流信息过程中，最为关键的一员。"这一观点与 Richard Cabot 的观点一致，后者认为社会工作者就是医疗保健领域中的翻译者（详见本手册第 1 章）。

Kleinman（1980）提出的一系列问题能够作为社会工作者与其他医疗服务提供者了解患者健康信念的有用工具。这些问题包括：

你认为什么导致了你的疾病？

你觉得疾病有多严重？

你认为这一过程是短期的还是长期的？

这个疾病给你带来了什么困扰？

你最担心的是什么？

你认为怎样的治疗能治好你的疾病？

你希望治疗对你有什么帮助？

《年轻与花朵》（*Young and Flower*，2002，P.91）一书中列举了一个鲜活的例子说明如果医疗服务提供者无法认识到患者的健康信念会出现什么情况。一个叫 Pete 的年轻人在一家快餐店工作时脚踝受伤，来到急诊室。他觉得自己脚踝骨折了，因为他感到剧痛难忍，而且听见了他以前骨折时相同的碎裂声。他担心自己如果无法去上班会丢了这份工作。Pete 被医生告知自己的脚踝只是扭伤，只需要休养 5 天，因此他失去了对医生的信任。Pete 和医生看问题的角度迥异，对状况的理解也不同。在 Pete 的理解中，扭伤和骨折的严重性是完全不同的，他认为如果他的脚踝只是"扭伤"而非骨折，病假就开不了。同时，医生也不给 Pete 机会解释，认为他是借机旷工而不配合治疗，如此一来，局面急剧恶化。结束诊疗后 Pete 认为医生误诊，他立即扯掉绷带，回去上班了。这样使得他的脚踝有可能再次损伤，更加认定医生误诊；而医生也加深了对皮特"诈病"的印象。

医疗保健团队中的社会工作者

20 多年前，Cleora Roberts（1989）的著作中记录了这样的观察：社会工作者和医生之间的专业关系存在天然的张力，这种张力至今依然如此。Roberts 认为这种张力和由此产生的压力能够推动社会工作者和医生的成功合作（P.211）。双方的视角有五大不同之处：①医生的目标是拯救生命，而社会工作者更关注生命的质量而非长度；②医生更注重收集客观数据进行诊断，比如实验检查数据，而社会工作者考虑患者对病症的主观感受；③医生制定治疗计划时基于治愈病患、延长生命的目的，而社会工作者鼓励患者自我决定治疗目标；④在处理患者的情绪问题上，社会工作者比医生更为自如；⑤医生倾向于在医疗保健团队中处于领导地位，而社会工作者习惯于协作。

已经有一些研究探讨社会工作者和医生的协作关系。Mizrahi 和 Abramson（1985）研究了 50 对社会工作者和医生合作的自述报告，发现这两个专业在很多情况下有着相似的观点。社会工作者更倾向于通过对疾病和问题的适应，以及资源的可用性和可获得性来评估家庭问题。这一发现与 Roberts 的观察一致，即社会工作者比医生更注重生命的质量，较少关注客观数据。

Turner（1990）认为，社会工作者在医疗保健领域是一种跨文化的资源。他指出西方医学中有 3 个现象是专属于西方文化并且包含了西方的价值导向，因此会给健康沟通造成潜在的障碍。这三个现象中的每一个都与社会工作的价值发生冲突。当今医学的"科学化"趋于重视解决躯体的健康问题，且以牺牲行为和社会健康为代价。Turner 将社会工作中"反复出现的，非官方的，流行的'反科学'主题"（P.14）描述为与科学化趋势的背道而驰。第二种趋势是不断细分的专业化，Turner 认为这导致医学对全人的敏感度降低。社会工作的整全视角拓宽了医疗保健团队的观念，从而把个人当作一个整体来看待。第三个趋势是医疗中对患者的关注，以至于忽视了周围其他重要的人、事、物。社会工作强调"人在情境中"的观念拓宽了医疗保健团队关注的范围。

认同生物、社会和行为因素对健康复杂的相互影响衍生出了团队科学和跨专业协作的新概念（如见 McGinnis，Williams-Russo，& Knickman，2002）。2003 年，国立卫生研究院（National Institutes of Health，NIH）的主席 Elias Zerhouni 首先提出了 21 世纪医疗研究路线图，第一次提倡 NIH 不同学科领域的专家以新的方式共同合作，并将社区成员作为科学研究中的积极参与者纳入进来。NIH 的工作人员、科学家、社区成员均为研究中的利益相关者。

根据 NIH 的路线图，这种新的专业合作将多学科研究、学科合作研究发展到新的概念——跨学科研究（表 12.3）。在跨学科研究中，来自生物、社会和行为科学的研究人员，紧密合作共同致力于解决主要的健康问题，为此他们必须发展出一套能够融合各自领域关键词的共同语言，将各自领域理论中最好的部分提炼出来，形成新的方法论和分析方法，使同一个分析研究能够包含各个层次的重要因素（Gehlert et al.，2010，2014）。Kahn 和 Prager（1994）指出，为了使真正的跨学科团队获得成功，大学制度，如奖励在狭窄领域频繁地发表文章，应该被修改，这点在国家学会的报告中也得到了回应（National Academy of Sciences，National Academy of Engineering，& Institute of Medicine，2005）。

表 12.3　医疗保健团队的类型和描述

类型	描述
多学科	团队成员来自不同专业背景。虽然身处同一支团队，他们的专业知识体系是独立的，并且各自保持不同的专业术语
交叉学科	团队成员来自不同专业背景。共享知识体系和专业术语
跨学科	团队成员来自不同专业背景。在各自专业术语的基础上发展一种共享语言，整合知识理论体系，共同形成新的研究方法和分析技术

社会工作教育面临着相同的挑战，当学生对医疗保健方面的工作感兴趣时，应该给他们提供足够的生物和基因学训练，这样他们才能在跨学科的团队中有效工作。健康领域的跨学科运作带来的其他挑战还包括让学生准备好与来自其他学科背景的专业人士一起工作（Hall，2005），并指导他们促进社区成员参与医疗保健决策的新方法。社会工作教育中家庭支持的传统可以为后者提供指导。

虽然 NIH 战略蓝图直接指导的是研究方向，但它对如何看待和实施美国医疗保健也有指导意义。NIH 是全球最大的医疗研究基金会，而其他医疗机构的运营也依靠 NIH 的资助。这一蓝图已经对一些教学医院产生了影响，也会越来越影响到社区诊所、门诊诊所、特定病种患者组织（例如美国心脏病基金会，American Heart Foundation）以及倡导团体。健康受到生物、社会和行为等多种因素相互影响以及 NIH 战略蓝图将社区居民视为是健康的重要贡献者的宏观视角，是社会工作在医疗保健中被如何看待的两个主要原因。一是让人们更广泛地认识到健康包含社会和行为因素，二是它重视建立和获取社区联结。因为其他医疗保健领域的专业人员都认为这两个方面是社会工作者尤其擅长的，因此社会工作专业形象也会提高。

医疗保健领域的社会工作者一直运用团体理论来了解来自社群中的患者。这一理论同样在帮助了解团队动力上起作用。例如，通常使用的团队角色分类包括意见提出者、协调者、守门员和特殊利益追求者（Benne & Sheets，1948），这些分类对医疗保健团队和患者群体都适用。同样，小型团体一般会经历开始、冲突、团结、行动和结束 5 个阶段（如见 Northouse & Northouse，1985），这也适用于医疗保健团队和患者群体，尽管医疗团队通常是持续性的，没有时间限制。

为了达到治疗目标，Yalom（1998）提供了影响团体治疗目标达成的一系列因素。例如：①宣泄，组员们能够公开地表达或发泄其压力；②对原生家庭矫治性的重现，组员们经历到的小组互动与他们和父母以及弟兄姐妹的互动类似，但以一种更为积极的方式；③人际学习，组员通过观察向他人学习。这种方法对于帮助医疗保健团队中的成员理解其他成员的行为是很有帮助的。许多社会工作者报告他们成为了团队中的问题诊断专家，而其他专家甚至向他们咨询个人事务。

大量研究医疗保健团队中社会工作者角色的文章从 20 世纪 80 年代开始发表。Sands，Stafford 和 McClelland（1990）的研究与 Roberts（1989）和 Turner（1980）的研究相呼应，都探索了社会工作者和医生的矛盾来源，而他们的研究又加入了一些在医疗保健团队中影响社会工作者与其他专业人员关系的关键因素。这些因素包括了各个学科的地位差别，进而影响到民主原则和竞争关系。当各位专业人员的专业角色和功能重叠的时候，就会牵涉到这两个问题。

与此同时，有证据表明，有社会工作者参与的跨专业协作是有效的。在一项实验研究中，Sommers、Marton、Barbaccia 和 Randolph（2000）对团队协作的初级保健医生、护士和社会工作者与单独工作的初级保健医生在入院人数、再入院人数、门诊人数、急诊人数以及患者自我评估的生理、心理和社会功能的变化上进行了比较。这种团队协作的方法显著减少了患者的住院、再入院和就诊次数，同时提高了他们的社会活动水平。正如第 1 章中所述，与其他专业保健人员相比，社会工作者不太可能有他们自己独特的职责身份。这种现象最早由 1980 年 Lister 的一项研究指出。在这项研究中，就职责期望度对来自 13 位不同学科背景的保健专家进行了调查。没有一个职责是只有社会工作者才能承担的。比如调查患者的社会历史背景或者帮助患者为医学治疗程序做心理准备，心理学家、护士和康复治疗师也会执行某些类似的职能，因此困惑就由之产生了。职业角色的重叠在某些特定的环境出现的可能性比其他的环境要高。急诊部门或者重症监护室，这些更依赖技术的部门，一般人员的职责分工比较明显，决策过程也由等级决定。但是在较少依赖技术的环境中，如长期照料机构和养老院，来自不同学科背景的专业人员的职能不太可能有明显分工而更容易重叠。决策过程也更可能遵从民主的原则。

Sands 等（1990，P. 56）指出，冲突在医疗保健团队中发挥作用，也就是说这个团队能够从多种角度来看待所面临的情况和问题。如果团队的成员能够自由讨论，有效协商并且达成共识，那么冲突也可以是成长的催化剂，也能导致团队做出良好决定。当团队成员感到遵从的压力时会催生出集体化思考（Janus，1972）。集体化思考已经导致了重大灾难包括猪湾入侵事件（Bay of Pigs Invasion）和越南战争的升级。

许多作者提出了建议，以改善跨专业间的功能，同时尽量减少遵从压力（Freeth，2001；Satin，1987；Vanclay，1996）。Vanclay 认为，保持社会工作者和医生之间有效协作的关键包括交叉学科教育、对其他学科的角色和责任的清晰理解、定期面对面的接触、在结构和程序上共享信息，以及来自高级管理人员的支持。

患者和医疗人员间的沟通障碍

　　一项关于门诊沟通模式的重要研究发现，医生通常在患者说出所有的健康问题之前就打断了他们。Beckman 和 Frankel（1984）记录了 74 例门诊患者的复诊次数，医生的提问方式和是否在患者开始表述担忧的问题时打断他们。8% 的案例中，医生完全不会询问患者的担忧而只是提问一些是非性的问题。69% 的案例中，在患者开始述说病情的 18 秒内医生就会打断他们并且转变问诊方向。在 74 个案例中只有 1 个案例（小于 1%），医生在打断患者后又让患者继续陈述他的病情。在剩下的 23% 的案例中，医生允许并且没有打断患者的病情陈述。作者认为值得警惕的是，在其研究中由医生主导的沟通方式几乎肯定会导致遗漏与诊断和治疗计划相关的信息。在跟踪访谈中，Frankel（Goleman，1991）指出医生打断患者陈述病情特别容易招致问题，因为患者很少把他们最严重的病情先说出来，而是将其淹没在一些不太要紧的病症中。通常情况下患者列举出的第三个病症才是最让他们困扰的。

　　当医生和患者来自不同的种族、民族和社会阶层时，特别是当医生是美国白人而患者是低收入的或少数群体中的成员时，临床诊疗过程更容易出现问题。2002 年由美国医学学会（Institute of Medicine of National Academies）发布的一份报告指出了医生的行为是美国健康不平等的加剧的原因，而这种不平等通常是基于种族、民族或是社会经济地位的差异性。McGinnis 等（2002）对已知最佳的实证研究进行回顾，将美国 10% 的早逝归因于医疗缺失，这其中一部分被认为是由医疗人员的行为引起的。

　　Johnson、Roter、Powe 和 Cooper（2004）做了一项研究，以此来确定患者的种族和民族对医患沟通的影响程度。在门诊病例中，专家们评估了在华盛顿特区 / 巴尔的摩地区的 458 名美国白人患者（White patients）和非裔患者（African American patients）以及 61 名医生，评估的方面包括医生语言的主导性（用医生陈述的次数除以患者陈述的次数来计算）、以患者为中心的程度（用涉及社会情感的谈话的总次数除以涉及生物医学的谈话的总次数来计算）和访谈的情绪基调（情感）。相较于白人患者，当与非裔患者沟通时，医生的语言主导性多出 23%，而以患者为中心的程度则减少 33%。对比白人患者，非裔患者和他们的医生在诊疗过程中表现出更低程度的积极情感。

　　Beach 等（2011）分析了 354 次分别来自 4 个艾滋病照护中心（俄勒冈州波特兰市、密歇根州底特律市、马里兰州巴尔的摩市和纽约州纽约市）的医患沟通场景，他使用 Roter 交互分析系统来探究沟通中的种族差异。与 Johnson 等 2004 年的研究一样，医生在语言交流上对非裔美国人比对美国白人表现出更强的主导性。然而，在 Beach 等开展的研究中，两组的社会情感表达的总数并无差异。

　　为了理清医疗人员无意识偏见的因素，而这些偏见可能加剧健康不平等，Burgess、Fu 和 von Ryn（2004）等列出了许多可能的解释。他们认为，白人医生会无意识地向非裔患者传达负面情绪，这种负面情绪会引发患者的负面情绪，导致医生和患者不能在最理想的状态下进行沟通。他们认为，大多数医生都有意识地持守平等的信仰，但这种信仰与他们对低收入和少数族裔患者自动的、无意识的反应是不一致的（P.1155）。他们还认为，诊疗过程中分配给搜集信息的时间基本上都是不够充分的，医生只有靠对某个群体的刻板印象（stereotype）来补足缺失的信息，在行为上也按照刻板印象来对待患者（P.1156）。

　　这种现象的例子来自《英国精神病学期刊》（*British Journal of Psychiatry*）所发表的一项

研究（Lewis，Croft-Jeffreys，& David，1990）。在这项研究中，139 个精神科医生分别阅读两个版本病例的其中之一后完成一份问卷，这两份病例的区别仅仅在于患者是非裔加勒比海人还是白人。同一调查的另外两个版本的病例仅仅是患者的性别有所不同。所有病例都描述了精神疾病患者的行为。回答者对于非裔加勒比海人患者的评价与白人患者相比更暴力，更具有犯罪性，更少需要镇静药物。他们认为女性与男性比起来具有更少的暴力、更低的犯罪性，以及更少需要使用镇静药物。

一项基于 404 例 HIV 患者例行门诊就诊记录（Laws et al.，2014）对医患沟通进行调查的研究显示，根据种族 / 民族，医患之间存在不同的沟通模式。与白人患者相比，医生在与黑人患者的沟通中更占主导地位，与拉丁裔患者的沟通中不太幽默和开玩笑。与白人患者相比，无论他们是否坚持治疗，医疗人员往往更多地与黑人或拉丁裔患者讨论抗逆转录病毒治疗的依从性，而且在与黑人或拉丁裔患者的讨论中，比与白人患者使用更多的指令性话语。作者指出，这种差异可能是由于医护人员认为黑人和拉丁裔患者不太可能有能力坚持治疗。

当少数族裔人群患者超重或肥胖时，医护人员可能有更深层次的偏见。有很多记录显示超重 / 肥胖患者与医护人员之间的沟通质量很差。据报道，医疗人员不太尊重肥胖患者（Huizinga，Cooper，Bleich，Clark，& Beach，2009），较少努力与他们建立起融洽的关系（Gudzune，Beach，Roter，& Cooper，2013），并认为他们缺乏动机来管理他们的体重（Salinas，Glauser，Williamson，Rao，& Abdolrasuinia，2011）。体重偏见会导致对超重 / 肥胖患者的污名化（Puhl & Brownell，2006）。Wong、Gudzune 和 Bleich（2015）分析了 2009—2010 年医疗支出小组调查（MEPS）数据，以评估患者的体重状况和种族 / 民族是否会影响医患沟通的质量。沟通的质量是通过患者对医疗人员行为的自我评价来衡量的（例如，医疗人员是否解释清楚，是否认真倾听，是否尊重患者，是否花了足够的时间照顾患者）。与体重健康的白人相比，超重 / 肥胖的黑人反馈他们与医疗人员的沟通质量更差。

另外两个研究也证明患者的种族与医生的治疗建议是有联系的。最初，van Ryn 和 Burke（2000）从 193 名医生的 618 例完成血管造影检查的患者中收集调查数据。数据显示，医生往往认为，与白人相比，非裔患者的智商较低，不太可能坚持医生的诊疗建议，更有可能做出危险性的行为。相较于社会经济地位比较高的患者，那些社会经济地位比较低的患者的性格、能力、角色要求和行为趋势等方面都更不令人喜欢。另外一项研究（Schulman et al.，1990）是在两次全国性的会议期间完成的，720 名与会的初级保健医生观看了一段诊疗访谈的录像并阅读了同一个患者的假设性数据。然后研究者就他们将怎样处理患者胸痛的症状做了一个调查。与男性和白人患者比起来，医生更少建议女性和非裔患者进行心导管检查。相较于白人男性，医生明显更少向非裔女性患者推荐此项检查。

除了种族和民族差异的影响之外，很少有人关注医护人员和患者之间的社会经济地位差异会如何影响沟通，进而影响健康结果。Jensen、King、Guntzviller 和 Davis（2010）调查了131 名生活在印第安纳州的低收入成年人，研究他们对与医疗人员沟通的满意度。有趣的是，文化水平较高的年轻美国白人患者的满意度低于文化水平较低的非裔美国人或拉丁裔美老年患者。作者认为，在医患沟通中前者可能更坚定，而后者可能更退缩。有少量的研究观察到了由于性别而产生的沟通偏见。虽然对患者性别造成的沟通差异知之甚少，但一些研究表明男性和女性医生在与患者沟通时的不同之处。Roter、Hall 和 Aoki（2002）回顾了从 1967—2001 年的研究，发现有 26 项研究使用了可以由评估者分析的沟通数据库。他们发现无论在数量上还是在质量上，男性和女性医生在生物医学沟通或社会交谈方面都没有表现出性别差别。但是，女性医生比男性医生在谈话过程中更能表现出以患者为中心的诊疗方式，具体表现在有更多关注情感的对话、社会心理咨询、询问社会心理问题、主动的伙伴行为和积极的交谈。女医生看病的时间平均比男医生看病的时间长两分钟（即多 10% 的看病时间）。

2002 年 IOM 的报告和 Roter 等（2002），Burgess、Fu 和 von Ryn（2004）等的实证研究都是针对医生的，即便之后的研究者使用了一个更具普遍意义的名词"（医疗保健服务）提供者"。但是，跨文化沟通的问题对在医疗保健领域工作的社工而言也是同样重要的。正如Roberts（1989）和 Turner（1990）指出的那样，虽然社工看问题的角度和价值观与医生不同，但是和其他职业一样，社工也是很容易被刻板印象和启发式思维所影响。所以当他们尝试与来自其他文化背景的人沟通时，社工也必须尽力地解决同样的问题和偏见。

有证据表明，当医生还没准备好就与来自不同文化背景的患者沟通时，那么对医生和对患者都会有不好的结果。Ulrey 和 Amason（2001）调查了美国南部 2 家医院和 4 家诊所的 391个雇员，得到了文化敏感度、跨文化沟通技巧和焦虑程度水平等结果，并且发现较低的文化敏感度和沟通技巧与较高的焦虑感有很大关系。也就是说，高文化敏感度和更好的跨文化沟通技巧的医生对比低文化敏感度和不擅长跨文化沟通的医生的焦虑感更少。

对 20 项研究和 1 项元分析研究的系统回顾发现，患者与医生的沟通方式因患者的社会经济地位而不同（Verlinde、De Laender、De Maesschalck、Deveugele、& Willems，2012）。医生更倾向于为社会经济地位较高的患者提供更多的信息和情感支持。社会经济地位较低的患者往往较少参与治疗决策，并在医患沟通时较为弱势。

健康素养低也是患者和医疗人员之间沟通的障碍。健康素养不仅仅是拥有写作或阅读技能。它指的是"个人能够获取、处理和理解基本医疗信息和所需服务而做出适当健康决定的程度"（U.S. Department of Health and Human Services，2000）。健康素养有限的人在理解和获取必要的医疗信息和填写医疗表格方面面临挑战，他们可能不愿意与医疗人员讨论他们的问题（Berkman、Sheridan、Donahue、Halpern、& Crotty，2011；Wynia & Osborn，2010）。与健康素养高的人相比，他们与医疗人员之间的沟通质量也更差（Kripalani et al.，2010；Wynia & Osborn，2010）。考虑到健康素养差导致较多的住院和急诊、较少地使用预防保健服务，和各种负面的健康行为和后果（Berkman et al.，2011），美国《患者保护与平价医疗法案》（42 U.S.C § 18001，2010）表明缺乏健康素质是"为服务缺失人群提供医疗保健服务的障碍"。

一项德国的研究（Zandbelt，Smets，Oort，Godfried & de Haes，2004）支持这样的观点：沟通的问题对医生和患者来说都是令人头疼的问题。在这项研究中，在每次门诊诊疗结束后，研究者调查了 30 名医生和 330 名患者，测量了 5 种只会在诊疗过程中出现的关系。他们发现与患者比起来，医生往往对诊疗过程更不满意。当患者认为医生关注他们的健康担忧，或者患者能从医生那里得到信息时，患者最可能对医生感到满意。医生愿意为那些受到良好教育的、精神健康的，且并不想过多了解治疗细节的患者看病。

医疗人员与患者的沟通和健康结果

许多实证研究已经证明医生与患者间更好的沟通与健康状态的良性变化是有联系的，健康状态是由心理和行为指标测量的。增强医疗人员的沟通技巧能促使患者积极地投入到治疗中，增强他们对自己健康恢复的自信，从而改善健康结果，同时还有助于信息的精确交换。

Maguire 和 Pitceathly（2002）补充道，当医生的沟通和行为得到提高并且变得有效的时候，患者的焦虑和忧郁情况会减少。

有些研究发现了医生和患者之间良好的沟通能促进患者坚持治疗以及产生良好的健康照料的结果。Peterson 等（2016）回顾了 1994—2016 年发表的 9 项研究，报告了医患沟通质量与患者对癌症筛查依从性的正相关关系。例如，Schneider、Kaplan、Greenfield、Li 和 Wilson（2004）发现更好的沟通（用四分制来测量）能促进患者坚持参加抗逆转录病毒的治疗。这种疗法是为了治疗 HIV 病毒的。根据 22 个艾滋病诊所的 554 名门诊患者数据，这项研究的 7 个自变量是：医生与患者的沟通质量，这是用 6 个现有的量表来测量的（一般沟通、特定艾滋病信息、平等的决策风格、医生总体满意度、推荐医生的意愿和对医生的信任；变量 1—6），以及患者认为医生在抗逆转录病毒治疗中能够理解和解决他们问题的程度（变量 7）。这 7 个变量中的 6 个（除了平等的决策风格）都显著地促进了患者坚持参加抗逆转录病毒治疗。Conteh、Stevens 和 Wiseman（2007）发现更好的沟通与冈比亚农村地区疟疾治疗依从性提升相关。

在另外一个研究中（Stewart et al.，2000），研究者将 315 名患者和 39 名家庭医生的门诊诊疗过程录音，并根据以患者为中心的程度来评分。以患者为中心的程度是以如下的变量来测量的：医生能够发现患者的疾病和不适的体验，把患者当作一个整体对待，与患者共同协商、讨论并寻求治疗方案。患者也被要求独立地评价诊疗过程是否以患者为中心。这项研究使用的结果变量是患者的健康和医疗保健服务，特别是已完成的诊断检查、转介安排，以及在被录音那次诊疗之后的 2 个月去家庭医生门诊看病的次数。这些信息都是从患者的病例档案中得到的。更高评分的以患者为中心的沟通在很大程度上使患者在其最初寻求医生帮助的主诉中得到更好恢复、诊断检查更少、转介次数更少。还有一些实证研究证据也说明更好的沟通能减轻手术后的疼痛（Egbert，Battit，Welch & Bartlett，1964）以及促进其他社会心理结果（Orth，Stiles，Scherwitz，Hennrikus & Vallbona，1987；Skipper & Leonard，1968）。

改善健康沟通的方法

近些年，涉及提升医患沟通技巧的干预方法的著述得到了增长。

改变健康服务提供者行为

《2020 年健康美国》（*Healthy People 2020*）的目标之一是"报告医疗人员具有满意的沟通技能的人数比例增加"（U.S. Department of Healthy and Human Services，2000）。改善沟通涉及许多方法，从要求医生确认患者是否明白信息，到复杂的、综合的培训项目，这些方法涵盖了被认为能够改善沟通的因素。研讨会、讲座、教育材料和虚拟儿童患者的角色扮演与研讨会经常被用于改善与患者的沟通（Kodjebacheva，Sabo，& Xiong，2016）。

基于对 25 名医生临床表现的观察数据，Sideris、Tsouna-Hadjis、Toumanidis、Vardas 和 Moulopoulos（1986）等举办了一个研讨会，这个研讨会历时 4 小时，目的是培训医生的健康沟通。这个研讨会教医生如何：①解释诊断、治疗目标和预后；②提供口头和书面的指导；③判断患者的理解状况；④传达正向情绪。培训前后，参加和未参加培训的医生及其患者会分别被问一系列关于他们在医疗活动中沟通的问题，这些问题的得分即为他们的沟通得分。

通过比较患者行为与给出的医嘱来衡量依从性。参加过培训的医生及其患者在沟通和依从性上的得分均显著高于没有参加过培训的医生。

Maiman、Becker、Liptak、Nazarian 和 Rounds（1988）测试了一种沟通方式，即通过训练儿科医生使用简单的信息和鼓励技巧来促进母亲执行治疗建议的依从性。他们着重研究了怎样达到以下的目标：①表达真诚的关心和同理；②以一种容易理解和记忆的方式来提供信息；③简化治疗方案；④询问、评估并调整健康信念；⑤询问和回应母亲的治疗期望；⑥监测对治疗建议的执行程度。干预组中的医生的母亲比对照组中的医生的母亲更有可能坚持执行用药建议和保持复诊。

Kinmonth、Woodcock、Griffin、Spiegal 和 Campbell（1998）研究了一个为时一天半的医生、护士训练项目。这项训练旨在提高以患者为中心的沟通水平。从 41 所医院中选出医生、护士被随机分配到实验组或对照组。实验组的护士有半天的训练是观看以患者为中心的访谈方法的录像，另外一整天的训练是练习以患者为中心访谈的技巧。实验组的医生有半天是积极倾听和行为改变的训练。护士还要接受两项额外的辅助训练。对照组中的医生和护士则不接受训练。1 年后，对这些医生和所服务的 250 名 2 型糖尿病患者的生活质量、幸福指数、糖化血红蛋白水平、脂密度、血压、体重指数（BMI）进行测量，并且询问对医生护士沟通的质量评分以及对照护的满意度。在实验组中的医生、护士所服务的患者比在对照组中的医生护士所服务的患者反映出更好的沟通状况、更高的满意度和更好的生活质量。但是，实验组的医生、护士所服务的患者在糖化血红蛋白水平、脂密度、血压和 BMI 上并没有好于在对照组中的医生、护士所服务的患者。

另外一项研究（Brown，Boles，Mullooly & Levinson，1999）却未发现沟通技术培训能够提升患者的满意度。这项培训叫作"在繁忙实践中成长：医患沟通"。69 名初级照护医生、外科医生、专科医生、医生助理和执业护士参加了一个 4 小时的互动工作坊，培训与患者建立有效关系的技巧（积极倾听、表达关切、理解、尊重、回应感受），接着需要完成两小时的家庭作业，还要求完成至少两次患者访谈并录音且进行回听。在 4 小时的课程 1 个月后，有一次 4 小时的巩固课程，着重教授他们与患者有效协商的技巧。接受培训医生的患者被要求完成"行医的艺术"调查问卷。这个问卷评估这些医生的沟通能力以及对一般诊疗过程的满意度。无论医生有没有参加沟通技巧培训，他们的患者在这项调查中的评分是没有差异的。

Rao、Anderson、Inui 和 Frankel（2007）对 1996—2005 年发表的 21 项改善医生沟通行为干预的随机临床试验进行了系统综述（上述研究均未纳入 21 项研究）。大多数干预包括多种方式，如信息、反馈、示范和实践，并通过一个或多个节次完成。在其中的 17 个试验中，医生进行了沟通练习并得到了反馈。大多数研究报告了医生行为的改善。然而，在那些医生很少或根本没有机会进行实践和获得反馈的干预中，则没有改善的效果。

由 Thomas Jefferson 大学和卫生保健改善基金会开发的宾夕法尼亚东南地区隔阂改善（SEPA- READS）项目，采用了培训培训者的方法来改善患者与医疗人员之间的沟通（Cosgrove，2015）。9 个卫生系统的 300 多名工作人员参与了健康素养培训，包括书面和口头交流技巧、资料与网页设计以及服务引导。经过培训的工作人员成为其组织的健康素养领袖和培训人员。然后，这些培训人员又为其组织的 7 000 多名工作人员提供了健康素养和有效的医患沟通方面的指导。该方案促进了组织层面实现系统变革和提高健康素养的能力，包括修订教育资料、实施有关资料阅读水平的政策、更新标识以方便引导患者，以及回应非英语患者的读写和语言需求。

在医患沟通中，已经引入了一些策略来提高医疗人员的技能和患者的理解能力。许多患者，特别是那些教育水平低、健康素养低或英语作为第二语言的患者，不熟悉医学术语。简明语言包括使用简单的词汇、专注于关键信息、不使用术语或不必要的描述或官方语言。对于书面信息，简单的语言要求使用适当的格式、书写和设计，以便于阅读（Stableford & Mettger，2007）。

回授是一种确保医疗人员有效地解释信息且患者（及其家庭成员）理解所提供信息的方法（www.teachbacktraining.org）。医疗人员要求患者或家属用他们自己的语言表述信息或展示他们在沟通中讨论过的技巧。如果患者或家属不记得或如果他们误解了信息，医生可以澄清或纠正，并重复回授过程，以确保患者理解。Peter 等（2015）采用回授法对出院后的心力衰竭患者自我护理进行常规教育。在接下来的 3 个月内，接受回授的患者与仅接受教育的患者相比，再入院率较低。在健康素养较低的 2 型糖尿病患者中，回授法在提高药物和饮食依从性方面也很有效（Negarandeh，Mahmoodi，Noktehdan，Heshniat & Shakibazadeh，2013）。

改变中的患者行为

为了提升医疗保健服务的沟通和结果，一些研究专注于改变患者在就诊时的行为。大多数研究关注于增加患者在治疗和做健康决策中的参与度。一项旨在改善患者 - 医疗人员沟通的干预措施的系统综述表明，教育会议、角色扮演、信息视频和信息性小册子已被用于改善患者的沟通技巧（Kodjebacheva et al.，2016）。

Roter（1977）发展了一项 10 分钟干预法，在这个干预中健康教育者帮助患者向他们的医生阐明问题，辅导他们在早期就诊时就提出问题。研究者仅向对照组中的患者提供服务信息。该研究得出了有趣的结论，实验组的患者比对照组的患者更加焦虑，但是他们在为期 4 个月的跟踪研究过程中保持就医的可能性更高。虽然比起对照组的患者，实验组的患者向他们的医师提出了更加直接的问题，他们的就诊时间不比控制组的患者长。换句话说，这种干预在不延长就诊时间的前提下改变了就诊的习惯。

在另一项有关医患沟通的早期研究中，Greenfield、Kaplan 和 Ware（1985）发展并测试了一种帮助患者阅读他们最后一次就诊时病例报告的干预方法。在 20 分钟的干预中，患者获知如何从他们的病例报告中辨别相关的医疗问题和决策，想出与医生一起协商达成这些决策的途径，并且提出问题。把那些参与干预的患者的面谈录音与没有参与干预的患者进行比较。研究并未发现两组患者的就诊时间长短有很大不同。然而，接受训练的患者在与医生的互动中能更加自信地说出自己的看法。这些患者中向医生表达自己观点的比例较对照组的高出 48%，这些患者从医生那里了解事实的频率是对照组的两倍。

Kaplan、Greenfield 和 Ware（1989）报告了一项干预研究的结果，在该项干预中给患有溃疡、高血压、乳腺癌和糖尿病的患者提供他们的医疗记录复印件和理解这些信息的规则，并对这些患者进行行为策略的训练以增加他们与医生会谈时的参与度。专家们将干预前后的会谈进行了录音和编码。干预的成果包括患者的控制力和情绪表达增加，特别是医生和患者负面的情绪表达，以及医生根据患者的要求而提供的信息与患者更佳的健康状况相关，如对糖尿病和高血压更好地控制。作者认为医生的负面情绪是有益的，包括不安、紧张的笑、沮丧和焦虑，因为这些情绪表达了医生对患者的关心。

Thompson、Nanni 和 Schwankovsky（1990）做了一个简单的干预实验，改善患者在门诊就诊时参与沟通的水平。66 名女性被随机分配到对照组或实验组，实验组中的女性被要求书面写下 3 个会向医生提出的问题。报告结果是，实验组的女性在就诊时比对照组的女性提出的问题多得多，而且在就诊后她们也比对照组的女性少些焦虑的情绪。

McCann 和 Weinman（1996）制作了一本向患者解释如何与医生互动沟通中提高参与度的宣传小册子。这本宣传册鼓励患者积极参与和家庭医生的互动。首先，患者应描述他们自身病情的性质和可能导致疾病的原因、治疗方式和可能的影响。其次，该宣传册概述了面谈时如何讲出顾虑，以及如何提出有关诊断和治疗的问题，并确认医生对自己问题的理解。59 名实验组里在门诊前收到这些干预资料的患者比 61 名对照组里当场收到资料的患者向医生提出更多的问题。

在另一项研究中（Davison & Degner，1997），研究者将一社区泌尿外科门诊中 60 位刚被诊断为前列腺癌的男性随机分到实验组和对照组。实验组提供给这些患者有关前列腺癌的书面信息、一张询问医生的问题清单以及医疗咨询的录音带，对照组仅仅得到前列腺癌的相关信息。虽然两组患者在抑郁水平上没有很大的不同，但是实验组中的男性患者在做出治疗决策时发挥了更积极的作用，并且实验结束 6 周后他们的焦虑水平比对照组的患者更低。

另一项研究中，205 名患有慢性健康疾病的患者被随机分配到实验组和对照组。实验组的患者被给予医疗病程记录的复印件，要求他们写下有关自己身体状况的两个问题附在病例本首页。对照组的患者得到教育材料并完成了一份改善临床照护的建议清单。与对照组比较，实验组的患者报告整体的身体功能变得更好了，对自己医生的服务也很满意，而且他们对自己的医疗记录更感兴趣。另外，实验组的患者还报告现在比干预前的整体健康状况要好得多（Maly，Bourque，& Engelhardt，1999）。

近期的一些服务尝试更加侧重于提高患者的健康素养，使他们能够积极地与医疗人员沟通，并能够搜索、理解和利用他们需要的健康信息。其中一项就是向患者提供在医疗过程中使用的支持性材料。"自我三问"是由国家患者安全基金会的"清晰健康沟通伙伴"项目开发的，已被用于多种改善患者沟通技巧的干预措施（Choi et al.，2018；Cosgrove，2015）。"自我三问"是一项针对患者及其家属的教育项目，旨在鼓励他们问医生 3 个具体问题：我的主要问题是什么？我需要做什么？为什么做这件事对我很重要？这些问题可以帮助患者了解自己的病情和下一步的治疗计划。

改善健康沟通的其他方法

为了改善医疗保健领域里的沟通，有一些技术是值得推荐的。这些技术大致可以被分为发展同理心以及引导患者明确自我想法和感受的个人层面的方法，同时也有小组层面或社区层面的方法。

Coulehan 等（2001）设计了一种增进同理心的方法，同理心被定义为"理解患者的处境、看法和感受的能力，并将对这些方面的理解向患者表达的能力"（P. 221）。具体的方法包括积极倾听、重构或提示、反馈内容、识别和调整情绪、接受和请求纠正。积极倾听包括语言和非语言的技术，如反映对方面部表情、眼神的直接接触、呈现出关注对方的姿势、表现出提示性的反应（如点头表示理解）。重构或提示与临床社会工作者所倡导的同理心反应相似（见 Hepworth，Rooney，& Larsen，2002），可以运用这样的对话形式，如"听起来你是在说……"

反馈内容也被称为转述。识别和调整情绪是通过运用诸如："我感觉到你的感受很强烈，但是我不确定是否准确地理解你的这种感受，你能告诉我吗？（P.222）"这样的对话来引导认识情绪特性的一种方法。请求和接受纠正是在服务者表述理解到患者所说的话后使用的短句，如"我理解得正确吗？"不断重复这个过程（患者的叙述、服务者的表达理解和确认理解是否正确），直到医疗人员的理解得到患者的确认。

Du Pré（2002）概述了引导患者感受和想法的其他 4 个技术，这些技术是她从一位医生的诊疗访谈评论文章中摘录下来的，这名医生的沟通技巧享有盛名。这四个技术包括：①使患者参与到医疗决策中；②开诚布公地讨论患者的担忧；③提出开放式问题；④自我披露。最后一个方法在一些患者中较受欢迎，取决于个人偏好和文化期待。是否运用自我披露的方法总是应该建立在患者给出的提示和反应的基础上。

另一种方法将目标群体设定为患者社会网络中的成员。由于各种原因（如年纪太小、理解信息有困难等），患者不能自己做出医疗照护的决定，患者的家人或朋友在与医疗人员的沟通中扮演着重要的角色。照顾者的健康素养与患者的健康状况以及卫生服务使用有关（Bridges et al., 2014；Yuen, Knight, Ricciardelli, & Bumey, 2018）。Moore 和 Cook（2011）为 197 名家庭照顾者举办了由全国家庭护理人员协会（National Family Nursing Association）提供支持的两期网络研讨会。这次网络研讨会的目的是提高照顾者对医疗保健系统的理解，增强照顾者为患者进行倡导的效能，并在医疗接触中促进照顾者的有效沟通。在网络研讨会之后，照顾者的自我效能感、对就诊的认识以及他们为就诊所做的准备都有了显著的提高。Smith 等（2018）开发了"照顾谈话项目"，这是一次 4 期、每期 2 小时的系列工作坊，旨在改善照顾者与医疗人员之间的沟通。工作坊的主题包括：有效沟通的障碍和促进；制定向医疗人员提出的问题清单；以及在就医期间如何与医疗人员沟通，包括提问、分享意见、表达异议和通过积极倾听来确认理解。工作坊参与者报告他们在沟通方面的信心有所提高。

现在逐渐流行的一类技术是服务者与团体或社区合作一起实现健康照料的目标。这些技术属于社区参与研究（CEnR）的范畴，其中一个主要类别是以社区为本的参与性研究。社区参与研究的特点是社区成员积极参与到研究过程中的每一个阶段。研究者和参与者的共同目标是"加强对社区的存在现象和社会文化动力的理解，整合行动中获得的知识来改善社区成员的健康和福祉"（Israel, Schulz, Parker, Becker, Allen, & Guzman, 2003, P. 54）。社区参与研究的方法被应用于多个文化族群和疾病的研究。

Wai'anae 癌症研究项目发展了一项创新的方法（Matsunga et al., 1996），测试以提高文化适宜性为方法的干预手段的效果，此项干预的目的是为了提高本土夏威夷妇女对子宫颈和乳房的疾病筛查的参与率。干预的动因在于本土夏威夷人的患癌率位居第二高，仅次于美国白人女性。多年来，一个由社区居民组成的咨询委员会被选择和项目研究者一起协作，设计和测试这一干预方法。这项干预是运用现存的社会网络开展一系列健康支持小组，这样的社会网络以本土夏威夷人传统价值观为基础，即主动地互帮互助，不求回报。这些本土夏威夷的辅助研究人员招募了一些女性来主持小组活动，向小组提供信息，组织有关乳房和子宫颈癌症筛查的讨论。那些自愿加入主持小组活动的同伴领袖协助研究者接近社区团体。小组讨论采取当地女性所熟悉且容易接受的传统"讲故事"形式。小组活动中，免费向参与者和她们未能到场的朋友提供钼靶摄影、乳房检查和巴氏子宫颈涂片检查优惠券。项目评估显示这种方法对改变社区关于乳腺癌和子宫颈癌检查的知识、态度和行为产生积极作用。除此之外，研究者了解到很多传统夏威夷人的健康信念，并且与社区成员和小组建立了良好关系。

南卡罗来纳癌症预防和研究网络（SC-CPCRN）的社区健康干预项目小额赠款倡议（McCracken et al.，2013）是 CEnR 的一个很好的例子。社区为本的组织提出了循证实践的干预措施，以改善社区成员的健康和癌症结果。研究小组、社区合作伙伴和 3 个组织（包括一个教堂、一个县教育委员会和一个为难民服务的非营利组织）对提案进行了审查，获胜的提案每个可获得 1 万美元用于实施干预。循证实践的干预措施旨在改善身体活动（步行道的建设和推广）、饮食（生活健康饮食）和文化素养（见证者项目）。合作伙伴包括大学研究团队（SC-CPCRN）、其他组织（如教堂、当地图书馆、基督教青年会、美国癌症协会）和医疗人员一起参与招募、执行和评估。这三个项目共有 1 072 人参加，人数比预计的要多，参与者报告在参加该项目后，他们的健康状况有所改善。通过这些干预，研究小组和社区组织认识到 CEnR 方法的有效性，并发现了改进的空间。

最近还有通过对患者和医生分别工作的方式来改善患者 - 医生伙伴关系的干预。例如，患者 - 医生伙伴关系（Triple P）研究（Cooper et al.，2009），这是一项具有文化适应性的、多元素的干预措施，旨在改善种族和少数民族群体成员以及社会经济地位较低的人群的健康状况。这项综合研究通过随机临床试验进行测试，其中包括一项针对医生的计算机化沟通技能自我学习培训计划。

Choi 等（2018）的研究提供了另一个让患者和医疗人员共同参与以改善健康沟通的例子。他对居住在一个社区的 56 名非裔美国男性进行了 90 分钟的前列腺健康教育和前列腺癌筛查，并与医疗人员进行沟通，包括"自我三问"和他们可以向医疗人员询问的有关前列腺健康的举例问题。在健康教育之后，38 名教育计划的参与者参加了一个社区医疗人员论坛。他们有机会向医疗人员小组询问有关前列腺健康和筛查的问题。该小组由 3 名当地医疗人员（一名家庭内科医生和两名执业护士）、一名注册营养师和一名来自当地护理学校的指导教师组成。社区医疗人员论坛促进了参与者和医疗人员之间的公开讨论。对该项目的评估表明，参与者参加教育计划后，前列腺健康知识显著增加，所有参与者对健康教育和社区医疗人员论坛都感到满意。

系统全面改革同样被用于改善作为照护质量重要部分的健康素养。健康素养不是个人的问题。当个人技能和能力与医疗保健系统的需求和复杂性相适应时，就达到了理想的健康素养（Parker，2009）。Koh、Brach、Harris 和 Parchman（2013）提出了一种健康素养的服务模式，该模式可以通过系统层面的方法提高患者在医疗保健服务中的参与度。该模式将健康素养的原则纳入了照护模式的要素中（Wagner，Austin，& Vbn Korff，1996），例如，医疗保健系统可以在照护模式的每个元素中应用健康素养原则，如下所示：

1. 卫生保健组织：通过建立健康素养小组、评估者的健康素养需求和提高卫生系统工作人员的意识，建立健康素养的组织文化。
2. 自我管理支持：使用健康素养策略（例如，在与患者的交流中使用回授方法，在所有资料中使用简单的语言）。
3. 服务系统设计：提前安排患者的翻译服务，设置患者教育，对患者进行跟踪，确保患者对医疗结果的了解。
4. 决策支持：提供决策辅助，与患者共同参与决策。
5. 临床信息系统：设置健康素养相关任务的提醒，使用电子健康记录进行个性化的在线患者教育，提供易于访问的患者平台。

6. 社区伙伴：与非医疗以及健康素养有关的社区组织合作，对健康的社会决定性因素进行干预。

服务于英语能力有限或无法使用英语的患者

遇到英语能力非常有限或者根本不会英语的患者及其家属是健康沟通遇到最大的挑战。英语水平有限本身就是健康交流的障碍，加上健康素养低和文化差异，可能进一步加剧问题（Schyve，2007）。这是当今医疗保健的一个议题，因为根据2012年美国社区调查的数据，2 000万美国人的英语水平有限（Gambino et al.，2014）。

为不会英语或英语能力有限的患者及其家属服务的最佳方法是和专业的医疗翻译合作。实际上，联邦法规定所有得到美国卫生与公众服务部拨款的医疗保健机构都应该向所有寻求和接受医疗服务的人提供翻译服务。这一条例是由联邦人权办公室（Federal Office for Human Rights）强制执行的。美国的一些州也规定要使用翻译。举例来说，伊利诺伊州通过了《语言帮助服务法案》（*Language Assistance Services Act*），该法案规定养老院和医院都应设立24小时专人或电话的翻译服务。

专业的医疗翻译是指接受过特殊训练，能够将一种语言的信息口头翻译成另一种语言的人员（Luckman，2000，P. 152）。他们的任务不仅仅是将一种语言翻译成另一种语言，而是要准确地反映出影响沟通的文化差异。因此，Luckman把医疗翻译称为文化经纪人（culture brokers）。口译（interpretation）与笔译（translation）的不同在于一个是处理口语信息，一个是处理书面用语。

一些要点能提高翻译的准确性。医疗人员应面对患者并与之直接交谈，而不是与翻译交谈，这点十分重要。这是一种形式上的保证，证明了服务者和患者建立了良好的关系。服务者在说话和倾听时应该保持和患者目光接触，除非目光接触有悖于患者的文化背景。至于目光接触是否合适，可以通过专业翻译或者家庭成员判断。译者应该将服务者的问题和意见用完全一致的方式和语调翻译出来（用第一人称）。举个例子，如果医疗人员说，"我想知道你为什么今天会来这里"，译者应该用第一人称翻译这段话，而不是说"医生想知道你为什么今天会来这里。"医疗人员应该避免一次问一个以上的问题（例如，"你感觉怎样？你今天为什么会来这里？"），以及避免使用简称、缩写词和俗语，因为这些词翻译起来有困难。

翻译人员的位置应该在患者的侧后方，在患者与医疗人员之间，三人的位置形成一个三角形。如果翻译人员有问题问医疗人员，在告知患者后翻译人员应直接与医疗人员用英语交谈。同样地，翻译人员需要向患者澄清问题和请求时，也应该在告知医疗人员以后直接和患者沟通。

口译不仅仅是一字一句地将一种语言翻译成另一种语言，一些翻译可能需要额外的说明。当一种现象在一种文化中的呈现形式与其在另一种文化中呈现形式大相径庭时，就需要额外说明。如果一位患者提到只能在其专属的文化中理解的词，比如邪恶之眼（evil eye），逐字逐句地直译不足以将患者的意思传达给医疗人员。在这些情况下，翻译人员应该在直译字面意思后告诉医疗人员这些词在英语中的意思与在患者所用语言中的意思不同，并且应该给出解释（例如"mal ojo或evil eye是一种疾病状态，在Garcia女士的文化情境中疾病被认为是某人凝视另一人而突然发生的")。患者也应被告知翻译人员正在解释一个在两个文化中表现不同的情况。不然,患者可能会想为何翻译人员用英语和医疗人员说的话会比用自己的语言回应他的回答要长两三倍。

一些机构签订了电话翻译的服务协议,尤其是一些小语种服务。比如 AT&T 语言热线,是一项全国各地都能获得的 24 小时服务,这个服务雇用了 140 种语言的翻译人员。在某些州,这项服务纳入了医疗补助保险的补助范围。双方通常使用电话扬声器进行面谈。使用电话翻译服务的缺点是翻译人员不能得到有价值的非语言提示。同时,提供电话翻译服务的人员常常不熟悉医疗术语。

使用现场专业医疗翻译的一个最关键的优点大概是因为这些翻译人员和患者、医生之间都是陌生人的关系,所以他们跟患者回答医生的内容没有任何利害关系。当找不到翻译人员时,如在社区健康中心,可能有必要让患者的家庭成员或机构中的某位双语工作人员来做翻译。用家庭成员做翻译会影响翻译的客观性,而且患者可能不愿意在他们的亲属面前讨论一些敏感话题。家庭成员也可能希望让患者在医疗人员面前展现好的一面,因此会将那些他们认为不被社会所接受的问题最小化,如像幻觉这类症状(Slomski,1993)。此外,家庭口译员比专业口译员更有可能无法精确地翻译沟通内容,这可能导致错误地理解和解读医疗人员的意图(Butow et al.,2011)。医疗人员通常认为,家庭口译员的翻译准确性不如专业口译员(Rosenberg,Leanza & Seller,2007)。而且患者家庭成员的英语水平可能只比患者好一点点。

用非家庭成员且会说患者语言的人,如医院其他病区的工作人员担任翻译,可能是最快捷和方便的方法,但却可能导致较差的结果,因为这些人往往不熟悉医疗术语,也不懂怎样精确且客观地翻译(Luckman,2000)。来自两个不同国家和文化的人也可能使用同一种语言,但是他们之间语言运用的差异也可能会导致问题的出现。一项调查回顾了一份会谈录音的笔录,在那次会谈中使用了一位非专业的翻译人员(可能是一位双语的员工或者患者家属)为 6 位说西班牙语的患者做翻译。这份笔录中有 165 处错误,其中 77% 的错误可能会导致严重的临床问题(Flores et al.,2003)。这些问题包括:告诉一位母亲把抗生素放入孩子的耳朵里而不是他的嘴里,以及没有把有关药物过敏的问题翻译出来。

尽管遇到完全不会英语或英语非常有限的患者有必要用会双语的家属或机构工作人员做翻译,但是当受雇佣的翻译是用熟悉医疗术语的专业医疗翻译会更好。翻译人员通过电话提供的翻译服务是可行的选择,尤其提供电话服务的是掌握专业医疗术语的翻译人员。如果双语家庭成员、机构雇员或电话翻译员未接受过专业医疗术语训练,医疗人员应:①花些时间来解释翻译时的客观性以及对医疗人员所述不加修改的重要性;②少使用些专业术语,以使翻译人员及患者较容易理解。[例如,应该说"你今天体温高吗"("Have you been running a temperature"),而不是说"你有发热症状吗"("Have you been febrile");或者应说"你今天上厕所了吗"("Have you gone to the bathroom today"),而不是说"你今天排泄了吗?"("Have you voided today")]。运用专业性语言越多,医疗人员、翻译人员和患者理解这一语言的可能性就会越低。

结论

当患者和医疗人员的文化背景存在很大差异,并且在健康信念上有很大分歧的时候,医疗保健的临床交流通常存在问题，需要双方进行协商。患者和医疗人员之间良好的沟通可以帮助克服有分歧的信念和铺平在医疗上达成共识的道路，从而优化信息流动，激励患者积极参与治疗，提升患者对自身健康能力的信心，提高患者和医疗人员双方的健康状态。这也是降低美国群体健康差异的潜在要素。

本章概述和讨论了一些促进有效沟通的技巧。许多提升患者治疗参与度的技术已经得到了实证研究的支持并有希望被运用在临床环境中。更多地关注患者非躯体性的健康、提升医疗人员以患者为中心的沟通技巧，在实证研究中这类培训的效果并不理想。

为改善医疗保健领域的沟通，一些沟通技巧被发展并检验，社会工作者需要参与到这些工作中。虽然这章评论的大多数研究有很强的研究设计，但它们都太理论化。如果有健康照料经验的社会工作者能在强大的社会科学理论的支持下发展沟通技巧，这些技巧应该更好。相似地，在与不会英语或只有有限英语水平的患者沟通时，最大化提升沟通准确性的技巧还需要实证研究的检验。

对社会工作和其他专业而言，更多的挑战是要克服或最小化服务提供者对于那些来自与自身不同的社会经济群体的偏见，这些偏见通常非常微妙。这是对社会工作者，也是对其他专业群体的一个挑战。关于在医疗过程中来自多数族裔的医疗人员和来自少数族裔或者中低层社会经济地位的患者之间互动的实证结论令人清醒，尤其是当这些对患者的健康结果有潜在的负面影响时。我们需要做大量的工作来发展针对医疗保健服务提供者的干预手段，利用这些干预使他们对这些未被自己认识到的偏见的危害性敏感起来，并且提供克服偏见的指导。社会工作者显然可以在制定、测试干预措施方面发挥作用，并通过他们在跨学科医疗保健团队中的地位成为良好实践的典范。McGinnis 等（2002）指出，由于医疗保健系统本身的不足之处造成了在美国和世界其他地方医疗资源使用的不平衡，而这些在沟通方面的努力有望大幅减少这一现象。

参考文献

Abrams, D. B. (2006). Applying transdisciplinary research strategies to understanding and eliminating health disparities. *Health Education & Behavior*, *33*(4), 515–531. https://doi.org/10.1177/1090198106287732

Beach, M. C., Saha, S., Korthuis, P. T., Sharp, V., Cohn, J., Wilson, I. B., … Moore, R. (2011). Patient-provider communication differs for black compared to white HIV-infected patients. *AIDS and Behavior*, *15*(4), 805–811. https://doi.org/10.1007/s10461-009-9664-5

Beckman, H. B., & Frankel, R. M. (1984). The effect of physician behavior on the collection of data. *Annals of Internal Medicine*, *101*(5), 692–696. https://doi.org/10.7326/0003-4819-101-5-692

Beede, D., & Neville, A. (2013, May). *Broadband availability beyond the rural/urban divide*. (Broadband Brief No. 2). Available at U.S. Department of Commerce, National Telecommunications & Information Administration website: https://www.ntia.doc.gov/files/ntia/publications/broadband_availability_rural_urban_june_2011_final.pdf.

Benne, K. D., & Sheats, P. (1948). Functional roles of group members. *Journal of Social Issues*, *4*(2), 41–49. https://doi.org/10.1111/j.1540-4560.1948.tb01783.x

Berkman, N. D., Sheridan, S. L., Donahue, K. E., Halpern, D. J., & Crotty, K. (2011). Low health literacy and health outcomes: An updated systematic review. *Annals of Internal Medicine*, *155*(2), 97–107. https://doi.org/10.7326/0003-4819-155-2-201107190-00005

Bridges, S. M., Parthasarathy, D. S., Wong, H. M., Yiu, C. K. Y., Au, T. K., & McGrath, C. P. J. (2014). The relationship between caregiver functional oral health literacy and child oral health status. *Patient Education and Counseling*, *94*(3), 411–416. https://doi.org/10.1016/j.pec.2013.10.018

Brown, J. B., Boles, M., Mullooly, J. P., & Levinson, W. (1999). Effect of clinician communication skills training on patient satisfaction: A randomized, controlled trial. *Annals of Internal Medicine*, *131*(11), 822–829. https://doi.org/10.7326/0003-4819-131-11-199912070-00004

Burgess, D. J., Fu, S. S., & van Ryn, M. (2004). Why do providers contribute to disparities and what can be done about it? *Journal of General Internal Medicine*, *19*(11), 1154–1159. https://doi.org/10.1111/j.1525-1497.2004.30227.x

Butow, P. N., Goldstein, D., Bell, M. L., Sze, M., Aldridge, L. J., Abdo, S., ... Eisenbruch, M. (2011). Interpretation in consultations with immigrant patients with cancer: How accurate is it? *Journal of Clinical Oncology*, *29*(20), 2801–2807. https://doi.org/10.1200/jco.2010.34.3335

Choi, S. K., Seel, J. S., Steck, S. E., Payne, J., McCormick, D., Schrock, C. S., & Friedman, D. B. (2017). Talking about your prostate: Perspectives from providers and community members. *Journal of Cancer Education*, *33*(5), 1052–1060. Advance online publication. doi:10.1007/s13187-017-1205-8

Christakis, N. A., & Fowler, J. H. (2007). The spread of obesity in a large social network over 32 years. *New England Journal of Medicine*, *357*(4), 370–379. https://doi.org/10.1056/nejmsa066082

Conteh, L., Stevens, W., & Wiseman, V. (2007). The role of communication between clients and health care providers: Implications for adherence to malaria treatment in rural Gambia. *Tropical Medicine & International Health*, *12*(3), 382–391. https://doi.org/10.1111/j.1365-3156.2006.01806.x

Cooper, L. A., Roter, D. L., Bone, L. R., Larson, S. M., Miller, E. R., III, Barr, M. S., ... Levine, D. M. (2009). A randomized controlled trial of interventions to enhance patient-physician partnership, patient adherence and high blood pressure control among ethnic minorities and poor persons: Study protocol NCT00123045. *Implementation Science*, *4*. https://doi.org/10.1186/1748-5908-4-7

Cosgrove, S. (2015). Addressing health literacy needs in southeastern Pennsylvania and beyond. *Population Health Matters*, *28*(4).

Coulehan, J. L., Platt, F. W., Egener, B., Frankel, R., Lin, C.-T., Lown, B., & Salazar, W. H. (2001). "Let me see if I have this right...": Words that help build empathy. *Annals of Internal Medicine*, *135*(3), 221–227. https://doi.org/10.7326/0003-4819-135-3-200108070-00022

Coward, R. T., & Krout, J. A. (Eds.) (1998). *Aging in rural settings: Life circumstances and distinctive features*. New York, NY: Springer Publishing.

Davison, B. J., & Degner, L. F. (1997). Empowerment of men newly diagnosed with prostate cancer. *Cancer Nursing*, *20*(3), 187–196. https://doi.org/10.1097/00002820-199706000-00004

du Pré, A. (2002). Accomplishing the impossible: Talking about body and soul and mind in a medical visit. *Health Communication*, *14*(1), 1–21. https://doi.org/10.1207/s15327027hc1401_1

Egbert, L. D., Battit, G. E., Welch, C. E., & Bartlett, M. K. (1964). Reduction of postoperative pain by encouragement and instruction of patients – A study of doctor-patient rapport. *New England Journal of Medicine*, *270*(16), 825–827. https://doi.org/10.1056/nejm196404162701606

Erasmus, C. J. (1952). Changing folk beliefs and the relativity of empirical knowledge. *Southwestern Journal of Anthropology*, *8*(4), 411–428. https://doi.org/10.1086/soutjanth.8.4.3628481

Fadiman, A. (1997). *The spirit catches you and you fall down: A Hmong child, her American doctors, and the collision of two cultures*. New York, NY: Macmillan.

Fisher, N. L. (1992). Ethnocultural approaches to genetics. *Pediatric Clinics of North America*, *39*(1), 55–64. https://doi.org/10.1016/s0031-3955(16)38262-1

Flores, G., Laws, M. B., Mayo, S. J., Zuckerman, B., Abreu, M., Medina, L., & Hardt, E. J. (2003). Errors in medical interpretation and their potential clinical consequences in pediatric encounters. *Pediatrics*, *111*(1), 6–14. https://doi.org/10.1542/peds.111.1.6

Foster, G. M. (1976). Disease etiologies in non-western medical systems. *American Anthropologist*, *78*(4), 773–782. https://doi.org/10.1525/aa.1976.78.4.02a00030

Foulks, E. F. (1972). *The arctic hysterias of the North Alaska Eskimo*. Washington, DC: American Anthropological Association.

Freeth, D. (2001). Sustaining interprofessional collaboration. *Journal of Interprofessional Care*, *15*(1), 37–46. https://doi.org/10.1080/13561820020022864

Gambino, C. P., Acosta, Y. D., & Grieco, E. M. (2014, June). English-speaking ability of the foreign-born population in the United States: 2012 (American Community Survey Reports, ACS-26). Retrieved from U.S. Census Bureau website: https://www.census.gov/content/dam/Census/library/publications/2014/acs/acs-26.pdf

Gehlert, S., Hall, K., Vogel, A., Hohl, S., Hartman, S., Nebeling, L., ... Thompson, B. (2014). Advancing transdisciplinary research: The Transdisciplinary Research on Energetics and Cancer Initiative. *Journal of Translational Medicine & Epidemiology*, *2*(2).

Gehlert, S., Murray, A., Sohmer, D., McClintock, M., Conzen, S., & Olopade, O. (2010). The importance of transdisciplinary collaborations for understanding and resolving health disparities. *Social Work in Public Health*, *25*(3–4), 408–422. https://doi.org/10.1080/19371910903241124

Goleman, D. (1991, November 13). All too often, the doctor isn't listening, studies show. *New York Times*. Retrieved from http://www.nytimes.com/1991/11/13/health/all-too-often-the-doctor-isn-t-listening-studies-show.html?scp=72&sq=&st=nyt

Greenfield, S., Kaplan, S., & Ware, J. E., Jr. (1985). Expanding patient involvement in care: Effects on patient outcomes. *Annals of Internal Medicine*, *102*(4), 520–528. https://doi.org/10.7326/0003-4819-102-4-520

Grieco, E. M., Trevelyan, E., Larsen, L., Acosta, Y. D., Gambino, C., de la Cruz, P., ... Walters, N. (2012, October). *The size, place of birth, and geographic* distribution of the foreign-born population in the United States: 1960 to 2010 (Population Division Working Paper No. 96). Retrieved from http://citeseerx. ist.psu.edu/viewdoc/download?doi=10.1.1.305.3351&rep= rep1&type=pdf

Gudzune, K. A., Beach, M. C., Roter, D. L., & Cooper, L. A. (2013). Physicians build less rapport with obese patients. *Obesity*, *21*(10), 2146–2152. https://doi. org/10.1002/oby.20384

Hall, P. (2005). Interprofessional teamwork: Professional cultures as barriers. *Journal of Interprofessional Care*, *19*(Suppl. 1), 188–196. https://doi.org/10.1080/ 13561820500081745

Helman, C. G. (1985). Communication in primary care: The role of patient and practitioner explanatory models. *Social Science & Medicine*, *20*(9), 923–931. https://doi.org/10.1016/0277-9536(85)90348-x

Hepworth, D. H., Rooney, R. H., & Larsen, J. A. (2002). *Direct social work practice: Theory and skills*. Pacific Grove, CA: Brooks/Cole-Thomson Learning.

Hiatt, R. A., & Breen, N. (2008). The social determinants of cancer: A challenge for transdisciplinary science. *American Journal of Preventive Medicine*, *35*(Suppl. 2), S141–S150. https://doi.org/10.1016/j.amepre.2008.05.006

Huizinga, M. M., Cooper, L. A., Bleich, S. N., Clark, J. M., & Beach, M. C. (2009). Physician respect for patients with obesity [Brief report]. *Journal of General Internal Medicine*, *24*(11), 1236–1239. https://doi.org/10.1007/ s11606-009-1104-8

Institute of Medicine. (2002, March). *Unequal treatment: What healthcare providers need to know about racial and ethnic disparities in health care* [Report brief]. Retrieved from National Academies Press website: https://www.nap.edu/resource/10260/disparities_ providers.pdf

Ishikawa, Y., Kondo, N., Kawachi, I., & Viswanath, K. (2016). Are socioeconomic disparities in health behavior mediated by differential media use? Test of the communication inequality theory. *Patient Education and Counseling*, *99*(11), 1803–1807. https://doi.org/ 10.1016/j.pec.2016.05.018

Israel, B. A., Schulz, A. J., Parker, E. A., Becker, A. B., Allen, A. J., III, & Guzman, J. R. (2003). Critical issues in developing and following community based participatory research principles. In M. Minkler & N. Wallerstein (Eds.), *Community-based participatory research for health* (2nd ed., pp. 53–76). San Francisco, CA: Jossey-Bass.

Janus, I. L. (1972). *Victims of groupthink*. Boston, MA: Houghton Mifflin.

Jensen, J. D., King, A. J., Guntzviller, L. M., & Davis, L. A. (2010). Patient-provider communication and low-income adults: Age, race, literacy, and optimism predict communication satisfaction. *Patient Education and Counseling*, *79*(1), 30–35. https://doi.org/10.1016/ j.pec.2009.09.041

Johnson, R. L., Roter, D., Powe, N. R., & Cooper, L. A. (2004). Patient race/ethnicity and quality of patient-physician

communication during medical visits. *American Journal of Public Health*, *94*(12), 2084–2090. https:// doi.org/10.2105/ajph.94.12.2084

Kahn, R. L., & Prager, D. J. (1994, July 11). Interdisciplinary collaborations are a scientific and social imperative [Opinion]. *The Scientist*, *8*(14). Retrieved from https://www.the-scientist.com/?articles. view/articleNo/28160/title/Interdisciplinary-Collaborations- Are-A-Scientific-And-Social-Imperative

Kaplan, S. H., Greenfield, S., & Ware, J. E. (1989). Assessing the effects of physician-patient interactions on the outcomes of chronic disease. *Medical Care*, *27*(Suppl. 3), S110–S127.

Kinmonth, A. L., Woodcock, A., Griffin, S., Spiegal, N., & Campbell, M. J. (1998). Randomised controlled trial of patient centred care of diabetes in general practice: Impact on current wellbeing and future disease risk. *British Medical Journal*, *317*(7167), 1202–1208. https://doi.org/10.1136/bmj.317.7167.1202

Kleinman, A. (1980). *Patients and healers in the context of culture: An exploration of the borderland between anthropology, medicine, and psychiatry*. Berkeley, CA: University of California Press.

Kleinman, A., Eisenberg, L., & Good, B. (1978). Culture, illness, and care: Clinical lessons from anthropologic and cross-cultural research. *Annals of Internal Medicine*, *88*(2), 251–258. https://doi.org/10.7326/0003- 4819-88-2-251

Kleinman, A., Eisenberg, L., & Good, B. (2006). Culture, illness, and care: Clinical lessons from anthropologic and cross-cultural research. *Focus*, *4*(1), 140–149. https://doi.org/10.1176/foc.4.1.140

Kodjebacheva, G. D., Sabo, T., & Xiong, J. (2016). Interventions to improve child-parent-medical pro- vider communication: A systematic review. *Social Science & Medicine*, *166*, 120–127. https://doi. org/10.1016/j.socscimed.2016.08.003

Koh, H. K., Brach, C., Harris, L. M., & Parchman, M. L. (2013). A proposed 'Health Literate Care Model' would constitute a systems approach to improving patients' engagement in care. *Health Affairs*, *32*(2), 357–367. https://doi.org/10.1377/hlthaff.2012.1205

Kripalani, S., Jacobson, T. A., Mugalla, I. C., Cawthon, C. R., Niesner, K. J., & Vaccarino, V. (2010). Health literacy and the quality of physician-patient communication during hospitalization. *Journal of Hospital Medicine*, *5*(5), 269–275. https://doi.org/10.1002/jhm.667

Laws, M. B., Lee, Y., Rogers, W. H., Beach, M. C., Saha, S., Korthuis, P. T., … Wilson, I. B. (2014). Provider– patient communication about adherence to anti-retro- viral regimens differs by patient race and ethnicity. *AIDS and Behavior*, *18*(7), 1279–1287. https://doi. org/10.1007/s10461-014-0697-z

Lawson, T., & Ralph, C. (2015). Perioperative Jehovah's Witnesses: A review. *British Journal of Anaesthesia*, *115*(5), 1071. https://doi.org/10.1093/bja/aex119

Leventhal, H. (1985). The role of theory in the study of adherence to treatment and doctor-patient interactions [Commentary]. *Medical Care*, *23*(5), 556–563.

Lewis, G., Croft-Jeffreys, C., & David, A. (1990). Are British psychiatrists racist? *British Journal of Psychiatry*, *157*(3), 410–415. https://doi.org/10.1192/bjp.157.3.410

Lister, L. (1980). Role expectations of social workers and other health professionals. *Health & Social Work*, *5*(2), 41–49. https://doi.org/10.1093/hsw/5.2.41

Low, S. M. (1984). The cultural basis of health, illness and disease. *Social Work in Health Care*, *9*(3), 13–23. https://doi.org/10.1300/j010v09n03_02

Luckman, J. (2000). *Transcultural communication in health care*. Scarborough, Canada: Delmar.

Maguire, P., & Pitceathly, C. (2002). Key communication skills and how to acquire them [Clinical review]. *British Medical Journal*, *325*(7366), 697–700. https://doi.org/10.1136/bmj.325.7366.697

Maiman, L. A., Becker, M. H., Liptak, G. S., Nazarian, L. F., & Rounds, K. A. (1988). Improving pediatricians' compliance-enhancing practices: A randomized trial. *American Journal of Disease of Children*, *142*(7), 773–779. https://doi.org/10.1001/archpedi.1988.02150070087033

Maly, R. C., Bourque, L. B., & Engelhardt, R. F. (1999). A randomized controlled trial of facilitating information giving to patients with chronic medical conditions: Effects on outcomes of care. *Journal of Family Practice*, *48*(5), 356–363.

Matsunaga, D. S., Enos, R., Gotay, C. C., Banner, R. O., DeCambra, H., Hammond, O. W., … Tsark, J. A. (1996). Participatory research in a native Hawaiian community: The Wai'anae cancer research project. *Cancer*, *78*(Suppl. 7), 1582–1586. https://doi.org/10.1002/(sici)1097-0142(19961001)78:7+<1582::aid-cncr11>3.0.co;2-1

McCann, S., & Weinman, J. (1996). Empowering the patient in the consultation: A pilot study. *Patient Education and Counseling*, *27*(3), 227–234. https://doi.org/10.1016/0738-3991(95)00830-6

McCracken, J. L., Friedman, D. B., Brandt, H. M., Adams, S. A., Xirasagar, S., Ureda, J. R., … Hebert, J. R. (2013). Findings from the Community Health Intervention Program in South Carolina: Implications for reducing cancer-related health disparities. *Journal of Cancer Education*, *28*(3), 412–419. https://doi.org/10.1007/s13187-013-0479-8

McGinnis, J. M., Williams-Russo, P., & Knickman, J. R. (2002). The case for more active policy attention to health promotion. *Health Affairs*, *21*(2), 78–93. https://doi.org/10.1377/hlthaff.21.2.78

Mizrahi, T., & Abramson, J. S. (1985). Sources of strain between physicians and social workers: Implications for social workers in health care settings. *Social Work in Health Care*, *10*(3), 33–51. https://doi.org/10.1300/j010v10n03_03

Moore, C. D., & Cook, K. M. (2011). Promoting and measuring family caregiver self-efficacy in caregiver-physician interactions. *Social Work in Health Care*, *50*(10), 801–814. https://doi.org/10.1080/00981389.2011.580835

National Academy of Sciences, National Academy of Engineering, and Institute of Medicine. (2005). *Facilitating interdisciplinary research [Consensus study report]*. doi:10.17226/11153

Negarandeh, R., Mahmoodi, H., Noktehdan, H., Heshmat, R., & Shakibazadeh, E. (2013). Teach back and pictorial image educational strategies on knowledge about diabetes and medication/dietary adherence among low health literate patients with type 2 diabetes. *Primary Care Diabetes*, *7*(2), 111–118. https://doi.org/10.1016/j.pcd.2012.11.001

Northouse, L. L., & Northouse, P. G. (1997). *Health communication: A handbook for health professionals* (3rd ed.). Upper Saddle River, NJ: Pearson Education.

Orth, J. E., Stiles, W. B., Scherwitz, L., Hennrikus, D., & Vallbona, C. (1987). Patient exposition and provider explanation on routine interviews and hypertensive patients' blood pressure control. *Health Psychology*, *6*(1), 29–42. https://doi.org/10.1037//0278-6133.6.1.29

Pachter, L. M. (1994). Culture and clinical care: Folk illness beliefs and behaviors and their implications for health care delivery. *Journal of the American Medical Association*, *271*(9), 690–694. https://doi.org/10.1001/jama.1994.03510330068036

Parker, R. (2009). Measuring health literacy: What? So what? Now what? In Institute of Medicine (Ed.), *Measures of health literacy: Workshop summary* (pp. 91–98). Retrieved from National Academies Press website: https://www.nap.edu/read/12690/chapter/7

Passel, J. S., & Cohn, D. (2016). Overall number of U.S. unauthorized immigrants holds steady since 2009. Retrieved from Pew Research Center website: http://www.pewhispanic.org/2016/09/20/overall-number-of-u-s-unauthorized-immigrants-holds-steady-since-2009

Patient Protection and Affordable Care Act, 42 U.S.C. § 18001 (2010).

Patterson, R. E., Kristal, A. R., & White, E. (1996). Do beliefs, knowledge, and perceived norms about diet and cancer predict dietary change? *American Journal of Public Health*, *86*(10), 1394–1400. https://doi.org/10.2105/ajph.86.10.1394

Pescosolido, B. A., & Levy, J. A. (2002). The role of social networks in health, illness, disease and healing: The accepting present, the forgotten past, and the dangerous potential for a complacent future. In J. A. Levy & B. A. Pescosolido (Eds.), *Social networks and health* (Advances in Medical Sociology, Vol. 8, pp. 3–25). Bingley, UK: Emerald Group Publishing Limited. https://doi.org/10.1016/s1057-6290(02)80019-5

Peter, D., Robinson, P., Jordan, M., Lawrence, S., Casey, K., & Salas-Lopez, D. (2015). Reducing readmissions using teach-back: Enhancing patient and family education. *Journal of Nursing Administration*, *45*(1), 35–42. https://doi.org/10.1097/nna.0000000000000155

Peterson, E. B., Ostroff, J. S., DuHamel, K. N., D'Agostino, T. A., Hernandez, M., Canzona, M. R., & Bylund, C. L. (2016). Impact of provider-patient communication on cancer screening adherence: A systematic review.

Preventive Medicine, *93*, 96–105. https://doi.org/10.1016/j.ypmed.2016.09.034

Puhl, R. M., & Brownell, K. D. (2006). Confronting and coping with weight stigma: An investigation of overweight and obese adults. *Obesity*, *14*(10), 1802–1815. https://doi.org/10.1038/oby.2006.208

Rao, J. K., Anderson, L. A., Inui, T. S., & Frankel, R. M. (2007). Communication interventions make a difference in conversations between physicians and patients: A systematic review of the evidence. *Medical Care*, *45*(4), 340–349. https://doi.org/10.1097/01.mlr.0000254516.04961.d5

Roberts, C. S. (1989). Conflicting professional values in social work and medicine. *Health & Social Work*, *14*(3), 211–218. https://doi.org/10.1093/hsw/14.3.211

Rosenberg, E., Leanza, Y., & Seller, R. (2007). Doctor–patient communication in primary care with an interpreter: Physician perceptions of professional and family interpreters. *Patient Education and Counseling*, *67*(3), 286–292. https://doi.org/10.1016/j.pec.2007.03.011

Rosenquist, J. N., Murabito, J., Fowler, J. H., & Christakis, N. A. (2010). The spread of alcohol consumption behavior in a large social network. *Annual Review of Internal Medicine*, *152*(7), 426–433. https://doi.org/10.7326/0003-4819-152-7-201004060-00007

Rosenthal, E. (1993, November 28). How doctors learn to think they're doctors. *New York Times*. Retrieved from http://www.nytimes.com/1993/11/28/weekinreview/how-doctors-learn-to-think-they-re-doctors.html?pagewanted=all

Roter, D. L. (1977). Patient participation in patient-provider interaction: The effects of patient question-asking on the quality of interaction, satisfaction, and compliance. *Health Education Monographs*, *5*(4), 281–315. https://doi.org/10.1177/109019817700500402

Roter, D. L., Hall, J. A., & Aoki, Y. (2002). Physician gender effects in medical communication: A meta-analytic review. *Journal of the American Medical Association*, *288*(6), 756–764. https://doi.org/10.1001/jama.288.6.756

Rubel, A. J. (1977). The epidemiology of a folk illness: Susto in Hispanic America. In D. Landy (Ed.), *Culture, disease, and healing: Studies in medical anthropology* (pp. 119–128). New York, NY: Macmillan.

Salinas, G. D., Glauser, T. A., Williamson, J. C., Rao, G., & Abdolrasuinia, M. (2011). Primary care physician attitudes and practice patterns in the management of obese adults: Results from a national survey. *Postgraduate Medicine*, *123*(5), 214–219. https://doi.org/10.3810/pgm.2011.09.2477

Sands, R. G., Stafford, J., & McClelland, M. (1990). "I beg to differ": Conflict in the interdisciplinary team. *Social Work in Health Care*, *14*(3), 55–72. https://doi.org/10.1300/j010v14n03_04

Satin, D. G. (1987). The difficulties of interdisciplinary education: Lessons from three failures and a success. *Educational Gerontology*, *13*(1), 53–69. https://doi.org/10.1080/0380127870130105

Schneider, J., Kaplan, S. H., Greenfield, S., Li, W., & Wilson, I. B. (2004). Better physician-patient relationships are associated with higher reported adherence to antiretroviral therapy in patients with HIV infection. *Journal of General Internal Medicine*, *19*(11), 1096–1103. https://doi.org/10.1111/j.1525-1497.2004.30418.x

Schulman, K. A., Berlin, J. A., Harless, W., Kerner, J. F., Sistrunk, S., Gersh, B. J., … Escarce, J. J. (1999). The effect of race and sex on physicians' recommendations for cardiac catheterization. *New England Journal of Medicine*, *340*(8), 618–626. https://doi.org/10.1056/nejm199904083401424

Schyve, P. M. (2007). Language differences as a barrier to quality and safety in health care: The Joint Commission perspective. *Journal of General Internal Medicine*, *22*(Suppl. 2), 360–361. https://doi.org/10.1007/s11606-007-0365-3

Sideris, D. A., Tsouna-Hadjis, P., Toumanidis, S. T., Vardas, P. E., & Moulopoulos, S. D. (1986). Attitudinal educational objectives at therapeutic consultation: Measures of performance, educational approach and evaluation. *Medical Education*, *20*(4), 307–313. https://doi.org/10.1111/j.1365-2923.1986.tb01370.x

Skipper, J. K., Jr., & Leonard, R. C. (1968). Children, stress, and hospitalization: A field experiment. *Journal of Health and Social Behavior*, *9*(4), 275–287. https://doi.org/10.2307/2948536

Slomski, A. J. (1993, May 24). Making sure your care doesn't get lost in translation. *Medical Economics*, *70*(10), 122–139.

Smith, P. D., Martin, B., Chewning, B., Hafez, S., Leege, E., Renken, J., & Smedley Ramos, R. (2018). Improving health care communication for caregivers: A pilot study. *Gerontology & Geriatrics Education*, *39*(4), 433–444. Advance online publication. doi:10.1080/02701960.2016.1188810

Snow, L. E. (1993). *Walkin' over medicine*. Boulder, CO: Westview Press.

Sommers, L. S., Marton, K. I., Barbaccia, J. C., & Randolph, J. (2000). Physician, nurse, and social worker collaborations in primary care for chronically ill seniors. *Archives of Internal Medicine*, *160*(12), 1825–1833. https://doi.org/10.1001/archinte.160.12.1825

Stableford, S., & Mettger, W. (2007). Plain language: A strategic response to the health literacy challenge. *Journal of Public Health Policy*, *28*(1), 71–93. https://doi.org/10.1057/palgrave.jphp.3200102

Stewart, M., Brown, J. B., Donner, A., McWhinney, I. R., Oates, J., Weston, W. W., & Jordan, J. (2000). The impact of patient-centered care on outcomes. *Journal of Family Practice*, *49*(9), 796–804.

Street, R. L., Makoul, G., Arora, N. K., & Epstein, R. M. (2009). How does communication heal? Pathways linking clinician-patient communication to health outcomes. *Patient Education and Counseling*, *74*(3), 295–301. https://doi.org/10.1016/j.pec.2008.11.015

Thompson, S. C., Nanni, C., & Schwankovsky, L. (1990). Patient-oriented interventions to improve communication in a medical office visit. *Health Psychology*, *9*(4), 390–404. https://doi.org/10.1037/0278-6133.9.4.390

Turner, F. J. (1990). Social work practice theory: A transcultural resource for health care. *Social Science & Medicine*, *31*(1), 13–17. https://doi.org/10.1016/0277-9536(90)90004-c

U.S. Department of Health and Human Services. (2000). *Healthy people 2010* (2nd ed.). *With understanding and improving health* (Vol. 1) and *Objectives for improving health* (Vol. 2). Washington, DC: U.S. Government Printing Office.

Ulrey, K. L., & Amason, P. (2001). Intercultural communication between patients and health care providers: An exploration of intercultural communication effectiveness, cultural sensitivity, stress, and anxiety. *Health Communication*, *13*(4), 449–463. https://doi.org/10.1207/s15327027hc1304_06

van Ryn, M., & Burke, J. (2000). The effect of patient race and socio-economic status on physicians' perceptions of patients. *Social Science & Medicine*, *50*(6), 813–828. https://doi.org/10.1016/s0277-9536(99)00338-x

van Ryn, M., & Fu, S. S. (2003). Paved with good intentions: Do public health and human service providers contribute to racial/ethnic disparities in health? *American Journal of Public Health*, *93*(2), 248–255. https://doi.org/10.2105/ajph.93.2.248

Vanclay, L. (1996). *Sustaining collaboration between general practitioners and social workers*. London, England: Centre for the Advancement of Interprofessional Education.

Verlinde, E., De Laender, N., De Maesschalck, S., Deveugele, M., & Willems, S. (2012). The social gradient in doctor-patient communication. *International Journal for Equity in Health*, *11*. https://doi.org/10.1186/1475-9276-11-12

Wagner, E. H., Austin, B. T., & Von Korff, M. (1996). Organizing care for patients with chronic illness. *Milbank Quarterly*, *74*(4), 511–544. https://doi.org/10.2307/3350391

West, D. S., Greene, P. G., Kratt, P. P., Pulley, L., Weiss, H. L., Siegfried, N., & Gore, S. A. (2004). The impact of a family history of breast cancer on screening practices and attitudes in low-income, rural, African American women. *Journal of Women's Health*, *12*(8), 779–787. https://doi.org/10.1089/154099903322447747

Weston, W. W., & Brown, J. B. (1989). The importance of patients' beliefs. In M. Stewart & D. Roter (Eds.), *Communicating with medical patients* (pp. 77–85). Newbury Park, CA: Sage.

Wong, M. S., Gudzune, K. A., & Bleich, S. N. (2015). Provider communication quality: Influence of patients' weight and race. *Patient Education and Counseling*, *98*(4), 492–498. https://doi.org/10.1016/j.pec.2014.12.007

Woolley, S. (2005). Children of Jehovah's Witnesses and adolescent Jehovah's Witnesses: What are their rights? *Archives of Disease in Childhood*, *90*(7), 715–719. https://doi.org/10.1136/adc.2004.067843

Wynia, M. K., & Osborn, C. Y. (2010). Health literacy and communication quality in health care organizations. *Journal of Health Communication*, *15*(S2), 102–115. https://doi.org/10.1080/10810730.2010.499981

Yalom, I. D. (1998). *The Yalom reader: Selections from the work of a master therapist and storyteller*. New York, NY: Basic Books.

Young, A., & Flower, L. (2002). Patients as partners, patients as problem-solvers. *Health Communication*, *14*(1), 69–97. https://doi.org/10.1207/s15327027hc1401_4

Yuen, E. Y. N., Knight, T., Ricciardelli, L. A., & Burney, S. (2016). Health literacy of caregivers of adult care recipients: A systematic scoping review. *Health & Social Care in the Community*. Advance online publication. doi:10.1111/hsc.12368

Zandbelt, L. C., Smets, E. M., Oort, F. J., Godfried, M. H., & de Haes, H. C. J. M. (2004). Satisfaction with the outpatient encounter: A comparison of patients' and physicians' views. *Journal of General Internal Medicine*, *19*(11), 1088–1095. https://doi.org/10.1111/j.1525-1497.2004.30420.x

Zerhouni, E. (2003). Medicine: The NIH roadmap. *Science*, *302*(5642), 63–72. https://doi.org/10.1126/science.1091867

第 13 章

医疗保健领域中的宗教、信仰和灵性

PANAGIOTIS PENTARIS

本章以扩大在医疗保健领域的社会工作者们处理宗教信仰有关的知识、认识、技能和能力为前提，以宗教的社会学观点为视角，借鉴健康的普世概念以支持所要阐述的观点。

章节开篇就提出这种对话的重要性，并检视国际上的宗教多元化。同时借鉴美国、澳大利亚和英国的例子，然后讨论并明确关于宗教、信念和世俗主义的定义问题。此外，在这一章节还将探讨宗教、信仰和灵性在医疗保健中的地位，包括身份和疾病。其次，它提供了文化谦逊和文化能力的信息，并辅以一种灵性评估工具让社会工作者能更好地去理解和实践。此后，宗教素养（以下缩写"RL"）是根据其在不同背景下的流动性来提出的。RL 的概念是在单一模型情境下被提出的。以协助专业社会工作者在他们的实践中提升对宗教和灵性的敏感性。本章最后就医疗保健不平等和压迫问题，提出了宗教、信仰与全球健康社会工作相关的更普遍的关系。

宗教和信仰再次在公共领域得到承认，宗教已经从腐朽和消亡恢复到正常健康状态。然而，我们观察到的不仅仅是一系列旧的宗教语言或是古老的政治、政策和实践的复兴。公共话语中的世俗理性继续被视为自由和平等的保障，而对宗教和信仰的新认识则与新宗教和新信仰方式的到来联系在一起。这对政治、政策和实践意味着什么是非常复杂的。

医疗保健是公共领域的一部分，因此，也是宗教领域恢复的地方。然而医疗保健部门和健康社会工作者面临了一项新的挑战。在宗教和信仰不在公共领域被提及的时代，公共职业的技术和能力没有如此被需要，当这些被要求再次使用时，工作者们似乎已经缺乏经验和精湛的技能，这就使本章所要提出的问题更紧迫。

本章目标：

- 宗教多样性与复杂性：发展中的挑战和机会。
- 探究宗教、信仰和世俗主义的定义。
- "宗教、信仰和灵性"特性与医疗保健的关系。
- "宗教、信仰和灵性"与疾病的关系。
- 文化能力、文化谦逊与宗教素养的概念。
- 灵性评估工具。

宗教、信仰和世俗主义

宗教在个人、社区以及更广泛的社会领域扮演着基本的角色，然而，宗教在社会领域的重要性已经争论了 60 多年，这种争论导致宗教在人们生活中的作用不一致，缺乏了同步性。关于这点将举例说明，我们会先讨论宗教所宣称的衰落和之后的复兴，也会讨论多元化因素和世界人口多样性的后果。

尽管宗教有其重要的社会意义，但第二次世界大战后宗教变成了一个更私人的话题。19世纪的社会学家认为，宗教的重要性将逐渐淡化（Weber，1956/1993）。Auguste Comte 认为历史已经穿越两个阶段——神学的和形而上学的，在他那个时代已经进入第三阶段，即实证主义阶段。Comte 提出社会科学将替代宗教在政策和政治方面的影响。Herbert Spencer 同样提出，尽管解除宗教和政治的关系，人类仍然会与世界维系一种精神联结（Norris & Inglehart，2012；Sharpe，2005）。Emile Durkheim 把宗教设想为一个社会建构，在一个专门的、利己主义的社会里，将被世俗的替代物，诸如自由、平等和友爱所替代。随着社会的现代化，这些变化将越来越多地被社会科学所检验（Lukes，1975）。Max Weber 假定，西方社会将经历他所说的双重合理化和觉醒的过程，因此求助于神的权威去实现社会行动被认为是一种不太可信的方式（Swatos & Christiano，1999）。20 世纪，当公共领域的对话缺少宗教特征时，宗教在公开场合的消亡已经司空见惯了。

以上种种观点一直持续到 20 世纪中期，Bryan Wilson（1966）认为随着社会的现代化，宗教失去了它的社会意义，导致了世俗化。Wilson 把那些宗教思想和行为都衰退的人称为"被教会驱逐的人"。他之后详细阐述了超越上帝意志的对抗势力，将宗教视为一种社会现象，并将世俗化视为宗教实践、思想和制度失去社会意义的过程。Wilson（1966）认为当代社会科学是宗教的替代物。

世俗化观点的精髓在于，在现代世界，社会的价值观不再源于某个先入为主的宗教观点，而这原被视为社会组织和社会行动的基础（Wilson，1966，P.227）。Peter Berger 认为，世俗化的概念已经远超那些由来已久的宗教观点，还建议增加主观世俗化或世俗化意识（Berger，1967）。根据 Berger 的观点，世俗化是一种有关社会和个人意识在宗教方面的可信性的争议。他强调将世俗化定义为"社会文化部分从宗教教派体系和象征中移出的过程"（Berger，1967），同时认为不同人群的世俗化是不同的，因此是凭经验的世俗化（主观的、个人的世俗化）。通过 Berger 那段时间的工作所掌握的资料，Luckmann（1970）认为现实是一个在社会边界和非社会边界挣扎的结构。根据 Luckmann（1990）所说，宗教不再占有公共领域的核心位置，因为现代化改变了宗教在社会建构中的意义。意义通过人们的经验组成，宗教信仰不再主导人们的经验。因此在现代社会，意识保留了非宗教的性质（Berger & Luckmann，1995）。

在批判世俗化概念之后，宗教社会学家 David Martin 也引入了批判世俗化的理论。他认为，"世俗化"这个术语几乎完全被用来服务意识形态以及变成争论议题，没有任何理论性（Martin，2005）。Stark 和 Iannaccone（1994）提到了世俗化焦点转移到了美国。

世俗化的过程以各种视角来分析，部分聚焦在当今社会宗教信仰的衰退（Davie，1994），还有的聚焦在宗教多元化和世俗化与现代化的联系（Beyer，2011）。大量的研究都支持了宗教在社会中的缺失。直到最近，在某种程度上，这种想法仍然有意义。社会学家 Steve Bruce

（2002，P.30）认为"宗教在社会上的重要性降低了，变得越来越私人化，失去了个人的显著性，除非它找到其作用，而不是将个人与超自然现象联系起来"。在 Bruce（2011）的论著中可以明显看出宗教信仰被社会的个人主义和多样性所破坏，这与美国社会学家 Rodney Stark（1996）在这些方面否定世俗化过程的想法不同。根据 Beyer（1994，P.57）所说，"随着现代社会变得更加复杂，他们必须在其规范结构中纳入具有更大差异和更高适应度的元素。"Beyer 认为，全球化创造了具有多重社会身份的社会，在这些社会中，适应需求和生存在某种程度上是不言而喻的。

Beyer（1994）将宗教作为一种社会体系和一种文化进行了区分。后者被认为是一种宗教习惯性行为的表现（如去教堂）。同样地，Davie（1994）介绍了她的理论"没有归属的信仰"，这表明当宗教活动在社会上日渐势微时，这种个人信仰已经私有化。Hervieu-Léger（2000）指出宗教通过其行动在社会范围内表现出独特的功能。Davie 的作品（2007）将归属感的缺失演化为她所谓的"替代宗教"：由小部分遵从宗教信仰的人代表广大公众。

对世俗化的争论逐渐形成已超过 40 年。一些社会学家仍然是世俗化的拥护者（如 Bruce，2011），然而，几个主要的学者在最近 20 年对持续存在的宗教信仰和实践行为进行了观察。这导致了一些人假设去世俗化的过程。也许更有趣的是，一些人认为宗教信仰自然改变但从未消失（Francis & Knott，2011；Hervieu-Leger，2000；Woodhead & Catto，2012）。遵循这些改变，Habermas（2008）申明"富裕的欧洲社会或国家，诸如加拿大、澳大利亚和新西兰"现在是被称为"后世俗化"社会或国家。如今随着这个社会中新宗教角色被逐渐认识，用它去评估政治反应、政策以及各种层面的公共实践变得重要。

去世俗化

1999 年，Berger 在他前十年的著作中介绍了去世俗化的概念。之前被提及的争论点聚焦在减少宗教在社会中的重要性和个人意识上，Berger（1999，P.1—13）认为当今宗教更胜以往且去世俗化真正是一种反世俗化的过程。另一方面，Karpov（2010）通过引述其使用性上的模糊性来挑战"去世俗化"这个术语。他认为这个术语欠缺清晰，含糊不清。

美国社会学家 Rodney Stark 和 Roger Finke（2000）认为是时候去埋葬世俗化理论并且接受世俗化理论的失败了。在现代，宗教作为一种社会功能已经面临许多挑战，但它的衰退不在这些挑战之中。在他们的研究中，Finke 和 Stark（2005）认为 18 世纪美国的宗教组织趋向于世俗化不是普遍的。同样地，Swatos 和 Olson（2000）认为，世俗化建立在一个有限而确定的（它的对立面 - 宗教信仰）基础上，因此建立在社会宗教角色情景化概念的基础上。

宗教上的变化

近期，一个更微妙的理论浮出水面，它认为宗教从未消失，它只是在信念和实践过程中发生了显著的变化（Francis & Knott，2011）。Hervieu-Léger（2000）认为宗教和信仰是变形而非消亡。这种宗教变化的方式让我们看到，自从学者们和政策制定者们近期开始关注它，宗教语境已经显著地发生了变化（Dinham，2016）。在不同时代，宗教在社会中的意义或许仅是补充我们在公共领域对它的评价。理解了这点对于理解宗教变化是非常重要的。社会学家 Linda Woodhead 和 Rebecca Catto（2012）以一个世俗观点的国家特点编撰了当代英国宗教的一个指南。在指南的引言部分，他们宣称从 1945 年起，英国的宗教已经改变且呈多样性的特点。在战后的岁月里，英国的宗教已经从占主导地位的英国国教转变为基督教多元化。这一关于行为型信仰的观点认为信仰映射了社会归属，而不是坚持于教义，即"我是基督徒，但我不相信任何事"（Day，2011，P.29）。随后，出现了从基督教多元化到宗教多元化的转变，其中新的宗教运动和灵性辩论更多了（Heelas，Woodhead，Seel，Szerszynski，& Tusting，2005；Weller，2007）。这和其他国家的经历相似，如美国（Lippy & Tranby，2013）或澳大利亚（Stanley，2015）。宗教的角色和作用在现代社会不断受到挑战和面临不确定性。想要更好地理解这一问题，就要深入思考当代社会宗教的多样性，要从公共挑战和知识信息源头的视角去探索。

宗教在医疗保健领域的重要讨论

上述讨论强调了在公众生活中宗教的功能，在很多公众领域都强调和关注到宗教主题的复兴，其中也包括了医疗保健领域。这是因为医疗保健被认为具有提供支持的责任，包括对患者和他们的家庭以及伙伴的灵性关怀。基于这一点，有两个地方需要提醒注意。

首先，这项职责也伴随着诸多挑战。最重要的是，它导致了跨学科专业的压力且导致专业角色和边界不清。医疗牧师作为灵性照顾的主要来源，其本身也是一种挑战。牧师们承担了对患者进行心理照顾的功能，就像传统意义上社会工作者们所从事的。换句话说，把宗教、信仰和灵性重新放入医疗保健领域也是未曾意料的挑战。这些挑战发生在地理位置和专业学科方面。

医疗保健专业人员现在面临的挑战是适当和充分地满足与信仰有关的需求。专业人士现在发现自己处于一种不太确定的情形中，他们缺乏适当的技能、知识、理解和语言来解决医疗保健部门的宗教和信仰问题（Dinham & Francis，2016；Pentaris，2014、2016）。同样，安宁疗护及其他领域的社工们似乎在努力确定如何为患者及其支持者提供全方位的心理社会支持。很多例子被写在 Crisp（2008，2016）、Dinham（2017）、Dudley（2016）与 Pentaris（2012b）的文章里。

第二个重要意义是在医疗保健领域再次引入宗教的益处。我们聚焦于 3 个主要好处：①从宗教或信仰方面解决了健康不平等；②提升了服务使用者、他们的家庭和朋友的体验；③鉴别了信仰如何影响个体健康。

本章基于上述讨论去建构健康社会工作者未来工作的内容框架。但这些基本原理或框架内容还将由接下来强调宗教信仰的多元化和多样性的章节来补充。

宗教的多样性：挑战与知识来源

纵观历史，人类不断的迁徙是为了提升生活品质、消除灾难、与家人朋友重聚等。不论什么原因，当人们迁徙到一个新地方，他们都会带去他们自己已建构的自我（另见 Burr，2015）。另一方面，人们的信仰也随之改变，尽管他们可能是因为迁移而发生改变的。Woodhead 和 Catto（2012，P.86）写道"宗教随着人们的迁徙而改变，其中的人也是一样"。

第二次世界大战后，大量的移民从爱尔兰迁移至英国，从印度去往欧洲和加拿大，以及从地中海国家去往加拿大、澳大利亚和美国。其中一些大规模的移民潮补充了像美国和英国这样的发达国家的近代宗教构成。1965 年，美国移民和规划法案设置了配额，允许增加一定数量的移民进入该国。到 19 世纪中期，每年有 70 万世界各地的移民涌入美国（U.S. Census Bureau，1996）。在 19 世纪 60 年代，来自英国、法国、爱尔兰和其他国家的人在加拿大移民法中获得优先权（St. John-Jones，1973）。澳大利亚的移民法相较于加拿大的法律没有明显不同。像英国一样，战后几年澳大利亚对劳动人口的需求扩大。移民提供了一个合理解决劳动力减少问题的方法（Weller，2007）。

这章节仅仅描绘了一些例子强调前面提到的要点：当人们迁徙的时候，有宗教信仰的人也带去了他们的宗教信仰，这些信仰很可能被他们输入国的环境所影响。

全世界超过 84% 的人以某种形式参与一种宗教组织。来自皮尤研究中心（2016）的一组数据显示，截至 2010 年，32% 的人认同某种形式的基督教、23% 的人认同伊斯兰教，15% 的人认同印度教、7% 的人认同佛教，超过 7% 的人认同其他宗教（如犹太教、锡克教、耆那教和道教，以及一些民间宗教），还有超过 16% 的人无宗教信仰。这些信息更好地帮助我们理解在任何国家里，宗教多样性和多元化的概念。

在新千禧年，像英国、澳大利亚、法国、美国、加拿大和新西兰的种族和宗教呈现出日益加增的多样性。2016 年，澳大利亚统计超过 30% 的人口没有任何宗教信仰或者任何形式和信仰有关的行为（Australian Bureau of Statistics，2016）。下一个显著的亚组是天主教徒（27%，大约 49% 的人认为自己是基督徒），其次是伊斯兰教（2.6%）、佛教（2.4%）、印度教（1.9%）、锡克教（0.5%）。同样地，在过去的 20 年里，英国也经历了宗教认同与宗教参与方面巨大的改变（Weller，2007）。英国 2011 年人口普查数据告诉我们，59% 的人（Weller，2007）认同某种形式的基督教，大约 5% 认同伊斯兰教，超过 25% 的人没有宗教隶属关系或信仰，0.4% 认同佛教，1.5% 认同印度教，0.5% 认同犹太教，0.8% 认同锡克教，0.3% 认同 Jediism（绝地信仰），其余认同其他各种宗教和传统习俗（如灵性主义）（Office for National Statistics，2011）。英国不再像 20 世纪 60 年代和 70 年代那样被认为是一个高度基督教化的国家。2017 年 1 月英国宗教数据论坛（Field，2017）的民意调查显示，只有略微多数的人口（55%）认为英国是一个基督教国家。越来越多的人承认这个社会在宗教信仰上的多元化。加拿大和美国呈现出略微不同的图景，虽然并非完全不相似。美国 71% 的人认同一种基督教形式［福音派新教徒（25%）和天主教（21%）］，而 23% 的人表示不认同任何宗教、宗教传统或宗教实践。此外，6% 的美国人认同基督教以外的宗教，如犹太教、伊斯兰教、佛教和印度教（Pew Research Center，2016；U.S. Census Bureau，2016）。

对照澳大利亚和英国，加拿大仍然保持基督教的主导地位（Canada Census Bureau，2011）。2011 年人口普查指出超过 67% 的加拿大人口认同宗教［主要是罗马天主教（49%）］。除此之外，24% 的人口报告不认同非传统的宗教实践。在加拿大第二大宗教人群是穆斯林（3.2%），接着是印度教（1.5%）、锡克教（1.4%）以及其他宗教信仰。

这些信息明晰了两个问题，第一关于本国特有的宗教认同，从单一形式的基督教到基督教的多元化，再到宗教多元化。例如，英国曾是一个英国国教圣公会国家，后来转变为基督教多元主义，现在被认定为一个宗教多元化国家（Weller，2007）。尽管一些国家（譬如美国）主要认同基督教，而其他国家（如澳大利亚）的人口数据统计（可见 Pew Research Center，2016）则呈现出多样的宗教、传统信念和信仰。在这一点上，同样重要的是要强调这种多样性不仅指宗教信仰和实践，也指非宗教信仰和实践。

第二个方面关于宗教的多样化进程，这进一步使健康专业人员的工作复杂化。在同一个国家共存的不同宗教会相互影响，而且随着时间的推移，它们之间的相互影响可能会越来越多（Woodhead & Catto，2012）。我们现在有同一宗教具有不同形式的证据（例如，西方的佛教和东方的佛教）。除此之外，尽管据 Day（2010）所描述，信仰行为、宗教、信仰、非宗教和灵性对不同的人有不同的意义。考虑到这一点，并非所有的基督徒都是一样的，他们的信仰或行为也不一样。这也同样适用于其他宗教。这一多样化进程使得医疗保健情况更复杂化。因此，社会工作者和其他专业人士必须找到方法，不仅要准确了解各种宗教传统或非宗教的和其他灵性的认同，也要了解个人信仰的各个方面。仅仅了解单一的宗教习俗和传统已经不够了。

在我们进入下一个环节前，先讨论宗教和灵性的不同定义和描述，我们强调这两个词的重要性是很明显的。在单一社会中，传统的融合会产生冲突也能解决冲突，不论融合是否是宗教的。社会面临越来越多的挑战，也导致了宗教的多元化。同样地，尽管宗教多元化导致更好且更稳固的对于多元化的理解。反过来，这也作为一种知识来源被用于实践。健康议题是繁杂多样的，而且处理全球健康议题需要更好的平衡，因为有不同个体和组织的整合。另一方面，在一个社会中不同信仰的交互影响能被用来作为知识交换和知识发展，为医疗保健政策和实践提供前所未有的信息来源。

定义探究

如果不探讨这些术语的定义方式就讨论宗教、信仰和灵性，将是一种疏忽。这些定义和描述符号比比皆是（Wolfer，2012），有时产生冲突，有时相互补充。目前。没有对信仰或灵性的普遍定义（Canda & Furman，2010），甚至宗教（Gall，Malette，& Guirguis-Younger，2011；Zinnbauer，Pargament，& Scott，1999）也是如此。没有共通的定义，这就为医疗保健专业人员发展策略以满足个性化需求带来挑战。各种学科都试图去定义灵性，包括宗教信仰（Oman，2013；Unruh，Versnel，& Kerr，2002）。所做的这些努力只会模糊宗教信仰和灵性的真实含义。也许这是必然要发生的。Bregman（2004）认为灵性这一术语的模糊性允许专业人士和学者们在避免非必要性泛化的同时尊重个性化体验。

最明显也是最普遍接受的对于宗教和灵性术语的区分是，宗教指一个组织化的形式，而灵性指一种个性化的经验（Gall et al.，2011；Holloway & Moss，2010）。当然，由于各种原因，这仍然是一个有广泛争议的说法。宗教对很多人来说是一种个性化的经历，而灵性或灵性实践则是组织性的。Day（2010）和 Mcguire（2008）强调有生命力的宗教。宗教可以是一种被约定俗成的信仰，每一个追随者可以去主观性地解读宗教制度以及用最符合其需要和愿望的方式来实施信仰。虽然在单一空间可能存在的单一宗教，但即便如此，宗教多样性也是有可能发生的，如某人信奉的宗教、从事的宗教活动或宗教对其生活的影响有不同方式。

大约 20 年以前，Scott（1997）对 31 个宗教定义和 40 个灵性定义进行了详细地分析。她进行的内容分析聚焦在 20 世纪的学者们如何理解这些术语。她甄选出 9 个项目类别，所有定义都在这 9 个类别中。定义内容包含了联系或关系、行为、对神圣的态度、思想体系、信念模式、传统制度等。Scott 的分析是许多举例中的一种，因此健康社会工作者在实践中去解释或理解宗教与灵性时应该特别留意。

Bregman（2004）认为灵性是一个"宗教的近义词"（P.160），这与 Oman（2013）等学者所认为的相去不远（2013）。Bregman 认为灵性是一个替代宗教这一说法的流行的术语；远离制度化的信仰方式，人们已经表现出对个性化经历和私有化宗教事务的兴趣。同样地，Hufford（2005）揭示了灵性和宗教的精髓并得出结论：灵性是对超越关系的理解，然而宗教代表了灵性的制度层面。在 Hufford 的分析中，一件事无法脱离其他事而发生。虽然灵性来自个体的认同，但宗教将这种灵性认同付诸行动。这个分析所面临的挑战是人们也认同无宗教、无宗教派别或者无信仰（Zuckerman，galen，& Pasquale，2016）。同样，一些人可以有确定的特定形式的灵性，这有可能并不符合 Hufford 的分析。相反，Bregman（2004）关于灵性这个术语可以有各种不同形式去定义（Woodhead，Partridge，& Kawanami，2016），以及新宗教运动（Lewis & Tollefsen，2016）也包含同样的意思。

　　宗教与灵性的关系越复杂，我们理解它也变得越困惑。不论服务使用者是否有宗教或灵性，他们认同的都是一个独特的能反映他们自己的概念（Crisp，2016）。同样，如果我们接受灵性的普遍性，我们必须认同个体灵性表达是一个社会建构，是宗教的反映或者是非宗教方面的个人经历（Farias & Hense，2008）。Principe（1983）用类似的术语描述了灵性且试图发展一个建立在神学反思上的术语。他辩称灵性是一个具有两面性的术语，是一个主观显示一个人理解他们宗教或信仰的表述。总体上说，学者们追求一种灵性与宗教密切相关或互为使用的对话。然而，也有一种可能，要么是灵性或是宗教，而非两者同时。

　　　　宗教是一种个人性的或约定俗成的并建立在一系列认知、价值观和实践上的体系，相反，灵性是一种个人化的规则或方式。因此，宗教实践可以调节个人灵性部分或者灵性也可以调节宗教实践。另外，对灵性发展来说，宗教不是一个必须且充分的条件。同样，灵性也并非宗教实践的充分必要条件（Barnett，Krell & Sendry，2000，P.574）。

　　另一个学者（Heelas et al.，2005）辩称灵性是宗教之外的实践和信仰。然而，就它切断了宗教和灵性之间的联系而言，这是一个极端的观点。同样地，Ammerman（2013）在她关于宗教和灵性的二元选择的研究中发现，美国人通常选择将灵性从宗教和教义中分离出来，这与欧洲的趋势基本相似（Woodhead et al.，2016）。

　　灵性并不那么容易定义。也许我们需要承认这种情况，为了更好地理解它的意思。Crisp（2016，P.10）的精彩论述如下：

　　　　灵性难以被定义并不让人惊讶，因为它通常关心人类生命的无形层面，且具有明显超越理性的能力。此外，灵性是一个多面向的概念。因此，对于灵性的定义，不同作者在确定和优先考虑哪些方面有很大的不同。

　　另一方面，宗教是一个相对简单的概念。很多学者和作者一直以来的观点是，宗教是信仰的一种组织形式或者是信仰方式所依托的一种制度。一个有趣的统计来自 Gall 等（2011），他们要求 234 名参与者加入关于灵性和宗教意义的讨论。大多数参与者把宗教看作是一种人们可以抵达灵性层面的工具。这个研究表明，专业人士应该关注自己的灵性层面，当将宗教作为一种方法时，可以借此给服务使用者提供支持或在专业人士自己提供的服务中运用。

许多其他学者的论点似乎把宗教看做一个组织的信仰方式，尽管这是经验性的（Woodhead et al.，2016）。

医疗保健领域中的宗教与灵性

宗教与灵性在医疗保健领域被看作一个整体。各国不同的医疗保健系统有许多连结点，其中一点是对患者的全人照顾。医疗保健领域中，服务使用者有多种不同的需求，那些需求不一定直接和药物有关，尽管如此，那些需求对于他们的健康促进却非常重要。其中一些需求是与灵性和宗教相关的。这些可以归为灵性需求，并使用通俗易懂的术语。

随着时间的推移，人们对服务使用者的灵性需求给予了更多的关注（Crisp，2016），并加强了去适应这些需求以及去打造在服务使用者和医疗保健里宗教与灵性需求间更强联结的需要。

健康社会工作是一个特殊的领域，它要求具备回应医疗保健中关于个人、家庭和社区需求的知识和技术（Auslander，2001；McCoyd & Kerson，2016），也需要具备和其他专业人士一起共事的技巧。然而，Beddoe（2013）发现，健康社会工作者需要在此领域去维护他们的自信，确保其他专业人士和健康机构去尊重他们的专业。

宗教、无宗教、灵性和疾病

Koenig、King 和 Carson（2012）检验了宗教和灵性在精神与心理健康方面的影响。他们的工作展现了不同的路径的（生理的、心理的、行为的和社会的）宗教对健康可以产生积极的或消极的影响。同样，最近研究论证关于宗教、信仰与健康的互联性，对努力提供全人照顾的健康社会工作者是一个重要的意义。

学者们研究宗教与灵性对照护病患、对健康与疾病的意义探索和贡献。心理学家 Kenneth Pargamen 长期以来一直主张宗教和灵性在健康和疾病中的重要性。Pargament（1997）认为宗教是一个应对创伤、疾病、危机或任何困扰日常生活状况的机制。许多现代学者也有相同或类似的想法。Koenig 等（2012）审视健康与宗教的关系并聚焦在其他诸如在公共卫生领域中宗教的角色。他们同样认为宗教是一种应对健康相关的创伤经历的机制。Jones 和 Pattison（2013）与 Büssing 和 Koenig（2010）强调宗教、信仰和灵性都促进安康并提高健康概率。还有一些学者聚焦在宗教和精神健康的关联性。Shiah、Chang、Chiang、Lin 和 Tam（2015）研究了宗教、灵性和精神健康症状的相关性。他们的发现确认了在面对危重疾病或健康状况恶化时，宗教和灵性与更低程度的焦虑和恐惧具有相关性。

在贝勒大学的一场讲座中，Puchalski（2001）介绍了宗教与灵性在医疗保健领域最主要的 3 个功能性角色。首先是发病率，一些研究如 Strawbridge、Cohen、Shema 和 Kaplan（1997）指出参与宗教活动或践行他们信仰的人更长寿，这支持了这一观点。Puchalski 引用观察研究去挑战关于宗教信仰和宗教实践是否能延年益寿的观点。她接着指出宗教和灵性作为一种应对机制的第二种功能，既能接纳和理解疾病，也能克服危急的情况。下面是一个来自 Uwland-Sikkema 和 Visser 的说明性的例子（2015），他们研究了宗教信仰和灵性对癌症患者适应疾病的影响。她认定的第三个也是最后一个功能是复原，她得出的结论是宗教信仰和灵性倾向于促进主要是身体或精神疾病的复原（也见 Lee & Lee，2015）。不可否认，这三个功能对医疗实践非常重要。

　　Green 和 Elliott（2010）认为宗教的主要功能是提供一个提升幸福感的机会。他们的研究结论是有宗教信仰者的幸福感高于没有宗教信仰者。Büssing 和 Koenig（2010）指出，宗教和灵性是患者照顾的重要考量。因为诸如这些认同因素影响了人们的经历和他们的医疗保健决策过程。宗教和灵性也与疾病和健康密切相关，因为它们可以帮助去确认服务传输和协调的潜在资源（Koenig et al., 2012）。

　　许多研究拓展了讨论空间并提出社会工作者在医疗保健领域需要注意的挑战。最重要的是，研究指出，宗教、信仰和灵性的特性不是静态的，而是一直在变化的。他们历经对千变万化的生命和健康环境的再适应过程。就此而言，宗教和灵性提供了不可否认的意义和追求，也拓展了个人和社区的网络。

　　在医疗保健领域，健康社会工作者处于服务使用者的心理社会照顾和照护协调的核心。这个工作需要具备高度的责任心和要求，包括真诚地建立关系、相互理解和尊重。要和服务使用者建立有效关系，健康社会工作者必须付出精力关注宗教、信仰和灵性领域，包括要认识到服务使用者在其信仰中才是专家。回到前面提到的关于宗教影响决策的问题上，社会工作者对服务使用者的信仰越熟悉，他们就能更轻松地对其相关疾病和复原做出重要决定。健康社会工作者在跨学科团队中扮演重要角色，他们的目标是提供全人照顾。在这角色中，理解服务使用者的宗教或灵性问题可以让社会工作者进一步了解关于患者参与和共同决策的信息。

　　有许多原因要求健康社会工作者对服务使用者的宗教、信仰和灵性认同应该做好自我准备。特定的观点、工具和概念，如文化能力，为社会工作者处理这些任务做准备。接下来的内容论述了健康社会工作的三大要素（文化能力、文化谦逊和宗教素养），社会工作者们必须在工作时留心，不论是在机构还是在社区中。

健康社会工作三大要素

文化能力

　　文化敏感度是社会工作实践的基础。通常情况下，文化敏感度包含了种族、民族、文化，直到最近的［如澳大利亚社会工作者协会（AASW），2013；美国社会工作者协会（NASW），2015］宗教或信仰、性别，以及性取向。换句话说，文化能力是另一个需要在其应用的语境中进一步探索和理解的术语。根据 Kohli、Huber 和 Faul（2010，P.257）：

> 　　文化能力包括培养尊重差异、与来自不同背景的人有效互动的能力和技术。这包括意识到一个人的偏见或歧视，对人与人之间差异的尊重、认可和开放。文化能力始于对自己文化信仰和实践的认识，以及对他人信仰不同于自己的真理或现实的认识。它还意味着正确地做一件事不止一种方法。

　　现在，社会工作协会已经建立了一系列实践标准去确立专业责任。据一些大规模的社会工作者协会的标准，他们把发展理解文化的能力与社会工作伦理、价值观的关联性进行了阐释。聚焦在各种情形下实现这些标准，就有可能形成一个文化能力模型的全球化议程并把它作为和宗教、灵性的相关因素去检视其在医疗保健领域的应用。

修订的 NASW 标准和社会工作实践中文化能力的指标（2015）反映了理解多元化的专业成长以及各种身份或身份的各个方面如何在社会中发挥作用。现在的标准包括宗教认同和灵性。这些标准还强调作为文化能力的伦理责任，其中包括尊重地和有意识地回应宗教和灵性需要的责任。

NASW 标准（2015）确定了 10 个实践标准，其中所有都反映了专业价值和伦理。文化能力不是社会工作者能一蹴而就的一个单一技术。相反，它是一条无止境的专业必经之路。除此之外，NASW 标准规定了社会工作者展示文化自我的责任，即社会工作者对自身和他人文化身份的深入理解。该标准还强调了持续发展对其他种族、民族和宗教的知识和理解的重要性。该标准规定，每个社会工作者有责任利用这些知识继续发展适合他们所从事的文化技能。

澳大利亚社会工作者协会（AASW，2013）也设计了一个包含 8 项实践标准的框架。其中包括践行专业价值和伦理的重要性，以及社会工作者要建立一种责任感，对其所实践领域有文化性的回应和包容。简而言之，AASW（2013）把回应文化和包容的实践标准作为一种实践模式，社会工作者通过该模式展现对多样性的认识和理解，以及尊重多样性的责任。NASW 和 AASW 标准之间的差别是：AASW（2013）标准提及对澳大利亚原住民和托雷斯海峡岛民（ATSI）权利的尊重和促进。这是对原住民和他们身份认同的一种承认。这是一个很好的例子，它说明了文化能力需要在当地环境下被理解。

加拿大纽芬兰和拉布拉多社会工作者协会（NLASW，2016）制定的社会工作实践中的文化能力标准类似于 NASW 和 AASW，尽管它们不那么具体。NLASW，在加拿大社会工作者协会（CASW）的道德守则的指导下，强调需要了解不同的身份并做出适当的回应。CASW社会工作实践标准（1995）参考了包容性实践中对差别性和多样性充分理解的需要，尽管AASW 和 NASW 并没有提供大量的描述。再者，标准和应用于实践领域的方法是具有情境特殊性的。

另一方面，英国社会工作协会（BASW，2016）推动了专业能力框架（PCF）的形成。这个框架包含 9 个维度并形成了社会工作者的职责体系，包括不断发展个人知识、对多样化的理解力，以及在实践中采用最佳的模式和方法。

上述例子反映了全球关于社会工作的解析，下述为欧洲学校社会工作协会（EASSW，2017）对社会工作的理解：

> 社会工作是一门以实践为基础的专业，是一门促进社会变革和发展、促进社会凝聚力、促进人类赋权和解放的学术学科。社会工作的核心以社会公义、人类权利、集体责任和尊重多元为原则。以社会工作理论为基础，如社会科学、人文科学和本土化知识，社会工作使人和组织参与解决生活中的挑战并增进福祉。

在实践中，具备文化敏感度的标准是社会工作者保持操守和尊重多样性的方式。回到最初的观点，即这些标准不是国家特定的，相反，它们可以在特定的实践领域进行调整。健康社会工作是社会工作实践的众多领域之一，要求专业人员对服务使用者具有文化敏感性，反映出对其文化复杂性的理解，以及它如何影响其生活经验。然而，Boyle 和 Springer（2001）指出，文化能力的模糊定义至少导致了两大鸿沟。首先是教育社会工作从业者成为文化胜任者与设计适当的测量工具来监测文化胜任力之间的严重差距。第二个是社会工作教育和文化敏感的服务提供之间的差距。Boyle 和 Springer 探究了各种可能有助于监测该领域专业发展的测量工具。

一场自我对话

Yan 和 Wong（2005）在文化能力发展的概念中进一步提出了 3 个问题。

> 它（文化能力模型）相信社会工作者有能力激活一套技术来推迟他们自己的文化影响，这与作为文化存在的个体假设相矛盾。这里社会工作者自我意识的概念在"工作者 - 来访者"关系中也产生主客体的二分法，因为它假定社会工作者是该专业培养的一个能中立的、公正的无特定文化的主体，而来访者是在他们自身文化范围内的客体，这是社会工作者要看到的。（P.1—2）

这些领域的关注植根于自我意识的概念和假设，即社会工作者有保持客观态度的能力和行为。Yan 和 Wong 认为，与他人主体间的对话有助于促进文化能力的发展。他们把这个对话命名为"自我对话"，既促进了社会工作者的主体性，也将文化能力理解为专业人员和服务使用者共同创造的产物。

国际背景下的文化能力

Nadan（2017）认为文化能力模型对国际社会工作来说是不充分的。这一论点的前提是处理社会工作者和其他人之间的不平等和权力差异。借鉴文化能力发展的历史（文化能力倡导跨文化的社会工作，更多的是对移民、全球化和多元文化主义等问题的国家应对），Nadan 指出国际惯例是一个真正独特的背景，因为相互交流的人不仅来自不同的文化，而且也受历史和当前的全球问题（如战争、流行病）的困扰，这些使他们处于权力相对弱势地位。这些不平衡影响到关系并且也往往决定了服务使用者所在的环境。因此，在国际实践中，文化能力的实现变得更加困难。

交叉性与文化能力

另一个重要问题是交叉性，这在社会工作专业领域被日趋关注（Murphy，Hunt，Zajicek，Norris，& Hamilton，2009）。文化能力标准的确变得对各种服务使用者的身份越来越包容。理解一个人的身份，社会工作者必须考虑一个人的身份的多样性交互或者各方面身份（Garran & Werkmeister Rozas，2013），例如性别与宗教、种族和信仰等。另一方面，在健康保健领域人们经历的广度和深度，社会工作者必须考虑服务使用者身份的交叉性，综合理解这些复杂性的事情是如何影响到这个人的生活。举例来说，一个具备文化敏感习惯的健康社会工作者也必须理解宗教或灵性对服务使用者种族背景、性别或家庭地位等的影响。随着对这种联系的深入了解，健康社会工作者可以更有效地了解和接触服务使用者宗教和灵性方面的习俗。

文化谦逊

虽然文化能力聚焦在人们的各种不同身份以及健康社会工作者与其他背景的个体互动的能力发展上，文化谦逊更单纯地反映在专业人士身上。根据 Hook、Davis、Owen、Worthington

和 Utsey 的研究（2013），文化谦逊探索了专业人员的内心和人际维度，即认同"正确的自我观"和保持"以他人为导向而不是以自我为中心，尊重他人和缺乏优越感的人际立场"（Hook et al.，2013，P.2）。健康社会工作者的人际关系维度使文化谦逊区别于文化能力，并在从事宗教和灵性工作时成为重要考虑。

值得注意的是，在 Tervalon 和 Murray-García（1998）的文章里，他们讨论了在医学学生的多元文化教育中文化谦逊与文化能力的好处。他们的观点也适用于医疗社会工作中的其他助人专业。国际社会工作者联合会（IFSW）强调服务使用者参与社会工作教育和实践的重要性，以及社会工作者有责任尊重和创造"社会工作者 - 服务使用者"的适切平衡，以促成这一切的发生。换句话说，健康社会工作者的责任是重新审视他们与服务使用者关系中的权力差异，以创造一个更适合参与宗教和灵性活动的空间。根据 Tervalon 和 Murray-García（1998）的观点，文化谦逊包括终身致力于自我评估和自我批判，并纠正医患关系中的权力失衡。同样，文化上的谦逊可能是健康社会工作重新调整"社会工作者 - 服务使用者"关系中权力失衡的方法。Ortega 和 Faller（2011）提出了一个相似的观点：文化谦逊是文化能力的补充。

Fisher-Borne、Cain 和 Martin（2015）认为文化能力模型没有考虑塑造人们体验的结构和制度。然而，根据作者的观点，文化上的谦逊则是一个更加包容的模式，考虑到全球宗教和灵性的流动性，让专业社会工作者和机构来解决医疗保健不平等这项富有挑战性的事。

Miller（2009）的研究表明，在全球健康社会工作实践中，文化谦逊比文化能力更适合于解决宗教、信仰和灵性问题。不可否认的是，尊重对方是在实践中迈向宗教敏感的重要一步。此外，健康社会工作者必须重新商榷对社会工作角色所赋予权力的理解，并解决它所引发的紧张。需要平等对待服务使用者，当健康社会工作者在国际间开展工作并且远离他们舒适的原籍地时，这可能是一项更容易完成的任务（也见 Cox & Pawar，2013）。

宗教文化

宗教素养（religious literacy，RL）是另一个不能脱离上下文理解的术语。一般是指对宗教的认识和理解，这在实践中是很难实现的。1993 年，Wright 考察了中学的宗教教育，其目的是重新审视课程和重新设计针对 RL 的内容。RL 的概念之后在教育（Bishop & nash，2007；Carr，2007；Gallagher，2009；Wright，2000，2001）、公共生活（Baker，2009）、组织（Dinham & Jones，2010）、媒体（Graham，2012）、政策与实践（Dinham & Francis &，2016）、社会工作（Crisp，2016；Pentaris，2012a）和临终关怀（Pentaris，2016）方面被广泛地检视。尽管 RL 这个术语很流行，但对它的检视并不总是相同的——它发生的背景、环境和意图是不同的，因此，教育中的 RL 概念可能与媒体中的 RL 概念不同。Dinham 和 Francis（2016，P.270）指出，RL "最好被理解为一个需要在背景中制定的框架。从这个意义上说，用复数来描述受宗教影响的素养比用单数来描述受宗教影响的素养要好"。为了本章的目的，我们将根据之前的论点，在医疗保健和社会工作中研究 RL。

RL 是一种"流动的概念"（Dinham & Francis，2016，P.257），以及一个"需要愿意承认其相关性"的概念（P.11）。在我们询问宗教学者对这一概念表达的各种观点之前，对这两个原则的挑战需要被提及。第一个挑战是文化谦逊的测量。它提出了如何量化这一概念，以避免其流动性与社会政策对透明度和准确性的要求之间产生冲突的风险。从这两个原则产生的第二个挑战是，RL 只能在个人的、制度的、政治的、社会经济的、地理的和文化的影响范围内被理解。为此，我们将讨论 RL 在医疗保健中的适用性，以及从全球角度来看健康社会工作者的作用。另一个挑战是需要愿意承认相关性的概念。这就引出了一个问题，即如何在不同的社会和机构之间进行协商，以达到希望达成的目的。

无论挑战是什么，RL 是一个概念，它可以提供一个良好平衡的框架，处理医疗保健领域的宗教、信仰和灵性，区分宗教和文化，并认识到它们没有联系或高度联系的可能性（Foucault & Carrette，1999）。本节的其余部分将介绍 RL 的一些关键论点，然后介绍在健康社会工作方面的框架。

Prothero（2009）认为，2/3 的美国人对宗教缺乏认识或理解。他认为公众缺乏 RL。后来，Prothero 和 Kerby（2016）延续了他最初的论点，将宗教文盲定义为宗教传统而不是信仰的丧失。换句话说，RL 的增加就是宗教参与的增加。

另一方面，Moore（2007）认为 RL 是对其他宗教的认识和对它们缺乏理解。此外，她建议只有通过教育才能提高 RL。Moore（2016，P.27）后来认为，增加 RL 要求我们"为如何认识、理解和分析当代生活中的宗教影响提供资源"。Dinham（2016）提出的一个建议与 Moore（2016）关于宗教如何干涉公共生活的各个方面的概念相去不远。他将 RL 作为一个过程和概念进行了探索，强调了公共职业不仅仅是学习更多知识的必要性。了解更多的宗教，也了解可能令他们不舒服或没有意识到的信息，并试图理解它以及它如何影响人们的生活。Barnes 和 Smith（2016）将 RL 视为和谐：一种信仰的人与其他信仰的人相遇的过程。

宗教素养的发展

RL 的发展是一个终身的过程，它直接补充了健康社会工作者的终身学习，是实践的标准之一（NASW，2015）。这一过程需要健康社会工作者的意愿。参与宗教和灵性，同时需要他们认识到持续理解宗教和灵性的需要，并愿意让他们的宗教、非宗教或灵性自我参与到这个过程中（Pentaris，2016）。

健康照护中的 RL 包括两个主要的测量领域，这些是可以使用基于价值的方法实现的（表 13.1）。首先，健康社会工作必须自愿参与传统、宗教和信仰。人类是自身结构的组成，根植于自身的过往经历。宗教、信仰、灵性和传统不仅仅是身份的方面。他们也与他人相互联系，影响他人，并受他人影响。参与传统、宗教和灵性不仅意味着获得新知识；还意味着需要了解宗教和灵性对于服务使用者意味着什么，以及它如何影响他们的生活决策。

其次，在健康照护中，要理解宗教和灵性的发展，以及它们在健康照护和健康社会工作情境下的角色。健康社会工作者所承担的职责被赋予了与服务使用者的心理社会照护有关的责任。成功的干预措施是有组织的和良好的练习准备。除了灵性一词的模糊，以及它在政策和实践中如何使用之外，讨论需要包括所有概念，像宗教和非信仰。此外，健康社会工作者可以通过参与旨在增进他们对宗教和灵性在健康照护中作用的理解的活动、讨论或培训来增加他们的 RL；例如，它对服务使用者的生活有什么影响？它和疾病有什么联系？它如何为人们的健康决定提供信息？当一个家庭成员生病时，它如何影响家庭动态？

表 13.1 健康社会工作中的宗教素养（RL）

测量	描述	举例说明
与传统的联系	与传统相联系，宗教和信仰不仅是为了获取新知识。相反，它依赖于获得对知识的理解，以及如何将其与服务对象的体验联系起来	扩大你对各种传统的了解。使用这些知识作为进一步发展的基础
		采用以人为本的方法，让服务使用者成为教育工作者，让他们了解自己信仰的意义，以及他们如何运用经验
		在入院期间进行灵性需求评估，并与服务使用者进行讨论
		积极地与服务使用者进行对话，以理解他们的请求（比如宗教请求）对他们意味着什么
		留出时间，通过他们的信仰系统来讨论服务使用者的干预计划
		不要回避有关宗教和信仰的问题或评论
		只有在有要求时，才可将服务使用者转介给牧师
		记录灵性需求并与跨学科团队分享
发展对宗教和信仰及其在健康照护和健康社会工作中作用的理解	医疗方面的宗教素养表明还有进一步的需求。健康社会工作必须发展对宗教和信仰的整全理解，超越灵性的范围，但包括和欣赏这些概念在健康照护方面发挥的作用，以及它们如何影响人类经验	健康社会工作者需要熟悉医疗保健历史、意识形态以及与压迫和剥削有关的全球卫生问题
		与牧师一起工作，更好地理解信仰在医疗机构中的作用
		健康社会工作者应参加每月的焦点小组，批判性地反思宗教、信仰和灵性在医疗保健中的作用，并在谈论宗教和信仰方面锻炼他们的技能

Source：Adapted from Pentaris（2016）.

基于价值观的方法

当涉及宗教、信仰和灵性时，发展 RL 并致力于获取知识、理解、技能和能力，需要一种基于价值的方法。这与文化能力模型和文化谦逊框架的基本组成部分没有区别。这种基于价值的框架包括自我意识、自我理解、人际交往技巧和同理心（Pentaris，2016）。

- 自我意识是一种非常重要的内省技能。这一技能指的是健康社会工作者认识到自己拥有区别于组织、实践或其他卫生机构的更广泛背景的个体能力。通过自我意识，健康社会工作者表明他们对自己身份的理解，以及这些身份可能如何交互。
- 自我理解是指将自己重新概念化，成为自己所处环境、系统和健康组织的一部分的能力。通过自我评价，专业人士提高了他们对自身身份与他人身份之间关系的认识。
- 人际交往能力是社交的关键。一般来说，工作实践有两类重要的人际交往技巧以应对宗教、信仰或灵性身份的议题，包括优秀的沟通和倾听技能，以及元沟通技能（即对沟通模式进行自我反思并了解其影响的能力）。

- 同理心是社会工作专业的核心品质。在这里，我们提到它，因为使用涉及宗教，信仰和灵性的有效的共情方法时适用它。具体来说，与其他信仰的人建立牢固的关系，并通过同理心进一步了解他们的立场，会增加提升 RL 的机会。

总而言之，社会是不断变化的，这就意味着 RL 必须不断地重新判别。然而，它的目的，就像文化谦逊一样，不仅仅是为了增加知识，而是为了强调知识和理解只是自我认同、认同他人以及发生互动的情境下信息交换的产物。

宗教和灵性的评估

本章探讨了范围广泛的概念相关的健康社会工作者如何回应宗教和灵性的服务使用者。不仅在一个组织中，而且要考虑到全球性的健康议题以及倡导与合作的需求，进而改善与健康问题相关的贫困和匮乏的情形（Smith，Hill & Bambra，2016）。

实践者和学者们已经开发出各种方法使得宗教和灵性的评估得以简化，使其更加具体和可行。例如，Frick、riedner、Fegg、Hauf 和 Borasio（2006）提出了 4 个问题，医生在探究患者生活中的宗教和灵性认同的意义和影响时，应该关注这些问题。这些问题有：

- 你能描述一下你自己——最广泛的描述——作为一个有信仰 / 灵性 / 宗教的人？
- 灵性在你生命中的位置是什么？在你生病的情况下，它有多重要？
- 你是否融入了一个灵性群体？
- 您希望将什么角色分配给您自己的医生、护士或该领域的治疗师？（Frick et al.，2006，P.240）

不同于那些强调个人偏好的问题，Puchalski 和 Romer（2000，P.131）提出 4 个问题来评估一个人的灵性。这个灵性评估工具后来被 Borneman、Ferrell 和 Puchalski（2010）发现是合理的。FICA（该名称是由 4 个问题的首字母缩写而来）中的问题：

- 信仰和信念（Faith and Belief）：你认为自己是有灵性的还是有宗教信仰的？你有灵性信仰来帮助你应对压力吗？
- 重要性（Importance）：你的信仰在你的生活中的重要性是什么？你的信念影响了你在生病时如何照顾自己吗？你的信念在你恢复健康的过程中扮演了什么角色？
- 社群（Community）：你是一个灵性或宗教团体的一部分吗？这些是如何支持你的？有一群你真正爱的人或对你很重要的人吗？
- 医疗经历（Address in Care）：你希望，像我这样的医疗保健提供者，如何解决你在医疗保健中的问题？

这组问题涉及 5 件事。它探索一个人的偏好，允许这个人识别他们觉得最舒服的术语，衡量宗教和灵性在其中的重要性，探索植根于个人信仰的社会支持系统，并让人们参与设计他们的照顾计划。这些问题促进了参与，有助于协商偏好。

另一个来测量灵性的工具是 Hodge（2001）的灵性评估框架。这个工具由两个部分组成，一个是初始性的叙事框架，一个是解释性的人类学框架。初始性的叙事框架用 3 个问题来构建个体的精神历史。另一方面，解释性的人类学框架是一组探究人的主观性和理解他们的宗教和灵性*生活*方面的问题。

Hodge（2005）以及 Hodge 和 Bonifas（2017）重新审视了这个框架，并将其与其他 4 种灵性评估方法一起进行了评估。在 Hodge（2005）的综述中，强调了灵性评估框架的优点和缺点，同时他强调了该框架的局限性，即当服务使用者由于健康问题或言语障碍而失语或不能进行口头交流时产生的局限。

Hodge（2005）与 Hodge 和 Bonifas（2017）回顾的下一个工具是灵性生命地图，它是一个人灵性历史的图解表示。这种方法由服务使用者主导，允许健康社会工作者对服务使用者的个人经验有可视化的了解，并理解灵性生活地图中不同经验之间的联系。一个补充的评估方法是灵性家谱图。灵性生活地图描绘了服务使用者的灵性历史，而灵性家谱图则将个人的灵性经历置于其家庭背景中（Hodge & Bonifas，2017）。正如 Wolfer（2012，P.281）所观察到的，"因为家谱图通常包含一个家庭系统中 3 代或 3 代以上的信息，它们可以阐明宗教和灵性增强和破坏家庭功能的方式。"

灵性生态图另一种在 Hodge 和 Bonifas（2017）的回顾中论述到的评估工具。灵性生态图代表了服务使用者和与个人灵性相关的其他各方之间的关系。例如，灵性生态地图将描绘服务对象与教堂、仪式、小群体或传统习俗和宗教习俗的关系。灵性生态图的一个优点是它代表了一个人在此时此地（例如，成年期）与他们的宗教和灵性的关系。

Hodge 和 Bonifas（2017）讨论的第 4 种补充性的评估工具是灵性生态谱，或灵性家谱图和灵性生态图中信息的合并。Hodge 和 Bonifas（2017，P.5）确定灵性生态谱的核心优势是"提供患者灵性整体观的能力"。

所有灵性评估的工具都有一个共同的主题。它们在实践中的成功应用取决于 Furness 和 Gilligan（2010）在其框架中所讨论的内容：反身性和反思性练习，以及自我意识的镜像练习。

最近开发的一组问题是 Furness/Gilligan 框架（Furness & Gilligan，2010）。这种模式植根于持续性的关于文化能力、灵性能力和多样性的讨论（例如 Campinha-Bacote，1999；Papadopoulos，2006；Pérez & Luquis，2013）。Furness & Gilligan 建议了从业者应该思考的 8 个问题。

这个框架是全面的，并反映了许多优点。首先也是最重要的，它促进了自我意识，将其作为正确和充分参与宗教和灵性认同的必要方面。然而，它的问题是建立在所有从业者获得知识和技能的前提下，以反思自己的实践并从中学习。我们可以找到这个框架的反映在 van Leeuwen 和 Cusveller（2004）的灵性照护能力。Van Leeuwen 和 Cusveller（2004）提出了护理专业学生的灵性照护能力清单。这些能力旨在培养护士提供整体护理或全人护理。Wattis、Curran 和 Rogers（2017）重新审视了这些能力，并对其进行了调整，以适应更广泛的卫生和社会照顾专业人员群体。

结论

本章以探索不断变化的宗教图景及其与健康和疾病的关系开始。在个人层面，宗教、信仰和灵性能够影响健康结果，并有效地调整健康社会工作实践。在社会和全球背景下，宗教、信仰和灵性也与健康有关（Brown，2014）。宗教和宗教机构在预防与贫穷和匮乏有关的疾病方面发挥着重要作用。Brown（2014）从社会学和政治学角度研究了这种关系，同时强调专业人士需要用必要的技能装备自己，以应对与宗教信仰有关的全球健康问题。

本章所述的文化能力、文化谦逊和宗教素养的概念模型对于在本地、国家和国际上执业的健康社会工作者都非常重要。评估工具为进一步回应实践中的宗教和灵性以及融入这些认同提供了指导。

最后，本章对宗教、灵性、健康和社会工作之间的联系提供了一个全面的解释。此外，它还向健康社会工作者说明了在这一领域继续专业发展的必要性，宗教在社会中作用不断变化的性质，以及宗教如何与健康社会工作联系在一起。

参考文献

Ammerman, N. T. (2013). Spiritual but not religious? Beyond binary choices in the study of religion. *Journal for the Scientific Study of Religion*, 52(2), 258–278. https://doi.org/10.1111/jssr.12024

Auslander, G. (2001). Social work in health care: What have we achieved? *Journal of Social Work*, 1(2), 201–222.https://doi.org/10.1177/146801730100100206

Australian Association of Social Workers. (2013). *Practice standards*. Retrieved from https://www.aasw.asn.au/document/item/4551

Australian Bureau of Statistics. (2016). *2016 Census: Religion*. Retrieved from www.abs.gov.au/AUSSTATS/abs@.nsf/mediareleasesbyReleaseDate/7E65A144540551D7CA258148000E2B85?OpenDocument

Baker, C. (2009). Blurred encounters? Religious literacy, spiritual capital and language. In A. Dinham, R. Furbey, & V. Lowndes (Eds.), *Faith in the public realm: Controversies, policies and practices* (pp. 105–122). Bristol, UK: Policy Press.

Barnes, M., & Smith, J. D. (2016). Religious literacy as *lokahi*: Social harmony through diversity. In A. Dinham & M. Francis (Eds.), *Religious literacy in policy and practice* (pp. 77–98). Bristol, UK: Policy Press.

Barnett, C. K., Krell, T. C., & Sendry, J. (2000). Learning to learn about spirituality: A categorical approach to introducing the topic into management courses. *Journal of Management Education*, 24(5), 562–579. https://doi.org/10.1177/105256290002400504

Beddoe, L. (2013). Health social work: Professional identity and knowledge. *Qualitative Social Work*, 12(1), 24–40. https://doi.org/10.1177/1473325011415455

Berger, P. L. (1967). *The sacred canopy: Elements of a sociological theory of religion*. Garden City, NY: Anchor Doubleday.

Berger, P. L. (1999). The desecularization of the world: A global overview. In P. L. Berger (Ed.), *The desecularization of the world: Resurgent religion and world politics* (pp. 1–18). Washington, DC: William B. Eerdmans.

Berger, P. L., & Luckmann, T. (1995). *Modernity, pluralism and the crisis of meaning: The orientation of modern man*. New York, NY: Bertelsmann Foundation.

Beyer, P. (1994). *Religion and globalization*. London, UK: SAGE.

Beyer, P. (2011). Religious diversity and globalization. In C. Meister (Ed.), *The Oxford handbook of religious diversity* (pp. 185–200). New York, NY: Oxford University Press.

Bishop, P. A., & Nash, R. J. (2007). Teaching for religious literacy in public middle schools. *Middle School Journal*, 38(5), 20–31. https://doi.org/10.1080/00940771.2007.11461599

Borneman, T., Ferrell, B., & Puchalski, C. M. (2010). Evaluation of the FICA tool for spiritual assessment. *Journal of Pain and Symptom Management*, 40(2), 163–173. https://doi.org/10.1016/j.jpainsymman.2009.12.019

Boyle, D. P., & Springer, A. (2001). Toward a cultural competence measure for social work with specific populations. *Journal of Ethnic & Cultural Diversity in Social Work*, 9(3–4), 53–71. https://doi.org/10.1300/j051v09n03_03

Bregman, L. (2004). Defining spirituality: Multiple uses and murky meanings of an incredibly popular term [Guest editorial]. *The Journal of Pastoral Care & Counseling*, 58(3), 157–167. https://doi.org/10.1177/154230500405800301

British Association of Social Workers. (2016). *Professional capabilities framework*. Retrieved from www.basw.co.uk/pcf

Brown, P. J. (2014). Religion and global health. In E. L. Idler (Ed.), *Religion as a social determinant of public health* (pp. 273–297). New York, NY: Oxford University Press. https://doi.org/10.1093/acprof:oso/9780199362202.003.0020

Bruce, S. (2002). *God is dead: Secularization in the West*. Malden, MA: Blackwell.

Bruce, S. (2011). *Secularization: In defence of an unfashionable theory*. Oxford, UK: Oxford University Press. https://doi.org/10.1093/acprof:osobl/9780199654123.001.0001

Burr, V. (2015). *Social constructionism* (3rd ed.). London: Routledge. https://doi.org/10.4324/9781315715421

Büssing, A., & Koenig, H. G. (2010). Spiritual needs of patients with chronic diseases. *Religion*, 1(1), 18–27. https://doi.org/10.3390/rel1010018

Campinha-Bacote, J. (1999). A model and instrument for addressing cultural competence in health care. *Journal of Nursing Education*, 38(5), 203–207.

Canada Census Bureau. (2011). *Religion*. Retrieved from Statistics Canada website: http://www.statcan.gc.ca/eng/help/bb/info/religion

Canadian Association of Social Workers. (1995). *Canadian Association of Social Workers standards of practice in social work*. Retrieved from https://casw-acts.ca/en/canadian-association-social-workers-standards-practice-social-work-1995

Canda, E. R., & Furman, L. D. (2010). *Spiritual diversity in social work practice: The heart of helping* (2nd ed.). New York, NY: Oxford University Press.

Carr, D. (2007). Religious education, religious literacy and common schooling: A philosophy and history of skewed reflection. *Journal of Philosophy of Education*, 41(4), 659–673. https://doi.org/10.1111/j.1467-9752.2007.00586.x

Cox, D., & Pawar, M. (2013). *International social work: Issues, strategies, and programs* (2nd ed.). London, UK: SAGE.

Crisp, B. R. (2008). Social work and spirituality in a secular society. *Journal of Social Work*, 8(4), 363–375. https://doi.org/10.1177/1468017308094990

Crisp, B. R. (2016). *Spirituality and social work*. London, UK: Routledge.

Davie, G. (1994). *Religion in Britain since 1945: Believing without belonging*. Oxford, UK: Blackwell.

Davie, G. (2007). Vicarious religion: A methodological challenge. In N. T. Ammerman (Ed.), *Everyday religion: Observing modern religious lives* (pp. 21–36). Oxford, UK: Oxford University Press.

Day, A. (2010). Propositions and performativity: Relocating belief to the social. *Culture and Religion*, 11(1), 9–30. https://doi.org/10.1080/14755610903528812

Day, A. (2011). *Believing in belonging: Belief and social identity in the modern world*. Oxford, UK: Oxford University Press.

Dinham, A. (2016). Religious literacy and welfare. In A. Dinham & M. Francis (Eds.), *Religious literacy in policy and practice* (pp. 101–112). Bristol, UK: Policy Press.

Dinham, A. (2017). Religious literacy in public and professional settings. In B. R. Crisp (Ed.), *The Routledge handbook of religion, spirituality and social work* (pp. 257–269). New York, NY: Routledge.

Dinham, A., & Francis, M. (Eds.) (2016). *Religious literacy in policy and practice*. Bristol, UK: Policy Press.

Dinham, A., & Jones, S. H. (2010). *Religious literacy leadership in higher education: An analysis of challenges of religious faith, and resources for meeting them, for university leaders*. Retrieved from website: http://research.gold.ac.uk/3916/1/RLLP_Analysis_AW_email.pdf

Dudley, J. R. (2016). *Spirituality matters in social work: Connecting spirituality, religion, and practice*. New York, NY: Routledge.

European Association of Schools of Social Work. (2017). *Global definition of social work*. Retrieved from https://www.eassw.org/language/english

Farias, M., & Hense, E. (2008). Concepts and misconceptions in the scientific study of spirituality. In B. Spalek & A. Imtoual (Eds.), *Religion, spirituality and the social sciences: Challenging marginalisation* (pp. 163–176). Bristol, UK: The Policy Press.

Field, C. D. (2017). *Counting religion in Britain, January 2017*. Retrieved from British Religion in Numbers website: www.brin.ac.uk/2017/counting-religion-in-britain-january-2017

Finke, R., & Stark, R. (2005). *The churching of America, 1776–2005: Winners and losers in our religious economy*. New Brunswick, NJ: Rutgers University Press.

Fisher-Borne, M., Cain, J. M., & Martin, S. L. (2015). From mastery to accountability: Cultural humility as an alternative to cultural competence. *Social Work Education*, 34(2), 165–181. https://doi.org/10.1080/02615479.2014.977244

Foucault, M., & Carrette, J. (1999). *Religion and culture*. New York, NY: Routledge. https://doi.org/10.4324/9781315022857

Francis, M., & Knott, K. (2011). Return? It never left. Exploring the 'sacred' as a resource for bridging the gap between the religious and the secular. In *Religious norms in the public sphere: The challenge*. Berkeley, CA. Retrieved from http://igov.berkeley.edu/sites/default/files/francis-matthew.docx

Frick, E., Riedner, C., Fegg, M. J., Hauf, S., & Borasio, G. D. (2006). A clinical interview assessing cancer patients' spiritual needs and preferences. *European Journal of Cancer Care*, *15*(3), 238–243. https://doi.org/10.1111/j.1365-2354.2005.00646.x

Furness, S., & Gilligan, P. (2010). *Religion, belief and social work: Making a difference*. Bristol, UK: Policy Press.

Gall, T. L., Malette, J., & Guirguis-Younger, M. (2011). Spirituality and religiousness: A diversity of definitions. *Journal of Spirituality in Mental Health*, *13*(3), 158–181. https://doi.org/10.1080/19349637.2011.593404

Gallagher, E. V. (2009). Teaching for religious literacy. *Teaching Theology and Religion*, *12*(3), 208–221. https://doi.org/10.1111/j.1467-9647.2009.00523.x

Garran, A. M., & Werkmeister Rozas, L. (2013). Cultural competence revisited. *Journal of Ethnic and Cultural Diversity in Social Work*, *22*(2), 97–111. https://doi.org/10.1080/15313204.2013.785337

Garssen, B., Uwland-Sikkema, N. F., & Visser, A. (2015). How spirituality helps cancer patients with the adjustment to their disease. *Journal of Religion and Health*, *54*(4), 1249–1265. https://doi.org/10.1007/s10943-014-9864-9

Graham, E. (2012). Religious literacy and public service broadcasting: Introducing a research agenda. In G. Lynch, J. Mitchell, & A. Strhan (Eds.), *Religion, media and culture: A reader* (pp. 228–235). Abingdon, UK: Routledge.

Green, M., & Elliott, M. (2010). Religion, health, and psychological well-being. *Journal of Religion and Health*, *49*(2), 149–163. https://doi.org/10.1007/s10943-009-9242-1

Habermas, J. (2008). *Between naturalism and religion: Philosophical essays*. Malden, MA: Polity Press.

Heelas, P., Woodhead, L., Seel, B., Szerszynski, B., & Tusting, K. (2005). *The spiritual revolution: Why religion is giving way to spirituality*. Malden, MA: Blackwell.

Hervieu-Léger, D. (2000). *Religion as a chain of memory*. New Brunswick, NJ: Rutgers University Press.

Hodge, D. R. (2001). Spiritual assessment: A review of major qualitative methods and a new framework for assessing spirituality. *Social Work*, *46*(3), 203–214. https://doi.org/10.1093/sw/46.3.203

Hodge, D. R. (2005). Developing a spiritual assessment toolbox: A discussion of the strengths and limitations of five different assessment methods. *Health & Social Work*, *30*(4), 314–323. https://doi.org/10.1093/hsw/30.4.314

Hodge, D. R., & Bonifas, R. P. (2017). Incorporating spiritual assessments with older adults into interprofessional collaborative team care. *Arizona Geriatrics Society Journal*, *23*(1), 1–9.

Holloway, M., & Moss, B. (2010). *Spirituality and social work*. London, UK: Palgrave Macmillan.

Hook, J. N., Davis, D. E., Owen, J., Worthington, E. L., Jr., & Utsey, S. O. (2013). Cultural humility: Measuring openness to culturally diverse clients. *Journal of Counseling Psychology*, *60*(3), 353–366. https://doi.org/10.1037/a0032595

Hufford, D. J. (2005). *An analysis of the field of spirituality, religion and health*. Metanexus Institute, Bryn Mawr, PA. Retrieved from http://www.metanexus.net/archive/templetonadvancedresearchprogram/pdf/TARP-Hufford.pdf

Jones, J., & Pattison, S. (2013). Religion and health [Editorial]. *Health Care Analysis*, *21*(3), 189–192. https://doi.org/10.1007/s10728-013-0246-3

Karpov, V. (2010). Desecularization: A conceptual framework. *Journal of Church and State*, *52*(2), 232–270. https://doi.org/10.1093/jcs/csq058

Koenig, H. G., King, D. E., & Carson, V. B. (2012). *Handbook of religion and health* (2nd ed.). Oxford, UK: Oxford University Press.

Kohli, H. K., Huber, R., & Faul, A. C. (2010). Historical and theoretical development of culturally competent social work practice. *Journal of Teaching in Social Work*, *30*(3), 252–271. https://doi.org/10.1080/08841233.2010.499091

Lee, K. E., & Lee, Y. E. (2015). The relationship between the spiritual health, anxiety and pain in hospitalized cancer patients. *Korean Journal of Hospice and Palliative Care*, *18*(1), 25–34. https://doi.org/10.14475/kjhpc.2015.18.1.25

Lewis, J. R., & Tollefsen, I. B. (Eds.) (2016). *The Oxford handbook of new religious movements* (Vol. 2). New York, NY: Oxford University Press.

Lippy, C. H., & Tranby, E. (2013). *Religion in contemporary America*. doi: https://doi.org/10.4324/9780203591116

Luckmann, T. (1970). On the boundaries of the social world. In M. Natanson (Ed.), *Phenomenology and social reality: Essays in memory of Alfred Schutz* (pp. 73–100). The Hague, Netherlands: Martinus Nijhoff. https://doi.org/10.1007/978-94-011-7523-4

Luckmann, T. (1990). Shrinking transcendence, expanding religion? *Sociology of Religion*, *51*(2), 127–138. https://doi.org/10.2307/3710810

Lukes, S. (1975). *Emile Durkheim: His life and work: A historical and critical study*. Markham, Canada: Penguin.

Martin, D. (1978). *A general theory of secularization*. Oxford, UK: Basil Blackwell.

Martin, D. (2005). *On secularization: Toward a revised general theory*. London, UK: Ashgate.

McCoyd, J. L. M., & Kerson, T. S. (2016). *Social work in health settings: Practice in context* (4th ed.). London, UK: Routledge.

McGuire, M. B. (2008). *Lived religion: Faith and practice in everyday life*. New York, NY: Oxford University Press.

Miller, S. (2009). Cultural humility is the first step to becoming global care providers. *Journal of Obstetric, Gynecologic & Neonatal Nursing*, *38*(1), 92–93. https://doi.org/10.1111/j.1552-6909.2008.00311.x

Moore, D. L. (2007). *Overcoming religious illiteracy: A cultural studies approach to the study of religion in secondary education.* Hampshire, England: Palgrave Macmillan.

Moore, D. L. (2016). Diminishing religious literacy: Methodological assumptions and analytical frameworks for promoting the public understanding of religion. In A. Dinham & M. Francis (Eds.), *Religious literacy in policy and practice* (pp. 27–38). Bristol, UK: Policy Press.

Murphy, Y., Hunt, V., Zajicek, A. M., Norris, A. N., & Hamilton, L. (2009). *Incorporating intersectionality in social work practice, research, policy, and education.* Washington, DC: NASW Press.

Nadan, Y. (2017). Rethinking 'cultural competence' in international social work. *International Social Work*, 60(1), 74–83. https://doi.org/10.1177/0020872814539986

National Association of Social Workers. (2015). *NASW standards and indicators for cultural competence in social work practice.* Retrieved from https://www.socialworkers.org/LinkClick.aspx?fileticket=7dVckZAYUmk%3d&portalid=0

Newfoundland and Labrador Association of Social Workers. (2016). *Standards for cultural competence in social work practice.* Retrieved from http://www.nlasw.ca/sites/default/files/inline-files/Cultural_Competency_Standards.pdf

Norris, P., & Inglehart, R. F. (2012). Muslim integration into Western cultures: Between origins and destinations. *Political Studies*, 60(2), 228–251. https://doi.org/10.1111/j.1467-9248.2012.00951.x

Office for National Statistics. (2011). Religion in England and Wales 2011. Retrieved from www.ons.gov.uk/peoplepopulationandcommunity/culturalidentity/religion/articles/religioninenglandandwales2011/2012-12-11

Oman, D. (2013). Defining religion and spirituality. In R. F. Paloutzian & C. L. Park (Eds.), *Handbook of the psychology of religion and spirituality* (2nd ed., pp. 23–47). New York, NY: The Guilford Press.

Ortega, R. M., & Faller, K. C. (2011). Training child welfare workers from an intersectional cultural humility perspective: A paradigm shift. *Child Welfare*, 90(5), 27–49.

Papadopoulos, I. (2006). The Papadopoulos, Tilki and Taylor model of developing cultural competence. In I. Papadopoulos (Ed.), *Transcultural health and social care: Development of culturally competent practitioners* (pp. 7–24). London, UK: Churchill Elsevier.

Pargament, K. I. (1997). *The psychology of religion and coping: Theory, research, practice.* New York, NY: The Guilford Press.

Pentaris, P. (2012a). Religious competence in social work practice: The UK picture. *Social Work & Society*, 10(2), 1–4.

Pentaris, P. (2012b). Death in the modern Greek culture. *Hawaii Pacific Journal of Social Work Practice*, 5(1), 126–131.

Pentaris, P. (2014). Religion, secularism, and professional practice. *Studia Sociologica*, 6(1), 99–109.

Pentaris, P. (2016). *Religious literacy in end of life care: Challenges and controversies* (Unpublished doctoral dissertation). Goldsmiths, University of London, England.

Pérez, M. A., & Luquis, R. R. (Eds.) (2013). *Cultural competence in health education and health promotion* (2nd ed.). London, UK: Wiley.

Pew Research Center. (2016). *Religious landscape study.* Retrieved from http://www.pewforum.org/religious-landscape-study

Principe, W. (1983). Toward defining spirituality. *Studies in Religion/Sciences Religieuses*, 12(2), 127–141. https://doi.org/10.1177/000842988301200201

Prothero, S. (2009). *Religious literacy: What every American needs to know – And doesn't.* London, UK: HarperCollins.

Prothero, S., & Kerby, L. R. (2016). The irony of religious illiteracy in the USA. In A. Dinham & M. Francis (Eds.), *Religious literacy in policy and practice* (pp. 55–76). Bristol, UK: Policy Press.

Puchalski, C., & Romer, A. L. (2000). Taking a spiritual history allows clinicians to understand patients more fully. *Journal of Palliative Medicine*, 3(1), 129–137. https://doi.org/10.1089/jpm.2000.3.129

Puchalski, C. M. (2001). The role of spirituality in health care. *Baylor University Medical Center Proceedings*, 14(4), 352–357. https://doi.org/10.1016/j.ccc.2004.03.007

Scott, A. B. (1997). *Categorizing definitions of religion and spirituality in the psychological literature: A content analytic approach.* Unpublished manuscript.

Sharpe, E. J. (2005). The study of religion in historical perspective. In J. R. Hinnells (Ed.), *The Routledge companion to the study of religion* (pp. 21–45). London, UK: Routledge.

Shiah, Y.-J., Chang, F., Chiang, S.-K., Lin, I.-M., & Tam, W.-C. C. (2015). Religion and health: Anxiety, religiosity, meaning of life and mental health. *Journal of Religion and Health*, 54(1), 35–45. https://doi.org/10.1007/s10943-013-9781-3

Smith, K. E., Hill, S. E., & Bambra, C. (Eds.) (2016). *Health inequalities: Critical perspectives.* Oxford, UK: Oxford University Press.

St. John-Jones, L. W. (1973). Canadian immigration: Policy and trends in the 1960s. *International Migration*, 11(4), 141–170. https://doi.org/10.1111/j.1468-2435.1973.tb00907.x

Stanley, T. (Ed.) (2015). *Religion after secularization in Australia.* New York, NY: Springer.

Stark, R. (1996). Why religious movements succeed or fail: A revised general model. *Journal of Contemporary Religion*, 11(2), 133–146. https://doi.org/10.1080/13537909608580764

Stark, R., & Finke, R. (2000). *Acts of faith: Explaining the human side of religion.* Berkeley, CA: University of California Press.

Stark, R., & Iannaccone, L. R. (1994). A supply-side rein-terpretation of the "secularization" of Europe. *Journal for the Scientific Study of Religion, 33*(3), 230–252. https://doi.org/10.2307/1386688

Strawbridge, W. J., Cohen, R. D., Shema, S. J., & Kaplan, G. A. (1997). Frequent attendance at religious services and mortality over 28 years. *American Journal of Public Health, 87*(6), 957–961. https://doi.org/10.2105/ajph.87.6.957

Swatos, W. H., Jr., & Olson, D. V. A. (Eds.) (2000). *The secularization debate*. Lanham, MD: Rowman & Littlefield.

Swatos, W. H., & Christiano, K. J. (1999). Introduction—Secularization theory: The course of a concept. *Sociology of Religion, 60*(3), 209–228. https://doi.org/10.2307/3711934

Tervalon, M., & Murray-García, J. (1998). Cultural humility versus cultural competence: A critical distinction in defining physician training outcomes in multicultural education. *Journal of Health Care for the Poor and Underserved, 9*(2), 117–125. https://doi.org/10.1353/hpu.2010.0233

U.S. Census Bureau (1996). *Statistical abstract of the United States: 1966* (87th ed.). Washington, DC: U.S. Department of Commerce. Retrieved from https://www.census.gov/library/publications/1966/compendia/statab/87ed.html

U.S. Census Bureau (2016). *Statistical abstract of the United States: 2012* (131st ed.). Washington, DC: U.S. Department of Commerce. Retrieved from https://www.census.gov/library/publications/2011/compendia/statab/131ed.html

Unruh, A. M., Versnel, J., & Kerr, N. (2002). Spirituality unplugged: A review of commonalities and contentions, and a resolution. *Canadian Journal of Occupational Therapy, 69*(1), 5–19. https://doi.org/10.1177/000841740206900101

van Leeuwen, R., & Cusveller, B. (2004). Nursing competencies for spiritual care. *Journal of Advanced Nursing, 48*(3), 234–246. https://doi.org/10.1111/j.1365-2648.2004.03192.x

Wattis, J., Curran, S., & Rogers, M. (Eds.) (2017). *Spiritually competent practice in healthcare*. Boca Raton, FL: CRC Press.

Weber, M. (1993). *The sociology of religion* (4th ed.; E. Fischoff, Trans.). Boston, MA: Beacon Press. (Original work published 1956)

Weller, P. (Ed.) (2007). *Religions in the UK: Directory 2007–2010*. Derby, UK: University of Derby Press.

Wilson, B. (1966). *Religion in secular society: A sociological comment*. London, UK: C. A. Watts & Co.

Wolfer, T. A. (2012). Religion, spirituality, health, and social work. In S. Gehlert & T. Browne (Eds.), *Handbook of health social work* (2nd ed., pp. 263–290). Hoboken, NJ: John Wiley & Sons.

Woodhead, L., & Catto, R. (Eds.) (2012). *Religion and change in modern Britain*. London: Routledge. https://doi.org/10.4324/9780203130643

Woodhead, L., Partridge, C., & Kawanami, H. (2016). *Religions in the modern world: Traditions and transformations* (3rd ed.). https://doi.org/10.4324/9781315694443

Wright, A. (1993). *Religious education in the secondary school: Prospects for religious literacy*. London, UK: David Fulton.

Wright, A. (2000). The spiritual education project: Cultivating spiritual and religious literacy through a critical pedagogy of religious education. In M. Grimmitt (Ed.), *Pedagogies of religious education: Case studies in the research and development of good pedagogic practice in RE* (pp. 170–187). Essex, UK: McCrimmons.

Wright, A. (2001). Religious education, religious literacy and democratic citizenship. In L. J. Francis, J. Astley, & M. Robbins (Eds.), *The fourth R for the third millennium: Education in religion and values for the global future* (pp. 201–219). Northumberland, UK: Lindisfarne Books.

Yan, M. C., & Wong, Y.-L. R. (2005). Rethinking self-awareness in cultural competence: Toward a dialogic self in cross-cultural social work. *Families in Society: The Journal of Contemporary Social Services, 86*(2), 181–188. https://doi.org/10.1606/1044-3894.2453

Zinnbauer, B. J., Pargament, K. I., & Scott, A. B. (1999). The emerging meanings of religiousness and spirituality: Problems and prospects. *Journal of Personality, 67*(6), 889–919. https://doi.org/10.1111/1467-6494.00077

Zuckerman, P., Galen, L. W., & Pasquale, F. L. (2016). *The nonreligious: Understanding secular people & societies*. New York, NY: Oxford University Press. https://doi.org/10.1093/acprof:oso/9780199924950.001.0001

第 14 章

形成共同理解：当患者使用补充和替代疗法并寻求整合医疗

PENNY B. BLOCK

在美国，使用常规医学的替代或补充方法既不是一种过时的趋势，也不是一种边缘的社会学现象。在 20 世纪 90 年代首次进行的全国调查大肆宣扬美国人使用替代疗法的人数正不断增加，但由于仅对有限的人口样本进行了分析，从而误认为受过高等教育和收入较高的白人中年女性是这种疗法的典型使用者（Astin，1998a；Eisenberg et al.，1993，1998）。后来的一份修正报告基于更广泛的人口统计数据，得出了不同的结论，即在所有族裔、收入水平和年龄范围内都普遍使用着至少一种替代疗法（MacKenzie，Taylor，Bloom，Hufford，& Johnson，2003），只是偏好的治疗模式在不同的族裔中有所不同。这些发现与后来的分析得出的类似结论也相呼应（Hsiao et al.，2006）。为了使我们在与不同族裔和社会背景的服务对象工作时真正有效地发挥专业角色的作用，并能够以真诚尊重和有益的敏感性来回应医疗环境中来自不同文化背景的个人，我们必须超越自己以生物医学为主导的背景，并加深我们对不同健康哲学和实践的理解。了解并重视那些对服务对象而言重要的非常规疗法是建立信心、信任和相互尊重的先决条件。这样做应该有助于使服务对象患者参与到他们的治疗策略的合作计划中来，办法是将传统思维和个人健康信念联系起来，并加强治疗关系以提高对个人有意义的全面治疗方案的依从性。此外，当了解到治疗之间有益的协同作用或有问题的相互作用时，社会工作者可以更全面地协调服务，以获得最佳的医疗保健。

本章目标

- 了解不同人群中使用替代和补充治疗的模式和流行情况。
- 区分替代的、补充的和整合的治疗类别。
- 讨论替代医疗下不同的健康模式和治疗方法。
- 理解使用（替代医疗）的基本理由，支持研究的例子和有效的应用。
- 了解与服务对象就其个人健康实践进行公开讨论的可能性。
- 确定身心策略作为缓解压力的工具的适当应用。
- 提供更多非对抗疗法的详细信息和评估资源。

美国的替代和补充医疗

　　尽管一些专家预测非常规疗法的流行可能会逐渐减弱，但越来越多的美国人开始寻求现代西方医学之外的健康治疗。1993 年一份令人大开眼界的报告结论显示，相较于医生门诊，全美成年人预约了更多的非常规医疗服务（每年 6 亿次）。在 1998 年的后续报告中，Eisenberg 和他的同事记录了美国人使用替代疗法的人数增加了 25%，从 1990 年的 33% 增加到 1997 年的 42.1%。与此同时，非常规执业医生的年诊断率从 4.27 亿人次增至 6.29 亿人次，激增 47.3%，预计比同年美国所有初级保健医生的诊断率高出 2.43 亿人次。这种不断上升的趋势一直在持续，2002 年的全国调查显示 74.6% 的美国成年人使用至少一种形式的补充和替代医学（CAM）（Barnes，Powell-Griner，McFann，& Nahin，2004）。随之而来的财政支出已经相当可观。仅从 1997 年的数据来看，使用替代医疗的美国人大约花费了 270 亿美元，而这笔费用无法得到报销，且比 1990 年增加了 45.2%，这个金额已经超过了医生服务的自付支出（Eisenberg et al.，1998）。后来的调查显示，仅在过去的 12 个月里，美国成年人就花费了 332 亿美元用于 CAM（Clarke，Black，Stussman，Barnes，& Nahin，2015）。这种为 CAM 付费的意愿表明，相当大比例的美国人相信，其收益将超过个人成本。在 453 名患有不同癌症的患者样本中，69% 的患者报告 1 年内至少使用了一种非标准化的治疗方法或产品（Sparber et al.，2000）。2015 年癌症幸存者的人数增加到 79%（John et al.，2016）。儿科医疗记录呈现出不同的服务使用率，一些调查显示，大约 21% 的父母使用 CAM 疗法治疗他们的孩子，但有 73% 的被诊断为癌症的儿童寻求非常规疗法（Noonan，2002）。

　　在这些调查中有一系列的放松技术、草药疗法、按摩疗法、脊椎按摩疗法、灵性疗愈、复合维生素补充、自助小组、意象引导、饮食计划和其他生活方式项目、民间偏方、能量治疗、顺势疗法、催眠、生物反馈和针灸（Eisenberg et al.，1998）。尽管生物反馈、催眠、引导式形象表述、放松技术、生活方式项目、饮食和维生素补充在某种程度上更接近于常规医学（也就是说，对于特定的慢性病，这些疗法似乎更容易被主流医学吸收和接纳），但是这些疗法在替代疗法中所占的比例不到 10%（Eisenberg et al.，1998）。通常，促使人们使用常规医疗之外方法的疾病种类是采用对症治疗无法缓解的慢性病（例如，背部问题、过敏、疲劳、关节炎、头痛、颈部问题、高血压、失眠、皮肤问题、消化困难、抑郁、焦虑），但其中，持续的背部疼痛或恼人的过敏在非常规治疗清单中位居首位（Eskinazi，1998）。

　　这些综合数据反映了一场由消费者驱动的医疗保健系统的革命，这场革命似乎正在蓄势待发——并不是对奇异方法或短暂风潮的简单迷恋，而是相较于有限的常规医疗方式，公众表现出了对更广泛的对医疗方式日益增长的需求。为了回应相当惊人的调查数据和某些政治压力，1998 年国会授权美国国立卫生研究院 [National Institutes of Health（NIH）] 将替代医学办公室 [Office of Alternative Medicine（OAM）] 重新设计为国家补充和替代医学中心（the National Center for Complementary and Alternative Medicine）（NCCAM，2000），并在 2002 年拨款超过 1 亿美元研究替代疗法的有效性和安全性，同时建设了一个公共信息交换中心（Trivieri，Anderson，& Goldberg，2002）。NCCAM 的联邦拨款继续逐步扩大，到 2017 年达到了 13 050 万美元，比 2009 年增加了 4.3%。2014 年，NCCAM 重新命名为国立补充与整合健康中心（the National Center and for Complementary and Integrative Health）（USDHHS，2017）。

然而，即使患者在接受常规治疗的同时使用非常规疗法的情况激增，实际上只有一小部分患者向医生透露或讨论了他们使用这些替代疗法的情况。1998年的报告显示，每3个向医生咨询严重病情的成年人中就有一个同时使用替代疗法，但只有不到40%的患者向他们的医生提到过这种疗法；更具体地说，1990年仅39.8%的患者向其医生透露使用替代疗法，1997年这一比例略有下降，为38.5%（表14.1；Eisenberg et al.，2001）。2008年的一篇后续论文强调，多达72%的美国人从未透露他们使用过CAM疗法。这项研究的作者强调，在少数族裔中透露信息的比例预计会更低（Chao，Wade，& Kronenberg，2008）。1994年的一项评估可能显示了更大的问题，83%被诊断患有一种严重疾病的患者将非常规和常规治疗结合使用，但通常是偷偷地这样做——也就是说，有78%的患者对他们的医生隐瞒了这些信息（Robinson & McGrail，2004）。许多患者认为，他们的初级保健医生既不会感兴趣也不会批准，并因此可能草率地驳回CAM治疗；另外一部分患者可能会感到尴尬，认为他们的CAM疗法与医学对话无关，因此不愿在医疗咨询中提及（Brown，Cassileth，Lewis，& Renner，1994；Richardson，Sanders，Palmer，Greisinger，& Singletary，2000）。Chao等发现，大多数患者会更乐意、更公开地讨论他们的非常规治疗，如果他们认为医生可以接受这种讨论。由于医生对CAM疗法存有偏见，因此披露CAM的使用可能会更好地影响治疗结果。

表14.1 不公开补充疗法使用的原因

对医生来说是并不重要的讯息	61%
医生从未询问	60%
与医生无关	31%
医生不会理解	20%
医生反对或不鼓励使用替代治疗	14%

Note：From "Perceptions about Complementary Therapies Relative to Conventional Therapies among Adults Who Use Both：Results from a National Survey，" by Eisenberg et al.（2001）.

上述不愿披露的现象以及草药使用量的飙升，导致了大众对合法医疗的担忧。在上述几年中，美国人服用草药的比例翻了两番，高剂量维生素补充剂的使用增长了130%。Sullivan（2000）推测，如果没有该领域专家的指导和监控，估计有1 500万成年人同时服用处方药和补充药物，可能会面临一些潜在的不良反应风险。特定的补充剂可能会抑制药物作用，对药效产生实质性干扰，或放大某些药物的生物利用度，产生需要引起重视的严重并发症。在很多情况下，禁忌的做法在医疗环境中仍然不为人所知也没有得到解释。许多患者报告说，他们感到进退两难，因为太多的肿瘤学家坚持要求患者立即停止服用所有的营养补充剂，例如，他们认为抗氧化剂可能会影响药物的效果，尽管已发表的科学评论显示，与化疗药物同时使用的精心设计的抗氧化方案不会干扰化疗疗效。事实上，某些好处已经显现出来，可能提高治疗效果——这意味着生存率提高、肿瘤反应增强、毒性降低（Block et al.，2007）。因此，在替代医学及医疗影响的关系中，社会工作者的专业角色（承担着患者与医疗提供者的联络/协调作用，在之后进行干预）对个体患者的更大健康需求至关重要。

少数族裔的替代医疗

与预期不一致的是，几项类似的调查结果显示，替代疗法的使用在少数族裔中并不常见。虽然 Eisenberg 等的数据（1993，1998）描述了 CAM 的典型使用者是具有较高的教育程度和社会经济地位的白人女性，但这与我们从民族医学中了解到的情况相矛盾，也与医学人类学研究中的数据（Barnes et al.，2004；Becerra & Iglehart，1995；Hsiao et al.，2006；MacKenzie et al.，2003；Ni，Simile，& Hardy，2002）以及使用传统治疗技术的人群经验（Culliton & Kiresuk，1996）相矛盾。Eisenberg 团队承认，他们的数据库既不够大，也没有充分涵盖不同种族，无法反映少数族裔的使用情况（MacKenzie et al.，2003）。尽管 Eisenberg 团队（1998）报告称，这些受访者中 48% 的 CAM 典型使用者属于高收入阶层（年收入 5 万美元或以上），但他们的数据显示，43% 的采用 CAM 干预的使用者属于最低收入阶层（年收入不到 2 万美元）。此外，此前的 3 次关于 CAM 趋势的全国调查（Astin，1998b；Eisenberg et al.，1993，1998）都是仅用英语进行的，而 MacKenzie 等 2003 年的数据则来源于采用多种语言（如西班牙语、普通话、广东话、越南语、韩语）进行的调查。通过分析 1995 年的全国少数族裔医疗保健的比较调查，MacKenzie 团队发现使用非标准方法并不因族裔而异；43.1% 的受访成年人使用了至少 1 种替代疗法，但非裔美国人、拉丁裔美国人、亚裔美国人、印第安人和非拉丁裔白人的使用比例没有统计学上的显著差异。他们根据分析得出结论，早期的流行病学研究报告所称的"在少数族裔，特别是在社会经济地位较低的人口中，CAM 在医学上并不重要"，这个结果是不准确的。只是不同种族人群对草药疗法、针灸疗法、脊椎按摩疗法、传统疗法和家庭疗法的偏好上存在差异（例如，亚洲人和印第安人更普遍使用或喜爱使用草药配方，而美国白人则更频繁地使用脊椎按摩疗法）。尽管 MacKenzie 等重新描述了使用 CAM 的人口统计学特征，但调查结果也可能低估数据，因为一些文化传统会将家庭疗法（比如特殊食品、植物药、草药和香料）视为常规的习惯，而不作为"替代疗法"进行报告（Committee on the Use of Complementary and Alternative Medicine by the American Public，2005）。

McKenzie 的调查明确指出，CAM 治疗的统计数据忽略了不同的方式、模糊了不同少数群体的实际使用情况。为了使数据反映使用者的真实情况，调查必须区分 CAM 总类下的不同实践方式（表 14.2）。

他们的结论是，CAM 的使用不属于任何单一的人口统计——无论是种族、收入、年龄，还是在国外出生，都不能预测其使用情况——因此，了解替代治疗的不同做法及其真实的流行程度对于提供符合文化要求的医疗保健至关重要。尽管有了更完整的细节，MacKenzie 团队还是注意到某些缺陷扭曲了他们的计算结果。例如，他们没有调查作为大多数传统医学的基石宗教的标签或灵性治疗方法，以及家庭疗法和特殊饮食。此外，"传统治疗师"的标签可能因为是不熟悉的术语，而没有得知追随者的真实数量——这个词更像是学术参考而不像在不同种族圈子中惯常使用的术语，例如民间医师所用的"巫医"或"符咒魔法"。

除了它的细节，MacKenzie 等（2003）得出的这些信息是一个重要的提示：医学始终是一种文化构建，生物医学模型只是起源于欧洲科学的一种范式，许多美国人继续遵循来自非对抗性医学哲学的保健方法。最后值得注意的是，拥有医疗偏好的族裔类型的数据是必要的，但这不应使社会工作者忽视文化规范中的个体差异，这种差异只能通过支持性调查中的某些问题来识别（Becerra & Iglehart，1995；Krajewski-Jaime，1991；Pachter，1994）。

表 14.2　替代治疗在不同种族间的使用模式

CAM 疗法实践的类别	使用的普遍性
草药	亚裔美国人的使用频率是美国白人的 3 倍 拉丁裔美国人的使用频率是美国白人的 2 倍 非裔美国人的使用频率是美国白人的 1.5 倍
针灸	亚裔美国人比美国白人高出 12.84 倍 没有保险的人比有保险的高出 2 倍
传统治疗师 [a]	高中以上教育水平——大约是 3 倍
家庭治疗	非裔美国人使用概率是美国白人的 1.24 倍 女性的使用频率是男性的 1.24 倍 没有保险的人的使用频率是有保险的 1.5 倍

Note：From "Ethnic Minority Use of Complementary and Alternative Medicine（CAM）：A National Probability Survey of Cam Utilizers," by MacKenzie，Taylor，Bloom，Hufford，and Johnson（2003）.

[a] 这个标签（traditional healer）比通常使用的更学术化，如果使用易于理解的术语，如民间医师、巫医，符咒州魔法，研究发现可能会改变。

术语定义：替代、补充与整合的区别

　　*替代的、补充的和整合的*标签通常是用一种松散和互换的方式指向非标准的医疗实践。但是，在区分不同实践的优点时，这种不断变化、难以捉摸和重叠的术语造成了混淆和不精确。令人惊讶的是，尽管在过去的 10 年中，寻求非常规疗法的美国人比例不断上升，并有专门的政府机构研究这类治疗方法且得到了大幅增加的联邦资金支持，此外保险覆盖范围也显著扩大，但关于替代医学仍没有明确的或一致的定义。专家们仍然对消极的概念感到困惑，最突出的例子是美国的医学院没有教授这一概念，而且保险也不能报销（Eisenberg et al.，1993）。然而，直到 1997 年，一些保险公司才开始为某些替代治疗付费（Wetzel，Eisenberg，& Kaptchuk，1998），并且在 2002 年大多数医学院（125 所中 98 所）的课程中都有 CAM 治疗的课程（Barzansky & Etzel，2003）。

　　使用诸如*替代、非常规*和*未经证实*这类术语来指代西医治疗手段之外的做法含蓄地贬低了这些疗法（Scholten & Van Rompay，2000）。词语的含义可以微妙且有效地破坏或实质上影响其接受度和可信性。例如，使用"*正统*"标签来标识美国目前占主导地位的医疗系统，将自动授予其权威，因为单词"*接受*""*批准*""*既定*"和"*标准*"被理解为"*正统*"的同义词。即使是"*生物医学*"这个词也假定在这个总类下的所有行为都是基于科学证实的，这模糊了其他证明人类有机体不仅仅是生物的证据，从而忽视了身心方法的价值（MacIntosh，1999）。下面的讨论将有助于解开替代、补充和整合的复杂含义，以便在与同事的专业对话和与服务对象的对话中减少被误解的可能性。

替代医学

　　替代医学不是一种单一的实践或传统，而是从广泛不同的医学哲学中产生的不同的医疗保健方法和干预措施。另一方面，替代医疗体系是完整的诊断和治疗方法，是具有独特理论基础的，例如那些传统的非西方文化［如中医和印度草医学（阿育吠陀）］，以及从西方文化发展起来的，如顺势疗法和自然疗法。与其不同的是，替代疗法是区别于综合或连贯的医学范式的具体而离散的治疗或模式（MacIntosh，1999）。将不同的替代实践和系统连接起来的主要共同点是，它们在一些方面明显不同于现代生物医学，因此被视为对主流医学范式的挑战。事实上，"替代"经常被用来表示代替现代医学治疗的医学实践，例如虹膜学作为诊断技术代替传统的血液化验。

除了刚才提到的替代医学的定义特征之外，还有几个更积极的、共享的前提。首先，人类有机体被视为一个不可分割的系统、一个生态整体。这是一个基本的假设，即身体、心灵和精神是不可分离的，而且是动态地相互联系，是作为一个统一系统受到治疗过程的刺激。与之不同的是，西方医学模式假定心理和躯体是独立的实体，可以独立治疗，认为一个器官的紊乱与另一个器官的紊乱没有关联。此外，在生物医学中，身体作为一个机器，由相互作用但半独立的解剖部分组成，这在医学专科中被假定和反映出来，而这些专科通常无法相互发挥作用。再者，替代医学的核心信念是，身体具有自我修复的内在潜力，而医疗方案旨在鼓励和支持这一过程。

其次，主要目标是最佳的健康和完全的疗愈，而不是消除主诉症状和体征。西医执着于身体疾病的治疗，然而疾病和恢复健康并不是同义词。Jonas（1998）将这种对健康的非对抗性强调称为"健康本源学"，而不是生物医学上对"发病机制"的固定看法。此外，许多传统体系中有一个前提假设，即非健康的状态是由于生命力量或能量的干扰或不平衡引起的（如Qi，在中国发音"chee"，在韩国和日本叫作"Ki"，在印度称为"Prana"，以及在顺势疗法或其他西方传统系统中的"活力"），而在西方解剖学中没有对应的系统。恢复平衡将在所有维度中重建健康。此外，替代疗法秉承患者积极参与或合作治疗的原则。最后，他们有一个共同的假设，即灵性是与身体和心理不可分割的，这对西方医生诊断和治疗单一的生物疾病至关重要。这种替代实践的精神基础反映了每种文化的主导宗教和宇宙学信仰；例如，中医与道教有关，阿育吠陀基于印度教信仰体系，藏医与特定的佛教戒律相一致（Eskinazi，1998）。

在某些情况下，被随意贴上替代标签的药物实际上可能与医学的主导模式（例如，用于癌症的硫酸肼治疗）有效地结合，因此更准确地认为是一种互补性的增添。同样的对症范式仍然决定着医疗的架构，虽然用膳食补充剂作为替代或与传统处方药物一起添加，但是诊断类别和基本治疗计划仍是与传统西医一致的（Pietroni，1994）。

补充医学

随着某些替代疗法（例如，针灸；心／身技术，包括冥想、放松和生物反馈；脊柱按摩疗法；按摩疗法）进入现代医学中心／医学主流，它们的新地位带来了新的命名法（Brown et al.，1994）。补充医学——实际上用词不当——不是一个全面的医疗保健系统，而是把数百种不同种类的治疗模式集中在一个分类标签下。这些疗法与传统疗法结合使用，或作为传统疗法的附加疗法，而不是取代传统疗法，通常是为了减轻不适或现代医疗干预的次要后果（例如，特定的草本药物与处方药物联合使用来帮助减轻不良后果，放松策略来陪伴和缓解手术或化疗时的痛苦症状）。当应用时，主导补充疗法实践的仍然是西医模式（Pietroni，1994）。虽然经常与替代疗法交替使用，但补充（complementary）的定义是指完成或提供缺少的东西（Complementary，2003），而替代（alternative）则表示相互排斥的东西，"在两个不兼容的事物之间进行选择"。如果被认为是替代的方案被引入内部——加入主流医学规程并被制度化，它就被赋予了一个外围或辅助的角色，因此不再被认为是对主流医学模式的竞争或挑战。补充疗法更多的是一个名称，它确定了不同的治疗方法与主流健康系统的关系，而不是描述不同的治疗方法。随着替代医学被评估为对医疗规程有用的辅助医疗手段后，一个新的混合标签重新定位了诸如 CAM 之类的无关实践，从而降低了替代医学的局外人地位。

在使用 CAM 的记录中，最常见的健康问题是看似持续不断的失调，如慢性背痛、失眠、关节炎问题、头痛、肌肉骨骼困难和心理困扰（Campion，1993；Institute of Medicine，2005）。在那些因更严重的健康问题而寻求 CAM 疗法的患者中，绝大多数（83%）继续接受标准治疗，但使用非标准疗法的患者中有 85% 选择不告知他们的医生他们已经这么做了（Eisenberg et al.，2001）。在 Cassileth 的早期论文中（1984 年），60% 的 CAM 从业者是内科医生——也就是说，那些提供非传统疗法的人并不是一成不变的未经训练的"江湖骗子"——这个比例一直在稳步上升，但很少是肿瘤学家（Cassileth & Chapman，1996；Cassileth，Lusk，Strouse，& Bodenheimer，1984）。正是在这种情况下——当常规的和非标准的治疗持续无法协调时——CAM 可能被证明是有害的。

CAM 实践是已诊断为癌症的患者经常选择的方法；然而，这类患者很少会停止常规治疗（Campion，1993；Eisenberg et al.，2001；Ernst & Cassileth，1998）。根据 Campion 的报告，有 58% 的人相信这种疗法可能会治愈疾病。甚至 1984 年的数据显示，美国一所癌症中心的接受调查者中有 54% 表示是 CAM 的拥护者，但该中心至少有 40% 的患者一度放弃了他们的标准治疗而只使用 CAM（Cassileth & Chapman，1996），这就将 CAM 重新定义为一种替代疗法。一项系统回顾发现，使用 CAM 和传统治疗的混合疗法的癌症患者——同时或连续治疗——的比例为 64%（Cassileth & Chapman，1996）。在另一项对化疗结束后不久的癌症患者的调查中，91% 的患者报告在其治疗周期中常规使用至少一种 CAM 模式（Yates et al.，2005）。当然，如果一个患者放弃了可能有效的常规治疗，而选择使用替代疗法，即使是那些被证明确实有用的补充疗法，也必然会引起一个主要的担忧，那就是这个人可能会在不必要的危险治疗中迷失方向。大多数分析似乎一致认为，CAM 在癌症问题上的应用是一种全球现象，包括饮食疗法、放松疗愈项目、代谢疗法、针灸、顺势疗法、手法和身体疗法、维生素、草药和植物制剂或其他化合物补剂 ［如伊斯卡多（Iscador）］，以及其他一些不容易被忽略的。Eisenberg 承认 CAM 是当前医疗保健领域"无形的主流"（Cassileth，1998；Eisenberg，1997）。

整合医学

整合医学，这个术语在当前的说法，指的是一种医疗保健的方法，它在谨慎的治疗方案中结合了主流医学疗法和已证明安全性和潜在功效的某些补充疗法。整合医学不是一种基于不同哲学或理论基础的特定的传统保健体系，而是由那些接受过正式培训的并且同样精通或了解相关替代疗法的提供者所采取的对症疗法。为了设计一种真正融合的综合治疗方案，从业者对先前未被使用的疗法进行整合时，必须对因此产生的积极的协同作用和不良的交互作用能足够精通并具有预期能力。即使不是单一的医疗系统，在这个医疗领域也有一些一致的、可识别的照护标准。一个真正的整合疗法需要系统地融合传统疗法和替代疗法，以引导身体自身的恢复过程；它对西医以外的范式保持开放态度，除了改善特定疾病问题之外，还致力于实现最佳健康这一更大目标，并从建立医疗服务提供者和患者的伙伴关系入手。这最后一条原则也得到了呼应。最后一项原则与社会工作的一个关键实践原则是一致的，它重申了健康社会工作者在整合医疗领域中真正的专业适应性。

支持者认为，如果能系统地整合方案，并根据每个人的特定健康需要量身定制，就会有治疗优势。这意味着患者个体的治疗计划不但依赖于常规治疗（例如处方药）和替代治疗（例如草药/植物制剂）的良好契合，同时以循证信息为指导，密切地关注潜在的不良相互作用（由于患者的医疗状况或干预措施的具体情况，某些组合是被禁用的）。整合疗法的方案可以产生一个"优于各部分相加"的结果；也就是说，一个全面和连贯的治疗计划可以产生完全的协同效益，而不仅仅是一些离散的、奇异的做法的附加。有一个问题仍然存在，这导致了患者对术语的困惑：许多肿瘤机构称自己为"整合性"的，但实际上他们仍然几乎只致力于常规的治疗方式和少数温和的补充疗法，补充疗法的提供并非一贯做法，治疗的空间就在附近，但治疗没有系统地结合并提供给所有癌症患者。

然而，在对整合意图的热情之上仍有一个未解之谜：由不相似、非平行的健康和治疗范式所塑造的系统能否完全融合？

探索替代疗法的原因

在 Eisenberg 等最初的报告（1993 年）发表十多年后，围绕 CAM 疗法的真实决定因素的分歧仍在继续。讨论这个分歧不是为了辩论或争论，而是让我们熟悉所提出的理由，鼓励与服务对象进行开放与知识性的讨论，在接受治疗的患者和医疗团队之间起到知情的联络作用，并在有效的方案中对文化和医疗多元性的行政反应施以影响。

一些人认为，基于调查结果，对常规治疗的不满并不是使用替代治疗的重要预测因素。Astin（1998b）引用的数据显示，54% 的替代治疗使用者对他们的常规治疗体验感到非常满意。Astin 的结论支持了"哲学一致性理论"。也就是说，患者认同的全面治疗是以促进健康为目标，而不是完全以病理和疾病为导向，同时采用注重饮食、灵性和生活方式等因素的自我保健方案。从这个角度看，现代医学是对健康问题的一种必要但不充分的反应。

另一些人则认为，"哲学一致性"也可以被解读为对传统疗法的失望。尽管大多数 CAM 的使用者对主流医学疗法既非不信任也非完全不满意，但许多人会愿意选择使用替代疗法，这含蓄地表示对常规疗法的一些不满——即常规疗法并不完全有效，这也促使患者寻求其他治疗方法（Baldwin，1998）。从这个角度来看，选择 CAM 疗法的做法意味着，即使患者不回避常规干预，他们对于在主流医疗机构的体验也不完全满意。有人认为，由于 Astin（1998a）没有回答关于感知疗效的直接问题（即，"常规治疗对你有效吗？"），而对治疗的满意度是个体医疗选择的主要决定因素，因此 Astin 的结论是基于不充分的证据得出的。用 Baldwin 的话来说，"患者通常在常规医疗之外不愿花一大笔钱，除非他们觉得自己得到了更好的结果"（P.1660）。

尽管标准的西医在介入危机（创伤和急救）和对抗微生物疾病方面无与伦比，但它在确定如何达到和保持最佳健康状态，或如何应对无法缓解和消失的慢性病方面就不那么成功了。毫无疑问，促使人们采用 CAM 的驱动力可能非常特殊，但某些反复出现的问题会导致人们采取非正统的做法：①对医疗机构普遍存在的没人情味的服务感到不适；②对将人类健康假定为机械论和简化论模型的技术程序感到不满（Borins，2002）；③未解决的慢性健康问题（如关节炎、过敏，常规干预对它们无明显效果），以及对医学突破得以消除健康问题的信心减弱（Jonas，1998；Testerman，Morton，Mason，& Ronan，2004）；④对精神健康方面更多的关注；⑤对侵入性医疗的潜在毒性和不利后果日益感到不安（Jonas，1998）；⑥医疗提供者一再表现出令人沮丧或敷衍了事的沟通；⑦希望重新获得对护理方向和过程的一些个人自主权。

上述最后一个原因——为了收回对治疗决定和医疗保健的自主责任，而不是成为医疗干预和侵入性技术的被动接受者——这一意图经常促使癌症患者采取非标准做法（Furnham，2015；Lerner & Kennedy，1992）。除了避免可怕的副作用和医源性后果，许多被诊断为恶性肿瘤的人怀疑污染、饮食模式和压力因素也是导致他们疾病的病因，因此合理的恢复策略要求他们改变食物摄入和调整个人生活方式（Borins，2002）。

进一步促使癌症患者采用 CAM 疗法是为了增强对抗恶性肿瘤至关重要的生物因素，以减轻疲劳、疼痛和恶心等症状，减少副作用，增强情绪健康（Molassiotis et al.，2005）。尽管43% 的患者相信他们的补充疗法是对抗癌症的一种真正有效的策略（Cassileth et al.，1984），但当癌症患者使用替代或补充疗法时，他们通常不会仅限于选择某个单一的 CAM。患者治疗癌症的时间越长，CAM 的使用可能性就越高（Lerner & Kennedy，1992）。此外，肿瘤患者选择这些联合疗法是因为常规疗法的治愈率和缓解率从数据上看都很低，而且似乎无法达到预期的效果。所有这些情况即使不使患者完全失望，但也不是满意的结局（Borins，2002；Lerner & Kennedy，1992）。除此之外，随着在标准医疗方面经历的积累，在患者和许多医生之间产生一种越来越深的失望之情，管理式医疗经济留给医生的诊疗时间太少，同时也纵容了一个常常给人以冷漠之感的医疗系统（Weil，2001）。因此，尽管大多数替代疗法的使用者可能并非真的怀疑主流医学疗法——事实上，他们仍然坚持使用常规疗法，同时采用CAM——但他们对常规医疗模式的治疗结果也并非完全满意。

系统和实践

与熟悉每种医疗实践、药剂或疗法的名称和类型同样重要的，是了解不同健康和医学的文化模式，这些模式是特定替代干预的哲学基础。传统或本土的医疗保健系统源于有数百年历史的医疗保健哲学原理和基础，这与实证基础的生物医学模式有明显的不同。它们源于古代文本和医学意识形态——嵌入并反映了每种文化特殊的传统和社会精神信仰。因此，中医（TCM）与道教相联系，阿育吠陀医学（或印度草药医学）建立在印度教信仰系统上，藏医则基于佛教戒律（Eskinazi，1998）。

中医

中医医学系统将健康理解为：气，它顺着生物电路网络畅通无阻地流动，这与西方解剖学模型没有确切的关联。此外，健康还意味着阴和阳这两种宇宙对立力量在所有人体系统（包括身、心、灵），以及与更大的外部环境之间保持平衡。为了重建平衡和优化健康，中医医生会开具一个复杂的养生法药方，包括饮食调整、冥想类的体育锻炼（如太极、气功）、推拿治疗、草药配方和针灸。这些建议是根据个人不同的诊断量身制定的（如肝火过盛）（中医诊断几乎没有确切对应西方疾病分类），是通过脉搏（不像西方的测脉搏或量血压）和其他特征指标（例如，舌头性状、声音语调、皮肤状态）。在诊断中，医生确定身体失调的潜在病因，而这个原因是患者在那个时候所特有的。例如，一个被诊断患有虚寒症的患者将被安排食用"热性"的特殊食物（这个"热"不是温度上的"热"，而是一种被认为能温热活血的食物）。

针灸

由于中断的能量流动被认为是疾病的基础，（针灸）这种治疗需要在阻塞的连接点或特定的经络点插入非常细的针，以释放或恢复经络里的能量流动。据推测，有超过 2 000 个点与特定的器官系统相连。虽然针灸在美国被认为是一种替代疗法，但在中国，这是一种传统的、标准的治疗方法，起源于中医经典著作《内经》（约公元前 2500 年）。目前，作为亚洲文化中一种全面的诊断和治疗技术，它是世界范围内最为常见的医疗实践（Gerber，1988；NCCAM，2000）。

1998 年发表的一份报告计算出，美国每年大约有 500 万人次接受针灸治疗——这甚至令一些专家们震惊（Eisenberg et al.，1998），而 2014 年美国的另一项研究表明这个数字已经上升至每年 1 000 万人次（Hao & Mittleman）。某些研究发现针灸正赢得越来越多公众的尊重和医学的接受，它们验证了针灸在减轻不同程度和类型的无法缓解的疼痛或明显不适方面的有效性（NIH，1992；PDQ，2016）。尽管针灸的具体机制仍未得到科学的解释，但令人信服的证据已经发现针灸在很多方面比安慰剂更有效，如缓解慢性和急性疼痛（Jackson，1997；PDQ，2016；Takeda & Wessel，1994），减轻药物戒断反应的严重程度（Gandhi，1996），以及减少化疗引起的恶心和呕吐（Beinfield & Korngold，2003；Ezzo et al.，PDQ，2016）。除了镇痛和麻醉的应用之外，针灸作为脑血管病的辅助治疗，可以缩短 50% 的恢复时间，并为每个患者减少 26 000 美元的费用（Johansson，Lindgren，Widner，Wiklund，& Johansson，1993）。在更广泛的医疗情境下，针灸也获得了越来越多的青睐，例如，作为一种治疗哮喘、胃肠疾病和慢性疲劳的方法（Sullivan，2000），以及结合艾灸（一种将点燃的草药用于穴位的特殊治疗）和中药配方共同作为治疗盗汗、腹泻、呕吐、消化困难、失眠、和其他艾滋病衰弱症状的一种有效方法（Huson，1996）。然而，对于那些对"针"感到恐惧的患者而言，对针灸的抗拒可能会干扰和阻碍预期效果（Lu，Lu，& Kleinman，2001）。

印度传统医学（或阿育吠陀）

印度文献记载，这一传统的医疗体系起源于 5000 年前，与中医相似的是，它将"疾病"归因于生命活力（prana）的和谐和平衡被破坏。恢复健康 - 重建平衡依赖于个性化的饮食、草药、按摩和冥想疗法，这些疗法同时符合个人主要的体质或代谢类型，又被称为能量（dosha），例如，土（kapha）、火（pitta）和风（vatta）（Chopra，1989）。阿育吠陀的照护计划并不只关注疾病细节及具体治疗，同样针对系统的预防保健和健康的优化。

替代医疗系统

顺势疗法

这一完整的医学体系起源于 18 世纪 90 年代末和 19 世纪初的德国，并建立在"同类疗法"（like cures like）的理论基础上，也被称为"类似病用类似药治疗"或"相似定律"（law of similars）（Moore & Schmais，2000）。在美国，顺势疗法不仅很流行，而且在 19 世纪和 20 世纪早期被尊崇为一种全面的医学方法，到 1900 年，开展顺势疗法的机构已涵盖 22 所医学院和大约 200 家医院；15% 的医生是顺势疗法医生。随着对抗疗法标准的出现，经验主义文化理想的影响，以及美国医学协会的影响力及其对医疗实践的决定权日益增长（Wharton，1999），顺势疗法的地位被削弱了，那是医学模式的文化和社会结构的另一种表现。然而，顺势疗法在全球范围内的应用比其他任何一种医疗保健系统都要广泛，在西欧仍非常盛行（Sullivan，2000），并且在美国再次引起了研究兴趣和宣传热潮。

顺势疗法的原则似乎自相矛盾，违背了传统的药理学解释。也就是说，顺势疗法通过在纯水或酒精中稀释微量、稀释剂量的天然物质——矿物质、植物提取物、金属，甚至致病细菌来治疗健康紊乱（Trivieri et al.，2002），如果过量服用，可能会产生不良症状或医疗问题。这一实践原则被称为"无穷小剂量定律"：稀释程度越高的剂量（连续 30 次稀释）被认为比稀释程度越低的剂量（6 次稀释）更有效（Moore & Schmais，2000）。基本假设是这些精确配制的微剂量通过启动身体的内在愈合机制能治疗疾病的根源。在这种治疗体系中，症状被视为有机体自我纠正或自愈的功能性尝试（Taylor，1995），因此症状不是治疗的主要焦点。例如，有两名患者的西医诊断结果完全相同，但症状可能截然不同。在仔细分析其他微妙的相关指标，指出他们的疾病的不可比较的起源后，医生会推荐完全不同的顺势疗法（从数百种中选择），这与西方医学的精确算法不同，后者会为单一的诊断确定一种单一的方案。在仔细分析其他微妙的相关指标，指出疾病的不可比较的来源后，医生们会推荐完全不同的顺势疗法（在数百种中进行选择），这与西方医学精确的诊断方法不同，后者为单个诊断确定一个单一方案。

尽管顺势疗法的假设与西医理论相悖，但超过 80 项随机试验表明，顺势疗法对幼儿严重腹泻（Jacobs，Gloyd，Gale，Jiménez，& Crothers，1994）、哮喘、皮炎和中耳炎等疾病具有疗效（Sullivan，2000）。一项荟萃分析发现，对花粉热、哮喘和流感等各种疾病都有明显的益处（Kleijnen，Knipschild，& ter Riet，1991）。

自然疗法医学

随着历史的起伏，自然疗法现在重新获得了公众的兴趣和认可，已经在美国 15 个州和哥伦比亚特区正式获得许可。这种疗法起源于 20 世纪初的美国（首先由 Benjamin Lust 提出的，后来在 Henry Lindlahr 关于自然疗法的著作中被系统化），它是一种来自世界各地的治疗系统的无毒疗法。治疗方案的设计是为了提高身体的内在疗愈能力（从自然疗法的角度），并基于细致的治疗性饮食、自然疗法基础、草药、顺势疗法、针灸、解毒疗法（结肠冲洗、盐水浴和禁食）、水疗、物理疗法、脊柱 / 软组织推拿和热疗——均是从各种传统治疗模式衍生的纲要。自然疗法最常见的应用是治疗慢性和退行性疾病，而不是急性或创伤情况。

自然疗法的基本原则（primum no nocere）认为，疾病症状是身体纠正不健康失衡的内在机制。例如，人们相信，退热或治疗炎症——这是简单的失衡表现——而没有消除温度升高或炎症的根本原因（tolle causam），将使疾病永久存在，导致慢性病。通常在消除病因的治疗方案中，患者会经历急性发作或"治愈危机"，根据自然疗法的思维，这预示着治疗的预期反应，是治疗正在步入正轨的信号。人们认为，在症状扩大之后，不良状况将会自然消退（Trivieri et al.，2002）。

民间医学

在字典术语中，民间医学（或世俗医学）指的是在具有共同文化或族裔身份的人群中通过口头和模仿传播的健康信念和疾病治疗传统（Folk，2003；Hurdle，2002）。这个术语似乎不太准确地指向一个概念，即民间医学是在农村或非文化人群中占主导地位的一套稀奇古怪的做法。在 1995 年的一篇论文中，Becerra 和 Iglehart 报告了民间医学的普遍做法，特别是在那些能够获得现代科学干预的不同城市人口中，通常是用于治疗轻微疾病或预防疾病的手段。例如，华裔美国人在继续遵循现代医学建议的同时，可能会选择性地采用传统的中国做法，他们认为每种做法对特定的健康问题都有不同的效果。令人惊讶的是，Becerra 和 Iglehart（1995）通过调查来自不同族裔（华裔美国人、非裔美国人、墨西哥裔美国人和非拉丁裔白人）的父母发现，同化程度并不能预测对民间医学的依赖，但儿童在前 6 个月中受到的个人性伤害或疾病可以预测。为什么这些医学方法仍然吸引忠实的信徒，在现代城市社会中仍有一席之地？这首先要归因于它们对特定问题的有效性，其次要归因于人们不愿放弃传承和传统，他们希望对个人健康、负担能力和与精神信仰体系的一致性上拥有自我决定的权力（Neff，2004）。

虽然民间医学所采用的特定疗法或"治疗"常常与传统医学结合使用，但这些做法难以被视为补充医疗。也就是说，民间医学实践并不完全符合对抗模式。它们的理论基础、诊断和治疗类别可能与生物医学思维不相容。这可能会对接受传统医学模式训练的专业服务提供者构成实质性的挑战。民间医学代表了一致和连贯的实践模式，而非不连贯的治疗和预防措施类别。每个民间医学系统都反映了它的文化渊源，其疾病解释模式与西方生物医学的解释模式不同，后者将疾病的病因和治疗与精神和宗教意义相分离。

这些民间诊断和治疗方法似乎都相信，患者的疾病和随后的健康状况都植根于同时具有社会、生态和灵性的环境中——这一信条与专业社会工作的"人在环境中"的基本原则相呼应并相一致。另一个重要的区别是，对抗疗法在疾病的病因未知或不确定的情况下也会开出治疗处方，而民间医学则不会在明确病因之前进行治疗（Krippner，1995）。

在这一章中全面讨论民间医学这个复杂的话题是不可能的，我们将举出一些例子来强调系统之间的某些区别，并确定现代医学思维和民间医学模式之间可能存在的不一致之处——这些反映了对健康和疾病问题截然不同的解释方式。对健康社会工作者来说，熟悉民间医学有助于在不同的医学文化之间架起一座桥梁，促进相互尊重，以便更有效地提供服务。

例如，在墨西哥裔美国人中，民间治疗是家庭保健方式中持续和稳定的存在（Becerra & Iglehart，1995）。这不是一种细碎分散的疗法，而是一种以宗教为核心的综合传统，其实践源自对各种疾病的详细分类。因此必然的结果是，这些没有那么精确的传统医学解决了西医技术可能无法解决的问题，需要民间治疗师（江湖术士或民间医师）的干预。虽然疾病的起因不被理解为上帝的惩罚，但神被视为从疾病中获得解脱和康复的最终来源（Becerra & Iglehart，1995）。通常情况下，通过解读患者的气场或能量体，通过询问患者和家属有关体征或症状以及患者特殊行为模式的问题，最终通过梦境中的精神指引来确定诊断。通常情况下，江湖术士通过读取患者的气场或能量状况、询问患者及其家人有关体征或症状以及患者行为的特殊模式，并最终通过梦境中的精神指引来确定诊断（Krippner，1995）。在民间医师的诊断学中，有 5 种主要的民间疾病，其中 4 种被认为是自然疾病（malesnaturales）——*caida de la mullera*（由于母亲的疏忽而导致的婴儿囟门塌陷症），*empacho*（消化不良，被理解为肠或胃被唾液或软质食物阻塞的疾病），*mal ojo*（嫉妒或欲望注视时出现的邪恶的眼睛），以及 *susto*（震惊或恐惧），还有一种疾病源自巫医或巫术——*mal puesto*，是由咒语引起（Becerra &Iglehart，1995；Krippner，1995）。症状模式可能很复杂，包括发热、头痛、呕吐和因精神失眠症而出现的眼睛下垂，但这些症状本身并不能定义该问题。根据诊断，治疗手段可以包括草药、咒语、手法和灵修，并由术士在场以寻求神的帮助或灵魂代祷（Krippner，1995）。

　　一个在拉丁美洲传统中被称为"儿童慢性消化不良"（*empacho*）的族裔医学疾病的病例，是一个成功的民间医学与生物医学结合的例子。一个 20 个月大的来自波多黎各的蹒跚学步的孩子因为"发育停滞"（在生物医学术语中，这个诊断是指他的体重持续下降）而被送入医院进行饮食和行为观察，但他的父母认为他是"儿童慢性消化不良"（*empacho*），一种在现代医学中找不到的疾病名称。为了尊重父母双方的信念和坚持，医生们邀请了当地的一名特殊的治疗者（*santiguadora*）（一名治疗师）和一家神物铺子（*botanica*）（在波多黎各当地售卖草药、偏方和特定的宗教器物）的店主进入医院，在进行常规护理的同时，用按摩和其他民间医学方法进行仪式治疗。几天后，男孩的体重出现了适当的增长就能够回家了。重要的是，获得这种成功的结果并不需要父母放弃他们对疾病的文化信念，也不需要医生被迫同意这些信念。这一结果表明，不同的解释模型如何能够有效地在一个开放和非批判的传统医疗环境中进行协商——能够和平共处并且提供有效的照护（Pachter，1994）。

　　其他的民间医学的做法在城市中仍然存在。例如，当疾病被归因于神的惩罚或自然或神奇力量时，非裔美国人可能在不放弃现代医疗保健的情况下，再专门寻求草药疗法（"根"的工作）或精神实践来治疗疾病（"苦难"）。相比之下，非拉丁裔白人似乎更依赖于特定的食品制剂和机械应用（例如，膏药而非草药）作为治疗方法，但与现代医学类似，盎格鲁流行医疗（由 Becerra 和 Iglehart 命名，1995 年）将精神仪式从身体健康实践中分离出来。这些作者暗示，尽管不像其他民间医学那样详尽和规范，但盎格鲁疗法的连续性得到了保证，因为它使该种医学独立和自力更生的价值得以实现并得到回应。

　　在许多印第安人的实践中，严格的逻辑为实践提供了信息，事实上，医学人类学家认为，皮曼印第安模式及其专业和子专业的复杂程度可能与西医医学系统一样高度发达（Krippner，1995）。然而，对比并不简单，因为许多诊断类别在特定的文化视角之外是无法理解的。皮曼模型认为，一种疾病分类对外部治疗有反应，而其他类型的疾病可能只能通过身体的先天机制治愈，或者可能无法治愈，例如，婴儿畸形（Krippner，1995）。根据皮曼理论，每个患者的身体反映了资源和弱点的积累，需要萨满在仁慈的灵性指导下进行评估和分析，然后再分配给其他从业者进行适当的干预。萨满根据具体的行为得出诊断结论。"游荡性疾病"[杂质（如细菌、脓液、或热量通过身体）]，以发热、荨麻疹、痔疮和疮等症状为特征，用草药和精神祈求来治疗。另一类疾病，"顽固性疾病"（自然界对权力客体的禁止行为），是由于个人违反了神圣的法律而在体内持续存在。这类疾病包括"风病""鹿病"和"兔病"，需要萨满的吟唱和仪式从患者体内清除有毒物质，通常伴随着沙画和（或）特别的宴会（Krippner，1995）。在某些情况下，这类疾病被认为是不可治疗的（一种内在特征诱发的疾病），从而可以避免采取会干扰特定和必需生命历程的干预措施（Cohen，1999）。

补充和替代医学（CAM）实践

如前所述，通常被归类为补充医学的并不是一个真正的医学体系，而是一个涵盖了可应用于对抗疗法模式内的非标准做法的术语（即非标准治疗与传统的保健计划相吻合而非取代时）。传统的生物医学模型和理论仍然在使用中起决定作用（Maclntosh，1999）。虽然详尽列出的 CAM 的模式过于广泛，无法在本章全部覆盖，但为了增加熟悉度，我们将提到一些更常见的 CAM 的治疗类别（Loveland-Cook，Becvar & Pontious，2000）。

身体和按摩疗法（手法治疗）

这种方式包括多种独特的疗法，主要使用身体接触进行诊断和治疗（Loveland-Cooketal，2000）。（脊柱）按摩疗法首先是一种脊柱调整系统，也是最容易被识别的 CAM 的形式（Lawrence & Meeker，2007）。据估计，每年有 3 500 万美国人去看按摩医生（Gallup-Palmer College of Chiropractic，2016；Trivieri et al.，2002）。尽管按摩疗法的作用主要是治疗背部疼痛——这一在美国仅次于感冒的第二常见疾病，但在一些州（如伊利诺伊州）按摩师被授权可以使用特定的非侵入性工具，如咽拭子培养，以及治疗轻微的健康问题（Rattenbury，1995）。根据脊柱按摩疗法的指导前提，健康最终是由中枢神经系统决定的。脊柱错位，即所谓的"半脱位"，会引起疼痛和其他健康问题，需要通过各种方法和设备进行脊柱调整，以恢复更健康的神经功能。许多研究发现，脊柱按摩疗法比医生的治疗效果更好，并能更长时间地缓解背部疼痛（Meade，Dyer，Browne，Townsend，& Frank，1990）。尽管一些模棱两可的报告反映了不一致的结果，脊柱按摩疗法作为治疗下背部问题的一线疗法正获得越来越多的认可（Paige et al.，2017），而且成本显著降低（Jarvis，Phillips，& Morris，1991）。

推拿疗法是一种与脊柱按摩疗法相关的按摩背部或身体的模式，但这种疗法通过操纵结缔组织和肌肉而不是骨骼来治疗肌肉骨骼疼痛。推拿疗法（DNs）最常用来治疗肌肉痉挛、关节疼痛、炎症和瘢痕组织（Rattenbury，1995）。

反射疗法是另一种手法治疗，其前提是身体的每个器官或系统在手脚上都有一个或几个相应的穴位，通过给这些穴位施以精确的压力，人们相信治疗师可以对产生疼痛或无法缓解的结构性紊乱的能量通路进行疏通（Stephenson & Dalton，2003）。研究表明，反射疗法对慢性偏头痛和紧张性头痛是有效的治疗方法（Launso，Brendstrup，& Arnberg，1999）。

治疗性抚触（TT）的理论基础是：生物电能量场构成每个个体的躯体和心理，这些能量场与环境因素相互作用下产生了健康问题。这一实践包括重新调整或重新平衡这个能量场中的干扰。关于疗效的研究发现，温和的治疗性抚触（TT）促进了早产儿体重增加（Harrison，Olivet，Cunningham，Bodin，& Hicks，1996），并帮助缓解了住院期间儿童的痛苦（Kramer，1990）；其他数据表明，TT 增强了免疫反应因子，特别是辅助性 T4 细胞的增加和抑制性 T8 细胞的减少（Quinn & Strelkauskas，1993）。此外，TT 与缓解紧张性头痛有关（Keller & Bzdek，1986），并已在超过 200 家医院得到运用（Trivieri et al.，2002）。

芳香疗法使用从植物中提取的精油来舒缓与疾病相关的症状和治疗的副作用，更广泛地通过嗅觉系统来提高总体的健康状态。通常，芳香疗法的方法是吸入香薰机雾化的精油或直接按摩皮肤。后一种方法需要专业知识的指导，因为某些油（如肉桂和丁香）会灼伤或刺激皮肤。此外，即使是最纯净的精油也不应该被摄入，因为它们可能有很大的毒性。但有益的影响比比皆是。薰衣草可诱导镇静，几乎能镇静脑波活动（Birchall，1990），非常有助于睡眠障碍，特别是睡眠期间的问题。在分娩初期薰衣草和柠檬能够缓解紧张，而在后期，薄荷则可以缓解恶心和呕吐（Burns & Blamey，1994）。在重症监护病房，比起单独按摩的方式，结合芳香疗法的按摩比单纯的按摩更能使患者感到放松（Dunn，Sleep，& Collett，1995）。

治疗性按摩和身体疗法包括多种实践方式，如瑞典式按摩、深层组织按摩、运动式按摩、淋巴按摩和泰式按摩。据估计，每年预计有 2000 万美国人使用它们（Trivieri et al.，2002）。通过对各种形式的手法治疗进行研究，已经有大量的文献证明按摩疗法可以缓解心理压力和改善情绪（Corley，Ferriter，Zeh，& Gifford，1995；Dunn et al.，1995；Sims，1986）。生理上，按摩能促进血液、淋巴循环和副交感神经反应（例如，降低心脏和呼吸频率、缓解肌肉紧张、降低血压）。它能改善胃肠道功能、减少对止痛剂的依赖和改善运动功能水平（DeGood，1996）。另一项重点研究显示，早产儿也从中获益，每日按摩使其体重明显增加、住院时间缩短（Field et al.，1986）。其他的物理操作疗法——对于本章来说太多了——包括按摩深层组织来重整身体（如 Rolfing 按摩治疗法或更温和的颅骶疗法）、按压点技术（像穴位按压）或通过 Feldenkrais 方法的运动重新设计来提高健康意识。

"身心"一词指的是一大类技术——包括冥想、催眠、生物反馈、自我训练、放松腹式呼吸、引导式形象表达、渐进式肌肉放松——基于认为心理和躯体在一个动态的、统一的系统中相互联系。自主神经系统、肌肉骨骼系统和神经内分泌系统通过神经递质进行双向传导，意味着应激源会对生理生化产生有害影响，但反过来，减轻应激源的影响则对机体和整体健康产生有益影响。

Blumenthal 及其在杜克大学的同事（1997）在一个为期 16 周的身心项目中对心绞痛患者进行了评估，发现他们随后发作的次数比对照组要少。尽管引发破坏性生理反应的应激源可能不会被有意识地感知或处理，但急性和慢性心理压力都会产生诸如脉搏和血压升高、呼吸频率加快、血小板聚集、胰岛素水平升高、钠潴留和免疫反应减弱等症状（Seaward，1997；Wells-Federman et al.，1995）。有很多经证据支持有效的技术可以抵消压力的破坏性水平，包括：

- *引导式形象表达：* 该疗法已经显示出其有效性，但是引导式形象表达提供的是个性化定制，例如，唤起某种详细的心理意象，使用所有的感官——视觉、听觉、嗅觉和触觉——为个人描绘一个安全、舒适和治愈的环境。据报道，这种做法与缓解慢性疼痛以及改善免疫性疾病之间存在密切关联（Benson & Stuart，1993；Hillhouse & Adler，1991）。在癌症研究中，对处在癌症 II 期、III 期、IV 期的女性而言，引导式形象表达与渐进式肌肉放松相结合比简单的支持性沟通对于缓解疼痛程度的效果更好（Sloman，1995）；癌症患者接受了引导式形象表达的训练，能够减轻化疗后的严重口腔黏膜炎疼痛（Pan，Morrison，Ness，Fugh-Berman，& Leipzig，2000）。在另一项针对女性乳腺癌患者的研究中，研究人员观察到引导式形象表达与杀伤细胞的活性增强及情绪的改善之间存在关联（Fawzy et al.，1993；Newton，1996）。同样，对乳腺癌患者来说，和对照组相比，通过这种身心技术，干扰素水平提高了，耐力和幸福感也大大改善了（Justice，1996）。它在肿瘤学领域还有进一步的应用，即缓解了化疗药物诱导的恶心和呕吐症状（Troesch，Rodehaver，Delaney & Yanes，1993）。

- **冥想：** 在许多文化中都是一种传统的疗法，虽然技术上有所不同，但当它被剥离宗教或文化的外衣时，就会显示出实质的共性。基本的指导原则是：保持头脑冷静地专注于当下，减少对过去痛苦的纠结和对未来焦虑的关注。关于冥想中保持专注的方式，一种是被指导要将注意力保持在呼吸或对一个特殊的词、短语、声音（咒语）或形象的重复上；另一种方式是，正念方法鼓励当感觉和思想进入心灵世界时，不加评判地观察它们。基于正念的减压（MBSR）证明了其对心理生理的益处，这是由马萨诸塞州大学的 John Kabat-Zinn 等开发的冥想训练，在美国 200 多家医院使用，疗效包括可用于减轻慢性的和难以缓解的疼痛（Cassileth，1998；Hafner，1982；Kabat-Zinn，Lipworth，& Burney，1985）、将银屑病的治愈速度提高 4 倍（Kabat-Zinn et al.，1998）；以及文献中记载了焦虑和压力的减轻并伴随生理益处（例如，降低高血压）。

- **催眠：** 是一种使用选择性注意来诱导一种特定的改变状态（恍惚状态）的实践，它增强了有意识和无意识过程之间的沟通（例如自主神经系统的功能），有利于实现治疗的效果。所有的催眠实际上都是自我催眠——也就是说，要产生一种催眠状态，来访者必须作为一个自愿的、积极的参与者，而治疗师只是一个引导者。尽管人们认为大脑的边缘系统影响情绪和控制，控制人们认为是无意识的身体功能，对催眠暗示做出反应；但对于这种干预如何起作用的准确机制仍然没有得到科学的解释。到 1991 年，至少有 15 000 名卫生专业人员在实践中将催眠疗法与传统治疗相结合，以促进许多疾病症状的改善（Trivieri et al.，2002）。催眠疗法有助于加速愈合（Ginandes，Brooks，Sando，Jones，& Aker，2003），触发内源性抗炎化学物质的释放；抑制溃疡患者分泌过量胃酸；缓解慢性和急性疼痛（Montgomery，DuHamel & Redd，2000）；减轻化疗的副作用，如恶心和呕吐（Levitan，1992；Lynch，1998；Marchioro et al.，2000；Syrjala，Cummings & Donaldson，1992）；加速肠蠕动的恢复；减少与手术相关的出血和止痛药的需求（Disbrow，Bennett & Owings，1993；Enqvist，1991）；协助缓解哮喘（Hackman，Stern & Gershwin，2000）；以及为其他困难的治疗提供重要的缓解（Trivieri et al.，2002）。一项随机临床试验将乳房活检或乳房肿块切除前 15 分钟进行催眠的患者与未接受催眠的对照组患者进行比较，结果显示试验组患者的疼痛强度、术后恶心和疲劳症状明显减轻。这种短暂干预的另一个显著好处是为每个患者节省了 773 美元的医疗机构费用（Montgomery et al.，2007）。如果推广至每年美国的所有乳房活检手术，将可以节省巨大的经济开支。考虑到国家对失控的医疗费用的担忧，这一点尤为重要。另一项研究表明，如果烧伤患者在创伤后不久就被引导进入轻度恍惚状态，愈合会更快且痛苦更少（Findlay & Podolsky，1991）。对于儿科患者，催眠对从复发性偏头痛及镰状细胞贫血等问题均有帮助（Trivieri et al.，2002）。与之前的估计相反，大约 94% 的患者得到了一些缓解，而那些更容易被催眠的患者获益更大（Podolsky，1991）。

- **生物反馈** 是一个无痛的过程，连接在电极上的传感器被放置在手指或上臂，患者通过观察电脑显示器上的信号以判断其是否达到一个理想的状态，例如，心率降低、头痛减轻或外围温度升高（Long，Machiran & Bertell，1986）。这项技术包括在患者练习放松技术时，学习控制看似无意识的身体功能（例如，皮肤温度、脑电波模式）。它被发现对治疗雷诺病很有用（雷诺病指的是手指在较冷但不一定是寒冷的条件下会感到疼痛寒冷）。许多保险公司报销这种治疗的费用（Trivieri et al.，2002）。

身心技术与社会工作的目标是一致的，即通过自我管理使患者和服务对象实现积极的改变；也与社会工作尊重和适应个人需要的价值观也是一致的，因为每一种技术都能为了适合个人而调整。此外，通过专业的培训项目和工作坊，身心方法可加入到临床技能并结合到专业的社会工作实践中。通过让患者和服务对象尝试这些补充性的技术——培训和治疗那些可以从身心模式中健康获益的人——社会工作者扩大了其临床角色，不仅仅是患者的支持者和医疗联络员，在治疗理念上也呼应了社会工作的基本原则。

营养和生活方式养生法

常规医疗系统严重依赖饮食调整来恢复或维持平衡，这被视为健康的本质。根据环境因素和个人的精力状况，需要摄入一些特定的食物而刻意避免或放弃其他一些食物。

长寿养生法是一种生活方式和饮食规则，发源于日本禅宗实践，通过制定个性化的养生法以恢复阴阳能量平衡。膳食指南是以新鲜的、天然的食物为基础，如全谷类、新鲜蔬菜、豆类、种子、坚果、水果和某些鱼类，并进行调整以适应个人特定的能量不平衡——这种不平衡通过评估身体状况和体质来确定，同时要适应快速变化的气候。

生活方式的心脏试验显示，患有实质性冠状动脉疾病的患者在遵循特定的低脂饮食并结合不剧烈运动和放松治疗后，动脉粥样硬化有显著改善（Omishet et al.，1983，1998）。来自流行病学和观察性研究的其他饮食信息表明，素食可以通过切断蛋白质的触发减轻类风湿关节炎的症状、降低关节炎的发病率、并减少过敏问题（Adam，1995）。此外，高纤维以及其他类食物如全谷物、蔬菜、豆类和新鲜水果的摄入，与更健康的胃肠道功能和更低的特定癌症和心血管疾病的发病风险有关（Block，1999；Burkitt，Walker，& Painter，1974）。

尽管过去十几年在医学上存在争议，但营养补充剂的使用在美国人中持续显著增加（Murray & Pizzorno，1996）。事实上，根据 2016 年的一项调查，据估计超过 2/3 的美国成年人使用过某种形式的膳食补充剂（Council for Responsible Nutrition，2016）。这一事实再次证实了公众的确信，即植物制剂、草药和营养物质确实具有显著的作用，而且通常比药物的毒性更小。如果可行的话，最明智的做法是遵循由专家定制的符合个人生化 / 代谢需求的补充计划。即使是在媒体的狂热中，对于特定的药剂可以提高对某些传染性疾病的抵抗力和持续时间也不存在什么争议（Hemilai，1994），即便是在老年人群体中（Chandra，1992）。补充剂可以增强对抗严重疾病的预防手段（例如，对心脏病和某些癌症的预防），特别是维生素 E 和 C 以及类胡萝卜素（Loveland-Cook et al.，2000）。初步证据也支持辅酶 Q10 对心血管问题（如充血性心力衰竭）的支持作用（Gaby，1999）以及在心脏毒性化疗药物（如阿霉素）的作用下对心脏的保护作用（Mortensen，Aabo，Jonsson & Baandrup，1986），并证明铬有助于治疗 2 型糖尿病（Sullivan，2000）。

生物电疗法的理论前提是所有生物体都受到电磁（EM）场的影响并存在于电磁场中。电磁场的疗效——改变个人的生物电磁（BEM）能量以达到生理缓解——是通过使个人的 BEM 场与一个微弱的非热电磁场发生身体接触，以增强血液和淋巴循环、促进细胞氧合、加强解毒，从而减轻疼痛、加速愈合过程，并加强活力。1984 年的研究报告证实了生物电疗法对骨折愈合的增强作用（Barker，Dixon，Sharrard & Sutcliffe），这种能量模式促进了伤口愈合（Bassett，1993；Lee，Canaday & Doong，1993）。关于在人体上应用磁铁的疗效研究还没有发现统计学上显著的结果。

生物疗法是通过注射或口服化学制剂——该处方理论上能实现非常特殊的生理反应，如增强特定的免疫因子，但不会以消除致病生物体或疾病过程。例如，螯合疗法（chelation therapy）涉及一种可注射的物质 [乙二胺四乙酸（EDTA）] 据说可与体内的有毒物质（如铝和铅）结合，然后使它通过排泄从体内排出，而不是重新吸收。螯合疗法已证明对铅中毒病例有用，对其他健康问题的作用也正在被评估（Chappell，1995）。EDTA 已被作为一种有效的辅助方式治疗动脉粥样硬化问题，包括卒中和周围血管病变（Trivieri et al.，2002）。

草药疗法（植物药）

草药的应用有 60 000 年的历史，是最古老的医疗形式，证据可以追溯到尼安德特人时代（Solecki，1975）。在欧洲，草药疗法有着悠久的传统，比在美国医学中更普遍地被纳入标准治疗计划。然而即便在美国各地，科学证实了长期以来的医学民俗假设，草药疗法正慢慢进入主流医疗。然而，还是有一些合理的担忧，主要是对于某些商业品牌可能的掺假行为或者从草药或植物药中提取所需成分的无效含量 [更多信息请咨询美国植物学委员会（American Botanical Council）]。草药是植物物质，可以包括根、花、茎、种子或叶子，以用来增强或纠正器官的不正常功能，是中医治疗、阿育吠陀医学和自然疗法的核心成分。例如，大蒜（及其化合物）就是一个例子，它是一种最具药用价值的草本植物（Blumenthal，Goldberg，& Brinckmann，2000；Trivieri et al.，2002），且在各种应用中处于领先地位。它的摄入有助于降低坏胆固醇和升高的血压（Vorberg & Schneider，1990；Warshafsky，Kramer，& Sivak，1993），又因其抗病毒和抗细菌的特性而被广泛使用（Sullivan，2000），同时是一种针对痛风和风湿病的常用良方（Foster，1991），并已被证明可以有效地逆转动脉斑块（Koscielny et al.，1999）。此外，在大型流行病学研究中，适量摄入大蒜与肠癌患病率的降低有统计学相关（Lawson，1997）。到 1998 年，关于大蒜作用有益的研究论文达到 1 990 篇（Trivieri et al.，2002）。一项针对心脏病患者的研究发现，与安慰剂相比，每天摄入 6 mg 大蒜可减少 35% 的心脏病发作概率和 45% 的死亡率（Lawson，1997）。

研究困境

在进一步提高公众对 CAM 以及整合疗法的尊重和理解方面，最具潜力的方法是开展持续的控制研究。经济学问题和现实的方法论难题阻碍了全面调查。对全面研究的偏见可能是显著的，因为不同于对单一药物的测试，从 CAM 的研究中获得经济收益的可能性极小，而费用却可能非常巨大。此外，大多数替代治疗体系、CAM 方案、整合医学方案都难以进行研究，因为它们通常涉及复杂的、多方面的计划，很难与单一疗法进行比较，且似乎与最常见的科学调查方法的单病灶调查努力背道而驰。另一个难题是，如何为某些特定的疗法（如冥想）设计一个真正的双盲研究；也就是说，什么可以作为真正的安慰剂对照呢？同时，找到对照组也是一项棘手的任务，因为调查告诉我们，有大量患者主动且秘密地接受替代疗法的治疗。最后，替代疗法的诊断分类并不总是与生物医学相对应，所以对照可能不准确。

问题和担忧

具体治疗方法之间的巨大差别（例如，中国针灸和韩国针灸）会混淆明确的证据。例如，基于随机对照试验（RCTs）记录的数据，就"针灸治疗对肌肉骨骼疼痛的价值"询问患者，如果无法确定当地针灸师使用的方法和研究中所测试的精确方法之间的一致性，不同做法之间的差异可能会带来很大问题。另一个例子是，对于偏头痛，哪些精确的穴位是最有效的，针的插入时间是多长，或者治疗的必要次数是多少都不清楚（Vickers，2003）。

一个尚未解决的难题困扰着不同疗法之间的充分融合。不同的医疗模式能够得到有效、真正的整合吗？也就是说，当诊断和治疗系统是建立在非常不同的生物学和哲学前提之上时，治疗方案能够成功地合并吗？例如，在西医中称为胃癌的单一疾病表现，在中医系统中能指向几个不同的疾病，如由于胃热导致的胃阴虚、气（chi）滞导致的血瘀，或胃阳虚（Beinfield & Korngold，2003），每种疾病都需要不同甚至是不相容的治疗。美国医生会合理地、几乎是自动地开出一种针对胃癌的化疗方案；而中医可能会根据不同的诊断类别，对同一种胃癌提出非常不同的治疗方案。

另一个持续存在的问题是，美国 50 个州对 CAM 从业者的正规培训、资格认证和营业执照方面仍然没有提出一致的监管和要求（脊柱按摩疗法是个例外，只要达到特定的培训标准，在所有州都可以获得营业执照）。尽管大多数草药制剂的毒性风险通常非常小——因为许多草药配方含有多种化学物质，这些物质被认为通过协同能增强潜在疗效，但仍有可能发生毒性反应以及草药与药物之间有害的相互作用。然而，与处方药物相比，补充剂——无论是草药还是营养品都会带来少量的危害。此外，专家们承认，至少 51% 的处方药物会产生严重的副作用，这些副作用甚至在批准使用之前的控制测试中都没有被发现（Moore，Psaty & Furberg，1998）。由于这些原因，当患者同时接受严重疾病的治疗时，专家指导是必不可少的。

由于膳食补充剂是以食品复合物的形式出售的，因此它们不受食品药品管理局（FDA）标准的监管。对医药领域一无所知的公众而言，质量问题一直是持续的担忧，如含量及加工过程中的污染和变质问题（De Smet，1999；Marrone，1999）。市场上的一些配方含有毫无意义的确定性关键成分，许多甚至在摄入后没有溶解或分解，而且大多数配方没有标准化，因此，即使有积极的研究结果表明一种产品（如黑升麻）的安全性和益处，也不能保证不同的黑升麻产品会产生同样的效果，因为二者的实际配料可能不一致。

当然，一些更激进的替代疗法确实有可能带来不利的后果，但与药物或更有侵入性的操作相比，大多数 CAM 疗法潜在的真正严重的副作用似乎相形见绌。当操作熟练、运用得当时，出现不良后果的可能性会降低（Jonas，1998）。这种考虑并不否认对替代疗法和常规药物之间存在的问题相互作用的有限且真实的担忧。其中一个例子就是使用特殊的葡萄柚制剂（来自牙买加的一名妇女的非正式报告，2003 年 10 月）以减少高血压症状。经常饮用葡萄柚汁可以降低细胞色素 p450（一种在人体中起代谢药物作用的酶）的浓度来增加抗高血压药、抗组胺药和抗抑郁药的血容量（Beinfield & Korngold，2003）。一个可能的草药禁忌证的例子是使用贯叶连翘（St. John's Wort），它能够在保健食品商店购买到，在大众科普读物中通常被认为对轻至中度抑郁症状是安全且有效的。这种通常意义上的良性草药通常被认为可以：①增加蛋白酶抑制剂的代谢，从而降低此类药物在血液中的浓度；②提高机体血清素水平，增强单胺氧化酶抑制剂（MAOIs）和选择性血清素再摄取抑制剂（SSRI）抗抑郁药物的作用；③干扰环孢霉素和茶碱等药物的充分药效（Croom，2000）。另一个不受欢迎的草药并发症来自银杏叶，这种药物通常用于增强记忆和认知能力——可以抑制血小板聚集（与大蒜相同），提高一些处方药的抗凝效果。然而，诸如此类的警告来自将每种草药作为单一药剂所进行的科学评估。当某一草药或营养素是复方制剂中的一种成分时，可观察到的影响会减少。例如，任何抗凝剂的影响会因其他草药的存在而减轻。一个针对改善药物 - 补充剂问题的建议是将药物服用与食物摄入分开，以避免不良的消化道相互作用（Blumenthal et al.，2000）。

保险覆盖问题

据报道，即使在过去的 10 年中，一些第三方保险公司也为癌症患者提供了 25% 的 CAM 治疗费用（Campion，1993）。替代疗法对美国消费者的吸引力之一是其经济成本。许多替代疗法比常规疗法更便宜，例外可能是像瘤酮药之类的干预措施（Ernst，1995a，1995b）。事实上，MacKenzie 等（2003）在报告少数族裔使用替代方案时指出，未上保险——自掏腰包的行为预测了更高的可能性会选择非常规治疗。然而，面对激烈的竞争，管理型医疗保健公司现在正在追逐利润丰厚的 CAM 市场，以吸引公众中对这些曾经晦涩难懂或看似奇异的做法十分着迷的新参保人。管理型医疗保健公司的一种营销策略是在一般保单上添加一个附加条款，包括一些替代医疗选择，以应对日益增加的对卫生维护组织（HMO）限制条款的不满。其他公司提供非常规医疗服务的折扣——如在脊椎按摩、针灸等方面给予 25% 的折扣（Rauber，1998）。到 2000 年，有 43 家保险公司将替代医疗纳入保险范围，而几年前只有两、三家，而且有一些保险公司正在推销混合了各种福利的一揽子计划（Pelletier & Astin，2002）。

结论

今天的医疗保健领域是一个医疗偏好和实践的混合体，反映了国家的文化多元性。令人鼓舞的证据表明，根深蒂固的偏见可能正在逐渐消失，新的共识正在出现——强调替代医学和常规医学之间的区别是有害的（Fontanarosa & Lundberg，1998）。更广泛的医学哲学的倡导者认为，医学只有好坏之分，所有的卫生专业人员都有责任对"什么才有可能对每一位患者最为有利"这一问题上积极地保持开放的心态。根据这一原则，MacKenzie 等（2003）尖锐地提出了这样一个问题："我们创建的卫生系统在多大程度上适合我们希望服务的对象呢？"（P.56）。解决这一问题的一个尝试是纠正语言问题，厘清和重新表述复杂的医学术语，改善专业人员与来自不同背景的患者交流疾病和治疗信息的方式。但这一努力的动机很大程度上是出于医学需要，即说服患者服从看似陌生且充满误解的治疗方案（MacKenzie et al.，2003）。尽管医学专业人士已经开始努力提高语言的一致性，但需要承认的是将不同的医疗实践和思维元素整合到我们的生物医学范式的需求仍然没有得到满足。为了有效地服务和支持服务对象——他们来自不同文化背景或拥有独特的健康信念，但又可能会迷失在技术和个性不一致的医学思维迷宫中，社会工作者被要求在其专门化的专业角色中建立对不同方法的深入认识，从而成为更好的医疗保健的桥梁。

参考文献

Adam, O. (1995). Anti-inflammatory diet in rheumatic diseases. *European Journal of Nutrition*, *49*(10), 703–717.

Astin, J. A. (1998a). In reply [Letter to the editor]. *Journal of the American Medical Association*, *280*(19), 1659–1661.

Astin, J. A. (1998b). Why patients use alternative medicine: Results of a national study. *Journal of the American Medical Association*, *279*(19), 1548–1553. https://doi.org/10.1001/jama.279.19.1548

Baldwin, L. (1998). Why patients use alternative medicine [Letter to the editor]. *Journal of the American Medical Association*, *280*(19), 1659–1660.

Barker, A. T., Dixon, R. A., Sharrard, W. J., & Sutcliffe, M. L. (1984). Pulsed magnetic field therapy for tibial non-union: Interim results of a double-blind trial. *The Lancet*, *323*(8384), 994–996. https://doi.org/10.1016/S0140-6736(84)92329-8

Barnes, P. M., Powell-Griner, E., McFann, K., & Nahin, R. L. (2004). Complementary and alternative medicine use among adults: United States, 2002. *Seminars in Integrative Medicine*, *2*(2), 54–71. https://doi.org/10.1016/j.sigm.2004.07.003

Barzansky, B., & Etzel, S. I. (2003). Educational programs in U.S. medical schools, 2002–2003. *Journal of the American Medical Association*, *290*(9), 1190–1196. https://doi.org/10.1001/jama.290.9.1190

Bassett, C. A. L. (1993). Beneficial effects of electromagnetic fields. *Journal of Cellular Biochemistry*, *51*(4), 387–393. https://doi.org/10.1002/jcb.2400510402

Becerra, R. M., & Iglehart, A. P. (1995). Folk medicine use: Diverse populations in a metropolitan area. *Social Work in Health Care*, *21*(4), 37–58. https://doi.org/10.1300/j010v21n04_03

Beinfield, H., & Korngold, E. (2003). Chinese medicine and cancer care. *Alternative Therapies in Health and Medicine*, *9*(5), 38–52.

Benson, H., & Stuart, E. M. (1993). *The wellness book: The comprehensive guide to maintaining health and treating stress-related illness.* New York, NY: Simon & Schuster.

Birchall, A. (1990, August 25). A whiff of happiness: Can smelling a molecule contained in human sweat ease anxiety and stress? Some scientists think so, and argue that 'osmotherapy' may also help people to slim or stop smoking. *New Scientist*, *127*, 45–57.

Block, K. I. (1999). Nutritional biotherapy. In W. B. Jonas & J. S. Levin (Eds.), *Essentials of complementary and alternative medicine* (pp. 490–521). Philadelphia, PA: Lippincott Williams & Wilkins.

Block, K. I., Koch, A. C., Mead, M. N., Tothy, P. K., Newman, R. A., & Gyllenhaal, C. (2007). Impact of antioxidant supplementation on chemotherapeutic efficacy: A systematic review of the evidence from randomized controlled trials. *Cancer Treatment Reviews*, *33*(5), 407–418. https://doi.org/10.1016/j.ctrv.2007.01.005

Blumenthal, J. A., Jiang, W., Babyak, M. A., Krantz, D. S., Frid, D. J., Coleman, R. E., … Morris, J. J. (1997). Stress management and exercise training in cardiac patients with myocardial ischemia: Effects on prognosis and evaluation of mechanisms. *Archives of Internal Medicine*, *157*(19), 2213–2223. https://doi.org/10.1001/archinte.1997.00440400063008

Blumenthal, M., Goldberg, A., & Brinckmann, J. (2000). *Herbal medicine: Expanded commission E monographs.* Newton, MA: Integrative Medicine Communications.

Borins, M. (2002, June). *Taking care: Perspectives on complementary and alternative medicine.* Symposium presented at the meeting of the College of Physicians and Surgeons of Nova Scotia, Canada.

Brown, H., Cassileth, B. R., Lewis, J. P., & Renner, J. H. (1994). Alternative medicine—or quackery? *Patient Care*, *28*(11), 80–88.

Burkitt, D. P., Walker, A. R. P., & Painter, N. S. (1974). Dietary fiber and disease. *Journal of the American Medical Association*, *229*(8), 1068–1074. https://doi.org/10.1001/jama.1974.03230460018013

Burns, E., & Blamey, C. (1994). Using aromatherapy in childbirth. *Nursing Times*, *90*(9), 54–58.

Campion, E. W. (1993, January 28). Why unconventional medicine? [Editorial]. *New England Journal of Medicine*, *328*, 282. https://doi.org/10.1056/nejm199301283280413

Cassileth, B. R. (1998). Overview of alternative/complementary medicine. *Cancer Practice*, *6*(4), 243–245.

Cassileth, B. R., & Chapman, C. C. (1996). Alternative cancer medicine: A ten-year update. *Cancer Investigation*, *14*(4), 396–404. https://doi.org/10.3109/07357909609012168

Cassileth, B. R., Lusk, E. J., Strouse, T. B., & Bodenheimer, B. J. (1984). Contemporary unorthodox treatments in cancer medicine: A study of patients, treatments, and practitioners. *Annals of Internal Medicine*, *101*(1), 105–112. https://doi.org/10.7326/0003-4819-101-1-105

Chandra, R. K. (1992). Nutrition and immunity in the elderly. *Nutrition Reviews*, *50*(12), 367–371. https://doi.org/10.1111/j.1753-4887.1992.tb02482.x

Chao, M. T., Wade, C., & Kronenberg, F. (2008). Disclosure of complementary and alternative medicine to conventional medical providers: Variation by race/ethnicity and type of CAM. *Journal of the National Medical Association*, *100*(11), 1341–1349. https://doi.org/10.1016/s0027-9684(15)31514-5

Chappell, L. T. (1995). EDTA chelation therapy should be more commonly used in the treatment of vascular disease. *Alternative Therapies in Health and Medicine*, *1*(2), 53–57.

Chopra, D. (1989). *Quantum healing: Exploring the frontiers of mind/body medicine*. New York, NY: Bantam.

Clarke, T. C., Black, L. I., Stussman, B. J., Barnes, P. M., & Nahin, R. L. (2015) *Trends in the use of complementary health approaches among adults: United States, 2002–2012* (Report No. 79). Retrieved from Centers for Disease Control and Prevention website: https://www.cdc.gov/nchs/data/nhsr/nhsr079.pdf

Cohen, K. (1999). Native American medicine. In W. B. Jonas & J. S. Levin (Eds.), *Essentials of complementary and alternative medicine* (pp. 233–251). Philadelphia: Lippincott Williams & Wilkins.

Committee on the Use of Complementary and Alternative Medicine by the American Public (2005). *Complementary and Alternative Medicine in the United States*. Washington, DC: The National Academies Press. https://doi.org/10.17226/11182

Complementary (2003). *Merriam-Webster's collegiate dictionary* (11th ed.). Springfield, MA: Merriam-Webster.

Corley, M. C., Ferriter, J., Zeh, J., & Gifford, C. (1995). Physiological and psychological effects of back rubs. *Applied Nursing Research*, *8*(1), 39–42. https://doi.org/10.1016/s0897-1897(95)80305-x

Council for Responsible Nutrition. (2016) *Supplement use among younger adult generations contributes boost overall usage*. Retrieved from: http://www.crnusa.org/newsroom/supplement-use-among-younger-adult-generations-contributes-boost-overall-usage-2016

Croom, E. M. (2000, April 14). Major herbal medicines for which clinical studies appear promising. In D. M. Eisenberg & D. Foster (Eds.), *Recent advances in complementary and alternative medicine*. Symposium conducted at the Harvard Clinical and Translational Science Center.

Culliton, P. D., & Kiresuk, T. J. (1996). Overview of substance abuse acupuncture treatment research. *Journal of Alternative and Complementary Medicine*, *2*(1), 149–165. https://doi.org/10.1089/acm.1996.2.149

De Smet, P. A. (1999). The safety of herbal products. In W. B. Jonas & J. S. Levin (Eds.), *Essentials of complementary and alternative medicine* (pp. 108–147). Philadelphia, PA: Lippincott Williams & Wilkins.

DeGood, D. (1996). *Effect of massage therapy and post-surgical outcomes. Research grant abstracts and results*. Rockville, MD: NIH Office of Alternative Medicine.

Disbrow, E. A., Bennett, H. L., & Owings, J. T. (1993). Effect of preoperative suggestion on postoperative gastrointestinal motility. *The Western Journal of Medicine*, *158*(5), 488–492.

Dunn, C., Sleep, J., & Collett, D. (1995). Sensing an improvement: An experimental study to evaluate the use of aromatherapy, massage and periods of rest in an intensive care unit. *Journal of Advanced Nursing*, *21*(1), 34–40. https://doi.org/10.1046/j.1365-2648.1995.21010034.x

Eisenberg, D. M. (1997). Advising patients who seek alternative medical therapies. *Annals of Internal Medicine*, *127*(1), 61–69. https://doi.org/10.7326/0003-4819-127-1-199707010-00010

Eisenberg, D. M., Davis, R. B., Ettner, S. L., Appel, S., Wilkey, S., Van Rompay, M., & Kessler, R. C. (1998). Trends in alternative medicine use in the United States, 1990–1997: Results of a follow-up national survey. *Journal of the American Medical Association*, *280*(18), 1569–1575. https://doi.org/10.1001/jama.280.18.1569

Eisenberg, D. M., Kessler, R. C., Foster, C., Norlock, F. E., Calkins, D. R., & Delbanco, T. L. (1993). Unconventional medicine in the United States: Prevalence, costs, and patterns of use. *The New England Journal of Medicine*, *326*(4), 246–252. https://doi.org/10.1056/nejm199301283280406

Eisenberg, D. M., Kessler, R. C., Van Rompay, M. I., Kaptchuk, T. J., Wilkey, S. A., Appel, S., & Davis, R. B. (2001). Perceptions about complementary therapies relative to conventional therapies among adults who use both: Results from a national survey. *Annals of Internal Medicine*, *135*(5), 344–351. https://doi.org/10.7326/0003-4819-135-5-200109040-00011

Enqvist, B. (1991). Preoperative hypnotherapy and preoperative suggestions in general anesthesia: Somatic responses in maxillofacial surgery. *Hypnosis, 28*, 72–77.

Ernst, E. (1995a). Complementary medicine: Common misconceptions [Editorial]. *Journal of the Royal Society of Medicine*, *88*(5), 244–277.

Ernst, E. (1995b). Complementary cancer treatments: Hope or hazard? *Clinical Oncology*, *7*(4), 259–263. https://doi.org/10.1016/s0936-6555(05)80616-8

Ernst, E., & Cassileth, B. R. (1998). The prevalence of complementary/alternative medicine in cancer: A systematic review. *Cancer*, *83*(4), 777–782. https://doi.org/10.1002/(SICI)1097-0142(19980815)83:4<777::AID-CNCR22>3.0.CO;2-O

Eskinazi, D. P. (1998). Factors that shape alternative medicine. *Journal of the American Medical Association*, *280*(18), 1621–1623. https://doi.org/10.1001/jama.280.18.1621

Ezzo, J., Vickers, A., Richardson, M. A., Allen, C., Dibble, S. L., Issell, B., ... Zhang, G. (2005). Acupuncture-point stimulation for chemotherapy-induced nausea and vomiting. *Journal of Clinical Oncology*, *23*(28), 7188–7198. https://doi.org/10.1200/JCO.2005.06.028

Fawzy, F. I., Fawzy, N. W., Hyun, C. S., Elashoff, R., Guthrie, D., Fahey, J. L., & Morton, D. L. (1993). Malignant melanoma: Effects of an early structured psychiatric intervention, coping, and affective state on recurrence and survival 6 years later. *Archives of*

General Psychiatry, *50*(9), 681–689. https://doi.org/10.1001/archpsyc.1993.01820210015002

Field, T. M., Schanberg, S. M., Scafidi, F., Bauer, C. R., Vega-Lahr, N., Garcia, R., ... Kuhn, C. M. (1986). Tactile/kinesthetic stimulation effects on preterm neonates. *Pediatrics*, *77*(5), 654–658.

Findlay, S., & Podolsky, D. (1991, September 23). Wonder cures from the fringe. *U.S. News & World Report*, *111(13)*, 68.

Folk medicine (2003). *Merriam-Webster's collegiate dictionary* (11th ed.). Springfield, MA: Merriam-Webster.

Fontanarosa, P. B., & Lundberg, G. D. (1998). Alternative medicine meets science[Editorial]. *Journal of the American Medical Association*, *280*(18), 1618–1619. https://doi.org/10.1001/jama.280.18.1618

Foster, S. (1991). *Garlic. Botanical series 311*. Austin, TX: American Botanical Council.

Furnham, A. (2015, April 6) *Why choose complementary and alternative medicine?: What do people think about when shopping for health* [Web log post]? Retrieved from https://www.psychologytoday.com/blog/sideways-view/201504/why-choose-complementary-and-alternative-medicine

Gaby, A. R. (1999). Orthomolecular medicine and megavitamin therapy. In W. B. Jonas & J. S. Levin (Eds.), *Essentials of complementary and alternative medicine* (pp. 459–471). Philadelphia, PA: Lippincott Williams & Wilkins.

Gallup-Palmer College of Chiropractic *Annual report: Americans' perceptions of chiropractic*. (2016). Retrieved from: http://www.palmer.edu/uploadedFiles/Pages/Alumni/gallup-report-palmer-college-2016.pdf

Gandhi, R. (1996). The uses of auricular acupuncture in the field of substance misuse. *Psychiatric Care*, *3*, 40–41.

Gerber, R. (1988). *Vibrational medicine: New choices for healing ourselves*. Sante Fe, NM: Bear & Company.

Ginandes, C., Brooks, P., Sando, W., Jones, C., & Aker, J. (2003). Can medical hypnosis accelerate post-surgical wound healing? Results of a clinical trial. *American Journal of Clinical Hypnosis*, *45*(4), 333–351. https://doi.org/10.1080/00029157.2003.10403546

Hackman, R. M., Stern, J. S., & Gershwin, M. E. (2000). Hypnosis and asthma: A critical review. *Journal of Asthma*, *37*(1), 1–15. https://doi.org/10.3109/02770900009055424

Hafner, R. J. (1982). Psychological treatment of essential hypertension: A controlled comparison of meditation and meditation plus biofeedback. *Biofeedback and Self-Regulation*, *7*(3), 305–316. https://doi.org/10.1007/bf00998923

Hao, J. J., & Mittleman, M. (2014). Acupuncture: Past, present, and future. *Global Advances in Health and Medicine*, *3*(4), 6–8. https://doi.org/10.7453/gahmj.2014.042

Harrison, L., Olivet, L., Cunningham, K., Bodin, M. B., & Hicks, C. (1996). Effects of gentle human touch on pre-term infants: Pilot study results. *Neonatal Network*, *15*(2), 35–42.

Hemilä, H. (1994). Does vitamin C alleviate the symptoms of the common cold?—A review of current evidence. *Scandinavian Journal of Infectious Diseases*, *26*(1), 1–6. https://doi.org/10.3109/00365549409008582

Hillhouse, J., & Adler, C. (1991). Stress, health, and immunity: A review of the literature and implications for the nursing profession. *Holistic Nurse Practitioner*, *5*(4), 22–31. https://doi.org/10.1097/00004650-199107000-00005

Hsiao, A.-F., Wong, M. D., Goldstein, M. S., Yu, H.-J., Andersen, R. M., Brown, E. R., ... Wenger, N. S. (2006). Variation in complementary and alternative medicine (CAM) use across racial/ethnic groups and the development of ethnic-specific measures of CAM use. *Journal of Alternative and Complementary Medicine*, *12*(3), 281–290. https://doi.org/10.1089/acm.2006.12.281

Hurdle, D. E. (2002). Native Hawaiian traditional healing: Culturally based interventions for social work practice. *Social Work*, *47*(2), 183–192. https://doi.org/10.1093/sw/47.2.183

Huson, C. (1996, Spring). Acupuncture and traditional oriental medicine in the treatment of HIV and AIDS. *STEP Perspective*, *8*(1), 2–3.

Institute of Medicine (2005). *Complementary and alternative medicine in the United States*. Washington, DC: The National Academies Press. https://doi.org/10.17226/11182

Jackson, D. A. (1997). Acupuncture for the relief of pain: A brief review. *Physical Therapy Reviews*, *2*(1), 13–18. https://doi.org/10.1179/ptr.1997.2.1.13

Jacobs, J., Gloyd, S. S., Gale, J. L., Jiménez, L. M., & Crothers, D. (1994). Treatment of acute childhood diarrhea with homeopathic medicine: A randomized clinical trial in Nicaragua. *Pediatrics*, *93*(5), 718–725.

Jarvis, K. B., Phillips, R. B., & Morris, E. K. (1991). Cost per case comparison of back injury claims of chiropractic versus medical management for conditions with identical diagnosis codes. *Journal of Occupational and Environmental Medicine*, *33*(8), 1076–2752. https://doi.org/10.1097/00043764-199108000-00008

Johansson, K., Lindgren, I., Widner, H., Wiklund, I., & Johansson, B. B. (1993). Can sensory stimulation improve the functional outcome in stroke patients? *Neurology*, *43*(11), 2189–2192. https://doi.org/10.1212/wnl.43.11.2189

John, G. M., Hershman, D. L., Falci, L., Shi, Z., Tsai, W.-Y., & Greenlee, H. (2016). Complementary and alternative medicine use among US cancer survivors. *Journal of Cancer Survivorship*, *10*(5), 850–864. https://doi.org/10.1007/s11764-016-0530-y

Jonas, W. B. (1998). Alternative medicine--learning from the past, examining the present, advancing to the future [Editorial]. *Journal of the American Medical Association*, *280*(18), 1616–1618. https://doi.org/10.1001/jama.280.18.1616

Justice, B. (1996). Alternative medicine's relevance to

public health practice and research. *Alternative Therapies in Health and Medicine*, 2(3), 24–25.

Kabat-Zinn, J., Lipworth, L., & Burney, R. (1985). The clinical use of mindfulness meditation for the self-regulation of chronic pain. *Journal of Behavioral Medicine*, 8(2), 163–190. https://doi.org/10.1007/bf00845519

Kabat-Zinn, J., Wheeler, E., Light, T., Skillings, A., Scharf, M. J., Cropley, T. G., … Bernhard, J. D. (1998). Influence of a mindfulness meditation-based stress reduction intervention on rates of skin clearing in patients with moderate to severe psoriasis undergoing phototherapy (UVB) and photochemotherapy (PUVA). *Psychosomatic Medicine*, 60(5), 625–632. https://doi.org/10.1097/00006842-199809000-00020

Keller, E., & Bzdek, V. M. (1986). Effects of therapeutic touch on tension headache pain. *Nursing Research*, 35(2), 101–106. https://doi.org/10.1097/00006199-198603000-00010

Kleijnen, J., Knipschild, P., & ter Riet, G. (1991, April 20). Trials of homeopathy [Letter to the editor]. *British Medical Journal*, 302, 960. https://doi.org/10.1136/bmj.302.6782.960

Koscielny, J., Klüßendorf, D., Latza, R., Schmitt, R., Siegel, G., & Kiesewetter, H. (1999). The antiatherosclerotic effect of *Allium sativum*. *Atherosclerosis*, 144(1), 237–249. https://doi.org/10.1016/s0021-9150(99)00060-x

Krajewski-Jaime, E. R. (1991). Folk-healing among Mexican-American families as a consideration in the delivery of child welfare and child health care services. *Child Welfare: Journal of Policy, Practice, and Program*, 70(2), 157–167.

Kramer, N. A. (1990). Comparison of therapeutic touch and casual touch in stress reduction of hospitalized children. *Pediatric Nursing*, 16(5), 483–485.

Krippner, S. (1995). A cross-cultural comparison of four healing models. *Alternative Therapies in Health and Medicine*, 1(1), 21–29.

Launso, L., Brendstrup, E., & Arnberg, S. (1999). An exploratory study of reflexological treatment for headache. *Alternative Therapies in Health and Medicine*, 5(3), 57–65.

Lawrence, D. J., & Meeker, W. C. (2007). Chiropractic and CAM utilization: A descriptive review. *Chiropractic and Osteopathy*, 15(2), 1–27. https://doi.org/10.1186/1746-1340-15-2

Lawson, L. D. (1997, May). *The science and therapeutic effects of garlic and other allium species*. Program book entry from the Functional Foods for Health, Sixth Annual Retreat, University of Illinois at Chicago and the University of Illinois at Urbana-Champaign.

Lee, R. C., Canaday, D. J., & Doong, H. (1993). A review of the biophysical basis for the clinical application of electric fields in soft-tissue repair. *Journal of Burn Care and Rehabilitation*, 14(3), 319–335. https://doi.org/10.1097/00004630-199305000-00003

Lerner, I. J., & Kennedy, B. J. (1992). The prevalence of questionable methods of cancer treatment in the United States. *CA: A Cancer Journal for Clinicians*, 42(3), 181–191. https://doi.org/10.3322/canjclin.42.3.181

Levitan, A. A. (1992). The use of hypnosis with cancer patients. *Psychiatric Medicine*, 10(1), 119–131.

Long, J. M., Machiran, N. M., & Bertell, B. L. (1986). Biofeedback: An adjunct to social work practice. *Social Work*, 31(6), 476–478. https://doi.org/10.1093/sw/31.6.476

Loveland-Cook, C. S., Becvar, D. S., & Pontious, S. L. (2000). Complementary alternative medicine in health and mental health: Implications for social work practice. *Social Work in Health Care*, 31(3), 39–47. https://doi.org/10.1300/j010v31n03_03

Lu, D. P., Lu, G. P., & Kleinman, L. (2001). Acupuncture and clinical hypnosis for facial and head and neck pain: A single crossover comparison. *American Journal of Clinical Hypnosis*, 44(2), 141–148. https://doi.org/10.1080/00029157.2001.10403469

Lynch, D. (1998). Applications of clinical hypnosis in cancer therapy. In W. Mathews & J. H. Edgette (Eds.), *The evolution of brief therapy: An annual publication of the Milton H. Erickson foundation* (pp. 161–203). New York, NY: Brunner/Mazel.

MacIntosh, A. (1999, July). Understanding the differences between conventional, alternative, complementary, integrative and natural medicine. *Townsend Letter for Doctors and Patients*. Retrieved from http://www.tldp.com/medicine.htm

MacKenzie, E. R., Taylor, L., Bloom, B. S., Hufford, D. J., & Johnson, J. C. (2003). Ethnic minority use of complementary and alternative medicine (CAM): A national probability survey of CAM utilizers. *Alternative Therapies*, 9(4), 50–56.

Marchioro, G., Azzarello, G., Viviani, F., Barbato, F., Pavanetto, M., Rosetti, F., … Vinante, O. (2000). Hypnosis in the treatment of anticipatory nausea and vomiting in patients receiving cancer chemotherapy. *Oncology*, 59(2), 100–104. https://doi.org/10.1159/000012144

Marrone, C. M. (1999). Safety issues with herbal products. *Annals of Pharmacotherapy*, 33(12), 1359–1362. https://doi.org/10.1345/aph.19097

Meade, T. W., Dyer, S., Browne, W., Townsend, J., & Frank, A. O. (1990). Low back pain of mechanical origin: Randomised comparison of chiropractic and hospital outpatient treatment. *British Medical Journal*, 300, 1431–1437. https://doi.org/10.1136/bmj.300.6737.1431

Molassiotis, A., Fernadez-Ortega, P., Pud, D., Ozden, G., Scott, J. A., Panteli, V., … Patiraki, E. (2005). Use of complementary and alternative medicine in cancer patients: A European survey. *Annals of Oncology*, 16(4), 655–663. https://doi.org/10.1093/annonc/mdi110

Montgomery, G. H., Bovbjerg, D. H., Schnur, J. B., David, D., Goldfarb, A., Weltz, C. R., … Silverstein, J. H. (2007). A randomized clinical trial of a brief hypnosis intervention to control side effects in breast surgery patients. *Journal of the National Cancer Institute*,

99(17), 1304–1312. https://doi.org/10.1093/jnci/djm106

Montgomery, G. H., Duhamel, K. N., & Redd, W. H. (2000). A meta-analysis of hypnotically induced analgesia. *International Journal of Clinical and Experimental Hypnosis*, 48(2), 138–153. https://doi.org/10.1080/00207140008410045

Moore, K., & Schmais, L. (2000, November/December). The ABCs of complementary and alternative therapies and cancer treatment. *Oncology Issues*, 15(6), 20–22.

Moore, T. J., Psaty, B. M., & Furberg, C. D. (1998). Time to act on drug safety [Commentary]. *Journal of the American Medical Association*, 279(19), 1571–1573. https://doi.org/10.1001/jama.279.19.1571

Mortensen, S. A., Aabo, K., Jonsson, T., & Baandrup, U. (1986). Clinical and non-invasive assessment of anthracycline cardiotoxicity: Perspectives on myocardial protection. *International Journal of Clinical Pharmacology Research*, 6(2), 137–150.

Murray, M. T., & Pizzorno, J. (1996). *Encyclopedia of nutritional supplements: The essential guide for improving your health naturally.* New York, NY: Random House.

National Center for Complementary and Alternative Medicine. (2000, June). *General information about complementary and alternative medicine and the National Center for Complementary and Alternative Medicine* (Pub. M-42). Silver Spring, MD: NCCAM Clearinghouse.

National Institutes of Health (1992). *Alternative medicine: Expanding medical horizons: A report to the National Institutes of Health on alternative medical systems and practices in the United States.* Washington, DC: U.S. Government Printing Office.

Neff, N. (2004). *Folk medicine in Hispanics in the southwestern United States* (Module VII). Retrieved December 30, 2010, from http://www.rice.edu/projects/HispanicHealth/Courses/mod7/mod7

Newton, P. (1996). *Hypnotic imagery and immunity. Research grant abstracts and results.* Rockville, MD: NIH Office of Alternative Medicine.

Ni, H., Simile, C., & Hardy, A. M. (2002). Utilization of complementary and alternative medicine by United States adults: Results from the 1999 National Health Interview Survey. *Medical Care*, 40(4), 353–358. https://doi.org/10.1097/00005650-200204000-00011

Noonan, D. (2002, December 1). For the littlest patients. *Newsweek*, 58–62. Retrieved from http://www.newsweek.com/littlest-patients-141211

Ornish, D., Scherwitz, L. W., Billings, J. H., Brown, S. E., Gould, K. L., Merritt, T. A., ... Brand, R. J. (1998). Intensive lifestyle changes for reversal of coronary heart disease. *Journal of the American Medical Association*, 280(23), 2001–2007. https://doi.org/10.1001/jama.280.23.2001

Ornish, D., Scherwitz, L. W., Doody, R. S., Kesten, D., McLanahan, S. M., Brown, S. E., ... Gotto, A. M., Jr.

(1983). Effects of stress management training and dietary changes in treating ischemic heart disease. *Journal of the American Medical Association*, 249(1), 54–59. https://doi.org/10.1001/jama.1983.03330250034024

Pachter, L. M. (1994). Culture and clinical care: Folk illness beliefs and behaviors and their implications for health care delivery. *Journal of the American Medical Association*, 271(9), 690–694. https://doi.org/10.1001/jama.1994.03510330068036

Paige, N. M., Miake-Lye, I. M., Booth, M. S., Beroes, J. M., Mardian, A. S., Dougherty, P., ... Shekelle, P. G. (2017). Association of spinal manipulative therapy with clinical benefit and harm for acute low back pain: Systematic review and meta-analysis. *Journal of the American Medical Association*, 317(14), 1451–1460. https://doi.org/10.1001/jama.2017.3086

Pan, C. X., Morrison, R. S., Ness, J., Fugh-Berman, A., & Leipzig, R. M. (2000). Complementary and alternative medicine in the management of pain, dyspnea, and nausea and vomiting near the end of life: A systematic review. *Journal of Pain and Symptom Management*, 20(5), 374–387. https://doi.org/10.1016/s0885-3924(00)00190-1

PDQ Integrative, Alternative, and Complementary Therapies Editorial Board (2016). *PDQ Acupuncture.* Bethesda, MD: National Cancer Institute. Retrieved from https://www.cancer.gov/about-cancer/treatment/cam/hp/acupuncture-pdq

Pelletier, K. R., & Astin, J. A. (2002). Integration and reimbursement of complementary and alternative medicine by managed care and insurance providers: 2000 update and cohort analysis. *Alternative Therapies in Health and Medicine*, 8(1), 38–39.

Pietroni, P. C. (1994). The interface between complementary medicine and general practice. *Journal of the Royal Society of Medicine*, 87(Suppl. 22), 28–30.

Podolsky, D. (1991, September 23). Big claims, no proof: A look at farther-out cures, from aromas to reflexology. *U.S. News & World Report,* 77.

Quinn, J. F., & Strelkauskas, A. J. (1993). Psychoimmunological effects of therapeutic touch on practitioners and recently bereaved recipients: A pilot study. *Advances in Nursing Science*, 15(4), 13–26. https://doi.org/10.1097/00012272-199306000-00003

Rattenbury, J. (1995, January). The other health care reform. *Chicago*, 62.

Rauber, C. (1998). HMO: Open to alternatives. *Modern Healthcare*, 28(36), 50–57.

Richardson, M. A., Sanders, T., Palmer, J. L., Greisinger, A., & Singletary, S. E. (2000). Complementary/alternative medicine use in a comprehensive cancer center and the implications for oncology. *Journal of Clinical Oncology*, 18(13), 2505–2521. https://doi.org/10.1200/jco.2000.18.13.2505

Robinson, A., & McGrail, M. R. (2004). Disclosure of CAM use to medical practitioners: A review of qualitative and quantitative studies. *Complementary Therapies in Medicine*, 12(2–3), 90–98. https://doi.org/10.1016/j.ctim.2004.09.006

Scholten, R., & Van Rompay, M. (2000, January). *Complementary and alternative medical (CAM) therapies: Information resources for health professionals.* Boston, MA: Beth Israel Deaconess Medical Center, Center for Alternative Medicine Research and Education.

Seaward, B. L. (1997). *Managing stress: Principles and strategies for health and well-being* (2nd ed.). Boston, MA: Jones and Bartlett.

Sims, S. (1986). Slow stroke back massage for cancer patients. *Nursing Times*, *82*(47), 47–50.

Sloman, R. (1995). Relaxation and the relief of cancer pain. *Nursing Clinics of North America*, *30*(4), 697–709.

Solecki, R. S. (1975). Shanidar IV, a Neanderthal flower burial of northern Iraq. *Science*, *190*(4217), 880–881. https://doi.org/10.1126/science.190.4217.880

Sparber, A., Bauer, L., Curt, G., Eisenberg, D., Levin, T., Parks, S., ... Wootton, J. (2000). Use of complementary medicine by adult patients participating in cancer clinical trials. *Oncology Nurses Forum*, *27*(4), 623–630.

Stephenson, N. L. N., & Dalton, J. A. (2003). Using reflexology for pain management: A review. *Journal of Holistic Nursing*, *21*(2), 179–191. https://doi.org/10.1177/0898010103021002007

Sullivan, M. J. (2000). Integrative medicine: Making it work for you. *Emergency Medicine*, *32*(10), 76–83.

Syrjala, K. L., Cummings, C., & Donaldson, G. W. (1992). Hypnosis or cognitive behavioral training for the reduction of pain and nausea during cancer treatment: A controlled clinical trial. *Pain*, *48*(2), 137–146. https://doi.org/10.1016/0304-3959(92)90049-h

Takeda, W., & Wessel, J. (1994). Acupuncture for the treatment of pain of osteoarthritic knees. *Arthritis Care and Research*, *7*(3), 118–122. https://doi.org/10.1002/art.1790070304

Taylor, E. (1995). Homeopathic medicine. *Alternative Therapies in Health and Medicine*, *1*(1), 72–73.

Testerman, J. K., Morton, K. R., Mason, R. A., & Ronan, A. M. (2004). Patient motivations for using complementary and alternative medicine. *Journal of Evidence-Based Complementary & Alternative Medicine*, *9*(2), 81–92. https://doi.org/10.1177/1076167503261254

Trivieri, L., Anderson, J. W., & Goldberg, B. (Eds.) (2002). *Alternative medicine: The definitive guide* (2nd ed.).

Berkeley, CA: Celestial Arts.

Troesch, L. M., Rodehaver, C. B., Delaney, E. A., & Yanes, B. (1993). The influence of guided imagery on chemotherapy-related nausea and vomiting. *Oncology Nursing Forum*, *20*(8), 1179–1185.

U.S. Department of Health and Human Services, National Institutes of Health, National Center for Complementary and Integrative Health. (2017, June). *NCCIH funding: Appropriations History.* Retrieved from https://nccih.nih.gov/about/budget/appropriations.htm

Vickers, A. (2003). *Introduction to evidence-based complementary medicine.* Retrieved December 30, 2010, from http://ktclearinghouse.ca/cebm/syllabi/complementary/intro

Vorberg, G., & Schneider, B. (1990). Therapy with garlic: Results of a placebo-controlled, double-blind study. *British Journal of Clinical Practice*, *69*(Suppl.), 7–11.

Warshafsky, S., Kramer, R. S., & Sivak, S. L. (1993). Effect of garlic on total serum cholesterol: A meta-analysis. *Annals of Internal Medicine*, *119*(7), 599–605. https://doi.org/10.7326/0003-4819-119-7_part_1-199310010-00009

Weil, A. (2001). CAM and continuing education: The future is now [Commentary]. *Alternative Therapies in Health and Medicine*, *7*(3), 32–34.

Wells-Federman, C. L., Stuart, E. M., Deckro, J. P., Mandle, C. L., Baim, M., & Medich, C. (1995). The mind-body connection: The psychophysiology of many traditional nursing interventions. *Clinical Nursing Specialist*, *9*(1), 59–66. https://doi.org/10.1097/00002800-199501000-00017

Wetzel, M. S., Eisenberg, D. M., & Kaptchuk, T. J. (1998). Courses involving complementary and alternative medicine at U.S. medical schools. *Journal of the American Medical Association*, *280*(9), 784–787. https://doi.org/10.1001/jama.280.9.784

Wharton, J. C. (1999). The history of complementary and alternative medicine. In W. B. Jonas & J. S. Levin (Eds.), *Essentials of complementary and alternative medicine* (pp. 16–45). Philadelphia, PA: Lippincott Williams & Wilkins.

Yates, J. S., Mustian, K. M., Morrow, G. R., Gillies, L. J., Padmanaban, D., Atkins, J. N., ... Colman, L. K. (2005). Prevalence of complementary and alternative medicine use in cancer patients during treatment. *Supportive Care in Cancer*, *13*(10), 806–811.

第 15 章

家庭、健康与疾病

JOHN S.ROLLAND

　　疾病、残障和死亡是每个家庭普遍需要经历的。真正的问题不是我们是否会面对它们，而是它们在我们的生活中何时发生、在何种条件下发生、会持续多久以及有多严重。随着医学技术的发展，人们可以与那些以往足以致命的疾病共处更长的时间。这意味着，越来越多的家庭会在更长的时间跨度里与慢性病为伴，同时也需要应对它所带来的相应症状。这一章节提出了一个规范的、预防性的模式，用于对那些面临慢性或可能致死的疾病的家庭进行评估、心理教育以及干预。这个模型提供了一个系统性的观点，即健康家庭对严重疾病的适应是一个发展过程，与当代家庭生活的复杂性和多样性、现代医学以及当下仍有缺陷的医疗服务和获得医疗服务的模式有关。

本章目标

- 概述一个全面的家庭系统模式，用于对面临慢性病和残障的家庭进行评估和临床干预。
- 根据疾病的发病模式、病程、结果、残障和不确定程度，描述疾病的社会心理需求。
- 划分疾病的初始危机期、慢性期和终末期，各阶段之间的过渡，以及与每个阶段相关的社会心理发展任务。
- 讨论疾病、个人和家庭发展的交互效应，疾病和丧失的多代际遗留问题，及以上问题如何与慢性病的应对和适应相关联。
- 描述与健康相关的家庭信念系统如何影响患者或家属对疾病的回应。

疾病与残障的社会背景

　　家庭对于疾病和残障的体验在极大程度上被主流文化以及深植其中的健康体系所影响。在美国，重大疾病往往意味着巨大的经济损失，全国大约 2/3 的破产是与疾病和医疗费用有关的（Himmelstein，Thorne，Warren & Woolhandler，2009）。上百万患有残障的人士无法获得使他们能够独立生活的必要援助，每年还有成千上万人因缺少医疗保险来支付必需的医药费用而发生不必要的死亡。

缺乏足够的基本医疗保健服务对于疾病的发病率、病程、生存率、生活质量，以及因歧视产生的各种痛苦都会产生严重的后果。对于少数民族和低收入人群而言，医疗照护不足和资源有限导致的慢性病更加普遍，在生命周期中更早出现，且会导致更差的病程和预后。

超过一半的美国成年人口至少有一种慢性病（Smith & Medalia，2015），这个数字还在快速上升。随着科技的进步以及慢性病的生存期延长，家庭在提供充分照料方面的压力是前所未有的。潜在的家庭照顾者数量在最近几十年间不断下降，这与多种因素有关，包括出生率降低家庭网络缩小且随着年长成员数量超过年轻成员而变得头重脚轻，以及家庭成员之间的地理阻隔。多数女性进入职场，兼顾工作与育儿的双重要求，无法满足社会对于传统女性的角色期待，担任无偿的家庭照顾者。

家庭系统 - 疾病模型概述

在过去的 40 年里，以家庭为中心的、合作的、生理 - 心理 - 社会的医疗保健模式发生了成长和进化（McDaniel，Campbell，Hepworth，& Lorenz，2005；McDaniel，Doherty，& Hepworth，2014；Miller，McDaniel，Rolland，& Feetham，2006；Peek，2015；Rolland 1994a，2018；Talen & Burke Valeras，2013；Wood et al.，2008；Wright & Bell，2009）。有大量证据表明，家庭功能、健康、生理疾病之间存在相互作用的关系（Carr & Springer，2010；D'Onofrio & Lahey，2010；Proulx & Snyder，2009；Weihs，Fisher，& Baird，2002），以家庭为中心的干预对慢性健康状况能够产生有效作用（Campbell，2003；Hartmann，Bäzner，Wild，Eisler，& Herzog，2010；Kazak，2006；Martire，Schulz，Helgeson，Small，& Saghafi，2010；Shields Finley，Chawla，& Meadors，2012）。这些系统性回顾总结了大量的研究，它们有关重大疾病对所有家庭成员的影响，家庭动力与疾病行为、依从性和疾病发展之间的关系。大多数疾病管理任务的发生以家庭环境为背景。医务社会工作在医疗机构中的干预旨在帮助家庭适应疾病及残障，协助家庭熟悉医疗保健系统，同时提升整个家庭的生活质量。

我们需要一个能够同时为临床实践和研究提供指导的概念模型，这个模型需要能够容纳这两者之间动态、开放的沟通。我们更需要的是一种综合的方法，用以组织整合我们对于参与医疗照护的各个部分间复杂的互动关系的思考，这些部分包括生理疾病、家庭、个体家庭成员和专业人员。我们需要一个模型——能够容纳这些"系统的部分"在病程中和生命周期中不断演化的互动关系。

当家庭进入疾病和残障的世界中时，手中并非握有心理社会图。为了更好地掌控所面临的挑战，家庭必须理解疾病和残障对于整个家庭网络造成的影响。本章节中描述的由 Roland（1994a，2012，2016，2018）提出的"家庭系统 - 疾病模型"（The Family Systems-Illness，FSI），基于一种合作、优势为本以及系统的视角，将家庭关系看作一种资源，并且强调个人和关系的抗逆力及成长的可能性，而不仅仅是强调责任和风险（Walsh，2016）。它为社会工作者提供了一套评估疾病和残障对家庭影响的框架，也构建了一套满足家庭成员需要的干预体系。

如果采用"系统"的术语加以定义，一套有效评估疾病对家庭生活影响的社会心理模型需要包含所有被影响的个人。构建这一模型的第一步就是重新定义各个医疗保健单元，从而包含家庭或照护系统，而不仅仅是患病的个人（McDaniel et al.，2014）。这正是该模型与单单关注患者个体的疾病模型的不同之处。通过使用家庭的广泛定义作为医疗保健系统的基石，我们可以描绘出基于家庭系统的优势而对疾病做出成功应对和调整的模型。通过将家庭看作照护的单元，其中广泛的家庭形式和程序都被视为是常态的，社会工作者可以运用这一模型来处理家庭资源、优势和疾病需求之间的长期匹配关系。

在慢性病的情境中，家庭的基本任务就是为该情境创造出意义，用以保存他们的胜任感和掌控感。在极端的情况下，相互竞争的意识形态可能迫使家庭在疾病的生理解释或个体责任论之间做出抉择（例如，生病是对错误行为的一种报复）。家庭迫切地需要确信他们正在恰当地处理疾病（坏事也可发生在好人身上）。这种需要往往发生在模糊不清或根本就不存在的心理社会图背景下。许多家庭，尤其是那些遭受意外横祸的家庭，对这样的情境感到万分陌生，且毫无方向。这便凸显了需要一种预防性的、心理教育性的干预方法，来帮助家庭在一段时间内对于疾病相关的发展性任务形成正常预期，从而最大限度地增强他们的控制感和掌控能力。

为了给自己的疾病经历创造一个正常情境，家庭需要掌握以下基础：

1. *把自己理解为一个系统中的功能单位。*
2. *在心理社会层面对于疾病有系统化的理解。*这意味着，要在疾病发展的进程中学习、了解疾病和治疗在实际层面和情感层面带来的压力。这包括了一个时间框架，涵盖了与疾病相关的不同时期的发展任务。
3. *理解个人和家庭的生命周期和转变。*这能促进家庭单元和个体成员在慢性病带来的挑战不断变化的情况下，将当下优先需要处理的发展性任务进行整合。
4. *理解如何基于文化、民族、灵性和性别的信念构建出不同类型的照护系统。*其中包括各种准则，用以界定角色、沟通规则、意义创造，以及对于成功或掌控的定义。这些准则是与健康服务提供者的信念相适应的。

一旦家庭理解了这些要素，便能更好地将他们的疾病历程与家庭相整合，形成一个随着时间推移能够持续发挥功能的家庭-健康/疾病系统。

"家庭系统-疾病模型"（FSI model）区分了 3 个维度：①健康状况的"社会心理类型"；②疾病的重大发展阶段；③关键的家庭系统变量（图 15.1）。该模型关注疾病不同时期内预期的社会心理要求、强调个人和家庭发展的家庭系统动力、多代际模式（multigenerational patterns）和信念系统（包括文化、民族、灵性、性别的影响；图 15.2）。该模型同时强调疾病病程中的社会心理需求与家庭优势和弱势之间的匹配。

疾病的社会心理类型

医疗机构的标准疾病分类是基于纯粹的生理标准并由此建立诊断和治疗计划，而不是根据患者或其家庭的社会心理需求。在此呈现的另一种分类方法则提供了一个纽带，它更好地联结了生理和社会心理世界，并由此澄清了慢性病和家庭之间的关系（Rolland，1994a）。这种分类法的目标是按照各种慢性病在生命历程中对个体产生的相似社会心理需求而界定出有意义且有用的分类。

发病

疾病的发作有两种类型，一是急性发作，如卒中；二是慢性发作，如阿尔茨海默病。对

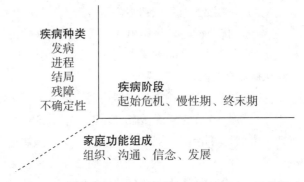

图 15.1   家庭系统 - 疾病模型（FSI model）：三维图

Source：Adapted From Rolland（2018）. Reprinted with permission of Guilford Press.

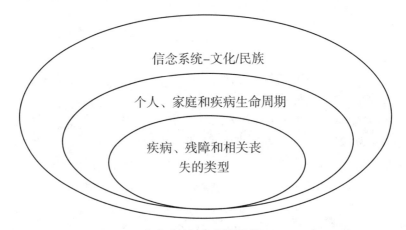

图 15.2   家庭系统 - 疾病模型（FSI model）

Source：From Rolland（1994a）. Reproduced by permission of John S.Rolland and Hachette Education group.

前者而言，情感和实际的挑战被压缩在短时间内发生，要求家庭迅速地调动他们的危机处理能力。如果家庭能够承受情绪的高压、灵活转换角色、高效处理问题、利用外界资源，就通常能在处理急性发作情况时具备优势。而慢性发作的疾病，例如帕金森病，则允许家庭有循序渐进的调节适应阶段。

病程

慢性病的病程通常分为 3 种形式：渐进型、持续型和周期型。对于渐进型疾病，比如阿尔茨海默病或帕金森病，家庭所要面对的是有着永久症状的家庭成员，其症状随着时间的推移会逐渐恶化。家庭不得不适应角色的持续变化，以应对疾病的发展带来的各种丧失。由于很少有时间能从疾病的需求中解脱出来而导致精力耗竭，以及不断出现新的照顾任务，家庭照顾面临的压力将逐渐加重。

持续性疾病，比如心肌梗死或脊髓炎，经历初期症状之后是一个稳定的生理进程。通常，在最初恢复期之后，疾病会造成一些明确的功能受损和限制。家庭将会面临的是半永久性的改变，它在相当长的时期内是稳定且可以预期的。因此，潜在的家庭精力耗尽也是可能存在的，即使与新的角色变化伴随的压力还没有出现。

周期型疾病，如背部问题、哮喘，有非常明显的特征，即稳定的低症状时期和症状加重期交替进行。家庭的压力不仅来自于危机与非危机阶段的交替频率，也来自于关于疾病复发的持续不确定性。家庭必须发展出两种应对能力，一是如何应对危险期，二是如何度过平稳期。家庭必须在这两种时期的交替中保持相当的灵活性。周期性疾病的独特之处就在于其带来的跌宕起伏的心理状态。

结果

慢性病多大程度上会导致死亡或缩短一个人的寿命有着非常深远的社会心理影响。最关键的因素是对一种疾病是否会导致死亡的最初预期。有些疾病不会缩短寿命，比如过敏或关节炎。处于另一个极端的疾病则是会明显恶化且致命的，比如晚期转移的癌症。还有一些居介于两者之间的、更不可预测的种类，包括缩短寿命的疾病（如心脏病）、会引发突然死亡的疾病（血友病）。这些结果之间的重大区别在于家庭经历预期哀伤的程度，以及疾病对家庭生活的普遍影响程度（Rolland，1990，2004）。

残障

残障可能有损认知（如阿尔茨海默病）、感官（如失明）、行动（如卒中伴随偏瘫）、精力（如心脏病）、外形损伤（如乳房切除手术），甚至可能导致社会污名（如艾滋病）。疾病程度、种类和残障的时机都隐含着对家庭压力程度差异的影响。比如，会同时引发认知和行为缺损的卒中与并不影响认知能力的脊髓炎相比，将会带来更大的家庭重整。对有些疾病而言，如卒中，最大的残障出现在初期。而对有些渐进型疾病而言，如阿尔茨海默病，残障则到疾病后期越发严重，让家庭有更多的时间来为预期的改变做好准备。

疾病的可预测性，或是疾病发展进程的不确定性程度，覆盖了所有其他变量。对于发展进程有极强不确定性的疾病，如多发性硬化，家庭的应对和适应，尤其是对未来的计划，会受到预期性的焦虑和模糊的未来状况的阻碍。家庭如果能够将疾病的长期不确定性纳入考虑，是对避免耗竭和功能丧失做出的最好准备。

通过将疾病的发病、病程、结果和残障的类别进行综合考虑，我们便根据社会心理需求模式的异同，创造出一种疾病的分类方法。

疾病的时间阶段

通常，关于"应对癌症""管理残障"或者"处理可能致死的疾病"的讨论把疾病看作一种静止的状态，而忽视了疾病随时间而演变的动态进程。时间阶段的概念使社会工作者和家庭能够纵向思考，并将慢性病理解为一个具有规范性标志、转变和需求变化的进程。疾病的每一阶段都呈现其特有的社会心理需求和发展性任务，需要家庭呈现明显不同的优势、态度或改变。慢性病自然发展中的核心社会心理主题可分为 3 个阶段：起始危机阶段，慢性阶段和终末阶段（图 15.3）。表 15.1 勾勒出了与每个疾病阶段相关的发展性任务。

起始危机阶段

起始危机阶段包括出现症状的确诊前阶段到确诊后的调整阶段，也包括最初的治疗计划制定阶段。对患者和家庭而言，该阶段有一些关键任务。也许最重要的任务是，在此阶段将慢性病定义为"我们"共同面对的挑战，这将对个体和家庭在疾病全程中发挥出最佳的应对

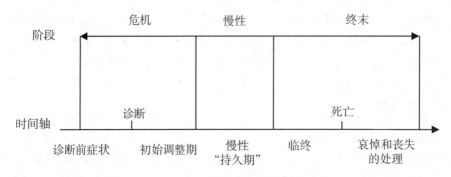

图 15.3　时间轴和疾病的阶段

Source：From Rolland（1994a）．Reproduced by permission of John S.Rolland and Hachette Education group．

表 15.1　疾病阶段的发展任务

起始危机阶段

1．家庭将自己理解为一个系统性的功能单元
2．社会心理层面的疾病认知
　　a）从实际和情感的层面
　　b）从时间跨度和发展性层面
3．家庭成员对发展性视角的认同（个人、家庭、疾病）
4．危机中的重新组合
5．创造能够提升家庭掌控感和胜任力的疾病意义
6．从"我们"的角度将疾病定义为共同的挑战
7．接受与疾病或残障常伴的事实
8．对失去的"正常生活"进行哀悼
9．承认丧失在未来仍可能发生，同时保持希望
10．在不确定性面前，对于未来的目标和伴随疾病的社会心理需求发展出灵活性
11．学会与症状共处
12．适应治疗和医疗保健机构
13．与医疗团队建立功能性的合作关系

慢性阶段

1．在受到疾病限制的前提下，将所有家庭成员的自主权最大化
2．平衡"联结"与"分离"
3．将人际关系的不平衡最小化
4．注意疾病对家庭以及个人生命周期的现阶段和未来可能产生的影响

终末阶段

1．完成预期性哀伤和未解决的家庭问题
2．支持疾病终末期的家庭成员
3．在剩余时间里尽可能帮助将要去世的和活着的家庭成员充实地生活
4．开始家庭结构重组的过程

和适应能力起到根本的作用。相信疾病是共同的挑战——这一信念有助于避免随着疾病发展而出现的许多功能失调和关系失衡问题。有一些与疾病相关的任务是普遍且实际的，包括：①学会应对症状和残障；②适应医疗保健机构和治疗过程；③和医疗团队建立和保持可运作的、合作式的关系。还有一些更具有普遍性和存在性的任务，家庭成员还需要：①创造出疾病的意义，且能够凭借此意义将他们的掌控感和胜任力最大化；②哀悼失去的健康；③逐渐接受疾病长期存在的事实，同时感到过去和未来生活的连续性仍然存在；④通力合作处理当下的危机；⑤在不确定性面前建立未来目标。

在最初的调整适应阶段，医疗专业人士对家庭应对这些发展性挑战的胜任感和策略带来巨大的影响。最初的几次会面和确诊时给予的建议可以被认为是一个"框架性事件"（framing event）。与医疗团队讨论疾病的本质、预后，以及疾病管理方法都是这一"框架性事件"的组成部分。

由于家庭在这个时刻是如此脆弱，临床医生需要在互动中保持极度敏感，并且意识到患者家庭的行为所传达的信息。这一"框架性事件"也对家庭决定"何为正常"具有强大的影响。医生实际说出的话、模糊的内容，或者没有说出的话对家庭如何理解疾病的性质和预后都是至关重要的。最初的对话中包含或排除了哪些成员（如患者）也会被家庭解读为他们后续应该如何规划与病情相关的沟通。例如，如果临床医生向父母提供有关癌症诊断及预后的信息时，不让青少年患儿在场，父母可能认为他们被暗示需要保护自己孩子接触任何与疾病相关的讨论。仅仅与配偶或主要照顾者面谈则会使家属对于是否需要及如何与孩子或其他家庭成员分享信息感到更加焦虑。社会工作者可以鼓励医生就患者的文化习俗进行询问，了解他们希望有谁参与重要的讨论，或者由社会工作者来询问家庭的意愿以帮助他们重构经历。

面临可能突然致死的疾病时（如心脏病发作）的情况下，早期坦诚的谈话有重要的价值。了解患病的家庭成员是否希望采取积极的医疗方式和生命支持手段对每个人都是有益的。例如，在家庭中，父亲患有严重的心脏疾病。包括父亲在内的每个人都因为逃避做出临床决策，而使整个家庭因为恐惧而出现情感上的瘫痪。通过家庭咨询，父亲关于限制使用抢救手段的愿望被其他人了解，这使家人们感到释然，因为他们现在了解了父亲的感受，明白应该如何在情况来临时为他做出生死之间的决定。对于父亲而言，让他人了解他的愿望不仅赋予他一种对于生命终结的控制感，还使他有更多精力专注于生活，最大限度地保持身体健康。尽管讨论临终的问题会带来短期的挑战，但需要记住的是，当家人不了解或者忽视临终患者的愿望时，许多对家庭而言最痛苦的代理决策和临终经历就会发生（Rolland, Emanuel, & Torke, 2017）。对于患有神经认知方面疾病的患者，像阿尔茨海默病，会发生渐进性痴呆，这就鼓励人们在认知损伤发展前多进行谈话，以避免有意义的对话无法开展（Boss, 1999；Rolland, 2017）。

慢性阶段

慢性阶段，无论时间长短，都是指从初期疾病诊断，到调整适应期，再到面临死亡的时间跨度。这一阶段有时被称为"漫长的旅程，"或"伴随慢性病的日复一日"。这一阶段的特点是恒定，也会出现突然的疾病发作、复发（如心脏病发作）或进展。通常，患者和家属此时在心理上和组织上已经接受了疾病带来的永久改变，并且掌握了可持续的应对策略。这个阶段的关键在于家庭维持正常生活的半平衡状态，尽力顾全疾病和正常的发展性目标。如果疾病是致命的，那么生活就会变得不确定。对于某些使人高度失能但并不明确致命的疾病，如卒中或老年期痴呆，家庭可能感觉背负着一个使人精疲力尽而"没有尽头"的问题。矛盾之处在于，家庭也许感到恢复"正常"生活的希望只有到患者死后才能实现。而当所有家庭成员都能长期在逆境中维持最大的自主权时，他们被困和无助的感觉能够被抵消。医生可以帮助家庭发展出新的优先次序，并且在一种"新常态"中看到人际关系成长的机会。

对于慢性病而言，患者和其健康的配偶/照顾者间的不一致会导致夫妻间惯常的亲密关系模式发生改变（Rolland，1994b）。一位年轻的丈夫在一次临床会议上对他妻子的癌症发出感叹，"两年前，使我很难接受的是，即使 Ann 被治好了，她的放射治疗也使她没有可能怀孕。现在，她与癌症的抗争进程是缓慢的又不断失败，我们不能像其他同龄的夫妻一样追求我们的梦想，这使我无法忍受。"正常的矛盾心理和逃避现实的幻想往往存在于不为人所知之处，造成"幸存者的内疚"。家庭心理教育可以将这种与潜在丧失相关联的情绪正常化，从而有助于避免指责、羞耻和内疚情绪的恶性循环。

终末阶段

在疾病的终末阶段，不可避免的死亡变得显而易见并主导着家庭生活。这个阶段包含了哀悼和丧亲（bereavement）。此时家庭必须应对各种问题，分离、死亡、哀悼，并在丧失之后开始恢复"正常"家庭生活的重组过程（Walsh & McGoldrick，2004，2013）。最能适应这一阶段的家庭能够将他们对希望和掌控的看法从控制疾病转变为"放手"。此时最佳的应对方式除了应对手头无数的实际任务以外，还有情感的开放。这包括正视将要面临的失去，将这个阶段视为共度珍贵时光的机会，处理未完成的事，并且道别。如果患者和主要家庭成员没有事先讨论，那他们则需要共同决定一些事情，例如生前预嘱；希望得到医疗救治的程度；以及当患者没有能力为自己做出清醒的决定时，谁来成为法定代理人。除此之外还需要了解患者希望在家中、医院，或是安宁疗护机构去世，以及其关于死后的葬礼、追思礼、土葬或火化的意愿。

阶段之间的转换

关键的转换期将上面提到的 3 个阶段连接在一起。疾病阶段变化或者病情转化期是主要的转折点，面对疾病和残障带来的新需求，家庭应对和适应的基本组织需要被重新评估。危机阶段和慢性阶段的转换也许是最显著的：它是漫长旅程的开始，家庭也在此刻拟定计划与慢性病共处。帮助家庭完成前一阶段里还未完成的事可以促进转换的发生。为此可以鼓励家庭根据前一疾病阶段的经历进行一些过程中的修正，以避免不经意陷入僵化模式（Penn，1983）。举例来说，在危机阶段把所有家人都汇聚在一起可能是有益的，但在慢性阶段这样的做法却可能导致不适应和压抑。重要的是家庭按某种次序处理每一疾病阶段特定的常见任务，使得家庭在疾病的漫长旅程中把适应性发挥到最优状态。

新的遗传学与延长的疾病时间轴

随着人类基因图谱的绘制，繁荣发展的科学知识迅速增加了我们对于疾病机制、治疗和预防的理解。新的基因技术使医生能够在严重且威胁生命的疾病发生之前就测量到风险的增加。这意味着，个人和家庭可能在亲人尚未出现任何疾病的症状时就已经和他们的疾病风险共处了很长时间（Miller et al.，2006）。这使人们投入更多的时间和精力来考虑疾病，并且将疾病的时间轴延伸至无症状阶段（Rolland&Williams，2005）。无症状阶段包含了疾病意识、检测前阶段、检测 / 检测后阶段，还有长期适应。无症状阶段的显著特征是不确定的问题。这个阶段的基本议题包括：医学上可以获得的潜在遗传学知识，不同家庭成员选择了解的信息量，接受不同选择背后可能出现的心理影响。

对一些人来说，当他们能够获取预测性的医学检测时，便进入了无症状危机阶段，并在接受检测的决定以及初步检测后的适应过程中持续。对于另一些人而言，当个体到达了一个重要的发展里程碑并开始考虑检测，这一阶段就开始了。有些情况下，生育计划增加了人们对于将基因突变传给下一代的恐惧，从而引发了他们进行检测的兴趣。某些妇女决定检测遗传性乳腺癌和卵巢癌基因时，她们的年龄到了其他有血缘关系的亲属被诊断出这些疾病的年龄，这些亲属包括母亲、姨母或姐姐。在检测以后的阶段，家庭需要接受这些与基因有关的检测信息将永久存在。他们必须为这些信息赋予某些意义，使他们能够在未来的不确定性或丧失面前维持胜任力和灵活性（Rolland，2006a；Werner-Lin，2008）。

在得到基因检测结果后，家庭可能在几年内都处在不安定的长期适应阶段。社会工作者可以帮助家庭维持在此期间对生活的掌控，通过引导他们承认可能发生疾病和丧失的可能性、概率或者必然性，为检测结果找到生物学之外的意义，并在家庭规划中灵活地平衡兼顾疾病和家庭常规的发展里程碑。

医疗保健体系对于预测性测试和已诊断疾病的参与度是很不同的。这种不同呈现出一个心理社会方面的挑战。即使阳性的检测结果会给家庭带来重大的社会心理影响，但家庭在最初的检测后与医疗专家的联系却是有限的。这样的特征体现出家庭需要一个持续的、以家庭为中心的、多方协作的方法来避免孤立和恐惧。

在未来关键的生命周期转折点上，当遗传风险有可能加重时，我们可以引导家庭接受以预防为目的的医疗咨询。家庭成员可能出现对失去亲人的担忧，这些担忧可能是被推迟或是认为已经"解决了"。此时重要的是提醒家庭，对遗传风险的顾虑以及是否要做基因检测的决定会在某些即将到来的转折点上变得更加突出，如进入成人期、婚姻或承诺伴侣关系。这样的感受也会在某些重大事件发生时被再次激发，如其他家庭成员收到了检测结果、家人或朋友被诊断重大疾病，或重要他人死亡。社会工作者可以帮助家庭成员决定在什么情况下需要进行进一步家庭讨论，讨论应该包括哪些人，以及如何与儿童或青少年讨论遗传风险。

临床和研究意义

家庭系统 - 疾病（FSI）模型提供了一个评估和临床干预的框架，而时间阶段和疾病类型的结合则为慢性病的常规心理社会发展模型提供了一个类似人类发展模式的框架。时间阶段（危机、慢性、终末）可以被看作慢性病在自然进程中宽泛的发展时期。临床评估和干预大量关注发病、病程、结果、残障的特征和疾病的不确定程度。例如，急性发作的疾病要求家庭在适应、问题解决、角色分配和适当的凝聚力方面都具备较高水平。在这种情况下，协助家庭将灵活性最大化就能帮助他们更成功地适应。

这个框架同时有助于研究设计。疾病类型和时间阶段结合的框架能够协助研究者厘清社会心理变量对于一系列慢性病的相对重要性。疾病特定的"心理社会类型"可以大致地看成与疾病的发病、病程、结果、残障和不确定程度相一致。具体的病种变量可被用于分析和比较不同时间和条件下不同的个体和家庭的动力过程。时间阶段则能推动一种纵向研究的方法论。多次的观察可被嵌入到不同时间阶段的间隔中。

FSI 模型的是由家庭功能中与疾病类型或阶段最相关的组成部分指导的，因此能对目标的设定和治疗的计划产生影响。通过心理教育的方法，社会工作者可以与家庭一起绘制一份"心理社会地图"，共同设定具体的目标，将掌控感和符合现实的希望感最大化。这个过程为正在经历慢性病历程的家庭赋权。同时，这些知识能使家庭成员熟悉预警信号，以提醒他们在恰当的时间进行以目标为中心的短期治疗。这个框架对设定家庭的社会心理咨询或跟进也有帮助，咨询和跟进的设定可以吻合疾病进展、个体家庭成员或整个家庭的发展中的关键过渡点。由于家庭获取社会心理照护的资源是有限的，社会工作者可以在服务家庭的有限时间内为家庭提供教育，使他们了解在疾病进程的节点上会预计出现什么，以此将未来的痛苦感降到最低。

此模型也影响了全面评估的其他方面，包括一系列普适的或疾病特定的家庭动力过程。其中包含家庭的：疾病信念系统和意义创造的过程；与疾病和个体家庭成员发展相关的疾病发展阶段；家庭历代应对疾病、丧失和其他困境的历史；医疗相关的危机规划；承担居家医疗照护的能力；疾病相关的沟通、问题解决和角色功能；社会支持；社区资源的可及和使用。从更大的系统水平来看，此模型为临床工作者分析医疗保健机构、医学专业人士、患者和家庭成员之间的关系转变提供了视野。

心理教育家庭小组

以预防为主的家庭心理教育或支持小组越来越多地被作为低成本且有效的方法来处理家庭（Gonzalez & Steinglass, & Reiss, 2002；Steinglass, Ostroff, & Steinglass, 2011）对疾病的顾虑，也可被用于处理不同类型的状况（如疾病进展、威胁生命，复发等）。小组可以在 3 天内开展，也可以每周或每两周开展一次，进行 3～6 次。针对临床阶段特定疾病的、简短的心理教育单元使得家庭能够逐步了解在长期应对过程中需要掌握的部分。小组的模块可以根据特定的疾病阶段或者家庭所需的特定应对技能进行调节。这提供了一种低成本却有效的预防性服务，使不同家庭之间产生联结，降低家庭的孤立感，并且有助于辨识出高风险家庭。

以家庭系统为基础的心理教育框架中，这些小组将有着相似心理社会需求的家庭聚集在一起。心理教育家庭小组的目标是帮助家庭作为一个团队来一起应对慢性病，调动患者的自然支持网络。小组的关键在于，为疾病在家庭生活中找到一个存在的空间，同时将疾病限制在那个位置上。通过与医疗服务提供者进行合作以提供信息支持、建立社交网络，以及发展应对技巧，这个目标便可以达成。

这些小组强调从抗逆力的视角出发，关注家庭的优势，以及其积极应对技巧和问题解决技巧的发展。这一视角还能够使家庭尽可能少地以消极和病态的看法审视他们自己为疾病做出的调整。最后，小组干预顾及到所有家庭成员的需求，给每一位成员机会表达自己的想法，并与其他有类似家庭角色的组员之间形成一个跨越家庭的联盟。带领这类小组的社会工作者可以使用社交技巧和问题解决训练，在小组中练习这些技巧，并且鼓励家庭将他们自身使用这些技巧的经历带到小组中思考讨论。

家庭评估

随着慢性病被整合成为家庭系统的一部分,与时间维度和信念系统相关的"以疾病为导向"的家庭动力过程显著地影响了应对能力。

疾病的多代遗留问题、丧失和危机:构建家庭谱系

我们无法脱离一个家庭的历史去理解它当下的行为和对疾病的反应(Bowen,1993;McGoldrick,Carter,& Garcia Preto,2016;Walsh & McGoldrick,2013)。社会工作者可以通过询问历史来构建基本的家庭谱系,并且绘制出一条追溯关键事件和转折的时间轴(McGoldrick,Gerson,& Petry,2008;见本章附录)。这个过程帮助临床工作者全面地了解家庭作为系统的结构转换和对过往压力源(过往疾病)的应对策略。对历史的询问有助于解释和预测家庭现在进行应对、适应和意义创造的风格。多代际评估有助于梳理家庭的长处和弱点,还能够通过对过往未解决问题和家庭功能失调情况的了解来辨识出高风险家庭,有这样的情况的家庭需要心理健康服务来应对严重疾病带来的挑战。

以慢性病为导向绘制的心理家庭谱系注重现在和过去的几代人在疾病和预期外的危机前如何组织和适应。中心目标是让大家看到彼此之间一致的部分和"新学到的不同之处",而这两者可能是凝聚力、抗逆力和潜在冲突的来源。在这样的谱系中,应对困难的模式、重复的规律、关系的变化(例如,同盟、三角关系、中断),以及胜任感都能被注意到。这些模式可能被作为家庭的骄傲、(家庭)传奇故事、禁忌、灾难性的期待,以及信念系统,被一代代传递(Seaburn,Lorenz,& Kaplan,1992)。在一个案例中,一对夫妻中的丈夫被诊断为基底细胞癌,肿瘤医师做了乐观的预测。但是尽管有医生的预测,妻子还是相信她的丈夫会死于此种皮肤癌。这导致了夫妻间的争吵日益增加,最终使二人接受夫妻咨询。在最初的会面中,当被问及先前对待疾病和丧失的经历时,这位妻子透露她的父亲因恶性黑色素瘤的误诊而不幸去世。这位女士对癌症的敏感度(尤其是与皮肤相关的)和医疗专家会犯错误的可能性都充满了极度的恐惧。如果那位肿瘤医师在诊断时询问过她先前的经历,也许就会采取更早的介入。

询问其他的丧失(离婚、移民等)、危机(长期失业、强奸、自然灾难,如卡特里娜飓风)、延伸的逆境(如贫穷、种族歧视、战争、政治迫害)也是很有用的。当人们面对严重的健康问题时,这些经历会提供一些可转换的资源和有效的应对技能(Walsh,2016)。

临床工作者们常常希望知道应该询问多少有关家庭代际历史的有用信息,因为大多数医疗保健和精神健康的机构都存在明显的时间限制。是否需要收集某些信息和应该收集多少问题是两个不同的问题。在我的经验中,几乎在所有的情况下,对患有慢性病的患者进行基础的询问都是很重要的。至于需要收集多少信息,则取决于临床工作开展的环境和时间限制。

疾病类型和时间阶段

虽然一个家庭在面对任何疾病时会有一定的标准方式,但在他们成功适应不同"类型"的疾病时却会有风格上的关键不同。在社会工作评估中,很重要的一点是追溯以往家庭面对疾病时的胜任感、失败感,或无经验感。通过询问不同类型疾病的经历(如威胁生命的疾病和不威胁生命的疾病)可以发现,举例来说,一个家庭能成功应对没有生命威胁的疾病,但

面对癌症转移时却动摇、不安。这样的家庭可能做好了准备去应对不太过于严重的疾病，但在面对威胁生命的疾病时就会变得脆弱。一些家庭则对慢性病不熟悉。下文的个案咨询就凸显出家庭历史的收集对于发现家庭未经历过的领域尤为重要。

案例

在 Joe 被诊断为严重的哮喘 10 个月后，Joe、他的妻子 Ann，和他们 3 个处在青春期的孩子进行了一次家庭评估。Joe，44 岁，多年从事喷漆工工作。显然，暴露在新的化学制剂下引发了他的哮喘，导致了住院治疗和职业伤残。虽然病情有所改善，但他仍有一些持续的严重呼吸道症状。最初，他的医生预测病情会得到改善，但对于预期的病程长度却难以给出明确答案。持续的呼吸困难导致 Joe 发展出抑郁的症状、非典型的脾气爆发、酗酒、家庭冲突，最终进入酒精戒除机构。在他出院后转入精神科门诊治疗的最初评估中，社会工作者询问了家庭以往应对疾病的经历。这是这个核心家庭第一次碰上慢性病，他们的原生家庭在这方面的经验也有限。Ann 的父亲 7 年前死于心脏病发作。Joe 的兄弟则意外溺死。他们两个人都没有经历过持续进展的疾病。Joe 假定了改善意味着"治愈"。另外，Joe 曾有过酗酒的经历，这 20 年都处于缓解期内。疾病对于 Joe 和他的妻子都意味着死亡或是康复。医生或家庭系统都没有发现这个家庭在应对哮喘从急性到慢性的转换过程中所隐藏的风险，疾病的持续性问题需要在这个关键点得到处理。

追溯一个家庭应对疾病的危机期、慢性期和终末期的能力有助于凸显出家庭传承的优势，同时也能够暴露出随着适应疾病不同阶段而出现的混乱。例如，某人的父亲患有心脏病且因此有部分残障，当他的母亲出去工作，而父亲则承担更多家庭事务时，他见证了他的父母成功地调整传统的性别角色。这名男子现在自己也患有心脏病，他的原生家庭中关于性别角色的积极传承就使他能够较为灵活地应对自己的疾病。

另外一个家庭有一个成员得了慢性肾病，家庭能够很好地处理居家透析的操作。然而在终末阶段，他们因为情感表达上的局限性留下了无法处理的哀伤。追溯以往疾病不同阶段的经历有助于临床工作者了解家庭的优势和弱点，避免家庭在遇到困难的阶段时被贴上"功能不良"的标签。社会工作者需要具体地询问原生家庭中应对疾病和丧失的积极经验，这些经验都能被利用和放大，以帮助家庭成功适应现在的处境。

尽管许多面对慢性病的家庭有着健康的多代际家庭适应模式，但任何一个家庭在面对多发疾病或短时间内影响疾病适应的非疾病压力源时都可能步履蹒跚。对于进展性的、导致残障的，或者多个家庭成员同时得病的情况，扩大使用家庭之外的支持系统和资源是最有效的方法。

疾病、个人和家庭发展的交互作用

解决疾病对生命周期的影响，为构建重大疾病的规范框架提供了有力的途径。个人和家庭生命周期视角可以处理随着时间进程而生成的发展阶段，每个阶段则各具其可预见的挑战。由于家庭资源被直接用于疾病的管理和治疗，疾病的出现常常扰乱这些常规性的挑战。当我们将慢性病的展开过程放入发展性的背景中进行考虑，理解 3 种进化线程之间的互动就至关重要，它们分别是疾病、个人和家庭发展（Rolland，1994a，2016，2018）。

个人和家庭发展

我们理所应当地要考虑到个体与家庭发展之间的相互作用。一种慢性病对患者个人和各位家庭成员产生的影响是不同的。当然,这取决于很多因素,包括发病年龄、患者本人和每个家庭成员当时在家庭中的核心责任,以及家庭所处在的生命周期阶段。生命周期模型可以帮助我们前瞻性地思考家庭和个体成员在遇到重大健康问题时所面临压力的时机与本质。

鉴于生命进程中不断增长的多样化、个体和关系的流动性,当代的生命周期研究以及后现代语境避免构建一种单一的"健康"发展模型(Elder & Shanahan,2006;Walsh,2012)。然而,大多数人设想中的生命进程仍旧包含了彼此承诺的关系、生育和养育子女。大多数人根据这些希望和梦想而计划的生活有可能被重大疾病打乱或改变。生活结构对于个体和家庭发展来说都是很有用的概念,它指代的是个体或家庭生活在任何生命周期阶段中的核心元素(例如,工作、养育子女、照顾他人)。

疾病、个体和家庭的发展共有阶段的概念,但也有其自身面临的发展挑战。McGoldrick等(2016)将家庭生命周期分成 7 个阶段,人生中每发生一件标志性事件(如结婚、第一个孩子出生、孩子进入青春期、孩子离家、晚年生活、临终阶段),就预示着从一个阶段转入下一阶段。尽管并非所有人都经历同样的线性生命进程,每个阶段却都有其可预见的情感经历和生命挑战。家庭生命周期也可被看作是两个发展阶段间的徘徊振荡:一个是家庭需要更高程度的协作与一致关注,如早期育儿或照顾长辈;另一个是外部的家庭界线变得松动,通常更强调个人身份认同和自主性(Gombrinck-Graham,1985)。Levinson(1986)在他有关成人个体发展的著作中描绘了个体和家庭生活如何在生活结构转变期、建设期或者稳定期之间过渡。转变期是最脆弱敏感的时期,因为先前的个体、家庭以及疾病生活结构需要按照新的发展计划被重新评估,这些新的计划需要大的变化来推动,而非小的调整。建设期或稳定期的主要目标是形成一种生活结构,并且基于个体或家庭在先前的过渡期中做出的选择在该结构内进一步丰富生活。

总而言之,以下这些概念为我们提供了一个基础用来思考慢性病经历,以及疾病、个体发展和家庭发展三者如何相适应。这三种发展中的各个阶段呈现出各自的重点和挑战,而彼此间或多或少是保持同步的。

1. 在个人和家庭的发展中,转变期和稳定期都是交替出现的。
2. 在家庭生命周期内,养育子女的阶段对家庭内部团队合作的要求较高,而不需养育子女的阶段则对此要求较低。
3. 在慢性病的病程中,社会心理需求较高或较低的时期都会出现。

严重的健康问题趋于将个体和家庭的发展推向转变,并且要求更高的凝聚力和团队合作。就像新添家庭成员一样,疾病的发生启动了家庭内部与疾病互动的过程。症状、失能、因疾病而转换或者获得家庭角色、对未来的残障或死亡的恐惧,这些都将家庭成员聚集在一起。

对家庭紧密度的需求因疾病的不同种类和不同阶段而大不相同。疾病能在多少程度上将一个家庭紧密联系在一起是随着患者残障程度、疾病进展和死亡风险的递增而相应递增的。对比常规慢性病而言,进展性疾病本身需要更高的家庭紧密度。随着疾病的进展,新的需求的不断增加使得家庭的能量聚集于内,这通常会阻止家庭其他成员的个体发展。在经历起初的一段适应期后,病程稳定的疾病(不伴有严重残障),允许家庭重新回到原先的发展轨道上。复发性疾病家庭则交替地经历着家庭被疾病的需求时而向内聚集时而向外释放的过程。但是很多这类疾病"随时发作"的属性使得部分家庭即使在无临床症状期也将关注点聚焦于家庭内部，阻碍了各发展阶段间的自然流动。

在患有重大疾病的前提下，先前对于"家庭结构"的标准定义需要更大的灵活性。虽然代际间界线的模糊、成员间的彼此纠结一般被认为是家庭功能失调的标志。但是，疾病迫使年长一些的子女与青少年为了家庭生存的利益而扮演成人的角色，这应该与刻板的病态描述中所谓"家长化的孩子"（parentified children）加以区分。当某个家长在养育孩子的阶段罹患严重疾病时，这个家庭在集中精力养育孩子方面便不堪重负。这样的影响是双向的。当其中一位家长的能力因疾病而进一步受限时，新的负担又加在了家庭身上。在有两个家长的家庭中，健康的家长在照顾伴侣的同时必须兼顾抚育子女的要求（Rolland，1994b，2018）。为了帮助承担照顾角色的家长同时满足双方面的要求，年长一些的子女或祖辈可能需要承担起家长的责任。如果这种家庭的结构性重整是灵活的、在成员间达成一致的，而且对不同年龄阶段个体的发展需求（与提供照顾的需求相冲突）保持敏感，那么这种调整是恰当可行的。但是，家庭和文化的规定通常会使孩子，尤其是女孩，在适合的年龄之前就扮演起需要对家庭高度负责的角色。社会工作者们能够帮助家庭建立起合理的文化结构，通过指明家庭的期望值、帮助家庭向每个成员分配任务，从而避免使某一位家庭成员负担过重。社会工作者们还可以帮助家庭动员邻居、社区成员和宗教团体等，在面临挑战的时刻帮助家庭。

在临床评估中，基本的问题包括：在生命周期中的某个特定时刻，该境遇中的实际需求和情感需求、家庭生活结构和个人生活结构，以及各种发展性的挑战之间如何得以平衡？随着慢性病的演变，家庭和每个成员的发展变化，这种平衡又该如何变化？

从系统的观点看，在进行疾病诊断时，了解家庭所处的生命周期阶段和所有家庭成员（不仅是患者本人）的个人发展状况是十分重要的。家庭中一位成员的慢性病可能对另一位成员的发展目标产生深远的影响。例如，婴儿的残障会使得父母原先关于成功养育孩子的观念发生改变；又如，如果年轻的夫妻中有一方患有可能致死的疾病，那么健康的另一方成为父母的准备程度也会受到干扰。家庭成员们对慢性病的适应度是有所不同的，这与他正处于何种发展阶段和在家庭中所扮演的角色息息相关。当家庭成员们的发展过程步调和谐，在促进灵活性和替代性手段以满足发展需求的同时，他们可以成功地实现长期适应。

从纵向发展的角度来看，临床工作者与未来的发展转变要保持一致，尤其是当疾病、个人和家庭的发展发生重合时。在重大转变期，提供以预防为目标的家庭咨询是非常重要的，正如下面的例子所示。

在一个第二代移民的拉美裔家庭中，身为工人和家庭重要经济来源的父亲经历了一次轻度心脏病发作。父亲的康复过程顺利，他适当地调整了生活方式，并且回到工作岗位上。大儿子15岁，似乎并未受到此次事件的影响。两年以后，他的父亲经历了第二次心脏病发作，同时也是更加危险的一次，这次发作使他落下残疾。他的儿子，现在17岁，一直梦想离家念大学。家中经济困难的景象和"有一个男人在家"的需求为儿子和家庭带来了极其困难的两难选择，导致儿子的学业成绩直线下滑并且酗酒。除此之外，这对夫妻正在努力工作，想要搬出目前的政府廉价住房，为了让他们的孩子获得好的教育，拥有更好的未来。

在这个案例中，不同的发展主题之间存在着重要的冲突，即子女离开家庭的需求和持续的、威胁生命的心脏病为家庭所带来的长期需求相冲突。更进一步说，对于丧失的恐惧，不仅来自心脏病的复发，还来自复发的时间与大儿子的重要生命转折期发生了重合。儿子也许会担心如果他离开了家，他有可能再也见不到父亲了。这个案例说明，同一时期发生的转变期可能会引起潜在的冲突：①疾病向加重失能、进展性、威胁生命的方向发展；②青春期的儿子向成年早期的转变，伴随着独立性提升、离开家庭，以及在教育方面的追求；③家庭从"与青少年共同生活"到"让年轻的成年人取得独立"的阶段发展。在最初的诊断阶段，询问在未来 3 ～ 5 年之间可能会发生的主要转折，以及心脏病的具体类型和相关的不确定性，可以协助家庭防范未来的危机。这个案例也说明了疾病类型的重要性。如果疾病可以缓解、对生命的威胁较少或者引起较低程度的残障（与进展性疾病相对），这位年轻人向成年迈进的过程就会受到较少的影响。

在成年晚期，应对慢性病和死亡被认为是意料之中的正常挑战，但当这些情况较早出现的时候，便不符合正常生命阶段的规律，而且会对打乱发展进程。比如，慢性病在抚养孩子的阶段出现是最具有挑战性的，因为疾病会影响家庭的经济状况和抚养孩子的任务。疾病真正的影响取决于疾病的"类型"和疾病发生前家庭角色的分配。如果一个家庭对于谁是经济支柱，谁来负责养育孩子的性别角色分工的认识比较灵活，这个家庭便更容易做出调整与适应。

当慢性病出现时，家庭的首要责任是回应疾病本身的发展要求，同时持续保护家庭成员自身的发展和家庭作为一个系统的发展。谁的生活计划可能会被取消、延迟、改变或搁置，有哪些未来的发展性议题需要被处理，了解这些问题是十分重要的。这样，临床工作者就可以预测生命周期的重要节点。通过帮助，家庭成员可以制定更健康平衡的生活计划，以消除愧疚、责任过重和绝望感，并为家庭找到外在的资源来提升自由度，使家庭成员能够在追求个人发展目标的同时为生病的成员提供所需要的照顾。

健康或疾病信念系统

当疾病侵袭时，家庭需要努力为疾病经历创造意义，以提升掌控感和胜任感（Kleinman，1988；Rolland，1994a，2018；Wright & Bell，2019）。我们对自己的身体有着根本的信任，相信自己并不脆弱，而严重疾病则背叛了这样的信念，这便使得为疾病创造出一个赋权的叙述成为了一个异常困难的挑战。家庭健康信念帮助我们与死亡的恐惧和否认死亡的困境作斗争。这些信念就像一张认知地图，指引我们的决定和行动，使家庭用一种新的方式和谐地处理尚不明朗的处境，使过去、现在和未来被联结在一起（Antonovsky，1998；Hansson & Cederblad，2004；Reiss，1981）。带着好奇心询问家庭的信念，可能是家庭和健康专家之间合作最有力的基石（Rolland，2018；Wright & Bell，2009）。越来越多的研究证明，比起疾病客观存在的特征，家庭成员因疾病（如癌症）产生的痛苦与他们感知的风险或者疾病严重性有着更高程度的关联（Franks & Roesch，2006；Hurley，Miller，Rubin，& Weinberg，2006；Thompson & Kyle，2000）。

作为早期咨询的一部分，特别是在最初的危机阶段，询问那些塑造了家庭的意义创造、目标和应对策略的关键信念是至关重要的。这样的询问包括追溯：①对于常规的疾病体验、身心关系（mind-body relationship）、控制、掌握的信念；②关于什么导致了疾病，以及什么会影响它的进程和结果的设想；③家庭、民族团体、宗教或更广范围的文化赋予症状（例如，慢性疼痛）、疾病类型（例如，危害生命的），或者特定疾病（例如，HIV/AIDS）的意义（Sontag，2001）；④关于所期待的性别角色和性别行为的信念；⑤当健康信念受到限制或需要转变时，疾病、个人和家庭发展的预期节点。一名临床工作者应该评估家庭成员和家庭的各个子系统（例如，夫妻、亲子、延伸家庭）之间的健康信念是否一致，以及家庭、医疗保健系统和更广阔的文化所持有的健康信念是否一致。

常规的疾病体验

家庭对于"常规"的疾病体验具有何种信念会对慢性病的适应产生深远的影响。如果家庭的价值观能够在"问题"存在时避免自我贬低，便具备了明显的优势，让个体可以向外在资源求助，而同时在慢性病面前保持积极的自我认同。如果家庭把寻求帮助看作软弱和羞耻的，便降低了家庭的抗逆力，使痛苦增长。根本上，慢性病带来的困难是预期之内的，使用专业协助和外在资源通常是需要的。

有两个非常好的问题被用来引出家庭对此的信念，一个是"你认为其他的家庭在遇到类似情况时通常会怎么解决"，另一个问题是"你认为处理现在处境的最佳方式是什么"。一个追求高成就或完美主义的家庭更倾向于在疾病中设定无法达到的高标准。尤其当疾病过早地出现在生命周期中时，家庭会因为社会对于同龄人或年轻夫妻的发展里程碑具有常规期待而承受额外的压力。达成生命目标可能比预期花费的时间更长，也许目标本身需要被调整。保持希望，尤其是在长期的逆境中保持希望，需要家庭对于什么是"常规"和"健康"具有灵活的信念。

身心互动正常化

通过神经科学的发展，传统概念上的身心交互影响显得过时。精神健康的理论和研究是基于病理学的，倾向于强调可能对身体产生负面影响的性格特质和情绪状态。强调身心的相互联系，学界对于理解积极心态在疾病应对和疗愈上的重要性已经有了重大进展（Bolier et al.，2013；Carr，2013）。人们发现一些做法（例如正念冥想、瑜伽、引导想象和一系列的灵性资源）对于疾病的应对和适应，甚至在某些情况下对于疾病的病程都产生了显著的影响。我们需要意识到自身价值观带来的偏见，这样的偏见往往是在专业培训中培养出来的，侧重于病理、疾病或功能障碍。社会工作者必须特别注意，家庭作为一种强大的治疗力量，也许对各种积极的可能性更加熟悉和开放。

家庭如何看待生理-心理-灵性的互相影响和人体生理？这可能包含了有关情绪状态重要性的信念，或者维持身体健康、促进或干扰生理康复有关的灵性信念（Wright，2017）。这也可能包含了意志力——或者一种更高的力量——在疾病的控制和治愈中所扮演的角色。

几乎所有的疾病都受到心理、人际关系和生活环境因素负面或正面的影响。这是一个好消息。当我们将身心关系正常化时，专业人士就可以强化家庭成功的应对方法和疾病适应，而不是以传统的、负面的方式来看待身心关系，将身体问题归咎于个人或家庭。这促进了一种积极的态度来看待社会心理因素在疾病病程和患者生活质量中扮演的角色，而非带有责怪。家庭可以把身心关系当作带来改变的机会，减轻压力，并且增强控制感，而不是把它当作一种可耻的责任。

人类学家发现，人们在看待家庭、社区、上帝或自然作为治愈力量的角色时具有极大的多样性。这样的信念通常以仪式的形式被表现出来（Imber-Black，Roberts，& Whiting，2003）。例如，在我们的社会中，一个家庭的宗教团体会经常组织祷告仪式来帮助某位生病的成员康复。社会工作者可以询问灵性在家庭生活中扮演的角色（Walsh，2010）。关于疗愈和仪式的想法是对这些信念的重要表达。某些时候，对于家庭而言重要的疗愈仪式可能与医院的规定相冲突，导致家庭在权力冲突中被边缘化，并且会损害家庭与医疗团队之间的有效合作关系。

家庭对于疾病的控制感

了解家庭在平时和在疾病的情况下如何定义和看待"掌控"是非常重要的（Thompson & Kyle，2000）。当"掌控"被看作对负面力量的控制时，疾病便会被视为对我们身体的冲击。美国主流的社会思潮和西方的医学训练强调提升对于疾病的控制感。有一种更为灵活的观点，将控制感看作是做可以做的事。

早期的研究将控制感和健康心理控制源（health locus of control）的概念相联系（Lefcourt，1982），这个概念是指，相信个体对疾病的过程和结果能够产生影响。辨别一个家庭的信念是强调内在控制，还是相信其他"力量"或运气，是很有用的。

相信内在控制取向的个体相信他们可以影响某种情况的结果。对于疾病，这样的家庭相信他们可以直接控制疾病并且有力量从疾病中恢复（Wallston，2004）。那些相信外部因素主导的家庭则将个人的控制力或者作用最小化，他们相信其他的因素（例如医生、有能力的家庭成员、上帝、复仇的人或灵魂，或社会力量）对他们的身体和病程有着主要的影响。那些以好运或厄运来看待疾病的家庭则消极地接受发生在他们身上的事。

关于掌控的家庭观念会对治疗依从性和家庭参与某一成员的治疗和治愈过程产生重大影响。当家庭将疾病的过程或结果看作纯粹由概率导致的事件或是超出了他们的控制，他们就倾向于与健康专业人士建立起边缘化的关系，因为在他们的信念系统中，他们自己或专家对于疾病过程的影响都被最小化了。当贫穷的少数人群家庭没有受到足够的照护，或者无法获得照护时，就会催生一种宿命论的态度，而且会缺乏与医护团队的联结，因为他们不信任医护团队能够提供帮助。任何治疗关系都取决于有关治疗的共同信念系统，所以，在患者、家庭成员和医疗团队之间彼此相互适应，找到一种一致且可行的基本信念是有必要的。如果家庭感到被医疗人员误解，他们就会经常对这种基本价值层面的联结缺失做出反应。他们正常的参与需求经常被具有单方面控制需求的专业人士忽视或抢占（Rolland，2018）。

这三种有关控制感的取向可以被看作是家庭的倾向，而不是固定和绝对的。当一个家庭面对生理疾病时，他们可能怀有不同的信念，与生活中面临其他挑战时的信念并不相同。同样的，取决于疾病、疾病阶段和围绕其产生的各种问题，家庭也会在这些取向之间选取不同的平衡点。因此，评估以下 3 方面是非常有价值的：①家庭的核心价值观；②关于控制严重疾病的信念；③具体的疾病。比如，暂且不论某位患者疾病实际的严重程度和预后的情况，在一些人看来，根据医学的数据、文化迷思或者家族史，癌症可能等同于死亡或是无法控制。另一种情况是，家庭拥有一些充满力量的故事，虽然他们有朋友或亲属得了癌症，生命周期缩短，但在家庭成员的帮助下却能够把生活重心放在有意义和事情和目标上，过着"完满"的生活。医务工作者可以突出这些积极的叙事，从而帮助家庭对抗某些文化信念，避免将"成功"狭窄地定义为生理方面的掌控。

家庭同时具有"掌控"的信念以及向患者提供技术性照顾的需求，两者间的配合度会根据疾病的发展阶段而呈现出不同。在一些情况下（例如，卒中），危机阶段医学干预的延迟超出了家庭能够直接掌控的范围。这对于那些喜欢自己处理问题而不需要外界控制和"干涉"的家庭来说，无疑会使他们倍感压力。当患者回到家中时，也许家人的工作量会增加，但家庭成员却可以更加充分地行使他们的能力和领导。相比之下，如果家庭更偏向于被专业人士的外在控制所引导，当患者回到家中时，家庭则会预期到更多困难。识别这种关于控制的信念差异能够有效地帮助服务提供者制定社会心理治疗计划，以满足每个家庭的需求，肯定他们的核心价值，而不是对此无视。

社会工作者应该避免用非此即彼的方式来思考"希望、乐观主义"与"直面现实、接受痛苦"这两类价值取向。通常这两者都是被需要的，随着病程的发展，人们期待和接纳的事物也可能发生改变。适当地将问题最小化，或是选择性地关注积极的事物，并在令人畏惧的情况中找到轻松时刻，这些能力与那些对有效的健康行为造成干扰的"否认"有概念上的区别。很高的期望和问题最小化可能会减少家庭在危机阶段有关潜在丧失的恐惧，尤其是不确定的时期很长时，例如患者在因为可能致死的癌症接受治疗。这使得家庭成员能够适应与困难的疾病共存，包括提供长期的家庭照顾，例如在患者有严重的头部损伤或帕金森病的情况中。这也帮助家庭在学习如何应对持续的病情时度过不可避免的试错期。有经验的社会工作者必须同时支持患者有较高的期望以及世纪的治疗需求来控制疾病和新的并发症。通常当预防性措施或者医疗能够对疾病结果产生影响，或疾病进入终末期时，家庭有更强的动机直面他们的"否认"。

关于病因的家庭观念

当一个重大的健康问题出现的时候，人们自然会思考，"为什么是我（我们）"和"为什么是现在"（Franks & Roesch，2006；Roesch & Weiner，2001）。我们几乎总是会构建一种解释或者故事来整理自己的经历。由于当前医学知识的局限性，以及巨大不确定性集中在无数相对重要的因素上，个人和家庭对疾病做出多种归因。关于疾病原因的家庭信念和什么因素影响疾病结果的家庭信念应当被分别评估。厘清每个家庭成员的观点是很重要的。家庭的回应反映了他们的医学信息来源、核心信念以及过往的疾病相关经历。

关于病因的信念可能包括：生物学的（如病毒）、对于先前犯错的惩罚（如外遇、祖先的犯罪），对一个特定家庭成员的责难（"你喝酒让我生病"）、一种不公平感（"为什么我要被惩罚，我一直是个好人"）、遗传性的（如家族中的一系有癌症史）、患者的疏忽大意（如粗心驾驶）或者家长的疏忽（如婴儿猝死综合征）、宗教信仰（如上帝惩罚罪恶的生活）或者纯粹是厄运导致。询问家庭基于文化的信念或综合征是有价值的。哪些信念是指向外在因素、超出患者控制的（如缺少足够的医疗保健服务、污染），而哪些信念是责怪个别成员或者整个家庭的，区分这两者十分有用。

理想的家庭叙事会对科学知识的局限给予尊重，对基本的能力给予肯定，并且提倡灵活使用多种生物学和社会心理方面的治疗策略。相比之下，发现那些引起责难、羞耻或是罪疚感的因果归因是尤其重要的，它们可能导致家庭在应对和适应方面的脱轨。在这样的案例中，通常需要转介家庭接受更加密集的家庭治疗。当患者患有威胁生命的疾病时，如果患者后来死亡，被责怪的家庭成员会被认为对患者的死亡负有责任。此时，治疗决策的过程就变得令人困惑且充满了紧张。一位丈夫相信他的饮酒导致了妻子的冠心病并最终死亡，这种深重的罪恶感可能增加他自我毁灭式的酗酒。一位母亲暗自为女儿的白血病责怪自己，父亲则认为进一步治疗只会让孩子在疾病终末期增加痛苦，母亲相比父亲，可能更难停止成功率很低的试验性治疗（框 15.1）。

框 15.1　关于疾病原因的家庭信念

　　Lucy 和 Tom G 是一对年轻的夫妻，有一个 5 岁的女儿 Susan，身患终末期白血病。儿童肿瘤科医生让父母在两个方案中做出选择，一个是成功率比较低的试验性治疗，另一个选择是停止治疗。Tom 的立场是："我们停止吧，这已经够了。" Lucy 相反地认为："我们一定要继续，我们不能让她死。"因为这对夫妻不能达成共识，医生也陷入僵局。他请社会工作者为这对夫妻做咨询。

　　当咨询者询问："你们各自如何解释或理解女儿是怎么得白血病的？"关键的故事就出现了。Tom 认为得病是一种厄运，Lucy 则持不同的信念。在 Lucy 怀着 Susan 的时候，Lucy 的父亲经历了一次心脏病发作，并在第二次发作的几个月后便去世了。Lucy 当时承受了巨大的压力和哀痛，她认为这可能对 Susan 胎儿时期的发育有害。当 Susan 顺产出生后，Lucy 还是沉浸在失去父亲的痛苦中，她觉得这影响了她和 Susan 之间亲密关系的质量，导致了 Susan 在婴儿时期就有潜藏的抑郁。不仅如此，Lucy 还阅读了一些研究，了解到抑郁会降低免疫系统的效率，影响正常监管和清理癌细胞的能力。她认为这些因素的结合导致了她的孩子罹患癌症，如果她是一个更有能力的母亲，这永远都不会发生在她孩子身上。Lucy 说她从来没把这些事情告诉任何人（包括她的丈夫），因为没人问起过，她也觉得很羞愧。她希望孩子能痊愈，那么所有的问题都解决了。她不能接受停止治疗，因为对她来说，Susan 如果死了便是她的过错。

信念系统的适应性

　　因为不同疾病对于心理社会因素的反应差异很大，因此家庭和医疗服务提供者都需要区别以下 3 种信念：他们整体参与长期疾病管理（或对此起到积极作用）的信念，他们对于控制疾病生物学进程和结果的信念，以及他们能够多大程度上灵活运用这些信念。家庭在疾病中胜任或者掌控的经验取决于对这些信念区别的把握。理想的家庭叙事会对科学知识的局限给予尊重、对基本的能力给予肯定，并且提倡灵活使用多种生物学和社会心理方面的治疗策略。

　　一个家庭对于他们参与整个疾病的过程的信念可能被认为与疾病是否稳定，是否在发展，是否进入疾病终末期无关。有时候，家庭的掌控感和控制疾病发展过程的尝试恰好保持一致，例如为了维持成员在癌症缓解期的健康，家庭改变自身的习惯。这可能包括在家庭角色、沟通方式、饮食、锻炼以及平衡工作和娱乐方面做出改变。理想的情况是，当患病的家庭成员无法缓解，家庭也陪伴成员进入了疾病终末期，家庭在此时参与表达的是另一种"掌控"：不再是影响疾病结局，而是转变为缓解痛苦并且支持舒缓疗护，成功地"放下"（Lynn，Schuster，Wilkinson，& Simon，2008）。

　　具有灵活信念系统的家庭更有可能平静面对所爱之人的死亡，而不是一种深重的失败感。一个患者长期的、使之衰弱的疾病可能带给他人极大的负担，患者的死亡可能给家庭成员带来悲伤的同时也带来轻松。因对于死亡感到轻松不符合社会传统价值，这会引发极大的罪恶感，往往通过抑郁或者家庭冲突表现出来。医务工作者需要帮助家庭成员接纳这种关于死亡的矛盾感受其实是自然的。

　　家庭内部的灵活和医疗健康系统的灵活对优化家庭功能是十分关键的。与其死板地将掌控与生物学上的结果（生存或康复）联系起来，家庭可以以一种更加"整全"的方式定义掌控。在整个过程中的参与可以是定义成功的主要标准。社会 - 心理 - 灵性的疗愈可能对病程和结果产生影响，但是正面的疾病结局并非是家庭感到成功的必要条件。在这一关于掌控的灵活观点下，家庭内部、家庭和医疗团队之间的良好关系可以成为定义成功的核心标准。医疗人员的价值是从技术和照护的角度来看，而不仅仅是从生物学过程来看。

社会工作者需要注意，那些对个人责任和控制具有坚固信念的家庭可能在疾病早期维持良好的功能，但如果病情加重到超出控制的程度家庭则会变得脆弱。那种"我们了解风险，但我们要做到最好去打败疾病"的态度会培养出抗逆力，然而"我们必须打败疾病，不然我们就失败了"的心态则增强了挫败的感觉。如果残障或者死亡被等同于意志力、努力或能力方面的失败，患者和家庭的幸福感就会受到深重的负面影响。

民族 - 文化和灵性信念

民族 - 文化信念、灵性信念和主流社会规范会强烈地影响家庭的价值观、对于健康和死亡的考虑，以及他们获得疗愈的途径（Falicov，2013；Kirmayer，Guzder，& Rousseau，2015；Rolland，2006b；Walsh，2010）。健康信念的民族差异通常在重大健康危机时显现出来。健康医疗人员需要留意社区中的民族、种族，和宗教团体具有多样的信念系统，以及他们不同行为方式的表达。留意家庭内部的多样性（例如，父母双方在处理儿子的糖尿病问题时体现出德国和墨西哥的文化差异）也是很重要的。文化规范和宗教期待在许多方面都有不同，如患者应该扮演什么适当的角色，关于病情和预后的沟通有哪些种类、应如何进行，谁应该被包括在照顾系统里（例如，延伸家庭、朋友、专业人士），基于性别对照顾角色和主要照顾者的期待（几乎总是妻子、母亲、女儿或儿媳），什么治疗的方式会有帮助（西方医学专家、信仰相关的疗愈师、东方或当地传统的信念和疗愈仪式），在不同疾病时期被看作是正常的仪式（例如，医院病床旁守夜、疗愈的仪式、最后的礼拜和葬礼仪式）。这方面的留意对于一些在主流美国白种人社会中受到歧视或边缘化的少数族裔而言尤为重要。疾病提供了一种机会来鼓励角色的灵活化，从以往将一位女性家庭成员定义为照顾者转变为建立一支协作性的照顾团队，其中包括男性、女性、兄弟姐妹和成年的子女。

临床医生应该注意他们自己和患者及其家庭之间的宗教或灵性差异，打造一个合作的联盟共同对抗长期疾病。忽视这些问题可能导致家庭对医疗服务提供者或是社区资源产生疏远，这样的疏远正是依从性问题和治疗失败的主要原因。接受患者对其自身身体的决定保有最终的责任，这要求社会工作者坚定地维护社会工作"案主自决"的核心原则。

医疗服务提供者、卫生系统和家庭信念的契合

医务工作者不应假设所有的家庭成员都拥有同一套信念系统，并且行动一致。思考家庭成员之间的不同信念如何与医务工作者及医疗系统的信念交互影响是很有价值的。家庭成员多大程度上将家庭系统视为一个疗愈的单元，要求意见统一或还是欢迎不同的意见？家庭成员多大程度上觉得他们需要与主导的文化或社会传统，或是家庭传统上保持一致？家庭的价值观受到文化规范和多代际的家族信念的强烈影响，然而鉴于当代家庭生活的多样性和快速改变的社会，家庭需要尊重家庭成员之间不同的观念，尤其是在不同代际之间。

当家庭信念可以在一致性的需求和多样性及创新性之间找到平衡时，就能将灵活的选择

最大化。"我们可以有不同的观念"的基本原则欢迎多样性的存在。当疾病带来持久且不断变化的挑战时，就需要家庭使用创新的方法来解决问题。当家庭内部的一致成为一种规则，个人的差异会被视为不忠诚的表现，社会工作者就需要关注整个家庭。社会工作者可以用与家庭文化相协调的方式帮助家庭协商他们之间的不同，支持每个家庭成员不同的需求和目标。

　　同样的问题也适用于家庭、社会工作者和医疗团队之间的相互适应。他们如何看待自己和家庭影响疾病过程和结果的能力？医疗团队如何看待他们参与治疗过程和家庭参与之间的平衡？如果这些角色对于掌控的信念存在本质的不同，如何解决这些差异？这些问题会帮助社会工作者使用不同的干预类型来帮助家庭面对慢性和终末期疾病。

　　在任何重大的生命周期或疾病进程的转换中，信念和态度不一致的爆发都是常见的。例如，在严重残障或终末期疾病的情形下，一位家庭成员可能想要患者回到家中，然而另一位成员更希望患者长期住院或转到长期照护的机构。因为照顾患者的主要任务通常被分配给妻子／母亲，她便是最有可能承担主要责任的人。如果家庭可以预期基于性别的照顾信念和照顾临终家庭成员的潜在沉重责任间可能发生冲突，并且灵活地调整家庭的规则，就可以避免照顾者负担过重，产生怨恨并且损害家庭关系。

　　疾病慢性阶段和终末阶段的模糊边界使专业人士和患者及家庭在信念上产生冲突的可能性更加凸显。医疗团队避免患者死亡的不懈努力可能传达出令人困惑的信息。家庭也许不知道如何终止这些医疗上的努力，他们以为这些努力会带来希望，但事实是希望并不存在。医疗团队可能感到被某种医疗技术所束缚，这要求他们穷尽所有的可能性试图拯救患者而不顾成功的概率。医疗团队和机构可能迎合主流的社会期待而否认死亡是一个自然的过程——它的发生超越了技术控制的范围。无止境的治疗可能代表医疗团队无法将"控制疾病"的普遍价值观与他们自己参与（与治愈不同）患者照护的信念进行区分，后者的信念中包括患者生理 - 心理 - 社会 - 灵性的福祉。

　　临床医生需要尤其关注家庭成员因对重要的医疗决策存在分歧而产生的情绪激动的状况。例如，如果一个家庭在决定是否需要将日渐衰老的父母送进护理院时产生分歧，医务人员或服务提供方可以就同一个问题发表意见，而与不同家庭成员形成观点上的同盟（有时会造成家庭功能失调）。相反，如果家庭被给予不一致的专业意见，则可能导致家庭内部的分歧，这样的分歧实际映射出医务人员内部存在未解决的问题。

实施家庭研究所面临的困难

　　目前，很多机构都为面临疾病的家庭提供干预，包括医院、社区健康和精神卫生诊所、安宁疗护机构和福利机构（Shields et al.，2012）。对社会工作者来说重要的是将干预技术的发展建立在现有最好的研究信息上。家庭干预研究最主要的挑战是需要继续发展研究方法和计划，以阐释家庭系统进程与健康状态、照顾结果和医疗花费之间的关系（Carr & Springer，2010；Law，Crane，& Berge，2003；Weihs et al.，2002）。

　　尽管循证知识已经有了进展，然而要进行系统和严谨的干预研究面临显著的挑战（Kazak，2002）。通常，实施家庭为中心的生理 - 心理 - 社会研究在那些主要关注患者的治疗和管理的医疗健康场所（如医院）更为困难。尽管社会心理方面的照护可以帮助改善家庭功能，这些并不是医疗机构或者健康保险公司所设定的目标，他们的目标在于在生物医学层面治愈疾病并且控制费用。基于家庭的干预，例如多个家庭组成的讨论小组和合作式家庭导向的基础和高级照护（McDaniel et al., 2005；Weihs et al., 2002）被证明在医疗健康机构中具有以下几方面的效果：①促进患者和家庭的应对和适应；②为所有家庭成员减轻医学和精神上的不健康；③控制总体医疗花费；④促进家庭和医疗团队之间的合作以增强治疗依从性。随着整合合作式的医疗照护出现，将有更多的机会去证明以家庭为中心的生理-心理-社会照护在初级和专科的医疗场所都是有价值的。

社会工作者必须努力运用循证为本的实践在医院和其他医疗机构中保持清晰和整合的角色地位。通过说明家庭干预如何促进疾病管理、减轻医疗团队的负担，以及使治疗性价比变高，社会工作者可以加入其他医疗专业人员，共同倡导将此种干预方法纳入合作模式的医疗照护，并成为标准化操作之一。通过开展扎实的干预研究，以合作的方式来拉近方法论和实践之间的距离，社会工作者可以为自己在医疗场所中开辟出独特的天地。

总结

面对慢性病或残障的风险和负担，最具抗逆力的家庭能够利用这一经验提高生活质量。家庭可以在接受限制和促进自主之间实现健康的平衡。对于有长期风险的情况，家庭可以通过提高以下能力来保持面对不确定性时的掌控力：承认丧失的可能性，保持希望，在家庭和每个成员的生命周期规划中建立灵活度以维护和调整主要目标，并有助于避免不确定因素造成的影响。

严重的疾病（例如癌症）或与死亡擦肩而过提供了一个机会使人直面对于丧失的极大恐惧。这可以使家庭成员对生活产生更好的理解和视角，从而带来更清晰的优先次序和更亲密的关系。把握机会可以代替等待"适当时刻"的拖延做法，或消极等待糟糕的时刻来临。通过凸显生命的脆弱和珍贵，重大疾病为家庭提供了机会去解决尚未解决的问题，并建立更即时、关爱的关系。对于更严重阶段的疾病，医务人员可以帮助家庭强调生活的质量，确定可以更快达成并且丰富日常生活的目标。

随着遗传学新时代的到来，家庭和医务人员都面临着临床和伦理上前所未有的复杂挑战（Miller et al., 2006）。家庭将越来越能够选择是否了解关于他们未来健康风险和命运的遗传学知识。一些关键的问题包括：哪些家庭和个人将从基因筛查及其对健康风险和命运的了解中获益？我们如何最好地帮助家庭成员决定是否进行预测性测试？这些决定与哪些家庭成员相关？是配偶还是伴侣？还是延伸家庭？我们的社会对于"完美健康的身体"的执着与科技和优生学完美融合，会迫使那些有残障、疾病或遗传风险的家庭进一步隐藏他们的痛苦，以证明他们生命的价值并避免更多的污名化（Rolland, 1997, 1999）。

医务工作者也需要考虑他们自己对于疾病和丧失的经验和感受（McDaniel, Hepworth &Doherty, 1997；Rolland, 2018）。认识我们自己多代际和家庭历史中疾病和丧失的历史、我们的健康信念，以及我们目前的发展阶段，都将会加强我们与面临严重疾病的家庭开展有效合作的能力。

在疾病的压力和不确定性面前好好地生活可能是一个巨大的挑战。家庭系统-疾病（FSI）模型为应对这样的挑战提供了一种方法，使不可避免的压力变得更容易管理。在一个多代际、发展的和有关信念的系统中，长期关注各种疾病带来的不同社会心理需求可以提供一个基于优势的框架———一种共同语言，为面临疾病、残障和丧失的家庭推动合作和创新的问题解决方式并提升生活质量。

附录 15.A：构建家庭图谱

　　家庭图谱提供了一个关于几代人的家庭构成和模式的图表呈现，使社会工作者快速了解家庭在目前健康状况下的优势和弱点，将当前的问题放在多代的家庭模式背景中看待。澄清复杂的家庭模式可以用来产生对于当前问题如何演变至此的假设，并且发展出相应的干预策略。家庭图谱提供了一种有用的临床工具，将某些家庭的挑战视为通过几代人发展出来、涉及复杂家庭背景的问题，从而最大限度地减少指责，并且帮助家庭在继续前进时重新找回掌控感。社会工作者可以在他们的实践中使用家庭图谱来引出关键的家庭叙事，突出重要的家庭和社区成员、疾病和应对的模式，以及关系链。McGoldrick 等（2008）提供了一个标准化的公式来构建家庭图谱：①描绘家庭结构；②记录关于家庭的信息；③描述家庭关系。基本的家庭结构图是以图像的呈现方式来描述核心家庭和延伸家庭的成员以及重要的非家庭成员或机构，通常涵盖三代人。通过添加人口学信息、成员功能和关键事件，这种结构化图谱内容可以更加充实。关键的人口学信息包括年龄、出生和死亡的日期、职业、教育程度、民族背景、宗教和参与照护的主要家庭成员的地理位置。

　　通常家庭认为分享家庭历史的过程是一种传递重要家庭价值观的有用方式，相比讨论情感上沉重的问题，有时这是较为简单的第一步。家庭通常会乐于绘制家庭图谱（有些人甚至会索要一份拷贝带回家）而且急于开始，社会工作者可以从中获得有关家庭在合作方面的兴趣和能力的线索。

　　社会工作者可以根据他们的工作场所和家庭呈现的问题有创意地使用家庭图谱。比如，在医疗健康场所，家庭图谱可以被用来追溯过往的家庭患病经历和反应模式，以突出家庭在面对当前诊断时的特殊优势和挑战。家庭图谱提供了一个多功能且简洁的临床总结，可用于帮助其他咨询者和医疗团队成员快速熟悉家庭的情况，提升照护的连续性和全面性。

参考文献

Antonovsky, A. (1998). The sense of coherence: An historical and future perspective. In H. I. McCubbin, E. A. Thompson, A. I. Thompson, & J. E. Fromer (Eds.), *Stress, coping, and health in families: Sense of coherence and resiliency* (, pp. 3–20). Thousand Oaks, CA: Sage.

Bolier, L., Haverman, M., Westerhof, G. J., Riper, H., Smit, F., & Bohlmeijer, E. (2013). Positive psychology interventions: A meta-analysis of randomized controlled studies. *BMC Public Health*, *13*(119). https://doi.org/10.1186/1471-2458-13-119

Boss, P. (1999). *Ambiguous loss: Learning to live with unresolved grief*. Boston, MA: Harvard University Press.

Bowen, M. (1993). *Family therapy in clinical practice* (Reprint). New York, NY: Jason Aronson.

Campbell, T. L. (2003). The effectiveness of family interventions for physical disorders. *Journal of Marital and Family Therapy*, *29*(2), 263–281. https://doi.org/10.1111/j.1752-0606.2003.tb01204.x

Carr, A. (2013). *Positive psychology: The science of happiness and human strengths* (2nd ed.). New York, NY: Routledge.

Carr, D., & Springer, K. W. (2010). Advances in families and health research in the 21st century. *Journal of Marriage and the Family*, *72*(3), 743–761. https://doi.org/10.1111/j.1741-3737.2010.00728.x

Combrinck-Graham, L. (1985). A developmental model for family systems. *Family Process*, *24*(2), 139–150. https://doi.org/10.1111/j.1545-5300.1985.00139.x

D'Onofrio, B. M., & Lahey, B. B. (2010). Biosocial influences on the family: A decade review. *Journal of Marriage and Family*, 72(3), 762–782. https://doi.org/10.1111/j.1741-3737.2010.00729.x

Elder, G. H. Jr., & Shanahan, M. J. (2006). The life course and human development. In R. M. Lerner & W. Damon (Eds.), *Handbook of child psychology* (6th ed., Vol. 1, pp. 665–715). Hoboken, NJ: Wiley.

Falicov, C. J. (2013). *Latino families in therapy: A guide to multicultural practice* (2nd ed.). New York, NY: Guilford Press.

Franks, H. M., & Roesch, S. C. (2006). Appraisals and coping in people living with cancer: A meta-analysis. *Psycho-Oncology*, 15(12), 1027–1037. https://doi.org/10.1002/pon.1043

Gonzalez, S., Steinglass, P., & Reiss, D. (2002). Application of multifamily discussion groups in chronic medical disorders. In W. R. McFarlane (Ed.), *Multifamily groups in the treatment of severe psychiatric disorders* (, pp. 315–340). New York, NY: Guilford Press.

Hansson, K., & Cederblad, M. (2004). Sense of coherence as a meta-theory for salutogenic family therapy. *Journal of Family Psychotherapy*, 15(1–2), 39–54. https://doi.org/10.1300/j085v15n01_04

Hartmann, M., Bäzner, E., Wild, B., Eisler, I., & Herzog, W. (2010). Effects of interventions involving the family in the treatment of adult patients with chronic physical diseases: A meta-analysis. *Psychotherapy and Psychosomatics*, 79(3), 136–148. https://doi.org/10.1159/000286958

Himmelstein, D. U., Thorne, D., Warren, E., & Woolhandler, S. (2009). Medical bankruptcy in the United States, 2007: Results of a national study. *The American Journal of Medicine*, 122(8), 741–746. https://doi.org/10.1016/j.amjmed.2009.04.012

Hurley, K., Miller, S. M., Rubin, L. R., & Weinberg, D. (2006). The individual facing genetic issues: Information processing, decision making, perception, and health-protective behaviors. In S. M. Miller, S. H. McDaniel, J. S. Rolland, & S. L. Feetham (Eds.), *Individuals, families, and the new era of genetics: Biopsychosocial perspectives* (, pp. 79–117). New York, NY: W. W. Norton.

Imber-Black, E., Roberts, J., & Whiting, R. (Eds.) (2003). *Rituals in families and family therapy* (2nd ed.). New York, NY: W. W. Norton.

Kabat-Zinn, J. (2003). Mindfulness-based interventions in context: Past, present, and future. *Clinical Psychology: Science and Practice*, 10(2), 144–156. https://doi.org/10.1093/clipsy.bpg016

Kazak, A. E. (2002). Challenges in family health intervention research. *Families, Systems, & Health*, 20(1), 51–59. https://doi.org/10.1037/h0089482

Kazak, A. E. (2006). Pediatric Psychosocial Preventative Health Model (PPPHM): Research, practice and collaboration in pediatric family systems medicine. *Families, Systems & Health*, 24(4), 381–395. https://doi.org/10.1037/1091-7527.24.4.381

Khoury, B., Lecomte, T., Fortin, G., Masse, M., Therien, P., Bouchard, V., ... Hofmann, S. G. (2013). Mindfulness-based therapy: A comprehensive meta-analysis. *Clinical Psychology Review*, 33(6), 763–771. https://doi.org/10.1016/j.cpr.2013.05.005

Kirmayer, L. J., Guzder, J., & Rousseau, C. (Eds.) (2015). *Cultural consultation: Encountering the other in mental health care*. New York, NY: Springer.

Kleinman, A. (1988). *The illness narratives: Suffering, healing, & the human condition*. New York, NY: Basic Books.

Koenig, H. (2012). Religion, spirituality, & health: The research and clinical implications. *ISRN Psychiatry*, 278730. https://doi.org/10.5402/2012/278730

Law, D. D., Crane, R. D., & Berge, J. M. (2003). The influence of individual, marital, and family therapy on high utilizers of health care. *Journal of Marital and Family Therapy*, 29(3), 353–363. https://doi.org/10.1111/j.1752-0606.2003.tb01212.x

Lefcourt, H. M. (1982). *Locus of control* (2nd ed.). https://doi.org/10.4324/9781315798813

Levinson, D. J. (1986). A conception of adult development. *American Psychologist*, 41(1), 3–13. https://doi.org/10.1037//0003-066x.41.1.3

Lynn, J., Schuster, J. L., Wilkinson, A., & Simon, L. N. (2008). *Improving care for the end of life: A sourcebook for health care managers and clinicians* (2nd ed.). New York, NY: Oxford University Press.

Martire, L. M., Schulz, R., Helgeson, V. S., Small, B. J., & Saghafi, E. M. (2010). Review and meta-analysis of couple-oriented interventions for chronic illness. *Annals of Behavioral Medicine*, 40(3), 325–342. https://doi.org/10.1007/s12160-010-9216-2

McDaniel, S. H., Campbell, T. L., Hepworth, J., & Lorenz, A. (2005). *Family-oriented primary care* (2nd ed.). https://doi.org/10.1007/b137394

McDaniel, S. H., Doherty, W. J., & Hepworth, J. (2014). *Medical family therapy and integrated care* (2nd ed.). https://doi.org/10.1037/14256-000

McDaniel, S. H., Hepworth, J., & Doherty, W. J. (Eds.) (1997). *The shared experience of illness: Stories of patients, families, and their therapists*. New York, NY: Basic Books.

McGoldrick, M., Carter, B., & Garcia Preto, N. (Eds.) (2016). *The expanded family life cycle: Individual, family and social perspectives* (5th ed.). Boston, MA: Pearson.

McGoldrick, M., Gerson, R., & Petry, S. (2008). *Genograms: Assessment and intervention* (3rd ed.). New York, NY: Norton.

McGoldrick, M., Giordano, J., & Garcia Preto, N. (2005). *Ethnicity & family therapy* (3rd ed.). New York, NY: The Guilford Press.

Miller, S. M., McDaniel, S. H., Rolland, J. S., & Feetham, S. L. (Eds.) (2006). *Individuals, families, and the new era of genetics: Biopsychosocial perspectives*. New York, NY: W. W. Norton.

Peek, C. J. (2015). Don Bloch's vision for collaborative family health care: Progress and next steps. *Families, Systems, & Health*, *33*(2), 86–98. https://doi.org/10.1037/fsh0000128

Penn, P. (1983). Coalitions and binding interactions in families with chronic illness. *Family Systems Medicine*, *1*(2), 16–25. https://doi.org/10.1037/h0089626

Proulx, C. M., & Snyder, L. A. (2009). Families and health: An empirical resource guide for researchers and practitioners. *Family Relations*, *58*(4), 489–504. https://doi.org/10.1111/j.1741-3729.2009.00568.x

Reiss, D. (1981). *The family's construction of reality*. Cambridge, MA: Harvard University Press.

Roesch, S. C., & Weiner, B. (2001). A meta-analytic review of coping with illness: Do causal attributions matter. *Journal of Psychosomatic Research*, *50*(4), 205–219. https://doi.org/10.1016/s0022-3999(01)00188-x

Rolland, J. S. (1990). Anticipatory loss: A family systems developmental framework. *Family Process*, *29*(3), 229–244. https://doi.org/10.1111/j.1545-5300.1990.00229.x

Rolland, J. S. (1994a). *Families, illness, and disability: An integrative treatment model*. New York, NY: BasicBooks.

Rolland, J. S. (1994b). In sickness and in health: The impact of illness on couples' relationships. *Journal of Marital and Family Therapy*, *20*(4), 327–349. https://doi.org/10.1111/j.1752-0606.1994.tb00125.x

Rolland, J. S. (1997). The meaning of disability and suffering: Sociopolitical and ethical concerns [Commentary]. *Family Process*, *36*(4), 437–440. https://doi.org/10.1111/j.1545-5300.1997.00437.x

Rolland, J. S. (1999). Families and genetic fate: A millennial challenge. *Families, Systems & Health*, *17*(1), 123–133. https://doi.org/10.1037/h0089890

Rolland, J. S. (2004). Helping families with anticipatory loss and terminal illness. In F. Walsh & M. McGoldrick (Eds.), *Living beyond loss: Death in the family* (2nd ed., pp. 213–236). New York, NY: Norton.

Rolland, J. S. (2006a). Living with anticipatory loss in the new era of genetics: A life cycle perspective. In S. Miller, S. McDaniel, J. Rolland, & S. Feetham (Eds.), *Individuals, families, and the new era of genetics: Biopsychosocial perspectives* (, pp. 139–172). New York, NY: W. W. Norton.

Rolland, J. S. (2006b). Genetics, family systems, and multicultural influences. *Families, Systems, & Health*, *24*(4), 425–442. https://doi.org/10.1037/1091-7527.24.4.425

Rolland, J. S. (2012). Mastering family challenges in serious illness and disability. In F. Walsh (Ed.), *Normal family processes* (4th ed., pp. 452–483). New York, NY: Guilford Press.

Rolland, J. S. (2016). Chronic illness and the life cycle. In M. McGoldrick, N. Garcia Preto, & B. Carter (Eds.), *The expanded family life cycle: Individual, family, and social perspectives* (5th ed., pp. 430–454). Boston, MA: Pearson.

Rolland, J. S. (2017). Neurocognitive impairment: Addressing couple and family challenges. *Family Process*. Advance online publication. doi:10.1111/famp.12316

Rolland, J. S. (2018). *Helping couples and families navigate illness and disability: An integrative approach*. New York, NY: Guilford Press.

Rolland, J. S., Emanuel, L., & Torke, A. (2017). Applying a family systems lens to proxy decision making in clinical practice and research. *Families, Systems, & Health*, *35*(1), 7–17. https://doi.org/10.1037/fsh0000250

Rolland, J. S., & Williams, J. K. (2005). Toward a biopsychosocial model for 21st century genetics. *Family Process*, *44*(1), 3–24. https://doi.org/10.1111/j.1545-5300.2005.00039.x

Seaburn, D. B., Lorenz, A., & Kaplan, D. (1992). The transgenerational development of chronic illness meanings. *Family Systems Medicine*, *10*(4), 385–394. https://doi.org/10.1037/h0089197

Shields, C. G., Finley, M. A., Chawla, N., & Meadors, P. (2012). Couple and family interventions in health problems. *Journal of Marital and Family Therapy*, *38*(1), 265–280. https://doi.org/10.1111/j.1752-0606.2011.00269.x

Smith, J. C., & Medalia, C. (2015). *Health insurance coverage in the United States: 2014*. (U.S. Census Bureau, Current Population Report No. P60-253). Retrieved from https://www.census.gov/content/dam/Census/library/publications/2015/demo/p60-253.pdf

Sontag, S. (2001). *Illness as metaphor and AIDS and its metaphors*. New York, NY: Picador.

Steinglass, P., Ostroff, J. S., & Steinglass, A. S. (2011). Multiple family groups for adult cancer survivors and their families: A 1-day workshop model. *Family Process*, *50*(3), 393–409. https://doi.org/10.1111/j.1545-5300.2011.01359.x

Talen, M. R., & Burke Valeras, A. (2013). *Integrated behavioral health in primary care: Evaluating the evidence, identifying the essentials*. New York, NY: Springer. https://doi.org/10.1007/978-1-4614-6889-9

Thompson, S. C., & Kyle, D. J. (2000). The role of perceived control in coping with the losses associated with chronic illness. In J. H. Harvey & E. D. Miller (Eds.), *Loss and trauma: General and close relationship perspectives* (, pp. 131–145). New York, NY: Brunner-Routledge.

Wallston, K. (2004). Control and health. In N. B. Anderson (Ed.), *Encyclopedia of health and behavior* (Vol. 1, pp. 217–220). Thousand Oaks, CA: Sage.

Walsh, F. (Ed.) (2010). *Spiritual resources in family therapy* (2nd ed.). New York, NY: Guilford Press.

Walsh, F. (Ed.) (2012). *Normal family processes* (4th ed., pp. 3–27). New York, NY: Guilford Press.

Walsh, F. (2016). *Strengthening family resilience* (3rd ed.). New York, NY: Guilford Press.

Walsh, F., & McGoldrick, M. (Eds.) (2004). *Living beyond loss: Death in the family* (2nd ed.). New York, NY: Norton.

Walsh, F., & McGoldrick, M. (2013). Bereavement: A family life cycle perspective. *Family Science*, *4*(1), 20–27. https://doi.org/10.1080/19424620.2013.819228

Weihs, K., Fisher, L., & Baird, M. (2002). Families, health, and behavior: A section of the commissioned report by the Committee on Health and Behavior: Research, Practice and Policy Division of Neuroscience and Behavioral Health and Division of Health Promotion and Disease Prevention Institute of Medicine, National Academy of Sciences. *Families, Systems, and Health*, *20*(1), 7–46. https://doi.org/10.1037/h0089481

Werner-Lin, A. (2008). Beating the biological clock: The compressed family life cycle of young women with BRCA gene alterations. *Social Work in Health Care*, *47*(4), 416–437. https://doi.org/10.1080/00981380802173509

Wood, B. L., Lim, J., Miller, B. D., Cheah, P., Zwetsch, T., Ramesh, S., & Simmens, S. (2008). Testing the biobehavioral model in pediatric asthma: Pathways of effect. *Family Process*, *47*(1), 21–40. https://doi.org/10.1111/j.1545-5300.2008.00237.x

Wright, L. M. (2017). *Suffering and spirituality: The path to illness healing*. Calgary, Canada: 4th Floor Press.

Wright, L. M., & Bell, J. M. (2009). *Beliefs and illness: A model for healing*. Calgary, Canada: 4th Floor Press.

第三部分

健康社会工作：特定实践领域

第 16 章

儿童与青少年患者的社会工作

Barbara L. Jones，Casey Walsh，Fayra Phillips

儿科医务社会工作者与儿童、家庭和社区合作来预防疾病、提供临床照护、协助熟悉医疗系统，并且培植希望。近 20% 的美国 18 岁以下儿童具有特殊的健康医疗需求 [U.S. Department of Health and Human Services（USDHHS），Maternal and Child Health Bureau，2016，Children]。所有的儿童都应该获得医疗照护，并且在照护全过程中与父母、家庭、医护和社区服务提供者在专属的医疗机构内共同合作 [American Academy of Pediatrics（AAP），2016，Medical]。在儿科医疗机构中，社会工作者参与疾病预防，并协助处理多种社会心理需求，例如协助儿童和家庭应对并适应慢性病，创伤性的伤势，可能致死的疾病病情，安全问题，悲痛情感，经济问题，以及有关丧失和哀伤的调适。作为跨学科医疗团队中不可缺少的成员，社会工作者为儿童和家庭的社会心理需求发声，在社区和系统层面作出倡导，改变健康不平等的现象。

与儿童工作需要基于儿童发展阶段做出独特的考虑，尤其是涉及知情同意和医疗决策时（AAP，2016）。父母许可和儿童同意（childhood assent）是一个有儿童、父母和医疗团队参与的积极过程（AAP，2016）。父母的决策是一个受到多重因素影响的复杂过程，其影响因素包括了医患关系、灵性信仰、先前的医疗知识和健康素养、疾病历史、儿童健康状况的重大改变和情绪困扰（Lipstein，Brinkman，& Britto，2012）。随着儿童发展的成熟，他们可以在医疗决策中扮演更加积极的角色，并应该鼓励他们在自己的医疗健康需求中承担更多的责任（AAP，2016）。在照护的过程中，儿科医生和社会工作者能够促进以儿童和家庭为中心的共同医疗决策（American Academy of Pediatrics，Committee on Hospital Care，2003）。

社会工作者也参与临床照护和政策相关的工作以减少不平等的现象，包括获取医疗服务的不平等。儿科患者和家庭的种族和族裔多样性需要专业人士以一种"文化谦逊"（cultural humility）的方式来进行工作（Tervalon & Murray-Garcia，1998），也需要共同致力于消除对健康和获取医疗照护产生影响的不平等因素（U.S. Department of Health And Human Services，Office of The Assistant Secretary For Health，Office of Disease Prevention，& Health Promotion，Healthy People 2020，2017a）。少数族裔儿童更有可能得到较晚的诊断和未达最佳标准的照护。他们也更可能在经济和物质上处于弱势地位，在环境、健康、教育和安全风险的影响下显得尤其脆弱（Federal Interagency Forum on Child and Family Statistics，2016）。在 2017 年《美国医疗保健法案》提出获取医疗保健服务的限制和障碍之后，尤其是对低社会经济地位且有着复杂的医疗保健需求的年轻人和儿童（Eibner，Liu，& Nowak，2017），社会迫切需要社会工作者参与倡导工作，以保护和促进所有儿童和家庭的医疗保健权利。

社会工作者可以在跨专业合作实践和教育方面发挥领导作用，使医疗专业人士能够在临床场所中本着满足患者和家庭多层次需求的共同目标一同并相互学习（Jones & Phillips，2016）。当临床工作者以合作的方式来工作时，患者照护的效果就能够提升（Reeves et al.，2008）。社会工作的多方面训练，包括小组带领、人在情境中的视角、伦理和价值观、家庭干预、系统理论和多元文化的实践，都使社会工作者能够在教学和临床实践中有效地参与跨专业团队（Jones & Phillips，2016）。美国社会工作者协会（NASW，2016）的《医疗保健中的社会工作实践标准》呼吁跨学科和跨组织的合作，参与跨学科的教育项目，从而学习一系列改善患者结果的方法。社会工作者必须能够胜任多学科（不同学科一起工作，各自利用自己的知识）、交叉学科（不同学科以协调的方式为服务对象的共同目标服务）和跨学科（医疗健康服务提供者组成跨越不同学科的团队以改善患者的照护）的照护模式（NASW，2016）。以团队为基础的照护对于满足儿童的复杂医疗需求至关重要（Coquillette，Cox，Cheek，& Webster，2015）。

本章目标：

- 讨论医院内针对儿童和家庭的社会工作干预。
- 描述医疗照护中的社会工作和学科间教育。
- 定义在儿科医疗场所中儿童虐待的筛查和预防。
- 探索儿童早期和中期出现的健康新议题。
- 讨论青少年健康和医疗过渡计划的新议题。
- 检视威胁儿童和家庭获取医疗保健服务的因素。
- 概述减少儿童健康不平等的倡导机会。

医院内儿童和家庭的社会工作干预

在儿科医疗场所，社会工作者协助在照护全程中为儿童和家庭提供支持，并为其赋权。当儿童患病时，家庭和社区系统便受到影响，因为儿童、家庭和社区的福祉有着内在的联系，对儿童的照护必须包括对家庭的照护，并且将家庭放在社区内进行考虑（Jones，Contro & Koch，2014）。在 Bronfenbrenner（1979）的社会生态框架中，儿童在他们所处的环境脉络中被看见，以家庭作为开始，然后是医疗团队，亲戚、学校、社区和社群（Kazak，Segal-Andrews，& Johnson，1995）。这种视角关注于建立一个"疗愈性的三角"，将患者、家庭和更大的社会系统中的医疗团队联系在一起，提升积极的疗愈结果。在这个"疗愈性的三角"中，医疗团队的目标是参与、关注、提升患者和家庭的能力，并且与他们合作（Kazak et al.，1995）。

社会工作者嵌入在跨学科的团队中，提供一系列的社会心理服务，并且与负责护理、儿童游戏辅导、医疗、心理学、药学的同事们或牧师进行合作（框 16.1）。跨学科团队应该在不使任何一个团队成员负担过重的前提下为家庭提供一张"安全网"（Jones et al.，2014）。与患者和家庭建立关系、发展信任是提供高质量照护的基础。尤其是在与儿童进行工作时，花时间了解他们的兴趣和才能至关重要，如谈论最喜欢的运动队、电影和音乐，或是参与涂色或桌面游戏等有趣的活动。除此之外，邀请家庭中其他的孩子参与家庭会议并且提供适合患儿年龄的信息将有助于患儿了解自己的病情，也为患儿提供了参与和评估自身社会心理需求的机会（Patterson，Medlow，& McDonald，2015）。

框 16.1　儿科医务社会工作者"生活中的一天"的训练

在医疗场所中提供社会工作服务需要特殊的训练和实践经验。Juan 是一位社会工作硕士二年级的学生，目前在一个儿科教学医院进行实习。他的实习督导是一位在儿科急诊工作的持证临床社会工作师。在 Juan 的实习过程中，他接受了密集的岗前培训和训练以适应快节奏和动态的急诊室环境。他观摩他的督导，学习如何进行生理 - 心理 - 社会 的评估，如何作为跨学科团队的成员进行工作，如何为儿童和家庭的需求进行倡导，如何与社区的服务提供者进行合作，以及如何向社区的支持性资源做转介。在他的实习过程中，他有机会与护理、医疗、儿童游戏辅导、灵性关怀、药学和心理学的同事共同协作。Juan 抓住机会观摩了医院里其他病区的医务社会工作者的工作。他感觉受到鼓舞，并且决心致力于服务医疗场所中的儿童和家庭。毕业后，Juan 计划参加临床执照的考试，并且申请儿科医务社会工作的职位。

人类发展理论

在医学中，儿童不能被当做"小号成人"来对待，这一事实在过去的几十年都被认可。现在，人们已经意识到这一理念在适用于生理发展的同时，也适用于心理发展（Thompson，2009；Thompson & Stanford，1981）。相较成年人，儿童在那些对他们的心理平衡产生威胁的扰乱因素面前更加脆弱。儿童的情感和认知发展阶段通常决定了他们如何回应和应对疾病压力的能力（Thompson，2009；Thompson & Stanford，1981）。在不同的发展阶段，儿童理解和回应世界的方式是非常不同的。发展的年龄阶段在决定儿童有关疾病和住院的社会心理需求、理解程度和应对机制上扮演着中心的角色。因此，意识到儿童发展的议题和医疗体验的某些特征存在着联系是非常重要的。

埃里克森的人类发展理论

埃里克森（Erikson）相信人格的发展跨越了一系列的阶段。他的社会心理阶段理论阐释了生命周期中的社会经历所产生的作用。自我认同（ego identity）的发展是这一理论中的核心构建。埃里克森相信，随着个人的经历逐渐展开，每天与他人的互动中信息不断被收集，个人的自我认同也逐渐转换。他的理论描绘出我们行为背后的动机是如何源于胜任感的。埃里克森理论中的每一个阶段都与变得能够胜任生活的某一领域有关。那些已经被成功掌握的发展阶段会带来掌控的感觉。如果某一个阶段没有被成功掌握，个体的不足感就会浮现（Erikson，1963，1994）。

埃里克森理论在疾病影响儿童发展方面的应用

埃里克森的理论帮助我们去理解疾病对于儿童发展的影响。例如，埃里克森理论的第二阶段，自主与羞怯和怀疑（在 18 个月至 2 ~ 3 岁之间经历），以儿童新出现的自我控制和独立感知为中心。预期之外的疾病和住院也许会创造出一种极端的失控感受。对患病的儿童而言，他们在医疗场所中无可避免的被动地位是十分令人沮丧的，因为儿童无法控制治疗带来的生活规律的改变和身体的改变。这可能导致儿童发展出一种自我缺失的感受以及自我怀疑，而非感到安全和自信。表 16.1 概述了埃里克森的社会心理阶段，以及它们如何被疾病影响。

表 16.1　埃里克森的社会心理发展阶段

阶段	年龄	危机	任务	疾病的影响 / 心理问题
婴儿	出生到 2 岁	信任 vs. 不信任	依恋、情感发展、感觉运动发展	与主要照顾者的依恋关系被破坏，父母的生理和情绪照护不一致，不熟悉的环境、规律和人
幼儿	2～4 岁	自主 vs. 羞怯和怀疑	语言、幻想游戏、控制	失控感，与父母分离（被抛弃或惩罚的体验）
学龄早期	4～6 岁	主动 vs. 内疚	性别认同、道德发展、自我理论、同伴关系	想象 / 奇幻和自我为中心的想法导致内疚感，认为他们引起了疾病；对独立性的限制；因对于疾病和治疗的错误概念导致恐惧
童年中期"延期"	6～12 岁	勤奋 vs. 自卑	友谊、具体运算、技能学习、自我评价	认为导致或加重疾病而产生不理性的恐惧，与内疚关联；与家庭、学校、同辈的正常活动分离；需要相信他们在自我照顾中扮演着一定角色；具象思维带来的误解
青少年	12～18 岁	自我同一性 vs. 角色混乱	生理成熟、形式运算、情感发展、同辈团体成员、浪漫关系	感到失去同辈的接纳和正常感，对疾病感到羞耻（因为需要同辈接纳），为对独立的渴望感到内疚或矛盾（该年龄预期中的自主性需求），对身体形象和健康的身份塑造的思虑

皮亚杰的认知发展理论

皮亚杰（Piaget）的认知发展阶段确定儿童遵循的逻辑与成年人不同（Bibace & Walsh，1980）。皮亚杰对个体如何适应他们所处的环境感兴趣。对于环境的组织或适应是通过被称为"图式"（scheme）的智力组织来控制的，个体使用这些"图式"来代表周围的环境以及标记行动。在图式和环境之间达成平衡的生物本能，被称为平衡能力（equilibrium），驱动了适应的发生。

皮亚杰概括了两种人们用来尝试适应的过程：同化（assimilation）和适应（accommodation）。人们使用这两种过程来适应环境的方式逐渐变得复杂。"同化是指使用或者转化环境，使之能够与先前存在的认知结构匹配的过程。适应是为了接纳来自环境的事物而改变认知结构的过程。两种过程在人的一生中被同时和交替着使用"（Ginsburg & Opper，1988，P.188）。

皮亚杰理论在疾病影响儿童发展方面的应用

皮亚杰的理论可以被用于概括儿童对于疾病的信念和逻辑方式，在儿童的逻辑方式中这些信念随着儿童的发展而产生变化。这一知识使我们可以描绘出儿童如何在不同的认知阶段对他们的疾病经历进行同化（Bibace & Walsh，1980）。这使健康社会工作者得以向儿童解释他们的疾病，开发出有意义的健康教育策略。举例来说，在皮亚杰的具体运算阶段（7～11岁），发展的转变强调自我和他人的分离，这使儿童可以完全区分什么是内在的或自我的一部分，而什么是外在的（Piaget，1952）。这种区分在这一年龄组的儿童对于疾病的描绘中显得十分突出。例如，儿童认为疾病是由某个对身体"坏的"或是"有害"的外在的人、物体，或行动引起的，对他们来说传染的概念便由此而来。因此，跟人或物体发生肢体上的接触就会对儿童带来疾病的影响，也就是将疾病传染给了儿童。于是，儿童可能不愿意拥抱患病的兄弟姐妹，因为他们认为他们可能因此"获得"癌症。Bibace 和 Walsh（1980）曾记录，儿童在第一个具体运算亚阶段相信疾病是由肢体接触引起的；儿童在第二个亚阶段则开始理解疾病与内在的因素有关，而非简单的外在接触。

根据皮亚杰的认知发展理论（Wadsworth，1996），学龄前的儿童的认知发展处于前运算阶段。他们的推理以想象和奇幻思维为特征。他们正在发展一种道德感，经常感到对他们生活中的事件负有责任，并且认为他们的想法、感受或者愿望会导致疾病或者死亡（Koocher，1974）。青少年则有能力进行抽象思维，便因此可以理解例如病因、疾病进展、某些癌症的慢性本质，和死亡等概念。因此，他们对于疾病衍生事物的更多理解可能引发他们对于自己未来和身份认同的担忧，这些担忧来自治疗和疾病的影响。表 16.2 描述了皮亚杰的认知发展阶段以及它们如何影响儿童对疾病的认知。

表 16.2　皮亚杰的认知发展阶段

阶段	年龄	阶段描述	发展现象	疾病认知
感觉运动阶段	出生到 2 岁	通过感官和动作体验周围的世界	对陌生人的焦虑、物体恒存性	与照顾者的分离、生理疼痛
前运算阶段	2～7 岁	使用词语和图像代表事物	自我为中心的想法、语言发展、扮演游戏	对疾病理由存在幻想，将疾病或住院与他们自身的行为相关联，认为他们引起了疾病，感到疾病是一种惩罚
具体运算阶段	7～11 岁	对具体的事件进行逻辑性的思考，并且理解具体的比喻	保留、自我与他人的分离	对世界的具象理解导致了对疾病的错误认知，通过可观察到的行为（例如躺在床上）来定义疾病；对传染存在恐惧
形式运算阶段	12～18 岁	思考假设性的场景，并且理解抽象思维	抽象逻辑、道德推理	理解疾病的长远含义，首先关注疾病对体育运动、目标达成和身体形象方面的长期影响

生理 - 心理 - 社会评估

儿科医院里社会工作者工作的开始通常是与患者和家庭进行合作式的生理 - 心理 - 社会评估，以此确认他们的需求、优势和资源。评估通常包括 5 个步骤：①探索；②推理思维；

③评价；④问题定义；⑤干预计划（Austrian，2009；Meyer，1993）。第一步，探索，是一个持续的过程，其中包含了医患沟通，以及在儿科中的父母 / 家庭合作，为的是获取有关现有问题的信息，以帮助社会工作者理解现有问题的背景和原因（Austrian，2009）。在探索的过程中，社会工作者也会记录下患者的情感、外表、语言和定向性（Austrian，2009）。独自与青少年会面以获取他们的观点、建立关系，并且提供空间去讨论敏感的话题（例如与疾病有关的性行为和物质使用）是有作用的。

下一步，推理思维，包括回顾所收集的信息且使用临床经验和实践知识开始构建一个现存问题的系统阐释，并且识别出目前收集的信息中存在的空白或不一致（Austrian，2009）。社会工作者们将他们的问题阐释系统与医疗团队共享，并且对于社会工作者和医疗保健服务提供者所获信息存在的不一致进行讨论。接下去便是评价，包括对于服务对象的优势、需求，调适能力，以及环境支持和资源进行评估（Austrian，2009）。在问题定义阶段，社会工作者与患者，他们的家属，和其他医疗保健服务提供者一同会面以便对于如何干预达成一致的决定是有帮助的（Austrian，2009）。

最终，在干预计划阶段，患者和家庭、社会工作者，以及医疗团队对于有助于处理问题的计划达成一致（Austrian，2009）。随着新的信息展现，儿童的医疗旅程继续，干预计划的制定是一个持续且往复的过程。在这个过程中，灵活性、对患者和家庭价值观、偏好和认知的敏感度，以及医院和社区（例如，学校）里的医疗团队的协作配合都是至关重要的。对家庭功能的持续观察、关注家庭的社会 - 生态和文化背景，可以使医疗团队进一步觉察到在持续照顾的过程中提供家庭层面的支持和服务的机会（Van Schoors，Care，Verhofstadt，Goubert，& Alderfer，2015）。

评估儿童和家庭时需要记住的要点

- 评估是一个持续、重复的过程，因为新的信息逐渐呈现，儿童的医疗旅程还在继续。
- 儿童和家庭可能以不同的方式看待医疗情况。必须给予关注去理解儿童的看法、需求、希望和恐惧。
- 社会工作者在工作中应当怀着文化谦卑感，探索并且尊重患者和他们家庭的价值观、需求和想法。
- 社会工作者应当以合作的方式进行跨学科工作，以此发展出全面并且以患者和家庭为中心的照护计划。
- 尤其当与青少年工作时，社会工作者应当考虑与患儿单独见面来了解他们的看法，建立关系，并且为讨论敏感话题提供空间。
- 利用患者和家庭的优势和资源能够帮助他们熟悉医疗系统。
- 频繁地关心儿童，评估他们的理解、舒适度和需求是很重要的。

危机干预

社会工作者通常会在危难时刻被召集提供危机干预服务。在儿科急诊室，社会工作者在创伤处理室里为儿童的父母和兄弟姐妹提供情绪支持，评估安全问题。社会工作者与儿童游戏辅导部门和灵性关怀部门的同事紧密合作，为患者和家庭提供情绪支持，不管是握住他们的手、提供水和纸巾，或是带去安慰的话语。社会工作者也与急诊室的医疗人员、执法部门，和儿童保护部门合作，协助找出并处理安全问题。尤其在与儿童工作时，社会工作者与他们的父母、兄弟姐妹、祖父母和亲戚的工作始终并行发生，因为我们能够提供给家庭最好的协助便是帮助他们彼此互相支持，同时了解他们的喜好（例如，灵性 / 宗教 / 文化）和应对风格。

短期咨询

社会工作者在医院里为儿童和家庭提供短期咨询，而且可以根据患儿和家庭的需求和喜好利用多种治疗模型。一些在儿科医疗场所最常见的短期咨询类型包括哀伤辅导和慢性病的应对与适应。重要的是记得当儿童患有某种残障时个体的适应程度是不同的，个体想要给予他人的信任也不同（Hammarberg，Sartore，Cann，& Fisher，2014）。个体同时利用内部和外部的资源来应对疾病。当人们在应对给生命带来挑战的事件时，有可能会利用更加强大、范围更广的网络寻找社会支持（Thoits，2011）。

在寻求支持时，人们通常会寻找那些"经验同源"（对某种特定的生命事件具有直接的个人经验），更能够提供特定的信息和情绪支持的人（Thoits，2011）。家庭之间可能彼此有非正式的联系，例如在医院等候区会面；或是有正式的联系，例如通过医院或社区的同辈支持项目。有关患有慢性致残性疾病的患儿家长的系统综述（Shilling et al.，2013）确定了 4 个共同的主题：共同的社会身份、从他人经验中学习、个人成长，以及支持他人。另外，对同辈支持起到阻碍作用的因素包括社会共同身份不足，感知的需求和同辈支持不匹配，包括实际因素，例如时间（Shilling et al.，2013）。

整合的舒缓疗护模式

在为因疾病生命受到限制和威胁的儿童（如患有癌症或囊性纤维化的儿童）提供照护时，整合的舒缓疗护在从诊断到终末期和哀悼期的医疗全程都是被推荐的（Behrman & Field，2003）。例如，在儿童肿瘤科，社会工作者通常为所有患者提供涵盖医疗全程的服务，例如在初次诊断的创伤中提供支持，在治疗过程中为儿童提供常规的支持，支持患者面对生命终末期（Jones，2005）。社会工作者可以在项目开发和系统性倡导中使用并整合他们在家庭发展、文化觉察、系统理论和适宜年龄的咨询方面的技能和知识（Jones，2005）。

社会工作者可以提供支持性的咨询和表达性的治疗。表达性治疗，包括游戏治疗和创造表达性的艺术治疗、放松技术和舞动治疗可以被用来帮助儿童表达他们面对临终的想法、感受、需求、希望和恐惧（Jones，& Weisenfluh，2003）。除此之外，社会工作者能够探索患者和家庭的灵性旅程（Jones，& Weisenfluh，2003）。社会工作者可以为儿童提供一个提问的安全空间，和患者和他们的家庭一起工作，在艰难的人生转折中培育出和解、完整和安慰（Jones，& Weisenfluh，2003）。

照护协调和个案管理

儿科医务社会工作者通常为患者和家庭提供照护协调和个案管理服务，协助他们在治疗全程和治疗结束后获取资源、熟悉体系。近期一项在三级儿童医院中开展的研究探索了复杂疾病的患儿家庭使用社会工作服务的情况，指出具体的资源、复杂的照护协调、财务 / 保险问题，以及服务转介是医院中的社会工作者最常处理的问题（Coquillette et al.，2015）。社会工作者也可以通过与患者导航员和资源专员的紧密合作来满足这些需求。

医疗保健中的社会工作和跨专业教育（Interprofessional Education）

目前，人们在跨专业教育领域有着极大的兴趣和热情，尤其是在变化的医疗保健环境中。美国医学研究所（Institute of Medicine，IOM，2001；Levit，Balogh，Nass & Ganz，2013）和世界卫生组织（WHO，1998；World Health Organization，Department of Human Resources for Health，Health Professions Network Nursing and Midwifery Office，2010）建议跨专业教育创造出"随时准备合作"的毕业生，他们具备能力加入并且提升基于团队的医疗健康服务提供。美国医学研究所（IOM）在报告中总结道，当医疗团队沟通良好且团队成员对自身角色充分了解时，患者就能得到更好的照护。IOM 在 2003 年的报告《健康专业教育：通往高质量的桥梁》（*Health Professions Education：a Bridge to Guality*）中将"作为跨学科团队中的一员工作"列为需要精通的核心领域（Greiner & Knebel，2003）。

跨专业教育对于在交叉学科和跨学科医疗机构中工作的健康专业人士来说是关键课程。当学生已经发展出专业身份认同，但有限的临床经验尚未对他们的医疗服务传递理念造成限制的时候，他们对跨专业实践价值的看法最容易被塑造。

跨专业教育合作专家组（Interprofessional Education Collaborative Expert Panel，IPEC，2011）概括了合作式实践的核心能力：跨专业实践的价值观 / 伦理、跨专业的沟通、对不同角色和责任的理解、团队和团队协作的相关知识。这些能力与社会工作专业的核心价值观与伦理守则相匹配，社会工作教育委员会（CSWE，2008）2008 年度的教育政策和资格认定标准，以及美国社会工作者协会（NASW，2016）的医疗保健机构社会工作标准（National Association of Social Workers Standard of Practice in Health Care Setting），都强调了对合作式实践的需要。社会工作的训练为社工提供了在跨专业的医疗健康团队中蓬勃发展并领导团队的关键技能，这些技能包括小组带领、人在情境中的方法视角、伦理和价值观、家庭干预、系统理论和多元文化的实践。

尽管许多不同的变量会对跨专业团队的成功与否产生影响（Jünger，Pestinger，Elsner，Krumm，& Radbruch，2007），有一些本质性的因素影响着团队的整体功能：高效的沟通，积极的人际关系，共同的目标，理解其他成员的角色、团队组成和架构，还有机构层面的因素（Sargeant，Loney，& Murphy，2008）。要达到最高效率，医疗健康团队的成员必须团结一致、彼此尊重、共享愿景，并且积极地通过正式与非正式的方式交换信息（Meier & Beresford，2008）。在这样的团队中，对于多种角色的了解和彼此尊重是基础，使得来自不同学科的成员可以充分做出贡献。作为一个专业，社会工作致力于跨学科、合作式、基于社群的实践。因此，社会工作在医疗健康领域日渐蓬勃的跨专业教育上具备特有的领导能力。社会工作者常常带领跨专业团队以及跨学科教育的工作（Abramson & Bronstein，2008；Bronstein，Mizrahi，Korazim-Kőrösy，& McPhee，2010；Cadall et al.，2007）。

儿科医疗场景中的儿童虐待筛查和预防

儿童虐待是一个全球性的问题，伴随着严重的健康和社会影响，例如物质滥用、高风险性行为、肥胖和抑郁。其经济影响包括精神健康治疗的花费、儿童福利服务和住院治疗费用（WHO，2016）。儿童虐待是指发生在18岁以下儿童身上的虐待和忽视（WHO，2016）。它被定义为父母或其他照顾者（例如，神职人员、教练、教师）的任何单一或系列的侵犯（儿童虐待）和疏忽（儿童忽视）行动，且行动对儿童造成了伤害、潜在伤害或伤害的威胁（USDHHS，Center for Disease Control and Prevention，2016）。尽管目前对于儿童虐待的预测根据各个国家和研究方法的不同而存在很大差别，一些国际研究指出，1/4的成年人报告曾经在儿童时期遭受身体上的虐待，1/5的女性和1/13的男性报告曾在儿童时期遭受性虐待（WHO，2016）。

在美国2015年联邦财政年内，大约有683 000名儿童是虐待和疏忽的受害者（USDHHS，2017b）。出生后第一年儿童的受害率最高（USDHHS，2017b）。在经历伤害或虐待的儿童中，大约3/4遭受忽视（75.3%），17.2%遭受生理虐待，8.4%遭受性虐待（USDHHS，2017c）。在2015年，3/5（63.4%）的儿童虐待和疏忽的报告由专业人士（例如，教师、社会服务工作人员、警官、律师）提出，其中占比最高的报告来自学校工作者（18.4%）、法律和执法人士（18.2%）和社会服务工作者（10.9%；USDHHS，2017b）。

因儿童虐待而被转介的儿童有较高比例的医疗、行为和发育健康问题，这些问题与虐待导致的脆弱程度增加相关（Rienks，Phillips，McCrae，Bender，& Brown，2017）。当儿童长期或频繁经历逆境时（例如躯体或情感虐待、暴露于暴力、累积的经济困难造成的负担、或长期被忽视而缺乏成年人的支持来缓冲压力），便会破坏他们的大脑发育，并增加整个生命周期中学习、行为和健康问题的风险（Center on the Developing Child，2017）。在生命早期中支持性的和回应性的关系可以避免或者逆转这些有害的压力反应的不良影响（Center on the Developing Child，2017）。然而，社交隔离、长期健康问题和经济压力带来的挑战可能对照顾者与儿童建立支持性和回应性关系的能力产生影响（Center on the Developing Child，2017）。利用这一科学知识，联邦青少年儿童和家庭管理局（Administration on Children，Youth and Families）对各州和地区的机构提供资金开发实证为本的干预，减轻或预防在不幸的家庭中产生的有害压力或创伤（Gerwin，2013）。临床工作者、研究者和政策制定者现在带着对不良早期经历和有害压力造成的健康和社会影响的认识，通过跨系统合作为儿童和家庭制定儿童福利服务（Center on the Developing Child，2017）。

社会工作者在儿童虐待预防和筛查的实施中身处一线。医疗机构中社会工作者的主要角色和责任是辨识儿童虐待、创伤、忽视和剥削（NASW，2016）。社会工作者从基于优势及家庭为中心的视角出发，认识到照顾儿童的挑战和压力，与家庭合作找到支持性的资源。长期患病儿童的照顾者报告的总体养育压力高于健康儿童照顾者的压力（Cousino & Hazen，2013）。除此之外，父母对于儿童脆弱程度的感知和对于儿童疾病的应付不力感与日常养育压力以及疾病相关的养育压力增加相关（Tluczek，McKechnie，& Brown，2011）。通过创造一个求助与提问的安全空间，使父母无需恐惧得到惩罚性的回应，社会工作者可以帮助父母减轻困惑、无法胜任感和不确定感。社会工作者也可以通过推动公开、冷静以及彼此谅解的对话来减少照顾者和医疗团队之间有关照护做法的不一致。当遇到伦理困境或产生矛盾时候，健康社会工作者被期待使用支持性资源，例如同行评议、机构的伦理委员会、外部的咨询，以及依靠督导（NASW，2016）。儿童福利服务应该以优势为本，对创伤有了解，以家庭为中心，并且尊重一个家庭的文化、价值观、信念，习俗和需求（NASW，2013）。

在一个以患者为中心的医疗之家，当照护的所有元素协调、完整地，且跨系统地被整合在一起，能够促进儿童在儿童福利体系中的医疗保健服务更加主动、更加关注家庭，并且更加全面（Rienks et al.，2017）。照护协调是医疗之家的核心组成部分（AAP，2005），包括确定需求、开展评估、优先排序、持续监测，以及建立网络和发动资源（AAP，2005）。社会工作者为医疗之家中处于不同医疗轨迹上的儿童和家庭提供照顾协调和倡导，尤其是在需求突出的关键时刻，例如获得诊断时、出院时、健康状态的变化发生时，以及过渡进入成年早期时（AAP，2005）。

儿童早期和中期的健康新议题

早期儿童发展包含从出生到 8 岁儿童社会 - 情感、生理、认知和运动层面的发展（WHO，2017a）。这一阶段的发展里程碑包括情绪调节和依恋关系、运动技巧，语言发展和认知发展（USDHHS，2017b）。儿童中期通常被定义为 6 ～ 12 岁，是一个儿童建立基本技能的阶段，为健康素养、学业成功、探索有风险的社会情境、健康饮食、矛盾协商、健康的社交关系，以及自律奠定基础。在具有塑造性的生命早期，儿童需要被持续照顾，这在为儿童保驾护航的同时能够将他们的发展结果最优化（WHO，2017a）。近期的估算显示，中低收入的国家中 43% 的儿童无法完全实现他们的发展潜能（WHO，2017a）。

每 5 户美国的家庭中就有一个需要特殊医疗照护的儿童（USDHHS，2016，Maternal and Child Health Bureau，Children）。儿童在儿童早期和中期面临发展和行为障碍、儿童虐待、肥胖、牙齿问题、非故意的伤害、哮喘和其他慢性健康问题（USDHHS，2017b）。为了减轻这些风险，预防工作应该关注培养有知识且能够滋养儿童的照顾者和家庭，创造安全且有支持性的家庭、学校和社区，并且增强更高质量医疗照护的可及性（USDHHS，2017b）。医务社会工作者在为儿童和家庭提供心理教育，培育安全社区，以及减少医疗保健获取的非医学障碍方面扮演着重要的角色（NASW，2016）。

C. S. Mott 儿童医院对儿童健康的全国调查显示（CSM，2016），肥胖、霸凌和药物滥用是现今儿童面临的三项头等健康问题。成年非裔美国人将种族不平等（排名第二）、校园暴力（排名第三），枪伤（排名第七）和饥饿（排名第十）列为排名前十的问题（CSM，2016）。拉丁裔成年人则将青少年怀孕列入他们的前十大问题中（CSM，2016）。尽管所有的种族 / 族裔都将抑郁排列在第九位或第十位，只有白种人将自杀（排名第八）列入前十大问题（CSM，2016）。在儿童专科医疗机构中，社会工作者被号召加入这些健康和精神健康问题的预防和干预工作，并理解和意识到各种族和族裔群体对于这些问题存在不同的优先次序和独特差异（CSM，2016）。

最近更新的《美好未来指引》（*Bright Futures guidelines*）提出了一个框架，为婴儿、儿童和青少年提供健康督导以培养最佳的儿童健康结局（AAP，2017）。新的内容集中在健康宣传的优先话题上，包括一般儿童及有特殊医疗照顾需求的儿童的健康，健康安全的社交媒体使用，以及家庭和社区的终生健康（AAP，2017）。社会工作的生态系统视角能够让具备技能和训练的健康社会工作者在培植这些健康宣传工作中占据一席之地（NASW，2016）。

研究指出，有复杂医疗健康问题的儿童使用社会工作服务的概率比没有这些问题的同龄人高出 6 倍（Conquillette et al.，2015）。作者们发现社会工作者在具有复杂医疗健康问题的儿童身上花费的时间是在没有这些问题的儿童上花费时间的 8 倍（Conquillette et al.，2015）。在为这些儿童提供支持时，基于团队且融合了全面支持系统的照护模型是必不可少的（Conquillette et al.，2015）

为有特殊医疗保健服务需求的儿童打造一个有效的照护系统需要有以下几方面的保证：家庭是做出决策的伙伴，提供早期和持续的特殊医疗需求筛查，确保能够在一个医疗之家（medical home）获得服务；维持充足的保险和资金以支付服务，参与过渡计划（USDHHS，2016，Maternal and Child Health Bureau，Children）。根据父母的报告，不到一半（43%）的具有特殊医疗健康需求的儿童在某个医疗之家内得到多方协调的、持续的、全面的照顾[儿童与青少年健康数据资源中心（Data Resource Center for Child and Adolescent Health，DRCCAH），2011a]。有特殊医疗健康需求的儿童，其健康问题越多（根据父母报告有 3 个或以上的健康问题），使用医疗之家的可能性（30.6%）比有 2 个或以下健康问题的此类儿童（48%）低（DRCCAH，2011b）。临床工作者、研究者和政策制定者必须参与倡导的工作，以消除这些不平等，并且为有特殊健康需求的儿童打造有效的照护体系。

青少年健康和医疗保健过渡计划中的新议题

青少年期是以身份认同塑造和探索尝试为特征的过渡性发展时期。全球大约有 12 亿青少年（10 ~ 19 岁）（WHO，2017b）。青少年期一般可分为 3 个阶段，被称为青少年早期（10 ~ 14 岁）、青少年中期（15 ~ 17 岁）、和青少年晚期（18 ~ 21 岁）（AAP，2015）。尽管有半数的成年期精神健康障碍在 14 岁之前出现，大多数病例仍然未被发现也因此未得到治疗（WHO，2017b）。青少年人群在族裔上越来越多样化，拉丁裔和亚裔美国青少年的数量快速上升（USDHHS，2017c）。与白人青少年相比，拉丁裔、美国印第安人和非裔美国青少年和青年人有较差的健康结果（USDHHS，2017c），例如青少年怀孕（Romero et al.，2016）、蛀牙（USDHHS，2017a，Disparities）和肥胖（Ogden，Carroll，Fryar，& Flegal，2015）。

意外伤害（例如，摩托车事故）是全球青少年死亡的首要原因（WHO，2017b）。青少年死亡大多数是可以预防和治疗的，例如因下呼吸道感染导致的死亡、自杀、腹泻病和溺水（WHO，2017b）。在青少年女性中，全球范围内导致死亡的首要原因是怀孕和生产带来的并发症（WHO，2017b）。实现性和生殖健康服务的全面普及的倡导工作正在进行中（WHO，2017b），然而在地方、国家和国际层面还有很多工作需要完成。因肥胖和缺乏活动导致的挑战在青少年中根深蒂固。在低、中、高收入国家，超重或肥胖的青少年人数持续上升（WHO，2017b）。WHO 指南中推荐青少年每日进行 60 分钟适度的或激烈的体育活动，只有不到 1/4 的青少年达到此要求（WHO，2017b）。

促进青少年的健康行为，对预防成年期的健康问题至关重要（WHO，2017b）。青少年很大程度上受到环境因素的影响，例如，同辈、家庭、学校和邻居（USDHHS，2017c）。社交媒体上涉及性、物质滥用和暴力的内容增加了青少年采取这些行为的风险（USDHHS，2017c）。青少年期的风险行为，例如物质滥用、未经保护的性行为、体能活动不足以及暴露于暴力对青少年目前和未来的生理和精神健康带来了严重的风险（WHO，2017b）。

越来越多的证据表明，通过积极的手段来为青少年健康提供支持性的资源、正面经验和机会将会帮助促进青少年之中的健康平等（USDHHS，2017c）。青少年发展方法（youth development approach）与社会工作的原则相适应，融入了优势视角和人在情境中的理论框架（NASW，2016）。这种将关注重点从风险和问题转为培养优势和优点的机会是触手可及的（Taliaferro & Borowsky，2012）。同样地，在医疗保健体系内外，都有机会通过合作为患者创造一张"安全网"（Taliaferro & Borowsky，2012）。

随着年轻人从青少年进入成年期，他们需要持续的准备工作来确保他们获得了需要的支持和服务来最佳地过渡进入成年生活的各个方面，包括成人医疗保健服务、独立和就业（USDHHS，2017）。医疗过渡是指支持青少年获取独立的医疗健康技能，为成年模式的照护做好准备，并且无缝过渡到一个新的服务提供者（The National Alliance to Advance Adolescent Health，2014—2015）。许多机构都已经为有特殊医疗健康需求的青年人准备了一份有关医疗过渡的政策共识声明，旨在提升儿科医疗保健实践中过渡计划服务的一致性，确保过渡计划资源的可及性（AAP，American Academy of Family Physicians，American College of Physicians & Transitions Clinical Report Authoring Group，2011）。

在健康人口 2020 文件中，让更高比例的医疗服务提供者为有特殊医疗健康需求的青少年讨论过渡到成人照护的计划被列为国家层面的优先发展目标（USDHHS，2017d）。然而，仅有大约 40% 有着特殊医疗健康需求的青少年满足了国家层面理想的过渡结果指标（McManus et al.，2013）。有特殊医疗需求的青少年中有情绪、行为或发展问题的，以及那些日常活动因疾病严重受到限制的人更可能无法达到理想的过渡结果（McManus et al.，2013）。例如，少于10% 患有自闭症谱系障碍的儿童（年龄 12 ~ 17 岁）满足了国家过渡结果的要求（DRCCAH，2011a；Walsh，Jones，& Schonwald，2017）。在患有自闭症谱系障碍的青少年中，非拉丁裔黑人青少年、家庭收入低于 400% 联邦贫困线的青少年，和活动限制更严重的青少年在医疗保健的过渡计划中经历了更大的不平等（Walsh et al.，2017）。这清楚地表明社会工作实践和政策需要关注服务不足的种族和族裔群体、生活在贫困中的人群，以及活动限制更大的人群（Walsh et al.，2017）。

对于某些特定人群［如患有癌症的青少年和年轻成年人（adolescent and young adult cancer patient），后文简称 AYA 肿瘤患者］的特殊社会心理和发展需求的觉察正在不断提高。社会心理层面压力，特殊的发展层面压力以及生理层面压力使 AYA 肿瘤患者的医疗健康服务过渡变得困难。历史上，AYA 肿瘤患者被夹在儿科和成人肿瘤科之间（Ferrari et al.，2010）。AYA 肿瘤患者面临更低的生存率、临床试验累计数量少，以及健康和社会心理结局的不平等（Freyer，Felgenhauer，& Perentesis，2013）。在美国，针对 AYA 癌症患者的照护分布广泛，在医疗场所中均有提供，包括学术机构、国家癌症学会指定的癌症中心、独立社区癌症项目、日间医疗诊所（例如放疗诊所和化疗输液单元）、个人执业的医疗机构，以及医学肿瘤学小组（Zebrack，Mathews-Bradshaw，& Siegel，2010）。儿科肿瘤照护经常集中在几个重点学术医疗中心，然而成人肿瘤照护则更加普遍地在社区里私人执业的医疗机构中由个人肿瘤学家提供，在需要时患者将被转介给专科医生（Ferrari et al.，2010）。整合性治疗策略使年轻人从儿科和成人的肿瘤医生的综合专业特长中获益，这样的体系能够辨认出这一人群中特定且复杂的疾病和社会心理问题，对其重要性的意识已逐渐增强（Bleyer，Barr，Ries，Whelan，&

Ferrari，2016）。在 AYA 肿瘤患者和他们的家庭在照顾历程中获取社会心理治疗和所需的特定资源时，社会工作者可以扮演中间人和倡导者的角色（Block，2015）。他们也可以为符合 AYA 肿瘤患者发展需求的混合照护模型做出倡导。

有更多的机会使青年和家庭的医疗保健过渡得以改善，例如通过传播培训和教育资源。患者为中心的医疗之家资源中心（The Patient-Centered Medical Home Resource Center）和 GotTransition.org 为青年、家庭、医疗服务提供者、研究者和政策制定者提供了多种资源。潜在的培训机会包括为跨专业医疗团队开发针对过渡阶段的课程，在地方和全国的医疗保健会议上更加强调过渡计划，更多关注住院医生和医学研究生的医疗过渡课程，在针对儿科医疗服务提供者的社区拓展中提供有关医疗保健过渡计划的针对性的信息和资源（Maddux，Ricks，& Bass，2015）。

案例

Maria 是一个 19 岁的癌症幸存者，曾经在一家儿童专科医院接受治疗。她对回到大学感到兴奋，但是对于许多事情感到担心，包括如何应对身体的疲劳和改变、把握约会和社交关系、完成学业对功课的要求。她也为财务状况、学生贷款，以及维持健康保险而感到担忧。她要拜访多位专科医生。她经常需要做扫描检查和疾病随访。她在她的儿科肿瘤医生那里感到舒适、有联结，对过渡到成人科感到不确定。她的社会工作者和医疗团队讨论了她的顾虑，与她和她的父母一起合作制定了一个计划，以便在进入青年期时最好地回应她的医疗、社会心理和发展性需求。社会工作者帮助 Maria 为前面旅程中预期出现的挑战和变化做好准备。

儿童和家庭在医疗保健获取中面临的威胁

每个人都有权力享有可达到的最高健康水平，然而社会中脆弱的和被边缘化的族群经常经历比例过高的健康问题，他们在获取高质量、可负担的医疗保健服务时面临着显著的障碍（WHO，2015）。近年来，美国的移民人口增长显著。2013 年，在美国 25.8% 的儿童至少有一个移民父母，3.3% 的儿童自己就是移民（USDHHS，2014）。相较于父母都是美国公民的儿童，非美国公民身份的儿童和家庭中公民身份混杂的美国公民儿童更有可能未被保险覆盖（Kaiser Family Foundation，2013）。根据 Kaiser 关于医疗补助保险（Medicaid）和未投保人群委员会（Kaiser Commission on Medicaid and the Uninsured）的数据，2011 年，父母为非公民身份的非公民儿童有 29% 未被投保（Kaiser Family Foundation，2013）。生活在低收家庭中的儿童同样也有更高的风险未被投保（10%；Jiang，Ekono，& Skinner，2015）。除了社会经济地位外，保险问题受到种族和地理因素的影响。在 2013 年，拉丁裔儿童的未投保率（12%）比非拉丁裔白人儿童（5%）和非拉丁裔黑人儿童（5%）更高（Federal Interagency Forum on Child and Family Statistics，2015）。未投保儿童人口比例最高的州包括亚利桑那州（13%）、阿拉斯加州（12%）和俄克拉荷马州（10%；Kaiser Family Foundation，2015a）。

医疗照护应该被基本人权标准所引导，其中包括可及性（非歧视、实体可及、可负担和信息可及）、可用性（足够数量的运行中的公共卫生和医疗保健机构、服务和项目）、可接受性、质量、非歧视、负责任和普遍性（WHO，2015）。全国范围内，大约 60.6% 有特殊医疗保健需求的儿童具有足够的保险来覆盖他们所需的服务（DRCCAH，2011a）。在有特殊健康需求的儿童中，那些在医疗之家中接受照护的儿童比没有接受照护的儿童更有可能拥有充足的保险（DRCCAH，2011a）。健康问题更复杂的儿童，也就是在特殊医疗需求儿童全国调研（NS-CSHCN）中表明有 3 种或 3 种以上健康问题的儿童，比只有两种或更少健康问题的儿童获得足够的保险覆盖的可能性更低（DRCCAH，2011b）。这些儿童是最缺乏足够医疗保险的群体。

目前，有着复杂医疗保健需求的儿童和低收入的儿童失去保险的风险甚至比过去更大（Eibner et al.，2017）。医疗补助保险对有特殊医疗保健需求的儿童而言扮演着重要的角色，包括许多拥有私人保险但同时使用医疗补助保险"全覆盖"险种来填充私人保险空缺的儿童（Schubel，2017）。如果《平价医疗法案》（*Affordable Care Act*）被废除，大约 300 万儿童将会失去保险，使未受保儿童的比例增加约 50%（Aron-Dine，2017）。这是一个过大的风险；保险状况显然影响照护的质量和数量，并且因此影响儿童的健康结局。未受保的儿童比受保的儿童更可能遭受更差的健康状况、缺少固定的医生、延迟疫苗接种、医疗和处方需求得不到满足、得不到足够的专科医生资源（Federico，Steiner，Beaty，Crane，& Kempe，2007）。未受保的儿童前往急诊就医的风险也更高（Johnson & Rimsza，2004），更有可能经历本可避免的住院治疗（Hostetler，Xiang，Kelleher，& Smith，2005），在医院和重症监护室死亡的可能性也更高（Hakmeh，Barker，Szpunar，Fox & Irvin，2010）。

美国社会工作者协会（NAS）支持以全国性的医疗保健政策来确保所有人持续得到生理和精神的健康服务，不论种族、族裔、社会经济地位、宗教、是否残障、年龄、性别、移民身份、地区，或性取向（NASW，2017a）。NASW 支持扩充儿童健康保险项目（Children's Health Insurance Program），此项目已经帮助多个州为 840 万儿童提供健康保险（USDHHS，2015）。

减少儿童健康差异的倡导机会

随着国家面临愈加复杂的社会心理、健康、经济和环境挑战，健康社会工作者必须倡导有助于减少医疗保健不平等的政策和项目（NASW，2017）。健康社会工作者应当使用他们的技术和训练来减少获取医疗保健的非医学障碍（NASW，2016）。社会工作是根植于社会变革和倡导之中的。

目前有超过 64 万名社会工作者在美国执业，他们代表了一个可以做出改变的极佳的倡导者网络（NASW，2017b）。NASW 是美国最大的专业社会工作者成员组织，拥有自己的立法倡导网络来增强民众对于关键政策议题的意识，鼓励社会工作者与国会议员进行沟通（NASW，2017b）。对于在医疗健康机构中工作的社会工作者，更加直接相关的是拥有 700 名社会工作者的医疗保健社会工作领导者协会（Society for Social Work Leadership in Health Care；SSWLHC，2016），该协会将其使命专注于促进医疗保健的普遍可用性、可及性、协调性和有效性，尤其关注健康和疾病的社会心理因素。

他们将提倡作为核心价值之一（SSWLHC，2016）。倡导包括对服务对象的需求保持敏感、联合同事对社会健康议题带来影响，并且认识到拥有战略伙伴可以在国家和全民健康议题上更有力地发声。

在特朗普执政时期，美国社会工作者协会在一份过渡性文件《发展美国议程：社会工作专业如何提供帮助》（*Advancing the American Agenda：How the Social Work Profession Will Help*）中指出，社会工作者在确保儿童和家庭的福祉以及为所有人提供高质量的医疗保健服务方面扮演着关键的角色（NASW，2017a）。在目前正在从业的持证社会工作者中，13% 将健康视为他们目前主要工作的实践焦点（Whitaker，Weismiller，Clark，& Wilson，2006）。对所有社会工作者而言，医疗保健社会工作在他们最为普遍的实践中位列第三（Whitaker et al.，2006）。在医疗机构工作的持证社会工作者中，医院是最常见的主要雇佣场所（Whitaker et al.，2006）。当社会工作者在患者和家庭的医疗过程中为他们提供治疗性服务和资源的时候，他们便获得了关于儿童和家庭所经历的挑战和挣扎的第一手信息，这些独特的视角可以被用来有效地倡导政策改变（NASW，2017b）。倡导的渠道可以包括媒体参与，例如以致编者函或评论专栏的形式提升公众有关社会不公正的意识，对公众进行教育。社会工作者可以加入筹资工作来支持那些倡导儿童健康的机构，例如儿童健康基金（Children's Health Fund）。儿童健康基金（n.d.）协助为医疗上未得到足够服务的儿童和家庭推进关键的政策利益，他们的倡导涉及流浪儿童、儿科哮喘患者、危机响应倡导，以及在新健康法案中的儿童健康保障。社会工作者也可以加入政策倡导的工作，例如致电当地的立法委员，签署提升儿童和家庭相关福利立法的请愿书（NASW，2017b）。我们必须携手发声，为那些提升和保护所有儿童和家庭获取医疗保健的政策和项目做出倡导。

参与倡导注意点！

- 对目前的议题和政策保持关注。
- 参与社区层面、全国层面、国际层面的活动和公共论坛。
- 加入立法倡导网络。
- 讲述儿童和家庭的故事。
- 让你的声音被听见——考虑写作专栏评论或致编者函。

参考文献

Abramson, J. S., & Bronstein, L. R. (2008). Interdisciplinary teams. In A. Gitterman & R. Salmon (Eds.), *Encyclopedia of social work with groups* (pp. 281–283). New York, NY: Routledge.

American Academy of Pediatrics (2005). Care coordination in the medical home: Integrating health and related systems of care for children with special health care needs. *Pediatrics*, *116*(5), 1238–1244. https://doi.org/10.1542/peds.2005-2070

American Academy of Pediatrics. (2015). *Ages & stages: Stages of adolescence*. Retrieved from https://www.healthychildren.org/English/ages-stages/teen/Pages/Stages-of-Adolescence.aspx

American Academy of Pediatrics (2016). Informed consent in decision-making in pediatric practice. *Pediatrics*, *138*(2). https://doi.org/10.1542/peds.2016-1484

American Academy of Pediatrics. (2017). *Bright futures: Guidelines for health supervision of infants, children, and adolescents* (4th ed.). Retrieved from https://shop.aap.org/bright-futures-guidelines-for-health-supervision-of-infants-children-and-adolescents-4th-edition-1

American Academy of Pediatrics, American Academy of Family Physicians, and American College of Physicians, Transitions Clinical Report Authoring Group (2011). Supporting the health care transition from adolescence to adulthood in the medical home. *Pediatrics*, *128*(1), 182–200. https://doi.org/10.1542/peds.2011-0969

American Academy of Pediatrics, Committee on Hospital Care (2003). Family-centered care and the pediatrician's role. *Pediatrics*, *112*(3), 691–697. https://doi.org/10.1542/peds.112.3.691

American Academy of Pediatrics, National Center for Medical Home Implementation. (2016). *What is the medical home?* Retrieved from https://medicalhomeinfo.aap.org/overview/Pages/Whatisthemedicalhome.aspx

Aron-Dine, A. (2017). *People of all ages and incomes would lose coverage under house bill, CBO data show*. Retrieved from Center on Budget and Policy Priorities website: http://www.cbpp.org/research/health/people-of-all-ages-and-incomes-would-lose-coverage-under-house-bill-cbo-data-show

Austrian, S. G. (2009). Guidelines for conducting a biopsy-chosocial assessment. In A. R. Roberts & J. M. Watkins (Eds.), *Social workers' desk reference* (2nd ed., pp. 376–380). New York, NY: Oxford University Press.

Behrman, R. E., & Field, M. J. (Eds.) (2003). *When children die: Improving palliative and end-of-life care for children and their families.* Washington, DC: National Academies Press. https://doi.org/10.17226/10390

Bibace, R., & Walsh, M. E. (1980). Development of children's concepts of illness. *Pediatrics, 66*(6), 912.

Bleyer, A., Barr, R., Ries, L., Whelan, J., & Ferrari, A. (Eds.) (2016). *Cancer in adolescents and young adults* (2nd ed.). Switzerland: Springer International Publishing. https://doi.org/10.1007/978-3-319-33679-4

Block, R. (2015). Interventions for adolescents living with cancer. In G. Christ, C. Messner, & L. Behar (Eds.), *Handbook of oncology social work* (pp. 457–463). New York, NY: Oxford University Press.

Bronfenbrenner, U. (1979). *The ecology of human development.* Cambridge, MA: Harvard University Press.

Bronstein, L., Mizrahi, T., Korazim-Kőrösy, Y., & McPhee, D. (2010). Interdisciplinary collaboration in social work education in the USA, Israel and Canada: Deans' and directors' perspectives. *International Social Work, 53*(4), 457–473. https://doi.org/10.1177/0020872809358399

C.S. Mott Children's Hospital. (2016). *National poll on children's health.* Retrieved from http://mottnpch.org/sites/default/files/documents/081516_top10.pdf

Cadell, S., Bosma, H., Johnston, M., Porterfield, P., Cline, L., Da Silva, J., … Boston, P. (2007). Practising inter-professional teamwork from the first day of class: A model for an interprofessional palliative care course. *Journal of Palliative Care, 23*(4), 273.

Center on the Developing Child. (2017). *Key concepts: Toxic stress.* Retrieved from http://developingchild.harvard.edu/science/key-concepts/toxic-stress

Children's Health Fund. (n.d.) *Advocacy milestones.* Retrieved from https://www.childrenshealthfund.org/advocacy-milestones

Coquillette, M., Cox, J. E., Cheek, S., & Webster, R. A. (2015). Social work services utilization by children with medical complexity. *Maternal and Child Health Journal, 19*(12), 2707–2713. https://doi.org/10.1007/s10995-015-1795-x

Council on Social Work Education. (2008). *Educational policy and accreditation standards.* Retrieved from https://cswe.org/getattachment/Accreditation/Information/2008EDUCATIONALPOLICYAN DACCREDITATIONSTANDARDS(EPAS)-08-24-2012.pdf.aspx

Cousino, M. K., & Hazen, R. A. (2013). Parenting stress among caregivers of children with chronic illness: A systematic review. *Journal of Pediatric Psychology, 38*(8), 809–828. https://doi.org/10.1093/jpepsy/jst049

Data Resource Center for Child and Adolescent Health. (2011a). *National survey of children with special health care needs, 2009–2010; Outcome #2: Coordinated, ongoing, comprehensive care within a medical home.* Retrieved from http://childhealthdata.org/docs/cshcn/outcome-2.pdf?Status=Master

Data Resource Center for Child and Adolescent Health. (2011b). *National survey of children with special health care needs, 2009–2010; Outcome #3: Adequate insurance to cover needed services.* Retrieved from http://childhealthdata.org/docs/cshcn/outcome-3.pdf?Status=Master

Eibner, C., Liu, J., & Nowak, S. (2017). *The effects of the American Health Care Act on health insurance coverage and federal spending in 2020 and 2026.* Santa Monica, CA: RAND Corporation. Retrieved from https://www.rand.org/pubs/research_reports/RR2003.html

Erikson, E. H. (1963). *Childhood and society.* New York, NY: W. W. Norton & Company.

Erikson, E. H. (1994). *Identity and the life cycle.* New York, NY: W.W. Norton & Company.

Federal Interagency Forum on Child and Family Statistics. (2015). *America's children: Key national indicators of well-being, 2015.* Retrieved from https://www.childstats.gov/pdf/ac2015/ac_15.pdf

Federal Interagency Forum on Child and Family Statistics. (2016). *America's children in brief: Key national indicators of well-being, 2016.* Retrieved from https://www.childstats.gov/pdf/ac2016/ac_16.pdf

Federico, S. G., Steiner, J. F., Beaty, B., Crane, L., & Kempe, A. (2007). Disruptions in insurance coverage: Patterns and relationship to health care access, unmet need, and utilization before enrollment in the state Children's Health Insurance Program. *Pediatrics, 120*(4), e1009–e1016. https://doi.org/10.1542/peds.2006-3094

Ferrari, A., Thomas, D., Franklin, A. R. K., Hayes-Lattin, B. M., Mascarin, M., van der Graaf, W., & Albritton, K. H. (2010). Starting an adolescent and young adult program: Some success stories and some obstacles to overcome. *Journal of Clinical Oncology, 28*(32), 4850–4857. https://doi.org/10.1200/jco.2009.23.8097

Flores, G., Abreu, M., Chaisson, C. E., Meyers, A., Sachdeva, R. C., Fernandez, H., … Santos-Guerrero, I. (2005). A randomized, controlled trial of the effectiveness of community-based case management in insuring uninsured Latino children. *Pediatrics, 116*(6), 1433–1441. https://doi.org/10.1542/peds.2005-0786

Freyer, D. R., Felgenhauer, J., & Perentesis, J. (2013). Children's oncology Group's 2013 blueprint for research: Adolescent and young adult oncology. *Pediatric Blood & Cancer, 60*(6), 1055–1058. https://doi.org/10.1002/pbc.24431

Gerwin, C. (2013). *Using science to drive new approaches to child welfare.* Retrieved from Center on the Developing Child website: http://developingchild.harvard.edu/science/key-concepts/toxic-stress/tackling-toxic-stress/using-science-to-drive-new-approaches-to-child-welfare

Ginsburg, H. P., & Opper, S. (1988). *Piaget's theory of intellectual development* (3rd ed.). Englewood Cliffs,

NJ: Prentice-Hall, Inc.

Greiner, A. C., & Knebel, E. (Eds.) (2003). *Health professions education: A bridge to quality.* Washington, DC: National Academies Press. https://doi.org/10.17226/10681

Hakmeh, W., Barker, J., Szpunar, S. M., Fox, J. M., & Irvin, C. B. (2010). Effect of race and insurance on outcome of pediatric trauma. *Academic Emergency Medicine*, *17*(8), 809–812. https://doi.org/10.1111/j.1553-2712.2010.00819.x

Hammarberg, K., Sartore, G., Cann, W., & Fisher, J. R. W. (2014). Barriers and promoters of participation in facilitated peer support groups for carers of children with special needs. *Scandinavian Journal of Caring Sciences*, *28*(4), 775–783. https://doi.org/10.1111/scs.12110

Hostetler, S. G., Xiang, H., Kelleher, K., & Smith, G. A. (2005). Health care access after injury by insurance type in a pediatric population. *Pediatric Emergency Care*, *21*(7), 420–426. https://doi.org/10.1097/01.pec.0000169430.68325.a0

Institute of Medicine (2001). *Crossing the quality chasm: A new health system for the 21st century.* Washington, DC: National Academy Press. https://doi.org/10.17226/10027

Interprofessional Education Collaborative Expert Panel (2011). *Core competencies for interprofessional collaborative practice: Report of an expert panel.* Washington, DC: Interprofessional Education Collaborative.

Jiang, Y., Ekono, M., & Skinner, C. (2015). *Basic facts about low income children: Children under 18 years, 2013.* Retrieved from National Center for Children in Poverty website: http://www.nccp.org/publications/pub_1100.html

Johnson, W. G., & Rimsza, M. E. (2004). The effects of access to pediatric care and insurance coverage on emergency department utilization. *Pediatrics*, *113*(3), 483–487. https://doi.org/10.1542/peds.113.3.483

Jones, B., & Phillips, F. (2016). Social work and interprofessional education in health care: A call for continued leadership. *Journal of Social Work Education.*, *52*(1), 18–29. https://doi.org/10.1080/10437797.2016.1112629

Jones, B., & Weisenfluh, S. (2003). Pediatric palliative and end-of-life care: Developmental and spiritual issues of dying children. *Smith College Studies in Social Work*, *73*(3), 423–443. https://doi.org/10.1080/00377310309517695

Jones, B. L. (2005). Pediatric palliative and end-of-life care: The role of social work in pediatric oncology. *Journal of Social Work in End-of-Life & Palliative Care*, *1*(4), 35–62. https://doi.org/10.1300/J457v01n04_04

Jones, B. L., Contro, N., & Koch, K. D. (2014). The duty of the physician to care for the family in pediatric palliative care: Context, communication, and caring. *Pediatrics*, *133*(Suppl. 1), S8–S15. https://doi.org/10.1542/peds.2013-3608C

Jünger, S., Pestinger, M., Elsner, F., Krumm, N., &

Radbruch, L. (2007). Criteria for successful multiprofessional cooperation in palliative care teams. *Palliative Medicine*, *21*(4), 347–354. https://doi.org/10.1177/0269216307078505

Kaiser Family Foundation. (2013). *Key facts on health coverage for low-income immigrants today and under the Affordable Care Act.* Retrieved from https://kaiserfamilyfoundation.files.wordpress.com/2013/03/8279-02.pdf

Kaiser Family Foundation. (2015a). *Health insurance coverage of children 0-18.* Retrieved from http://www.kff.org/other/state-indicator/children-0-18/?currentTimeframe=0&sortModel=%7B"colId":"Location","sort":"asc"%7D

Kazak, A. E., Segal-Andrews, A. M., & Johnson, K. (1995). Pediatric psychology research and practice: A family/systems approach. In M. C. Roberts (Ed.), *Handbook of pediatric psychology* (2nd ed., pp. 84–104). New York, NY: Guilford Press.

Koocher, G. P. (1974). Talking with children about death. *American Journal of Orthopsychiatry*, *44*(3), 404–411. https://doi.org/10.1111/j.1939-0025.1974.tb00893.x

Levit, L. A., Balogh, E. P., Nass, S. J., & Ganz, P. A. (Eds.) (2013). *Delivering high-quality cancer care: Charting a new course for a system in crisis.* Washington, DC: National Academies Press. https://doi.org/10.17226/18359

Lipstein, E. A., Brinkman, W. B., & Britto, M. T. (2012). What is known about parents' treatment decisions? A narrative review of pediatric decision making. *Medical Decision Making*, *32*(2), 246–258. https://doi.org/10.1177/0272989X11421528

Maddux, M. H., Ricks, S., & Bass, J. (2015). Preparing patients for transfer of care: Practices of primary care pediatricians. *Journal of Community Health*, *40*(4), 750–755. https://doi.org/10.1007/s10900-015-9994-3

McManus, M. A., Pollack, L. R., Cooley, W. C., McAllister, J. W., Lotstein, D., Strickland, B., & Mann, M. Y. (2013). Current status of transition preparation among youth with special needs in the United States. *Pediatrics*, *131*(6), 1090–1097. https://doi.org/10.1542/peds.2012-3050

Meier, D. E., & Beresford, L. (2008). The palliative care team. *Journal of Palliative Medicine*, *11*(5), 677–681. https://doi.org/10.1089/jpm.2008.9907

Meyer, C. H. (1993). *Assessment in social work practice.* New York, NY: Columbia University Press.

National Association of Social Work. (2013). *Standards for social work practice in child welfare.* Retrieved from http://www.naswdc.org/practice/standards/Child_Welfare.asp

National Association of Social Work. (2016). *Standards for social work practice in health care settings.* Retrieved from http://www.socialworkers.org/Practice/standards/SW_Practice_in_Health_Care_Settings.asp

National Association of Social Work. (2017a). *Transition document to the Trump administration, Advancing the*

American agenda: How the social work profession will help. Retrieved from https://www.socialworkers.org/advocacy/issues/EX-BRO-24617.TrumpTransitionBro pdf

National Association of Social Work. (2017b). *Advocacy & organizing.* Retrieved from https://www.socialworkers.org/pressroom/features/issue/advocacy.asp

Ogden, C. L., Carroll, M. D., Fryar, C. D., & Flegal, K. M. (2015). *Prevalence of obesity among adults and youth: United States, 2011–2014* (National Center for Health Statistics Data Brief No. 219). Hyattsville, MD: National Center for Health Statistics.

Patterson, P., Medlow, S., & McDonald, F. E. (2015). Recent developments in supporting adolescent and young adult siblings of cancer patients. *Current Opinion in Oncology, 27*(4), 311–315. https://doi.org/10.1097/CCO.0000000000000194

Piaget, J. (1952). *The origins of intelligence in children.* New York, NY: International Universities Press.

Reeves, S., Zwarenstein, M., Goldman, J., Barr, H., Freeth, D., Hammick, M., & Koppel, I. (2008). Interprofessional education: Effects on professional practice and health care outcomes. *Cochrane Database of Systematic Review*, (1). https://doi.org/10.1002/14651858.CD002213.pub2

Rienks, S., Phillips, J., McCrae, J., Bender, K., & Brown, S. (2017). Complex health concerns among child welfare populations and the benefit of pediatric medical homes. *Child Abuse & Neglect, 65*, 212–225. https://doi.org/10.1016/j.chiabu.2017.01.021

Romero, L., Pazol, K., Warner, L., Cox, S., Kroelinger, C., Besera, G., … Barfield, W. (2016). Reduced disparities in birth rates among teens aged 15–19 years – United States, 2006–2007 and 2013–2014. *Morbidity and Mortality Weekly Report, 65*, 409–414. https://doi.org/10.15585/mmwr.mm6516a1

Sargeant, J., Loney, E., & Murphy, G. (2008). Effective interprofessional teams: "Contact is not enough" to build a team. *Journal of Continuing Education in the Health Professions, 28*(4), 228–234. https://doi.org/10.1002/chp.189

Schubel, J. (2017). *House ACA repeal bill puts children with disabilities and special health care needs at severe risk.* Retrieved from Center on Budget and Policy Priorities website: http://www.cbpp.org/research/health/house-aca-repeal-bill-puts-children-with-disabilities-and-special-health-care-needs

Shilling, V., Morris, C., Thompson-Coon, J., Ukoumunne, O., Rogers, M., & Logan, S. (2013). Peer support for parents of children with chronic disabling conditions: A systematic review of quantitative and qualitative studies. *Developmental Medicine & Child Neurology, 55*(7), 602–609. https://doi.org/10.1111/dmcn.12091

Society for Social Work Leadership in Health Care (2016). *Core values.* Retrieved from http://sswlhc.org/welcome/sswlhc

Taliaferro, L. A., & Borowsky, I. W. (2012). Beyond prevention: Promoting healthy youth development in primary care. *American Journal of Public Health, 102*(Suppl. 3), S317–S321. https://doi.org/10.2105/AJPH.2011.300559

Tervalon, M., & Murray-Garcia, J. (1998). Cultural humility versus cultural competence: A critical distinction in defining physician training outcomes in multicultural education. *Journal of Health Care for the Poor and Underserved, 9*(2), 117–125. https://doi.org/10.1353/hpu.2010.0233

The National Alliance to Advance Adolescent Health. (2014–2015). *What is health care transition?* Retrieved from http://www.gottransition.org/providers/index.cfm

Thoits, P. A. (2011). Mechanisms linking social ties and support to physical and mental health. *Journal of Health and Social Behavior, 52*(2), 145–161. https://doi.org/10.1177/0022146510395592

Thompson, R., & Stanford, G. (1981). *Child life in hospitals: Theory and practice.* Springfield, IL: Charles C Thomas.

Thompson, R. A. (2009). *The handbook of child life: A guide for pediatric psychosocial care.* Springfield, IL: Charles C Thomas.

Tluczek, A., McKechnie, A. C., & Brown, R. L. (2011). Factors associated with parental perception of child vulnerability 12 months after abnormal newborn screening results. *Research in Nursing and Health, 34*(5), 389–400. https://doi.org/10.1002/nur.20452

U.S. Department of Health & Human Services, Centers for Medicaid and MedicareServices. (2015). *Children's Health Insurance Program statistical enrollment report.* Retrieved from http://www.medicaid.gov/chip/chip-program-information.html

U.S. Department of Health and Human Services (2014). *Healthy people 2020.* Rockville, MD: Department of Health and Human Services. Retrieved from http://www.healthypeople.gov

U.S. Department of Health and Human Services, Administration for Children and Families, Administration on Children, Youth and Families, Children's Bureau. (2017). *Child maltreatment 2015.* Retrieved from https://www.acf.hhs.gov/cb/resource/child-maltreatment-2015

U.S. Department of Health and Human Services, Centers for Disease Control and Prevention. (2016). *Child abuse and neglect: Definitions.* Retrieved from https://www.cdc.gov/violenceprevention/childmaltreatment/definitions.html

U.S. Department of Health and Human Services, Centers for Disease Control and Prevention. (2017). *Disparities in oral health.* Retrieved from https://www.cdc.gov/oralhealth/oral_health_disparities/index.htm

U.S. Department of Health and Human Services, Health Resources and Services Administration, Maternal and Child Health Bureau. (2016). *Children with special health care needs.* Retrieved from https://mchb.hrsa.gov/maternal-child-health-topics/children-and-youth-special-health-needs

U.S. Department of Health and Human Services, Health Resources and ServicesAdministration, Maternal and Child Health Bureau (2007). *The national survey of children with special health care needs chartbook*

2005–2006. Rockville, MD: US Department of Health and Human Services.

U.S. Department of Health and Human Services, Office of the Assistant Secretary for Health, Office of Disease Prevention & Health Promotion, *Healthy People 2020*. (2017a). *Access to health services*. Retrieved from https://www.healthypeople.gov/2020/topics-objectives/topic/Access-to-Health-Services

U.S. Department of Health and Human Services, Office of the Assistant Secretary for Health, Office of Disease Prevention & Health Promotion, *Healthy People 2020*. (2017b). *Early and middle childhood*. Retrieved from https://www.healthypeople.gov/2020/topics-objectives/topic/early-and-middle-childhood

U.S. Department of Health and Human Services, Office of the Assistant Secretary for Health, Office of Disease Prevention & Health Promotion, *Healthy People 2020*. (2017c). *Adolescent health*. Retrieved from https://www.healthypeople.gov/2020/topics-objectives/topic/Adolescent-Health - 48

U.S. Department of Health and Human Services, Office of the Assistant Secretary for Health, Office of Disease Prevention & Health Promotion, *Healthy People 2020*. (2017d). *Disability and health*. Retrieved from https://www.healthypeople.gov/2020/topics-objectives/topic/disability-and-health/objectives

Van Schoors, M., Caes, L., Verhofstadt, L. L., Goubert, L., & Alderfer, M. A. (2015). Systematic review: Family resilience after pediatric cancer diagnosis. *Journal of Pediatric Psychology*, *40*(9), 856–868. https://doi.org/10.1093/jpepsy/jsv055

Wadsworth, B. J. (1996). *Piaget's theory of cognitive and affective development: Foundations of constructivism* (5th ed.). White Plains, NY: Longman Publishing.

Walsh, C., Jones, B., & Schonwald, A. (2017). Health care transition planning among adolescents with autism spectrum disorder. *Journal of Autism & Developmental Disorders*, *47*(4), 980–991. https://doi.org/10.1007/s10803-016-3020-1

Whitaker, T., Weismiller, T., Clark, E., & Wilson, M. (2006). *Assuring the sufficiency of a frontline workforce: A national study of licensed social workers. Special report: Social work services in health care settings*. Washington, DC: National Association of Social Workers. Retrieved from http://workforce.socialworkers.org/studies/health/health.pdf

World Health Organization. (1998). *The world health report 1998. Life in the 21st century: A vision for health for all*. Retrieved from http://www.who.int/whr/1998/en/whr98_en.pdf?ua=1

World Health Organization. (2015). *Health and human rights fact sheet* (No. 323). Retrieved from http://www.who.int/mediacentre/factsheets/fs323/en

World Health Organization. (2016). *Child maltreatment fact sheet*. Retrieved from http://www.who.int/mediacentre/factsheets/fs150/en

World Health Organization. (2017a). *Early child development*. Retrieved from http://www.who.int/topics/early-child-development/en

World Health Organization. (2017b). *Adolescents: Health risks and solutions fact sheet*. Retrieved from http://www.who.int/mediacentre/factsheets/fs345/en

World Health Organization, Department of Human Resources for Health, Health Professions Network Nursing and Midwifery Office. (2010). *Framework for action on interprofessional education and collaborative practice*. Retrieved from http://apps.who.int/iris/bitstream/10665/70185/1/WHO_HRH_HPN_10.3_eng.pdf?ua=1

Zebrack, B., Mathews-Bradshaw, B., & Siegel, S. (2010). Quality cancer care for adolescents and young adults: A position statement. *Journal of Clinical Oncology*, *28*(32), 4862–4867. https://doi.org/10.1200/jco.2010.30.5417

第 17 章

医疗保健机构中的老年社会工作

SHANTHA BALASWAMY，SANG E. LEE，和 SADHNA DIWAN

这一章节使用生理 - 心理 - 社会的方法来理解健康和福祉，介绍与医疗保健机构中老年社会工作相关的一些议题。本章着重关注在综合评估不同族群中老年人的需求及资源时所需要掌握的知识，回顾了现有的有关各种领域的评估的实证文献，并描述老年社会工作实务在各种医疗保健机构中的特性。本章所讨论的问题在某种程度上与本书其他章节的内容有所重复，因为这些内容都与老年人工作相关，例如涉及政策、残障、肾病、肿瘤、慢性病、生命终末期（end-of-life，EOL）照护以及疼痛管理。读者需要将各个章节的信息串联起来去理解，而不是离散地去理解。

本章目标

- 概述与老龄化相关的人口统计变化及其对于在医疗保健机构中的社会工作者的意义。
- 阐述"综合老年评估"（comprehensive geriatric assessments，CGAs）的概念以及有关其效力的实证文献。
- 描述与文化相关的族裔老年医学评估的重要组成部分。
- 使用生理 - 心理 - 社会的方法，提供评估老年需求和资源所需要的知识领域的概况。
- 描述在不同医疗保健场域中老年社会工作实务的特性，例如初级保健、住院照护、从医院到家庭的过渡照护、居家和护理院医疗保健。
- 讨论社会工作者在当前医疗保健领域里为老年人服务时会遇到的相关问题和挑战。

人口老龄化的特征

老年服务署（Administration on Aging，AoA，2016）在《2016 年美国老年人概况》（*A Profile of Older Americans*，2016）中列举了以下事实：

人口统计资料

- 2015 年，全美老年人口（65 岁或以上）数达 4 780 万，占美国人口总数的 15%——约每 7 个美国人中有一个老年人。

- 老年人口的寿命在不断增长。2015 年，年满 65 岁的人群的平均预期剩余寿命为 20.6 年。

- 从 2005—2015 年，老年人口（65 岁或以上）增长了 30%，达到 4 780 万。到 2060 年，老年人口预计将翻一番，达到 9 800 万。85 岁或以上的人数预计将从 2015 年的 630 万增长 3 倍以上，至 2040 年达到 1 460 万。

- 2015 年，少数族裔占 65 岁或以上人口的 22%：其中 9% 为非裔美国人，8% 为拉丁裔（包含不同种族）美国人，4% 为亚裔或太平洋岛屿住民，美洲印第安人或阿拉斯加原住民占比不到 1%。

- 预测美国的少数族裔人口将从 2015 年的 1 060 万（在老年人中占 22%）增加到 2030 年的 2 110 万（在老年人口中占 28%）。

健康与医疗保健

- 绝大多数老年人至少有一种慢性病（chronic health condition），很多老年人有不止一种。在 75 岁或以上的老年人中，最常见的慢性病是高血压（男性中占 72%，女性中占 80%）、已确诊的关节炎（53%）、各类心脏疾病（35%）、各种癌症（32%），以及糖尿病（22%）。

- 2015 年，39% 的居家老年人（75 岁及以上）认为他们的健康状况极好或者非常好，而年龄为 45 ~ 65 岁的个体中认为自身健康状况极好或者非常好的比例为 54%。

- 2015 年，35% 的老年人报告有不同类型的残障（例如在听力、视力、认知、行动能力、自我照顾或者独立生活上有困难）。有些人残障相对来说不严重，但有些会需要外界的协助来满足重要的个人需求。

- 执行日常生活活动（activities of daily living，ADLs）和工具性日常生活活动（instrumental activities of daily living，IADLs）的能力会随着年龄的增加而受到限制，这通常会导致个体入住机构。2013 年，30% 居住在社区里的 65 岁或以上的老年医疗保险受益人报告他们在执行一项或多项日常生活活动上有困难，另有 12% 报告在执行一项或多项工具性日常生活活动上有困难。相比之下，95% 居住在机构里的 65 岁或以上的老年医疗保险受益人在执行一项或多项日常生活活动上有困难，其中 81% 在执行三项或以上日常生活活动上有困难（日常生活活动包括洗澡、穿衣、进食和室内走动。工具性日常生活活动包括准备食物、购物、管理财务、使用电话、做家务和服用药物）。

- 2015 年，65 岁及以上人群的过夜住院（overnight hospital stay）的次数是 45 ~ 64 岁人群的两倍。

- 在 2015 年，老年人就医的平均次数比年轻人群多。在过去 12 个月，75 岁及以上人群中有 23% 前往医生或其他医疗保健专业人士处就诊超过 10 次，而在 45 ～ 64 岁群体中仅占 15%。

- 2015 年，超过 97% 的老年人报告说他们有常规的医疗保健来源。只有 2% 的人报告，由于经济障碍，他们在过去的 12 个月中未能获得所需的医疗服务。
- 美国老年人在健康上的支出占总花销的 12.9%，这几乎是所有消费者在健康上的花费（7.8%）的两倍。

人口统计变化对于在医疗保健领域里的社会工作者的影响

在接下来的 10 年里，在各级医疗保健系统里（例如，初级保健、特殊护理、住院医疗、护理院）就诊的老年人将会增多。鉴于住院周期的缩短和护理院入住性质的改变（短期居住、急性期后护理），制定合适的出院后计划以及发展以社区为基础的照护模式以使老年人继续留在社区环境里将会得到着重强调。这些以社区为基础的照护模式在解决老年人及其家属身体上、功能上、心理上，以及社会上的需求时需要得到文化上的回应。

美国劳工统计局（Bureau of Labor Statistics，2016）指出，到 2026 年，医务社会工作者的数量有望增加近 19%。这些社会工作者需要去协助不断增长的老年人群以及他们的家属去探寻最佳照护方案。老年人口的增长也将促进对老年社会工作者的需求。

尽管老年医疗保险让 65 岁及以上的人群可以获得医疗保健，老年人在医疗保健上的支出仍然在增加（AoA，2016），而且医疗费的自付部分明显增高，特别是处方药。医疗保健产品和服务的政策倡导和资源发展仍然是医疗保健机构中的社会工作者的重要任务。

综合老年评估

对于需求和资源进行综合老年评估（CGA）是为老年人提供照护的基本方面。在医疗保健机构中，综合老年评估的概念是基于老年人同时在多个方面遇到问题的假设，包括生理、社会、心理问题。这些问题会引发许多未被满足的医疗保健需求。这些问题和需求需要通过一个更加全面的评估体系来测定，而不仅是医生日常的诊断性检查。CGA 由卫生保健团队来执行，这个团队主要由医生、护士和社会工作者组成，同时也包括其他领域的专家，包括作业治疗、物理治疗、营养学、药剂学、听力学和心理学（Agostini，Baker，& Bogadus，2001；American Geriatrics Society，2017）。许多发达国家（例如加拿大、澳大利亚、意大利、荷兰、挪威以及英国）已经采用 CGA 模式；但是，在美国，CGA 的使用被限定在学术中心和退伍军人管理局所辖医院（Urdangarin，2000）。

CGA 通常不能发挥它应有的价值，因为执行评估的团队往往不能控制建议以及治疗方案的执行，治疗方案通常会由初级保健医生发起。美国的研究者指出评估过程中提出的许多建议都没有被初级保健医生或患者遵循（Urdangarin，2000），从而导致患者需求没有被满足进而损害健康状况。

在美国，评估与实际提供给患者的照护之间的脱节导致人们越来越认识到，需求评估应与护理管理相结合。因此，老年医学评估和管理（GEM）方法已被退伍军人管理局用作临床老年医学护理的基本组成部分，以识别、评估和治疗系统中有弱势和残疾的资深退伍军人，这些老年退伍军人面临制度化风险且无法从常规护理中受益。对退伍军人管理局系统中的 GEM 方法的早期研究表明，它具有很高的成本效益，从而使其在整个系统中得到采用。

在 GEM 计划项目中，患者将从 GEM 团队获得大部分护理。该团队由以下人员组成：医生，提供医疗照护，并对团队进行监督。护士，提供一些医疗护理和有关病情、治疗和药物，以及家庭保健和急救服务使用等方面的宣教。社会工作者，为患者和照护人员提供心理咨询；转介到适当的财务、社会、心理和社区服务；如果患者住院，应制定适当的出院计划。

GEM 原则已被纳入其他护理协调模型中并进行了测试，例如老年人评估与照护的老年资源（GRACE）和老年人全方位照护计划（PACE）。尽管在住院单元和门诊部门中增加了 CGA 的实施，但 80% 的老年医疗保险受益人无法使用此类计划（American Geratrics Society，2017）。提供此项服务的一些障碍包括难以获得足够的报销，缺乏训练有素的老年科医师来运营这些部门，以及难以维持跨学科团队运作（Wieland & Hirth，2003）。

据报道，运用 CGA 和 GEM 常见的一些积极结果是对认知和身体功能的有利影响，增加老年人在家中生活的可能性以及降低随访期间再入院的可能性（Ellis，Whitehead，O'Neill，Langhorne，& Robinson，2011）。CGA 和 GEM 的研究受一些因素的限制，包括接受干预计划的患者的多样性、干预计划和"常规照护"实践的不同本质、老年人评估和管理固有的复杂性、结果测量的方法和评估工具使用不一致以及复制单个地点的成功研究的困难性（Van Craen et al.，2010）。尽管如此，CGA 已成为老年初级保健和住院咨询服务的组成部分，尤其是在美国推行的管理式医疗保健项目。CGA 干预模型的新应用包括将其用于老年患者中的癌症治疗决策（Kalsi et al.，2015）、手术考虑（Boureau et al.，2015），以及评估术后死亡风险（Lim et al.，2014）。

框 17.1 描述了 GRACE 评估和照护协调模型（Counsell et al.，2007），其中社会工作者和执业护士团队与更大的跨学科团队和初级保健医生合作来进行评估、制定和实施针对低收入老年人的个性化照护计划。该模型已在美国医疗保健研究与质量监督署 [Agency for Health Care Research and Quality（AHRQ）] 的医疗保健创新交流中得到认可和描述（AHRQ，2014），并传播给其他医疗保健系统。

根据 R. L. Kane（2000a，P.3）的观点，"进行良好评估的关键是使用强大的概念模型"，该模型不仅应确定服务对象感兴趣的特定属性（identify specific client attributes of interest），而且还应确定相关因素，例如物理环境和非正式支持。从生理、心理、社会的视角，评估的各个领域、它们对老年个体的生活的影响以及将其纳入社会工作实践的意义在下面讨论。表 17.1 提供了在每个领域常用于对患者和家庭进行评估的工具列表。关于量表条目和心理测量特性的详细信息，请参见 R. L. Kane 和 Kane 的著作（2000）。

生理健康

评估个人的健康状况是在医疗保健机构中进行综合评估的最基本特征。随着年龄的增长（75 岁及以上），慢性病（关节炎、心脏病、癌症和糖尿病）的患病率显著增加（如前所述）。除了导致慢性病的遗传 / 家族病因外，所有这些疾病或病况都会受个人日常生活行为的影响 [Centers for Disease Control and Prevention（CDC），2014]。其他需要评估的重要领域是老年人的整体健康状况；疼痛的存在；营养状况；跌倒的风险；失禁；睡眠；酗酒和毒品使用；牙齿或口腔健康；以及感官知觉，尤其是视觉和听觉（McInnis-Dittrich，2009）。这些健康状况可能会严重影响其他领域，例如降低心理健康水平、限制功能能力以及降低生活质量。例如，关节炎会引起疼痛，它会限制活动能力并导致抑郁。同样，糖尿病引起的并发症会导致四肢的丧失，从而需要对房屋进行改造、使用辅助设备以及个人护理方面的协助。社会工作者通常被需要来帮助老年人及其家人解决这些问题。

与多种健康状况相关的一个重要问题是多重用药。也就是说，一个人可能会问诊不同的医生，并接受不同药物的处方，这些药物可能有明显的相互作用和副作用。而医生可能不知道患者曾就诊于其他的医生。对所有药物的评估应成为每次老年医学评估的标准组成部分（Kane，2000a）。社会工作者需要了解老年人常用的处方药物以及这些药物的副作用。在上门家访和与家庭照顾者交谈中，通常可以发现药物或依从性方面遇到的问题。处于医疗保健环境中的社会工作者应该对这些问题有一定的应用知识，以提醒医疗保健提供者或鼓励患者和（或）照顾者与医生或护士讨论这些问题。电子病历（EMR）系统的使用增加有助于了解患者的整体健康状况。另一个与药物使用有关的重要问题是药物的成本。Mojtabal 和 Olfson（2003）报告说，老年医疗保险患者不遵守处方，因为他们根本买不起药；而且经常为此减少用药量，使他们能坚持服用更长的时间或者因为太贵而完全放弃配药。

框 17.1　老年人评估资源和老年照护（Geriatric Resources for Assessment and Care of Elders，GRACE）

关键构成

- 由执业护士和执业临床社会工作者组成的支持团队在家中进行初步的综合老年医学评估：包括病史和社会心理史、药物评估、功能评估、社会支持和预立医疗照护意向书检视以及居家安全评估
- **与跨学科团队会面**（老年科医生、药剂师、物理治疗师、精神健康社会工作者和社区服务联络人）来
- 根据用于评估和管理 12 种常见老年疾病的方案制定个性化的综合护理计划：预立医疗照护计划、健康维护、药物管理、行走困难 / 摔倒、营养不良 / 体重减轻、视力障碍、听力下降、痴呆、慢性疼痛、尿失禁、抑郁和照顾者负担
- **团队主导的实施，持续照护协调，以及通用电子病历（electronic medical record，EMR）和纵向跟踪系统支持**，其中包括：
- **居家随访**：由支持团队审查照护计划和目标
- **持续的照护协调和个案管理**：团队鼓励目标设定和自我照护，教授解决问题的技能，使用与每个 GRACE 方案相对应的低健康素养材料来提供教育，在患者来诊室就医时为患者和医生解决问题和提出团队建议做好准备，并协助交通事宜的安排。患者每月至少会接到一次电话，以查问和解决任何新问题，例如药物、社会支持和（或）生活安排上的变化。社会工作者在帮助患者获取社区资源（例如，折扣健身课程），以及在健康和社会服务系统导引方面发挥着关键作用
- 定期的跨学科治疗团队工作回顾和年度再评估

结果

GRACE 项目改善了循证照护的提供；显著改善总体健康、活力、社会功能和精神健康方面的指标；减少急诊就诊；并产生了很高程度的医师和患者满意度。总体住院率没有受到影响，但高风险参与者的住院率低于常规治疗组中的同类患者。最近的一项分析发现，该项目在 2 年的时间内是成本中立的，高风险受试者在第三年节省了成本

Source：（AHRQ，2014）.

表 17.1　评估领域和常用评估工具

主要评估领域	常用评估工具
生理健康	医疗效果研究：*SF-36 健康调查简表*（*Short From-36 Health Survey*，*SF-36*）（Ware & Sherbourne，1992）。覆盖 8 个领域：身体功能、身体问题导致的角色功能限制、社会功能、疼痛、一般的精神健康状况、情绪问题导致的角色功能受限、活力和总体健康感知
	起立行走测试（*Get up and Go Test*）（Mathias，Nayak，& Isaacs，1986）和*延时起立行走试验*（*Expanded Timed Get Up and Go*）（Wall，Bell，Campbell，& Davids，2000）。广泛应用于跌倒风险筛查
	营养风险量表（*Nutrition Risk Index*）（Wolinsky et al.，1990）。对摄入食物的方法、规定的饮食限制、影响食物摄入的疾病状况、不适和饮食变化方面的问题进行评估
心理幸福和精神健康	*流行病学研究中心的抑郁量表*（*Center for Epidemiological Studies Depression Scale*，*CES-D*）（Radloff，1977）。评估消极的情感、积极的情感、躯体 / 自主神经体征和人际困扰。有简易版本
	CAGE 调查问卷（Ewing，1984）。酗酒问题的评估
认知能力	*简易精神状态检查表*（*Mini Mental State Exam*，*MMSE*）（Folstein & McHugh，1975）。对即时的和延时的记忆召回、定向、计算 / 工作记忆、视觉空间能力和语言能力进行评估
	总体衰退量表（*Global Deterioration Scale*，*GDS*）（Rsisberg，Ferris，de Leon，& Crook，1982）。根据认知、功能能力和问题行为来评估痴呆的严重程度
执行各项日常生活活动（ADL）的能力	*Katz 生活活动独立性量表*（Katz Index of Independence in Activities of Daily Living）（Katz，Ford，Moskowitz，Jackson，& Jaffe，1963）。测量 ADL 能力上的表现：穿衣、洗澡、进食、梳妆、如厕、从床或椅子上移动、行动能力和大小便控制能力
	美国老年人资源与服务、工具性日常生活活动（*Older Americans Resources and Services，Instrumental Activities of Daily Living*，*OARS-IADL*）（Fillenbaum & Smyer，1981）。测量日常工具性活动的能力（IADL）上的表现：烹饪、打扫、购物、财务管理、交通工具使用、通讯、药物管理
社会功能	*社会支持问卷*（*Social Support Questionnaire*）（Sarason，Levine，Basham，& Sarason，1983）。测量获得的客观和主观方面的支持：整体的、信息上的、感知上的、结构上的和暂时的 *Lubben 的社交网络量表*（*Lubben's Social Network Scale*）（Lubben，1988）可作为一个筛查工具来检测老年人被孤立的风险
物理环境	*老年居民住宅评估项目*（*Elderly Resident Housing Assessment Program*，*ERHAP*）（Brent & Brent，1987）。通过对房屋所有者的采访、直接观察和照片评定，从多个领域来评估房屋的安全性、功能性及舒适度
家庭照顾者的评估	*照顾者压力量表*（*Caregiver Strain Index*）（Robinson，1983）。评估照顾者的生理方面、个人方面、家庭方面和经济方面的压力
	修订版记忆和问题行为量表（*Revised Memory and Problem Behavior Checklist*，*RMBPC*）（Teri et al.，1992）。评估在照顾老年患者时其记忆、情绪或问题行为的频率以及这些问题对照顾者造成多大的困扰

续表

主要评估领域	常用评估工具
经济资源	*美国老年人资源与服务——经济来源*（*Older Americans Resources and Services*，*OARS-Economic Resources*）（Fillenbaum & Smyer，1981）。对于收入、退休金、社会保障、健康保险以及其他资产，例如房屋、车辆和存款等的评估
价值观和偏好	*价值评估草案*（*Value Assessment Protocol*）（Degenholtz，Kane，& Kivnic，1997）。评估在个案管理的居家照护项目中的老年人的价值与偏好。在制定照护计划过程中会很有帮助
	护理院中选择和控制的愿望（*Desire for Choice and Control in Nursing Homes*）（Kane et al.，1997）。评估在护理院中老年人在日常生活中选择和控制的偏好
灵性评估	*日常灵性经历量表*（*The Daily Spiritual Experience Scale*）（Underwood & Teresi，2002）。这些项目试图去测量经历而不是特定的信念或者行为；因此，它们的目的是超越任何特定宗教的边界。日常灵性经历量表是用于评估灵性与健康（Underwood，2011）

对于较低社会经济地位的老年医疗保险受益人而言，与费用相关而导致的不规律用药与慢性病（如关节炎、心脏病、高血压和抑郁症状）相关的健康结果较差（Mojtabai & Olfson，2003）。对于社会工作者，倡导个人能获得处方药已成为他们在医疗机构中实践的重要特征。社会工作者需要时刻关注当地和国家资源（例如老年医疗保险的药品折扣卡、制药公司的项目）以及药物援助项目，具体情况因州而异。

心理幸福与精神健康

尽管老年人与其他成年人一样患有相同的精神障碍，但每种障碍的患病率、特点和病程都有着显著的不同（U.S. Department of Health and Human Services，Centers for Disease Control and Prevention，National Center for Health Statistics，1990）。抑郁、焦虑和痴呆是一些老年人多发的疾病（McInnis-Dittrich，2009）。由于临床医生在评估老年人的精神健康时会遇到一些困难，导致无法对这些问题做出全面性的诊断。这些困难包括：①共病（存在其他健康状况），其中许多情绪障碍症状（如失眠、疲惫）被错误地归结为健康问题；②关于衰老的刻板印象，认为正常衰老会伴有一些负面影响，这可能会导致对情绪障碍症状的忽视（Grann，2000）；③家庭成员可能会认为"衰老"是年龄增长的必然结果，因此延误了为老年人寻求医疗保健的时机；④因为不同时期和文化的人们可能对心理症状抱有十分负面的态度，老年人自己往往不愿意谈论自己的情绪感受，转而关注躯体上的症状。例如，老年人尤其是受亚洲文化熏陶的人，比起承认情绪上的悲伤或焦虑，他们更愿意承认自己有睡眠和记忆力上的问题（Kleinman，2004）。最后，痴呆和抑郁的症状有重叠，很难分别去评估它们。

药物滥用，特别是饮酒过度和处方药、非处方药的滥用，是另一种在老年人中未能被完全诊断出来的障碍。这通常是因为老年人活动的减少常被归因于其他与年龄有关的因素，所以物质滥用不会被视为导致老年人工作或社交活动中断的原因（Widliz & Marin，2002）。专门针对老年人症状的评估工具，例如 CAGE 或密歇根州酒精依赖筛查测试（Michigan Alcoholism Screening Test，MAST-G），有助于筛查物质滥用的情况。这些症状包括情绪波动、活动能力丧失、逐渐与外界隔离、原因不明的事故以及认知功能的退化。精神疾病和物质滥用障碍的早期诊断和治疗可以预防功能障碍、延缓痴呆的发展，并减轻不良后果的风险，例如痛苦和过早地入住机构（Lin，Zhang，Leung，& Clark，2011）。

在对老年人的精神状况进行评估时，幸福感的积极方面常被忽略，例如是否存在积极的情感、希望、乐观和生活满意度。Folkman 和 Moskowitz（2000）提出在慢性压力情况下给予积极的情感可能防止抑郁症及压力造成的不良生理后果的发生。希望是对未来的积极期望，可以激励个人应对未知（Raleigh & Boehm，1994）。失去希望是抑郁老年人有自杀想法的预警信号（Uncapher，Gallagher-Thompson，Osgood，& Bonger，1998）

尽管自 1991 年以来，65 岁及以上人群的自杀率有所下降，但老年人的自杀率仍是所有年龄组中最高的（CDC，2014）。更多老年人自杀的相关事实，请参见框 17.2；更多相关信息，请参见第 8 章。

认知能力

随着年龄的增长，认知能力也会发生变化。有两种类型的认知变化发生。第一种与正常衰老过程中发生的记忆力、选择性注意力、信息处理和解决问题的能力微小衰退有关，尽管这种变化的程度大不相同（Siegler，Poon，Madden，& Welsh，1996）。这种认知变化的后果可能体现在学习速度减慢和在接受新信息时需要多次重复。第二种认知变化是进行性、不可逆的和整体衰退的。这通常是痴呆类疾病所导致的，例如阿尔茨海默病（AD）、血管性痴呆和皮质下痴呆而导致的整体能力下降。据估计，年龄在 65 ~ 74 岁的男性和女性中约有 3% 患有阿尔茨海默病，而在 85 岁及以上的人群中，将近一半可能患有这种疾病（Alzheimer's Association，2017）。

另一个重要问题是确定认知能力受损的个体是否有决定自己照护的能力。通常，这是由家属或社会工作者（在没有家属的情况下）向法院提出监护患者的财务和（或）患者本人的请愿。授予监护权的决定是法院做出的法律决定，但通常也会参考医生和社会工作者对患者自身决断能力的评估，以免做出对自己或他人造成伤害的决定（Jackson & Cummings，2000）。

随着痴呆的进展，记忆、语言、物体识别和执行功能（即计划、组织、排序及概括的能力）发生了更深层次的变化。行为症状，例如激越、幻觉和徘徊等也很常见。这些认知上的改变意味着需要对老年人进行更多的监护，这也给正式和非正式照顾者带来很大的压力和负担（Alzheimer's Association，2017）。社会工作者通常通过寻找资源来提供帮助，支持非正式照顾者，例如照顾者支持小组，行为管理培训，咨询，个人照护服务，喘息服务和替代性的生活安排（如寄养、生活辅助设施、护理院）。药物治疗也有助于一些行为症状的管理，如：激越、幻觉。社会工作者应该鼓励家庭成员跟医生、社会工作者、照顾者支持小组去讨论所有的症状和行为变化，因为许多行为管理的技术可以从倾听其他照顾者的经验中学到。

框 17.2　老年人自杀的相关事实

- 自杀率随年龄增长而增加，65 岁及以上的个体自杀率最高，且成功自杀的比例也最高。
- 这个年龄段的自杀者中有 84% 是男性。85 岁以上的白人男性自杀风险最大。
- 常见的危险因素包括：独居、缺乏社会支持、近期丧偶、有身体疾病或经历不受控制的疼痛或担心长期疾病的老年人（Conwell，Van Orden，& Caine，2011）。
- 约有 70% 的老年自杀者在试图自杀前 1 个月曾去见过他们的初级保健提供者，这代表错失了一个干预的机会。

（续）

- 2012 年，65 岁以上自杀者中有 72% 使用枪支来结束自己的生命（CDC，2014）。
- 在一项研究显示，只有 58% 的医生询问抑郁和想自杀的老年患者关于他们的枪支使用情况（Kaplan，Adamek，& Rhoades，1998）。

在初级保健中预防老年人自杀：协作试验（PROSPECT）研究

　　照护管理干预措施是一种对减少老年人自杀意念很有希望的干预措施（Alexopoulos et al.，2009），其中涉及受过训练的抑郁症照护管理员（社会工作者、护士和心理学家），他们通过与初级保健医生合作，在以下几个方面帮助医生：

- 识别抑郁。
- 为患者提供基于指南的治疗建议。
- 监测患者的抑郁症状、药物不良反应和治疗依从性。
- 当患者拒绝药物治疗时提供人际心理治疗。

　　一项对该干预措施的随机试验评估发现该方法在降低重性抑郁症患者的自杀意念上有显著效果，并指出在接受该干预措施的患者中，治疗反应较早发生。尽管这项干预措施有望实现，但 Conwell（2009）指出，该试验中 2/3 的患者是女性，这种干预措施在降低老年男性抑郁患者（风险最高）中的自杀意念和行为的效果仍有待检验。

功能能力

　　功能能力通常被定义为个人执行某些日常生活活动（ADL）的能力和日常工具性活动（IADL）的能力，这在本章中进行介绍。评估 ADL 和 IADL 时，通常测试个体的独立性，是否需要协助（人工或机械设备）以及不能或完全依赖他人来执行各类活动。在执行这些活动时，日常生活能力的逐步丧失预示着个体在护理进程中的持续进展（从独立生活到辅助生活，协助可以是非正式的、正式的，或两者兼有）再到护理院护理。

　　多种因素会影响个人执行 ADL 和 IADL 的能力。Pearson（2000）指出："功能能力在概念上可以被理解为老年人生理状态、情绪或心理环境，外部或物理和社会环境的动态互动"（P.19）。例如，前面讨论的许多健康状况可能会导致功能能力受限。心理上的问题，例如抑郁、焦虑（包括对跌倒的恐惧），以及感到绝望都可能降低执行这些活动的动力。认知变化，例如痴呆，也会限制个人的功能能力。最后，外部物理环境（住宅或邻里的类型）以及个人可获得的社会支持可能会促进或阻碍个人执行 ADL 的能力，并需要个人生活条件做出相应的改变。对于社会工作者来说，其含义是显而易见的：对功能状态的评估需要衡量所有可能导致个体残障因素。ADL 和 IADL 受限是衡量个体能否享有国家公共资金支持的住房项目或社区服务项目中服务资格的先决条件。

　　功能受限方面的另一个显著的问题是驾驶机动车辆的能力。根据 Stutts、Martell 和 Staplin（2009）的研究，年龄在 60 ～ 69 岁（即"年轻老年人"）的驾驶员中发生交通事故的比例并未显示出增加。在 70 岁以上的人群中，该比例开始上升，并在 80 岁处迅速增加。因此，年龄最大的驾驶员给自身和社会构成的交通威胁更大（Insurance Institute for Highway Safety，Highway Loss Data Institute，2015）。大幅增加高龄驾驶员发生撞车危险性的情况包括那些需要找方法对付复杂处境的情况，例如驶过交叉路口、左转弯和对即将发生的事故做出反应。

　　与年龄相关的各种变化和其他在视力、听力、反应时间和认知功能的变化会干扰个体的驾驶能力。这些有关特定危险因素的发现可以帮助为适当的年龄组设计有针对性的教育材料，并建议老年人可以通过参与健康/健身项目来延长安全驾驶年限（Stutt s et al.，2009）。

拥有驾驶能力是保持独立能力最重要构成因素之一，尤其是在美国。一些社区已经对环境进行了改造，例如延长了交通信号灯的时间，增大了路牌字样的大小并提升其可见度。美国汽车协会（AAA）和美国退休人员协会（AARP）等组织推出了"资深驾驶员安全项目"来对年长的驾驶员进行再培训。哈特福德金融服务集团（Hartford Financial Services Group）与麻省理工大学（MIT）的老年人实验室（AgeLab）合作编写了一本小册子，让家庭成员准备好就驾驶方面的决策与老年人进行对话（The Hartford，2015）。当谈及驾驶方面的问题时，比起与外部人士（例如密友或警察）协商，老年人通常更喜欢和家里人商量。医生、配偶和成年子女是有关驾车对话的首选。如果是独居老年人，则最常选择医生，然后是成年子女（Coughlin，Mohyde，D'Ambrosio，& Gilbert，2004）。社会工作者可以帮助教育并敦促家庭成员和医生解决老年患者的问题。

社会功能

社会功能包括主观和客观部分。客观部分的测量包括社会支持（获得的支持或帮助）、社会关系网（个人社交圈中的人数）、社交活动（社交活动参与度、与他人联系的频率）以及社会角色（扮演角色的数量和角色类型）。社会功能的主观部分的测量要求个体报告其对其社会状况的满意度以及他们对在需要时可获得支持的感知。个体在社会功能的客观测量可能会有非常大的差异，但表达的满意度却相似。大量证据表明，相较于社会功能的客观指标（例如与他人联系的频率），对社会支持的主观评估与心理健康的关系更大（Krause，1995）。可以根据治疗或照护计划的目标来解决社会功能的不同方面。例如，社会工作者可以专注于增加与现有社交网络的联系频率（例如，寻找参加社交或教会活动的交通工具）或增加扮演的社会角色（例如，寻找工作或志愿机会），这具体取决于社会功能的哪一个方面对老年人的影响最为突出。

在老年人中，社会融合（即拥有社会关系、角色和活动）有利于健康，例如可以降低死亡风险、心血管疾病发生率、癌症死亡率和减慢各种功能衰退（Unger，McAvay，Bruce，Beckman，& Seeman，1999）。但是，健康同样也会影响一个人的社会功能。因为一个长期卧床或有严重行动困难的人很可能会与需要离家的社交活动脱离。因此，正如 Levin（1994）指出的那样，社会功能既是健康状况的结果，也是预测身体和心理健康的指标。

消极的互动或支持也是评估的重要领域。消极的互动通常发生在与老年人有密切关系的个体上（Antonucci，Sherman，& Vandewater，1997），表现形式包括意见分歧、情感和财务上的虐待，甚至是身体上的虐待和忽视（在家庭和非正式支持部分讨论）。

一个涵盖社会、生理和心理领域的问题是老年人的性行为表达和亲密关系。在对文献的回顾中，Hooyman 和 Kiyak（2001）指出，与性行为会随着年龄的增长而停止的误解相反，研究人员发现性行为会持续到人年老的时候，而且性不活跃更多地取决于所处的生活环境，而不是对性行为的兴趣或需求减少。例如，婚姻状况和人际关系对女性性行为的影响比男性更大（Lindau et al.，2007），而生理状况导致的性功能障碍是男性性行为受阻的主要原因（Wiley & Bortz，1996）。对影响老年人性行为的因素的社会心理评估应包括个人过去的性行为历史、对性行为和亲密关系的态度、伴侣的可及性、对风险性行为的尝试、私密性行为的机会，

（opportunities for privacy）以及机构工作人员对性行为的态度（Hooyman & Kiyak，2011）。鉴于对年龄和性的误解，老年人中人类免疫缺陷病毒（HIV）的流行率被低估了，医生和医疗保健提供者也很少评估老年患者的性行为。2013 年，HIV 感染者中有 25% 年龄在 55 岁以上，6%的感染者年龄在 65 岁以上（CDC，2014）。

物理环境

随着个体年龄的增长，社会工作者经常看到所处环境的要求与个体满足这些要求的能力之间的鸿沟不断扩大。生理上的变化，如感官知觉、步态、反应时间和力量会影响个人适应所处环境的能力。例如，视力和深度感知的改变使上楼梯变得困难，这可能会限制个人出行，导致其更依赖他人的帮助以及社会隔离感日益增加。物理环境上的缺陷也可能需要老年人从原有居所中搬出，这可能会对个体的心理健康产生负面影响，尤其是在老年人反对搬迁的情况下。在一些搬去护理院居住的老年人身上，这种情况尤为凸显。

尽管独立房屋是评估物理环境是否妥善的最明显目标，但 Cutler（2000）提出"可以根据通用设计原则来衡量所有住宅环境，居住设施应具有可调整性、支持性、可及性，并且安全"（P. 360）。2016 年，大约 76% 的老年人（65 岁及以上）拥有他们自己的房屋（AoA，2016），大约 89% 的 55 岁及以上的受访者强烈或一定程度上同意他们希望尽可能长时间地留在现有居所内 [American Association of Retired Person（AARP），2000]。在老年人中，跌倒是导致死亡的首要原因，也是造成受伤和住院治疗最常见的原因。每年，大约 25% 的 65 岁及以上的老年人至少跌倒 1 次，约 1/2 ~ 2/3 的跌倒事故发生在居所内部或周围 [U.S. Department of Health and Human Services，Centers for Disease Control and Prevention（USDHHS），2017]。在居住在社区里的老年人中，独居并有功能损害的个体的跌倒风险更大（Elliott，Painter，& Hudson，2009）。

评估个人能力与居家环境是否适应是一个重要的评估领域，并且预防跌倒是干预的关键领域。典型的居所评估包括：照明的情况，充足性和可及性；地板和地毯，包括导致跌倒的障碍物或潜在危险；浴室和卫生间，包括是否需要辅助性设备；厨房；暖气和制冷设施；从外面进入房屋的通道；进入家中的各个房间的通道；以及人身安全问题，例如邻里的情况。在评估辅助养老机构或寄养机构时，类似的问题也很重要。

家庭和非正式支持评估

家庭成员在为老年人组织或提供照护的过程中扮演了非常重要的角色。在生活在社区中且需要长期照护（long-term care，LTC）的人群里，超过 66% 的人仅依靠家人和朋友（即非正式支持）获得帮助，26% 的人接受的是非正式和正式相结合的照护；只有 9% 的人仅使用正式照护或获得有偿帮助（Doty，2010）。最有可能成为照顾者的家庭成员是老年人的成年女儿、妻子和其他女性亲属。在照顾长期照护使用者的人中，约 30% 的照顾者年龄在 65 岁或以上（Spector，Fleishman，Pezzin，& Spillman，2000），这使家庭照顾者面临受伤和其他不良事件的风险。

对于非正式支持的评估通常关注家庭助手的数量和关系、提供的帮助的数量和类型、预期的家庭助手持久性、照顾者所承受的压力或负担，以及照顾者表示近期压力释放的需求（Family Caregiver Alliance，2006；Pearson，2000）。许多照顾者有相互矛盾的需求，例如工作和照顾孩子。随着慢性病和痴呆出现的功能能力衰退，同时需要提高警惕，照顾者承受着相当大的压力，老年人入住护理院的风险更大，并且也增加了被虐待或疏忽的可能性。因此，重要的是评估照顾者压力的客观和主观组成部分，以更好地了解照顾者的需求。负担的客观部分是指财务、家庭生活和社会关系的中断，而主观部分是指照顾者对其状况的评估是有压力的（Gaugler，Kane，& Langlois，2000）。

有一些证据表明，对于评估照顾方面的压力存在种族/族裔的差异。例如，与白种人照顾者相比，非裔美国人的照顾者认为提供照顾是有压力的可能性较低（Pinquart & Sörenson，2005）。但是，关于种族/族裔的许多研究都与社会经济地位相混淆，而且种族和族裔群体内不同社会经济阶层的照顾者角度来看，有用的数据很少。在许多长期照护计划中，只有在家庭成员无法提供照护的情况下，才提供正式服务。因此，在制定长期照护计划时，社会工作者需要兼顾照顾者负担的主观和客观组成部分。

在医疗保健系统中，对家庭支持的评估通常会被"谁是家庭成员"的法律定义所限制。这给各种医疗保健机构中的老年同性恋情侣制造了重大的结构和法律障碍。例如，伴侣可能被拒绝查看病历资料或进入重症监护室探访；在医疗决策方面，尽管伴侣可能比家庭成员更了解老年患者的偏好，医疗保健专业人员可能受限于与家人而非伴侣打交道；员工可能对同性恋情侣持消极态度（Hooyman & Kiyak，2002）。尽管法律承认 LGBT 群体的婚姻，但社会障碍仍然阻碍了服务的可及性。社会工作者应意识到与该问题相关的自身价值观，并应按照职业道德规范行事，而不要基于包括性取向在内的多种因素来歧视个体 [National Association of Social Workers（NASW），2017]。

虐待老年人的现象往往在家庭成员被照护重任压垮时发生，尤其是当受照顾者和照顾者住在同一屋檐下并且有曾经有虐待发生。老年人受虐待的其他风险因素包括 75 岁以上、女性、身体或认知上能力受到限制、较低的社会经济地位，照顾者容易出现的问题包括物质使用、精神疾病或对受照顾者有经济依赖等（Acierno et al.，2010；McInnis-Dittrich，2009）。最近对各州的调查表明，除纽约州外，几乎所有州或地区都将社会工作者列为对成年人保护服务的虐待老年人的法定报告人（American Bar Association Commission on Law and Aging，2007）。从某种程度上来说这很重要，因为在医疗检查中瘀伤、骨折或身体疼痛症状可能会被归因为正常衰老、意外跌倒或与疾病相关的疼痛引起的变化，这些虐待老年人的迹象在医疗机构中可能会被忽略。

经济资源

经济资源（例如收入、养老金、健康保险和资产）的评估是确定是否有资格获得公共资金资助的以家庭和社区为本服务的基础。几乎每个州都有医疗补助保险豁免基金资助的以家庭和社区为本服务项目，该项目为有入住护理院可能的老年人提供居家照护服务。实际的评估和资格标准因州而异，但总的来说，它们包括机体功能的受限程度以及收入处于或临近贫困 [U.S. Department of Health and Human Services，Centers for Medicare & Medicaid Services，Centers for Medicaid and CHIP Services（USDHHS），2010a]。经济状况超过标准的个人必须"花掉"其资产，直到符合标准（U.S. Department of Health and Human Services，2010b）。更多相关信息，请参见第 6 章。评估收入和资产的过程相当困难并耗时，因为老年人及其家属都不愿意透露此类信息，这通常导致社会工作者工作时间的延长和医疗补助保险申请的延迟

（Diwan，1999）。

价值观和偏好

在大多数医疗机构和 CTC 中，几乎没有对老年人的价值观和偏好进行系统地评估（Kane，2000c）。Kane 概括了照护的各个方面，在这些方面中，可以通过一些系统性的方式来得出一些个体的偏好。这些偏好包括：

- 生命终末期照护选择，例如，个体是否要进行心肺复苏、呼吸机护理、气管插管和雾化吸入之类的治疗过程，以及他们是否愿意指定代理决策人，在他们无法做出决定时代替他们做决定；
- 与医院出院计划有关的选择；例如，与特定类型的居家照护服务或出院后照护的地理位置有关的偏好；
- 住房安排，例如独立养老和各种公共生活设施，例如辅助生活机构、小型群居住房、继续护理退休社区或护理院；
- 日常生活安排的偏好，尤其是 ADL 和 IADL；
- 融入宗教活动；
- 尊重隐私，尤其是在公共居所时个体与他人共用房间就可能在接受 ADL 帮助时被他人看到；
- 考虑安全还是自由；例如，老年人可能选择生活在专业人员认为不合适的地方。

在坚持促进案主自决和自主原则的社会工作价值观的前提下，对老年人价值观和偏好的评估可以帮助社会工作从业人员更注意这些问题，尤其是当工作对象是住在机构，少有机会自决的老年人。

灵性评估

越来越多的文献记载了老年人的宗教信仰、灵性、参与宗教活动与健康和心理健康之间的积极联系（Allen et al.，2013；Koenig，1990；Levin，1994）。评估对宗教和灵性活动的偏好很重要，因为众所周知，这些因素会影响个人的心理和社会功能，应对压力的能力以及整体生活质量。灵性信念和宗教世界观也可能会影响与健康和疾病有关的信念。对于许多非裔美国人而言，灵性信念是理解疾病状况和做出治疗决定的基础（例如，他们相信神是身体健康的最终掌权者，医生是神的工具，只有神才有权决定生与死）（Johnson，Elbert-Avila，& Tulsky，2005）。许多穆斯林被告知，疾病是对信仰的考验，是增强品格的一种方式，而上帝负责医治。因此，穆斯林可能选择完全不与可以讨论疾病可能进程或死亡的医务人员合作（van Gorder & Ellor，2008）。评估的实际领域可能包括宗教信仰、信念、承诺、参加宗教活动以及个人日常经历（Olson & Kane，2000）。这些领域对个人的重要性 [例如，食物的宗教禁忌（犹太人的按照犹太教规定制作的食物、穆斯林的清真食物）、宗教服务的可用性] 可能会严重影响以社区为本的照护计划以及机构长期照护安排。

族裔老年医学评估

族裔老年医学评估涉及在老年综合评估（CGA）中增加文化探索（Andrulis & Brach，2007）或文化调查（van Gorder & Ellor，2008）。族裔老年医学评估是提供具有文化胜任力的照护的第一步，需要具备多个领域相关的知识和技能，包括某种文化特有的健康信念、历史、族群经验、家庭在文化背景下的作用、文化上适当的非语言交流方式（表示尊重）、帮助有语言障碍的案主的能力，以及使用语言和文化上适当的评估工具。

健康与疾病的文化背景

来自不同族裔和文化背景的老年患者和家庭可能有某种文化特有的健康信念体系，这些体系与西方医疗体系的生物医学模型不符（Yeo，2009）。生物医学模型使用基于科学假设和过程的对于健康和疾病的定义和解释，而少数族裔的老年患者及其家庭在解释其状况时可能会考虑诸如（阴阳）平衡，自然或灵性等因素。社会工作者可能会在评估过程中遇到一些服务对象描述某种文化界定的躯体障碍或文化围限症候群（culture-bound syndromes）（Stanford Geriatric Education Center [SGEC]，2001）。例如，在中药和其他传统医学中，健康是通过平衡身体中的力量（例如"阴""阳"平衡，"寒""热"的概念）和"气"的自由流动来维持的（Lin，1980；McBride，Morioka-Douglas，& Yeo，1996）。越南和其他东南亚难民人口认为"风病"是多种疾病发生的共同原因，他们还相信来自前世和超自然的因果报应或祖先的灵会导致健康或疾病（Yeo，1996）。来自柬埔寨的老年苗族难民相信灵和魂的丧失会影响健康（Gerdner，Xiong，& Yang，2006）。

历史脉络和族群经验

历史脉络和族群经验，例如移民模式，特定事件的经历（例如战争、酷刑、难民身份）和歧视，可能被反映在健康信念和疾病行为中。不了解此类经验可能会导致对服务对象的状况做出不准确的评估。例如，柬埔寨老年人最常报告的症状，即剧烈头痛并经常伴有头晕，可能与他们有红色高棉大屠杀的独特经历有关。他们经常想起在战争期间失去家人和与家人分离，从而导致头痛（Handelman & Yeo，1996）。在童年时期因死亡或上学而与其他人分离的老年阿拉斯加原住民可能会出现类似创伤的症状（Rosich，2007）。了解这些独特的经历可以帮助解释所表达的症状，并有助于与老年服务对象及其家属建立信任（SGEC，2001）。

文化适应是个人受一种或多种文化的传统、规范和实践影响并积极参与的程度，个人可能会随着对这些文化的接触程度而变化。族群经历、在美国居住的时间长短以及语言能力会影响文化适应的程度（Diwan，2008）。因此，应将文化适应视为一个连续体，而不是一个类别。社会工作者应在老年人的思想、行为和态度上评估其文化适应程度，来更好地理解他们的理念（Schwartz，Unger，Zamboanga，& Szapocznik，2010；Yeo，2009）。

家庭在文化脉络中的作用

在评估老年少数族裔服务对象时，必须认识到其家庭的文化期望，例如参与程度和决策水平（Yeo，1996）。美国医疗保健中强调的价值观和道德原则，例如独立性、自主性、隐私权和保密性，并不适用于某些文化。例如，传统的墨西哥和菲律宾家庭预期老年人可能会出现身体上的依赖，照顾需依赖他人的老年成员被视为家庭的责任。在许多文化中，家庭（而非老年患者）负责为老年人的医疗保健做决定，有时家庭成员要求（医疗照护）提供者不要透露严重的诊断或坏消息作为保护老年人的一种方式（Yeo，1996，2009）。性别角色可能是传统的（例如，在穆斯林家庭中，男性通常被女性视为保护者，而男性则负责所有医疗决定）（van Gorder & Ellor，2008）。与有以家庭为中心文化的老年服务对象一起工作时，邀请老年人以外的家庭成员参加评估过程是非常有用的（Andrulis & Brach，2007）。确定家庭组成和结构、亲属关系模式、对家庭成员的期望、决策行为和角色（例如，个人主义与集体主义、以家庭为中心、母权或父权制）、性别角色分配等也非常的重要（SGEC，2001；Xakellies et al.，2004）。家庭成员可以帮助获得有关服务对象问题一些有见地的信息，并有助于合作解决问题（Organista，2009）。

文化上恰当的非语言交流

在各个群体中，通过非语言交流表达尊重的文化偏好差异很大，社会工作者应该熟悉与文化相适应的行为、姿势和风格（Xakellis et al.，2004）。从业者与服务对象之间合适的身体距离因文化而异。在许多文化中，问候和检查中由异性进行身体接触是受到限制或禁止的。在某些文化中，直接的眼神接触是适当的；但在另一些文化中，则可以视为不礼貌或不尊重（SGEC，2001；van Gorder & Ellor，2008）。从业人员应牢记这些变化，并仔细确定在评估过程中该做什么或不该做什么。如果不确定做某项行动是不是合适，请寻求案主的指导和了解他们的偏好（Yeo，1996）。

语言障碍

当服务于英语能力有限 [limited English proficiency（LEP）] 的老年人，或者从业人员与服务对象所说语言不同时，沟通会成为一个挑战（Yeo，1996）。语言障碍可能会导致评估过程中的误解和错误，并破坏从业人员与服务对象之间的关系（Min，2005）。同样，准确评估首选语言和英语能力在决定是否使用口译服务和翻译材料时是至关重要的（Andrulis & Brach，2007；Hasnain-Wynia & Baker，2006）。Yeo（2010）提供了有关选择口译人员、与口译人员合作以及在医疗保健情境下进行族裔老年医学评估的指南。请参见第 12 章，查看在信息和资源交流中有关使用翻译的信息。

使用标准化的评估工具

当使用标准化的评估工具（例如抑郁和其他精神状态、健康素养）时，从业人员需要选择经过心理计量学测试的工具以确定其是否适合有问题的个人或群体（Tran，Ngo，& Conway，2003）。仅仅依靠翻译过来的评估工具可能会出现问题，因为评估工具上的项目可能对所有群体的意义不尽相同，而且教育水平和文化程度也可能影响最后的得分（Andrulis & Brach，2007；Douglas & Lenahan，1994；Yeo，1996）。同样，表达情感的期望因文化而异。面对面的访谈适合来自鼓励表达情感的文化背景的服务对象。另一方面，自我报告将更适合那些受到抑制情绪的文化规范影响的人，因为保持和谐和顾全面子的方式可能导致个人不愿接受采访或使用社会上期望的反应来回应偏见（SGEC，2001）。

社会工作族裔老年医学在医疗保健中的启示

塑造个人文化态度的因素不仅限于上述领域，社会工作者应尝试以敏感的、不唐突的且契合文化的方式来获取广泛的信息（van Gorder & Ellor，2008）。使用文化联络员（例如，卫生工作者、个人照护工作者或非专业的社区健康教育者）或文化中介可以帮助社会工作者解决困难的互动和沟通问题（Xakellis et al.，2004；Yeo，2009），以及如上所述，医学口译应由经过特殊培训和许可的人员执行。

评估还是筛查

尽管对老年人及其家庭进行全面评估是可取的，但在所有可能的领域对个体进行深入评估是不可行的。通常，评估的内容取决于评估的目的和发生的场域。缩略形式的评估通常是以筛查或发现病例为目的。筛查通常是针对一大群人，以识别在某些功能领域可能有困难或问题的个人。然后对这些人进行详细深入的评估，通常将其转介给专科人士接受继续治疗（Finch-Guthrie，2000）。例如，许多健康维护组织 [health maintenance organizations（HMO）] 通过在注册时发送调查来筛查所有老年患者。符合特定"风险"标准的个体（例如，面临跌倒风险、非正式支持中断、经常使用急诊服务）会被转介给个案管理员来制定、执行和监测照护计划，以解决他们特定的危险因素。在初级医疗保健机构中，筛查或发现病例也很重要。在这些机构中，由于缺乏时间或缺乏评估老年慢性病患者心理 - 社会需求方面的培训，许多老年患者的需求可能会被忽略（Berkman et al.，1999）。筛查的另一个例子发生在医院住院部，社会工作者在其中筛查"高风险"个体，或者其他可能需要早期干预和强烈关注的个体，目的是为其制定有效可行的出院计划（Jackson & Cummings，2000）。

医疗保健机构中的老年人社会工作

老年人社会工作实务存在于多种医疗机构中：门诊诊所、医院、急诊室、公共卫生部门、居家医疗保健机构、提供以家庭和社区为本服务的机构、提供居住和康复的机构（例如护理院和辅助生活机构）。社会工作者在这些老年人机构中需要掌握的社会工作实务技能在表 17.2 有详细说明。

表 17.2　健康机构所需的基本社会工作实务技能

筛查	高风险、符合享受服务的基本条件、有特殊问题
评估	问题识别、需求、优势、资源（个人的和社区内的）
沟通技能	语言和非语言、访谈（患者和家属、特殊人群、其他专业人士和服务提供者）
人际交往技能	传达价值观——自主、同理、信任、澄清角色、赋能
临床技能	危机干预、咨询和治疗（个人、家庭和小组）
小组带领	支持小组、心理教育小组
协调 / 协商	倡导、争端解决
文件记录归档	健康保险、医疗记录、法定评估

初级医疗保健机构

*初级保健*一词是用于刚进入医疗卫生系统的患者，并意味着聚焦以健康促进，疾病预防以及身心健康等方面整体化的方式提供照护服务（Cowles，2003）。初级医疗卫生中心被认为是重要的"一站式"服务，因为它们可以帮助患者和家庭找到其他医疗服务，并促进护理的连续性以及患者、家庭和社区之间的联系（Donaldson，Yordy，Lohr，& Vaneselow，1996）。如本章前面所提及，在初级医疗保健机构中有很多老年患者患有两种或以上的慢性病。

通常，社会工作者通过医生或护理个案管理员的转介或高风险筛查的方法与老年人取得联系。社会工作者与医疗保健专业人员的合作程度取决于初级医疗保健机构的类型和可用的老年医学咨询团队。GRACE 模式是在初级医疗保健机构中进行评估和照护计划的跨学科协作的一个示例。社会工作者可以代表低收入老年人倡导获取初级医疗保健机构内部或外部的服务和资源上的空白部分，以优化健康和功能状况，并减少不必要的护理院安置（Counsell et al.，2007），同时确保照护计划的成功实施。他们也会提供社区内可用资源的信息，把老年患者转介至提供诸如住房、交通、居家卫生保健、咨询／心理治疗、耐用医疗设备和健康保险之类服务的社区机构。作为直接服务人员，他们可以为老年人提供情感支持和咨询，以帮助他们应对和适应他们的疾病、治疗和预后。他们还帮助确定和动员社区中的社会支持系统（家人、朋友和重要他人）。

一种增加使用初级医疗保健提供者的新方法是由老年科医生、执业护士和社会工作者组成的跨学科团队给困居家中的、高风险的、虚弱的老年人打电话。这种方法产生了令人满意的结果，例如减少需要住院的患者、护理院的安置空间，以及照护费用（Melnick，Green，& Rich，2016）。

随着医疗保健提供迅速转移到门诊场所，社会工作者看到了扩大其在初级医疗保健机构中的作用的需要，包括更多的多学科和跨学科团队方法、机构网络化、个案管理服务、医学伦理咨询、治疗和危机干预，以及其他支持性咨询和小组工作干预（Berkman & Harootyan，2003；Cowles，2003；Netting，1992）。

医院住院部

社会工作者通常通过医生和护士的转诊或使用高风险筛查方法发现病例来与老年患者会面。住院的老年患者因各种问题被转介给社会工作者，例如因住院而焦虑不安、手术前或手术后对手术规程、治疗、恢复和出院的担忧，出院后缺乏支持和资源，家庭和患者同意维持生命设备的使用，疑似虐待，以及需要干预的认知或功能障碍。老年人可能会因为一些急性健康问题住院，包括跌倒和骨折、肢体障碍、医源性疾病、营养问题和手术。

住院部的医院社会工作者负责筛查和发现病例、心理－社会评估、出院计划、出院后随访、外展、咨询（个人、小组工作）、文件和记录保存，以及合作。根据医院的需求，他们可能会待命随时提供紧急服务。

心理－社会评估会评估患者的功能水平、服务需求、社会生活史，以及家人和朋友支持的可用性。出院计划和制定住院后照护计划的过程涉及协调多学科团队的各个成员的意见，社会工作者则作为患者和家属的联络人来协调这项工作（Cotti & Watt，1989；Cowles，2003；见 Jackson & Cummings，2000）。

社会工作者可以帮助告知或教育老年人，让他们了解自己的病情、可用于延续性护理的资源、替代性的照护选择以及合法权利。这可以帮助患者更有效地使用服务并获得自我效能感。这也是在接触大型且复杂的医疗保健系统时经常会丧失的。通过转介社区服务和家庭会议，社会工作者可以向其他正式和非正式的支持网络传达信息，以在出院后帮助患者或倡导在医院内或医院外提供专门的服务。这需要了解各种社区资源的可用性和资格要求。

社会工作者通常会建立支持小组（例如丧亲、癌症、认知症、高危健康行为），并使用诸如关系建立，咨询和沟通等技能（Ross，1995）来帮助患者及其家人应对失去和疾病，并在必要时为家庭提供咨询。

在出院计划中，社会工作者的参与度取决于医院的规模、所在位置、雇佣的社会工作者数量、政策、医疗方案和组织文化。通常，医生将患者转介给医院的社会工作者以寻求具体的服务，例如 IADL 的帮助或解决社会 - 环境问题，像财务需求、院后照护和交通的问题。但是，40% ~ 50% 的患者住院是与心理 - 社会问题有关，80% 的患者出院后依然有未解决的社会需求（Altfeld-Payle et al.，2013），社会工作者需要在出院计划过程中整合提供具体服务和咨询（Altfeld et al.，2013；Holliman，Dziegielewski，and Datta 2001）。

照护过渡机构

"照护过渡（care transitions）是指患者随着病情和照护需求的变化，患者从一名卫生保健从业人员或照护机构转移到另一个。这可能包括从医院到护理院或急性疾病后的居家护理，抑或是从护理院到居家护理的过渡"（California Health Care Foundation，2008，P. 1）。在照护过渡期间，有多种合并症的老年患者尤其容易出现医疗失误、服务重复、患者和照顾者痛苦不堪的情况，并且照护计划的关键要素可能被忽略。对照护过渡的管理不善会导致不良的临床结果、患者的不满以及医院、急诊、急性期后服务和门诊服务的使用不当（Coleman & Boult，2003）。

为了预防疾病复发，降低再住院率，确保安全和护理的延续，机构之间已经在使用照护过渡方面进行了许多努力（Kanaan，2009；Naylor & Keating，2008；Parry，Kramer，& Coleman，2006）。照护过渡的首要目标是改善医院或护理机构提供者、初级保健医生和其他社区内提供者之间的沟通。次要目标是在出院时建立随访照护计划，以通过教育和支持来确保照护质量和安全。

Coleman 照护过渡干预（Coleman Transition Care Intervention，CTI）模型是一种简洁的干预措施，通过赋能、支持和教育来解决患者出院后的紧急需求（Parry et al.，2006）。该干预措施使用了一名过渡教练，负责通过帮助患者提高照护管理和导引，以及与医疗保健提供者的沟通能力来为患者赋能。尤其是，过渡期教练在以下 4 个方面促进患者和照顾者技能的发展：①药物管理（了解药物知识并拥有药物管理系统）；②使用个人健康记录（PHR）（了解并使用 PHR 促进沟通以及机构间的护理延续）；③了解"危机信号（red flags）"（知道并识别表明其病情正在恶化的健康指标以及如何应对）；④初级保健和专科医生随访（安排随访并沟通其状况）。完整的过渡期照护服务包括在离开医院 / 护理院前至少进行一次会面，进行一次家庭访问以及一系列的电话跟进，以帮助患者成功完成过渡（Smith，Coleman，& Min，2004）。

CTI 模型的实施具有灵活性，它促进了包括护士、药剂师、社区工作者或社会工作者在内的各个学科的专业人员被指定为过渡教练（California Health Care Foundation，2008）。该模型作为改善各种机构中出院后患者照护的策略已在多个机构进行了实地测试（Adler，Lipkin，Cooper，Agolino，& Jones，2009；California Health Care Foundation，2008；Graham，Ivey，& Neuhauser，2009；Naylor & Keating，2008；Parry et al.，2006），并作为提升照护过渡的策略得到主要卫生保健组织的支持（包括老年医疗保险支付咨询委员会、老年医疗保险和医疗补助保险服务中心、医院和提高质量联合委员会和美国内科学委员会）（California Health Care Foundation，2008）。

有证据表明，虽然大多数老年患者在从一个机构成功过渡到另一个机构时遇到困难，但对于少数族裔老年人、新移民、无配偶的老年人以及那些英语水平有限的人来说，障碍更为明显（Graham et al.，2009）。CTI 模式可以使这些患者受益，特别是如果有一位有文化胜任力的过渡教练。框 17.3 描述了照护过渡干预模型。

框 17.3　Coleman 照护过渡干预（Coleman Care Transitions Intervention CTI）

下面强调的要素是使用过渡教练进行的"照护过渡干预"的本质：

- **识别患者**——在医院或护理机构等环境中出院后复发的高风险患者。患者的识别是通过转介或者通过社会工作者、护士或其他社区医疗保健人员运用高风险筛查直接招募来的。
- **出院计划**——进行初次访视来为患者出院做准备，并介绍个人健康记录（PHR）和出院准备清单（discharge preparation checklist，DPC）。PHR 包括患者的人口统计学信息、医疗史、初级医疗保健医生、照顾者联系信息、预立医疗照护意向书、药物和过敏，以及"危险信号"（red flags）列表。出院准备清单需在出院前完成以确保患者了解出院过程和建议。
- **出院后的随访**——出院后 24 ～ 48 个小时内进行家访和（或）打电话，具体取决于患者的需求和复发的风险。提醒患者与初级医疗保健医师 / 专科医生分享 PHR，并与患者讨论这次访视的结果以确保照护依从性，并降低潜在的复发风险。在家访期间，过渡教练可以进行患者评估、教育和激活自我管理技能，同时收集有关患者的功能能力、精神能力、社会支持和环境挑战的重要信息，这些信息影响到关于自我管理能力和需求的决定。
- **结案**——出院后干预时间约为 4 周。在结案前，评估患者的稳定性，并为患者转介社区中的补充资源，以确保照护和支持的延续性。

与传统的个案管理方法相比，"照护过渡干预"是一种过渡教练利用"做典范"的技术的自我管理模型，不是单纯为患者"做"一些事。参加 CTI 的患者的再入院的可能性大大降低，并且在 1 个月的干预结束后，它带来的益处至少持续了 5 个月。

Source：Adapted from Parry，Coleman，Smith，Frank，and Kramer（2003）and The Care Transitions Program at http://www.caretransitions.org

---

尽管社会工作者的过渡教练角色是创新的，但在医疗保健机构中全面采用过渡教练仍然存在挑战。这些包括缺乏足够的工作人员、员工流动率高、社区资源不足、与社区服务提供者的有效合作、说服患者和家属参加该过程，以及在出院后两天内进行家访随访（Altfeld，Pavle，Rosenberg，& Shure，2012；California Health Care Foundation，2008）。

居家医疗保健机构

2013 年，美国有 490 万人从超过 12 400 家居家医疗保健服务提供者那里接受了服务

（USDHHS，Centers for Disease Control，2016）。居家医疗保健的主要资金是老年医疗保险和医疗补助保险，其次是私人自付费用。经老年医疗保险认证的居家医疗保健提供者必须达到患者照护的联邦最低标准，并应维护电子结果和评估信息集（Outcome and Assessment Information Set，OASIS）数据库。它包括对所服务的所有成人居家照护患者进行的临床评估的核心要素。OASIS 的主要组成部分是生活安排、支持性协助、感知状态、皮肤状况、呼吸状况、排泄状况、神经 / 行为 / 情绪状况、ADL 和 IADL 情况、服药情况、医疗设备管理和紧急照护（Kane，2000b）。

医生必须把老年患者转介至居家医疗保健服务才能获得老年医疗保险和医疗补助保险的报销。同样，老年医疗保险只有在医生开出处方的情况下才能涵盖社会工作者的服务。居家医疗保健服务的目标是通过在居家环境中为老年人提供一系列健康和社会服务来减少住院患者的住院时间和出院的延迟，或预防护理院安置，或再次入院（Dyeson，2004）。2014 年，居家医疗保健机构雇佣了大约 143 900 名社会工作者以提供基于老年医疗保险的服务。超过 3/4 的受益人表示，在获得居家医疗保健服务方面没有任何问题，这证明存在协调良好的服务，以满足案主需求。然而，由于缺乏对服务的知晓，少数族裔中的老年人不太可能使用居家医疗保健服务（Choi，Crist，McCarthy，& Woo，2010）。

居家医疗保健服务使用者更可能是白人、女性、穷人、丧偶、离婚或单身、独居，在 ADL 中有功能障碍，并居住在城市地区的人（Kadushin，2004）。大约 83% 的老年医疗保险受益人年龄在 65 岁以上，大多数人由于慢性病的急性发作而接受居家照护，这些慢性病包括糖尿病、高血压、心力衰竭、慢性皮肤溃疡和骨关节炎（National Association for Home Health Care and Hospice，2010）。此外，许多人的心理 - 社会问题加重了他们的疾病，需要来自包括社会工作者在内的多领域专业人员的治疗（Lee & Gutheil，2003）。

出院后，一名居家患者可能需要不同类型的医疗保健提供者提供多种服务。护士和物理治疗师可以提供药物治疗和康复上的协助；家庭保健助手可以协助患者进行个人照护活动，例如洗澡和移动，而家政人员可以协助进行简单的家政服务，例如准备食物、购物和清洗衣物。居家健康社会工作者可以安排社区服务，例如交通出行和友善的志愿者探访。他们帮助家庭和老年人适应服务提供者进入家中，并经常提供支持性或治疗性的咨询服务或安排其他社区机构提供类似服务（Dziegielewski，2004；Lee & Gutheil，2003；McInnis-Dittrich，2009）。

社会工作者也评估和促进照顾者参与患者的恢复和康复。他们可以帮助照顾者识别、得到和运用其他社区服务，例如成人日间照护，以满足患者不断变化的需求（Rossi，1999）。社会工作者经常与医疗保健服务提供者就特定服务项目、服务单位、时间段，要求特定工作人员等进行协商，以使患者的需求与服务相匹配。社会工作者在许多创新型外展项目中是跨学科团队不可或缺的一部分，这些项目包括"桥梁模型"（Bridge Model）或"访问医生计划"（Visiting Doctors Program），以满足老年人出院后复杂的生物医学和心理 - 社会需求（Altfeld et al.，2013；Melnick et al.，2016；Reckrey et al.，2014）。美国政府激励医疗保健人员为虚弱的、困居家中的老年人提供经济有效的照护服务（Hayashi & Leff，2012），以增加服务可及性，并减少 30 天内再住院率。这些创新计划并没有得到广泛使用，需要社会工作者继续为患者倡导（Kadushin & Egan，2001）。

护理院

2014 年的全国护理院调查指出，美国有 15 600 家护理院，容纳约 140 万人，其中年龄在 65 岁及以上的占 88.3%（National Center for Health Statistics，2014）。在过去，护理院被视为仅提供长期护理的机构。但是，在过去的 10 年中，患者出院后更多地使用护理院作为短期住宿来进行康复和护理，因此老年医疗保险在为护理院照护提供资金方面的作用也相应增加（Rhoades & Sommers，2003）。与寡居、离婚、单身或未婚的居住者相比，已婚或与伴侣生活在一起的居住者在护理院停留的时间最短（Talley & Crew，2007）。护理院居住者中 67% 为女性，57% 为丧偶者，超过一半的人在日常生活活动的所有 5 个方面（洗澡、穿衣、进食、移动、如厕）都需要协助，这表明他们对照护有高度依赖。证据表明，超过 1/3 的居住者患有排便失禁，3/4 以上的人患有 2 级压疮，这非常痛并可能导致其他并发症和感染。1/4 的居住者的主要诊断疾病是循环系统疾病，其次是精神障碍以及神经系统和感觉器官疾病（National Center for Health Statistics，2014）。大约 50% 的居住者被诊断出患有痴呆和精神问题，例如精神分裂症和心境障碍。居住者中最常见的精神障碍是谵妄、痴呆和抑郁。抑郁症在护理院居住者中很常见（48.7%），尤其是在阿尔茨海默病患者中（50.4%），而抑郁症的症状通常被归因于共存疾病或仅仅是由于衰老。

居住者最常获得的服务包括护理、药物、医疗、个人照护、营养、社会服务，以及设备或辅具。其他从外部提供的服务包括临终关怀、理疗、足部医疗服务、牙科和口腔服务，以及诊断服务（USDHHS，Centers for Medicare & Medicaid Services，2016）。年龄更大、功能和认知受损的居住者更可能接受临终关怀（end-of-life care，EOL），3/4 的居住者在他们的记录上至少有一项预立医疗照护意向书（Bercovitz，Decker，Jones，& Remsburg，2008）。

私立营利性护理机构雇佣社会工作者的可能性比非营利性机构和政府运营的护理院低 31%（Bern-Klug & Kramer，2013；Center for Health Workforce Studies，School of Public Health，University at Albany，2006），非营利性机构和政府运营的护理院内会由社会工作者担任行政管理人员、专业部门主管（例如痴呆照护）或直接从业人员。在大多数护理院中，社会工作者会执行入院前筛查，检查是否有重大精神障碍（智力低下、发育障碍或其他相关障碍），以便提供适当的转介和治疗（Cowles，2003；Dziegielewski，2004）。

在护理院中，社会工作者的功能包括进行心理 - 社会评估；努力解决家属与护理院工作人员、室友及行政部门的冲突，并处理护理院居住者的问题行为；与护士和其他工作人员会面，讨论非老年医疗保险居住者的出院计划（Bern-Klug & Kramer，2013）。

所有经过老年医疗保险和医疗补助保险认证的护理院都需要在入住后的 14 天内对居住者进行全面评估。用最小数据集（Minimum Data Set，MDS）评估 18 个功能区域。在大多数机构中，社会工作者完成最小数据集（MDS）的心理 - 社会评估来为居住者制定照护计划（Cowles，2003；Dziegielewski，2004）。

在过渡到护理院时，老年患者可能会有失落感和被遗弃的感觉，需要适应新环境，产生对生活改变、疾病和预后相关的恐惧和焦虑，失去隐私、独立性和与家庭的联系。社会工作者可以通过提供情感支持和启动适当的（个人、家庭和小组）干预措施，来增强心理 - 社会功能，从而帮助居住者适应环境。他们还可以通过在护理院安排娱乐活动来促进护理院内的社会融合。在出入护理院阶段，家庭的参与在老年人需要情感支持和监护时尤为重要

（Kruzich & Powell，1995；Vourlekis，Gelfand，& Greene，1992）。

由于家庭成员是照护计划中不可或缺的一部分，因此社会工作者可以为其提供服务，例如治疗性的照顾者支持小组或有关疾病或生命末期问题的教育小组。在护理院中，患者和家人可能因为各种障碍无法就照护问题协商时，社会工作者可以代表患者进行倡导，并给家属赋能让他们为自己的疑虑发声，及协调治疗需求和老年人的照护。他们还可以与护理院的住居委员会合作，来改善机构的护理质量。在家庭成员与护理院工作人员发生冲突的情况下，社会工作者可以进行调解，以帮助解决冲突并促进沟通。

社会工作在当今老年人医疗保健领域中的问题和挑战

人口发展趋势显示，在未来的 10 年内，在卫生保健系统的任何一个部分（初级保健、专科保健、住院治疗、护理），老年人将会占据更大的比例。随着卫生保健费用的不断飙升，管理这些支出的尝试已经改变了提供卫生保健的环境，并极大地影响了各种医疗机构中的社会工作实践。在管理式医疗的主要思想指导下，通过减少"不必要"医疗保健服务的使用来控制医疗成本，包括通过控制预算，个案管理和使用审查，鼓励提供者限制服务，以及使用初级保健提供者作为获得其他治疗的"守门人"（Berkman，1996；Chapin，Chandran，Sergeant，& Koenig，2014）。管理式照护让社会工作者处在了一个两难的境地，一方面要成为患者的倡导者，另一方面要在某种程度上成为资源的守门人。举个例子，在有限的时间内，社会工作者能否充分评估患者及其家属的需求？在机构授权下实施最小化住院时间的出院计划时，他们能否根据患者和家属的偏好来制定出院计划并尽可能缩短住院时间？（Moody，2004）。面临着可避免的再次入院处罚的医院，将要求社会工作者迅速采取行动来确定资源，以成功地将需要呼吸机、血液透析、放疗或化疗的高需求患者转移到其他可提供护理／治疗的地方。

尽管老年医疗保险使得 65 岁以上的人群获得医疗保健成为可能，但随着时间的推移，老年人在卫生保健方面的自付费用明显升高，尤其是品牌处方药和医疗设备的支出，并且在医疗保健上的花费占据了更高的支出比例 [American Association of Retired Persons（AARP），2015]。因此，医疗保健产品和服务方面的倡导和资源开发将仍然是卫生保健机构中的社会工作者的重要任务。

由于医院注重缩短患者的住院周期以及护理院住院性质的改变（短期居住、急性期后照料），使用基于社区的照护模式来帮助老年人继续留在社区环境显得很有必要。是否能将老年人留在社区中取决于社区资源的可用性和几种资源的共同作用。在资源不足或服务费用超出案主能力范围的社区中，个案管理很容易成为一种转介服务，而无法充分满足老年人及其家庭的需求（Netting，1992）。支持家庭照顾者的政策倡导，对于支持以社区为本的老年人照护的社会工作实践仍然很重要。随着年龄的增长，老年人日渐衰弱，将生理照护与居家精神疾病照护相结合的倡导将变得至关重要，这将增加老年人获得精神疾病服务的机会，减少再住院率，并节约成本。最后，针对个人和社区层面的健康促进和疾病预防工作，帮助老年人维护功能自主性和身心健康，这也将成为社会工作干预的重要领域。

参考文献

Acierno, R., Hernandez, M. A., Amstadter, A. B., Resnick, H. S., Steve, K., Muzzy, W., & Kilpatrick, D. G. (2010). Prevalence and correlates of emotional, physical, sexual, and financial abuse and potential neglect in the United States: The National Elder Mistreatment Study. *American Journal of Public Health*, *100*(2), 292–297. https://doi.org/10.2105/AJPH.2009.163089

Adler, A., Lipkin, C., Cooper, L., Agolino, M., & Jones, V. (2009, November). Effect of social work intervention on hospital discharge transition planning in a special needs population. *Managed Care*, 50–53. Retrieved from https://www.managedcaremag.com/system/files/storypdfs/0911.peer_socialwork.pdf

Administration on Aging. (2016). *A profile of older Americans: 2016*. Retrieved from Administration for Community Living website: https://www.acl.gov/aging-and-disability-in-america/data-and-research/profile-older-americans

Agency for Health Care Research and Quality, Health Care Innovations Exchange. (2014). *Team-developed care plan and ongoing care management by social workers and nurse practitioners result in better outcomes and fewer emergency department visits for low-income seniors*. Retrieved from https://innovations.ahrq.gov/profiles/team-developed-care-plan-and-ongoing-care-management-social-workers-and-nurse-practitioners

Agostini, J. V., Baker, D. I., & Bogardus, S. T., Jr. (2001). Geriatric evaluation and management units for hospitalized patients. In University of California at San Francisco-Stanford University Evidence-Based Practice Center, *Making health care safer: A critical analysis of patient safety practices* [AHRQ Publication 01-E058]. Retrieved from https://archive.ahrq.gov/clinic/ptsafety/chap30.htm

Alexopoulos, G. S., Reynolds, C. F., III, Bruce, M. L., Katz, I. R., Raue, P. J., Mulsant, B. H., … Ten Have, T. (2009). Reducing suicidal ideation and depression in older primary care patients: 24-month outcomes of the PROSPECT Study. *American Journal of Psychiatry*, *166*(8), 882–890. https://doi.org/10.1176/appi.ajp.2009.08121779

Allen, R. S., Harris, G. M., Crowther, M. R., Olive, J. S., Cavanaugh, R., & Phillips, L. L. (2013). Does religiousness and spirituality moderate the relations between physical and mental health among aging prisoners? *International Journal of Geriatric Psychiatry*, *28*(7), 710–717. https://doi.org/10.1002/gps.3874

Altfeld, S., Pavle, K., Rosenberg, W., & Shure, I. (2012). Integrating care across settings: The Illinois transitional care consortium's bridge model. *Generations*, *36*(4), 98–101.

Altfeld, S. J., Shier, G. E., Rooney, M., Johnson, T. J., Golden, R. L., Karavolos, K., … Perry, A. J. (2013). Effects of an enhanced discharge planning intervention for hospitalized older adults: A randomized trial. *The Gerontologist*, *53*(3), 430–440. https://doi.org/10.1093/geront/gns109

Alzheimer's Association. (2017). *What is Alzheimer's?* Retrieved from https://www.alz.org/alzheimers_disease_what_is_alzheimers.asp

American Association of Retired Persons. (2000, May). *Fixing to stay: A national survey of housing and home modification issues*. Retrieved from https://assets.aarp.org/rgcenter/il/home_mod.pdf

American Bar Association Commission on Law and Aging. (2007). *Reporting requirements: Provisions and citations in laws, by states*. Retrieved from https://www.americanbar.org/content/dam/aba/administrative/law_aging/MandatoryReportingProvisionsChart.authcheckdam.pdf

American Geriatrics Society. (2017). *Regulation of nursing facilities position statement*. Retrieved from https://www.aaacn.org/practice-resources/position-statements

Andrulis, D. P., & Brach, C. (2007). Integrating literacy, culture, and language to improve health care quality for diverse populations. *American Journal of Health Behavior*, *31*(Suppl. 1), S122–S133. https://doi.org/10.5993/ajhb.31.s1.16

Antonucci, T. C., Sherman, A. M., & Vandewater, E. A. (1997). Measures of social support and caregiver burden. *Generations*, *21*(1), 48–51.

Bercovitz, A., Decker, F. H., Jones, A., & Remsburg, R. E. (2008, October). *End-of-life care in nursing homes: 2004 National Nursing Home Survey* (National Health Statistics Report No. 9). Retrieved from Centers for Disease Control and Prevention website: https://www.cdc.gov/nchs/data/nhsr/nhsr009.pdf

Berkman, B. (1996). The emerging health care world: Implications for social work practice and education. *Social Work*, *41*(5), 541–551. https://doi.org/10.1093/sw/41.5.541

Berkman, B., Chauncey, S., Holmes, W., Daniels, A., Bonander, E., Sampson, S., & Robinson, M. (1999). Standardized screening of elderly patients' needs for social work assessment in primary care: Use of the SF-36. *Health & Social Work*, *24*(1), 9–16. https://doi.org/10.1093/hsw/24.1.9

Berkman, B., & Harootyan, L. (2003). *Social work and health care in an aging society: Education, policy, practice, and research* (pp. 1–15). New York, NY: Springer.

Bern-Klug, M., & Kramer, K. W. O. (2013). Core functions of nursing home social services departments in the United States. *Journal of the American Medical Directors Association*, *14*(1), 75.e1–75.e7. https://doi.org/10.1016/j.jamda.2012.09.004

Boureau, A. S., Trochu, J. N., Colliard, C., Volteau, C., Jaafar, P., Manigold, T., … de Decker, L. (2015). Determinants in treatment decision-making in older patients with symptomatic severe aortic stenosis. *Maturitas*, *82*(1), 128–133. https://doi.org/10.1016/

j.maturitas.2015.06.033

Brent, E. E., & Brent, R. S. (1987). ERHAP: An artificial intelligence expert system for assessing the housing of elderly residents. *Housing and Society*, *14*(3), 215–230.

Bureau of Labor Statistics. (2016). Occupational outlook handbook, Social Workers. Retrieved from https://www.bls.gov/ooh/community-and-social-service/social-workers.htm

California Health Care Foundation. (2008, September). *Navigating care transitions in California: Two models for change* (Issue brief). Retrieved from http://www.chcf.org/publications/2008/09/navigating-care-transitions-in-california-two-models-for-change

Center for Health Workforce Studies, School of Public Health, University at Albany. (2006, March). *Licensed social workers in the United States, 2004*. Retrieved from https://www.socialworkers.org/LinkClick.aspx?fileticket=mV_QzN0aDzc%3D&portalid=0

Chapin, R. K., Chandran, D., Sergeant, J. F., & Koenig, T. L. (2014). Hospital to community transitions for adults: Discharge planners and community service providers' perspectives. *Social Work in Health Care*, *53*(4), 311–329. https://doi.org/10.1080/00981389.2014.884037

Choi, M., Crist, J. D., McCarthy, M., & Woo, S. H. (2010). Predictors of home health care service use by Anglo American, Mexican American and South Korean Elders. *International Journal of Research in Nursing*, *1*(1), 8–16. https://doi.org/10.3844/ijrnsp.2010.8.16

Coleman, E. A., & Boult, C. (2003). Improving the quality of transitional care for persons with complex care needs: Position statement of the American Geriatrics Society Health Care Systems Committee. *Journal of the American Geriatrics Society*, *51*(4), 556–557. https://doi.org/10.1046/j.1532-5415.2003.51186.x

Conwell, Y. (2009). Suicide prevention in later life: A glass half full, or half empty? [Editorial]. *The American Journal of Psychiatry*, *166*(8), 845–848. https://doi.org/10.1176/appi.ajp.2009.09060780

Conwell, Y., Van Orden, K., & Caine, E. D. (2011). Suicide in older adults. *Psychiatric Clinics of North America*, *34*(2), 451–468. https://doi.org/10.1016/j.psc.2011.02.002

Cotti, M., & Watt, S. (1989). Discharge planning. In M. J. Holosko & P. A. Taylor (Eds.), *Social work practice in health care settings* (pp. 469–487). Toronto, Canada: Canadian Scholars' Press.

Coughlin, J. F., Mohyde, M., D'Ambrosio, L. A., & Gilbert, J. (2004, June). *Who drives older driver decisions?* Retrieved from https://www.researchgate.net/publication/228891448_Who_Drives_Older_Driver_Decisions

Counsell, S. R., Callahan, C. M., Clark, D. O., Tu, W., Buttar, A. B., Stump, T. E., & Ricketts, G. D. (2007). Geriatric care management for low-income seniors: A randomized controlled trial. *Journal of the American Medical Association*, *298*(22), 2623–2633. https://doi.org/10.1001/jama.298.22.2623

Cowles, L. A. F. (2003). *Social work in the health field: A care perspective* (2nd ed.). Binghamton, NY: Haworth Press.

Cutler, L. J. (2000). Assessment of physical environments of older adults. In R. L. Kane & R. A. Kane (Eds.), *Assessing older persons: Measures, meanings, and practical applications* (pp. 360–392). New York, NY: Oxford University Press.

Degenholtz, H. D., Kane, R. A., & Kivnick, H. Q. (1997). Care-related preferences and values of elderly community-based LTC consumers: Can case managers learn what's important to clients? *The Gerontologist*, *37*(6), 767–776. https://doi.org/10.1093/geront/37.6.767

Diwan, S. (1999). Allocation of case management resources in long-term care: Predicting high use of case management time. *The Gerontologist*, *39*(5), 580–590. https://doi.org/10.1093/geront/39.5.580

Diwan, S. (2008). Limited English proficiency, social network characteristics, and depressive symptoms among older immigrants. *The Journals of Gerontology: Series B*, *63*(3), S184–S191. https://doi.org/10.1093/geronb/63.3.s184

Donaldson, M. S., Yordy, K. D., Lohr, K. N., & Vaneselow, N. A. (Eds.). (1996). *Primary care: America's health in a new era*. Retrieved from National Academies Presswebsite:https://www.nap.edu/catalog/5152/primary-care-americas-health-in-a-new-era

Doty, P. (2010). The evolving balance of formal and informal, institutional and non-institutional long-term care for older Americans: A thirty-year perspective. *Public Policy & Aging Report*, *20*(1), 3–9. https://doi.org/10.1093/ppar/20.1.3

Douglas, K. C., & Lenahan, P. (1994). Ethnogeriatric assessment clinic in family medicine. *Family Medicine*, *26*(6), 372–375.

Dyeson, T. B. (2004). The home health care social worker: A conduit in the care continuum for older adults. *Home Health Care Management & Practice*, *16*(4), 290–292. https://doi.org/10.1177/1084822303262533

Dziegielewski, S. F. (2004). *The changing face of health care social work: Professional practice in managed behavioral health care* (2nd ed.). New York, NY: Springer.

Elliott, S., Painter, J., & Hudson, S. (2009). Living alone and fall risk factors in community-dwelling middle age and older adults. *Journal of Community Health*, *34*, 301–310. https://doi.org/10.1007/s10900-009-9152-x

Ellis, G., Whitehead, M. A., O'Neill, D., Langhorne, P., & Robinson, D. (2011). Comprehensive geriatric assessment for older adults admitted to hospital. *Cochrane Database of Systematic Reviews*. Advance online publication. doi:10.1002/14651858.CD006211.pub2

Ewing, J. A. (1984). Detecting alcoholism: The CAGE questionnaire. *Journal of the American Medical Association*, *252*(14), 1905–1907. https://doi.org/10.1001/jama.1984.03350140051025

Family Caregiver Alliance, National Center on Caregiving.

(2006, June). *Caregivers count too! A toolkit to help practitioners assess the needs of family caregivers.* Retrieved from https://www.caregiver.org/caregivers-count-too-toolkit

Fillenbaum, G. G., & Smyer, M. A. (1981). The development, validity, and reliability of the OARS Multidimensional Functional Assessment Questionnaire. *Journal of Gerontology*, *36*(4), 428–434. https://doi.org/10.1093/geronj/36.4.428

Finch-Guthrie, P. (2000). Care planning for older adults in health care settings. In R. L. Kane & R. A. Kane (Eds.), *Assessing older persons: Measures, meanings, and practical applications* (pp. 406–437). New York, NY: Oxford University Press.

Folkman, S., & Moskowitz, J. T. (2000). Positive affect and the other side of coping. *American Psychologist*, *55*(6), 647–654. https://doi.org/10.1037/0003-066x.55.6.647

Folstein, M. F., Folstein, S. E., & McHugh, P. R. (1975). "Mini-mental state": A practical method for grading the cognitive state of patients for the clinician. *Journal of Psychiatric Research*, *12*(3), 189–198. https://doi.org/10.1016/0022-3956(75)90026-6

Gaugler, J. E., Kane, R. A., & Langlois, J. (2000). Assessment of family caregivers of older adults. In R. L. Kane & R. A. Kane (Eds.), *Assessing older persons: Measures, meanings, and practical applications* (pp. 320–359). New York, NY: Oxford University Press.

Gerdner, L. A., Xiong, X. X., & Yang, D. (2006). Working with Hmong American families. In G. Yeo & D. Gallagher-Thompson (Eds.), *Ethnicity and the dementias* (2nd ed., pp. 209–230). New York, NY: Routledge. https://doi.org/10.4324/9780203957271

Graham, C. L., Ivey, S. L., & Neuhauser, L. (2009). From hospital to home: Assessing the transitional care needs of vulnerable seniors. *The Gerontologist*, *49*(1), 23–33. https://doi.org/10.1093/geront/gnp005

Grann, J. D. (2000). Assessment of emotions in older adults: Mood disorders, anxiety, psychological well-being, and hope. In R. L. Kane & R. A. Kane (Eds.), *Assessing older persons: Measures, meanings, and practical applications* (pp. 129–169). New York, NY: Oxford University Press.

Handelman, L., & Yeo, G. (1996). Using explanatory models to understand chronic symptoms of Cambodian refugees. *Family Medicine*, *28*(4), 271–276.

Hasnain-Wynia, R., & Baker, D. W. (2006). Obtaining data on patient race, ethnicity, and primary language in health care organizations: Current challenges and proposed solutions. *Health Services Research*, *41*(4), 1501–1518. https://doi.org/10.1111/j.1475-6773.2006.00552.x

Hayashi, J., & Leff, B. (2012). Medically oriented HCBS: House calls make a comeback. *Generations*, *36*(1), 96–102.

Holliman, D. C., Dziegielewski, S. F., & Datta, P. (2001). Discharge planning and social work practice. *Social Work in Health Care*, *32*(3), 1–19. https://doi.org/10.1300/J010v32n03_01

Hooyman, N. R., & Kiyak, H. A. (2011). *Social gerontology: A multidisciplinary perspective* (9th ed.). Boston, MA: Pearson Education.

Insurance Institute for Highway Safety, Highway Loss Data Institute. (2015). Older people, 2015. Retrieved from http://www.iihs.org/iihs/topics/t/older-drivers/fatalityfacts/older-people/2015

Jackson, D. R., & Cummings, S. M. (2000). Hospital discharge planning. In R. L. Schneider, N. P. Kropf, & A. J. Kisor (Eds.), *Gerontological social work: Knowledge, service settings, and special populations* (2nd ed., pp. 191–224). Belmont, CA: Brooks-Cole.

Johnson, K., Elbert-Avila, K. I., & Tulsky, J. A. (2005). The influence of spiritual beliefs and practices on the treatment preferences of African Americans: A review of the literature. *Journal of the American Geriatrics Society*, *53*(4), 711–719. https://doi.org/10.1111/j.1532-5415.2005.53224.x

Kadushin, G. (2004). Home health care utilization: A review of the research for social work. *Health & Social Work*, *29*, 219–244.

Kadushin, G., & Egan, M. (2001). Ethical dilemmas in home health care: A social work perspective. *Health & Social Work*, *26*(3), 136–149. https://doi.org/10.1093/hsw/26.3.136

Kalsi, T., Babic-Illman, G., Ross, P. J., Maisey, N. R., Hughes, S., Fields, P., … Harari, D. (2015). The impact of comprehensive geriatric assessment interventions on tolerance to chemotherapy in older people. *British Journal of Cancer*, *112*(9), 1435–1444. https://doi.org/10.1038/bjc.2015.120

Kanaan, B. K. (2009). *The CHCF care transition projects: Final progress report and meeting summary.* Retrieved from California Health Care Foundation website: https://www.chcf.org/wp-content/uploads/2017/12/PDF-CareTransitionsFinalMeeting.pdf

Kane, R. A., Caplan, A. L., Urv-Wong, E. K., Freeman, I. C., Aroskar, M. A., & Finch, M. (1997). Everyday matters in the lives of nursing home residents: Wish for and perception of choice and control. *Journal of the American Geriatrics Society*, *45*(9), 1086–1093. https://doi.org/10.1111/j.1532-5415.1997.tb05971.x

Kane, R. L. (2000a). Choosing and using an assessment tool. In R. L. Kane & R. A. Kane (Eds.), *Assessing older persons: Measures, meanings, and practical applications* (pp. 1–16). New York, NY: Oxford University Press.

Kane, R. L. (2000b). Mandated assessments. In R. L. Kane & R. A. Kane (Eds.), *Assessing older persons: Measures, meanings, and practical applications* (pp. 458–482). New York, NY: Oxford University Press.

Kane, R. L. (2000c). Physiological well-being and health. In R. L. Kane & R. A. Kane (Eds.), *Assessing older persons: Measures, meanings, and practical applications* (pp. 49–64). New York, NY: Oxford University Press.

Kane, R. L., & Kane, R. A. (Eds.) (2000). *Assessing older persons: Measures, meanings, and practical applications.* New York, NY: Oxford University Press.

Kaplan, M. S., Adamek, M. E., & Rhoades, J. A. (1998).

Prevention of elderly suicide: Physicians' assessment of firearm availability. *American Journal of Preventive Medicine*, *15*(1), 60–64. https://doi.org/10.1016/S0749-3797(98)00019-1

Katz, S., Ford, A. B., Moskowitz, R. W., Jackson, B. A., & Jaffe, M. W. (1963). Studies of illness in the aged: The index of ADL: A standardized measure of biological and psychosocial function. *Journal of the American Medical Association*, *185*(12), 914–919. https://doi.org/10.1001/jama.1963.03060120024016

Kim, S.-W., Han, H.-S., Jung, H.-W., Kim, K.-I., Hwang, D. W., Kang, S.-B., & Kim, C.-H. (2014). Multidimensional frailty score for the prediction of postoperative mortality risk. *JAMA Surgery*, *149*(7), 633–640. https://doi.org/10.1001/jamasurg.2014.241

Kleinman, A. (2004). Culture and depression. *New England Journal of Medicine*, *351*(10), 951–953.

Koenig, H. G. (1990). Research on religion and mental health in later life: A review and commentary. *Journal of Geriatric Psychiatry*, *23*(1), 23–53.

Krause, N. (1995). Negative interaction and satisfaction with social support among older adults. *The Journal of Gerontology: Series B*, *50B*(2), P59–P73. https://doi.org/10.1093/geronb/50b.2.p59

Kruzich, J. M., & Powell, W. E. (1995). Decision-making influence: An empirical study of social workers in nursing homes. *Health & Social Work*, *20*(3), 215–222. https://doi.org/10.1093/hsw/20.3.215

Lee, J. S., & Gutheil, I. A. (2003). The older patient at home: Social work services and home health care. In B. Berkman & L. Harootyan (Eds.), *Social work and health care in an aging society: Education, policy, practice and research* (pp. 73–95). New York, NY: Springer.

Levin, J. S. (1994). Religion and health: Is there an association, is it valid, and is it causal? *Social Science & Medicine*, *38*(11), 1475–1482. https://doi.org/10.1016/0277-9536(94)90109-0

Lin, K.-M. (1980). Traditional Chinese medical beliefs and their relevance for mental illness and psychiatry. In A. Kleinman & T.-Y. Lin (Eds.), *Normal and abnormal behavior in Chinese culture* (pp. 95–111). Dordrecht, Netherlands: D. Reidel Publishing.

Lin, W.-C., Zhang, J., Leung, G. Y., & Clark, R. E. (2011). Chronic physical conditions in older adults with mental illness and/or substance use disorders. *Journal of the American Geriatrics Society*, *59*(10), 1913–1921. https://doi.org/10.1111/j.1532-5415.2011.03588.x

Mathias, S., Nayak, U. S., & Isaacs, B. (1986). Balance in elderly patients: The "get-up and go" test. *Archives of Physical Medicine and Rehabilitation*, *67*(6), 387–389.

McBride, M. R., Morioka-Douglas, N., & Yeo, G. (1996). *Aging and health: Asian and Pacific Island American elders* (SGEC Working Paper Series No. 3, 2nd ed.). Retrieved from San Jose State University website: http://www.sjsu.edu/casa/docs/sgec/SGEC_Asian_Pacific_Islander_American_Elders.pdf

McInnis-Dittrich, K. (2009). *Social work with older adults* (3rd ed.). Boston, MA: Allyn and Bacon.

Melnick, G. A., Green, L., & Rich, J. (2016). House calls: California program for homebound patients reduces monthly spending, delivers meaningful care. *Health Affairs*, *35*(1), 28–35. https://doi.org/10.1377/hlthaff.2015.0253

Min, J. W. (2005). Cultural competency: A key to effective future social work with racially and ethnically diverse elders. *Families in Society: The Journal of Contemporary Social Services*, *86*(3), 347–358. https://doi.org/10.1606/1044-3894.3432

Mojtabai, R., & Olfson, M. (2003). Medication costs, adherence, and health outcomes among Medicare beneficiaries. *Health Affairs*, *22*(4), 220–229. https://doi.org/10.1377/hlthaff.22.4.220

Moody, H. R. (2004). Hospital discharge planning: Carrying out orders? *Journal of Gerontological Social Work*, *43*(1), 107–118. https://doi.org/10.1300/j083v43n01_08

National Association for Home Care & Hospice. (2010). *Basic statistics about home care*. Retrieved from http://www.nahc.org/assets/1/7/10HC_Stats.pdf

National Association of Social Workers. (2016). *NASW standards for social work practice in health care settings*. Retrieved from https://www.socialworkers.org/LinkClick.aspx?fileticket=fFnsRHX-4HE%3D&portalid=0

National Association of Social Workers. (2017). *Code of ethics*. Retrieved from http://www.socialworkers.org/About/Ethics/Code-of-Ethics

Naylor, M. D., & Keating, S. A. (2008). Transitional care: Moving patients from one care setting to another. *American Journal of Nursing*, *108*(Suppl. 9), 58–63.

Netting, E. F. (1992). Case management: Service or symptom? *Social Work*, *37*(2), 160–164. https://doi.org/10.1093/sw/37.2.160

Olson, D. M., & Kane, R. A. (2000). Spiritual assessment. In R. L. Kane & R. A. Kane (Eds.), *Assessing older persons: Measures, meanings, and practical applications* (pp. 300–319). New York, NY: Oxford University Press.

Organista, K. C. (2009). New practice model for Latinos in need of social work services. *Social Work*, *54*(4), 297–305. https://doi.org/10.1093/sw/54.4.297

Parry, C., Coleman, E. A., Smith, J. D., Frank, J., & Kramer, A. M. (2003). The care transitions intervention: A patient-centered approach to ensuring effective transfers between sites of geriatric care. *Home Health Care Services Quarterly*, *22*(3), 1–17. https://doi.org/10.1300/j027v22n03_01

Parry, C., Kramer, H. M., & Coleman, E. A. (2006). A qualitative exploration of a patient-centered coaching intervention to improve care transitions in chronically ill older adults. *Home Health Care Services Quarterly*, *25*(3–4), 39–53. https://doi.org/10.1300/j027v25n03_03

Pearson, V. I. (2000). Assessment of function in older adults. In R. L. Kane & R. A. Kane (Eds.), *Assessing older persons: Measures, meanings, and practical applications* (pp. 17–48). New York, NY: Oxford University Press.

Pinquart, M., & Sörensen, S. (2005). Ethnic differences in stressors, resources, and psychological outcomes of family caregiving: A meta-analysis. *The Gerontologist*, *45*(1), 90–106. https://doi.org/10.1093/geront/45.1.90

Radloff, L. S. (1977). The CES-D scale: A self-report depression scale for research in the general population. *Applied Psychological Measurement*, *1*(3), 385–401. https://doi.org/10.1177/014662167700100306

Raleigh, E. H., & Boehm, S. (1994). Development of the multidimensional hope scale. *Journal of Nursing Measurement*, *2*(2), 155–167.

Reckrey, J. M., Gettenberg, G., Ross, H., Kopke, V., Soriano, T., & Ornstein, K. (2014). The critical role of social workers in home-based primary care. *Social Work in Health Care*, *53*(4), 330–343. https://doi.org/10.1080/00981389.2014.884041

Reisberg, B., Ferris, S. H., de Leon, M. J., & Crook, T. (1982). The Global Deterioration Scale for assessment of primary degenerative dementia. *American Journal of Psychiatry*, *139*(9), 1136–1139. https://doi.org/10.1176/ajp.139.9.1136

Rhoades, J., & Sommers, J. P. (2003). Trends in nursing home expenses, 1987–1996. *Health Care Financing Review*, *25*(1), 99–114.

Robinson, B. C. (1983). Validation of a caregiver strain index. *Journal of Gerontology*, *38*(3), 344–348. https://doi.org/10.1093/geronj/38.3.344

Rosich, R. M. (2007). The human mosaic: Cultural beliefs and health professions training. *Annals of the New York Academy of Sciences*, *1114*(1), 310–316. https://doi.org/10.1196/annals.1396.029

Ross, J. W. (1995). Hospital work. In R. L. Edwards (Ed.), *The encyclopedia of social work* (19th ed., pp. 1365–1377). Washington, DC: NASW Press.

Rossi, P. (1999). *Case management in health care: A practical guide*. Philadelphia, PA: W. B. Saunders.

Sarason, I. G., Levine, H. M., Basham, R. B., & Sarason, B. R. (1983). Assessing social support: The Social Support Questionnaire. *Journal of Personality and Social Psychology*, *44*(1), 127–139. https://doi.org/10.1037/0022-3514.44.1.127

Schwartz, S. J., Unger, J. B., Zamboanga, B. L., & Szapocznik, J. (2010). Rethinking the concept of acculturation: Implications for theory and research. *American Psychologist*, *65*(4), 237–251. https://doi.org/10.1037/a0019330

Siegler, I. C., Poon, L. W., Madden, D. J., & Welsh, K. A. (1996). Psychological aspects of normal aging. In E. W. Busse & D. G. Blazer (Eds.), *The American psychiatric press textbook of geriatric psychiatry* (2nd ed., pp. 105–127). Washington, DC: American Psychiatric Press.

Smith, J. D., Coleman, E. A., & Min, S. J. (2004). A new tool for identifying discrepancies in postacute medications for community-dwelling older adults. *The American Journal of Geriatric Pharmacotherapy*, *2*(2), 141–148. https://doi.org/10.1016/S1543-5946(04)90019-0

Spector, W. D., Fleishman, J. A., Pezzin, L. E., & Spillman, B. C. (2000, September). *The characteristics of long-term care users* (AHRQ Publication No. 00-0049). Retrieved from Agency for Healthcare Research and Policy website: https://archive.ahrq.gov/professionals/systems/long-term-care/resources/facilities/ltcusers/index.html

Stanford Geriatric Education Center. (2001). Curriculum in ethnogeriatrics. Core curriculum and ethnic specific modules. Retrieved from http://www.stanford.edu/group/ethnoger/index.html

Stutts, J., Martell, C., & Staplin, L. (2009). Identifying behaviors and situations associated with increased crash risk for older drivers (Report No. DOT HS 811 093). Retrieved from National Sheriffs' Association website: https://www.sheriffs.org/sites/default/files/uploads/documents/NATI/NHTSA%20Report%20Older%20Driver.pdf

Talley, R. C., & Crew, J. E. (2007). Framing the public health of caregiving. *American Journal of Public Health*, *97*(2), 224–228. https://doi.org/10.2105/ajph.2004.059337

Teri, L., Truax, P., Logsdon, R., Uomoto, J., Zarit, S., & Vitaliano, P. P. (1992). Assessment of behavioral problems in dementia: The revised memory and behavior problems checklist. *Psychology and Aging*, *7*(4), 622–631. https://doi.org/10.1037/0882-7974.7.4.622

The Hartford. (2015). *We need to talk … Family conversations with older drivers*. Retrieved from https://www.thehartford.com/resources/mature-market-excellence/publications-on-aging

Tran, T. V., Ngo, D., & Conway, K. (2003). A cross-cultural measure of depressive symptoms among Vietnamese Americans. *Social Work Research*, *27*(1), 56–64. https://doi.org/10.1093/swr/27.1.56

U.S. Department of Health and Human Services, Centers for Disease Control and Prevention. (2016). *Long-term care providers and services users in the United States: Data from the National Study of Long-Term Care Providers, 2013–2014*. Retrieved from https://www.cdc.gov/nchs/fastats/home-health-care.htm

U.S. Department of Health and Human Services, Centers for Disease Control and Prevention. (2017). *Important facts about falls*. Retrieved from https://www.cdc.gov/homeandrecreationalsafety/falls/adultfalls.html

U.S. Department of Health and Human Services, Centers for Disease Control and Prevention, National Center for Health Statistics. (1999). Number of nursing homes, beds, current residents, and discharges: United States, selected years 1973–99 [Table]. In *National Nursing Home Survey, selected years. Trends from 1973 to 1999*. Retrieved from http://www.cdc.gov/nchs/data/nnhsd/NNHSTrends1973to1999.pdf

U.S. Department of Health and Human Services, Centers for Medicare & Medicaid Services. (2016, July). *Independence at home demonstration* [Fact Sheet]. Retrieved from https://innovation.cms.gov/Files/factsheet/iah-fs.pdf

U.S. Department of Health and Human Services, Centers for Medicare & Medicaid Services, The Center for Medicaid and CHIP Services. (2010a). *Home &*

community-based services 1915 (c). Retrieved from https://www.medicaid.gov/medicaid/hcbs/authorities/1915-c/index.html

U.S. Department of Health and Human Services, Centers for Medicare & Medicaid Services, The Center for Medicaid and CHIP Services. (2010b). *Medicaid eligibility*. Retrieved from https://www.medicaid.gov/medicaid/eligibility

Uncapher, H., Gallagher-Thompson, D., Osgood, N. J., & Bongar, B. (1998). Hopelessness and suicidal ideation in older adults. *The Gerontologist*, *38*(1), 62–70. https://doi.org/10.1093/geront/38.1.62

Underwood, L. G. (2011). The daily spiritual experiences scale: Overview and results. *Religions*, *2*(1), 29–50. https://doi.org/10.3390/rel2010029

Underwood, L. G., & Teresi, J. A. (2002). The Daily Spiritual Experience Scale: Development, theoretical description, reliability, exploratory factor analysis, and preliminary construct validity using health-related data. *Annals of Behavioral Medicine*, *24*(1), 22–33. https://doi.org/10.1207/s15324796abm2401_04

Unger, J. B., McAvay, G., Bruce, M. L., Berkman, L., & Seeman, T. (1999). Variation in the impact of social network characteristics on physical functioning in elderly persons: MacArthur studies of successful aging. *The Journals of Gerontology: Series B*, *54*(5), S245–S251.

Urdangarin, C. F. (2000). Comprehensive geriatric assessment and management. In R. L. Kane & R. A. Kane (Eds.), *Assessing older persons: Measures, meanings, and practical applications* (pp. 383–405). New York, NY: Oxford University Press.

Van Craen, K., Braes, T., Wellens, N., Denhaerynck, K., Flamaing, J., Moons, P., … Milisen, K. (2010). The effectiveness of inpatient geriatric evaluation and management units: A systematic review and meta-analysis. *Journal of the American Geriatrics Society*, *58*(1), 83–92. https://doi.org/10.1111/j.1532-5415.2009.02621.x

van Gorder, A. C., & Ellor, J. W. (2008). Ethnogeriatrics and comparative religions methods for gerontological research into topics of religion and spirituality. *Journal of Religion, Spirituality & Aging*, *20*(3), 206–219.

https://doi.org/10.1080/15528030801988880

Vourlekis, B. S., Gelfand, D. E., & Greene, R. R. (1992). Psychosocial needs and care in nursing homes: Comparison of views of social workers and home administrators. *The Gerontologist*, *32*(1), 113–119. https://doi.org/10.1093/geront/32.1.113

Wall, J. C., Bell, C., Campbell, S., & Davis, J. (2000). The Timed Get-up-and-Go test revisited: Measurement of the component tasks. *Journal of Rehabilitation Research and Development*, *37*(1), 109–113.

Ware, J. E., Jr., & Sherbourne, C. D. (1992). The MOS 36-item short-form health survey (SF-36): Conceptual framework and item selection. *Medical Care*, *30*(6), 473–483. https://doi.org/10.1097/00005650-199206000-00002

Widlitz, M., & Marin, D. B. (2002). Substance abuse in older adults: An overview. *Geriatrics*, *57*(12), 29–34.

Wieland, D., & Hirth, V. (2003). Comprehensive geriatric assessment. *Cancer Control*, *10*(6), 454–462. https://doi.org/10.1177/107327480301000603

Wiley, D., & Bortz, W. M., II (1996). Sexuality and aging – Usual and successful. *Journal of Gerontology: Series A*, *51A*(3), M142–M146. https://doi.org/10.1093/gerona/51A.3.M142

Wolinsky, F. D., Coe, R. M., McIntosh, W. A., Kubena, K. S., Prendergrast, J. M., Chavez, M. N., … Landmann, W. A. (1990). Progress in the development of a nutritional risk index. *The Journal of Nutrition*, *120*(Suppl. 11), 1549–1553.

Xakellis, G., Brangman, S. A., Hinton, W. L., Jones, V. Y., Masterman, D., Pan, C. X., … Yeo, G. (2004). Curricular framework: Core competencies in multicultural geriatric care. *Journal of the American Geriatrics Society*, *52*(1), 137–142. https://doi.org/10.1111/j.1532-5415.2004.52024.x

Yeo, G. (1996). Ethnogeriatrics: Cross-cultural care of older adults. *Generations*, *20*(4), 72–77.

Yeo, G. (2009). How will the U.S. healthcare system meet the challenge of the ethnogeriatric imperative? *Journal of the American Geriatrics Society*, *57*(7), 1278–1285. https://doi.org/10.1111/j.1532-5415.2009.02319.x

Yeo, G. (2010). *Culture med ethnogeratric overview*. Retrieved from: https://geriatrics.stanford.edu/wp-content/uploads/2016/08/assessment.pdf

第 18 章

肾病学社会工作

TERI BROWNE，JOSEPH R. MERIGHI，TIFFANY WASHINGTON，TAMARA SAVAGE，
CASSIDY SHAVER，和 KATIE HOLLAND

终末期肾病（end-stage renal disease，ESRD）是一种慢性病，需要通过血液透析、腹膜透析或肾移植进行终生治疗。它是一项重大的国际公共卫生议题。在美国，它也是一项重要的健康社会工作实践关注点，因为它是老年医疗保险（Medicare）唯一授权的针对某种疾病或治疗类别并由社会工作硕士（MSW）提供服务的疾病。本章会对与 ESRD 相关的心理 - 社会问题提供一个概览，并讨论了肾病学社会工作者在各个领域的角色。

本章目标

- 定义终末期肾病者遭遇的社会不公。
- 探索肾衰竭及其治疗方案的心理社会层面的影响。
- 定义肾病学社会工作者的角色和责任。
- 探索肾病学社会工作评估和干预建议。
- 肾病学社会工作在透析和移植治疗上的应用的历史回顾。
- 定义肾病学社会工作者面临的专业问题。

作为一项公共卫生议题的 ESRD

ESRD 是一个重大且正在扩大的国际公共卫生问题。单单在美国，《美国肾病数据系统年度数据报告》（*U.S. Renal Data System Annual Data Report*，2017）指出：

- 2015 年，有 702 243 名美国居民患有 ESRD（其中 87% 接受血液透析治疗，10% 接受腹膜透析治疗，3% 接受肾移植治疗）。
- 2015 年 ESRD 治疗在联邦卫生保健开支中占很大比例，其中占老年医疗保险的预算的 7.1%。
- ESRD 照护的年度老年医疗保险费用从 1991 年的 58 亿美元增加到 2008 年的 338 亿美元。

ESRD 是一种慢性病，会导致不可逆的肾功能衰竭，需要通过透析或肾移植进行肾脏替代治疗。ESRD 也被称为"慢性肾病的第五阶段"。当一个人的肾衰竭，废物和液体积聚在体内，尿量减少（并可能完全无尿），红细胞的生成减少。ESRD 可能是突发的，也可能是多年发展形成。如果没有治疗，ESRD 患者就会死亡。导致 ESRD 的原因有很多，其中糖尿病和高血压是最重要的两个原因。其他原因包括：狼疮、痛风、化疗、癌症、物质滥用，以及肾疾病（例如肾小球肾炎、肾炎和多囊性肾病）。

在美国，透析主要由大型的以营利为目的的国家透析连锁机构提供，通常在独立的透析诊所的门诊就诊。移植由具有移植中心的医院提供。当前有两种类型的透析方式：血液透析和腹膜透析。

血液透析的治疗方法是患者通过连接到其胸部的外部导管或插入永久性血管通路（称为瘘管或移植片，通常位于患者的手臂上）连接到透析机上，永久性血管通路被连接到通向机器的管道上。血液透析机由管道、透析液、监测仪和一个叫"透析器"的过滤设备组成，该过滤设备从患者体内清除多余的液体，并在血液通过连接导管或通路的管道返回人体之前将其净化。血液透析通常在社区诊所（称为"中心内透析"）中每周进行 3 次，每次至少 3 小时，每次治疗由门诊透析诊所的护士和技师提供服务。血液透析患者在接受治疗的过程中会去见他们的治疗团队。

血液透析方案会有所不同，日间、夜间和在家中进行血液透析都是可供患者选择的方式。研究表明，每周接受血液透析的次数超过 3 次，可以为患者提供更好的治疗效果，包括改善死亡率、并发症发生率和生活质量。《新英格兰医学杂志》（New England Journal of Medicine）报道了 FHN 试验小组在 2011 年的一项调查研究，经过随机分配，125 例患者每周接受 6 次血液透析，另 120 例患者每周接受 3 次血液透析。1 年后，研究发现接受更频繁透析的患者死亡率更低，心脏状况更好。

在对与居家血液透析益处相关研究进行的 meta 分析中，Rosner（2010）得出结论，在家中而不是在透析中心接受血液透析的患者结局明显更好，包括改善死亡率、并发症发生率、营养状况和生活质量。这项和其他评估居家血液透析益处的研究表明，这种治疗方式对于患者结局的改善可归因于居家血液透析患者通常接受透析治疗的时间，它比每周在门诊中心透析 3 次的患者透析治疗时间更长。

居家血液透析是一种治疗方案，它允许患者在家中进行透析。患者和一名社会支持网络成员接受了全面的培训来掌握如何自己进行血液透析。透析中心安排居家血液透析所需的设备和用品的运送与装配，他们使用的是小型血液透析机，现在有相关技术可以支持这种疗法。患者接受的训练包括：自行插入自己的血液透析针、准备和操作血液透析机，并解决所有的问题。患者可以在舒适的家中或在旅行时进行血液透析。接受居家血液透析的患者返回透析诊所进行实验室检查和随访时，会见他的透析治疗小组的成员。

腹膜透析也是一种肾脏替代治疗的方式，可以由患者自行操作。一根导管通过手术被植入患者体内，从患者腹部突出，该导管用于连接到盛装透析液的容器，可以使透析液流入患者的腹部。利用腹腔周围的腹膜，透析液可以过滤患者的血液并吸引多余的液体，反复排出又补充。腹膜透析每天都需要进行，可以在白天进行几次或连夜通过机器进行。腹膜透析患者在就诊期间会与治疗团队见面。

研究表明，接受腹膜透析来替代在中心内接受血液透析的患者有更好的预后，包括改善死亡率和并发症发生率。一项针对来自美国各地的 9 277 名透析患者的研究表明，与每周接受 3 次血液透析的患者相比，接受腹膜透析的患者的死亡风险降低 40%（Charnow，2010）。有趣的是，一项对肾病医生的匿名调查显示，如果自己需要肾脏替代治疗，绝大多数肾病医生会选择腹膜透析或居家血液透析（Merighi，Schatell，Bragg-Gresham，Witten，& Mehrotra，2012）。当被问及如果他们有肾功能衰竭并需要等待 5 年进行肾移植时，他们将选择哪种治疗方式时，660 名肾病医生中只有 6.4% 的人表示他们将选择标准的每周 3 次的中心内血液透析。45% 的医生回答他们会选择自己进行腹膜透析，而 45% 的医生会选择居家血液透析。

肾移植是一项将活体或遗体捐献者的肾植入 ESRD 患者腹内的手术。捐献的肾来自已故的（也称为遗体）或健在的捐献者。在接受移植手术前，患者必须接受全面的评估和检查，包括由硕士级别的社会工作者执行的社会心理评估。如果无法找到活体捐献者，患者将被列在等待者名单中等待身故的捐献者的肾。遗体捐献肾移植的等待时间因地区而异，这可以通过器官共享联合网络在全国范围内进行协调。肾健康的人仅需一个肾就能过上正常、健康的生活，这使活体捐献成为越来越受欢迎的移植形式。业内优选活体供体移植（living donor transplants），因为它们通常比遗体供体移植（deceased donor transplants）持续时间更长，并且患者可以通过先进行移植来避免透析。如果患者确实有活体捐献者，则可以在完成对活体捐献者和接受者的所有方面评估后，安排他们进行手术。活体捐赠者也会由 MSW 进行评估。尽管这通常发生在和患者有联系的捐献者身上，但是预先不知道移植接受者的无私捐献越来越普遍。

配对捐献交换（paired donation exchanges）在移植中的使用日益增长。目前有 3 个机构提供服务，在全国范围内帮助配对的捐献者和接受者与其他相似配对的捐献者和接受者进行联结。配对捐献是最简单的形式，将需要肾移植的人和提供肾的陌生人进行配对，并且对于无法匹配肾的捐献者也纳入这些患者的支持网络。但这些捐献者可以与其他需要接受肾移植的患者进行"配对"。

举个例子，Carlos 是需要接受肾移植的 ESRD 患者。他的妻子 Mary 想要向 Carlos 捐赠肾，这在大多数肾捐献方式中是一种合适的方式，但她的肾与 Carlos 的血型不匹配。Shauna 是同一情况下的另一位 ESRD 患者——她的兄弟 Amir 希望向 Shauna 捐献肾，但她与 Amir 的血型不匹配。移植中心帮助这两名患者之间进行配对，因此 Carlos 接受了 Amir 的肾（因为它们很匹配），而 Shauna 接受了 Mary 的肾（因为他们具有相同的血型）。迄今为止最大的配对捐献交换，称为"Chain 357"或"爱之链"，包括 70 个人，35 个捐献者和 35 个接受者，分布在 15 个州和哥伦比亚特区（更多信息详见 http：//wjla.com/news /local/world-s-longest-kidney-chain-saves-34-lives-by-linking-donors-113175）

移植被认为是 ESRD 治疗的一种形式，而不是治愈方法，因为患者必须通过终身服用免疫抑制剂药物以确保其身体不会排斥供体的肾。肾移植也可能会失败，这样患者必须恢复透析治疗。在 ESRD 患者的一生中，他们可能会经历所有 3 种形式的 ESRD 治疗。肾移植是最具成本效益的 ESRD 治疗方法，特别是和透析相比，能给患者带来更好的生理和心理健康（Becker et al.，2000）。但是，如果患者在医学上不适合进行移植手术，则可能无法进行移植，他们更倾向于另一种治疗方式。

从社会心理的角度来看，肾移植涉及许多方面。器官移植社会工作者必须评估潜在接受者生活的许多方面，包括他们的移植动机、社会支持、心理健康状况和病史、物质

（substance）使用情况、对医疗建议的依从性，以及当前的生活状况。此外，社会工作者还必须评估潜在的活体捐献者生活的许多方面，包括他们的捐献动机，当前或过去的精神障碍情况，物质（substance）使用情况，以及为活体捐献的财务、情感和医疗影响做的准备。

肾移植是 ESRD 最具成本效益的治疗方法，特别是与透析相比，可增强患者的生理和心理健康（Becker et al.，2000）。《国民健康 2020》（*Healthy People 2020*）的目标是增加透析患者中接受肾移植的人数（U.S. Department of Health and Human Services，2016）。但是，如果患者在医学上不适合进行移植手术或他们更喜欢另一种治疗方式，则可能无法进行移植。

第一例急性透析治疗于 20 世纪 40 年代进行，第一例肾移植手术于 1951 年进行，而长期门诊透析治疗则在 20 世纪 60 年代早期出现。1965 年，全世界上只有 200 名透析患者。1972 年之前，血液透析机很稀有，并且透析治疗的费用主要由患者自己或捐赠的基金来承担（Fox & Swazey，1979）。遴选委员会选择可进行透析的个体，由于资金缺乏和治疗室的短缺，许多 ESRD 患者被禁止接受透析。遴选委员会是由 7 名符合中产阶级的新教徒白人条件的社区成员组成。委员会成员包括"律师、牧师、银行家、家庭主妇、州政府官员、劳工领袖和外科医生"（Alexander，1962，P. 107）。委员会成员还被描述为白人、新教徒和中产阶级公民（McGough，Reynolds，Quinn，& Zenilman，2005）。该委员会的任务是做出最终患者选择的决定。这些决定是基于他们认为患者对社区的重要性（McGough et al.，2005）。换句话说，他们将社会价值作为衡量标准。社会价值是用委员会成员的新教徒、白人、中产阶级狭义的价值体系来进行定义。他们选择的接受透析的患者证明了这一点。绝大多数的委员会选择了白人、已婚并有许多孩子、活跃于教堂和社区、在工作中有积极的表现，并且是中产阶级的男性来接受透析（Blagg，2007；Fetherstonhaugh，2009；McGough et al.，2005）。重要的是要记住，那些没有被选中进行透析的人，那些不符合这一社会价值标准的人，都死了。

1972 年 10 月 30 日，经过对患者、家属和社区的透析治疗的照护配给的大量游说后，国家 ESRD 项目，公共法案 92-601 获得通过（Fox & Swazey，1979）。该法律为所有年龄段的 ESRD 患者接受的透析治疗或肾移植提供了老年医疗保险的覆盖。这一保险覆盖是独特的，因为 ESRD 是唯一有老年医疗保险资格保证的疾病类别（患者或其配偶／父母有足够的工作年限）。

肾病患者的人口统计学

自从在美国开始广泛开展 ESRD 治疗以来，肾病患者的人口统计学已发生了戏剧性的变化。过去绝大多数的透析患者都比较健康和年轻（Stevens，Viswanathan，& Weiner，2010）。而如今，年龄在 65 岁及以上的人群是 ESRD 患者中增长最快的人群，这主要是由于 1973 年老年医疗保险资助了 ESRD 计划（Steven et al.，2010；Williams，Sandeep，& Catic，2012）。与 20 世纪 90 年代中期相比，开始接受透析治疗的老年人不断增多（Kurrella，Covinsky，Collins，& Chertow，2007）。同时，患有 ESRD 的老年人比患有此病的年轻人有更多的并发症，更大的社会心理问题和需求，以及更多的生理问题（Chen，Wu，Wang，& Jaw，2003）。

ESRD 中的社会不公正

社会公正指导社会工作实践，呼吁社会工作者挑战不公正现象，例如造成健康不平等的社会和经济因素（NASW，2007）。例如，贫困与 ESRD 之间有着不可否认的联系。低社会经济社区相较于高社会经济社区，ESRD 患病率更高（Hossain, Goyder, Rigby, & Nahas, 2009），非裔美国人中的这种关联比在白人中更强（Crews, Pfaff, & Power, 2013）。此外，居住在低收入社区的非裔美国人和拉丁美洲人（即家庭中位数收入较低）比居住在高收入社区的同类人群和白人更不容易接受到 ESRD 前的医疗诊治（Nee et al., 2017）。在其他疾病类别的研究中也有类似的发现，这有助于更好地理解健康的社会决定因素、健康行为和健康结果之间的关系（Braveman & Gottlieb, 2014）。

由于社会和经济因素与健康不平等之间的关联，肾病学社会工作者如何定义、评估和回应这些因素（如贫困）是社会公正的问题。最近关于肾病学社会工作者的一项调查显示，他们认为贫困不仅仅是基于收入。肾病学社会工作者将贫困定义为 ESRD 患者无法满足其基本需求的情况（Caplan, Washington, & Swanner, 2017）。关于贫困，他们还确定了最普遍被评估的方面包括：就业状况、收入、食物保障、"维持生计"的能力、交通的便捷性、受教育年限、文化素养和社会联结。此外，调查结果表明，贫穷阻碍了治疗方式的选择，也是保持肾友好饮食的障碍，同时限制了合适的、负担得起的交通和住房的选择（Caplan et al., 2017）。最后，肾病学社会工作者认为提高对贫困与 ESRD 之间关系的认识非常重要。这一发现之所以重要，是因为患有 ESRD 的个人有权享有健康的环境和负担得起的资源，并且肾病社会工作者有能力在这些问题上促进社会正义。

ESRD 中不公的第二种形式是其在美国某些人群中的发病率差异大。与白人相比，非裔美国人、拉丁裔、美洲印第安人和阿拉斯加土著居民患肾衰竭的可能性要大得多。非裔美国人的 ESRD 患病率比白人高 3.7 倍，美洲印第安人的患病率是白人的 9.5 倍，亚洲人和拉丁裔人的患病率比白人高 1.3 倍（U.S. Renal Data System, 2017）。少数族裔中 ESRD 的发生率较高通常因为这些人群中糖尿病和高血压的患病率较高，进而导致 ESRD。

非裔美国人、美洲原住民、亚洲/太平洋岛民和拉丁裔人口中糖尿病和高血压患病率较高的原因通常归因于近端的个人因素，例如不良饮食、缺乏教育和药物控制不良。实际上，这些都是此疾病的重要贡献因素。但是，他们过多的将重点放在 ESRD 的前征兆和 ESRD 的个体上。相反，可能影响种族健康不平等（如医疗保健系统中的种族主义）的更远端的社会结构力量，在 ESRD 人群中尚未被研究。

肾移植上也存在差异，美国白人男性比美国其他人群更容易接受肾移植。与白人相比，非裔美国人 ESRD 患者被转介接受肾移植，被列在肾移植等候名单或接受肾移植的可能性要低得多（U.S. Renal Data System, 2017）。这种差异的原因包括缺乏预防保健、患者偏好、社会经济劣势、对医学界的不信任、缺乏肾移植的知识，以及医学原因。ESRD 患者中存在的差距有必要进一步研究。尽管如此，这些差距值得肾病学社会工作行动去关注。社会因素如安全的邻里、合适的住房，以及种族主义和歧视等，可能导致弱势群体之间的差异（Benjamin, 2015）。

心理 - 社会层面

89% 的 ESRD 患者报告称该疾病大大地改变了他们的生活方式（Kaitelidou et al., 2005）。ESRD 的慢性化及其所需治疗的侵扰性给肾病患者带来了多种与疾病相关和治疗相关的心

理 - 社会压力源，从而影响了他们的日常生活（Devins et al.，1990）。ESRD 的疾病侵扰性定义为"疾病和（或）其治疗干扰患者生活的重要方面的程度"（Landsman，1975，P. 328）。研究人员发现，心理 - 社会问题对患者的健康状况产生负面影响，并降低患者的生活质量（Auslander，Dobrof，& Epstein，2001；Burrows-Hudson，1995；Kimmel et al.，1998）。社会工作者可以帮助患者缓解 ESRD 治疗的心理 - 社会障碍，例如：

- 调整和应对疾病和治疗方式、心境、感觉或情绪上的变化；
- 医疗并发症和问题、疾病的自我管理和治疗方案；
- 与疼痛、舒缓疗护和临终关怀有关的问题；
- 社会角色调整：家庭的、社会的和职业的；
- 具体需求：财务损失、保险问题和处方保险覆盖；
- 生活质量下降；
- 身体形象问题；
- 多种丧失，例如财务安全、健康、性欲、力量、独立性、移动性、日程安排灵活性、睡眠、食欲和餐饮自由。

与疾病有关的心理社会方面

ESRD 可能会削弱味觉、降低食欲、导致需要手术治疗，并影响患者行走能力的骨骼疾病。血液中毒素的堆积可能导致患者患上贫血和尿毒症。尿毒症和贫血可引起譬如意识错乱、嗜睡和睡眠问题等具有心理 - 社会后果的症状。贫血在 ESRD 患者中很常见，会损害日常生活活动、降低体能，从而影响生活质量（Gerson et al.，2004）。ESRD 患者营养不良，以及随之产生的低白蛋白水平也会降低患者的生活质量（Frank，Auslander，& Weissgarten，2003）。

此外，ESRD 通常会伴随慢性病，如高血压和糖尿病。这些疾病带来了它们各自的心理 - 社会问题，需要 ESRD 患者经常从一系列的社区资源中获得医疗服务（Merighi & Ehlbrcht，2004c）。由于肾衰竭以及其他健康状况，ESRD 患者往往有着复杂的药物治疗需求。在透析过程中，他们可能会需要药物和输血来防治贫血和缺铁。透析患者通常每餐都必须服用数种控制血磷以及其他与 ESRD 和其副反应相关的药物，例如痉挛和不宁腿综合征。移植患者每天需要服用数十枚药片来控制因移植带来的副反应，防止器官排异。

Chiu 等（2009）得出的结论是，在所有患有慢性病的患者中，透析患者每天服用的药片数量最多，其中 25% 的血液透析患者每天必须服用至少 25 片（中位数为 19 片）。与 ESRD 白人患者相比，非裔美国 ESRD 患者也不太可能成功管理他们的药物（Browne & Merighi，2010；Curtin，Svarstad，& Keller，1999；Saran et al.，2003）。但是，除了近端风险因素，包括社会人口统计学因素（年龄、性别、教育、保险和收入）和其他风险因素（药物负担、抑郁、健康素养、患者满意度、健康信念），种族健康不平等还未被大众了解。

除上述因素外，由于目前没有对认识药物自我管理的研究，研究者进行了一项有新意的混合方法研究（Savage，2017）。该研究的目的是在美国东南部非裔 ESRD 患者样本中确定结构性种族主义是否会影响药物自我管理。共有 46 位患者参加了该研究。此外，有 27 名患者参加了深度访谈。一些参与者说明他们在卫生保健系统中确实经历了种族歧视，这些经历影响了他们的药物自我管理。此外，所有 46 位参与者都完成了药物自我管理和有关医疗机构中种族歧视的调查。参与者的药物自我管理与经历种族歧视之间在统计学上存在显著负相关（$r = -0.477$，$P < 0.01$），患者对服药方案的依从性随着医疗保健系统内种族主义的增加而下降。因此，这项研究表明结构性种族主义影响患者的服药情况。

与该疾病相关的压力是巨大的。有研究人员发现，与普通人群相比，ESRD 患者的自杀可能性要高得多（Kurella，Kimmel，Young，& Chertow，2005）。另外一些研究指出，ESRD 会导致焦虑和抑郁。Auslander 等（2001）发现，大约 52% 的 ESRD 患者有严重的焦虑。Wuerth 等（2001）发现有 49% 的患者患有抑郁。ESRD 患者的抑郁是一个显著的问题，原因如下：

- Kimmel 等（2000）发现患有抑郁的 ESRD 患者更有可能营养状态不佳，并且有更高的死亡率。Koo 等（2003）也发现抑郁会导致营养不良。抑郁的患者通常饮食不合理。抑郁与更高的死亡率有关联（Hedayati et al.，2004）。此外，DeOreo（1997）发现，抑郁患者比不抑郁的患者更不愿意遵循推荐的治疗方案，而且并发症发生率和死亡率更高。
- Paniagua、Amato、Vonesh、Guo 和 Mujais（2005）发现，抑郁的 ESRD 患者更有可能住院。
- Washington、Hain、Zimmerman 和 Carlton-LaNey（2018）发现抑郁与液体摄入依从性呈负相关。

抑郁也会降低患者的生活质量（Frank et al.，2003；Mollaoglu，2004）。这与公共政策有关，并且关系到公共卫生，因为 DeOreo（1997）和 Mapes 等（2004）发现，ESRD 患者的低生活质量与更高的住院率、更高的并发症发生率和更高的死亡率有关。因此，老年医疗保险和医疗补助保险服务中心（CMS）现在要求所有透析社会工作者评估患者的抑郁状况。与总体人口相比，ESRD 患者的功能状态较差，他们可能在日常生活活动方面需要帮助（Kimmel，2000）。ESRD 患者常有失眠和其他睡眠问题（Valdez，1997）。同时，透析方式和药物的副作用还可能会给他们带来身体形象问题（Beer，1995）。血液透析的血管通路会在患者的手臂上显得很大、很明显。腹膜通路和用于血液透析的导管需要通过手术被植入患者体内，并从患者体内突出。药物，尤其是移植免疫抑制剂，可能会使患者体重增加或者是导致身体外观发生变化。

ESRD 患者另外一大担忧在于该疾病引起的性功能减弱（Wu et al.，2001）。女性 ESRD 患者生育能力会降低，因为该疾病损害生殖内分泌功能。这一内分泌功能受损会导致多种妊娠并发症，因此 ESRD 患者通常很难成功受孕（Holley & Reddy，2003）。

Landsman（1975）所提到的"边缘人综合征"（marginal man syndrome）可能加剧患者对 ESRD 的适应不良。尽管患有慢性病，但大多数 ESRD 患者可能看起来很"健康"。其他人可能对他们的能力抱有不切实际的期望。朋友、邻居和同事们可能无法理解为什么患者会因为肾病的忌口而无法参加披萨派对，或是因为透析日程不能出席其他社交活动。Landsman（1975）指出了应对这一想法的必要性，即"永久治疗而无法治愈的概念，徘徊在患者与健康人的世界之间，既不属于两者中的任何一个，却又同时是两者的一部分，（质疑）自己到底有没有病？"（P. 268）。

不宁腿综合征，即患者的四肢持续震颤，在 ESRD 患者中十分常见（Takaki et al.，2003）。急性和慢性疼痛在 ESRD 患者中非常普遍，会损害患者的生活质量（Devins et al.，1990）。这些疼痛可能来源于手术、痉挛、针刺、神经疾病和骨骼疾病。Iacono（2003，2004）发现，有 60% 的透析患者有慢性疼痛，其中 66% 的患者使用处方药来缓解疼痛。ESRD 患者和倡导者 Lori Hartwell（2002）对她的疼痛经历描述如下：

> 在我的许多治疗过程中，我不得不忍受数百次针刺。当我年轻的时候，我从不抱怨护士所做的那些。因此，他们不停地夸奖我是多么好的患者。实际上，这些针扎得很疼！我想向那些一直戳我的人大哭大叫。但大多数时候，我总是保持沉默，尽量显得懂事、好相处。（P. 8）

舒缓和生命末期的问题都是 ESRD 的普遍议题。患者的预期寿命相比同类非 ESRD 患者人群要低 75%（Moss，2005）。结束透析是一种被认可的治疗选择，患者可能选择停止治疗，这将导致死亡。没有透析，患者可存活天数的中位数为 8 天，尽管停止透析后的存活时间差异很大（Germain & Cohen，2007）。一项针对 115 239 名已故透析患者的研究发现，96% 的停止透析的患者在 1 个月内死亡（Murray，Arko，Chen，Gilbertson，& Moss，2006）。在美国，不到 5% 的患者选择不开始透析（Germain et al.，2004）。应鼓励肾病治疗团队讨论与开始这种治疗有关的对预后和生活质量的现实期望。Russ、Shim 和 Kaufman（2007）建议肾病学家与患者进行坦诚的讨论，包括患者的预后、进行透析预期可存活多长时间，以及透析将如何影响他们及其家庭的生活质量。许多 ESRD 患者在临终前都有心理 - 社会问题和顾虑，包括在生命的最后一周有明显的疼痛感（Cohen，Germain，Woods，Mirot，& Burleson，2005）。参见 Browne（2011），全面讨论了肾病患者的舒缓治疗和临终关怀。

最后，患有 ESRD 的儿童还有着一些与疾病相关的特殊挑战。这些患儿和他们的家人都面临独特的心理 - 社会压力。先天患有 ESRD 的婴儿需要频繁住院和复查。他们的发育受到损害，因此可能需要辅助喂养或插胃管。与健康儿童的父母相比，ESRD 患儿的父母更容易出现焦虑、抑郁和应对困难（Fukunishi & Honda，1995）。部分原因是 ESRD 改变了正常的婴儿抚育方式。例如，患有 ESRD 的婴儿可能不会产生尿液，这可能会让父母焦虑（Brady & Lawry，2000）。

患有 ESRD 的儿童和青少年可能特别关注因透析引起的身体形象问题（Fielding et al.，1985）。除了身体形象问题外，他们可能很难适应 ESRD 的治疗方案和特殊饮食。Kurtin、Landgraf 和 Abetz（1994）发现，有 59% 的 ESRD 青少年医疗依从性很差。

ESRD 对患者的家庭也有着巨大的心理 - 社会影响。透析患者的伴侣在应对疾病及其治疗方案时会遇到障碍（White & Greyner，1999）。MacDonald（1995）发现 ESRD 患者的家人在适应疾病对他们生活方式的影响方面存在问题。其他作者也指出，患者的配偶或伴侣将会面临更大的压力，他们要面对角色转换的问题，并且需要承担因为家人患病而带来的更多责任（Gudes，1995；Pelletier-Hibbert & Sohi，2001）。家庭还必须承受因 ESRD 带来的经济负担。由于照顾患者以及将其送往治疗需要消耗时间，患者的配偶或子女可能需要限制自己的工作时间。Kaitelidou 等（2005）发现，51% 的 ESRD 家庭成员因为患者的病情而请假。

ESRD 可能会使患者及其家属收入减少，这是另一个大问题（Wu et al.，2001）。研究表明，只有 13% 的 ESRD 患者能够在开始透析后恢复工作（Dobrof，Dolinko，Lichtiger，Uribarri，& Epstein，2000）。在希腊的一组进行血液透析的患者样本中有 60% 的人因为患有 ESRD 不得不改变职业或是提早退休（Kaitelidou et al.，2005）。因此，对于肾病学社会工作者来说，考虑患者的职业选择是极为重要的。在确诊为 ESRD 后仍能保持工作和活跃的状态是有益处的。参与工作的患者比不参与工作的患者抑郁程度要小（Chen et al.，2003）。具有良好康复状态、积极参与工作或其他活动的患者也能有更好的生活质量（Mollaoglu，2004）。美国肾病患者协会（The American Association of Kidney Patients）最近召集了一个工作组，以了解 ESRD 患者就业的障碍和促进因素。登录 www.liverworks.org 了解更多详情。

与治疗相关的心理 - 社会方面

ESRD 的治疗方案可能会产生严重的心理 - 社会后果。透析治疗要求患者严格遵守饮食规定，因为他们不能代谢高钾和高磷的食物，同时对钠的摄入也有限制。对标准肾病饮食的自我管理不善可能会导致严重的后果，因为钾含量超标可能会引起心力衰竭，磷含量过高可能导致永久性骨骼疾病和心脏钙化。因此，透析患者的饮食要严格限制香蕉、瓜类、干果、西红柿、橙子、土豆、坚果、乳制品、碳酸饮料和钠盐。同时由于白蛋白水平低，患者也需要摄入高蛋白质的食物。但是由于患者的食欲缺乏和味觉减弱，难以达至最优化饮食。

由于无法有效产生尿液，患者有非常严格的液体摄入限制，每天约 32 ~ 40 盎司（1 盎司 = 0.0296 升）。否则，多余的液体会积聚导致患者四肢肿胀、肺部积水。在透析治疗期间极端的体重增加可能会在血液透析过程中导致高血压和不适，而去除过多的液体会引发严重的痉挛和低血压。口干和口渴在透析患者中很常见。腹膜透析患者对饮食和液体摄入的限制较少，接受移植治疗的患者通常不需要遵循肾病饮食或限制液体摄入。

自我管理是指 ESRD 患者在他自己的治疗中所扮演的角色。成功自我管理的常见促进因素包括严格遵循治疗指令、有社交支持网络、锻炼和进行体育活动，以及有信仰实践（Washington，Robinson，Hamler，& Brown，2017）。相反，造成自我管理障碍的因素包括功能限制和慢性共病的管理（Washington et al.，2017）。ESRD 治疗方案中自我管理不善可能会对患者产生严重后果。错过治疗和治疗期间过多液体的摄入与透析患者的死亡率增加相关（Saran et al.，2003）。未能服用移植免疫抑制剂会导致移植排斥（Russell & Ashbaugh，2004）。许多透析患者在饮食方面，以及处方药或液体限制上可能无法坚持遵守相关的医疗建议（Friend，Hatchett，Schneider，& Wadhwa，1997）。一项对血液透析患者的研究发现：

- 27% ~ 31% 的患者每月错过一次透析治疗。
- 35% ~ 41% 的患者提前退出透析并且未完成全程治疗。
- 76% ~ 85% 的患者无法遵从建议的食谱。
- 75% 应对能力差的患者中可能会错过治疗。
- 50% 应对能力差的患者中没有遵循液体摄入限制（Dobrof et al.，2000）。

ESRD 的治疗方案具有侵入性并且不能松懈（框 18.1）。患者可能难以外出，因为透析治疗在他们离家的那几天也必须要进行。尤其是到偏远的乡村地区，或者到了患者人数超负荷的地区，抑或是到了缺少有经验的医生的地区，获得透析治疗服务是相当困难的。同时，对于旅行中需要进行透析治疗的患者而言，支付医疗费用具有挑战性。一些私营的保险公司拒绝为在网点以外的治疗支付费用，医疗补助计划的覆盖范围仅限于患者所居住的州，在美国以外的地区进行的透析治疗不在老年医疗保险和大多数保险公司的覆盖范围之内。血液透析通常需要 4 ~ 6 个小时，包括来回交通、治疗和治疗前后的准备和处理工作，同时要注意防范并发症。这个过程需要每周重复 3 次。

框 18.1　一位血液透析患者一天

　　Florence 是一位 65 岁的患者，每周一、周三和周五进行透析治疗。她的治疗从早上 5：00 开始，因此她必须在早上 3：30 醒来，长途跋涉 25 英里（1 英里 = 1.61 千米）到治疗中心。由于她患有糖尿病，所以必须在离开家之前吃完早餐。她必须在清晨 4：45 之前到达透析治疗中心，以便称体重（治疗团队也能知道在血液透析期间需要从她体内抽出多少液体）、测量血压、铺好治疗中要用到的枕头和毯子、把位于透析椅上方的电视调到她最喜欢的早间新闻频道，并在技术人员将针头插入前臂以将其连接到机器之前和她的病友们打招呼。在她接下来的 4 个小时治疗期间，她的生命体征将被记录下来，她会拿到药物，而且会见到她的医生、护士、营养师和社会工作师。在完成透析后，Florence 有时会发生出血过多或血压过低的问题，因此她必须要等到情况稳定后才能回家。Florence 一般搭乘当地的老年市民专车回家（因为这种交通工具在早上 9：00 之前不运营，Florence 不得不付钱让邻居送她），而且通常要等 30 分钟才有车来到透析治疗中心。很多时候，专车并不把 Florence 直接送回家，因为车上还有很多其他人要去看医生或是购物。因此，Florence 通常要到中午才能回家。这也意味着她从一早离开家已经过了快 8 个小时。

血液透析的常见副作用包括痉挛、恶心和呕吐。腹膜透析的严重并发症是腹膜感染，会给患者带来疼痛，有时是致命的。移植需要大量的检查、频繁的术后随访以及日常服用多种免疫抑制药物。移植是一项大手术，可能导致并发症。长期使用免疫抑制药物可能会导致严重的不良生理后果。

心理社会问题的影响

　　许多心理 - 社会因素会对肾病患者的营养状况和白蛋白水平管理产生负面影响（Vourlekis & Rivera-Mizzoni，1997）。阻碍患者获得健康饮食的因素包括其教育和文化水平，因为患者可能无法理解饮食方面的指导。患者对推荐的营养补充品的需求也可能无法通过保险得到满足。社会支持的可获得性是与 ESRD 患者饮食不良有关的另一个心理 - 社会因素，因为他们可能在购买食品和准备食物上需要帮助。由于抑郁或焦虑，患者也可能出现食欲下降的情况。这些因素都非常重要，需要社会工作者来解决，因为在 ESRD 患者中，营养不良与死亡有着明确的关系（Lowrie & Lew，1990）。

　　有心理 - 社会问题的 ESRD 患者，如果不能清晰地认识到他们的疾病及治疗，他们会更容易摄入过多的液体或错过治疗，从而导致健康状况不佳。如果患者的心理 - 社会状态不佳，难以执行治疗方案，他们更容易住院，死亡率也更高（DeOreo，1997）。ESRD 患者如果愈发感到缺乏掌控感，他们的应对能力就更差，生活质量也会更低（Mapes et al.，2004）。

　　患者在患病过程中可能会经历几种不同的治疗方案，其中包括肾移植失败。由于他们应对了众多功能丧失、生活方式的反复调整以及移植和透析之间的艰难的过渡时期，这些变化可能会加重 ESRD 患者的负担（Levine，1999）。一名患者这样描述她的经历：

> 我经历了透析治疗、3 次移植和两次排异。每一次移植都带给我新的希望，然而每一次排异又把我推向绝望。在这无休止的坏消息中我花了很长的时间来学习如何在频繁的诊断中控制情绪（Hartwell，2002，P. 7）。

社会工作干预

ESRD 患者及其家属面临的重大心理 - 社会问题需要社会工作的干预，这被称为"肾病学社会工作"或"肾的社会工作"。ESRD 是唯一在公共政策中要求治疗团队中需要有硕士级别的社会工作者的一类疾病或治疗方案。老年医疗保险条例中规定每个透析中心和肾移植项目都必须配备硕士级别的社会工作者（Federal Register，1976，2008）。这些社会工作者致力于"提高患者的适应和应对慢性病的能力，以及帮助医疗体系提高满足患者需求的能力"（McKinley & Callahan，1998，p. 123）。

Cassidy Shaver，MSW、执照社会工作者，是肾病学社会工作者的一个例子。她是 Lankenau 医疗中心的肾移植社会工作者和财务协调员。Lankenau 医疗中心位于宾夕法尼亚州费城郊区的温尼伍德。Cassidy 是她的移植项目中唯一的社会工作者，这使她能够同时与移植前和移植后患者（门诊患者）以及处于手术恢复期的肾移植接受者（住院患者）接触。除了接受人之外，Cassidy 还在捐献前和捐献后与活体捐献者一起工作。平均而言，Cassidy 在 1 周内完成 3 ~ 4 次器官接受者的评估，一次活体捐献者的评估，并且随访 2 ~ 3 名移植后患者以了解是否出现与移植相关的问题。Cassidy 的患者大约有一半是使用商业保险，一半是州或联邦保险（老年医疗保险、医疗补助保险）。

Cassidy 根据许多心理 - 社会因素，包括药物自我管理、精神健康和物质滥用史、应对策略、社会生活史、支持网络，以及对疾病和移植过程的总体理解，来评估潜在移植接受者的候选资格。Cassidy 的患者包括已经进行了多年透析，并且正在进行寻求肾移植评估的患者；也有已经被其肾病医生推荐进行移植，并希望在进行透析前先进行活体供体移植的患者。在移植评估过程中，她也向患者强调了在移植前和移植后获得和维持适当的保险的重要性。

Cassidy 花了大量时间与患者讨论如何为肾移植做最好的准备。移植评估包括大量的教育，内容包括有关随访预约日程、药物依从性的重要性，以及保持适当保险覆盖范围的重要性的信息。此外，移植后，患者必须按处方服药并接受随访。这两个因素是患者的责任，并在很大程度上决定了他们移植的成功。包括患者的支持者在治疗依从性过程中为患者移植成功增加了保护性因素。社会支持被证实与患者移植后依从性的相关性最高；这阐明了了移植后对支持和协助的需求，以及与之相关的照护的许多方面，是每次肾移植评估中的主要讨论主题。如果患者的支持网络成员在会面期间没有出现，则在评估后对其进行确认。患者接受评估后到接受移植为止，每年要与肾移植团队会面一次。Cassidy 所在的器官获得组织［Organ Procurement Organization（OPO）］的"生命的礼物"中的患者通常要等待 3 ~ 5 年才能进行肾移植。在每年一次的跟进会面中，Cassidy 与患者见面以了解他们的状况以及过去一年发生了什么变化。在这次会面中，Cassidy 再次检查患者的保险以确认患者的支持保持不变，并提醒患者有关完成移植的后续治疗计划。

　　Cassidy 会在手术后探访新移植的患者，并为他们返回家中做准备。Cassidy 在患者手术后的 1～3 天内见他们，祝贺他们完成等待已久的移植手术，检查他们之后的治疗日程，检查他们移植的保险覆盖范围、相关药物和随访的预约，并与患者再次确认他们的支持人员。此外，如果患者尚未用老年医疗保险报销，那么 Cassidy 将与他们简要讨论与 ESRD 和移植有关的老年医疗保险承保范围的复杂性。如果患者需要成功出院后的资源，例如居家护理、护理服务或物理治疗，Cassidy 会协助患者和医疗团队协调这些照护。

　　移植后患者的主要担忧之一是维持保险或财务资源以协助支付其昂贵的免疫抑制剂。老年医疗保险覆盖接受移植的患者在移植后 3 年内的免疫抑制剂的费用，如果他们因 ESRD 以外的原因不符合老年医疗保险的资格，那么必须获得另一种承保形式以覆盖其免疫抑制药物的费用。肾移植社会工作者对这一过渡期至关重要，他们可以帮助确定可能对患者有益的资源。移植后，Cassidy 也与患者会面并交谈有关写信给已故捐献者的家人的事情。在患者移植后的生活中，Cassidy 还将根据患者需要继续为其提供支持和资源。

　　移植中心有责任保护活体捐献者的最大利益，这给社会工作者提出了独特的挑战。活体捐献者的生活和当前社会状况的许多方面需要被评估以获得（捐献）候选资格。对于移植中心而言，充分教育和告知潜在的活体捐献者这一择期手术将会带来的所有可能性是非常重要的。Cassidy 与患者讨论与活体捐献相关的情绪、生理和财务风险，并评估捐献者目前对预期接受者疾病的理解，潜在捐赠者的捐赠兴趣和动机，他们的人口学和社会生活史，他们的支持网络、压力源、应对策略、就业情况、精神健康状况，以及物质滥用／误用史。Cassidy 对活体捐献者的主要职责是评估其在康复过程中潜在的压力源，同时协助患者规划捐献和康复过程，以便他们可以尽快恢复正常的日常活动。在捐献者捐献肾后的住院期间，Cassidy 对其进行探望，并提供支持。在捐献后，Cassidy 继续根据需要为捐赠者提供支持和资源。活体捐献者的随访安排定于捐献后 2 周、6 个月、1 年和 2 年，Cassidy 可以在这些时间探访他们。

　　除了与患者会面外，Cassidy 还参加每周一次的跨学科会议以讨论患者的问题、建议，以及肾移植登记过程中的状况。移植主要以跨学科团队为中心，相互之间就患者的进展情况进行了交流，并协助他们及时从评估转移到移植等候列表，并最终进入移植和移植后的照护的过程中。一个成功的团队可以通过沟通和良好协作来为患者提供最佳治疗。

　　Katie Holland，MSW，是专门在透析诊所门诊工作的肾病学社会工作者的一个例子。她在北卡罗来纳州东部的 Fresenius 肾病患者关怀组织（Fresenius Kidney Care）工作。她前往 3 个诊所为大约 130 名患者提供社会工作服务。作为一名透析社会工作者，Holland 帮助患者克服慢性病患者面对的重大障碍。这些障碍包括：透析和疾病造成的财务限制，阻碍患者良好应对的情绪问题，阻碍患者更好发展的行为障碍，以及在住房、交通和食物获取方面的资源不足。另外，Holland 通过教育患者透析知识和患者所需的支持来确保患者可以良好地应对，进而帮助新患者适应透析治疗。

　　她是跨学科团队的一部分，该团队包括肾病学医生、营养师、患者照护技术人员、护士和患者。Holland 和她的跨学科团队每个月都会制定照护计划，以确保患者可以从容应对透析、缓解任何紧迫的问题，并持续保持积极的生活质量。在制定照护计划之前，Holland 会评估患者潜在的阻碍其管理治疗的心理－社会问题。她的评估内容包括生活质量调查和抑郁筛查。此外，她为各个患者设定目标，使他们能够从容应对透析，或者改用另一种更适合患者个人经历的治疗方式，包括居家透析、肾移植或完全停止透析治疗。

在社会工作者、肾脏科医生、营养师和护士完成对患者的评估后，Holland 和跨学科团队将开会讨论患者接下来的治疗计划。对于 Holland 来说，跨学科团队会议每月是环绕在患者椅边进行的。在患者处理与治疗自我管理和应对有关的重大问题的情况下，Holland 发起了一项基于认知行为的项目，名为"高强度社会工作"（Social Work Intensive）。通过该项目，她会单独见患者为其提供咨询、教育和信息来帮助患者提高生活质量。

除制定照护计划外，Holland 还协助患者寻找资源和补助金，以确保患者可以为自己支付药费并负担医疗用品的费用。尽管她的许多患者有医疗补助保险，但其中的一些患者发现自己略高于接受全面医疗补助保险所需的收入水平。因此，许多患者发现某些与透析有关的药物，包括磷酸盐结合剂，超出了他们的负担能力。Holland 帮助患者申请补助金以帮助支付药物费用或寻求制药公司的支持。

Holland 还帮助患者克服移植过程中遇到的障碍。许多透析患者都追求肾移植、他通过识别心理 - 社会障碍，包括治疗依从性问题和物质滥用，帮助患者制定总体和具体目标来帮助患者突破这些障碍。

在某些情况下，患者会选择完全停止透析治疗。发生这种情况时，Holland 会组织包含治疗团队和患者家属的会议来讨论这个计划。此外，Holland 还为患者提供临终关怀服务，包括与安宁疗护服务建立联系。

肾病医疗团队中包括社会工作者，和患者、家庭成员、肾病学医生（肾科医生）、护士、营养师和患者照护技术人员。团队还可能包括移植外科医生和药剂师。不同领域专业人员的加入反映了肾病患者面临的需求和问题的复杂性，并在实践经验中也关系到最佳服务的提供（Goldstein，Yassa，Dacouris，& McFarlane，2004）。例如，Lindberg 等（2005）发现，当一个团队尝试把血管通路的知识教授给患者时，包含社会工作者的团队会比单学科方法更为成功。一份来自美国国立卫生研究院（National Institutes of Health）的关于透析并发症发生率和死亡率的报告（1993，P.1）指出："多学科团队的参与有利于透析患者的社会和心理以及生活质量"。尽管许多团队在跨学科协作的环境中为患者提供治疗（见第 2 章），但针对这种独特实践环境，老年医疗保险政策使用跨学科（interdisciplinary）来描述这些团队。值得注意的是，2008 年针对透析和肾移植机构的老年医疗保险覆盖条件规定，患者及其家人应被视为治疗团队的重要成员，患者有权参与评估和制定治疗计划，并拒绝接受任何治疗（Federal Register，2008）。

肾病学社会工作干预往往受到患者的认可。Siegal、Witten 和 Lundin（1994）在其关于 ESRD 患者的调研中发现，90% 的受访者"认为获得肾病社会工作者的服务很重要"（P.33），并且患者依靠肾病学社会工作者来协助他们应对、调整和康复。Rubin 等（1997）的调研中，透析患者将"有帮助的社会工作者"的重要性排在了肾病医生和护士的前面。另一项研究显示，与护士和医生相比，有 70% 的患者认为社会工作者提供了有关治疗方式的最有用信息（Holley，Barrington，Kohn，& Hayes，1991）。这些研究人员还发现，患者认为社会工作者在帮助他们在血液透析和腹膜透析之间进行选择时所起到的作用是肾科医生的两倍。

肾病学社会工作的任务

社会工作者与整个肾病医疗团队合作，可以以多种方式帮助肾病患者满足其心理 - 社会需求。肾病学社会工作者开展的活动包括评估、咨询、教育、危机干预、临终关怀、个案管理、康复援助和患者倡导。社会工作者也会在社区层面进行干预。

评估

对 ESRD 患者进行全面的心理 - 社会评估对于患者获得最佳治疗效果至关重要（Fox &
Swazey，1979）。肾病学社会工作者对患者的心理 - 社会状况进行评估，以确定其优势、需求
以及进行社会工作干预的范围。对每位透析和移植患者进行社会工作评估，并考虑患者的社
会、心理、财务、文化和环境需求。

ESRD 社会工作的一个独特属性是：它是长期提供的，而不是阶段性的。能够在一个可
以与患者建立长期关系的环境下工作，对于肾病学社会工作者来说是幸运的。长期的关系使
他们有机会评估服务的有效性，随着时间的推移可以对案主的需求进行再评估。

社会工作者同样对移植捐献者进行评估。活体捐献肾移植，包括来自陌生人的捐献，在
美国越来越普遍。社会工作者对捐献者和接受者进行评估，以衡量任何可能会对捐献者的决
定产生影响的常规压力、捐献动机和做出知情同意的能力。这很重要，因为捐献肾需要经历
重大的手术和恢复。如果一个人是因为感到压力而捐献肾，那么社会工作者会建议他不要捐
献，等待进一步评估。社会工作者调查捐献者和接受者之间关系的性质，以及他们的心理 -
社会和心理健康状况以及发育和物质滥用的历史，以便向移植团队提出有关手术的合理建议
（Leo，Smith，& Mori，2003）。2007 年老年医疗保险针对移植中心的指南规定，每个移植中
心必须有一个独立的活体捐献倡导者（Federal Register，2007）。倡导者的配备是为了确保对
活体捐献者进行独立评估，并将捐献者的知情同意最大化。在某些移植中心，社会工作者充
当了活体捐献的倡导者。

肾病学社会工作者使用多种标准化的评估工具，这些工具经检验具有信度和效度，其中
包括那些用来衡量抑郁程度和生活质量的工具。2008 年对于透析单位的老年医疗保险覆盖条
件规定，每个透析单位必须让社会工作者评估患者的生活质量才能向老年医疗保险收取服务
费用（Federal Register，2008）。这条指令是回应生活质量可以独立预测透析患者的并发症发
生率和死亡率这一研究结果（DeOreo，1997；Knight，Ofsthun，Teng，Lazarus，& Curhan，
2003）。由于将来针对透析单位的老年医疗保险临床表现指标建议使用肾病生活质量量表
（Kidney Disease Quality of Life，KDQOL）来进一步评估，因此大多数透析社会工作者都使用
此指标来评估患者的生活质量。当前，美国的透析社会工作者还必须评估患者的抑郁状况。

咨询与教育

肾病学社会工作者为患者及其支持网络的成员提供情感支持、鼓励和咨询。ESRD 患者
及其家属在适应疾病和治疗方案上可能存在困难。社会工作者可以通过针对个人、家庭和团
体的咨询，以及通过支持小组来帮助他们应对。

社会工作者可以提供咨询和教育以减轻患者的抑郁状态。抑郁是 ESRD 患者经常遇到的
严重问题。Chen、Wu、Wang 和 Jaw（2003，P. 124）建议"在慢性肾衰竭患者的治疗中应纳
入好的心理 - 社会支持项目，以减少抑郁的可能性和严重程度"。在一项实证研究中，Beder
（1999）发现，肾病学社会工作咨询和认知行为教育干预措施可显著缓解患者的抑郁情绪。
Cabness（2005）在她的实证研究中发现，由社会工作者带领的认知行为教育小组与抑郁的缓
解显著相关。Johnstone 和 LeSage（1998）发现，76% 患有抑郁症的透析患者表示，他们更愿
意向治疗团队中的肾病学社会工作者寻求咨询，而不是向外界心理健康从业人员寻求帮助。

肾病学社会工作者帮助患者处理与 ESRD 相关的大量丧失而引起的情绪问题。包括血管通路和移植失败、日程安排和饮食限制、病友的亡故、活动水平下降，以及职业和专业上的丧失。肾移植患者因为在等候名单上太久而焦虑时，也需要社会工作的帮助来应对，因为进行肾移植可能要等候数年时间。移植患者也可能需要帮助他们去缓解接受已故供体的器官而感到的内疚。他们还可能会因为接受活体捐献者的肾而忧虑，因为捐献者可能会在手术中面临风险。

通过对患者教育和其他干预措施，肾病学社会工作者成功地提升了患者对 ESRD 治疗方案的自我管理能力。例如，Rita-An Kiely 等为患者提供了接受完整血液透析治疗的重要性的咨询服务、跟踪其出席情况，并不间断地鼓励他们依从治疗方案。结果发现，患者的血液透析治疗缺席率降低了 50%（Medical Education Institute，2004）。Auslander、Buchs（2002）和 Root（2005）的研究表明，社会工作咨询和教育使得患者因液体摄入控制不良而体重增加的情况有所减少。Johnstone 和 Halshaw（2003）发现，对社会工作的教育和鼓励使控制液体摄入的依从性改善了 47%。

Beder、Mason、Johnstone、Callahan 和 LeSage（2003）进行了一项实验研究，来确定认知行为社会工作服务的效果。他们发现，肾病学社会工作者对于患者的教育和咨询有效地提高了患者的药物自我管理。这项研究还表明了这种干预措施可以改善患者的血压。Sikon（2000）发现社会工作咨询可以减轻患者的焦虑水平。几位研究者已经证实肾病学社会工作咨询可以显著改善 ESRD 患者的生活质量（Chang，Winsett，Gaber，& Hathaway，2004；Frank et al.，2003；Johnstone，2003）。临床社会工作者 Melissa McCool 创建了"针对症状的干预措施"，目前已在美国各地的许多透析部门中使用。更多信息详见：http：//stiinnovations.com。

肾病学社会工作者在教育患者有关 ESRD 的不同治疗方式以及帮助患者采用不同治疗方案方面发挥着重要作用。这对于协助透析患者获得肾移植尤其重要。尽管有证据表明肾移植的治疗效果最佳，但研究表明，弱势患者，特别是非裔美国人，成功接受肾移植的可能性较小（Browne，2008）。2008 年老年医疗保险覆盖条件指出患者在获得肾移植的过程中需要透析治疗团队提供额外的帮助，现在要求所有透析治疗团队有针对性地、系统性地帮助所有对肾移植感兴趣的患者获得肾移植（Federal Register，2008）。肾病学社会工作者非常适合监督这项任务并帮助患者获得肾移植。

危机干预

肾病学社会工作者在透析和移植部门提供危机干预服务。患者在血液透析过程中可能会有不当行为，如对工作人员或其他患者大吼大叫、威胁使用暴力，或试图将针头从手臂中拔出。社会工作者也要处理腹膜透析和移植患者的危机。社会工作者通常可以有效地调解透析治疗机构中的冲突（Johnstone，Seamon，Halshaw，Molinair，& Longknife，1997）。Merighi 和 Ehlebracht（2004a）发现，超过 75% 的肾病学社会工作者参与冲突调解。一项用于培训透析诊所领导和员工有关解决冲突的重要资源是"透析患者 - 提供者冲突"（Dialysis Patient-Provider Conflict，DPC）工具箱。DPC 工具箱是由老年医疗保险和医疗补助保险服务中心资助开发的，是全国性合作，以及 ESRD 主要利益相关方的特别工作组的产品，特别工作组的成员对患者安全和透析机构中非自愿放弃的患者表示担忧。该工作队的成员包括 ESRD 网络论坛和 ESRD 网络协调中心的代表以及 ESRD 社区中杰出的专业人士和思想领袖。DPC 工具箱为透析治疗团队的所有成员提供了出色的资源，使他们可以了解，回应并减少透析治疗机构中的冲突。培训围绕"CONFLICT"这一缩略词展开：创建一个安静的环境（C），开放自己来了解他人（O），需要一种不评判的态度（N），关注问题（F），寻找解决方案（L），落实共识（I），继续沟通（C），再次审视（T）。有关 DPC 项目和工具箱的信息，请访问 ESRD 网论坛的网站：http：//esrdnetworks.org/resources/special-projects。

临终关怀

社会工作在 ESRD 患者的舒缓疗护和临终关怀中起着重要作用，特别是鉴于普通人群中预立医嘱的完成率较低，这在很大程度上是由于缺乏意识（Rao，Anderson，Lin & Laux，2014）或文化信仰（Bullock，2011）。社会工作者为患者和家属提供与临终关怀相关的信息（Promoting Excellence in End-of-Life Care，2002）。Yusack（1999）发现，社会工作者为患者提供的有关预立医嘱的教育使此类文件的使用增加了 51%。疾病终末期的 ESRD 患者及其家人表示，他们希望从社会工作者那里获得更多情感支持和其他干预措施，并要求社会工作者在其死亡后继续与其家人保持联系（Woods et al.，1999）。

罗伯特·伍德·约翰逊基金会国家项目办公室（The National Program Office of the Robert Wood Johnson Foundation）于 2002 年成立了 ESRD 工作组，名为"促进高品质临终关怀"。它为肾病学社会工作者提供了以下建议：

- 为 ESRD 患者及其家属提供舒缓疗护和临终关怀相关的教育；
- 建立舒缓疗护项目，其中包括对于疼痛和症状管理的关注，预立医嘱计划以及心理 - 社会和灵性方面的支持；
- 倡导采用患者自决政策；
- 建立同伴指导项目和丧亲项目。

个案管理

肾病社会工作者为患者及其家人提供他们所不知道的资源和信息（McKinley & Callahan，1998）。他们提供常规的个案管理服务，包括信息提供、转介，以及链接地方、州和联邦机构和项目。

康复援助

社会工作者帮助患者最大程度地提高他们的康复程度。这包括评估阻碍患者达到康复目标的障碍，为患者提供教育和鼓励，并通过当地或州级职业康复机构共同提供个案管理。帮助患者最大程度地实现他们的康复目标对于该患者人群来说非常重要，并且已纳入老年医疗保险覆盖条件，成为所有透析部门必不可少的重点（Federal Register，2008）。研究表明，许多患者在开始透析后不会恢复工作。在美国对 296 个随机抽样的透析诊所进行的一项调查发现在开始透析之前工作的所有患者中，只有 33% 的人在治疗开始后仍保持工作（Kutner，Zhang，Huang，& Johansen，2010）。

在一篇有关肾病学社会工作和康复的文献综述中，Romano（1981）概述了在患者康复过程中社会工作者的不同角色：

- 使能者 / 协助者：社会工作者可以鼓励患者尽可能活跃地参加工作、社交活动和锻炼。社会工作者除了可以帮助患者在开始接受 ESRD 治疗后维持工作以外，还可以鼓励无法工作或对工作不感兴趣的患者参加其他活动，例如志愿服务和锻炼。

- 教育者 / 倡导者：社会工作者可以告知患者及其家属可供 ESRD 患者使用的职业康复资源。他们还可以告知学校、工作场所和职业康复机构有关 ESRD 患者的需求，并在这些环境为患者倡导权益（Raiz，1999）。有时，患者可能会因为透析日程的干扰而无法工作。社会工作者可以为患者提供有关居家透析治疗选择的教育，这可能更有助于就业并允许更灵活的日程安排。社会工作者还可以在患者所在的透析机构为他们倡导，让机构管理者提供方便他们工作的透析安排，例如避开深夜或通宵的透析时间。

- 管理者：社会工作者可以开发和监督为 ESRD 患者提供康复机会的项目，并开展相关研究。在为 ESRD 人群提供康复信息的全国性组织"生命选项"（Life Options）中，有许多的社会工作者担任理事和顾问。

团队合作

肾病学社会工作者与肾病医疗团队合作来为患者提供关怀。他们参加质量保障项目和团队照护计划，并就心理 - 社会问题对其他医疗专业人员进行培训。2008 年针对透析单位的老年医疗保险覆盖条件要求每个单位实施质量评估和绩效改善（QAPI），以评估患者和临床成果（Federal Register，2008）。QAPI 方案，通常被称为质量评估（Quality Assessment，QA）或持续质量改进（Continuous Quality Improvement，CQI）计划，必须是跨学科的，并且需要透析社会工作者的参与。

倡导

社会工作者为患者在他们所在的医疗机构及社区机构进行倡导。例如，一名社工可以向主管护士解释，由于患者想在下午参加计算机课程，因此不能更改他的血液透析时间表。移植团队可能会犹豫是否要为有物质滥用史的患者进行移植，社会工作者可以为她辩护，解释她有 4 年的戒毒史和证明 3 年对透析治疗的依从性使她应当被考虑移植治疗。社会工作者也在系统层面向各种组织和政府机构为患者倡导。Arthur、Zalemski、Giermek 和 Lamb（2000）发现，非肾病医疗专业人员，例如居家照护或居家护理提供者，对与 ESRD 相关的心理 - 社会问题并不熟悉。肾病社会工作者可以帮助患者应对复杂的服务提供系统，为非肾病社区护理提供者进行有关 ESRD 护理的独特问题的教育，并替患者向不熟悉其特殊需求的社区服务提供者进行倡导。

社区层面 ESRD 社会工作干预

肾病学社会工作者投身于与肾病患者利益相关的社会改革和对相关政策和项目的影响。亚利桑那州透析社会工作者 Kay Smith 每周组织一次车库销售为患者筹集资金，并持续为非法移民获得透析服务游说。因为这些活动，她被她所供职的一家营利性透析中心暂时停职。Smith 女士被全国社会工作者协会（NASW）评为 2003 年"年度社会工作者"。给她的颁奖词如此写道："她在为案主倡导、社会政策、社会工作实践、项目开发、行政管理和研究等方面做出了卓越贡献，同时显示出其卓越的领导能力，并为该行业树立了良好的形象"[National Association of Social Workers（NASW），2003]。社会工作者 Steve Bogatz（2000）成功地向一家托管医疗组织进行倡导，减免了一名肾移植患者的医疗费用。

　　社会工作者也受雇于 ESRD 社区宏观层面的服务。他们可能是治疗机构的临床管理者，透析公司的社会工作主管、地区性社会工作统筹人、学术研究人员、社区机构的理事会成员或 ESRD 组织的独立顾问。肾病学社会工作者也受雇于非直接的患者照护组织，包括老年医疗保险和医疗补助保险中心（the Centers for Medicare and Medicaid）、国家肾脏基金会（National Kidney Foundation，NKF）、ESRD 网络（ESRD Networks）以及州立肾脏项目（state kidney programs）。

肾病学社会工作者的专业化

　　社会工作者积极参为 ESRD 患者提供有效干预。但是，肾病学社会工作者可能面临专业挑战，雇主可能会不适当地为他们分配任务。这些文书性质的工作任务涉及入院、账单和确定保险责任范围，这会阻止肾病学社会工作者执行与他们的核心使命相关的临床任务（Callahan，Witten，& Johnstone，1997；Merighi & Collins，2011）。Russo（2002）发现，他所调查的所有肾病学社会工作者都认为安排交通对他们而言并不适合，但 53% 的受访者负责安排患者的交通。Rosso 在他的调查中发现，46% 的肾病学社会工作者负责进行暂时性的透析安排（这涉及复印并发送病历到外地医疗单位），但只有 20% 的社会工作者能够进行患者教育。在 2002 年促进卓越的临终关怀报告——《终末期肾病工作组对这一领域的建议》（End-Stage Ronal Disease Workgroup Recommendations to the Field），他们建议透析部门停止使用硕士级别的社会工作者来从事文书工作，来确保他们有足够的时间来为患者及其家人提供临床服务。2005 年美国卫生与公共服务部（Department of Health and Human Services）关于 ESRD 机构保险覆盖服务所提出的条件认识到了以下问题："我们认识到透析患者还需要其他基本服务，包括交通和老年医疗保险福利的相关信息、医疗补助保险的资格、住房和药物，但这些服务应由其他机构人员来提供，以使 MSW 能够充分参与到服务患者的跨学科团队中，从而使患者获得最佳的治疗效果（Federal Register，2005，P. 6222）。"

　　Merighi 和 Ehlebracht（2004a，2004b，2005）通过分层随机抽样在全美 50 个州抽取 1 500 个透析单位，进行了第一次全国性的透析社会工作者调查。根据对美国 809 名随机抽样的透析社会工作者的调查，结果发现：

- 94% 的社会工作者从事文员工作，而 87% 的受访者认为这些任务超出了他们的社会工作培训范围。
- 61% 的社会工作者只负责安排患者的交通。
- 57% 的社会工作者负责为中转的患者安排行程，这占据他们 9% 的时间。
- 26% 的社会工作者负责初始保险核查。
- 43% 的社会工作者负责追踪联邦医疗保险协调期。
- 44% 的社会工作者主要负责患者入院信息收集。

- 18% 的社会工作者参与了向患者收取费用。受访者指出这可能会大大损害与患者之间的服务关系并降低信任度。
- 受访者将 38% 的时间用于保险、账单和文书工作上，而只有 25% 的时间用于为患者提供咨询和评估。
- 只有 34% 的社会工作者认为他们有足够的时间来处理患者的心理 - 社会需求。

该研究还指出，当肾病学社会工作者在保险和账单的处理上花费更多时间时，他们对工作的满意度也会随之降低。这对那些负责从患者那里收取费用的社会工作者来说尤其如此。肾病学社会工作者的职业满意度与他们用于咨询和患者教育的时间呈正相关，与花在保险相关的文书工作的时间呈负相关。在保险、账单和文书任务上花费时间更多的肾病学社会工作者反映更多的情感耗竭。那些花费更多时间进行咨询和患者教育的人则表现出较少的情感耗竭。作者认为，为患者和家庭成员提供教育和直接咨询与硕士级别社会工作者的专业培训和教育更加一致，从而带给他们更多的满足感。

肾病学社会工作者的另一个职业关注点是过高的个案负荷。美国国家肾脏基金会和肾病学社会工作者委员会（CNSW）于 2014 年 1 月至 3 月进行了一次线上的全国肾病学社会工作者专业实践调查（Merighi & Browne，2015）。这项调查（$n = 325$）表明，全职透析社会工作者的个案负荷在 1 ~ 1 500 名患者之间（平均数为 113，中位数为 110）。移植社会工作者会负责数百名患者和器官捐献者。大量的肾病学社会工作个案负荷与患者满意度下降和患者康复结果不佳相关（Callahan，Moncrief，Wittman，& Maceda，1998）。社会工作者报告说，过高的个案负荷阻碍他们提供充足的肾病学临床服务，尤其是咨询服务（Merighi，& Ehlebracht，2002，2005）。

CNSW（2002）建议一个以敏锐度为基础的社会工作者 / 患者的比例并考虑患者的心理 - 社会风险，同时建议每位全职透析社会工作者最多承担 75 名患者。德克萨斯州要求每名全职社会工作者承担 75 ~ 100 名患者。内华达州同样要求每 100 名透析患者须配备 1 名全职社会工作者。但是，在 Merighi 和 Ehlebracht（2004c）的全国社会工作者调查中，他们发现只有 13% 的全职透析社会工作者拥有 75 例以下的个案量，40% 的社会工作者的个案负荷为 76 ~ 100 例，47% 的个案负荷超过 100 例。

截至 2019 年，联邦当局尚未规定肾病学社会工作比例。但是，有两个州（德克萨斯州和加利福尼亚州）已采取州级立法措施，建立了透析机构中患者护理和治疗的最低标准（见框 18.2）。2008 年透析部门的老年医疗保险责任范围条件表明每个透析单位都需要确保所有专业人员的个案数量可以允许他们履行应尽的职责（Federal Register，2008）。具体来说，第 494.180 条规定："患者进行透析治疗时，应有足够数量的符合资质的人员，使患者 / 工作人员比例与提供的透析照护水平相符，以满足患者的需求；跨学科团队的注册护士、社会工作者和营养师成员可被使用以满足患者的临床需求"（P. 20483）。

肾病学社会工作者报告说，大量个案负荷阻碍了他们提供临床干预的能力（Bogatz，Colasanto，& Sweeney，2005）。这项研究中的社会工作受访者报告个案量可高达 170 例，而 72% 的社会工作者个案负荷的中位数为 125 例。研究人员发现，68% 的社会工作者没有足够的时间进行个案工作或咨询，62% 的社会工作者没有足够的时间为患者提供教育，还有 36% 的社会工作者表示他们花费过多的时间进行文书、保险和账单工作。一位研究的受访者表示：

"复杂案例增加和患者人数增加的结合导致其无法遵守照联邦指南。我认为我们的患者正在被剥夺获取优质社会工作服务的机会"（P. 59）。

Merighi 和 Browne（2012）证实了 Bogatz 等 2005 年基于 231 名兼职和 1 091 名全职透析社会工作者的全国抽样调查数据的结论。具体来说，他们发现 70.4% 的兼职社会工作者和 76.6% 的全职社会工作者报告他们没有足够的时间为患者提供心理 - 社会服务。此外，自 2008 年保险责任范围实施以来，41.2% 的兼职社会工作者和 50.1% 的全职社会工作者报告他们患者的个案负荷有所增加；80.2% 的兼职社会工作者和 85.9% 的全职社会工作者报告他们的工作任务有所增加。约有一半（49.2%）的全职社会工作者表示对其个案工作负荷感到有些或非常不满，而超过一半的兼职（50.4%）和全职（52.8%）的社会工作者表示对他们的工作任务有些或非常不满意。在 2008 年保险责任范围实施之后，406 名受访者的定性研究反馈提供了有关透析诊所日常社会工作实践的见解。特别是，这些受访者讨论了文书工作预期的增加、失去与患者的联系、工作负荷需求的增加以及对工作的不满意。一位社会工作者说："伴随新的保险覆盖条件，社会工作比例从 1 ∶ 100 提高到 1 ∶ 135。大型透析组织（large dialysis organizations，LDO）公开谈论服务质量，他们减少了对患者的临床服务。听到这个消息令人非常沮丧。具体来说，我的个案数量从 1 ∶ 100、服务 1 间诊所变为 1 ∶ 160、服务 2 间诊所。我可以完成表格和 KDQOL，但直接和患者交流的时间已经大大减少。这令我感到我所在的 LDO 是在'釜底抽薪'"。

框 18.2　建立透析社会工作者的个案负荷比例

社会工作者为透析患者提供心理 - 社会服务极为重要。但是，由于联邦和机构所要求的任务繁重、工作量大以及为患者及其家人提供心理 - 社会服务的时间有限，许多社会工作者正竭尽所能（stretched to their limit）。据报道，全国有相当大比例的全职透析社会工作者对他们的个案负荷（49%）和工作任务（53%）感到不满意（Merighi, 2012）。社会工作者改善其在透析机构中的工作经历的一种方法是与雇主协商减少个案负荷，以便他们有足够的时间为所有患者提供其所需的临床和心理 - 社会支持。不幸的是，由于公司供应者的利益驱动，这些类型的谈判通常在许多透析机构中难以执行。Merighi 等（Merighi & Browne, 2015；Merighi & Ehlebracht, 2004a, 2004b, 2004c）收集证据证实了大多数透析社会工作者的个案负荷比例超过 1 ∶ 75（社会工作者与患者的比例），这个比例是由肾病学社会工作者委员会（CNSW）推荐，并证明了患者过多、照护时间不足与消极结果相关（Merighi, 2012；Merighi & Collins, 2011）。尽管在受到高度监管的企业环境中为自己倡导可能会令人生畏并富有挑战，但一些州立法者已经开始应对透析中的个案数量上的危机，特别是在德克萨斯州和加利福尼亚州。这些州如下所述的立法工作值得关注，因为它们有可能成为其他州制定律法的黄金标准。

自 2010 年 7 月 6 日起，德克萨斯州通过了立法设立 ESRD 机构中患者照护和治疗的最低标准，如法案第 25 条，德克萨斯州管理规章（Texas Administrative Code）第 117 章，末期肾透析机构许可规则所述。具体而言，该立法规定了以下内容："每个机构都应聘用社会工作者来满足患者的心理 - 社会需求。当机构所有类型的患者人数超过 100 名，应指派人员来协助社会工作者完成辅助性任务（例如，协助财务服务、交通、行政、文书等任务）。在有辅助人员协助的情况下，对于每个全职且符合资质的社会工作者来说，最大患者负荷不能超过 125 名患者（包括所有类型的患者）"（End Stage Renal Dialysis Facilities Licensing Rules，§ 117.45）。尽管这些比例超过了肾病学社会工作者委员会的建议，但德克萨斯州是第一个把透析社会工作者个案量标准制定成法规的州，并且是截至 2017 年 9 月唯一制定此类法规的州。

（续）

2017 年 2 月，加利福尼亚州参议员 Ricardo Lara 引入了参议院法案（SB）349——慢性透析诊所：人员需求，以使慢性透析诊所的人员需求最少，患者在治疗站接受透析治疗服务之间过渡时间最短。与德克萨斯州的立法类似，透析社会工作者的个案负荷比例也出现在该法案中的重要位置。如果参议院法案（SB）349 成为法律，它将是第一个规定个案负荷比例的法律，该比例与肾病学社会工作者委员会长期建议的比例（每 75 名患者配备 1 名社会工作者）一致，即"不论每位患者所在何地，均不能给一个全职社会工作者分配超过 75 名在慢性透析诊所接受治疗的患者"（SB 349，Sec. 3，1226.4.a.13.b.2）。

建立规定透析社会工作者的个案负荷量的立法是一个固有的政治过程。尽管一些 ESRD 利益相关者可能会支持强制个案负荷比例，作为改善患者治疗和减少社会工作者职业耗竭的一种方式。其他利益相关者可能认为它是规定性的、不必要的，并可能会危及资源有限的机构中的患者照护。无论您的观点是什么，重要的是要考虑过去 20 年来收集的经验性证据清楚地表明全国各地的社会工作者的个案负荷很高，并有可能破坏弱势的和不断增长的患者群体的照护。

以下是 Joseph Merighi 在 2017 年 3 月 29 日向加利福尼亚州参议院健康委员会提交的支持参议院法案（SB）349 的证言抄本。

谢谢主席先生和委员会成员。我叫 Joseph Merighi，是明尼苏达大学社会工作学系的副教授。我是一名研究员并从事透析社会工作者个案量负荷研究十余年。参议院法案（SB）349 的提议是为慢性透析诊所的社会工作者、护士和患者照护技术人员岗位设定最低人员配备要求，以及患者接受透析服务之间的最短过渡时间，这可以帮助加强患者安全性、减少透析获得性感染的发生，并为整体健康的积极成果做出贡献。我的研究显示，与许多其他州相比，加利福尼亚州的社会工作者的个案负荷一直很高。在 2007—2014 年，加利福尼亚州的一名全职透析社会工作者的平均个案负荷为 121 ~ 137 例，其他一些社会工作者报告的个案负荷高达 500 例。在美国所有州中，2007 年加利福尼亚州透析社会工作者的个案负荷最高；2010 年和 2014 年个案负荷均排名第二。这些发现阐明了令人担忧的趋势。参议院法案（SB）349 提出的人员配备要求为在加利福尼亚州 550 多家诊所接受治疗的透析患者带来了希望。国家肾脏基金会的肾病学社会工作者委员会强烈建议每 75 名患者至少配备 1 名全职社会工作者。该比例将帮助从业人员充分运用其培训和专业知识为患者提供干预，包括抑郁筛查和治疗、对促进患者药物依从性动机的支持，以及采取措施减少患者错过或缩短治疗。护士和患者照护技术人员也是医疗团队的重要组成部分，因为他们共同努力才能确保患者可以安全地进行透析，并降低感染风险。不幸的是，这些专业人员面临着与社会工作者相似的压力：个案负荷大和没有足够的时间来完成所需要完成的任务以确保患者的安全。在缺乏基于日常实践的最低人员配备要求的情况下，我们存在降低患者福祉、增加患者因感染而住院的可能性，以及增加透析照护本来已经很高的医疗保健支出的风险。我强烈要求您支持参议院法案（SB）349，并感谢您的考虑。

（完整的加利福尼亚州参议员健康委员会会议可于此网站观看：http：//senate.ca.gov/media/senate-health-committee-20170329/video；SB 349 演讲和证言开始于 15：15 并在 2：02：20 结束）。

Source：Prepared by Joseph Merighi，PhD，MSW，LISW（University of Minnesota School of Social Work）.

肾病学社会工作者委员会

肾病学社会工作委员会（CNSW）是隶属于美国国家肾脏基金会（NKF）的专业委员会，是世界上最大的肾病学社会工作者组织。该组织的宗旨是：①发展和促进患者和公众教育；

②支持和强化肾病学社会工作的职业化和教育水平；③影响监管和立法议题；④确保在 ESRD 机构中雇佣合格的社会工作者；⑤为肾病患者提供持续的支持和教育。CNSW 地区分会遍布全国，所有这些分会都由全国组织监督。肾病学社会工作者可能会属于其他的一些专业组织，包括：

- 移植社会工作者协会（The Society for Transplant Social Workers），成立于 1986 年，活跃于美国和加拿大；
- 欧洲透析和移植护士协会（The European Dialysis and Transplant Nurses Association），该协会有社会工作部分；
- 加拿大肾脏基金会（The Kidney Foundation of Canada），其中包括肾病学社会工作组织。

1973 年 4 月，CNSW 成为全国性的实体组织和 NKF 的顾问委员会。在此之前，肾病学社会工作者已经有地区性的会议，讨论共同面对和共同关切的议题。早期 CNSW 的活动包括为 ESRD 联邦法规提供意见，并游说将 MSW 纳入肾病医护团队中。此后，CNSW 已经开发了许多的专业资源，包括针对肾病学社会工作者的年度培训项目，以及《肾病学社会工作实践标准》（*Standards of Practice for Nephrology Social Work*）和《肾病学社会工作者的持续服务质量改进》（*Continuous Quality Improvement for Nephrology Social Workers*）等出版物。2005 年，当关于透析和移植医疗机构保险覆盖范围的老年医疗保险条件被修订时，由 CNSW 指导的一项倡议让社会工作者成为最常对拟议条件进行评论的职业，该倡议规定了所有 ESRD 机构的政策和实践。CNSW 与 NKF 的其他专业委员会，例如肾脏营养委员会（Council of Renal Nutrition）、高级执业医师委员会（Council of Advanced Practitioners）以及肾病学护士和技师委员会（Council of Nephrology Nurses and Technicians）合作开展了多个项目，并出版了一份季度专业通讯。自 1981 年以来，CNSW 为肾病学社会工作者发起的研究项目提供资金。

CNSW 主要的工作重点在于应对这里所讨论的专业挑战和提供以结果为导向的肾病学社会工作服务。1995 年，CNSW 与全国社会工作者协会（NASW）联合制定了《NASW / CNSW 肾病学领域社会工作和心理 - 社会服务临床指标》（*NASW/ CNSW Clinical Indicators for Social Work and Psychosocial Services in Nephrology Settings*），这是一套测量社会工作成果的指南。CNSW 还举办了一个 18 场系列培训课程，名为"肾病学社会工作再聚焦：成果培训项目"（Refocusing Nephrology Social Work：An Outcomes Training Program），其中包括现场演示、通过录像带进行的区域性继续教育培训，以及基于互联网的有关如下主题的专业教育项目：

- 理解和评估 ESRD 患者的抑郁程度；
- 理解治疗结果的社会心理预测指标；
- 执行全面的临床评估；
- 评估和管理精神状态改变的患者；
- 提供保护服务；

- 治疗抑郁状况；
- 使用、评价和解释生理 - 心理 - 社会评估工具，以增强评估、监测治疗结果，并指导持续的干预；
- 提供个案管理服务；
- 评估文化障碍并制定有效的照护计划；
- 生命末期相关问题；
- 患者教育；
- 制定个性化的康复计划；
- 跨学科团队合作与教学；
- 提供婚姻和家庭咨询，以协助患者对疾病的适应；
- 执行干预以提高依从性；
- 促进支持、心理教育和短期治疗（Brief Therapy）小组；
- 持续的质量改进。

CNSW 的一个工作重点是立法倡导。CNSW 与 NKF 合作，游说要求提高 ESRD 患者的健康保险覆盖率，并扩大针对接受移植患者的老年医疗保险覆盖范围，包括免疫抑制药物。CNSW 的另一个重点是职业倡导，该组织编写了一系列文件来阐明肾病学社会工作者的角色，例如"合格的 ESRD 社会工作者的定义""透析患者社会工作服务的质量和可及性""在末期肾病机构中保持成为合格的社会工作者"和"肾病学社会工作者在优化末期肾病患者治疗效果中的作用"。2002 年，CNSW 发布了其第一期刊物，标题为《肾病学社会工作者的专业化倡导》（*Professional Advocacy for the Nephrology Social Worker*）。该委员会有 4 个非常活跃的电子邮件组，分别针对普通会员、区域性分支机构负责人、肾移植社会工作者和儿科社会工作者。这些互联网资源使成员可以快速与他们的同事进行联系。

2008 年 10 月，老年医疗保险在这 30 年来对移植和透析机构的保险覆盖条件进行了首次更新。这些规定细化了美国所有 ESRD 医疗机构中提供的治疗，并且由州和联邦检验员通过这些规定的指标来检测机构是否运行良好。CNSW 组织其成员对这些情况做出回应，倡导对 ESRD 患者的社会心理问题的关注，并在肾科医护团队中合理安排 MSW。

结论

ESRD 是一个有严重的生理 - 心理 - 社会后果的重大公共卫生问题。肾病学社会工作干预已经证明了它在解决社会心理障碍的最佳 ESRD 患者照护中的有效性。肾病学社会工作者在各种类型的工作环境和实践层面工作，服务于各种年龄和背景的患者。本章介绍的信息可以指导肾病学的社会工作实践，并为所有健康社会工作者提供有关 ESRD 及其心理社会问题的信息。

参考文献

Alexander, S. (1962). They decide who lives, who dies: Medical miracle puts moral burden on small committee. *Life*, *53*, 102–125.

Arthur, T., Zalemski, S., Giermek, D., & Lamb, C. (2000). Educating community providers changes beliefs towards caring for the ESRD patient. *Advances in renal replacement therapy*, *7*(1), 85–91. https://doi.org/10.1016/s1073-4449(00)70010-0

Auslander, G. K., & Buchs, A. (2002). Evaluating an activity intervention with hemodialysis patients in Israel. *Social Work in Health Care*, *35*(1/2), 407–423. https://doi.org/10.1300/j010v35n01_05

Auslander, G., Dobrof, J., & Epstein, I. (2001). Comparing social work's role in renal dialysis in Israel and the United States: The practice-based research potential of available clinical information. *Social Work in Health Care*, *33*(3/4), 129–151. https://doi.org/10.1300/j010v33n03_09

Becker, B. N., Becker, Y. T., Pintar, T., Collins, B. H., Pirsch, J. D., Friedman, A., et al. (2000). Using renal transplantation to evaluate a simple approach for predicting the impact of end-stage renal disease therapies on patient survival: Observed/expected life span. *American Journal of Kidney Diseases*, *35*(4), 653–659. https://doi.org/10.1016/s0272-6386(00)70012-6

Beder, J. (1999). Evaluation research on the effectiveness of social work intervention on dialysis patients: The first 3 months. *Social Work in Health Care*, *30*(1), 15–30. https://doi.org/10.1300/j010v30n01_02

Beder, J., Mason, S., Johnstone, S., Callahan, M. B., & LeSage, L. (2003). Effectiveness of a social work psychoeducational program in improving adherence behavior associated with risk of CVD in ESRD patients. *Journal of Nephrology Social Work*, *22*, 12–22.

Beer, J. (1995). Body image of patients with ESRD and following renal transplantation. *British Journal of Nursing*, *4*(10), 591–598. https://doi.org/10.12968/bjon.1995.4.10.591

Benjamin, G.C. (2015). *Health equity and social justice: A health improvement tool. Views from the field.* Retrieved from https://www.apha.org/~/media/files/pdf/topics/equity/health_equity_social_justice_apha_may_2015.ashx

Blagg, C. R. (2007). The early history of dialysis for chronic renal failure in the United States: A view from Seattle. *American Journal of Kidney Diseases*, *49*(3), 482–496. https://doi.org/10.1053/j.ajkd.2007.01.017

Bogatz, S. (2000). Winning an HMO appeal: A case studying social work advocacy. *Journal of Nephrology Social Work*, *20*, 61–67.

Bogatz, S., Colasanto, R., & Sweeney, L. (2005). Defining the impact of high patient/staff ratios on dialysis social workers. *Nephrology News & Issues*, Jan, 55–60.

Brady, D., & Lawry, K. (2000). Infants, families and end stage renal disease: Strategies for addressing psycho-social needs in the first 2 years of life. *Journal of Nephrology Social Work*, *20*, 17–20.

Braveman, P., & Gottlieb, L. (2014). The social determinants of health: it's time to consider the causes of the causes. *Public Health Reports*, *129*(S2), 19–31. https://doi.org/10.1177/00333549141291S206

Browne, T. (2008). *Social networks and pathways to kidney transplantation.* (Doctoral dissertation). Retrieved from ProQuest. (3338328).

Browne, T. (2011). Palliative care in chronic kidney disease. In T. Altilio & S. Otis-Green (Eds.), *Oxford textbook of palliative social work* (pp. 339–350). New York, NY: Oxford University Press.

Browne, T., & Merighi, J. R. (2010). Barriers to adult hemodialysis patients' self-management of oral medications. *American Journal of Kidney Diseases*, *56*(3), 547–557. https://doi.org/10.1053/j.ajkd.2010.03.002

Bullock, K. (2011). The influence of culture on end-of-life decision making. *Journal of Social Work in End-of-Life & Palliative Care*, *7*(1), 83–98. https://doi.org/10.1080/15524256.2011.548048

Burrows-Hudson, S. (1995). Mortality, morbidity, adequacy of treatment, and quality of life. *American Nephrology Nurses Association Journal*, *22*(2), 113–121.

Cabness, J. (2005). *National Kidney Foundation second quarter research progress report.* New York, NY: National Kidney Foundation.

Callahan, M. B., Moncrief, M., Wittman, J., & Maceda, M. (1998). Nephrology social work interventions and the effect of caseload size on patient satisfaction and rehabilitation interventions. *Journal of Nephrology Social Work*, *18*, 66–79.

Callahan, M. B., Witten, B., & Johnstone, S. (1997). Improving quality of care and social work outcomes in dialysis. *Nephrology News & Issues*, *2*(4), 42–43.

Caplan, M. A., Washington, T. R., & Swanner, L. (2017). Beyond income: A social justice approach to assessing poverty among older adults with chronic kidney disease. *Journal of Gerontological Social Work*, *60*(6–7), 553–568. https://doi.org/10.1080/01634372.2017.1344174

Chang, C. F., Winsett, R. P., Gaber, A. O., & Hathaway, D. K. (2004). Cost-effectiveness of post-transplantation quality of life intervention among kidney recipients. *Clinical Transplantation*, *18*(4), 407–415. https://doi.org/10.1111/j.1399-0012.2004.00181.x

Charnow, J. A. (2010). Death risk is lower with peritoneal dialysis. *Renal & Urology News*, retrieved from http://www.renalandurologynews.com/death-risk-is-lower-with-peritoneal-dialysis/article/168306

Chen, Y. S., Wu, S. C., Wang, S. Y., & Jaw, B. S. (2003). Depression in chronic hemodialysed patients. *Nephrology*, *8*(3), 121–126.

Chiu, Y. W., Teitelbaum, I., Misra, M., de Leon, E. M.,

Adzize, T., & Mehrotra, R. (2009). Pill burden, adherence, hyperphosphatemia, and quality of life in maintenance dialysis patients. *Clinical Journal of the American Society of Nephrology*, 4(6), 1089–1096. https://doi.org/10.2215/cjn.00290109

Cohen, L. M., Germain, M. J., Woods, A. L., Mirot, A., & Burleson, J. A. (2005). The family perspective of ESRD deaths. *American Journal of Kidney Diseases*, 45(1), 154–161. https://doi.org/10.1053/j.ajkd.2004.09.014

Council of Nephrology Social Workers (2002). *Standards of practice for nephrology social work* (5th ed.). New York, NY: National Kidney Foundation.

Crews, D. C., Pfaff, T., & Power, N. R. (2013). Socioeconomic factors and racial disparities in kidney disease outcomes. *Seminars in Nephrology*, 33(5), 468–475. https://doi.org/10.1016/j.semnephrol.2013.07.008

Curtin, R. B., Svarstad, B. L., & Keller, T. H. (1999). Hemodialysis patients' noncompliance with oral medications. *American Nephrology Nurses Association Journal*, 26(3), 307–316.

DeOreo, P. B. (1997). Hemodialysis patient-assessed functional health status predicts continued survival, hospitalization, and dialysis-attendance compliance. *American Journal of Kidney Diseases*, 30(2), 204–212. https://doi.org/10.1016/s0272-6386(97)90053-6

Devins, G. M., Mandin, H., Hons, R. B., Burgess, E. D., Klassen, J., Taub, K., et al. (1990). Illness intrusiveness and quality of life in end-stage renal disease: Comparison and stability across treatment modalities. *Health Psychology*, 9(2), 117–142. https://doi.org/10.1037//0278-6133.9.2.117

Dobrof, J., Dolinko, A., Lichtiger, E., Uribarri, J., & Epstein, I. (2000). The complexity of social work practice with dialysis patients: Risk and resiliency factors, interventions and health-related outcomes. *Journal of Nephrology Social Work*, 20, 21–36.

Federal Register. (1976). *Conditions for coverage for ESRD facilities*, 42 CFR Part 405, Subpart U., June 1976.

Federal Register. (2005). *Proposed conditions for coverage for ESRD facilities*, 42 CFR Parts 400, 405, 410, 412, 413, 414, 488, and 494. Washington, DC: U.S. Government Printing Office.

Federal Register (2007). *Hospital Conditions of Participation: Requirements for Approval and Re-Approval of Transplant Centers, To Perform Organ Transplants*, 42 CFR Parts 405, 482, 488, & 498. March 2007. Washington, DC: U.S. Government Printing Office.

Federal Register (2008). *Conditions for Coverage for End Stage Renal Disease Facilities*, 42 CFR Part 405, Subpart U, April 2008. Washington, DC: U.S. Government Printing Office.

Fetherstonhaugh, D. (2009). Dialysis: A paradigm case of rationing medical treatment. *Renal Society Australia Journal*, 5(2), 88–94.

FHN Trial Group (2011). In-center hemodialysis six times per week versus three times per week. *New England Journal of Medicine*, 364, 2287–2300. https://doi.org/10.1056/nejmx100103

Fielding, D., Moore, B., Dewey, M., Ashley, P., McKendrick, T., & Pinkerton, P. (1985). Children with end-stage renal disease: Psychological effects on patients, siblings and parents. *Journal of Psychosomatic Research*, 29, 457–465. https://doi.org/10.1016/0022-3999(85)90079-0

Fox, R. C., & Swazey, J. P. (1979). Kidney dialysis and transplantation. In E. Fox (Ed.), *Essays in medical sociology* (pp. 105–145). New York, NY: Wiley.

Frank, A., Auslander, G. K., & Weissgarten, J. (2003). Quality of life of patients with end-stage renal disease at various stages of the illness. *Social Work in Health Care*, 38(2), 1–27. https://doi.org/10.1300/j010v38n02_01

Friend, R., Hatchett, L., Schneider, M. S., & Wadhwa, N. K. (1997). A comparison of attributions, health beliefs, and negative emotions as predictors of fluid adherence in renal dialysis patients: A prospective analysis. *Annals of Behavioral Medicine*, 19, 344–347. https://doi.org/10.1007/bf02895152

Fukunishi, I., & Honda, M. (1995). School adjustment of children with end-stage renal disease. *Pediatric Nephrology*, 9, 553–557. https://doi.org/10.1007/bf00860928

Germain, M., & Cohen, L. M. (2007). Renal supportive care: View from across the pond: The United States perspective. *Journal of Palliative Medicine*, 10(6), 1241–1244. https://doi.org/10.1089/jpm.2006.0252

Gerson, A., Hwang, W., Fiorenza, J., Barth, K., Kaskel, F., Weiss, L., et al. (2004). Anemia and health-related quality of life in adolescents with chronic kidney disease. *American Journal of Kidney Diseases*, 44(6), 1017–1023. https://doi.org/10.1093/med/9780199592548.003.0134

Goldstein, M., Yassa, T., Dacouris, N., & McFarlane, P. (2004). Multidisciplinary predialysis care and morbidity and mortality of patients on dialysis. *American Journal of Kidney Diseases*, 44(4), 706–714. https://doi.org/10.1053/j.ajkd.2004.06.012

Gudes, C. M. (1995). Health-related quality of life in end-stage renal failure. *Quality of Life Research*, 4(4), 359–366. https://doi.org/10.1136/qshc.7.4.182

Hartwell, L. (2002). *Chronically happy: Joyful living in spite of chronic illness*. San Francisco, CA: Poetic Media Press.

Hedayati, S. S., Jiang, W., O'Connor, C. M., Kuchibhatla, M., Krishnan, K. R., Cuffe, M. S., et al. (2004). The association between depression and chronic kidney disease and mortality among patients hospitalized with congestive heart failure. *American Journal of Kidney Diseases*, 44(2), 207–215. https://doi.org/10.1053/j.ajkd.2004.04.025

Holley, J. L., Barrington, K., Kohn, J., & Hayes, I. (1991). Patient factors and the influence of nephrologists, social workers, and nurses on patient decisions to choose continuous peritoneal dialysis. *Advances in Peritoneal Dialysis*, 7, 108–110.

Holley, J. L., & Reddy, S. S. (2003). Pregnancy in dialysis

patients: A review of outcomes, complications, and management. *Seminars in Dialysis*, *16*, 384–388.

Hossain, M. P., Goyder, E. C., Rigby, J. E., & Nahas, M. E. (2009). CKD and poverty: A growing global challenge. *American Journal of Kidney Diseases*, *53*(1), 166–174. https://doi.org/10.1053/j.ajkd.2007.10.047

Iacono, S. A. (2003). Coping with pain: The dialysis patient's perspective. *Journal of Nephrology Social Work*, *22*, 42–44.

Iacono, S. A. (2004). Chronic pain in the hemodialysis patient population. *Dialysis and Transplantation*, *33*(2), 92–101.

Johnstone, S. (2003). Evaluating the impact of a physical rehabilitation program for dialysis patients. *Journal of Nephrology Social Work*, *22*, 28–30.

Johnstone, S., & Halshaw, D. (2003). Making peace with fluid social workers lead cognitive-behavioral intervention to reduce health-risk behavior. *Nephrology News & Issues*, *17*(13), 20–27, 31.

Johnstone, S., & LeSage, L. (1998). *The key role of the nephrology social worker in treating the depressed ESRD patient: Patient utilization preferences and implications for on-site staffing practices.* Unpublished manuscript.

Johnstone, S., Seamon, V. J., Halshaw, D., Molinair, J., & Longknife, K. (1997). The use of mediation to manage patient-staff conflict in the dialysis clinic. *Advances in Renal Replacement Therapy*, *4*(4), 359–371. https://doi.org/10.1016/s1073-4449(97)70025-6

Kaitelidou, D., Maniadakis, N., Liaropouls, L., Ziroyanis, P., Theodorou, M., & Siskou, O. (2005). Implications of hemodialysis treatment on employment patterns and everyday life of patients. *Dialysis and Transplantation*, *34*(3), 138–147, 185.

Kimmel, P. (2000). Psychosocial factors in adult end-stage renal disease patients treated with hemodialysis: Correlates and outcomes. *American Journal of Kidney Diseases*, *35*(Suppl.), 132–140. https://doi.org/10.1016/s0272-6386(00)70240-x

Kimmel, P. L., Peterson, R. A., Weihs, K. L., Simmens, S. J., Alleyne, S., Cruz, I., et al. (1998). Psychosocial factors, behavioral compliance and survival in urban hemodialysis patients. *Kidney International*, *54*, 245–254. https://doi.org/10.1046/j.1523-1755.1998.00989.x

Kimmel, P., Peterson, R., Weihs, K., Simmens, S., Boyle, D., Verne, D., et al. (2000). Multiple measurements of depression predict mortality in a longitudinal study of chronic hemodialysis outpatients. *Kidney International*, *5*(10), 2093–2098. https://doi.org/10.1046/j.1523-1755.2000.00059.x

Knight, E. L., Ofsthun, N., Teng, M., Lazarus, J. M., & Curhan, G. C. (2003). The association between mental health, physical function, and hemodialysis mortality. *Kidney International*, *63*(5), 1843–1851. https://doi.org/10.1046/j.1523-1755.2003.00931.x

Koo, J. R., Yoon, J. W., Kim, S. G., Lee, Y. K., Oh, K. H., Kim, G. H., et al. (2003). Association of depression with malnutrition in chronic hemodialysis patients. *American Journal of Kidney Diseases*, *41*(5), 1037–1042. https://doi.org/10.1016/s0272-6386(03)00201-4

Kurella, M., Kimmel, P. L., Young, B. S., & Chertow, G. M. (2005). Suicide in the United States end-stage renal disease program. *Journal of the American Society of Nephrology*, *16*, 774–781. https://doi.org/10.1681/asn.2004070550

Kurrella, M., Covinsky, K. E., Collins, A. J., & Chertow, G. M. (2007). Octogenarians and nonagenarians starting dialysis in the United States. *Annals of Internal Medicine*, *146*(3), 177–183. https://doi.org/10.1016/s0084-3873(08)79150-8

Kurtin, P. S., Landgraf, J. M., & Abetz, L. (1994). Patient-based health status measurements in pediatric dialysis: Expanding the assessment of outcome. *American Journal of Kidney Diseases*, *24*(2), 376–382. https://doi.org/10.1016/s0272-6386(12)80205-8

Kutner, N. G., Zhang, R., Huang, Y., & Johansen, K. L. (2010). Depressed mood, usual activity level, and continued employment after starting dialysis. *Clinical Journal of the American Society of Neprhology*, *5*(11), 2040–2045. https://doi.org/10.2215/cjn.03980510

Landsman, M. K. (1975). The patient with chronic renal failure: A marginal man. *Annals of Internal Medicine*, *82*(2), 268–270. https://doi.org/10.7326/0003-4819-82-2-268

Leo, R. J., Smith, B. A., & Mori, D. L. (2003). Guidelines for conducting a psychiatric evaluation of the unrelated kidney donor. *Psychosomatics*, *44*(6), 452–460. https://doi.org/10.1176/appi.psy.44.6.452

Levine, B. J. (1999). "The emerald city complex" transitional depression in adjustment to organ transplant: A review of the literature and implications for transplant social work. *Journal of Nephrology Social Work*, *18*, 12–17.

Lindber, J. S., Husserl, F. E., Ross, J. L., Jackson, D., Scarlata, D., Nussbam, J., et al. (2005). Impact of multidisciplinary early renal education on vascular access placement. *Nephrology News & Issues*, *19*(3), 35–43.

Lowrie, E. G., & Lew, N. L. (1990). Death risk in hemodialysis patients: The predictive value of commonly measured variables and an evaluation of death rate differences between facilities. *American Journal of Kidney Diseases*, *15*, 458–482. https://doi.org/10.1016/s0272-6386(12)70364-5

MacDonald, H. (1995). Chronic renal disease: The mother's experience. *Pediatric Nursing*, *21*, 503–507, 574.

Mapes, D., Bragg-Gresham, J. L., Bommer, J., Fukuhara, S., McKevitt, P., & Wikstrom, B. (2004). Health-related quality of life in the Dialysis Outcomes and Practice Patterns Study (DOPPS). *American Journal of Kidney Diseases*, *44*(Suppl. 5), 54–60. https://doi.org/10.1046/j.1523-1755.2003.00289.x

McGough, L. J., Reynolds, S. J., Quinn, T. C., & Zenilman, J. M. (2005). Which patients first? Setting priorities for antiretroviral therapy where resources are limited. *American Journal of Public Health*, *95*(7), 1173–1180. https://doi.org/10.2105/ajph.2004.052738

McKinley, M., & Callahan, M. B. (1998). Utilizing the case management skills of the nephrology social worker in a managed care environment. In National Kidney Foundation (Ed.), *Standards of practice for nephrology social work* (4th ed., pp. 120–128). New York, NY: National Kidney Foundation.

Medical Education Institute (2004). Social work project reduces missed treatments. *Control, 1*(3), S2, S8.

Merighi, J. R., & Browne, T. (2012). *Changes in dialysis social workers' caseloads and job tasks since the implementation of the 2008 conditions for coverage.* Paper presented at the American Society of Nephrology Annual Meeting. San Diego, CA.

Merighi, J. R., & Browne, T. (2015). Nephrology social workers' caseloads and hourly wages in 2010 and 2014: Findings from the National Kidney Foundation Council of Nephrology Social Work professional practice survey. *Journal of Nephrology Social Work, 39*, 33–60.

Merighi, J. R., Browne, T., & Bruder, K. (2011). 2010 nephrology social work salary and caseload survey summary results. *Journal of Nephrology Social Work, 35*, 1–42.

Merighi, J. R., & Collins, K. (2011). Critical concerns and contributions of nephrology social workers: Reactions to the 2008 Conditions for Coverage. *Journal of Nephrology Social Work, 35*, 9–16.

Merighi, J. R., & Ehlebracht, K. (2002). Advocating for change in nephrology social work practice. *Nephrology News & Issues, 16*(7), 28–32.

Merighi, J. R., & Ehlebracht, K. (2004a). Issues for renal social workers in dialysis clinics in the United States. *Nephrology News & Issues, 18*(5), 67–73.

Merighi, J. R., & Ehlebracht, K. (2004b). Unit-based patient services and supportive counseling. *Nephrology News & Issues, 18*(6), 55–60.

Merighi, J. R., & Ehlebracht, K. (2004c). Workplace resources, patient caseloads, and job satisfaction of renal social workers in the United States. *Nephrology News & Issues, 18*(4), 58–63.

Merighi, J. R., & Ehlebracht, K. (2005). Emotional exhaustion and workload demands in renal social work practice. *Journal of Nephrology Social Work, 24*, 14–20.

Merighi, J. R., Schatell, D. R., Bragg-Gresham, J. L., Witten, B., & Mehrotra, R. (2012). Insights into nephrologist training, clinical practice, and dialysis choice. *Hemodialysis International, 16*, 242–251. https://doi.org/10.1111/j.1542-4758.2011.00649.x

Mollaoglu, M. (2004). Depression and health-related quality of life in hemodialysis patients. *Dialysis and Transplantation, 33*(9), 544–555.

Moss, A. H. (2005). Improving end-of-life care for dialysis patients. *American Journal of Kidney Diseases, 45*(1), 209–212. https://doi.org/10.1053/j.ajkd.2004.10.010

Murray, A., Arko, C., Chen, S., Gilbertson, D., & Moss, A. (2006). Use of hospice in the United States dialysis population. *Clinical Journal of the American Society of Nephrology, 1*, 1248–1255. https://doi.org/10.2215/cjn.00970306

National Association of Social Workers. (2003). *Hospital social worker, Kay Smith, recognized as the NASW social worker of the year 2003*. Retrieved March 18, 2005, from: http://www.socialworkers.org/pressroom/2003/070103_swoty.asp.

National Association of Social Workers (2017). *Code of ethics of the National Association of Social Workers*. Washington, DC: NASW Press.

National Institutes of Health (1993). *Morbidity and mortality of dialysis: NIH Consensus Statement, 11*(2). Bethesda, MD: Author.

Nee, R., Yuan, C. M., Hurst, F. P., Jindal, R. M., Agodoa, L. Y., & Abbott, K. C. (2017). Impact of poverty and race on pre-end-stage renal disease care among dialysis patients in the United States. *Clinical Kidney Journal, 10*(1), 55–61. https://doi.org/10.1093/ckj/sfw098

Paniagua, R., Amato, D., Vonesh, E., Guo, A., & Mujais, S. (2005). Health-related quality of life predicts outcomes but is not affected by peritoneal clearance: The ADEMEX trial. *Kidney International, 67*(3), 1093–2005. https://doi.org/10.1111/j.1523-1755.2005.00175.x

Pelletier-Hibbert, M., & Sohi, P. (2001). Sources of uncertainty and coping strategies used by family members of individuals living with end stage renal disease. *Nephrology Nursing Journal, 28*(4), 411–419.

Promoting Excellence in End-of-Life Care (2002). *End-stage renal disease workgroup recommendations to the field*. Missoula, MT: Robert Wood Johnson Foundation.

Raiz, L. (1999). Employment following renal transplantation: The employer perspective. *Journal of Nephrology Social Work, 19*, 57–65.

Rao, J. K., Anderson, L. A., Lin, F.-C., & Laux, J. P. (2014). Completion of advance directives among U.S. consumers. *American Journal of Preventative Medicine, 46*(1), 65–70. https://doi.org/10.1016/j.amepre.2013.09.008

Romano, M. (1981). Social worker's role in rehabilitation: A review of the literature. In J. Brown, B. Kirlin, & S. Watt (Eds.), *Rehabilitation services and the social work role: Challenge for change* (pp. 13–21). Baltimore, MD: Williams & Wilkins.

Root, L. (2005). Our social work group's process of conducting an outcomes-driven project. *Journal of Nephrology Social Work, 24*, 9–13.

Rosner, M. H. (2010). Home hemodialysis: Present state of the evidence. *Dialysis & Transplantation, 39*(8), 330–334. https://doi.org/10.1002/dat.20477

Rubin, H., Jenckes, M., Fink, N., Meyer, K., Wu, A., Bass, E., et al. (1997). Patient's view of dialysis care: Development of a taxonomy and rating of importance of different aspects of care. *American Journal of Kidney Disease, 30*(6), 793–801. https://doi.org/10.1016/s0272-6386(97)90084-6

Russ, A. J., Shim, J. K., & Kaufman, S. R. (2007). The

value of "life at any cost": Talk about stopping kidney dialysis. *Social Science and Medicine*, *64*(11), 2236–2247. https://doi.org/10.1016/j.socscimed.2007.02.016

Russo, R. (2002). The role of the renal social worker in the 21st century. *Nephrology News & Issues*, *16*(3), 38, 40.

Saran, R., Bragg-Gresham, J. L., Rayner, H. C., Goodkin, D. A., Keen, M. L., Van Dijk, P. C., et al. (2003). Nonadherence in hemodialysis: Associations with mortality, hospitalization, and practice patterns in the DOPPS. *Kidney International*, *64*(1), 254–263. https://doi.org/10.1046/j.1523-1755.2003.00064.x

Savage, T. (2017). *African American End-Stage Renal Disease and medication adherence: What are the effects of everyday racism?* (Doctoral dissertation). Retrieved from https://scholarcommons.sc.edu/etd/4079

Siegal, B., Witten, B., & Lundin, A. P. (1994, April). Patient access and expectations of nephrology social workers. *Nephrology News & Issues*, *40*, 32–33.

Sikon, G. M. (2000). Pre-dialysis education reduces anxiety in the newly diagnosed chronic renal failure patient. *Dialysis and Transplantation*, *6*(346), 344–345.

Stevens, L. A., Viswanathan, G., & Weiner, D. E. (2010). Chronic kidney disease and end-stage renal disease in the elderly population: Current prevalence, future projections, and clinical significance. *Advances in Chronic Kidney Disease*, *17*(4), 293–301. https://doi.org/10.1111/sdi.12029

Takaki, J., Nishi, T., Nangaku, M., Shimoyama, H., Inada, T., Matsuyama, N., et al. (2003). Clinical psychological aspects of restless legs syndrome in uremic patients on hemodialysis. *American Journal of Kidney Diseases*, *41*(4), 833–839. https://doi.org/10.1016/s0272-6386(03)00031-3

U.S. Department of Health and Human Services (2016). *Healthy people 2020*. Washington, DC: U.S. Government Printing Office.

U.S. Renal Data System (2017). *Annual data report*. Bethesda, MD: National Institutes of Health, National Institute of Diabetes and Digestive and Kidney Diseases.

Valdez, R. (1997). A comparison of sleep patterns among compliant and noncompliant chronic hemodialysis patients. *Journal of Nephrology Social Work*, *17*, 28–36.

Vourlekis, B., & Rivera-Mizzoni, R. (1997). Psychosocial problem assessment and ESRD patient outcomes. *Advances in Renal Replacement Therapy*, *4*(2), 136–144.

Washington, T. R., Hain, D. J., Zimmerman, S., & Carlton-LaNey, I. (2018). Identification of potential mediators between depression and fluid adherence in older adults undergoing hemodialysis treatment. *Nephrology Nursing Journal*, *45*(3), 251–258.

Washington, T. R., Robinson, M. A., Hamler, T. C., & Brown, S. A. (2017). Chronic kidney disease self-management "helps" and hindrances in older African-American and White individuals undergoing hemodialysis. *Journal of Nephrology Social Work*, *41*(1), 19–22.

White, Y., & Greyner, B. (1999). The biopsychosocial impact of end-stage renal disease: The experience of dialysis patients and their partners. *Journal of Advanced Nursing*, *30*(6), 1312–1320.

Williams, M. E., Sandeep, J., & Catic, A. (2012). Aging and ESRD demographics: Consequences for the practice of dialysis. *Seminars in Dialysis*, *25*(6), 617–622. https://doi.org/10.1111/sdi.12029

Woods, A., Berzoff, J., Cohen, L. M., Cait, C. A., Pekow, P., German, M., et al. (1999). The family perspective of end-of-life care in end-stage renal disease: The role of the social worker. *Journal of Nephrology Social Work*, *19*, 9–21.

Wu, A. W., Fink, N. E., Cagney, K. A., Bass, E. B., Rubin, H. R., Meyer, K. B., et al. (2001). Developing a health-related quality-of-life measure for end-stage renal disease: The CHOICE health experience questionnaire. *American Journal of Kidney Diseases*, *37*, 11–21. https://doi.org/10.1053/ajkd.2001.20631

Wuerth, D., Finkelstein, S. H., Ciarcia, J., Peterson, R., Kliger, A. S., & Finkelstein, F. O. (2001). Identification and treatment of depression in a cohort of patients maintained on chronic peritoneal dialysis. *American Journal of Kidney Diseases*, *37*(5), 1011–1017. https://doi.org/10.1016/s0272-6386(05)80018-6

Yusack, C. M. (1999). The effectiveness of a structured education program on the completion of advance directives among hemodialysis patients. *Journal of Nephrology Social Work*, *19*, 51–56.

第19章

肿瘤社会工作

HEE YUN LEE，MI HWA LEE，和 KAREN KAYSER

肿瘤社会工作者为罹患癌症的个人及其家庭成员提供全面的社会心理照护。肿瘤社会工作领域的心理社会癌症照护涉及个人、家庭和社区的心理、社会、行为、灵性、文化和环境等诸多方面。肿瘤社会工作者对于癌症患者的全面和整体性照护至关重要。本章将介绍肿瘤学社会工作的基础，并强调全球视角下社会工作对全面和整合癌症照护的独特贡献。

本章目标

- 介绍癌症流行病学、筛查和治疗的知识，以及全球范围内疾病对个人和家庭社会 - 心理、行为、文化和灵性的影响。
- 描述肿瘤学社会工作的历史、概念基础和功能以及社会心理肿瘤学的领域。
- 描述社会工作对肿瘤学研究、实践和政策的贡献。
- 定义肿瘤社会工作者用于评估和改善心理社会和生活质量问题的实践知识、技能和干预措施的范围。
- 解决社会心理肿瘤学中出现的问题，包括癌症生存、家庭决策和临终关怀。
- 描述全球视角下肿瘤社会工作者的癌症社会心理照护。
- 介绍可用于患者教育和支持以及专业发展的部分资源。

癌症流行病学

癌症是全球最常见的疾病和第二大致死疾病，每年造成数百万人死亡。大约 1/6 的死亡由癌症引起的（Ferlay et al.，2015）。预计未来几十年内，癌症负担将不断增加，每年将有 2 000 多万癌症新增病例；到 2030 年，预计每年死于癌症的人数将增至 1 310 万人（Bray & Soeijomataram，2015）。全世界癌症发病率和死亡率各不相同（见表 19.1）。国际上癌症发病率和死亡率的差异反映了遗传因素、环境风险因素、癌症诊断工具和可用技术的不平等分布（Ferlay et al.，2015）。

在美国，约有 39.6% 的男性和女性在一生中的某个时刻会患上某种形式的癌症；2017 年，有 1 688 789 例新诊断的癌症病例，600 920 人死于这些疾病 [American Cancer Society

（ACS），2017a]。癌症发病率因性别、人种和民族而异。所有人种中最常见的癌症是前列腺癌、乳腺癌、肺癌、结肠癌、甲状腺癌、子宫癌、肾癌、非霍奇金淋巴瘤、膀胱癌和肝癌（表 19.2 和 19.3）。

表 19.1　2012 年按世界地区列出的估计年龄标化发病率和死亡率 [a]（每 10 万人）

国家	发病率	死亡率
非洲		
东非	137.8	106.5
中非	100.8	81.2
北非	129.7	86.8
南非	177.5	112.5
西非	95.3	71.6
亚洲		
东亚	186.0	117.7
中南亚	100.1	69.3
东南亚	138.2	94.8
西亚	168.2	103.0
澳大利亚 / 新西兰	318.5	97.6
美拉尼西亚	164.7	116.4
密克罗尼西亚	171.4	79.7
波利尼西亚	200.7	108.1
北美洲 / 南美洲		
加勒比	185.4	102.0
中美洲	133.6	73.7
北美	315.6	105.5
南美洲	190.6	101.2
欧洲		
中欧和东欧	216.1	123.4
北欧	277.4	108.2
南欧	253.6	105.2
西欧	298.7	105.0

[a] 不包括非黑色素瘤皮肤癌。

Source：Globocan 2012：Estimated cancer incidence，mortality and prevalence worldwide in 2012（http://globocan.iarc. fr/Pages/fact_sheets_population.aspx）.

表 19.2　2014 年美国十大癌症部位发病率：男性

	所有人种	白人	黑人	亚洲 / 太平洋岛民	美洲印第安人 / 阿拉斯加土著居民	拉丁裔
1	前列腺	前列腺	前列腺	前列腺	肺和支气管	前列腺
	95.5	86.9	154.1	45.5	49.5	79.9
2	肺和支气管	肺和支气管	肺和支气管	肺和支气管	前列腺	结肠和直肠
	68.1	67.8	79.6	40.7	49.5	39.9
3	结肠和直肠	结肠和直肠	结肠和直肠	结肠和直肠	结肠和直肠	肺和支气管
	44.0	43.1	51.0	34.7	31.8	36.8
4	膀胱	膀胱	肾和肾盂	肝和肝内胆管	肾和肾盂	肾和肾盂
	34.4	36.4	24.7	18.4	19.5	20.6
5	皮肤黑色素瘤	皮肤黑色素瘤	泌尿膀胱	非霍奇金淋巴瘤	肝和肝内胆管	肝和肝内胆管
	27.6	30.6	19.0	15.2	15.7	20.1
6	非霍奇金淋巴瘤	非霍奇金淋巴瘤	胰腺	膀胱	膀胱	非霍奇金淋巴瘤
	22.5	23.0	17.2	14.0	14.8	19.0%.
7	肾和肾盂	肾和肾盂	肝和肝内胆管	胃	非霍奇金淋巴瘤	膀胱
	22.0	22.0	17.0	13.5	10.6	18.6
8	口腔和咽部	口腔和咽部	非霍奇金淋巴瘤	口腔和咽部	口腔和咽部	胃
	17.5	18.0	16.7	11.1	10.5	12.4
9	白血病	白血病	骨髓瘤	肾和肾盂	白血病	白血病
	17.1	17.5	15.0	10.4	9.2	12.3
10	胰腺	胰腺	口腔和咽部	胰腺	胰腺	胰腺
	14.3	14.2	13.9	9.5	9.1	11.6

Source：Age-Adjusted Cancer Incidence Rates for the 10 Primary Sites with the Highest Rates within Race-and Ethnic-Specific Categories，Rates per 100,000；CDC https://www.cdc.gov/cancer/dcpc/data）.

　　癌症是一个广义的术语，指的是由体内异常细胞不受控制的生长和扩散所引起的 100 多种不同疾病。癌症有两种分类方式：根据细胞类型或癌症起源的器官分类（dos Santos Silva，1999）。癌症通常始于一个细胞或一小群细胞的基因损伤，无法修复突变。这些细胞以杂乱无章的方式运作，比健康的细胞分裂得更快，并且无法完成基因分配的指令。癌细胞形成一个称为肿瘤的肿块，并通过血液或淋巴系统扩散到身体的其他部位，侵入和破坏健康的细胞（dos Santos Silva，1999）。一些癌症生长迅速并具有侵略性，易导致死亡；而其他癌症生长缓慢，可以通过治疗控制或阻止其生长。

　　癌症一般根据其起始的细胞类型分为 5 种类型。*上皮癌*，是最常见的癌症类型，开始于

表 19.3 2014 年美国十大癌症部位发病率：女性

	所有人种	白人	黑人	亚洲/太平洋岛民	美洲印第安人/阿拉斯加土著居民	拉丁裔
1	女性乳腺	女性乳腺	女性乳腺	女性乳腺	女性乳腺	女性乳腺
	123.9	124.8	122.4	90.0	73.7	91.8
2	肺和支气管	肺和支气管	肺和支气管	肺和支气管	肺和支气管	结肠和直肠
	50.8	52.4	46.6	26.8	36.4	28.8
3	结肠和直肠	结肠和直肠	结肠和直肠	结肠和直肠	结肠和直肠	肺和支气管
	33.7	32.8	39.2	25.4	27.2	24.6
4	子宫及其附件、NOS	子宫及其附件、NOS	子宫及其附件、NOS	甲状腺	子宫及其附件、NOS	子宫及其附件、NOS
	26.5	26.7	26.4	21.6	14.9	23.1
5	甲状腺	甲状腺	胰腺	子宫及其附件，NOS	甲状腺	甲状腺
	21.4	22.2	14.4	18.3	11.8	20.9
6	皮肤黑色素瘤	皮肤黑色素瘤	甲状腺	非霍奇金淋巴瘤	肾和肾盂	非霍奇金淋巴瘤
	16.9	19.3	13.9	10.8	10.8	15.1
7	非霍奇金淋巴瘤	非霍奇金淋巴瘤	肾和肾盂	卵巢	非霍奇金淋巴瘤	肾和肾盂
	15.3	15.7	12.4	9.0	9.3	11.9
8	肾和肾盂	肾和肾盂	非霍奇金淋巴瘤	胰腺	胰腺	胰腺
	11.3	11.4	11.8	8.3	7.6	10.1
9	胰腺	卵巢	骨髓瘤	肝和肝内胆管	卵巢	卵巢
	11.1	11.3	10.5	7.6	6.8	10.0
10	卵巢	胰腺	卵巢	胃	肝和肝内胆管	子宫颈
	11.0	10.7	8.7	7.6	6.8	9.4

Source：Age Adjusted Invasive Cancer Incidence Rates for the 10 Primary Sites with the Highest Rates within Race-and Ethnic Specific Categories，Rates per 100.000；CDC https://www.cdc.gov/cancerldcpc/data）.

皮肤或组织并沿着或覆盖内脏，如皮肤、肺、乳腺、肝、结肠或前列腺。*肉瘤*开始于骨、软骨、肌肉或血管等结缔组织。*腺瘤*，被称为中枢神经系统癌症，起源于大脑或脊髓的细胞。淋巴瘤起源于免疫系统的细胞。*白血病*始于血液形成组织（如骨髓），并通过血液传播。有些癌症，如黑色素瘤，不适用于上述类别（Beers，Porter，Jones，Kaplan，& Berkwits，2006）。

癌症的精确诊断至关重要，因为细胞类型表现不同，治疗方法也不同。癌症的诊断包括血液检查、扫描和手术活检。

癌症病因学和死亡率

癌症由多种因素引发并在各种途径中运作，包括基因、环境、行为和社会环境因素间的相互作用。有些癌症是由基因损伤或突变引起的，这些突变在人的一生中随机和偶然发生。其他癌症引起遗传变化，可从前代遗传。环境影响（如接触有毒化学品、太阳紫外线等辐射和空气污染物）、行为模式（如饮酒、吸烟、肥胖和饮食习惯、缺乏体育运动和性行为）和社会环境（如贫穷、获得医疗卫生和预防性筛查的机会有限、营养不良和缺乏教育）也会造成癌症的发展。与癌症发展相关的其他因素包括年龄、性别、民族和人种等（dos Santos Silva，1999）。所有上述因素都可影响患者对治疗的反应和死亡率。

预防性工作如改进早期筛查方法和治疗进展，大大促进了自 20 世纪 90 年代以来癌症死亡率的下降（Altekruse et al.，2010）。例如，在美国 2004—2013 年，癌症总死亡率下降了13%（Howlader et al.，2013）。但是，基于性别、人种 / 民族和社会 - 经济地位的癌症发病率和死亡率差异仍然存在。

癌症预防和早期发现

预防为控制癌症提供了最具成本效益的长期策略。有几种方法可以采取行动降低患癌风险，包括保持健康的生活方式（如避免吸烟、健康饮食、保持健康体重和参加体育活动、保护自己免受阳光照射和获得定期医疗照护），以及接种癌症预防的疫苗（如人乳头瘤病毒疫苗和乙型肝炎疫苗；Klein et al.，2014）。早期发现和治疗癌症（表 19.4）可以提高生存率。若癌症已经扩散或在晚期被检测到，那么治疗会变得更加困难，生存率也要低得多（Cancer Research UK，2015）。

表 19.4　美国预防服务工作组（USPSTF）的等级定义

等级	定义	实践建议
A	USPSTF 推荐服务。高度确定益处是充分的	提议或提供本服务
B	USPSTF 推荐服务。高度确定益处是中等的，或有中等把握益处是中等至充分的	提议或提供本服务
C	USPSTF 建议根据专业判断和患者偏好，有选择地向个别患者提议或提供服务。至少有中等把握会有较小的益处	根据个人情况，向选定的患者提议或提供此服务
D	USPSTF 明确反对该服务。有中等把握或高度确定对服务没有益处，或危害大于益处	劝阻使用本服务
I 声明	USPSTF 的结论是目前评估服务利弊的证据不足。证据缺乏、质量欠佳或相互冲突，无法平衡分析利弊	阅读 USPSTF 建议声明部分的临床注意事项。若提供服务，患者应了解利弊平衡的不确定性

Source：https：//www.uspreventiveservicestaskforce.org/Page/Name/grade-definitions.

癌症筛查测试有助于在症状出现之前发现癌症。它还可以侦测异常组织或癌症的早期发展。有不同的筛查测试，如前列腺癌、肺癌、口腔癌、结直肠癌、宫颈癌和乳腺癌的筛查。特别是宫颈癌、结直肠癌和乳腺癌的筛查有助于在治疗效果最好的早期阶段发现这些疾病（Wardle，Robb，Vernon，& Waller，2015）。在美国，美国预防服务工作组 [U.S. Preventive Service Task Force（USPSTF）]、美国癌症协会（The American Cancer Society）和其他组织已经发布了癌症筛查指南（图 19.1 和 19.2 美国预防服务工作组对男性和女性的筛查建议）。

尽管癌症筛查有诸多益处，但仍存有一些风险，如过度诊断（筛查测试可能发现没有造成任何伤害的肿瘤）、假阳性（筛查测试在一个人没有癌症的情况下显示其患有癌症）和假阴性（筛查测试在一个人有癌症的情况下显示其没有癌症；Chamberlain & Moss，1995）。

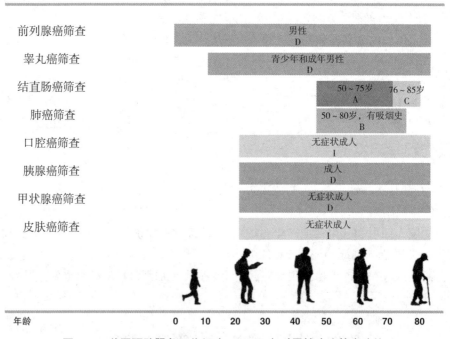

图 19.1　美国预防服务工作组（USPSTF）对男性癌症筛查建议

注：条形图中的字母代表 USPSTF 等级。*Source*：.org/BrowseRec/Search?s=cancer。

癌症治疗

目前已开发出许多不同的常规和实验性治疗方法，以消除肿瘤，防止癌症的扩散或复发。肿瘤学家主要根据疾病的类型和侵袭性或癌症发展的阶段做出治疗决定（框 19.1）。肿瘤学家还考虑特定治疗方案的有效性，即个人整体健康状况、治疗的短期和长期副作用，以及患者个人在治疗期的财务状况（如保险情况）（dos Santos Silva，1999）。一般来说，医生、患者及其家庭成员共同就治疗做出决定，并根据临床证据制定照护计划，根据患者的偏好和价值观平衡风险和预期结果。癌症治疗鼓励以人为本和以家庭为中心的共同决策（Elwyn et al.，2012；Joseph-Williams，Elwyn，& Edwards，2014）。

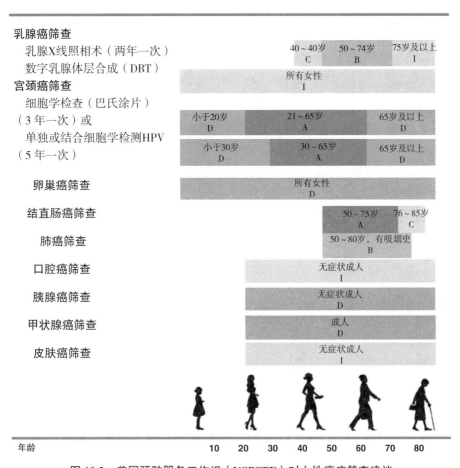

图 19.2　美国预防服务工作组（USPSTF）对女性癌症筛查建议

注：条形图中的字母代表 USPSTF 等级。*Source*：.org/BrowseRec/Search?s=cancer。

最常见的癌症治疗类型包括外科手术、放射疗法、化学疗法，或这些治疗的组合。外科手术用于预防、诊断和治疗癌症。手术活检（切开活检和切除活检）有助于显示肿瘤的大小和扩散范围。同时，还可以获取组织来检查细胞类型和疾病的分期。当癌症得到控制或恶性肿瘤很容易被切除时，外科手术仍是最有效的治疗方法。外科手术通常与其他治疗方式相结合，如放射疗法、化学疗法和（或）激素疗法（Adami，Hunter，& Trichopoulos，2008）。

放射疗法也称放疗，是利用电离辐射来缩小或破坏肿瘤。当恶性肿瘤位于身体的一个区域时，放射疗法可以被成功地用于治愈性治疗和姑息治疗。放射疗法可单独使用，或作为辅助治疗的一部分，以防止术后肿瘤复发，或联合化学疗法治疗。放射通常需要在几周内每日治疗，以便使健康细胞在放疗间隙得到恢复（Adami et al.，2008）。它可能导致早期和晚期副作用，包括皮肤刺激或局部皮肤损伤、脱发、疲劳、恶心、纤维化和记忆丧失。

相比放射疗法侧重于局部治疗，化学疗法是一种广泛的治疗方法，使用药物或药物组合来攻击全身的癌细胞（全身治疗）。这种疗法在治疗过程中经常影响健康的器官和身体功能。与放射疗法类似，化疗可单独用于治疗或舒缓目的，或辅助其他治疗，这取决于癌症的类型和分期。化疗可以通过各种方法提供，如输液、注射和（或）口服药物。它可以根据患者、癌症类型、癌症分期、化疗的类型和剂量等在住院或门诊基础上提供。虽然化疗在降低癌症死亡率方面有至关重要的作用，但其生理副作用（如伴随或不伴随呕吐的恶心、脱发、口腔溃疡、疲劳和免疫系统抑制）可能是严重的，并产生焦虑（dos Santos Silva，1999）。

实验性治疗可以提供给对常规治疗反应不佳的癌症患者，以及出现转移性生长或复发的患者（Eyre，Morris，& Lange，2001）。患者可以通过参与临床试验来尝试新的治疗方法，以测试新开发的方案是否对人们有效且安全。由于严格的排除和纳入标准，获得临床试验的机会往往是有限的。这意味着并非所有对新治疗感兴趣的患者都有资格参与这些治疗。临床试验往往在主要的综合癌症中心进行；因此居住在远离癌症中心的农村居民不太可能有机会使用实验性治疗。心理社会和结构性障碍（如不信任医务人员、语言障碍、歧视）也可能阻止少数族裔群体参与临床试验（Murthy，Krumholz，& Gross，2004）。研究中心不将少数族裔纳入临床试验，就剥夺了他们可能挽救生命的治疗机会。此外，少数族裔在临床试验中的代表性不足可能导致治疗结果的偏差，所研究的治疗可能仅对某些确定的同质患者群体有效（Chen，Lara，Dang，Patemiti，& Kelly，2014；Lara et al.，2001）。

许多癌症患者用整合疗法来补充他们的常规治疗，如灵性实践、自然疗法、呼吸和放松练习、瑜伽和脊椎按摩疗法（Choi et al.，2012；Tilden，Drach，& Tolle，2004；见第 14 章）。在如澳大利亚、加拿大、欧洲、新西兰和美国等国家，癌症患者中使用补充和替代疗法的人数有所增加。从 20 世纪 70 年代到 2000 年后，患者对这类补充实践的运用从 25% 增加到 50% 左右；整合疗法使用率最高的是美国，最低的是意大利和荷兰（Homeber et al.，2011）。

框 19.1　癌症分期

癌症分期在诊断总是被提到。分期是指癌症的严重程度，提示原发肿瘤的位置、大小以及转移的存在。了解癌症的分期可以有助于规划治疗，确定适当的临床试验，并促进医务人员之间的沟通。

分期系统有许多种。美国癌症联合委员会制定的 TNM 系统是最常用的癌症分期系统。美国大多数的医院和医疗中心使用 TNM 系统作为他们癌症报告的主要方法。T 指原始肿瘤（又称主癌或原发肿瘤）的大小或范围，N 表示癌症侵袭的淋巴结数目，M 描述癌症是否已从原始肿瘤扩散到身体其他部位（存在转移）。每个标准被分级以表示严重程度。

分期	类型	描述
第 0 阶段	原位	异常细胞存在于原发器官。一般来说，0 期癌症是可以治愈的
第 1 阶段	局部	癌症仅限于它开始的部位，没有证据表明它已经扩散
第 2 至 3 阶段	区域	癌症是局部进展的，可能已经扩散到局部淋巴结、组织或器官
第 4 阶段	远端	癌症已经从主要部位扩散到身体的远端部位。一般来说，第 4 阶段的癌症已存在转移，可能无法进行手术
	复发	在原发肿瘤位置（局部复发）或转移位置（远端复发）的疾病

Source：http://www.cancer.gov/cancertopics/factsheet/detection/staging and http：//www.cancerstaging. org/mission/ whatis.html.

心理社会肿瘤学的简要历史

对抗灾难性疾病

20 世纪之前，癌症的诊断往往是致命的。癌症的诊断很难确定，因为人们对癌症及其病因知之甚少。癌症带来了恐惧及相关的病耻感。在多数文化中，癌症被认为是可耻的，并被作为秘密保守。直到 20 世纪中叶，癌症诊断仍很少被公开讨论，医生往往不向患者和家庭成员透露诊断（Holland，2002；Mukheijee，2010）。目前，由于癌症与某些行为（例如吸烟）之间的关联，某些类型的癌症也被污名化。

20 世纪早期，外科手术得到了提升，麻醉得到了发展。即使外科手术往往是破坏性的，并带来长期的身体影响，但如果肿瘤在扩散之前被发现，癌症是可能被治愈的。教育公众了解癌症变得前所未有的重要。在欧洲，教育项目鼓励人们寻求针对癌症症状的咨询和帮助。美国癌症协会（2017b）成立于 1913 年，是第一批试图改变人们对癌症的看法和宿命论态度的组织之一。尽管做了这些努力，人们仍然忽视癌症的危险信号（Holland，2002）。

20 世纪 20 年代，放射疗法在杀死一些肿瘤方面是有效的，当与手术相结合作为治疗癌症的方法时，也阻止了细胞的分裂。在第二次世界大战期间，军方开发的一种叫作氮芥的化合物被发现对于治疗淋巴结癌有效。这一发现后不久，该化合物也被证实可治疗儿童白血病。这开启了新化疗药物的寻找，化疗在 20 世纪 50 年代初被增加为第三种癌症治疗方式。它的引入改善了一些儿童和青少年肿瘤（如淋巴细胞白血病和睾丸癌）的预后。这些治疗在 20 世纪 60 年代减少了人们对癌症的恐惧和污名化，并带来了积极、乐观态度（ACS，2017a；Holland，2002）。

在美国，当有效的治疗（如放射和化疗）更容易获得且更普遍时，用于癌症研究和培训的公共和私人资金就会增加。联邦政府于 1937 年成立了国家癌症研究所（National Cancer Institute），集中力量了解癌症发病率并降低癌症死亡率。第二次世界大战后，美国临床肿瘤学会和美国癌症协会等非营利组织致力于改善癌症照护和提供教育，以提升公众对癌症预防的认识。他们还资助为早期发现和治疗各种癌症的重大发展做出了贡献的研究（ACS，2017a；Fobair et al.，2009）。1970 年，尼克松总统宣布"向癌症开战"，国会颁布了立法，进一步努力寻找癌症的治疗方法。1971 年《国家癌症法案》（National Cancer Act）扩大了国家癌症研究所的范围和责任，制定了国家癌症项目（National Cancer Program），并在美国各地建设综合癌症中心，以整合研究和临床实践（National Cancer Institute，2017）。《国家癌症法案》形成了服务后来几代人的基础设施。在过去 40 年中，对癌症成因、诊断、治疗、生物和心理影响的数据收集，使癌症筛查、治疗和生存方面取得了巨大进展。

进步和希望

癌症筛查、检测、诊断和治疗技术的进步，使癌症的长期生存率提高。在过去的 30 年中，美国所有癌症的 5 年生存率都有所提高。由于治疗方案的改进，淋巴肿瘤治疗的进展最为显著。例如，将 20 世纪 70 年代的癌症患者与 2006—2012 年诊断的患者进行比较，淋巴细胞白血病的 5 年生存率已从 41% 提高至 71%（Howlader et al.，2013；Siegel, Miller, & Jemal，2017）。与美国相类似，其他国家癌症生存率也稳步上升，尽管不同癌症类型和地理区域间仍然存在差异。这种差异反映出诊断和最佳治疗的可获得性存在差异（表 19.5）（Allemani et al.，2015）。随着越来越多的癌症患者在长期治疗中经历的显著身体和心理副作用，癌症被认为是一种慢性和复杂的疾病，而不是一种终末期疾病（Phillips & Currow，2010）。虽然治愈癌症是主要目标，但长期生存拓宽了治疗目标，包括症状控制和癌症患者生活质量的提升（Gunnars，Nygren，& Glimelius，2001）。

表 19.5 2005—2009 年 7 个国家 5 种常见癌症患者的 5 年生存率

国家	女性乳腺	结肠	肺	前列腺	儿童白血病
加拿大	85.8	62.8	17.3	91.7	90.6
法国	86.9	59.8	13.6	90.5	89.2
德国	85.3	64.6	16.2	91.2	91.8
意大利	86.2	63.2	14.7	89.7	87.7
日本	84.7	64.4	30.1	86.8	81.1
英国	81.1	53.8	9.6	83.2	89.1
美国	88.6	64.7	18.7	97.2	87.7

注：国家人口覆盖率 100%，仅儿童人口覆盖率 100%。
Source：Allemani et al.（2015）。

公众对癌症行为和环境方面的认识日益提高，促进了心理肿瘤学的出现及其作为医学亚专业的发展。跨学科的心理肿瘤学领域处理癌症患者在癌症所有阶段的心理反应，如癌症的社会、行为和心理决定因素。心理肿瘤学的目标是发展和评估干预措施，以缓解压力、增加支持、促进自主和尊严，以及最大程度提高癌症患者及其家庭的生活质量（Greer，1994；Holland，2010；Montgomery，1999）。在过去的 30 年中，美国大量的实践致力于整合癌症患者及其家庭的心理社会照护。公立和私立组织（如国家癌症研究所、美国癌症协会、医学研究所和美国临床肿瘤学会等）促进了癌症预防、应对和适应、生存、生活质量评估、家庭照护、文化和健康差异以及癌症遗传学等相关研究。这些研究促进了心理社会肿瘤学的发展（Greer，1994；Montgomery，1999）。

安宁疗护和舒缓疗护行动旨在提高慢性病和终末期疾病的照护质量（如加强患者的自主性和与患者就病情和治疗方案的沟通），在美国肿瘤学领域产生了突出的影响。这一行动为癌症治疗带来了一种更加以患者和家庭为中心、整体性的方法（Connor，2008）。

社会工作对实践的贡献

在 20 世纪初，医务社会工作者在美国医院及门诊诊所中与个人及其家庭工作，帮助他们应对疾病的心理社会问题（见第 1 章）。肿瘤社会工作的先驱，如 Harriet Bartlett，将"人在情境中"的观点应用于他们的临床实践。他们对患者及其家庭的需要与关系的独特视角和知识有助于实现积极的治疗结果（Fobair et al.，2009）。20 世纪 40 年代，社会工作者在解决癌症患者及其家庭的心理和社会问题方面发挥了重要作用。肿瘤社会工作者在全国范围内成为大型医院跨学科医疗团队的一部分（Holland，2002）。如今肿瘤社会工作者提供全面的心理社会评估和精神病学评估，为患者进行倡导、提供社区资源（如经济援助）和短期咨询，转介患者至支持团体，并提供信息和教育帮助癌症患者及其家人熟悉医疗系统（Hermann & Carter，1994）。

肿瘤社会工作的领军人物，如纽约斯隆 - 凯特琳纪念癌症中心社会工作部主任 Grace Christ，以及波士顿达纳 - 法伯癌症研究所社会工作部主任 Naomi Steams 等，一直致力于增强癌症患者的照护。他们致力于通过制定照护标准和促进专业培训和研究项目来完善并传播临床知识和技能（Fobair et al.，2009）。在美国癌症协会的支持下，肿瘤社会工作的领军人物于 1983 年成立了全国肿瘤社会工作协会（注：1993 年更名为肿瘤社会工作协会），已成为代表肿瘤社会工作者的主要专业性组织。国家和国际肿瘤社会工作组织以多种方式促进癌症患者及其家庭的心理社会照护，如制定肿瘤社会工作实践的专业标准、主办会议和研究奖项、为专业人员提供继续教育，以及将国内和国际资源与组织联系起来（Association of Oncology Social Work，2017）。

癌症的心理社会影响

癌症诊断开启了一段影响患者及其家人精神和情感幸福的旅程。这可能是一次改变生活的经历。当癌症成为他们生活一部分时，新诊断的患者会经历不同类型的情绪，如震惊、焦虑、恐惧、不确定感、抑郁和悲伤等。患者可能难以管理这些情绪（Butow et al.，2015；Chien，Liu，Chien，& Liu，2014；Krebber et al.，2014）。癌症患者需要了解大量有关疾病的信息和医学术语、经历诊断程序、管理疾病和治疗方案、探索医疗系统、在充分了解情况后提出问题并参与重要的治疗决策，并时常适应饮食和行为的限制。癌症患者及其家庭成员在疾病管理、跟踪诊疗预约和流程、与不同的医务人员互动，以及掌握相关保险福利等方面感到压力（Lewis，1986；Pitceathly & Maguire，2003）。癌症的心理社会压力及其影响（如身体形象的变化）会影响癌症患者的自尊和自信，引发恐惧和焦虑，并考验其应对机制和社会支持系统。癌症患者最终会适应自我和身份的变化。他们还生活在不确定感和更高的死亡威胁感中，并在工作、休闲和社会关系等生活的各方面受到干扰（Holland & Lewis，2000；Przezdziecki et al.，2013；Stanton et al.，2005）。

癌症治疗往往给患者生活带来比疾病本身更大的不适和干扰。癌症幸存者会经历癌症治疗过程中独特的短期和长期的身心挑战。根据癌症的类型，外科手术可能会造成短期影响（如出血、神经和组织损伤、疼痛、感染、疲劳、食欲下降、其他身体功能的恢复缓慢）和长期影响 [如身体形象改变、认知问题（如注意力不集中或记忆丧失）、性功能的改变或不育问题，以及言语或吞咽困难]。同样，化疗和放疗也会产生副作用，如疲劳、脱发、恶心、呕吐和食欲改变等。有些癌症幸存者在治疗副作用不明显的情况下继续生活，而有些人则可能会面临长期的副作用等挑战。治疗效果会明显影响幸存者的生活质量，因为治疗会降低身体功能、限制行动自主性，以及限制进行日常活动的能力（Wu & Harden，2015）。

一般来说，癌症患者的适应障碍、焦虑和抑郁率高于一般人群（Watson et al.，1991；Weaver et al.，2012；Zhao et al.，2014）。心理社会困扰可能在癌症诊断之前就已经存在，或是对诊断的一种反应，并可能在整个疾病和治疗期间恶化。心理社会压力通常被视为对威胁生命疾病的一种自然反应。有趣的是，癌症患者的抑郁症被诊断不足，同时被医护人员忽视。

如果不能准确地发现和治疗社会心理挑战或精神疾病，可能会加重癌症患者及其家属的压力，影响治疗效果，降低患者的生活质量（Adler & Page，2008）。已有精神疾病的癌症患者，在试图面对新的诊断时，可能会再次出现精神症状。

对癌症心理社会反应的研究已经明确了可能增强癌症患者疾病适应的因素。与那些态度消极的患者相比，态度积极、乐观或怀有希望的癌症患者往往经历较少的情绪困扰，并有更好的心理调适。以积极参与为导向的应对方式增强了对癌症经历的心理适应，这些方式包括以问题为中心的应对、寻求信息和社会支持，以及情绪处理和表达等（Stanton et al.，2000）。此外，具有较高社会支持水平和使用宗教或灵性应对策略的癌症患者往往经历较少的压力并能够改善健康状况（Tarakeshwar et al.，2006；Vallurupalli et al.，2012）。然而，文献报告显示，研究结果参差不齐（Thuné-Boyle，Stygall，Keshtgar，& Newman，2006），在应对和心理调整方面，还需要更多探索其他变异因素，如疾病特征和社会人口学变量（Livneh，2000）。

癌症和家庭

癌症诊断不仅对患者有显著影响，而且对其家庭成员也有多种影响。癌症和治疗过程需要家庭改变其身份、角色和责任，以管理疾病和维护家庭功能（Given，Given，& Sherwood，2012；Sales，1992）。有些家庭变化可能是需要发生的，例如父母生病不能照顾孩子，孩子罹患癌症，家庭经济支柱由于晚期癌症诊断而无法工作，或伴侣由于癌症治疗在外形或性欲方面有显著变化。癌症的存在可能导致家庭功能的破坏性变化（如互动和资源）。家庭要适应癌症和新的生活方式／家庭功能，就必须在其结构和与其他家庭成员和家庭以外的人的沟通方面发生复杂的变化。家庭适应癌症受家庭动力的影响，如沟通、灵活性、相互性、凝聚力、家庭生命阶段、患者的癌症阶段和功能水平（Rolland，2005）。例如，灵活的家庭角色和边界允许家庭使用外部支持，同时在家庭功能上保持一定的一致性。开放和亲密的沟通有助于家庭应对癌症；然而，家庭秘密或不同的健康信念可能是有效沟通的障碍（Wemer-Lin & Gardner，2009）。

在癌症照护轨迹中，照顾者为癌症患者提供一系列居家照护，并在日常照护中发挥主要作用，包括确保遵守药物和照护计划，并就患者的日常状态、需求和关注点与医护人员、朋友和家庭成员保持沟通（Levine，Halper，Peist，& Gould，2010；Schumacher et al.，2008）。目前加速出院的趋势和居家照护的增加，导致复杂的照顾需求可能存在几个月到几年（Stenberg，Ruland，& Miaskowski，2009）。大量文献显示，家庭照顾者面临着大量困难的问题（如工作生产力损失和与经济问题相关的负担），并面临着自身身体、社会、心理和精神健康问题的风险（Bialon & Coke，2011；Mazanec，Daly，Douglas，& Lipson，2011；Pitceathly & Maguire，2003）。研究者需要进行更多的研究来更好地理解照顾者在文化、种族或社会经济和人口背景下，随着时间的推移照护经验的变化（Stenberg et al.，2009）。

生命历程中的癌症

儿童期和青少年期

儿童期和青少年期癌症的诊断导致年轻患者及其家庭生活的许多变化，如就学经历和家庭动力。儿童和青少年可能经历焦虑、抑郁、社会孤立和病情恶化，这给正常的发展任务带来困难，如身份发展和友谊建立（Levin Newby，Brown，Pawletko，Gold，& Whitt，2000）。兄弟姐妹可能会经历与患病儿童及其父母突然和长期分离，并觉察到家庭中不同角色和责任的转变（Houtzager，Grootenhuis，& Last，1999）。

　　癌症对个人、家庭和社区的心理社会影响与患者在诊断和治疗时的生理年龄和发育阶段有关。例如，不同年龄的儿童可能根据其认知和发展能力以及家庭和同伴关系对其疾病有不同的解释和经历。父母作为孩子身体和心理社会支持的主要来源，在孩子对癌症的适应中扮演着重要的角色，因为这可能会受到父母应对行为的影响。家长积极的应对行为可以帮助孩子缓解苦恼，这包括父母的合作与态度乐观，有幽默感、给孩子选择，以及开放和以儿童为中心的沟通（Levin Newby et al.，2000；Sanger，Copeland，& Davidson，1991）。

　　在学校的经历对儿童和青少年时期的发展和支持具有重要意义。在治疗期间，儿童和年少患者可能会错过大量的就学时间，影响他们的课堂学习、同伴关系、社会生活和自主性。当他们回到学校时，他们也可能面临挑战和不愉快的经历（Abrams，Hazen，& Penson，2007；Suzuki & Kato，2003）。对于青少年来说，癌症可能影响他们的性发育和对性身份的探索，影响他们拥有积极的身体形象，影响他们与同龄人的交往和约会，以及他们的事业或就业（Zebrack，2011）。

学龄期儿童的家长

　　当父母被诊断患有癌症时，可能会为家庭带来多重挑战。这可能使父母在养育子女和自我照顾间保持平衡变得非常困难。他们需要应对癌症的诊断和后续的治疗，同时继续满足子女的需要。患有癌症的父母可能会纠结于如何与子女沟通他们的疾病以及沟通什么内容；如何保护他们的子女并使他们感到安全；如何在整个治疗过程中照顾他们的子女；以及如果他们死于疾病，如何为他们的子女做计划（Helseth & Ulfsaet，2005；Semple & McCance，2010）。治疗的副作用（如疲劳、疼痛和外貌变化）可能导致父母在结合家庭生活与疾病的需求时反复挣扎（Semple & McCance，2010）。

　　患有癌症的父母可能依靠他们的孩子获得情感支持。这可能会给孩子增加情绪负担，因为孩子也在努力适应父母的疾病。受癌症影响的孩子可能面临情绪和行为问题的风险（Watson et al.，2006）。许多父母患有严重疾病的孩子往往经历焦虑、睡眠问题、注意力不集中和学习困难（Rauch & Moore，2010）。儿童、青少年和患癌的父母都能从教育和支持团体中受益，在这些小组中，他们可以解决自己的需要和关心的问题。

晚年生活的癌症

　　老年阶段癌症通常与其他慢性病相结合，如糖尿病、心血管疾病、呼吸系统疾病、阿尔茨海默病和其他退行性疾病。癌症对老年人来说意味着一种生活状况，其他各种丧失与癌症经历同时发生（如失去家人和朋友、独立性、健康、功能能力、经济资源和社会角色）。这些复杂的身体和生活状况为老年癌症患者、他们的家庭和医务人员带来大量的健康和心理社会挑战。

　　无论诊断时癌症处于哪个部位或阶段，相比更加年轻的患者，老年癌症患者接受标准治疗的可能性都更小。存在合并症和功能障碍是老年癌症患者治疗不足的一些原因。医护人员可能会对手术或治疗犹豫不决，因为先前存在的健康状况可能会影响老年癌症患者的治疗或恢复过程（Bechis，Carroll，& Cooperberg，2011；Satariano，1992）。固定的收入和保险福利不足也限制了老年癌症患者获得应对癌症治疗所需的资源，特别是如果他们同时照顾成年子女、孙辈和（或）生病的配偶。常见的挑战包括支付老年医疗保险和其他保险不覆盖的治疗费用，以及在进行日常自我照顾时需要协助。

由于老龄化人口的稳步增长和老年癌症风险的增加，照顾老年癌症患者已成为西方国家的主要公共卫生问题。这将给专门从事癌症照护的医务人员带来越来越大的负担，并将使老年人的医疗管理复杂化。幸运的是，机构对初级保健医生进行有关老年患者癌症照护管理教育的兴趣日增。例如，美国癌症协会、临床肿瘤学协会和国家癌症研究所都支持对医生进行老年医学培训，并对美国的老年肿瘤学感兴趣的人提供研究资金（Muss，2009）。

癌症幸存者

早期检测的进步和癌症治疗的改善带来了癌症生存率的提高。在 2016 年 1 月 1 日，美国大约有 1 550 万癌症幸存者仍然活着。虽然其中一些幸存者仍在接受治疗，但大多数人在几年前被诊断为癌症，且目前没有复发的迹象（ACS，2017a）。到 2022 年，幸存者人数预估将达到 1 800 万（de Moor et al.，2013）。幸存者需要应对癌症的长期影响，这些影响会导致情绪低落、功能限制和进一步的慢性健康问题。一些幸存者的生活受到轻微影响，如皮肤干燥或手部和足部轻微的神经病。其他幸存者则经历严重的健康问题（如认知缺陷和心血管疾病），需要持续监测癌症复发和新癌症的发展。这些健康问题和持续监测可能对幸存者的生活质量产生不利影响（Zebrack，Yi，Petersen，& Ganz，2008）。

儿童期癌症幸存者经历独特的医疗和心理社会问题。他们经常会担心复发，可能需要支持才能重新融入同龄群体中。化疗和放疗可能导致学习障碍的出现，这也可能阻碍学业发展。他们还经历了自尊心丧失、社会孤立和焦虑等（Abrams et al.，2007；Daly，Kral，& Brown，2008）。重返学校是儿童和家庭关注的重要领域。应为儿童癌症幸存者制定切实可行的标准，结合适当的学校规则，以维持规律的就学，同时做出与疾病有关的具体调整（Prevatt，Heffer，& Lowe，2000）。

当幸存者成年后，他们可能会觉得更容易受到长期治疗副作用和早期死亡的影响。家庭和医务人员可能不会与儿童和青少年癌症患者充分讨论癌症治疗的长期副作用。他们可能只关注眼前的目标，即帮助患有癌症的儿童和青少年适应癌症诊断，度过治疗期，同时应对癌症带来的身体和心理社会影响。癌症幸存者在成年期经历的常见长期副作用包括继发性癌症的发展、生育能力的不确定和心理 - 性功能受损（如性行为困难、身体形象受损和亲密关系的困难；Abrams et al.，2007；Ford et al.，2014）。

肿瘤社会工作的全球背景

2014 年，国际心理肿瘤学会 [International Psycho-Oncology Society（IPOS）] 发表声明，支持"癌症的全人照护是一项基本人权"的观点。更具体地说，全球标准指出：

1. 心理社会癌症照护应被视为一种普世人权；

2．优质的癌症照护必须将心理社会领域纳入常规照护；

3．心理压力应作为继体温、血压、脉搏、呼吸频率和疼痛之后的第六个生命体征来测量（IPOS，2014）。

虽然这一声明意图反映社会工作的专业伦理和价值观，但实际上这是一个高标准，因为 60% 的癌症死亡发生在中低收入国家（ACS，2017a）。这些国家医疗资源有限，卫生系统无法解决日益加重的疾病负担。这在一定程度上可以用这样的现实来解释，即当一个国家从低经济发展水平向高经济发展水平迈进时，其人口往往会越来越多地采用更典型的富裕国家和工业化国家的行为和生活方式（Ferlay et al.，2013）。具有讽刺意味的是，这些新的生活方式伴随着风险因素的变化（生殖、饮食和激素），导致某些癌症在人口层面的风险增加，特别是那些与生活富裕相关的癌症，如女性乳腺癌、前列腺癌和结直肠癌。这种典型的工业化国家生活方式转变的结果是，中低收入国家的癌症总体发病率稳步上升，最常见的癌症类型也发生了变化（International Agency for Research on Cancer，2014）。因此，处于发展转型中的国家如印度和中国，癌症对其人口产生的影响不断加剧。

肿瘤社会工作者的范围和功能

自 20 世纪 70 年代初期以来，美国的社会工作者就一直在医院和癌症中心提供心理社会照护。在美国外科医生学院癌症委员会认可的多达 1 500 个癌症治疗项目中，肿瘤社会工作者是主要的社会心理服务提供者，这些项目服务于大约 70% 的美国癌症患者（Zebrack et al.，2017）。这些项目被要求达到标准 3.2，即"癌症中心制定和实施一个整合和监测心理社会压力筛查和转诊并提供心理社会照护的程序"（Commission on Cancer，2016，P. 56）。虽然该标准特定关注心理社会照护的筛查和转介，但肿瘤社会工作实践的范围要广得多。它包括在癌症经历的所有阶段，向癌症患者、幸存者、家庭和照顾者提供心理社会服务。实践的具体职能是心理社会 - 生理 - 灵性忧虑的筛查；完成心理社会评估；制定多学科、以患者和家庭为中心的照护计划；使用一系列治疗服务和其他干预措施，包括支持性咨询、小组工作和心理教育。社会工作者倡导获得优质照护，解决服务差距，并努力实现政策、方案和立法方面的变革。肿瘤社会工作者也可以协助经济、交通、住宿和其他需求。在一些癌症中心，社会工作者可能是个案管理、入院计划、转院计划和出院计划的主要服务提供者（框 19.2 包括肿瘤社会工作实践标准的完整清单）。在美国，提供临床服务的肿瘤社会工作者必须拥有社会工作教育委员会认可的研究生课程的硕士学位。加拿大、澳大利亚和瑞典的肿瘤社会工作者的工作范围与美国社会工作者类似。社会工作是这些国家心理社会癌症照护的核心专业。

世界各地肿瘤社会工作者的心理社会癌症照护

欧盟（EU）内的癌症中心也有心理社会照护的临床指南，包括压力筛查和管理以及心理社会肿瘤照护（PSOC）。然而，Travado、Reis、Watson 和 Borras（2017）对 27 个欧洲国家提供 PSOC 的研究表明，欧盟国家之间存在很大的差异和不一致性。在分析中他们解释，PSOC 取决于国家癌症控制计划（NCCP），以及心理社会照护是否被认为是优先事项（Travado et al.，2017）。在 27 个欧洲国家中，21 个国家将 PSOC 纳入 NCCP。只有 10 个国家（37%）报告有 POSC 的具体预算，8 个国家（30%）报告有 PSOC 的国家指南的建议（Travado et al.，2017）。在欧盟国家，PSOC 最有可能在癌症中心、大学医院和综合性医院提供。在研究的 19 个国家（70%）中，PSOC 的提供者最有可能是心理学家，10 个国家（37%）最有可能是护士，7 个国家（26%）为社会工作者，6 个国家（22%）为医生，5 个国家（19%）为牧师、神父或教士，4 个国家（15%）为有资质的咨询师，4 个国家（15%）为志愿者，3 个国家（11%）为精神病学家（Travado et al.，2017）。研究者指出，许多国家将不止一类专业人员认定为"最有可能"提供服务的人员。

框 19.2　实践标准：为患者和家庭提供临床服务

肿瘤社会工作项目应提供以下临床和项目服务：

1. 完成患者和家庭对癌症诊断和治疗反应的心理社会评估。
2. 随着患者的医疗和心理社会需求的发展，利用广泛的临床干预措施，解决当前和（或）未来的问题。
3. 向弱势群体开展外展活动。
4. 保持对地方、州和国家卫生和社会服务机构提供的社区资源和政府方案的了解，包括为患者和家属获得这些资源和方案的专门知识。
5. 组织和促进患者和家庭教育。
6. 利用知识和临床技能，协助患者和家庭制定预先照护计划和预立医嘱。
7. 积极主动为高危人群提供服务，包括协助在机构和社区内克服癌症信息、筛查、治疗和资源方面的障碍。
8. 与在政策和方案制定、实施和评估，保健设施设计，专业教育和提供护理方面担任顾问的病人和家属合作。
9. 与其他专业学科合作，为癌症患者及其家属规划和提供及时高效的临床服务。
10. 倡导和保护患者尊严、保密性、权利和获得照护的机会。
11. 发展并利用研究改进临床实践，并实施证据为本的心理社会支持项目、服务和干预措施。

Source: Association of Oncology Social Work, Available at：http：//www.aosw.org/professional-development/ standards-of-practice（Accessed September 28，2017）。

Grassi 等（2016）开展了一项心理社会癌症照护差异的研究，该调查涉及 28 名心理 - 肿瘤学领军人物，他们属于心理肿瘤学协会联合会（FPOS）。心理肿瘤学协会的成员中有 30% 是心理学家（2 317 人），28% 是医生（788 名精神科医生，1 410 名医生），12% 是护士（947 人），7.5% 是社会工作者（$n = 590$ 人）。其余成员（24%）隶属于其他专业，如教牧关怀、性治疗或职业治疗和研究。

联合会的亚洲成员来自中国（包括中国台湾地区）、日本、韩国。与欧盟国家类似，所有这些亚洲国家（或地区）都通过了癌症控制法案，其中包括癌症患者的心理社会照护和（或）缓和照顾的标准。日本卫生劳动福利部要求每个地区从早期开始为癌症患者提供高质量的缓和照顾。所有综合癌症中心及其附属医院预计将有一个包括 1 名心理肿瘤学家在内的缓和照顾团队（Grassi & Watson et al.，2012）。中国台湾地区的癌症控制法案列出了缓和照顾服务，但不包括癌症患者的心理社会照护。目前中国的癌症预防和控制计划有一项全面的战略，通过管理症状和心理困扰来提高生活质量，但没有特别关注心理社会肿瘤学（Grassi & Watson et al.，2012）。这些国家（或地区）利用社会工作者作为心理社会照护主要提供者的程度，取决于社会工作者的培训和教育。例如，在韩国有社会工作学院为他们提供必要的准备性培训

(Lee et al., 2017)。

各国心理社会服务的差异部分是出于各国卫生系统的结构和组织不同。在加拿大、日本和中国台湾地区等地，全民覆盖的国家卫生系统为癌症照护的心理社会服务提供资金。另一方面，美国和中国依靠政府资助的医疗服务和私人保险提供社会心理照护，作为综合癌症治疗的一部分。非营利组织也可以资助一些服务。在一些欧洲国家，心理社会照护由政府为基础的保险体系（如英国）或国家全民医疗保险（如法国和德国；Grassi et al., 2016）覆盖。在其他欧洲国家，国家的经济问题导致卫生健康支出减少，将花费限制于基本服务支出，并减少心理社会癌症照护。大多数中低收入国家的人们获得癌症筛查和治疗的机会有限，特别是在农村地区。国家健康保险计划可能主要帮助那些居住在都市社区的上层人士。

这些国家社会工作的不同角色可能受到多种因素影响，包括该专业在每个国家的历史、社会工作者教育结构和国家的医疗卫生支付系统。美国有悠久的医务社会工作历史，始于 20 世纪初。与此同时，社会工作学院建立，通过在医疗环境中提供社会服务来发展相关劳动力。一个国家的医疗卫生制度也可能影响社会工作者在医疗保健方面的作用。那些没有全民医保，却有着碎片化的公共和私人健康保健制度的国家，更有可能需要社会工作者帮助患者探索由诸多公私医保政策组成的复杂系统。

总结

随着世界人口老龄化和预计癌症幸存者人数增加等人口模式的改变，解决患者心理社会问题的需求将增加。与此同时，癌症幸存者越来越多，许多医务人员包括那些提供心理社会照护工作者的年龄也在增长，并将在未来 10 年退休。因此，满足癌症患者和幸存者的需要，发展社会工作者、心理学家和其他心理社会照护提供者的劳动力迫在眉睫。尽管大多数癌症死亡发生在心理社会资源和服务提供者有限且负担沉重的中低收入国家，心理肿瘤学研究却主要针对生活在资源丰富和工业化国家、受过教育的白人患者进行。从循证干预中受益最多的患者不是大多数研究的参与者。这对肿瘤社会工作研究者和从业人员而言是巨大的挑战。重要的是，应与服务缺乏但人口众多的中低收入国家的研究者和从业人员合作，开展全球化的研究和实践项目。同样重要的是，要为偏远地区和有文化胜任力的实践和政策提供证据，以便努力大大提高全世界癌症患者及其家庭成员的生活质量。

参考文献

Abrams, A. N., Hazen, E. P., & Penson, R. T. (2007). Psychosocial issues in adolescents with cancer. *Cancer Treatment Reviews*, *33*(7), 622–630. https://doi.org/10.1016/j.ctrv.2006.12.006

Adami, H.-O., Hunter, D., & Trichopoulos, D. (Eds.) (2008). *Textbook of cancer epidemiology* (2nd ed.). https://doi.org/10.1093/acprof:oso/9780195311174.001.0001

Adler, N. E., & Page, A. E. K. (Eds.) (2008). *Cancer care for the whole patient: Meeting psychosocial health needs*. Washington, DC: National Academies Press.

Allemani, C., Weir, H. K., Carreira, H., Harewood, R., Spika, D., Wang, X.-S., … The CONCORD Working Group (2015). Global surveillance of cancer survival 1995–2009: Analysis of individual data for 25,676,887 patients from 279 population-based registries in 67 countries (CONCORD-2). *The Lancet*, *385*(9972), 977–1010. https://doi.org/10.1016/s0140-6736(14)62038-9

Altekruse, S. F., Kosary, C. L., Krapcho, M., Neyman, N., Aminou, R., Waldron, W., … Edwards, B. K. (Eds.). (2010). *SEER cancer statistics review, 1975–2007*. Retrieved from https://seer.cancer.gov/archive/csr/1975_2007

American Cancer Society (2017a). *Cancer: Facts & figures 2017*. Retrieved from https://www.cancer.org/

content/dam/cancer-org/research/cancer-facts-and-statistics/annual-cancer-facts-and-figures/2017/cancer-facts-and-figures-2017.pdf

American Cancer Society. (2017b) *Our history*. Retrieved from https://www.cancer.org/about-us/who-we-are/our-history.html

Association of Oncology Social Work (2017). *Mission, vision, & goals*. Retrieved from http://www.aosw.org/about-aosw/mission-vision-values

Bechis, S. K., Carroll, P. R., & Cooperberg, M. R. (2011). Impact of age at diagnosis on prostate cancer treatment and survival. *Journal of Clinical Oncology*, 29(2), 235–241. https://doi.org/10.1200/JCO.2010.30.2075

Beers, M. H., Porter, R. S., Jones, T. V., Kaplan, J. L., & Berkwits, M. (2006). Approach to the patient with anemia: Hematology and oncology. In *The Merck manual of diagnosis and therapy* (18th ed., pp. 1031–1033). Whitehouse Station, NJ: Merck Research Laboratories.

Bialon, L. N., & Coke, S. (2011). A study on caregiver burden: Stressors, challenges, and possible solutions. *American Journal of Hospice and Palliative Medicine*, 29(3), 210–218. https://doi.org/10.1177/1049909111416494

Bray, F., & Soerjomataram, I. (2015). The changing global burden of cancer: Transitions in human development and implications for cancer prevention and control. In H. Gelband, P. Jha, R. Sankaranarayanan, & S. Horton (Eds.), *Disease control priorities: Cancer* (3rd ed., Vol. 3). Washington, DC: The International Bank for Reconstruction and Development/The World Bank. https://doi.org/10.1596/978-1-4648-0349-9

Butow, P., Price, M. A., Shaw, J. M., Turner, J., Clayton, J. M., Grimison, P., ... Kirsten, L. (2015). Clinical pathway for the screening, assessment and management of anxiety and depression in adult cancer patients: Australian guidelines. *Psycho-Oncology*, 24(9), 987–1001. https://doi.org/10.1002/pon.3920

Cancer Research UK. (2015). *Why is early diagnosis important?* Retrieved from http://www.cancerresearchuk.org/about-cancer/cancer-symptoms/why-is-early-diagnosis-important

Chamberlain, J., & Moss, S. (Eds.) (1995). *Evaluation of cancer screening*. London: Springer. https://doi.org/10.1007/978-1-4471-3044-4

Chen, M. S., Jr., Lara, P. N., Dang, J. H. T., Paterniti, D. A., & Kelly, K. (2014). Twenty years post-NIH Revitalization Act: Enhancing minority participation in clinical trials (EMPaCT): Laying the groundwork for improving minority clinical trial accrual. *Cancer*, 120(Suppl. 7), 1091–1096. https://doi.org/10.1002/cncr.28575

Chien, C.-H., Liu, K.-L., Chien, H. T., & Liu, H.-E. (2014). The effects of psychosocial strategies on anxiety and depression of patients diagnosed with prostate cancer: A systematic review. *International Journal of Nursing Studies*, 51(1), 28–38. https://doi.org/10.1016/j.ijnurstu.2012.12.019

Choi, J.-Y., Chang, Y.-J., Hong, Y.-S., Heo, D.-S., Kim, S.-Y., Lee, J.-L., ... Yun, Y.-H. (2012). Complementary and alternative medicine use among cancer patients at the end of life: Korean national study. *Asian Pacific Journal of Cancer Prevention*, 13(4), 1419–1424. https://doi.org/10.7314/apjcp.2012.13.4.1419

Commission on Cancer (2016). *Cancer program standards: Ensuring patient-centered care*. Retrieved from American College of Surgeons website: https://www.facs.org/~/media/files/quality%20programs/cancer/coc/2016%20coc%20standards%20manual_interactive%20pdf.ashx

Connor, S. R. (2008). Development of hospice and palliative care in the United States. *OMEGA—Journal of Death and Dying*, 56(1), 89–99. https://doi.org/10.2190/om.56.1.h

Daly, B. P., Kral, M. C., & Brown, R. T. (2008). Cognitive and academic problems associated with childhood cancers and sickle cell disease. *School Psychology Quarterly*, 23(2), 230–242. https://doi.org/10.1037/1045-3830.23.2.230

de Moor, J. S., Mariotto, A. B., Parry, C., Alfano, C. M., Padgett, L., Kent, E. E., ... Rowland, J. H. (2013). Cancer survivors in the United States: Prevalence across the survivorship trajectory and implications for care. *Cancer Epidemiology, Biomarkers & Prevention*, 22(4), 561–570. https://doi.org/10.1158/1055-9965.epi-12-1356

dos Santos Silva, I. (Ed.) (1999). *Cancer epidemiology: Principles and methods*. Lyon, France: International Agency for Research on Cancer. Retrieved from http://www.iarc.fr/en/publications/pdfs-online/epi/cancerepi/CancerEpi.pdf

Elwyn, G., Frosch, D., Thomson, R., Joseph-Williams, N., Lloyd, A., Kinnersley, P., ... Barry, M. (2012). Shared decision making: A model for clinical practice. *Journal of General Internal Medicine*, 27(10), 1361–1367. https://doi.org/10.1007/s11606-012-2077-6

Eyre, H. J., Morris, L. B., & Lange, D. P. (2001). *Informed decisions: The complete book of cancer diagnosis, treatment, and recovery* (2nd ed.). Washington, DC: American Cancer Society.

Ferlay, J., Soerjomataram, I., Dikshit, R., Eser, S., Mathers, C., Rebelo, M., ... Bray, F. (2015). Cancer incidence and mortality worldwide: Sources, methods and major patterns in GLOBOCAN 2012. *International Journal of Cancer*, 136(5), E359–E386. https://doi.org/10.1002/ijc.29210

Ferlay, J., Soerjomataram, I, Ervik, M. et al. (2013). GLOBOCAN 2012 v1.0. Cancer Incidence and mortality Worldwide: IARC Cancer Base No.11; Lyon: International Agency for Research on Cancer (IARC). Retrieved from http://globocan.iarc.fr

Fobair, P., Stearns, N., Christ, G., Dozier-Hall, D., Newman, N. W., Zabora, J., ... DeSonier, M. (2009). Historical threads in the development of oncology social work. *Journal of Psychosocial Oncology*, 27(2), 155–215. https://doi.org/10.1080/07347330902775301

Ford, J. S., Kawashima, T., Whitton, J., Leisenring, W., Laverdiere, C., Stovall, M., ... Sklar, C. A. (2014). Psychosexual functioning among adult female survivors of childhood cancer: A report from the Childhood Cancer Survivor Study. *Journal of Clinical Oncology*, 32(28), 3126–3136. https://doi.org/10.1200/jco.2013.54.1086

Given, B. A., Given, C. W., & Sherwood, P. (2012). The challenge of quality cancer care for family caregivers. *Seminars in Oncology Nursing, 28*(4), 205–212. https://doi.org/10.1016/j.soncn.2012.09.002

Grassi, L., Fujisawa, D., Odyio, P., Asuzu, C., Ashley, L., Bultz, B., ... on behalf of the IPOS Federation of Psycho-oncology Societies' coauthors. (2016). Disparities in psychosocial cancer care: A report from the International Federation of Psycho-oncology Societies. *Psycho-Oncology, 25*(10), 1127–1136. https://doi.org/10.1002/pon.4228

Grassi, L., Watson, M., & on behalf of the IPOS Federation of Psycho-Oncology Societies' co-authors. (2012). Psychosocial care in cancer: An overview of psychosocial programmes and national cancer plans of countries within the International Federation of Psycho-Oncology Societies. *Psycho-Oncology, 21*(10), 1027–1033. https://doi.org/10.1002/pon.3154

Greer, S. (1994). Psycho-oncology: Its aims, achievements and future tasks. *Psycho-Oncology, 3*(2), 87–101. https://doi.org/10.1002/pon.2960030203

Gunnars, B., Nygren, P., & Glimelius, B. (2001). Assessment of quality of life during chemotherapy. *Acta Oncologica, 40*(2–3), 175–184. https://doi.org/10.1080/02841860121325

Helseth, S., & Ulfsæt, N. (2005). Parenting experiences during cancer. *Journal of Advanced Nursing, 52*(1), 38–46. https://doi.org/10.1111/j.1365-2648.2005.03562.x

Hermann, J. F., & Carter, J. (1994). The dimensions of oncology social work: Intrapsychic, interpersonal, and environmental interventions. *Seminars in Oncology, 21*(6), 712–717.

Holland, J. C. (2002). History of psycho-oncology: Overcoming attitudinal and conceptual barriers. *Psychosomatic Medicine, 64*(2), 206–221. https://doi.org/10.1097/00006842-200203000-00004

Holland, J. C. (2010). *Psycho-oncology* (2nd ed.). Oxford, UK: Oxford University Press.

Holland, J. C., & Lewis, S. (2000). *The human side of cancer: Living with hope, coping with uncertainty.* New York, NY: HarperCollins.

Horneber, M., Bueschel, G., Dennert, G., Less, D., Ritter, E., & Zwahlen, M. (2011). How many cancer patients use complementary and alternative medicine: A systematic review and metaanalysis. *Integrative Cancer Therapies, 11*(3), 187–203. https://doi.org/10.1177/1534735411423920

Houtzager, B. A., Grootenhuis, M. A., & Last, B. F. (1999). Adjustment of siblings to childhood cancer: A literature review. *Supportive Care in Cancer, 7*(5), 302–320. https://doi.org/10.1007/s005200050268

Howlader, N., Noone, A. M., Krapcho, M., Garshell, J., Neyman, N., Altekruse, S. F., ... Cronin, K. A. (Eds.). (2013). *SEER cancer statistics review, 1975–2010.* Retrieved from National Cancer Institute website: https://seer.cancer.gov/archive/csr/1975_2010

International Agency for Research on Cancer. (2014). *World cancer report 2014.* Retrieved from http://publications.iarc.fr/Non-Series-Publications/World-Cancer-Reports/World-Cancer-Report-2014

International Psycho-Oncology Society. (2014). *IPOS international standard of quality cancer care.* Retrieved from http://www.ipos-society.org/about-ipos/ipos-standard-of-quality-cancer-care

Joseph-Williams, N., Elwyn, G., & Edwards, A. (2014). Knowledge is not power for patients: A systematic review and thematic synthesis of patient-reported barriers and facilitators to shared decision making. *Patient Education and Counseling, 94*(3), 291–309. https://doi.org/10.1016/j.pec.2013.10.031

Klein, W. M., Bloch, M., Hesse, B. W., McDonald, P. G., Nebeling, L., O'Connell, M. E., ... Tesauro, G. (2014). Behavioral research in cancer prevention and control: A look to the future. *American Journal of Preventive Medicine, 46*(3), 303–311. https://doi.org/10.1016/j.amepre.2013.10.004

Krebber, A. M. H., Buffart, L. M., Kleijn, G., Riepma, I. C., de Bree, R., Leemans, C. R., ... Verdonck-de Leeuw, I. M. (2014). Prevalence of depression in cancer patients: A meta-analysis of diagnostic interviews and self-report instruments. *Psycho-Oncology, 23*(2), 121–130. https://doi.org/10.1002/pon.3409

Lara, P. N., Jr., Higdon, R., Lim, N., Kwan, K., Tanaka, M., Lau, D. H. M., ... Lam, K. S. (2001). Prospective evaluation of cancer clinical trial accrual patterns: Identifying potential barriers to enrollment. *Journal of Clinical Oncology, 19*(6), 1728–1733. https://doi.org/10.1200/jco.2001.19.6.1728

Lee, H. J., Lee, K.-M., Jung, D., Shim, E.-J., Hahm, B.-J., & Kim, J.-H. (2017). Psycho-oncology in Korea: Past, present and future. *BioPsychoSocial Medicine, 11*(12). https://doi.org/10.1186/s13030-017-0097-5

Levin Newby, W., Brown, R. T., Pawletko, T. M., Gold, S. H., & Whitt, J. K. (2000). Social skills and psychological adjustment of child and adolescent cancer survivors. *Psycho-Oncology, 9*(2), 113–126. https://doi.org/10.1002/(SICI)1099-1611(200003/04)9:2<113::AID-PON432>3.0.CO;2-F

Levine, C., Halper, D., Peist, A., & Gould, D. A. (2010). Bridging troubled waters: Family caregivers, transitions, and long-term care. *Health Affairs, 29*(1), 116–124. https://doi.org/10.1377/hlthaff.2009.0520

Lewis, F. M. (1986). The impact of cancer on the family: A critical analysis of the research literature. *Patient Education and Counseling, 8*(3), 269–289. https://doi.org/10.1016/0738-3991(86)90005-4

Livneh, H. (2000). Psychosocial adaptation to cancer: The role of coping strategies. *Journal of Rehabilitation, 66*(2), 40–49.

Mazanec, S. R., Daly, B. J., Douglas, S. L., & Lipson, A. R. (2011). Work productivity and health of informal caregivers of persons with advanced cancer. *Research in Nursing & Health, 34*(6), 483–495. https://doi.org/10.1002/nur.20461

Montgomery, C. (1999). Psycho-oncology: A coming of age. *Psychiatric Bulletin, 23*(7), 431–435. https://doi.org/10.1192/pb.23.7.431

Mukherjee, S. (2010). *The emperor of all maladies: A biography of cancer.* New York, NY: Scribner.

Murthy, V. H., Krumholz, H. M., & Gross, C. P. (2004). Participation in cancer clinical trials: Race-, sex-, and age-based disparities. *Journal of the American Medical Association*, *291*(22), 2720–2726. https://doi.org/10.1001/jama.291.22.2720

Muss, H. B. (2009). Cancer in the elderly: A societal perspective from the United States. *Clinical Oncology*, *21*(2), 92–98. https://doi.org/10.1016/j.clon.2008.11.008

National Cancer Institute. (2017). *Important events in NCI history*. Retrieved from https://www.nih.gov/about-nih/what-we-do/nih-almanac/national-cancer-institute-nci#events

Phillips, J. L., & Currow, D. C. (2010). Cancer as a chronic disease. *Collegian*, *17*(2), 47–50. https://doi.org/10.1016/j.colegn.2010.04.007

Pitceathly, C., & Maguire, P. (2003). The psychological impact of cancer on patients' partners and other key relatives. *European Journal of Cancer*, *39*(11), 1517–1524. https://doi.org/10.1016/s0959-8049(03)00309-5

Prevatt, F. F., Heffer, R. W., & Lowe, P. A. (2000). A review of school reintegration programs for children with cancer. *Journal of School Psychology*, *38*(5), 447–467. https://doi.org/10.1016/s0022-4405(00)00046-7

Przezdziecki, A., Sherman, K. A., Baillie, A., Taylor, A., Foley, E., & Stalgis-Bilinski, K. (2013). My changed body: Breast cancer, body image, distress and self-compassion. *Psycho-Oncology*, *22*(8), 1872–1879. https://doi.org/10.1002/pon.3230

Rauch, P., & Moore, C. (2010). A population-based estimate of cancer survivors residing with minor children. *Cancer*, *116*(18), 4218–4220. https://doi.org/10.1002/cncr.25360

Rolland, J. S. (2005). Cancer and the family: An integrative model. *Cancer*, *104*(Suppl. 11), 2584–2595.

Sales, E. (1992). Psychosocial impact of the phase of cancer on the family. *Journal of Psychosocial Oncology*, *9*(4), 1–18. https://doi.org/10.1300/J077v09n04_01

Sanger, M. S., Copeland, D. R., & Davidson, E. R. (1991). Psychosocial adjustment among pediatric cancer patients: A multidimensional assessment. *Journal of Pediatric Psychology*, *16*(4), 463–474. https://doi.org/10.1093/jpepsy/16.4.463

Satariano, W. A. (1992). Comorbidity and functional status in older women with breast cancer: Implications for screening, treatment, and prognosis. *Journal of Gerontology*, *47*(Special Issue), 24–31.

Schumacher, K. L., Stewart, B. J., Archbold, P. G., Caparro, M., Mutale, F., & Agrawal, S. (2008). Effects of caregiving demand, mutuality, and preparedness on family caregiver outcomes during cancer treatment. *Oncology Nursing Forum*, *35*(1), 49–56. https://doi.org/10.1188/08.ONF.49-56

Schwenck, T. L. (1998). Cancer and depression. *Primary Care: Clinics in Office Practice*, *25*(2), 505–513. https://doi.org/10.1016/S0095-4543(05)70079-8

Semple, C. J., & McCance, T. (2010). Parents' experience of cancer who have young children: A literature review. *Cancer Nursing*, *33*(2), 110–118. https://doi.org/10.1097/NCC.0b013e3181c024bb

Siegel, R. L., Miller, K. D., & Jemal, A. (2017). Cancer statistics, 2017. *CA: A Cancer Journal for Clinicians*, *67*(1), 7–30. https://doi.org/10.3322/caac.21387

Spiegel, D. (1996). Cancer and depression. *The British Journal of Psychiatry*, *168*(Suppl. 30), 109–116.

Stanton, A. L., Danoff-Burg, S., Cameron, C. L., Bishop, M., Collins, C. A., Kirk, S. B., … Twillman, R. (2000). Emotionally expressive coping predicts psychological and physical adjustment to breast cancer. *Journal of Consulting and Clinical Psychology*, *68*(5), 875–882. https://doi.org/10.1037/0022-006X.68.5.875

Stanton, A. L., Ganz, P. A., Rowland, J. H., Meyerowitz, B. E., Krupnick, J. L., & Sears, S. R. (2005). Promoting adjustment after treatment for cancer. *Cancer*, *104*(Suppl. 11), 2608–2613. https://doi.org/10.1002/cncr.21246

Stenberg, U., Ruland, C. M., & Miaskowski, C. (2009). Review of the literature on the effects of caring for a patient with cancer. *Psycho-Oncology*, *19*(10), 1013–1025. https://doi.org/10.1002/pon.1670

Suzuki, L. K., & Kato, P. M. (2003). Psychosocial support for patients in pediatric oncology: The influences of parents, schools, peers, and technology. *Journal of Pediatric Oncology Nursing*, *20*(4), 159–174. https://doi.org/10.1177/1043454203254039

Tarakeshwar, N., Vanderwerker, L. C., Paulk, E., Pearce, M. J., Kasl, S. V., & Prigerson, H. G. (2006). Religious coping is associated with the quality of life of patients with advanced cancer. *Journal of Palliative Medicine*, *9*(3), 646–657. https://doi.org/10.1089/jpm.2006.9.646

Thuné-Boyle, I. C., Stygall, J. A., Keshtgar, M. R., & Newman, S. P. (2006). Do religious/spiritual coping strategies affect illness adjustment in patients with cancer? A systematic review of the literature. *Social Science & Medicine*, *63*(1), 151–164. https://doi.org/10.1016/j.socscimed.2005.11.055

Tilden, V. P., Drach, L. L., & Tolle, S. W. (2004). Complementary and alternative therapy use at end-of-life in community settings. *Journal of Alternative and Complementary Medicine*, *10*(5), 811–817. https://doi.org/10.1089/acm.2004.10.811

Travado, L., Reis, J. C., Watson, M., & Borràs, J. (2017). Psychosocial oncology care resources in Europe: A study under the European Partnership for Action Against Cancer (EPAAC). *Psycho-Oncology*, *26*(4), 523–530. https://doi.org/10.1002/pon.4044

Vallurupalli, M., Lauderdale, K., Balboni, M. J., Phelps, A. C., Block, S. D., Ng, A. K., … Balboni, T. A. (2012). The role of spirituality and religious coping in the quality of life of patients with advanced cancer receiving palliative radiation therapy. *Journal of Supportive Oncology*, *10*(2), 81–87. https://doi.org/10.1016/j.suponc.2011.09.003

Wardle, J., Robb, K., Vernon, S., & Waller, J. (2015). Screening for prevention and early diagnosis of cancer.

American Psychologist, 70(2), 119–133. https://doi.org/10.1037/a0037357

Watson, M., Greer, S., Rowden, L., Gorman, C., Robertson, B., Bliss, J. M., & Tunmore, R. (1991). Relationships between emotional control, adjustment to cancer and depression and anxiety in breast cancer patients. *Psychological Medicine, 21*(1), 51–57. https://doi.org/10.1017/S0033291700014641

Watson, M., St. James-Roberts, I., Ashley, S., Tilney, C., Brougham, B., Edwards, L., … Romer, G. (2006). Factors associated with emotional and behavioural problems among school age children of breast cancer patients. *British Journal of Cancer, 94*(1), 43–50. https://doi.org/10.1038/sj.bjc.6602887

Weaver, K. E., Forsythe, L. P., Reeve, B. B., Alfano, C. M., Rodriguez, J. L., Sabatino, S. A., … Rowland, J. H. (2012). Mental and physical health-related quality of life among U.S. cancer survivors: Population estimates from the 2010 National Health Interview Survey. *Cancer Epidemiology, Biomarkers & Prevention, 21*(11), 2108–2117. https://doi.org/10.1158/1055-9965.EPI-12-0740

Werner-Lin, A., & Gardner, D. S. (2009). Family illness narratives of inherited cancer risk: Continuity and transformation. *Families, Systems, & Health, 27*(3), 201–212. https://doi.org/10.1037/a0016983

Wu, H.-S., & Harden, J. K. (2015). Symptom burden and quality of life in survivorship: A review of the literature. *Cancer Nursing, 38*(1), E29–E54. https://doi.org/10.1097/NCC.0000000000000135

Zebrack, B., Kayser, K., Bybee, B., Padgett, L., Sundstrom, L., Jobin, C., & Oktay, J. (2017). A practice-based evaluation of distress screening protocol adherence and medical service utilization. *Journal of the National Comprehensive Cancer Network, 15*(7), 903–912. https://doi.org/10.6004/jnccn.2017.0120

Zebrack, B. J. (2011). Psychological, social, and behavioral issues for young adults with cancer. *Cancer, 117*(Suppl. 10), 2289–2294. https://doi.org/10.1002/cncr.26056

Zebrack, B. J., Yi, J., Petersen, L., & Ganz, P. A. (2008). The impact of cancer and quality of life for long-term survivors. *Psycho-Oncology, 17*(9), 891–900. https://doi.org/10.1002/pon.1300

Zhao, G., Okoro, C. A., Li, J., White, A., Dhingra, S., & Li, C. (2014). Current depression among adult cancer survivors: Findings from the 2010 Behavioral Risk Factor Surveillance System. *Cancer Epidemiology, 38*(6), 757–764. https://doi.org/10.1016/j.canep.2014.10.002

第 20 章

慢性病与社会工作：糖尿病、心脏病和 HIV/AIDS

WENDY AUSLANDER，DONALD GERKE，和 STACEY FREEDENTHAL

服务慢性病患者的社会工作者在实务方面面临越来越多的挑战。随着慢性病的发病率不断提高，心理 - 社会问题也随之而生。慢性病患者在面对复杂而有压力的治疗过程时，会面临诸多困难。社会工作者作为具有精神健康和行为方面专长的医疗保健团队成员之一，在帮助慢性病患者方面具有独特的作用。

本章将首先对心脏病、糖尿病和 HIV/AIDS 这三种社会工作者在医疗机构和社区里最常面对的疾病的流行病学现状进行综述。其次，本章将描述社会工作者可以用来促进慢性病患者自我管理的实践策略。再次，本章将回顾一些有效措施以帮助社会工作者提高患者对信息的掌握以及指导社会工作者如何扮演好"教育者"的角色。最后，本章将讨论精神健康与慢性病的病因和管理之间的关系。

在服务慢性病患者时，社会工作者还将面临其他一些重要的实务工作问题，例如家庭和个人的应对、社会支持、与疾病相关的发展性议题以及影响病情控制的经济和文化方面的因素等。这些问题在本书的其他章节中都有详细讨论。

本章目标

- 了解心脏病、HIV/AIDS 和糖尿病在美国的流行病学现状，包括它们在不同种族和族裔间的差异。
- 识别和评估慢性病患者在治疗中影响自我管理的心理社会因素。
- 将促进慢性病患者自我管理的策略纳入到实践中。
- 了解沟通技巧对慢性病患者教育和自我管理训练中的重要性。
- 了解精神健康与慢性病之间的关系。

目前慢性病患者的照护趋势

由于一些相对较新的趋势，美国人的健康状况在过去 1 个世纪内发生了重大变化。首先，个人的寿命出现前所未有的增长。在过去 1 个世纪中，美国人的平均寿命增长了 29 岁，从

422

1900 年的 49.2 岁增长到了 2015 年的 78.8 岁（Xu，Murphy，Kochanek，& Arias，2016）——主要归功于公共卫生方面的措施，如疫苗、抗生素和其他控制传染性疾病的方法 [Centers for Disease Control and Prevention（CDC），1999a]。第二个趋势是由于人均寿命的延长和医疗领域的新技术发展，患有慢性病的人数持续增长。第三个趋势是近几十年来美国人的主要死因已由传染性疾病转变为慢性病（Guyer，Freedman，Strobino，& Sondik，2000）。举例来说，在 1900 年最常见的死因为肺炎、肺结核和痢疾等肠道疾病（CDC，1999b）。上述疾病加上白喉在 1 个世纪前占到了美国所有死亡人数的 1/3（CDC，1999b）。现如今，心脏病和糖尿病这样的慢性病成了主要死因，其中心脏病位居美国人死因的首位，糖尿病排在第 7 位，HIV/AIDS 不再是所有年龄组的前 20 大死因，但仍是 25～34 岁年龄组中排名第 8 的死因（Kochanek，Murphy，Xu，& Tejada-Vera，2016）。这些疾病虽然仍无法被完全治愈，但药物、手术及其他治疗方法通常对其有效。

美国慢性病发病率的上升带来了一个重大的转变，即从把个人看作是医疗保健服务的消费者，到把他们看作是医疗保健服务真正的提供者。慢性病的预防和管理的大部分责任降临在个人和他们的家庭身上，慢性病患者和他们的家庭成为了医疗保健团队的一员，负责执行治疗方案中必要的日常活动。由于这种观点的转变，在过去几十年里，了解如何提升患者的自我管理变得愈发重要。尤其是糖尿病、HIV/AIDS 和心脏病，此类慢性病一经确诊，便需要患者依从复杂又具有挑战性的治疗方案。此类疾病患者的自我管理，涉及行为上的改变，如减轻体重、运动锻炼、改变饮食，以及减少不安全性行为等，然而患者要长期坚持这些行为是困难的。

除了了解患者的自我管理在慢性病的预防和管理中的重要性，社会工作者也必须了解其他与慢性病相关的挑战。每一个挑战都为社会工作干预提供了机会，以促进患者对疾病的积极适应和自我管理行为。这些挑战包括：

1. *心脏病、糖尿病和 HIV/AIDS 等慢性病目前没有完全治愈的方法，而且这些疾病会自然地随着时间而进展。不同于残障和一些急性疾病，慢性病会随着相关的并发症而发生症状的波动。一些慢性病特有的并发症可以被视为"可预见的危机"（Hamburg & Inoff，1983），因为根据人们所知的病情进展情况，能预料到它们会引起焦虑，以及打乱已有的生活节奏。*

2. *因为慢性病会自然地随着时间而进展，患者和他的家庭必须适应治疗方案的持续改变。不断推出的新药物和治疗方案，常常使患者面临新的药物副作用和日常治疗方案的改变。例如，过去的几十年中，治疗糖尿病的新技术不断推出（如胰岛素注射泵、连续血糖监测系统和家用血糖监测仪），然而这些新技术除了给患者带来益处外总会伴随一些"代价"（如经济负担和生理上的疼痛）。*

3. *由于慢性病往往会伴随患者一生，因此一些发展性的改变或生活方式的改变（如怀孕、青春期、离婚或上大学）常会影响患者，或给患者带来额外的挑战。*

4. *越来越多的人同时患有多种慢性病（MCC），使治疗和患者自我管理变得更加复杂。例如，糖尿病、心脏病和感染 HIV 常与其他慢性病同时发*

生（Parekh，Goodman，Gordon，Koh，& HHS Interagency Workgroup on Multiple Chronic Conditions，2011）。

尽管当下的医疗保健方法通常更关注单一疾病，但仍有相当一部分人患有多种慢性病（Bayliss et al.，2014）。多种慢性病（MCC）被定义为，两个或两个以上同时存在的身体或精神健康不良状况，病情持续超过 1 年并对功能造成限制或需要持续监测和治疗（Buttorff，Ruder，& Bauman，2017；Goodman，Posner，Huang，Parekh，& Koh，2013）。最近的一份报告估计，美国 42% 的成年人患有多种慢性病，超过 10% 的人患有 5 种或更多的慢性病（Buttorff et al.，2017）。多种慢性病的患病率随着年龄的增长而增加，超过 80% 的 65 岁及以上的成年人患有两种或两种以上的慢性病。女性相较男性也更可能患有多种慢性病，然而随着年龄的增长，性别差异随之缩小（Buttorff et al.，2017）。最常见的慢性病组合包括血脂异常（高胆固醇）、高血压和糖尿病（Ashman & Beresovsky，2013；Hayek，Ifrah，Enav，& Shohat，2017）。

患有多种慢性病会对个人及其家庭的生活质量产生不利影响。多种慢性病患者的社交、认知和生理功能更可能降低，这危及他们独立生活的能力，并增加照顾者的负担。另外，多种慢性病患者住院和过早死亡的风险更大。多种慢性病患者经历这些负面影响的风险与他们所患慢性病的数量成正比（Buttorff et al.，2017；Gerteis et al.，2014）。

管理多种慢性病给患者和医疗系统带来巨大的经济负担。由于他们复杂的健康需求，与没有或患单种慢性病的人相比，多种慢性病患者需要看更多的医生、更频繁地住院、住院时间更长，并需要更多的药物（Gerteis et al.，2014；Skinner，Coffey，Jones，Heslin，& Moy，2016）。因此，多种慢性病患者需要承担更多的自付医疗费用。相应地，美国医疗保健支出的大部分都归因于对多种慢性病患者的照护。患有两种及以上慢性病的患者的医疗保健费用约占美国医疗保健支出的 70%，患有 5 种及以上慢性病的患者的医疗保健费用约占美国医疗保健费用的 40% 以上（Buttorff et al.，2017）。

2010 年，美国卫生与公众服务部（USDHHS）发布了针对多种慢性病患者健康需求的框架。《多种慢性病战略框架》（Strategic Framwork on Multiple Chronic Condition）旨在通过实现以下 4 个目标来改善患者的健康状况：①"促进医疗保健和公共卫生系统的变革，以改善多种慢性病患者的健康状况"；②"保障多种慢性病患者最大程度地使用经过验证的自我照护管理和其他服务"；③"为那些向多种慢性病患者提供照护的医疗保健、公共卫生和社会服务的工作者提供更好的工具和资讯"；④"促进研究以填补关于多种慢性病患者的知识空白，完善干预措施和系统"[U.S. Department of Health and Human Services（USDHHS），2010，P.6]。社会工作者有能力协助实现这一战略框架的目标，改善多种慢性病患者的健康和福祉。在医疗机构中，社会工作者为 MSC 患者链接能够使之独立性最大化并协助自我管理的服务（目标 2）。社会工作者还可以协调医疗保健提供者和医疗系统的照护，并且可以倡导机构和政策的改变，使之能够改善对多种慢性病患者照护（目标 1）。此外，他们可以参加跨学科研究团队，研究多种慢性病患者的需求和干预措施（目标 4）。USDHHS 创建了一套由 6 个培训模块组成的在线培训系统，可以帮助社会工作者和其他健康辅助专业人员发展为多种慢性病患者提供服务的技能。这些模块涉及以个人和家庭为中心的照护、支持患者自我管理、复杂的照护知识、专业间的合作、照护服务的协调以及倡导系统变革。这些培训资源可通过以下网址获取：

https：//www.hhs.gov/ash/about-ash/multiple-chronic-conditions/education-and-training/curriculum/index.html.

糖尿病、心脏病和 HIV/AIDS 的流行病学现状

社工在几乎所有的医疗环境中都会遇到心脏病、糖尿病和 HIV/AIDS 患者，包括急诊室、医院、门诊诊所、社区中心、临终关怀、养老院和康复中心。在描述针对这些患者的社会工作实务操作议题之前，让我们先对心脏病、糖尿病和 HIV/AIDS 这三种美国乃至全球的健康杀手的发病率、风险因素、其在种族和族裔间的差异以及其他相关信息做如下介绍（见表20.1）。

表 20.1　美国慢性病的流行病学现状

	心脏病	糖尿病	HIV/AIDS
死亡（2014）[a]			
——数量	614 348[a]	76 488[a]	6 721[b]
——排名	1[a]	7[a]	8[a]（25 ～ 34 年龄组）
死亡率	23.4%[a]	2.9%[a]	0.3%[a]
患病人数	2 760 万[c]	2 310 万[d]	HIV 感染：955 801[e, f] AIDS：521 002[e]
可能症状	胸痛或有紧缩感 气喘 液体潴留	异常口渴 尿频 极度饥饿 非正常的体重下降 疲劳 视物模糊	体重迅速下降 反复发热及盗汗 严重的疲乏 淋巴结肿大 慢性腹泻 肺炎
风险因素	糖尿病 高胆固醇 高血压 吸烟 缺乏锻炼 肥胖 年龄增长 家族史	只针对 2 型糖尿病： 肥胖症 缺乏锻炼 年龄增长 家族史 黑人、拉丁裔、美国印第安人、 阿拉斯加原住民 高血压	不安全的性行为 注射毒品
预防措施	锻炼 高纤维、富含水果和蔬菜的膳食 不吸烟	只针对 2 型糖尿病： 控制体重 健康饮食	使用安全套 暴露前的预防措施 干净的注射器针头 献血者筛查

[a] Kochanek 等（2016）。

[b] CDC（2017b）。

[c] Benjamin 等（2017）。

[d] CDC（2017a）。

[e] CDC（2016）。

[f] 另外约有 166 000 人感染了 HIV，但尚未被 CDC 诊断（2017b）。

心脏病：头号杀手

心脏病是所有心脏方面严重疾病的统称，包括冠状动脉疾病、充血性心力衰竭和心肌梗死。心脏病本身是一种心血管疾病，常常伴随着高血压和脑卒中。脑卒中在美国也是主要的死亡原因之一（CDC，2010），其主要原因是由于大脑缺氧所致，通常是由动脉斑块造成的。虽然，脑卒中和高血压本身也是重要的公共卫生问题，但在这里主要讨论与心脏直接相关的慢性病（表20.2）。

表 20.2　心脏病的主要类型

名称	描述
冠状动脉疾病	动脉因为斑块样变化而狭窄和硬化，减少了心肌的供血和供氧
急性心肌梗死（"心脏病发作"）	血栓阻断了部分心脏的供血，导致心肌受损，有时可导致死亡
充血性心力衰竭	心脏未能有效地泵血，导致呼吸困难、液体潴留和疲乏
先天性心脏缺陷	在出生时心脏或周围的血管未能发育健全
心肌病	心肌脆弱
心绞痛	由于心脏血供不足导致的胸痛或不适，通常是由于动脉硬化所致（动脉的末端变硬）

性别

许多人错误地认为心脏病主要发生在男性身上；事实上，心脏病已经成为女性死亡的主要原因（Benjamin et al.，2017）。虽然并不能确定这是否是一种因果关系，但是激素，特别是雌激素，保护了许多女性在绝经前免受心脏病的侵袭（Barrett-Connor，2003）。不过研究也表明针对绝经期妇女的激素替代疗法，反而会增加心脏病的患病风险（Manson et al.，2003）。这种风险可能会随着年龄的增长而增加，但雌激素在绝经后的头几年里仍具有积极的作用（Manson et al.，2007）。

种族和族裔差异

和糖尿病及 HIV/AIDS 一样，心脏病对特定的种族和少数族裔有着不同程度的影响。在美国，2014 年共有 614 348 人死于心脏病（Kochanek et al.，2016），其中 19.5% 小于 65 岁（CDC，2010）。然而在美国的印第安人和阿拉斯加原住民中，死于心脏病的人中 38.1% 小于 65 岁。在非裔美国人和拉丁裔美国人中，这个比例为 35.4% 和 26.5%（CDC，2010）。目前我们还不清楚为何在种族和族裔间存在这种差异，但可能的影响因素包括不同的医疗和急诊等服务的可及性、饮食、运动、风险行为（如吸烟）和健康行为（如定期测量血压）。例如，美国人的印第安人群中吸烟者的比例是美国白种人的两倍；非裔美国人比美国白种人更易患高血压；非裔美国人、美国印第安人和拉丁裔美国人比美国白种人更有可能缺乏医疗保险（Bolen，Rhodes，Powell- Griner，Bland，& Holtzman，2000）。除了获得医疗服务和健康行为外，医生的偏见可能也是影响不同种族间的心脏病的死亡率差异的原因之一（Green et al.，2007）。

糖尿病：全球流行病

糖尿病会影响机体的血糖代谢能力。健康人的胰腺能产生足够的胰岛素使细胞可以吸收食物，并转化为血糖。而糖尿病患者的机体不能正常使用胰岛素或正常产生胰岛素，因此许多糖尿病患者必须控制糖的摄入，或通过给自己注射或使用胰岛素泵来摄入胰岛素。如果糖尿病未被控制，当血糖水平太高时（高血糖症），患者会出现呼吸困难、恶心、呕吐、异常口渴，甚至出现一种威胁生命的昏迷前症状——"酮症酸中毒"。控制糖尿病则总是有可能因为注射过多胰岛素或摄入药物过量，而产生血糖过低的风险。低血糖的症状包括颤抖、烦躁、心悸、饥饿和出汗。如果不进行治疗，严重的低血糖会导致意识丧失、癫痫发作和昏迷。

大多数糖尿病患者能生存和正常生活很多年。由于糖尿病症状的出现是渐进性的，许多人甚至没有意识到他们患有糖尿病。然而，糖尿病会对个人的健康和生活质量产生非常严重的损害。糖尿病患者通常会发生许多并发症，包括心血管疾病、视觉问题（包括致盲）、截肢、肾衰和神经损伤，最终将足以致命。2014 年，糖尿病在美国导致 76 488 人死亡，居死亡原因的第 7 位（Kochanek et al.，2016）。由于糖尿病的发病率随着年龄的增长而增加，在美国 65 岁及以上的人口中有 25.2% 患有糖尿病（CDC，2017a）。糖尿病对许多脏器都有破坏作用，其对肺、组织及其他器官的损害会导致心脏病、脑卒中、肾病等其他主要的死亡原因，因此死亡率数据事实上低估了糖尿病的致命程度（National Center For Health Statistics，2010）。相较于未患有糖尿病的健康人群，糖尿病患者患心脏病的年龄更低，死于心脏病或脑卒中的可能性是健康人群的两倍（CDC，2017a）。

糖尿病的类型

糖尿病主要有 4 种类型：*1 型糖尿病*曾被称为"青少年糖尿病"，主要发病于青少年和儿童，占所有糖尿病病例的 5% ~ 10%（Benjamin et al.，2017）。1 型糖尿病是一种自身免疫系统疾病，即患者的免疫系统会不恰当地攻击必要的组织。1 型糖尿病患者的免疫系统，会破坏产生胰岛素的细胞，而胰岛素是控制血糖新陈代谢的激素。1 型糖尿病患者必须每天使用注射器或胰岛素泵，有时是在每餐前注射胰岛素。

*2 型糖尿病*占所有糖尿病的 90% ~ 95%（Benjamin et al.，2017）。2 型糖尿病曾被称为"成人型糖尿病"。2 型糖尿病患者的身体可能会产生胰岛素，但身体细胞却不能吸收。胰腺会逐渐最终失去产生胰岛素的能力。这种类型的糖尿病通常与超重或缺乏锻炼有关。许多 2 型糖尿病患者可以通过控制饮食、减轻体重、经常锻炼和口服降糖药来控制。大约 10% ~ 15% 的 2 型糖尿病患者需要单独注射胰岛素或同时结合口服药（USDHHS，2008）。

*妊娠糖尿病*是一种葡萄糖不耐受症，约有 14% 的妇女在孕期发生（Kim，Newton，& Knopp，2002）。这种症状一般会在生产后消失，但许多研究表明，依据发病时间的长短，有 6% ~ 7% 的妊娠糖尿病患者会发展成 2 型糖尿病（Kim et al.，2002）。

其他类型的糖尿病包括因为基因缺陷、药物使用、感染或一些不常见的自身免疫病引起的糖尿病（American Diabetes Association，2004）。这些类型的糖尿病最罕见，仅占美国糖尿病病例的 1% ~ 5%（National Institute Of Diabetes And Digestive And Kidney Disease，2018）。

流行病学

美国已有 2 310 万人被诊断为糖尿病，另有 720 万人被认为患有糖尿病，尽管他们尚未意识到自己的病情（CDC，2017a）。糖尿病发病率在美国乃至全世界上升如此之快，以致于世界卫生组织（WHO）将其视为一种流行病，其导致过早死亡的程度与 HIV/AIDS 相当（CDC，2017a）。2012 年，全球有超过 150 万人死于糖尿病，另有 220 万人死于血糖水平高于最佳水平对健康的影响（WHO，2016）。2014 年，全世界有 4.22 亿人被诊断为糖尿病（WHO，2016），随着人们寿命的延长和肥胖率的持续上升，预计这一数字还会上升。

风险因素

2 型糖尿病被认为在很大程度上是可以预防的。在当今社会，2 型糖尿病患病率的增长与肥胖症人群的增加、糖和脂肪的摄入量的增加以及缺乏运动现象的加重同步（Mokdad et al.，2000）。发达国家的糖尿病发病率几乎是发展中国家的 2 倍（Black，2002），这反映出脂肪摄入的过量和运动量的减少通常与社会经济地位的上升相关。然而，在过去 10 年中，低收入和中等收入国家的糖尿病发病率比高收入国家上升得更快（WHO，2017）。

糖尿病在种族和族裔间的差异

特定的种族和族裔特别容易罹患糖尿病（Black，2002）。美国印第安人 / 阿拉斯加原住民（15.1%）、非裔美国人（12.7%）和拉丁裔美国人（12.1%）的患病率最高，非拉丁裔白人（7.4%）和亚裔（8.0%）的患病率最低（CDC，2017a）。在美国的一些地区，印第安人中超过 1/3 的人患有 2 型糖尿病（Lee et al.，2000）。例如，亚利桑那州南部的皮马族印第安人是世界上 2 型糖尿病发病率最高的人群，皮马族男性的发病率为 34.2%，女性的发病率为 40.8%（Booth，Nourian，Weaver，Gull，& Kamimura，2017）。除了高肥胖率和缺乏运动等因素外，少数族裔的高糖尿病发病率可以归因于医疗服务可及性的差异和血糖耐受度的先天差异（Black，2002）。

与此同时，美国的少数族裔比白人更易受到糖尿病副作用的负面影响。例如，非裔美国人和拉丁裔美国人的糖尿病导致的死亡率几乎是美国白人的两倍（Kochanek et al.，2016）。

HIV/AIDS：从不治之症到慢性病

HIV 感染和 AIDS 是两个不同但又相重叠的疾病。HIV 影响人的免疫系统，特别是一种称为 T4 淋巴细胞的细胞，这种细胞起着抵御感染及其他威胁的作用。AIDS 是 HIV 感染的终极阶段，是指一组严重抑制人体免疫系统的特定疾病或条件（CDC，2001）。当 HIV 阳性的患者血中 T 细胞的数量少于 $200/mm^3$ 时（正常人血中 T 细胞的数量 > $1\ 000/mm^3$），即被诊断为艾滋病（USDHHS，2003）。HIV 阳性患者可能需要 10 年或更久才会发展成艾滋病（USDHHS，2003）。这段延迟的时间使病毒变得尤其危险，因为受感染的个体很可能在不知情的情况下将病毒传染给其他人。

HIV 通过接触受感染的血液、精液、阴道分泌物或母乳来传播，其传播途径包括通过性接触、共享针头或输血感染。女性同样会在怀孕、生产或母乳喂养时将病毒传染给婴儿。在性行为的过程中使用安全套和坚持使用接触前的预防措施可以预防病毒的传播。公共卫生中预防 HIV 的措施包括筛查献血的血液、提倡不共用针头、在大学校园里免费发放安全套。

流行病学

1981 年，美国报告了第一例获得性免疫缺陷综合征（AIDS；USDHHS，2003）。仅仅 4 年时间，美国确诊了 1.6 万例艾滋病患者，其中 8 000 人死于该病（CDC，1985）。过去，一旦被诊断为艾滋病或人类免疫缺陷病毒（HIV）感染等于宣告死亡。在 20 世纪 80 年代中期，确诊艾滋病的患者的存活期为 11.6 个月（Jacobson et al.，1993）。有效治疗措施缺乏和患者不健全的免疫系统常使他们死于对一般年轻人而言不足以致命的感染，例如肺炎。

死于 HIV/AIDS 的人数 1996 年在美国开始下降，那时患者开始服用强有力的药物，叫作"高效抗逆转录病毒疗法"（HAART）。这种治疗措施结合了多种不同类型的药物，又叫作药物的"鸡尾酒"疗法。这种疗法中的药物是一种转录酶的抑制剂，可以阻止病毒自我复制，控制 HIV 的蛋白酶传播具有感染性的病毒颗粒。抗逆转录病毒疗法并不能治愈 AIDS/HIV 感染，但可以降低病毒的数量，延长生命和改善生活质量。自从抗逆转录病毒疗法在美国问世以来，死于艾滋病的人数大幅度下降，从 1996 年的 31 130 人下降到 1997 年的 16 516 人（CDC，2013）。同年，HIV/AIDS 在所有年龄组跌出了引起死亡的前十名病因。对 12 个高收入国家艾滋病死亡情况的研究发现，抗逆转录病毒疗法总体上将死亡率降低了 85%（Bhaskaran et al.，2008）。

近年来，美国的艾滋病死亡人数持续下降。根据最新统计数据，死亡人数已从 2000 年的 14 478 人下降到 2014 年的 12 333 人（CDC，2016）。在美国，艾滋病已不在前 20 位死因之列，除了在 25 ～ 44 岁的成年人中，艾滋病仍是第 9 大死因（Kochanek et al.，2016）。

全球艾滋病：主要的死亡原因

自 35 年前报告第一例艾滋病以来，全世界至少有 3 500 万人死于艾滋病（UNAIDS，2017）。HIV/AIDS 目前在全世界 5 ～ 49 岁人群的死因中排名前 10（WHO，2017）。它的毁灭性在非洲东部和南部尤其巨大，这两个地区在全世界 3 670 万 HIV 诊断病例中占 1 940 万（UNAIDS，2017）。仅 2016 年，非洲东部和南部就有 42 万人死于艾滋病（UNAIDS，2017）。这些贫穷国家的人们近年来才得以使用最新且有效的抗逆转录病毒药物。2003 年，非洲南部的 HIV 感染者中只有 7% 接受了抗逆转录病毒药物治疗，而 2016 年这一比例升至 54%（UNAIDS，2017）。此外，全球范围内的 HIV 感染率已经开始下降。2016 年，全球约有 180 万人感染了 HIV，而 2008 年这一人数为 270 万（UNAIDS，2017）。

几乎所有新发感染都发生在世界上的发展中国家，大多是通过异性间的性接触传播，对妇女的影响特别大。例如，在撒哈拉以南的非洲，近 60% 的 HIV 感染者是妇女。然而，来自肯尼亚和南非的最新研究表明，生活在撒哈拉以南的非洲的男性因同性间的性行为而感染 HIV 的风险也在增加（Kharsany & Karim，2016）。

性别和艾滋病

在很长一段时间里，艾滋病曾在美国被贬损为一种"男同性恋疾病"，因为大多数与艾滋病相关的病例发生在与同性进行性行为时未使用安全套来防止性接触传播疾病的男性身上（CDC，2001；Herek & Glunt，1988）。然而，即使是在发现这种疾病的早期年间，艾滋病同样夺去大量生命，包括与 HIV 阳性的男性进行性接触的妇女、艾滋病感染妇女生下的婴儿、接受携带 HIV 病毒血液的输血者，以及共用污染针头的吸毒者。

在美国，与同性发生性行为的男性仍然更多被艾滋病困扰，但其他人群也面临风险。

2015 年，1/4 的新发感染的途径是异性接触（CDC，2017b）。在美国，HIV 在男性中更常见，76% 的病例发生在男性身上（CDC，2017b）。在世界范围内，几乎一半的艾滋病患者是女性，异性接触是其主要的感染途径（UNAIDS，2016）。例如，在南部非洲，58% 的 HIV 感染者是妇女和女孩（UNAIDS，2016）。性别不平等，特别是包括暴力侵害女性行为在内的性别不平等，是非洲女性感染艾滋病的主要原因（UNAIDS，2016）。

美国和其他国家/地区的（男变女）变性者感染 HIV 的风险特别高。最近的数据表明，无论居住在低收入、中等收入或高收入国家中，跨性别女性感染 HIV 的可能性是一般育龄女性的近 50 倍（Baral et al.，2013）。无保护的性行为、共用被污染的针头注射激素或药物、性工作、反变性歧视以及缺乏对变性者友好的医疗服务，都使这一人群面临感染 HIV 的高风险（CDC，2017c）。

种族和族裔差异

在美国这样较为富裕、工业化程度较高的国家中，自从抗逆转录病毒疗法诞生以来，各种族和族裔死于艾滋病的人数都在下降，但这种下降在某些易感人群中不明显。死亡人数下降最缓慢的是非裔美国女性，下降最多的是白人男性和富裕地区的人（Karon，Fleming，Steketee，& DeCock，2001）。虽然一些族裔群体（亚裔美国人和美国印第安人/阿拉斯加原住民）的 HIV 感染率正在增加，但拉丁裔和非裔美国妇女的 HIV 感染率有所下降（CDC，2017a）。尽管如此，非裔美国人仍然不成比例地受到 HIV 的影响。虽然非裔美国人占总人口的比例只有 12%，但其在 2015 年所有新感染 HIV 的人口中占 48%（CDC，2017d）。此外，最高的 HIV 感染率发生在非裔美国人中（CDC，2017a）。这种族裔间的不同很大程度上反映了 HIV 检测、治疗可及性的差异，以及非裔美国人群体的 HIV 感染者比例较高（CDC，2017a；Karon et al.，2001）。少数族裔、女性、低收入人群相对来说较不容易获得针对 HIV/AIDS 的有效的治疗措施（Andersen et al.，2000）。

HIV/AIDS 在美国：一个持续的公共卫生问题

虽然美国 HIV/AIDS 患者的生存率和生活质量随着高效抗逆转录病毒疗法大大提高了，但是这种疾病仍然是美国国家公共卫生的一个主要问题（Arias，Andersen，Kung，Murphy，& Kochanek，2003）。即使艾滋病死亡人数和诊断人数在下降，但每年报告的 HIV 感染人数仍保持较高水平（CDC，2017a）。HIV 主要感染年轻人，尤其是少数族裔。医学研究者发出警告，新的药物疗法已经导致了抗药性 HIV 的产生。即使鸡尾酒疗法是有效的和可及的，很多人还是因为复杂的剂量方案和副作用不能正确地使用该疗法（Conway，2007；Fleming，Wortley，Karon，De Cock，& Janssen，2000）。直接的副作用包括皮疹、周期性或慢性腹泻、呕吐和疲劳，长期影响包括胰腺、肝和肾的功能不全（Sax & Kumar，2004）。虽然有些作者不同意（e.g.，Elford，2006），其他作者则认为新型有效的治疗方法导致原先能保护自己免受 HIV 感染的高危人群放松警惕（Fleming et al.，2000）。鉴于以上这些原因，服务于各类医疗卫生机构的社会工作者将会持续不断地遇到 HIV/AIDS 患者。

慢性病的自我管理模式

对糖尿病、心脏病和 HIV/AIDS 的成功自我管理在很大程度上取决于患者管理与其疾病相关的身体和心理 - 社会方面的程度。患者自我管理的责任包括解读症状、正确使用药物、改变医疗保健行为以管理和疾病相关的症状，以及应对情感、经济和心理 - 社会的后果（Holman & Lorig，2004）。因此，促使慢性病患者坚持自我管理已成为在医疗卫生团队中社会工作者对患者的重要职责。慢性病照护模式中描述的医患关系，是有准备的、积极主动的医疗团队与一个知情的、积极的患者进行合作（Bodenheimer，Lorig，Holman，& Grumbach，2010）。从前，传统的医患关系模式主要关注患者的依从性，依从性被定义为患者的行为依照医嘱的执行程度（Meichenbaum & Turk，1987）。尽管文献中仍在使用"依从性"这个术语，但它意味着患者在治疗和决策中的作用不如自我管理那么积极。在本章中，"自我管理"一词指的是患者管理其疾病的生理和心理 - 社会方面的意愿和能力，而"依从性"指的是执行治疗方案中建议的任务。

例如，在糖尿病的治疗方案中，1 型糖尿病患者每日需要多次进行胰岛素注射或使用胰岛素泵，2 型糖尿病患者每日需要多次口服降糖药，同时不同类型的糖尿病患者都需要进行日常血糖测量、遵守饮食计划和定期锻炼。管理心脏病需要做到控制饮食、进行锻炼、使用口服药、监测血压和血脂、定期找心脏科医生做常规的压力测试和心电图检查。对于 HIV/AIDS 患者，坚持预防措施（如使用安全套和清洁的针头）对于减少病毒的传播是非常必要的；一旦感染，坚持依从治疗方案对减缓病情和延缓 HIV 并发症至关重要。目前的 HIV 感染的治疗推荐联合使用的高效抗逆转录病毒疗法（HAART）是一种非常复杂的、通常需要服用来自两类不同药物类别的 3 种或更多的抗逆转录酶药物的方案（USDHHS，2016）。随着单剂量复方药和耐受性提升的药物出现，坚持联合抗逆转录病毒治疗已变得不那么复杂（USDHHS，2014）。

几十年来，人们一直在研究不依从治疗方案的程度。一项对 50 年来、涵盖 569 项研究的综述显示，患者的不依从性为 4.6% ~ 100% 不等，平均为 75.2%（Dimatteo，2004）。这项综述研究也显示，坚持依从治疗的比例在最近的小型研究中、在用药物治疗而非需要调整行为的治疗中，以及在有较多资源（例如高学历和高收入）的人群中比较高。美国医学研究所（2004）发现，大约有 9 000 万成年人缺乏理解和回应健康信息所需的读写能力，这种能力通常被称为健康素养。低收入者、少数族裔和农村地区的人更有可能面临健康素养障碍（Kirsch，Jungeblut，Jenkins，& Kolstad，1993）。

许多研究还调查了一些相关的和影响糖尿病、心脏病和 HIV/AIDS 患者坚持依从治疗的因素，如家庭因素、精神健康、健康信念、文化程度和人口学上的一些因素（Anderson，Auslander，Jung，Miller，& Santiago，1990；Auslander，Thompson，Dreitzer，White，& Santiago，1997；DiMatteo，Haskard，& Williams，2007；Frain，Bishop，Tschopp，Ferrin，& Frain，2009；Glasgow & Toobert，1988；Jacobson et al.，1990）。几项研究的结果表明，糖尿病患者对治疗方案的某一部分的依从程度与对其他部分的坚持依从无关（Glasgow，Wilson，& McCaul，1985）。这些数据结果表明患者的自我管理受很多因素的影响，并强调了提高慢性病患者依从性和行为改变的复杂性。

近期，对 HIV 感染者依从抗逆转录病毒疗法的研究有所增多。这部分是由于这一疗法的有效性需要接近 100% 的依从度，只有这样才能降低病毒载量和预防 HIV 耐药性的出现（USDHHS，2014）。坚持 ART 最终可导致病毒抑制，即每毫升血液中的病毒量达到医学检测无法检测的水平。最近的研究表明，病毒抑制显著降低了 HIV 感染者向性伴侣传播 HIV

的风险（Cohen et al.，2016；Rodger et al.，2014）。患者的不依从性将显著提高死亡的风险，因此研究多关注于妨碍依从治疗和促进依从的因素（Chesney，2003；Ramirez Garcia & Cote，2003；Steele & Grauer，2003；Mills et al.，2006；Shubber et al.，2016）。已经确定的妨碍依从治疗的障碍包括复杂的给药方案和饮食限制、日常习惯变化、药物副作用和个人心理 - 社会因素（如药物滥用、抑郁、压力）、艾滋病污名化以及与医疗提供者的非支持关系（Altice，Mostashari，& Friedland，2001；Chesney，2003；Gonzalez et al.，2004；Shubber et al.，2016）。

同样，降低心血管风险的文献综述（Cohen，2009）表明，从业人员和患者之间的合作关系非常重要。患者的自我管理受到个人风险认知、决策支持、动机、自我效能和可信的健康信息的影响。

促进慢性病患者自我管理的策略

许多研究已经评估了旨在改善患者自我管理和治疗方案依从性的人工干预的有效性。自我管理教育或培训包括信息、认知行为技能，以及为改善慢性病患者的医学和社会心理结局所提供的支持（Long & Holman，2003）。有许多关于自我管理教育和依从性干预的系统性系统综述（Jovicic，Holroyd-Leduc，& Straus，2006；Steed，Cooke，& Newman，2003；van Dulmen et al.，2007；Warsi，Wang，La Valley，Avom，& Solomon，2004）。本章所描述的干预过程是对已用于改善患者自我管理和依从性的策略的概述（Auslander，1993；Auslander，Bubb，Peelle，& Rogge，1989；Bubb，Auslander，& Manthei，1989；Lorenz et al.，1996）。该方法以"认知 - 行为理论"为取向并结合了Becker（Becker，1974；Becker & Maiman，1980）、Meichenbaum和Turk（1987）、Marlatt和Gordon（1985）以及最新的Lorig等（Lorig et al.，2001；Lorig & Holman，2003）的经典理论成果。通常情况下，改善自我管理和依从性的循证干预措施可以针对该模型中概述的某部分行为改变的策略，如同伴和家庭的支持、评估和改善健康信念或鼓励共同决策。在实践中，社会工作者常常根据评估的自我管理问题，单独或以组合的方式使用所有策略。如表20.3所示，社会工作者对患者进行自我管理训练包括四大策略：①评估和界定自我管理问题；②规划自我管理和医疗方案；③促进行为改变；④维持患者的自我管理。

第一阶段：评估和界定自我管理问题

评估阶段主要关注那些最易影响患者自我管理的因素。临床经验和健康行为研究界定了几个与患者依从治疗方案的意愿及能力有关的领域（Marrlatt & Gordon，1985；Meichenbaum & Turk，1987）。这些领域包括社会支持、生活方式、经济状况、健康信念、心理健康、过去坚持自我管理的经验和对治疗方案的满意度（表20.3）。这些因素的评估对于制定一套实际而有效的用于提高患者坚持依从治疗方案的可能性的计划提供了重要信息。

社会支持

家庭评估是为了界定与坚持依从相关的家庭的有利和风险因素。家庭评估应包括：①家庭的社会和经济状况；②家庭支持的意愿和能力（如对于家庭成员的疾病知识、技能、学习能力、解决问题的能力、组织能力等）；③家庭的压力源，如离婚、再婚、失业、新生儿、

表 20.3　慢性病管理中的自我管理策略

第一阶段：患者及其家庭的评估

　　社会支持

　　生活方式和日常作息

　　心理因素

　　健康信念

　　以往自我管理的历史、问题和治疗满意度

第二阶段：制定治疗方案

　　制定切合实际的治疗方案

　　鼓励患者参与制定计划

　　加强沟通

　　鼓励共同决策

第三阶段：促进行为的改变

　　发起新行为

　　把治疗的目标变为行为的目标

　　鼓励自我管理策略

　　教患者为高风险状况制定计划

　　激活社会支持

　　家庭支持：增加家庭的参与，鼓励责任分担

　　增强情感支持

　　家庭以外的社会支持

　　提高患者激活社会和医疗支持的能力

第四阶段：长期坚持自我管理

　　发展维持自我管理的技能

　　应对坚持依从中的失误

　　提高医疗服务的可及性

　　强化积极的健康行为

或家庭成员死亡等；④观察家庭成员间的互动，以获取家庭成员是否能合作并解决冲突的信息。这是非常重要的领域，因为以往大量研究显示家庭的特征和患者的治疗依从性有显著的相关性（Anderson et al.，1990；Glasgow & Toobert，1988；Thompson，Auslander，& White，2001a，2001b）。患者有大量的时间在工作单位、学校和家中度过，他们需要与他们周围的人进行合作来创造一个利于他们坚持自我管理的环境。患者也需要在紧急的状况中得到有力的帮助。因此，对来自朋友、老师、同事、雇主和其他家庭成员以外的支持的评估同样至关重要。

生活方式 / 日常计划

　　对患者和家庭的日常作息的评估，经常能够揭示生活方式和治疗方案之间的冲突，而这种冲突会损害或妨碍患者的依从性。生活方式 / 日常计划评估可以通过询问患者来完成，让患者回忆其日常生活是怎样的，从早晨醒来到晚上睡觉之间的每个小时都在干什么，以及周末和工作日的不同。这种称为"24 小时回顾法"的方法在糖尿病和心脏病的饮食评估研究中得到广泛的应用（Anding，Kubena，McIntosh，& O'Brien，1996；Johnson，Perwien，&

Silverstein，2000）。通常情况下，通过对患者生活方面的细节的了解，可以得知影响自我管理的主要问题。

心理因素

在本章节的开始曾讨论过，有些心理问题和患者对治疗方案的依从性有关：例如抑郁（Andersen，Freedland，Clouse，& Lustman，2001；Lustman et al.，2000；Starace et al.，2002）、焦虑（Andersen et al.，2002）、进食障碍（Jones，Lawson，Daneman，Olmsted，& Rodin，2000）和药物滥用等（Arnsten et al.，2002）。由于这些情况会对患者自我管理有不利影响，因此评估心理因素是至关重要的。

健康信念

Becker（1974，Becke & Mainman，1980）提出的健康信念模式指出，相对于医疗卫生服务的专业人士所提的建议，患者与健康相关的决策和行为更多地受到个人医疗经验、信念以及态度的影响。医疗团队了解患者的健康信念是非常重要的，由此可以纠正那些损害依从性的错误信息和误解。Becker 的模型涉及若干关键的评估方面：①患者对于疾病是否已严重到需要努力依从治疗方案的信念；②患者对于治疗方案改善病情的可能性的信念；③患者对于治疗获益将超过依从治疗所遇到的困难和不便的可能性的信念。

自我管理史/治疗满意度

因为医师认为过去的依从性行为是未来依从性的良好预测因素，对患者过去的自我管理表现进行回顾是非常重要的。对患者过往自我管理行为的评估可通过询问如"按时服用处方药的频率"这样一些特定问题来完成。举个例子，患者可能被问到前天、上周或上个月他们进行锻炼的频率和时长，同时也可确定在什么时间和地点最难做到依从治疗。在评估患者过去的自我管理时，社会工作者也可确认患者无法依从治疗方案中特定环节的原因。例如，社会工作者可以确定患者无法依从治疗是否是由于患者对处方的错误理解所导致。在进行以往治疗的依从性的评估时，确定患者对其自我管理和依从治疗的表现的满意程度是非常重要的。如果患者不满意他们的表现，他们也许已经有计划或有动力改变自己的依从性行为。相反，如果评估显示患者并未依从某方面的治疗，但患者本人却满意他们的表现，那么他们改变行为的意愿将极为有限。在这种情况下，需要医务人员与患者重新协商治疗的目标，这部分内容将在"第二阶段"进行讨论。

第二阶段：制定治疗方案

社会工作者在制定治疗计划方面必须扮演积极的角色，因为他们通常能够确保患者的心理社会和行为因素不被忽略或轻视，从而增强治疗计划的有效性，提升患者的自我管理。

制定切合实际的治疗方案

通过鼓励患者和医疗卫生专业人员利用社会工作者对患者进行的自我管理评估，可以制定出切实可行的、符合患者实际生活状况的治疗方案。如果制定的治疗方案适合患者特定的生活方式，尽量减少行为改变，同时提高便利性，那么患者就更容易坚持依从治疗建议（Chesney，2003；DiMatteo，2004）。

鼓励患者参与制定计划

通过制定个性化的、能够反映患者偏好的治疗方案，患者的自我管理能够得以加强。重要的是社会工作者可以提倡让患者积极参与决策并且认真地考虑患者的意愿和期望。社会工作者应该确保患者被详细告知了所有的治疗方案，以及各种方案的风险和益处。

加强沟通

多项研究发现医生的沟通方式和患者的理解、满意度以及对治疗的依从性之间存在着正相关（Roter & Hall，1997）。在社会工作者就患者个人生活需求与依从性上的困难与医疗卫生团队进行咨询沟通之后，医生和其他医务人员可能会更有效地与患者进行交流。同时，患者也必须愿意听从和理解其医生和其他医疗服务提供者。为了确保理解的正确性，社会工作者应该鼓励医疗专业人员经常要求患者复述重要的医疗信息和指导，从而纠正错误的理解。在本章的最后部分，我们将回顾社会工作者用于帮助患者回忆所告知的信息的各种策略。

鼓励共同决策

一旦确立了有效的沟通，社会工作者可以鼓励和指导医务人员与患者一起协商治疗方案。研究表明，积极地让患者参与治疗决策或共同决策有可能改善患者的依从性和健康结局（Fraenkel & McGraw，2007；Heisler，2008；Stacey，Samant，& Bennett，2008）。共同决策之所以重要，是因为患者自身的治疗目标和目标优先级可能与医务人员的治疗目标不同。例如，在治疗糖尿病的案例中，糖尿病治疗团队也许会针对控制患者血糖恢复正常水平来制定治疗方案，而患者的目标可能在于预防低血糖所引起的不适症状，这就导致了患者会有目的地将血糖维持在正常水平以上。因此，从达到个人目标的角度来看，患者可能成功地管理了自己的治疗方案，但从医疗卫生专业人员的角度看则恰恰相反。

第三阶段：促进行为的改变

最近被诊断为慢性病的患者，必须改变以往的行为，发展新的行为，来执行医生推荐的治疗方案。社会工作者能够使用 3 类方法来促进行为改变：①发起新的行为；②激活社会支持；③提升患者激活社会支持的能力。

发起新的行为

在行为改变的过程中，早期的成功能够肯定并激励患者。以下描述的一些技巧可以确保患者在他们开始建立新的依从性行为之后尽快获得一种成就感（Meichenbaum & Turk，1987）。第一种技巧是协助患者将治疗目标转化为行为目标。为了实现他们的治疗目标，患者必须清楚理解他们需要改变的行为和需要开始的新行为是什么。他们必须特别地、有针对性地计划在何时、何地及如何进行新行为的改变。如果治疗目标是增加锻炼，仅仅建议患者经常锻炼是没有效果的。相比较而言，指导他们制定一份详细的锻炼计划更加有效，例如详细计划锻炼活动的类型、锻炼的频率以及进行活动的时间和场所。Meichenbaum 和 Turk 在他们1987 年的研究中指出，要达到最佳效果，这类计划应该有针对性而非过于死板。

第二种技巧是鼓励患者使用自我管理的方法。行为目标一旦确定，即应鼓励患者建立一套日常自我监测或自我记录的系统。日积月累中变化似乎更容易实现。每日的监测或记录通过给予患者一种即时的成就感，以此强化他们所做的努力。此外，自我监测表所提供的信息使患者和医务人员能更有效地管理患者的治疗方案。相比于大的变化，小的变化更容易实现。如果患者能够渐进地执行治疗计划，一步步改变他们的行为，则更容易获得成功。例如，如一位患者被告知需要 1 周进行 5 次锻炼，他也许会觉得不堪重负；但如果指导该患者先每周进行两次锻炼，然后逐渐增加活动量，这样可能不太会令其感到畏惧。另外一种自我管理的策略是通过改造家庭和工作场所来创造锻炼的环境。这通常包括鼓励患者进行简单的调整，例如拒绝那些高脂肪的食物"进家门"、将健身垫或血糖仪器放在便利的、伸手可及的位置。最后，另一种能够成功提高患者依从性的自我管理策略是使用提示。可以教患者使用提示来促使他们记住新的行为。患者可以利用常规事件，例如一档最喜欢的电视节目或者晚间新闻，作为自己服药的提示。按照每天用药剂量分格的药盒也是十分有帮助的。发挥你的创造力，甚至用幽默感来帮助患者寻找他们自己的提示方法。

第三种发起新的行为的技巧是教会患者预防高危状况（Marlatt& Gordon，1985）。在评估阶段，患者已经认识到或者察觉到那些会影响其坚持依从治疗方案的行为、环境、事件或者人物。预测妨碍依从性的障碍，并找到克服这些障碍的方法是决定能否成功进行行为改变的关键策略。角色扮演和演习有助于患者应对生活中的日常挑战。

激活社会支持

大量研究结果证明社会支持和社会关系能够对健康产生积极影响，其影响的机制有一部分是通过健康的行为方式实现的（Heaney & Israel，1997）。加强和拓展患者家庭内部和外部的支持网络是第三阶段的一个重要组成部分。

在最初评估阶段中发现的家庭有利因素和危险因素，能够帮助社会工作者对患者最需要的部分进行集中干预。通常来说，为了激活有效的家庭支持，社会工作者可以鼓励家庭参与并且提高家庭参与能力，促进家庭成员之间共同分担责任，以及加强家庭成员对患者的情感支持（Anderson et al.，1990；Glasgow & Toobert，1988）。鼓励家庭参与和提高参与能力，关键在于社会工作者应鼓励医疗卫生团队让家庭成员参与和疾病相关的教育和方案的制定，特别是那些对患者依从治疗起到关键作用的家庭成员。例如，在家中负责采购和做饭的家庭成员必须知道心脏病或糖尿病患者的推荐饮食，从而可以帮助医疗团队制定患者在家的饮食。为了实现这种参与，相关的课程和会议应该安排在同时方便患者、医疗团队以及患者家属的时间。如果家庭成员表现出不愿了解疾病或者对于协助治疗方案的完成感到犹像，社会工作者可以与家庭成员进行沟通并询问他们不愿参与的原因，是因为他们害怕医疗程序，或者他们不知如何协助，还是因为他们对加在他们身上的要求感到不满。一旦确认原因，社会工作者和家庭成员可以开诚布公地处理这些问题。如果家庭成员知道他们的努力能够为患者带来变化，并且患者会感激他们所做的一切，那么他们会更愿意继续提供帮助。

促进家庭成员间的责任共享是另一种改善家庭支持的有效方法。研究表明家庭成员间对于所要承担的与病患相关的任务分工的不同意见会影响患者的依从性（Anderson et al.，1990）。应鼓励患者和他们的家庭成员一起讨论并决定每个人愿意承担的任务和角色。由于家庭成员对处理医疗紧急状况通常会感到焦虑，所以在第一次会面的时候就应帮助家庭成员计划在发生紧急情况时该做些什么以及由谁来完成。

鼓励家庭成员之间分享各自的感受有助于加强情绪支持。在通常状况下，患者和家庭成员为了互相保护会试图掩饰内心痛苦的情绪，比如悲伤、难过或者焦虑。这种情况下他们便失去了一次互相安慰、增进感情的机会。社会工作者可以鼓励家人一起分享愤怒的情绪，如此便可协商分歧和化解冲突。许多研究表明和睦的家庭有助于培养更好的依从性、更好地改善医疗效果（Hanson，De Guire，Schinkel，& Kolerman，1995；Herskowitz et al.，1995）。

如果心脏病、糖尿病或者 HIV/AIDS 的患者有不知情的或无同情心的朋友、同事、老板或老师，那么他们的自我管理将会变得困难。如果可以，鼓励患者至少让 1 ~ 2 个同事或同学知情，可以增强支持的氛围，从而提高他们依从治疗方案的可能性。通过患者对他们的教育，工作场所或学校里的其他人可以为患者提供支持。对于患糖尿病的儿童，医疗卫生团队的成员和患者校方人员的接触有助于学校员工提供教育信息。

经常将患者与支持系统联系在一起可以减少患者的孤独感，并且为他们提供学习处理依从性问题的实际方法的机会。作为一种传统且重要的社会工作方法，把患者与合适的社区资源联系起来，可以帮助患者得到对于提高治疗依从性很重要的支持和服务。

从长远角度看，学会如何激活自己的支持系统对患者更有益处。社会工作者可以通过让患者回忆过去帮助过他的人和让他们展望将来可能愿意帮助他的人，来引导患者确认那些能为其提供社会支持的人。社会工作者可以通过使用 Marlatt 和 Gordon 所发明的角色扮演和演习的技巧，进一步帮患者为寻求支持和应对拒绝做好准备。对那些不愿意麻烦医生的患者，可以培养他们的"患者积极性"和"自信"来获得医疗支持。一种培养患者积极性的策略可以是鼓励患者在打电话给主治医生或去医生办公室之前，准备好一系列问题清单（Roter，1977）。其他策略包括鼓励患者通过阅读病历来了解自己的病情、协助患者与医疗保健提供者讨论治疗方案。在一项关于糖尿病患者依从性的认知和行为决定因素的研究中，Amir、Rabin 和 Galatzer（1990）发现有些患者具有明确表明需要一名特定医生进行跟进工作的能力，而这种能力与治疗的依从性有着显著的联系。

第四阶段：维持自我管理

Marlatt 和 Cordon（1985）观察到试图改变患者行为的高失败率可能源于对治疗的维持阶段缺乏强调。慢性病患者的教育和管理项目通常缺乏对维持关注。医疗卫生专业人员通常认为一旦患者已经接受了教育，开始了新的治疗方案，他们的工作便完成了。然而，对于患者，这时挑战才刚刚开始。以下策略对于促进长期依从性有所帮助。

针对维持技巧提供帮助

前面提到的许多用于开始行为改变的策略对于维持行为改变同样有效。通常来说，帮助患者对自己的依从性负责，并帮助他们获得承担这份责任所需的技能是最成功的策略（Meichenbaum & Turk，1987）。这些技巧中最关键的一项便是能够预见和预防可能导致不良自我管理行为的能力，这在之前的章节中已经阐述过了。这一技巧尤其重要，因为根据 Marlatt 和 Gordon 的发现，大多数依从性差的事件发生在有限的高风险情况下，而这些情况对每个人来说是独一无二的。

其他能够帮助患者维持自我管理的技巧包括问题解决能力、保持自信的能力、人际交流能力以及压力管理能力（Meichenbaum & Turk，1987）。当一位患者在这些方面有所欠缺的时候，社会工作者的角色即是在与治疗计划相关的方面加强患者的这些能力。社会工作者同时可介绍患者参加由社区机构开设的能力培训项目，社会工作者由此可以帮助患者，将从培训项目中学到的知识和技能运用到个人的治疗计划中。

教授应对失误的技巧

为了维持长期的依从性，患者必须学会成功地应对自我管理过程中的失误。Marlatt 和 Gordon（1985）强调对那些容易将治疗计划中的失误看作一种个人能力的不足或者一种无法坚持的暗示的患者进行认知重塑的重要性，这些患者很容易失去信心和动力。认知重塑包括帮助患者将失误看作只是在学习新行为过程中的过失或小错误，而不是个人能力不足的标志。患者由此可以明白任何错误都有可能被改正。社会工作者可以协助患者回顾、听取失误详情并找到失误的原因，制定策略防止失误的再次发生。Marlatt 和 Gordon（1985）同时建议进行失误演习这样一种技巧，使患者准备好如何处理在依从过程中发生的失误问题。失误演习提供给患者一个机会来预测自我管理行为的失误、想象处理失误时反应以及接受来自社会工作者的反馈和培训。

利用跟进技巧

医疗卫生团队可采用许多直接的方法鼓励患者维持长期的依从性。这些方法包括患者和医护专业人员的持续沟通。定期的电话随访和短信提醒已被证实能够加强年轻糖尿病患者的自我管理计划（Franklin，Waller，Pagliari，& Greene，2006；Howells et al.，2002）。

社会工作者可以利用各种方法来减少医疗成本，例如找到低成本的药物来源和供给、转介至州级和联邦机构以获取财政和医疗上的协助。像 HIV/AIDS、糖尿病和心脏病这样一些慢性病的管理会非常昂贵，因为处方药、血糖监测设备、饮食限制、频繁的医生随访、医疗物资运输、儿童照料以及实验室监测的费用昂贵。由于这些昂贵的费用会导致患者家庭一段时间内的生活困难，患者往往无法坚持他们的治疗方案。从长远角度看，患者会优先考虑其他费用的支出而非治疗费用。社会工作者应该意识到患者的自我管理行为随时间改变可能是出于其他经济需要。

社会工作者必须始终如一地辨识和加强患者积极正面的健康行为。如果患者意识到他们的成功是来自于他们自身的努力而不是来自医务专业人员，那么这种信念对强化他们的正面健康行为将更为有效（Meichenbaum & Turk，1987）。患者需要有自信和对自我效能的信念，这样才能成功地自我管理疾病并终生受益。

不同人群的适用性

这种方法同样适用于不同社会经济和种族背景的个人，因为它利用了生态学的方法来评估依从治疗的障碍因素和促进因素。这种方法同样考虑和检验了更为广阔的社会情境的影响，如那些影响自我管理行为的社会因素和文化因素。例如，在少数族裔患者中，一些文化因素如健康观念和大的家族社会支持网络可能与大众文化不同，但这些因素的影响对成功的自我管理至关重要。此外，这些策略也可用来防止新确诊患者或改变治疗方案的患者产生自我管理问题。慢性病患儿方面的科研和临床经验表明，相比起改变已有的家庭内部的消极模式，预防由家庭所引起的依从性问题和疾病管理问题则比较容易（Auslander，Anderson，Bubb，Jung，& Santiago，1990；Auslander，Bubb，Rogge，& Santiago，1993）。

慢性病中的医患沟通

与积极医患沟通相关的成果

经过 30 年关于医患沟通的研究，一些研究成果一致认为患者和医务人员互动的一些特性与成功的患者自我管理有关。例如，当医务人员采用更为积极正面而非消极的交谈、较少的提问、提供较多的信息时，患者则更有可能依从治疗计划。实际上，提供的信息越多、患者能记忆更多内容，更有利于合作关系的建立（Hall，Roter，& Katz，1988；Roter & Hall，1997）。虽然许多的研究对象是医生，但是用于提高沟通能力的基本原理和技巧同样适用于医疗团队的其他成员（例如社会工作者、护士、营养师）。

同样地，患者满意度的最佳衡量指标是患者得到了多少信息。简单地说，那些得到较多信息的患者，比起那些得到较少信息的患者，更满意他们的医疗质量（Hall et al.，1988）。信息量和满意度之间的密切联系，来源于患者对于了解他们的身体状况的需要。这也可能是由于患者认为，能与他们分享提供更多的信息的医生更能关怀和照顾他们。有些研究甚至将医患沟通与健康结局相关联，例如术后恢复质量的提高和止痛药使用的减少（Roter & Hall，1997）。当慢性病患者对于他们的治疗和健康承担更多责任时，他们对于信息的需求也会提高。社会工作者可以引导医疗团队将医患之间的互动，发展为一种更具有合作性的沟通方式（进一步了解这部分内容请参考第 10 章的内容）。

信息的提供和教育者的角色

慢性病患者将持续地应对和适应一系列变化，这些变化包括伴随出现的精神健康问题、病情的变化、治疗方案的改变和生活方式的改变等。所有的这些变化都需要患者继续探寻新的信息和学习新的应对方式。为了回应患者的这种需求，社会工作者在给患者提供信息、患者教育与疾病和心理 - 社会相关的议题上起到了巨大的作用。尽管大部分社会工作项目都强调要进行心理 - 社会评估，但在训练社会工作者们向患者提供信息方面的关注较少。关于医患沟通的研究显示，在以下 3 种情况下，患者会感到不满意并且不能依从治疗计划：①他们无法理解被告知的内容且不能提问；②他们忘记了被告知的内容；③过多的时间被花在评估患者的个人史上，却没有向患者提供教育（Robbins et al.，1993；Roter，1977；Roter，Hall，& Katz，1987）。

提高信息回忆的沟通技巧

很多患者在他们离开医院大楼的时候就已经忘了医生告诉他们的内容。为了增加患者能记住的信息量，接下来的几种沟通技巧在医疗领域被视为比较有用的。第一种策略是使用清楚的分类。社会工作者把许多信息提供给患者的时候，应该将信息分类并先对每一类别进行描述。例如："我下面将告诉您有关您和您的家人可以参加的各种支持小组类型、参加这些支持小组的潜在益处、每个小组的带领人或赞助人、每个小组的活动地点和时间，以及您报名参加这些小组的方法"。

第二种策略是重复。结合清晰的分类介绍，对患者和他们的家人重复那些最重要的信息也能提高记忆量。在一份关于医患沟通的开拓性研究中，研究者要求患者向医生重复那些被告知的信息来确保患者的理解掌握，任何被患者错误理解或者遗漏的信息将被重复告知。研究结果显示，遵循这一要求的实验组患者能够更好地记住医生的信息，并且对本次就诊更满意（Bertakis，1977）。

另一种提高患者信息回忆量的策略是提供具体的指导。相较于那些笼统、抽象的信息，患者更能记住和容易遵循那些细致、具体的意见或信息。因为后者比前者更形象。例如，"您应该减少饮食中的糖分"这样一种普遍笼统的表述经常被患者所忽视。这样的建议不但难以实现，而且并没有提供足够具体的信息。更具体的表述应该是"在饮食中用新鲜水果和饼干代替甜点"。提供具体的指导，社会工作者要避免使用医学术语和难以理解的长句，这样沟通便可更有效率。

Ley（1982）是研究向患者提供信息的另一位先驱，他研究了向患者提供信息的次序。研究结果显示患者往往更能记住他最先被告知的和他们认为最重要的内容。由于医生往往在结束会面的时候给患者提供信息和建议，患者更有可能先忘记这一部分的信息。因此，Ley的早期研究成果显示，社会工作者应该在与患者见面的开始阶段把最重要的信息提供给患者，这样患者更容易记住这部分信息（1982）。向患者说明推荐某一种治疗的理由也是一种可以增强患者记忆的策略。最后，医生应该引导患者参与并启发他们说出自己的期待。除非医生询问患者想要知道哪些信息，并且鼓励患者参与沟通，否则任何方法都无法提高医生与患者的互动。最近的一项研究评估了基层医疗机构中医生使用促进信息回忆的行为的频率，结果表明重复是最常用的技术（53.7%），其次是讲述治疗的理由（28.2%）（Silberman，Tender，Ramgopal，& Epstein，2007）。由于较长的就诊时间与促进信息回忆技术的使用增加，社会工作者可以在医生完成沟通后与患者使用这些策略，从而在增强信息回忆方面发挥重要的作用。

先前关于患者自我管理和医患沟通的研究告诉我们，当医护人员采用合作性的方式与患者交流时，他们的工作最为有效。当患者选择不按照规定的治疗方案进行治疗时，这种行为应该被视为一种合乎逻辑的、有动机的选择。解决这种行为的方法在于与患者就曾经达成一致的治疗方案再次协商，使患者能切实遵循。从一项对 1 型糖尿病患者进行强化治疗的多点随机试验中得到的经验证明（Lorenz et al.，1996），要确保强化治疗的成功，医务专业人员和患者一样需要改变。

精神健康与慢性病的关系

服务慢性病患者的社会工作者所面临的重要问题是与慢性病同时发生的精神健康问题。相比普通人群，患有心脏病、糖尿病或 HIV/AIDS 的人群更容易发生情绪上的问题，如抑郁症（CDC，2012；Moussavi et al.，2007）。慢性病会导致身体功能障碍、持续的疼痛、繁琐的药物治疗、对照顾者的依赖以及面临死亡。这些都会导致悲伤、焦虑以及抑郁的感受。但是心理疾病和慢性病的关系远比通常所认为的"慢性病引起压力"这样易于解释的假设来得复杂。研究也显示这种关系可能是逆向的，即压力有可能是引起慢性病的一个因素。抑郁会通过直接和间接的方式增加患心脏病、糖尿病和 HIV/AIDS 的风险。

社会工作者为慢性病患者的照护带来一种整体的、人在情境中的视角。这种视角要求社会工作者了解精神疾病和其他身体疾病是如何不可避免地融合在一起的。为了总结这部分知识，这节将探讨心理疾病在心脏病、糖尿病或 HIV/AIDS 患者中的发病率、这些慢性病和心理疾病双向关系、影响慢性病患者精神健康的因素，以及为那些伴有精神障碍的心脏病、糖尿病或 HIV/AIDS 患者提供社会工作服务的方法。

心脏病、糖尿病或 HIV/AIDS 患者精神疾病的流行率

心脏病

估计有 15% ~ 20% 的心脏病患者同时患有抑郁症，而在一般人群中抑郁症的发病率为 4% ~ 7%（Lett et al.，2004）。研究表明抑郁症也会加重心脏病，这可能归因于抑郁症的一些行为结果（如胃口不佳和缺乏锻炼），或者是因为生理上的联系，例如抑郁症患者的心率变化和血小板活性降低（Ferketich，Schwartz-baum，Frid，& Moeschberger，2000）。在 20 项对于心脏病患者长达 15 年之久的研究中，那些同时患有心脏病和抑郁症的患者死于心脏病并发症的概率是那些患有心脏病但没有抑郁症的患者的 2 倍（Barth，Schumacher，& Herrmann-Lingen，2004）。研究显示，那些有冠状动脉疾病、急性心肌梗死、充血性心力衰竭或者经历过心脏外科手术并同时伴有抑郁症的患者，死于心血管意外的概率是那些有心脏病而但没有抑郁症的患者的 1.5 ~ 2.5 倍（Lett et al.，2004）。虽然抑郁症是引发自杀的主要风险因素（Rihmer，2007），但一项关于自杀和疾病的研究综述发现，患有心血管疾病（如高血压）和进行心脏移植并不会增加自杀风险（Hughes & Kleespies，2001）。

糖尿病

研究一致显示有 1 型或 2 型糖尿病患者患有抑郁症的概率比没有糖尿病的人高 2 倍（Ali，Stone，Peters，Davies，& Khunti，2006；Anderson et al.，2001）。这种影响对女性、男性、儿童和成人以及不同类型的糖尿病患者是一致的。对 39 项包括 20 218 名参与者的研究综述显示，11% 的糖尿病患者同时患有严重的抑郁症，另外有 31% 的患者出现大量抑郁症状（Anderson et al.，2001）。一项关于 1 型糖尿病儿童的纵向研究显示，在 10 年的时间里有 28% 的患儿发生抑郁症（KOVACS，Goldston，Obrosky，& Bonar，1997）。心理疾病通常发生在治疗后的第一年。糖尿病患者的抑郁症与营养不良、缺乏服药的依从性、健康问题的加重以及较低的生活质量有关（Anderson et al.，2001；Ciechanowski，Katon & Russo，2000；Lustman & Clouse，2005）。各种研究揭示在糖尿病患者中，抑郁症可能会增加高血糖、眼部损害、心血管疾病、住院治疗和其他并发症的发生率（Clouse et al.，2003；Kovacs，Murkerji，Drash，& Iyengar，1995；Lustman et al，2000；Lustman & Clouse，2005；Rosenthal，Fajardo，Gilmore，Morley，& Naliboff，1998）。糖尿病的严重程度和功能衰退程度可能会增加抑郁症的风险（De Groot，Anderson，Freedl，Clouse，& Lustman，2001；Lustman et al.，2000）。

其他情绪问题和障碍，特别是焦虑和一般心理压力在糖尿病患者中的发生率也高于平均水平。焦虑在糖尿病患者中发生率是平均水平的两倍（Kruse，Schmitz，& Thefeld，2004），并且特别与高血糖相关（Anderson et al.，2002）。总体来说，14% 的糖尿病患者有广泛性焦虑症，还有 40% 的患者有严重的焦虑症状（Grigsby，Anderson，Freedland，Clouse，& Lustman，2002）。一项对纽约市近万人的研究显示，已被诊断为糖尿病的患者发生严重心理压力的可能性是非糖尿病患者的 2 倍。这里所指的严重心理压力包括至少 13 项症状：如焦虑、抑郁、精神分裂症和其他精神症状（CDC，2004）。研究者还未充分地查明不同种族和族裔的糖尿病患者的心理疾病发生率是否一致，但美国的一项研究发现，美国印第安人糖尿病患者

的抑郁症发生率最高，其次是白人、拉丁裔和非裔美国人；亚裔美国糖尿病患者的抑郁症发生率最低（Li、Ford、Strine 和 Mokdad，2008）。

最后，在一些糖尿病患者中，持续关注食物和锻炼的需求可能会引起进食障碍。一些患有 1 型糖尿病的青少年和青年女性会使用所谓的"胰岛素净化"的方法（Rydall，Rodin，Olmsted，Devenyi，& Daneman，1997），他们通过停止使用胰岛素来清除将被储存为脂肪的食物，从而控制他们的体重。可能正出于这个原因，患有 1 型糖尿病的妇女患神经性贪食症的风险几乎是没有 1 型糖尿病的妇女的两倍（Mannucci et al.，2005）。

HIV/AIDS

由于人类免疫缺陷病毒会侵犯中枢神经系统，因此大量精神方面的并发症会伴随着 HIV 感染和 AIDS 而发生（Forstein & Mcdaniel，2001）。病毒侵入中枢神经系统可能导致与 HIV 相关的痴呆和轻微的认知运动障碍。然而，使用抗逆转录病毒药物治疗可以降低 HIV 感染者神经认知障碍的发生率和严重程度（Rackstraw，2011）。研究报告称患有严重精神疾病的人群中 HIV/AIDS 具有较高的发病率（2% ~ 19%），但是这些研究缺少随机样本或者对照组（Hughes，Bassi，Gilbody，Bland，& Martin，2016）。与全国平均水平相比，HIV/AIDS 患者的自杀风险普遍较高，但在各个研究中的升高比率并不一致（Badiee et al.，2012；Carrico et al.，2007；Sherr et al.，2008）。

在极少数情况下，HIV/AIDS 的治疗也可能会引起精神问题。例如，抗逆转录病毒治疗在一些患者中会引起精神分裂症，然而一旦撤销治疗并使用抗精神疾病药物，相关症状就会减退（Cespedes & Aberg，2006；Foster，Olajide，& Everall，2003）。同时，抗逆转录病毒治疗与艾滋病相关的痴呆症状病例的显著减少（Liner II，Hall，& Robertson，2008）以及 HIV/AIDS 患者抑郁症状的好转有关（Low-Beer et al.，2000）。

抑郁症和其他精神疾病：慢性病的致病原因或结果？

慢性病可以造成巨大的压力和焦虑，从而影响一个人的精神状态。但是精神健康对慢性病的病因可能的影响是什么？事实上，越来越多的证据表明，不良的精神健康状态会增加发生慢性病的风险。其中抑郁症的影响最为显著。许多疾病的研究表明抑郁症能直接和间接地增加患有某些疾病的风险。

心脏病

研究发现抑郁症会导致心脏病发作的危险性平均增加 1.5 ~ 2 倍，几乎接近吸烟的影响水平——吸烟导致心脏病的风险增加 2.5 倍（Lett et al.，2004；Wulsin & Singal，2003）。这一现象最早的研究之一——关于流行病高发地区的研究——发现在 1981 年没有心脏病史但有抑郁病史的患者到 1994 年比那些没有抑郁病史的人，心脏病发作的可能性高了 4.5 倍（Pratt et al.，1996）。最近的一项研究发现，在没有心脏病史的成年人中，患有抑郁症的人在平均 8.5 年内死于心脏病的可能性是无抑郁症者的 2.7 倍（Surtees et al.，2008）。抑郁症和心脏病并发症的关联对男性可能更具有深远的影响。一项研究显示患有抑郁症的男性发生心脏病的可能性比没有抑郁症的男性高 2.75 倍，但是抑郁症并不增加女性患心脏病的风险（Hippisley-Cox，Fielding，& Pringle，1998）。

目前对于为何抑郁症会提高罹患心脏病和心脏相关并发症的风险尚不得而知。一种假说解释抑郁症的一些行为表现（特别是吸烟、酒精滥用或缺乏运动）和生理影响增加了罹患心脏病和其并发症的风险（Lett et al.，2004）。抑郁对于个人驱动力、精力以及希望感的影响削弱了患者对于治疗方案的依从性，这可能会进一步影响健康。抑郁症的生理影响会引发心脏问题，包括血小板活性的下降、血清素紊乱、炎症，以及其他（如糖尿病、肥胖症和高血压等疾病）（Lett et al.，2004）。针对 5-羟色胺的抗抑郁药［如氟西汀（百忧解）、盐酸舍曲林（左洛复）和其他选择性 5-羟色胺再摄取抑制药）提供了 5-羟色胺与心脏病相关的支持证据。同时，Lett 等（2004）提醒需要更多纵向研究来确立抑郁症和心脏病之间的因果联系。

糖尿病

尽管我们知道通常糖尿病的诊断很有可能会引起抑郁症，但是抑郁症也与增加罹患糖尿病的风险（Knol et al.，2006；Mezuk，Eaton，Albrecht，& Golden，2008）。目前还不清楚抑郁症增加罹患糖尿病风险的原因。和心脏病一样，一种可能的解释是抑郁本身会导致不良饮食、缺乏锻炼、吸烟、社交孤立和压力——这些因素都可能导致糖尿病的发生（Barth et al.，2004；Rozanski，Blumenthal，& Kaplan，1999）。另一种可能性是抑郁会产生生物化学的改变，这些改变增加了个体对其他疾病的易感性，或者说抑郁症直接影响了心脏和新陈代谢的调节。

除了抑郁症，糖尿病也往往与其他精神疾病有关。精神分裂症患者，即使在没有服用那些可能会引起生理变化的抗精神病药物时，发生糖耐量减低的风险也高于一般人群（Ryan，Collins，& Thakore，2003）。事实上，那些服用抗精神病药物的精神分裂症患者发展成糖尿病的风险更大（Koro et al.，2002；Leslie & Rosenheck，2004；Sacchetti et al.，2005）。这种相关性在服用新型抗精神分裂药物，如奥氮平（再普乐）、利培酮（维思通）和喹硫平（思瑞康）的人群中表现得更为显著。一项研究发现在最初服用喹硫平的 3 个月内便有 1% 的患者发生糖尿病（Koro et al.，2002）。

药物的另一个副作用——体重增加（Allison et al.，1999）有助于解释糖尿病风险的增加。鉴于这些原因，定期接受医生检查、摄入低脂高纤维饮食和注意预防对服用抗精神病药物的患者尤为重要。另外，精神分裂症本身也能影响新陈代谢系统（Ryan et al.，2003），精神分裂症所引发的挑战也使得规律锻炼和健康饮食得当变得相当艰难。

HIV/AIDS

HIV/AIDS 这种传染性疾病可以通过一定的行为方式来预防，精神疾病则间接地增加患者感染性传播疾病的风险。许多患有严重精神疾病者从事风险行为的比例过高，可能导致 HIV 感染，包括无保护的性行为、共用针头注射毒品和卖淫（Meade & Sikkema，2005）。抑郁症所带来的无助和沮丧感可能引发高风险的性行为。在一项针对 460 名男同性恋者的研究中，在过去 6 个月内，患有心境障碍的男性比没有任何抑郁障碍的男性与非固定伴侣进行未经保护的肛交的可能性高 2.4 倍（Rogers et al.，2003）。认知方面的问题，尤其是那些与精神分裂相关的认知问题，会妨碍人们对于 HIV/AIDS 危害程度和预防方法的理解（Lyon，2001）。

即使个人已感染 HIV，抑郁症同样与更加严重的后果存在联系（Ironson，Fitch，& Stuetzle，2017）。一项对于 1 716 名女性 HIV 感染者的 7 年研究发现，有慢性抑郁症状且最终死于艾滋病的女性的比例是那些有很少或间歇抑郁症状的女性的两倍（Cook et al.，2004）。与非抑郁症患者相比，患有抑郁症的 HIV 感染者的死亡率更高，部分原因可能是这部分患者对抗逆转录病毒治疗的依从性显著降低（Uthman，Magidson，Safren，& Nachega，2014）。

精神疾病和依从治疗方案

抑郁症、焦虑症、精神分裂症、物质使用障碍和其他精神障碍毫无疑问会对个人依从治疗方案产生消极影响。抑郁症本身可能就是影响治疗依从性的最大元凶（DiMatteo, Lepper, & Croghan, 2000）。抑郁症的本质会减少个人的驱动力、注意力、精力和希望。这些问题使得人们难以进行运动、健康饮食、定期检查血糖和维持药物治疗（Ciechanowski et al., 2000；Rubin, Ciechanowski, Egede, Lin, & Lustman, 2004）。

抑郁症能妨碍患者对心脏病、糖尿病和 HIV/AIDS 等的治疗方案的依从（Ciechanowski et al., 2000；DiMatteo, et al., 2000；Starace et al., 2002）。一项针对心脏病患者的研究表明，相比未患有抑郁症的患者，患有抑郁症的患者定期服药、戒烟、参加康复活动和定期锻炼的可能性更低（Kronish et al., 2006）。在患有抑郁症和 HIV/AIDS 的成年人中，服用抗抑郁药的人更有可能遵从抗逆转录病毒治疗（Yun, Maravi, Kobayashi, Barton & Davidson, 2005）。违禁药物的使用也会影响依从性。一项为期 6 个月对 85 位曾经或者目前吸毒的 HIV 感染者的研究显示，吸食可卡因的患者中只有 27% 的人依从治疗方案，而那些没有吸食可卡因的患者中有 68% 的人依从治疗方案（Arnsten et al., 2002）。尽管抑郁症或者其他精神疾病会影响人们依从膳食、运动和药物治疗方案的动力和能力，但是 Rubin 和 Peyrot（2001）强调许多患有抑郁症的患者能依从治疗方案；同样，许多不依从治疗方案的患者并非患有抑郁症。

保护因素和慢性病的精神健康

并不是每一个慢性病患者都会出现精神障碍。大多数患有心脏病、糖尿病或者 HIV/AIDS 的患者都不能诊断为重性抑郁症，尽管他们都要应付不断的精神压力以及与疾病相关的恐惧感。

什么能帮助患者应对他们的病情而同时不遭受抑郁症、焦虑症或者其他精神疾病的侵袭呢？研究发现，一般而言，婚姻、教育程度高、收入高和社会支持有助于减少与糖尿病相关的心理疾病（Blazer, Moody-Ayers, Craft-Morgan, & Burchett, 2002；CDC, 2004；Peyrot & Rubin, 1997）。对于糖尿病患者来说，血糖控制良好可以减少抑郁症的发生风险（Rubin & Peyrot, 2001），体重减轻、胰岛素治疗与年龄大同样也与其有关（Katon et al., 2004）。患有糖尿病的美国白人相比非裔美国人和其他有色人种，出现抑郁症的可能性相对较小（Katon et al., 2001）。

很难弄清楚抑郁症和不良的健康习惯（如血糖控制）哪个在先，因为这两者是相互影响、相互作用的。同样，运动、饮食和睡眠有助于预防抑郁症，但这些因素也受到抑郁症的巨大影响。Rubin 和 Peyrot（2001）曾表示："与抑郁症有关的无助感和失望可以导致严重的自我管理失调、血糖控制情况恶化以及抑郁症状的加重"（P.461）。当一个人同时有生理和精神疾病的时候，两者的交互会产生一种协同效应：生理或心理 - 社会状态越差，所导致的精神健康问题就越严重。心理、经济、社会和生理健康问题会相互作用，并在不同的处境下可能引起恶性或良性的循环。

改善慢性病患者精神健康的干预措施

社会工作者可以使用多种干预措施来帮助有精神健康问题的人。这里将会简要介绍医疗危机咨询、心理治疗和放松训练。这里不讨论抗抑郁药的治疗，因为社会工作者无法开处方药，而需和有处方权的精神科医师和其他医生合作。但是熟知治疗精神病药物的优缺点对于社会工作者来说也是很有帮助的，这样可以为患者提供教育和倡导。例如，抗抑郁药虽然可以有效地减轻抑郁症状，但同时也存在风险，其中包括服药的儿童、青少年和成年人自杀风险的增加（Barbui，Esposito，& Cipriani，2009）。

医疗危机咨询

医疗危机咨询是一种短期的干预手段，其主要关注由个人的医疗状况所带来的恐惧、焦虑、残障和其他问题（Pollin & Kanaan，1995）。进行医疗危机咨询的前提是以下 8 个方面的恐惧情绪影响了患者应对疾病的能力：①失控；②自我形象丧失；③依赖；④病耻感；⑤被抛弃；⑥表达愤怒；⑦孤立；⑧死亡。咨询一般持续 10 次或者更短，并且强调一种主动的、问题解决导向的方法。社会工作者或其他治疗师的角色对患者而言是"以解决问题为导向的推动者、问题解决者、健康教育者和教练"（P.537）。最终的治疗性目的是帮助患者让他们感到对自己的状况有一种控制感，从而更有效地进行疾病应对。一项小型的随机对照试验表明，医疗危机咨询能够帮助糖尿病患者、心脏病患者和其他患者在不增加医疗花费的前提下提高他们的社会支持（Koocher，Curtiss，Pollin，& Patton，2001）。

心理治疗

各项研究证实了心理治疗在总体上的有效性（Nathan & Gorman，2007），但关于心理治疗和特定疾病患者之间的关系，研究并未给出一致的结论。心理治疗的效果会随着治疗取向（认知行为或心理动力）、模式（个体或团体）、侧重点（认知偏差、哀伤或压力）的不同而产生差异。

认知行为疗法可以有效地减轻 2 型糖尿病患者的抑郁症（Petrak & Herpertz，2009；Snoek et al.，2008；Rubin & Peyrot，2001）、改善血糖控制行为（Ismail，Winkley，&Rabe-Hesketh，2004）。Rubin 和 Peyrot（2001）提出人际间的心理疗法同样对糖尿病患者有益，因为糖尿病的多种控制措施都需要与他人有效互动才能完成。一项减压训练和心脏病结局之间相关性的早期研究显示，那些有过心脏病发作并且接受过减压训练的患者的死亡率低于没有得到心理干预的患者（Frasure-Smith & Prince，1985）。此外，通过电话提供的心理治疗也显示出有效性，在一项针对心脏病患者的随机对照试验中，接受 6 次电话治疗的患者，抑郁和焦虑情况少于没有接受过干预的患者（McLaughlin et al.，2005）。

但并非所有的心理治疗研究都显示出正面的结果。一项针对近期心脏病发作的 2 328 人调查显示，无论是团体还是个体的心理治疗都没有帮助减轻抑郁、减少心脏病的复发或降低死亡率（Jones & West，2004）。一项针对同时患有抑郁症并近期经历心脏病发作的患者进行的个体和团体的认知行为心理疗法的大型研究显示，该种干预手段有助于改善抑郁症状、增加社会支持。但是在随后平均为 29 个月的跟进中，发现不管患者是否接受过心理治疗，还是有 1/4 的患者死亡（Writing Committee for the ENRICHD Investigators，2003）。对于不同类型、模式和侧重点的心理治疗，尤其是针对慢性病患者的心理治疗的有效性，还需要更多的研究进行评估。

放松训练

有相当多的证据显示放松训练对慢性病患者有效。Benson 和 Klipper（1976）在他们的经典名著《放松反应》（*The Relaxation Response*）中提到每天 10 ～ 20 分钟的冥想能够产生生理上的变化，如降低血压和心率等。对于糖尿病患者而言，渐进性的肌肉放松有助于改善血糖的控制状况（McGinnis，McGrady，Cox，& Grower-Dowling，2005）。深度放松疗法可以帮助患有 1 型糖尿病的儿童和青少年减轻接受胰岛素注射和其他药物治疗时产生的恐惧和焦虑（Sewell，2004）。

放松训练有很多种。冥想需要一个人静坐同时集中注意力进行数数、重复一些词组、或者将某个物体视觉化。渐进性肌肉放松方法要求进行深呼吸，同时一次放松特定的一部分肌肉，可以从头部开始一直到脚部，也可以反向进行。催眠疗法也被称为深度放松疗法（Sewell，2004），需要有一个人指导患者集中关注某一物体或脑海中的图像来引导他们进行放松。具体运用放松技巧的过程请参阅 Bernstein、Borkovec 和 Hazlett-Stevens（2000）或者 Payne 和 Donaghy（2010）的著作。

总结

所有类型医疗机构中的社会工作者都会经常服务患有心脏病、糖尿病、HIV/AIDS 或者其他慢性病的患者。慢性病带给患者持续的挑战，尤其是在精神健康、治疗的依从性，以及在获得用于应对病情持续变化的信息方面。慢性病可能导致精神健康问题，例如抑郁症和焦虑症等，而它们反过来会使身体疾病恶化。精神疾病（如抑郁症）会对患者在药物、饮食、治疗方案的其他方面的依从性产生消极影响，而坚持依从医疗方案对于慢性病患者至关重要。患者每日的生活状况如何——他们是否饮食得当、是否进行运动、是否定期服药、是否采取预防措施——都会对疾病的发展和结果产生深远的影响。

社会工作者在与慢性病患者的合作中扮演者多重角色——治疗依从性咨询员、精神健康专家以及教育者等。所有的这些角色都要求社会工作者除了独特的心理 - 社会问题外，也要了解患者的病情及其治疗方案。看待治疗"不依从"问题的角度已经从"责备"转变为"选择"，即指医生和患者应共同承担责任对现在的治疗方案进行协商。

医疗卫生的未来发展趋势可能会影响社会工作者在医疗机构和社区中担任的角色。例如，各年龄层中，甚至在儿童和青少年中，肥胖症和糖尿病发病率的上升，将会增强社会工作者在促进生活方式改变和改善依从性中所起的作用。近来对于预防心脏病、糖尿病和 HIV/AIDS 的关注，将会强化社会工作者在以社区为基础的公共卫生场所（例如学校、基层诊所、精神健康和社会服务机构等）中所起的教育者的作用。最后，不同种族间持续的健康差距，将更需要社会工作者发挥他们在影响健康的社会文化和家庭因素方面的专业知识。有关心脏病、糖尿病和 HIV/AIDS 的知识对于社会工作者来说是非常重要的，因为社会工作者的服务对象是日益增长的患者群体，他们正在积极预防、应对和管理上述慢性病。

参考文献

Ali, S., Stone, M. A., Peters, J. L., Davies, M. J., & Khunti, K. (2006). The prevalence of co-morbid depression in adults with type 2 diabetes: A systematic review and meta-analysis. *Diabetic Medicine*, *23*(11), 1165–1173. https://doi.org/10.1111/j.1464-5491.2006.01943.x

Allison, D. B., Mentore, J. L., Heo, M., Chandler, L. P., Cappelleri, J. C., Infante, M. C., & Weiden, P. J. (1999). Antipsychotic-induced weight gain: A comprehensive research synthesis. *American Journal of Psychiatry*, *156*(11), 1686–1696. https://doi.org/10.1176/ajp.156.11.1686

Altice, F. L., Mostashari, F., & Friedland, G. H. (2001). Trust and acceptance of and adherence to antiviral therapy. *Journal of Acquired Immune Deficiency Syndromes*, *28*(1), 47–58. https://doi.org/10.1097/00042560-200109010-00008

American Diabetes Association (2004). Diagnosis and classification of diabetes mellitus. *Diabetes Care*, *27*(Suppl. 1), S5–S10. https://doi.org/10.2337/diacare.27.2007.S5

Amir, S., Rabin, C., & Galatzer, A. (1990). Cognitive and behavioral determinants of compliance in diabetics. *Health & Social Work*, *15*(2), 144–151. https://doi.org/10.1093/hsw/15.2.144

Andersen, R., Bozzette, S., Shapiro, M., St. Clair, P., Morton, S., Crystal, S., … Cunningham, W. (2000). Access of vulnerable groups to antiretroviral therapy among persons in care for HIV disease in the United States. *Health Services Research*, *35*(2), 389–416.

Anderson, B. J., Auslander, W. F., Jung, K. G., Miller, J. P., & Santiago, J. V. (1990). Assessing family sharing of diabetes responsibilities. *Journal of Pediatric Psychology*, *15*(4), 477–492. https://doi.org/10.1093/jpepsy/15.4.477

Anderson, R. J., Freedland, K. E., Clouse, R. E., & Lustman, P. J. (2001). The prevalence of comorbid depression in adults with diabetes: A meta-analysis. *Diabetes Care*, *24*(6), 1069–1078. https://doi.org/10.2337/diacare.24.6.1069

Anderson, R. J., Grigsby, A. B., Freedland, K. E., de Groot, M., McGill, J. B., Clouse, R. E., & Lustman, P. J. (2002). Anxiety and poor glycemic control: A meta-analytic review of the literature. *The International Journal of Psychiatry in Medicine*, *32*(3), 235–247. https://doi.org/10.2190/klgd-4h8d-4ryl-twq8

Anding, J. D., Kubena, K. S., McIntosh, W. A., & O'Brien, B. (1996). Blood lipids, cardiovascular fitness, obesity, and blood pressure: The presence of potential coronary heart disease risk factors in adolescents. *Journal of the American Dietetic Association*, *96*(3), 238–242. https://doi.org/10.1016/S0002-8223(96)00073-9

Arias, E., Anderson, R. N., Kung, H.-C., Murphy, S. L., & Kochanek, K. D. (2003). Deaths: Final data for 2001. *National Vital Statistics Reports*, *52*(3), 1–116. Retrieved from Centers for Disease Control and Prevention website: https://www.cdc.gov/nchs/data/nvsr/nvsr52/nvsr52_03.pdf

Arnsten, J. H., Demas, P. A., Grant, R. W., Gourevitch, M. N., Farzadegan, H., Howard, A. A., & Schoenbaum, E. E. (2002). Impact of active drug use on antiretroviral therapy adherence and viral suppression in HIV-infected drug users. *Journal of General Internal Medicine*, *17*(5), 377–381. https://doi.org/10.1046/j.1525-1497.2002.10644.x

Ashman, J. J., & Beresovsky, V. (2013). Multiple chronic conditions among US adults who visited physician offices: Data from the National Ambulatory Medical Care Survey, 2009. *Preventing Chronic Disease*, *10*. https://doi.org/10.5888/pcd10.120308

Auslander, W. F. (1993). Brief family interventions to improve family communication and cooperation regarding diabetes management. *Diabetes Spectrum*, *6*(5), 330–333.

Auslander, W. F., Anderson, B. J., Bubb, J., Jung, K. G., & Santiago, J. V. (1990). Risk factors to health in diabetic children: A prospective study from diagnosis. *Health & Social Work*, *15*(2), 133–142. https://doi.org/10.1093/hsw/15.2.133

Auslander, W. F., Bubb, J., Peelle, A., & Rogge, M. (1989, August). *Intervention to improve family role sharing in high risk diabetic adolescents.* Paper presented at the meeting of the American Association of Diabetes Educators, Seattle, WA.

Auslander, W. F., Bubb, J., Rogge, M., & Santiago, J. V. (1993). Family stress and resources: Potential areas of intervention in children recently diagnosed with diabetes. *Health & Social Work*, *18*(2), 101–113. https://doi.org/10.1093/hsw/18.2.101

Auslander, W. F., Thompson, S., Dreitzer, D., White, N., & Santiago, J. V. (1997). Disparity in glycemic control and adherence between African-American and Caucasian youths with diabetes: Family and community contexts. *Diabetes Care*, *20*(10), 1569–1575. https://doi.org/10.2337/diacare.20.10.1569

Badiee, J., Moore, D. J., Atkinson, J. H., Vaida, F., Gerard, M., Duarte, N. A., … Grant, I. (2012). Lifetime suicidal ideation and attempt are common among HIV+ individuals. *Journal of Affective Disorders*, *136*(3), 993–999. https://doi.org/10.1016/j.jad.2011.06.044

Baral, S. D., Poteat, T., Strömdahl, S., Wirtz, A. L., Guadamuz, T. E., & Beyrer, C. (2013). Worldwide burden of HIV in transgender women: A systematic review and meta-analysis. *The Lancet Infectious Diseases*, *13*(3), 214–222. https://doi.org/10.1016/s1473-3099(12)70315-8

Barbui, C., Esposito, E., & Cipriani, A. (2009). Selective serotonin reuptake inhibitors and risk of suicide: A systematic review of observational studies. *Canadian Medical Association Journal*, *180*(3), 291–297. https://doi.org/10.1503/cmaj.081514

Barrett-Connor, E. (2003). An epidemiologist looks at hormones and heart disease in women. *Journal of*

Clinical Endocrinology & Metabolism, 88(9), 4031–4042. https://doi.org/10.1210/jc.2003-030876

Barth, J., Schumacher, M., & Herrmann-Lingen, C. (2004). Depression as a risk factor for mortality in patients with coronary heart disease: A meta-analysis. *Psychosomatic Medicine*, 66(6), 802–813. https://doi.org/10.1097/01.psy.0000146332.53619.b2

Bayliss, E. A., Bonds, D. E., Boyd, C. M., Davis, M. M., Finke, B., Fox, M. H., … Stange, K. C. (2014). Understanding the context of health for persons with multiple chronic conditions: Moving from what is the matter to what matters. *Annals of Family Medicine*, 12(3), 260–269. https://doi.org/10.1370/afm.1643

Becker, M. H. (1974). The health belief model and personal health behavior. *Health Education Monographs*, 2(4), 409–419. https://doi.org/10.1177/109019817400200407

Becker, M. H., & Maiman, L. A. (1980). Strategies for enhancing patient compliance. *Journal of Community Health*, 6(2), 113–135. https://doi.org/10.1007/bf01318980

Benjamin, E. J., Blaha, M. J., Chiuve, S. E., Cushman, M., Das, S. R., Deo, R., … Muntner, P. (2017). Heart disease and stroke statistics—2017 update: A report from the American Heart Association. *Circulation*, 135(10), e146–e603. https://doi.org/10.1161/CIR.0000000000000485

Benson, H., & Klipper, M. Z. (1976). *The relaxation response*. New York, NY: HarperTorch.

Bernstein, D. A., Borkovec, T. D., & Hazlett-Stevens, H. (2000). *New directions in progressive relaxation training: A guidebook for helping professionals*. Westport, CT: Praeger.

Bertakis, K. D. (1977). The communication of information from physician to patient: A method for increasing patient retention and satisfaction. *Journal of Family Practice*, 5(2), 217–222.

Bhaskaran, K., Hamouda, O., Sannes, M., Boufassa, F., Johnson, A. M., Lambert, P. C., & Porter, K. (2008). Changes in the risk of death after HIV seroconversion compared with mortality in the general population. *Journal of the American Medical Association*, 300(1), 51–59. https://doi.org/10.1001/jama.300.1.51

Black, S. A. (2002). Diabetes, diversity, and disparity: What do we do with the evidence? *American Journal of Public Health*, 92(4), 543–548. https://doi.org/10.2105/ajph.92.4.543

Blazer, D. G., Moody-Ayers, S., Craft-Morgan, J., & Burchett, B. (2002). Depression in diabetes and obesity: Racial/ethnic/gender issues in older adults. *Journal of Psychosomatic Research*, 53(4), 913–916.

Bodenheimer, T., Lorig, K., Holman, H., & Grumbach, K. (2010). Patient self-management of chronic disease in primary care. *Journal of the American Medical Association*, 288(19), 2469–2475. https://doi.org/10.1001/jama.288.19.2469

Bolen, J. C., Rhodes, L., Powell-Griner, E. E., Bland, S. D., & Holtzman, D. March 24, (2000). State-specific prevalence of selected health behaviors, by race and ethnicity: Behavioral Risk Factor Surveillance System, 1997. *Morbidity and Mortality Weekly Report*, 49(SS-2), 1–60. Retrieved from Centers for Disease Control and Prevention website: https://www.cdc.gov/mmwr/PDF/ss/ss4902.pdf

Booth, C., Nourian, M. M., Weaver, S., Gull, B., & Kamimura, A. (2017). Policy and social factors influencing diabetes among Pima Indians in Arizona, USA. *Public Policy and Administration Research*, 7(3), 35–39.

Bubb, J., Auslander, W. F., & Manthei, D. (1989, November). *A model of adherence counseling for chronically ill patients*. Paper presentation at the meeting of the National Association of Social Workers, San Francisco, CA.

Buttorff, C., Ruder, T., & Bauman, M. (2017). *Multiple chronic conditions in the United States*. Retrieved from https://www.rand.org/pubs/tools/TL221.html. doi:10.7249/TL221

Carrico, A. W., Johnson, M. O., Morin, S. F., Remien, R. H., Charlebois, E. D., Steward, W. T., … the NIMH Health Living Project Team (2007). Correlates of suicidal ideation among HIV-positive persons. *AIDS*, 21(9), 1199–1203. https://doi.org/10.1097/qad.0b013e3281532c96

Centers for Disease Control and Prevention. (1985, December 30). *Acquired immunodeficiency syndrome (AIDS) weekly surveillance report–United States AIDS activity*. Retrieved from https://www.cdc.gov/hiv/pdf/library/reports/surveillance/cdc-hiv-surveillance-report-1985.pdf

Centers for Disease Control and Prevention. (1999a). Achievements in public health, 1900–1999: Control of infectious diseases. *Morbidity and Mortality Weekly Report*, 48(29), 621–629. Retrieved from https://www.cdc.gov/mmwr/preview/mmwrhtml/mm4829a1.htm

Centers for Disease Control and Prevention. (1999b). Ten great public health achievements—United States, 1900–1999. *Morbidity and Mortality Weekly Report*, 48(12), 241–243. Retrieved from https://www.cdc.gov/mmwr/preview/mmwrhtml/00056796.htm

Centers for Disease Control and Prevention. (2001). *HIV/AIDS surveillance report: 2001* (Vol. 13, No. 2). Retrieved from https://www.cdc.gov/hiv/pdf/library/reports/surveillance/cdc-hiv-surveillance-report-2001-vol-13-2.pdf

Centers for Disease Control and Prevention. (2004). Serious psychological distress among person with diabetes—New York City, 2003. *Morbidity and Mortality Weekly Report*, 53(46), 1089–1090. Retrieved from https://www.cdc.gov/mmwr/PDF/wk/mm5346.pdf

Centers for Disease Control and Prevention. (2010). *WISQARS leading cause of death reports: 1999–2007*. Retrieved from http://webappa.cdc.gov/sasweb/ncipc/leadcaus10.html

Centers for Disease Control and Prevention. (2012, October). *Mental health and chronic diseases* [Issue Brief No. 2]. Retrieved from https://www.cdc.gov/workplacehealthpromotion/tools-resources/pdfs/issue-brief-no-2-mental-health-and-chronic-disease.pdf

Centers for Disease Control and Prevention. (2013). *HIV infection—United States, 2008 and 2010*. Retrieved from https://www.cdc.gov/Mmwr/preview/mmwrhtml/su6203a19.htm

Centers for Disease Control and Prevention. (2016). *HIV surveillance report: Diagnoses of HIV infection in the United States and dependent areas, 2015* (Vol. 27). Retrieved from https://www.cdc.gov/hiv/pdf/library/reports/surveillance/cdc-hiv-surveillance-report-2015-vol-27.pdf

Centers for Disease Control and Prevention. (2017a). *National diabetes statistics report, 2017: Estimates of diabetes and its burden in the United States*. Retrieved from https://www.cdc.gov/diabetes/pdfs/data/statistics/national-diabetes-statistics-report.pdf

Centers for Disease Control and Prevention. (2017b, September). *HIV in the United States: At a glance* [Fact sheet]. Retrieved from https://www.cdc.gov/hiv/pdf/statistics/overview/cdc-hiv-us-ataglance.pdf

Centers for Disease Control and Prevention. (2017c, April). *HIV among transgender people* [Fact sheet]. Retrieved from https://www.cdc.gov/hiv/pdf/group/gender/transgender/cdc-hiv-transgender-factsheet.pdf

Centers for Disease Control and Prevention. (2017d, February). *HIV among African Americans* [Fact sheet]. Retrieved from https://www.cdc.gov/hiv/pdf/group/racialethnic/africanamericans/cdc-hiv-africanamericans.pdf

Cespedes, M. S., & Aberg, J. A. (2006). Neuropsychiatric complications of antiretroviral therapy. *Drug Safety*, *29*(10), 865–874. https://doi.org/10.2165/00002018-200629100-00004

Chesney, M. (2003). Adherence to HAART regimens. *AIDS Patient Care and STDs*, *17*(4), 169–177. https://doi.org/10.1089/108729103321619773

Ciechanowski, P. S., Katon, W. J., & Russo, J. E. (2000). Depression and diabetes: Impact of depressive symptoms on adherence, function, and costs. *Archives of Internal Medicine*, *160*(21), 3278–3285. https://doi.org/10.1001/archinte.160.21.3278

Clouse, R. E., Lustman, P. J., Freedland, K. E., Griffith, L. S., McGill, J. B., & Carney, R. M. (2003). Depression and coronary heart disease in women with diabetes. *Psychosomatic Medicine*, *65*(3), 376–383. https://doi.org/10.1097/01.psy.0000041624.96580.1f

Cohen, M. S., Chen, Y. Q., McCauley, M., Gamble, T., Hosseinipour, M. C., Kumarasamy, N., ... Fleming, T. R. (2016). Antiretroviral therapy for the prevention of HIV-1 transmission. *New England Journal of Medicine*, *375*(9), 830–839. https://doi.org/10.1056/NEJMoa1600693

Cohen, S. M. (2009). Concept analysis of adherence in the context of cardiovascular risk reduction. *Nursing Forum*, *44*(1), 25–36. https://doi.org/10.1111/j.1744-6198.2009.00124.x

Conway, B. (2007). The role of adherence to antiretroviral therapy in the management of HIV infection. *Journal of Acquired Immune Deficiency Syndromes*, *45*(Suppl. 1), S14–S18. https://doi.org/10.1097/qai.0b013e3180600766

Cook, J. A., Grey, D., Burke, J., Cohen, M. H., Gurtman, A. C., Richardson, J. L., ... Hessol, N. A. (2004). Depressive symptoms and AIDS-related mortality among a multisite cohort of HIV-positive women. *American Journal of Public Health*, *94*(7), 1133–1140. https://doi.org/10.2105/ajph.94.7.1133

de Groot, M., Anderson, R., Freedland, K. E., Clouse, R. E., & Lustman, P. J. (2001). Association of depression and diabetes complications: A meta-analysis. *Psychosomatic Medicine*, *63*(4), 619–630. https://doi.org/10.1097/00006842-200107000-00015

DiMatteo, M. R. (2004). Variations in patients' adherence to medical recommendations: A quantitative review of 50 years of research. *Medical Care*, *42*(3), 200–209. https://doi.org/10.1097/01.mlr.0000114908.90348.f9

DiMatteo, M. R., Haskard, K. B., & Williams, S. L. (2007). Health beliefs, disease severity, and patient adherence: A meta-analysis. *Medical Care*, *45*(6), 521–528. https://doi.org/10.1097/mlr.0b013e318032937e

DiMatteo, M. R., Lepper, H. S., & Croghan, T. W. (2000). Depression is a risk factor for noncompliance with medical treatment: Meta-analysis of the effects of anxiety and depression on patient adherence. *Archives of Internal Medicine*, *160*(14), 2101–2107. https://doi.org/10.1001/archinte.160.14.2101

Elford, J. (2006). Changing patterns of sexual behaviour in the era of highly active antiretroviral therapy. *Current Opinion in Infectious Diseases*, *19*(1), 26–32. https://doi.org/10.1097/01.qco.0000199018.50451.e1

Ferketich, A. K., Schwartzbaum, J. A., Frid, D. J., & Moeschberger, M. L. (2000). Depression as an antecedent to heart disease among women and men in the NHANES I study. *Archives of Internal Medicine*, *160*(9), 1261–1268. https://doi.org/10.1001/archinte.160.9.1261

Fleming, P. L., Wortley, P. M., Karon, J. M., De Cock, K. M., & Janssen, R. S. (2000). Tracking the HIV epidemic: Current issues, future challenges. *American Journal of Public Health*, *90*(7), 1037–1041. https://doi.org/10.2105/ajph.90.7.1037

Forstein, M., & McDaniel, J. S. (2001). Medical overview of HIV infection and AIDS. *Psychiatric Annals*, *31*(1), 16–20. https://doi.org/10.3928/0048-5713-20010101-06

Foster, R., Olajide, D., & Everall, I. P. (2003). Antiretroviral therapy-induced psychosis: Case report and brief review of the literature. *HIV Medicine*, *4*(2), 139–144. https://doi.org/10.1046/j.1468-1293.2003.00142.x

Fraenkel, L., & McGraw, S. (2007). What are the essential elements to enable patient participation in medical decision making? *Journal of General Internal Medicine*, *22*(5), 614–619. https://doi.org/10.1007/s11606-007-0149-9

Frain, M. P., Bishop, M., Tschopp, M. K., Ferrin, M. J., & Frain, J. (2009). Adherence to medical regimens: Understanding the effects of cognitive appraisal, quality of life, and perceived family resiliency.

Rehabilitation Counseling Bulletin, 52(4), 237–250. https://doi.org/10.1177/0034355209333334

Franklin, V. L., Waller, A., Pagliari, C., & Greene, S. A. (2006). A randomized controlled trial of Sweet Talk, a text-messaging system to support young people with diabetes. *Diabetic Medicine, 23*(12), 1332–1338. https://doi.org/10.1111/j.1464-5491.2006.01989.x

Frasure-Smith, N., & Prince, R. (1985). The ischemic heart disease life stress monitoring program: Impact on mortality. *Psychosomatic Medicine, 47*(5), 431–445. https://doi.org/10.1097/00006842-198509000-00003

Gerteis, J., Izrael, D., Deitz, D., LeRoy, L., Ricciardi R., Miller, T., & Basu, J. (2014). *Multiple chronic conditions chartbook: 2010 medical expenditure panel survey data* (AHRQ Publications No. Q14-0038). Retrieved from https://www.ahrq.gov/sites/default/files/wysiwyg/professionals/prevention-chronic-care/decision/mcc/mccchartbook.pdf

Glasgow, R. E., & Toobert, D. J. (1988). Social environment and regimen adherence among type II diabetic patients. *Diabetes Care, 11*(5), 377–386. https://doi.org/10.2337/diacare.11.5.377

Glasgow, R. E., Wilson, W., & McCaul, K. D. (1985). Regimen adherence: A problematic construct in diabetes research. *Diabetes Care, 8*(3), 300–301. https://doi.org/10.2337/diacare.8.3.300

Gonzalez, J. S., Penedo, F. J., Antoni, M. H., Durán, R. E., McPherson-Baker, S., Ironson, G., … Schneiderman, N. (2004). Social support, positive states of mind, and HIV treatment adherence in men and women living with HIV/AIDS. *Health Psychology, 23*(4), 413–418. https://doi.org/10.1037/0278-6133.23.4.413

Goodman, R. A., Posner, S. F., Huang, E. S., Parekh, A. K., & Koh, H. K. (2013). Defining and measuring chronic conditions: Imperatives for research, policy, program, and practice. *Preventing Chronic Disease, 10.* https://doi.org/10.5888/pcd10.120239

Green, A. R., Carney, D. R., Pallin, D. J., Ngo, L. H., Raymond, K. L., Iezzoni, L. I., & Banaji, M. R. (2007). Implicit bias among physicians and its prediction of thrombolysis decisions for black and white patients. *Journal of General Internal Medicine, 22*(9), 1231–1238. https://doi.org/10.1007/s11606-007-0258-5

Grigsby, A. B., Anderson, R. J., Freedland, K. E., Clouse, R. E., & Lustman, P. J. (2002). Prevalence of anxiety in adults with diabetes: A systematic review. *Journal of Psychosomatic Research, 53*(6), 1053–1060.

Guyer, B., Freedman, M. A., Strobino, D. M., & Sondik, E. J. (2000). Annual summary of vital statistics: Trends in the health of Americans during the twentieth century. *Pediatrics, 106*(6), 1307–1317. https://doi.org/10.1542/peds.106.6.1307

Hall, J. A., Roter, D. L., & Katz, N. R. (1988). Meta-analysis of correlates of provider behavior in medical encounters. *Medical Care, 26*(7), 657–675. https://doi.org/10.1097/00005650-198807000-00002

Hamburg, B. A., & Inoff, G. E. (1983). Coping with predictable crises of diabetes. *Diabetes Care, 6*(4), 409–416. https://doi.org/10.2337/diacare.6.4.409

Hanson, C. L., De Guire, M. J., Schinkel, A. M., & Kolterman, O. G. (1995). Empirical validation for a family-centered model of care. *Diabetes Care, 18*(10), 1347–1356. https://doi.org/10.2337/diacare.18.10.1347

Hayek, S., Ifrah, A., Enav, T., & Shohat, T. (2017). Prevalence, correlates, and time trends of multiple chronic conditions among Israeli adults: Estimates from the Israeli National Health Interview Survey, 2014–2015. *Preventing Chronic Disease, 14.* https://doi.org/10.5888/pcd14.170038

Heaney, C. A., & Israel, B. A. (1997). Social networks and social support. In K. Glanz, F. M. Lewis, & B. K. Rimer (Eds.), *Health behavior and health education: Theory, research, and practice* (2nd ed., pp. 179–205). San Francisco, CA: Jossey Bass.

Heisler, M. (2008). Actively engaging patients in treatment decision making and monitoring as a strategy to improve hypertension outcomes in diabetes mellitus [Editorial]. *Circulation, 117*(11), 1355–1357. https://doi.org/10.1161/circulationaha.108.764514

Herek, G. M., & Glunt, E. K. (1988). An epidemic of stigma: Public reactions to AIDS. *American Psychologist, 43*(11), 886–891. https://doi.org/10.1037/0003-066x.43.11.886

Herskowitz Dumont, R., Jacobson, A. M., Cole, C., Hauser, S. T., Wolfsdorf, J. I., Willett, J. B., … Wertlieb, D. (1995). Psychosocial predictors of acute complications of diabetes in youth. *Diabetic Medicine, 12*(7), 612–618. https://doi.org/10.1111/j.1464-5491.1995.tb00551.x

Hippisley-Cox, J., Fielding, K., & Pringle, M. (1998). Depression as a risk factor for ischaemic heart disease in men: Population based case-control study. *British Medical Journal, 316*(7146), 1714–1719. https://doi.org/10.1136/bmj.316.7146.1714

Holman, H., & Lorig, K. (2004). Patient self-management: A key to effectiveness and efficiency in care of chronic disease. *Public Health Reports, 119*(3), 239–243. https://doi.org/10.1016/j.phr.2004.04.002

Howells, L., Wilson, A. C., Skinner, T. C., Newton, R., Morris, A. D., & Greene, S. A. (2002). A randomized control trial of the effect of negotiated telephone support on glycaemic control in young people with type 1 diabetes. *Diabetic Medicine, 19*(8), 643–648. https://doi.org/10.1046/j.1464-5491.2002.00791.x

Hughes, D., & Kleespies, P. (2001). Suicide in the medically ill. *Suicide and Life-threatening Behavior, 31*(Suppl. 1), 48–59. https://doi.org/10.1521/suli.31.1.5.48.24226

Hughes, E., Bassi, S., Gilbody, S., Bland, M., & Martin, F. (2016). Prevalence of HIV, hepatitis B, and hepatitis C in people with severe mental illness: A systematic review and meta-analysis. *The Lancet Psychiatry, 3*(1), 40–48. https://doi.org/10.1016/s2215-0366(15)00357-0

Institute of Medicine. (2004). *Health literacy: A prescription to end confusion.* Retrieved from https://www.nap.edu/catalog/10883/health-literacy-a-prescription-to-end-confusion

Ironson, G., Fitch, C., & Stuetzle, R. (2017). Depression and survival in a 17-year longitudinal study of people with HIV: Moderating effects of race and education. *Psychosomatic Medicine*, *79*(7), 749–756. https://doi. org/10.1097/psy.0000000000000488

Ismail, K., Winkley, K., & Rabe-Hesketh, S. (2004). Systematic review and meta-analysis of randomized controlled trials of psychological interventions to improve glycaemic control in patients with type 2 diabetes. *The Lancet*, *363*(9421), 1589–1597. https:// doi.org/10.1016/s0140-6736(04)16202-8

Jacobson, A. M., Hauser, S. T., Lavori, P., Wolfsdorf, J. I., Herskowitz, R. D., Milley, J. E., … Stein, J. (1990). Adherence among children and adolescents with insulin-dependent diabetes mellitus over a 4-year longitudinal follow-up: I. The influence of patient coping and adjustment. *Journal of Pediatric Psychology*, *15*(4), 511–526. https://doi.org/10.1093/jpepsy/15.4.511

Jacobson, L. P., Kirby, A. J., Polk, S., Phair, J. P., Besley, D. R., Saah, A. J., … Schrager, L. K. (1993). Changes in survival after acquired immunodeficiency syndrome (AIDS): 1984–1991. *American Journal of Epidemiology*, *138*(11), 952–964. https://doi.org/10.1093/ oxfordjournals.aje.a116815

Johnson, S. B., Perwien, A. R., & Silverstein, J. H. (2000). Response to hypo- and hyperglycemia in adolescents with type 1 diabetes. *Journal of Pediatric Psychology*, *25*(3), 171–178. https://doi.org/10.1093/jpepsy/25.3.171

Joint United Nations Programme on HIV/AIDS. (2017, July). *Latest statistics on the status of the AIDS epidemic* [Fact sheet]. Retrieved from http://www.unaids.org/sites/ default/files/media_asset/UNAIDS_FactSheet_en.pdf

Jones, D. A., & West, R. R. (2004). Psychological rehabilitation after myocardial infarction: Multicentre randomised controlled trial. *British Medical Journal*, *313*(7071), 1517–1521. https://doi.org/10.1136/ bmj.313.7071.1517

Jones, J. M., Lawson, M. L., Daneman, D., Olmsted, M. P., & Rodin, G. (2000). Eating disorders in adolescent females with and without type 1 diabetes: Cross-sectional study. *British Medical Journal*, *320*(7249), 1563–1566. https://doi.org/10.1136/bmj.320.7249.1563

Jovicic, A., Holroyd-Leduc, J. M., & Straus, S. E. (2006). Effects of self-management intervention on health outcomes of patients with heart failure: A systematic review of randomized controlled trials. *BMC Cardiovascular Disorders*, *6*. https://doi.org/ 10.1186/1471-2261-6-43

Karon, J. M., Fleming, P. L., Steketee, R. W., & De Cock, K. M. (2001). HIV in the United States at the turn of the century: An epidemic in transition. *American Journal of Public Health*, *91*(7), 1060–1068. https:// doi.org/10.2105/ajph.91.7.1060

Katon, W., Von Korff, M., Ciechanowski, P., Russo, J., Lin, E., Simon, G., … Young, B. (2004). Behavioral and clinical factors associated with depression among individuals with diabetes. *Diabetes Care*, *27*(4), 914–920. https://doi.org/10.2337/diacare.27.4.914

Kharsany, A. B. M., & Karim, Q. A. (2016). HIV infection and AIDS in Sub-Saharan Africa: Current status, challenges and opportunities. *The Open AIDS Journal*, *10*, 34–48. https://doi.org/10.2174/1874613601610010034

Kim, C., Newton, K. M., & Knopp, R. H. (2002). Gestational diabetes and the incidence of type 2 diabetes: A systematic review. *Diabetes Care*, *25*(10), 1862–1868. https://doi.org/10.2337/diacare.25.10.1862

Kirsch, I. S., Jungeblut, A., Jenkins, L., & Kolstad, A. (1993). *Adult literacy in America: A first look at the findings of the National Adult Literacy Survey* (Pub. No. NCES 93275). Retrieved from National Center for Education Statistics website: https://nces. ed.gov/pubsearch/pubsinfo.asp?pubid=93275

Knol, M. J., Twisk, J. W. R., Beekman, A. T. F., Heine, R. J., Snoek, F. J., & Pouwer, F. (2006). Depression as a risk factor for the onset of type 2 diabetes mellitus: A meta-analysis. *Diabetologia*, *49*(5), 837–845. https:// doi.org/10.1007/s00125-006-0159-x

Kochanek, K. D., Murphy, S. L., Xu, J., Tejada-Vera, B. (2016, June 30). *Deaths: Final data for 2014* (National Vital Statistics Reports, 65). Retrieved from https:// www.cdc.gov/nchs/data/nvsr/nvsr65/nvsr65_04.pdf

Koocher, G. P., Curtiss, E. K., Pollin, I. S., & Patton, K. E. (2001). Medical crisis counseling in a health maintenance organization: Preventive intervention. *Professional Psychology: Research and Practice*, *32*(1), 52–58. https://doi.org/10.1037/0735-7028.32.1.52

Koro, C. E., Fedder, D. O., L'Italien, G. J., Weiss, S. S., Magder, L. S., Kreyenbuhl, J., … Buchanan, R. W. (2002). Assessment of independent effect of olanzapine and risperidone on risk of diabetes among patients with schizophrenia: Population based nested case-control study. *British Medical Journal*, *325*(7538), 243–251. https://doi.org/10.1136/bmj.325.7358.243

Kovacs, M., Goldston, D., Obrosky, D. S., & Bonar, L. K. (1997). Psychiatric disorders in youths with IDDM: Rates and risk factors. *Diabetes Care*, *20*(1), 36–44. https://doi.org/10.2337/diacare.20.1.36

Kovacs, M., Mukerji, P., Drash, A., & Iyengar, S. (1995). Biomedical and psychiatric risk factors for retinopathy among children with IDDM. *Diabetes Care*, *18*(12), 1592–1599. https://doi.org/10.2337/diacare.18.12.1592

Kronish, I. M., Rieckmann, N., Halm, E. A., Shimbo, D., Vorchheimer, D., Haas, D. C., & Davidson, K. W. (2006). Persistent depression affects adherence to secondary prevention behaviors after acute coronary syndromes. *Journal of General Internal Medicine*, *21*(11), 1178–1883. https://doi.org/10.1111/j.1525-1497.2006.00586.x

Kruse, J., Schmitz, N., & Thefeld, W. (2004). On the association between diabetes and mental disorders in a community sample: Results from the German National Health Interview and Examination Survey. *Diabetes Care*, *26*(6), 1841–1846. https://doi.org/10.2337/ diacare.26.6.1841

Lee, E. T., Howard, B. V., Go, O., Savage, P. J., Fabsitz, R. R., Robbins, D. C., … Welty, T. K. (2000). Prevalence of undiagnosed diabetes in three American Indian populations. A comparison of the 1997 American Diabetes Association diagnostic criteria and the 1985 World Health Organization diagnostic criteria: The Strong Heart Study. *Diabetes Care*, *23*(2), 181–186. https://doi.org/10.2337/diacare.23.2.181

Leslie, D. L., & Rosenheck, R. A. (2004). Incidence of newly diagnosed diabetes attributable to atypical antipsychotic medications. *American Journal of Psychiatry*, *161*(9), 1709–1711. https://doi.org/10.1176/appi.ajp.161.9.1709

Lett, H. S., Blumenthal, J. A., Babyak, M. A., Sherwood, A., Strauman, T., Robins, C., ... Newman, M. F. (2004). Depression as a risk factor for coronary artery disease: Evidence, mechanisms, and treatment. *Psychosomatic Medicine*, *66*(3), 305–315. https://doi.org/10.1097/00006842-200405000-00004

Ley, P. (1982). Giving information to patients. In J. R. Eiser (Ed.), *Social psychology and behavioral medicine* (pp. 339–373). Hoboken, NJ: John Wiley & Sons.

Li, C., Ford, E. S., Strine, T. W., & Mokdad, A. H. (2008). Prevalence of depression among U.S. adults with diabetes: Findings from the 2006 Behavioral Risk Factor Surveillance System. *Diabetes Care*, *31*(1), 105–107. https://doi.org/10.2337/dc07-1154

Liner, K. J., II, Hall, C. D., & Robertson, K. R. (2008). Effects of antiretroviral therapy on cognitive impairment. *Current HIV/AIDS Reports*, *5*(2), 64–71. https://doi.org/10.1007/s11904-008-0011-7

Lorenz, R. A., Bubb, J., Davis, D., Jacobson, A., Jannasch, K., Kramer, J., ... Schlundt, D. (1996). Changing behavior: Practical lessons from the Diabetes Control and Complications Trial. *Diabetes Care*, *19*(6), 648–652. https://doi.org/10.2337/diacare.19.6.648

Lorig, K. R., & Holman, H. R. (2003). Self-management education: History, definition, outcomes, and mechanisms. *Annals of Behavioral Medicine*, *26*(1), 1–7. https://doi.org/10.1207/s15324796abm2601_01

Lorig, K. R., Ritter, P., Stewart, A. L., Sobel, D. S., Brown, B. W., Jr., Bandura, A., ... Holman, H. R. (2001). Chronic disease self-management program: 2-year health status and health care utilization outcomes. *Medical Care*, *39*(11), 1217–1223. https://doi.org/10.1097/00005650-200111000-00008

Low-Beer, S., Chan, K., Yip, B., Wood, E., Montaner, J. S., O'Shaughnessy, M. V., & Hogg, R. S. (2000). Depressive symptoms decline among persons on HIV protease inhibitors. *Journal of Acquired Immune Deficiency Syndromes*, *23*(4), 295–301. https://doi.org/10.1097/00042560-200004010-00002

Lustman, P. J., Anderson, R. J., Freedland, K. E., de Groot, M. K., Carney, R. M., & Crouse, R. E. (2000). Depression and poor glycemic control: A meta-analytic review of the literature. *Diabetes Care*, *23*(7), 934–942. https://doi.org/10.2337/diacare.23.7.934

Lustman, P. J., & Clouse, R. E. (2005). Depression in diabetic patients: The relationship between mood and glycemic control. *Journal of Diabetes and its Complications*, *19*(2), 113–122. https://doi.org/10.1016/s1056-8727(04)00004-2

Lyon, D. E. (2001). Human immunodeficiency virus (HIV) disease in persons with severe mental illnesses. *Issues in Mental Health Nursing*, *22*(1), 109–119.

https://doi.org/10.1080/01612840119123

Mannucci, E., Rotella, F., Ricca, V., Moretti, S., Placidi, G. F., & Rotella, C. M. (2005). Eating disorders in patients with type 1 diabetes: A meta-analysis. *Journal of Endocrinological Investigation*, *28*(7), 417–419. https://doi.org/10.1007/bf03347221

Manson, J. E., Allison, M. A., Rossouw, J. E., Carr, J. J., Langer, R. D., Hsia, J., ... Stefanick, M. L. (2007). Estrogen therapy and coronary-artery calcification. *New England Journal of Medicine*, *356*(25), 2591–2602. https://doi.org/10.1056/NEJMoa071513

Manson, J. E., Hsia, J., Johnson, K. C., Rossouw, J. E., Assaf, A. R., Lasser, N. L., ... Cushman, M. (2003). Estrogen plus progestin and the risk of coronary heart disease. *New England Journal of Medicine*, *349*(7), 523–534. https://doi.org/10.1056/NEJMoa030808

Marlatt, G. A., & Gordon, J. R. (1985). *Relapse prevention: Maintenance strategies for addictive behavior change*. New York, NY: Guilford Press.

McGinnis, R. A., McGrady, A., Cox, S. A., & Grower-Dowling, K. A. (2005). Biofeedback-assisted relaxation in type 2 diabetes. *Diabetes Care*, *28*(9), 2145–2149. https://doi.org/10.2337/diacare.28.9.2145

McLaughlin, T. J., Aupont, O., Bambauer, K. Z., Stone, P., Mullan, M. G., Colagiovanni, J., ... Locke, S. E. (2005). Improving psychologic adjustment to chronic illness in cardiac patients: The role of depression and anxiety. *Journal of General Internal Medicine*, *20*(12), 1084–1090. https://doi.org/10.1111/j.1525-1497.2005.00256.x

Meade, C. S., & Sikkema, K. J. (2005). HIV risk behavior among adults with severe mental illness: A systematic review. *Clinical Psychology Review*, *25*(4), 433–457. https://doi.org/10.1016/j.cpr.2005.02.001

Meichenbaum, D., & Turk, D. C. (1987). *Facilitating treatment adherence: A practitioner's guidebook*. New York, NY: Plenum Press.

Mezuk, B., Eaton, W. W., Albrecht, S., & Golden, S. H. (2008). Depression and type 2 diabetes over the lifespan: A meta-analysis. *Diabetes Care*, *31*(12), 2383–2390. https://doi.org/10.2337/dc08-0985

Mills, E. J., Nachega, J. B., Bangsberg, D. R., Singh, S., Rachlis, B., Wu, P., ... Cooper, C. (2006). Adherence to HAART: A systematic review of developed and developing nation patient-reported barriers and facilitators. *PLoS Medicine*, *3*(11), 2039–2064. https://doi.org/10.1371/journal.pmed.0030438

Mokdad, A. H., Ford, E. S., Bowman, B. A., Nelson, D. E., Engelgau, M. M., Vinicor, F., & Mark, J. S. (2000). Diabetes trends in the U.S.: 1990–1998. *Diabetes Care*, *23*(9), 1278–1283. https://doi.org/10.2337/diacare.23.9.1278

Moussavi, S., Chatterji, S., Verdes, E., Tandon, A., Patel, V., & Ustun, B. (2007). Depression, chronic diseases, and decrements in health: Results from the World Health Surveys. *The Lancet*, *370*(9590), 851–858. https://doi.org/10.1016/s0140-6736(07)61415-9

Nathan, P. E., & Gorman, J. M. (2007). *A guide to treatments that work* (3rd ed.). New York, NY: Oxford University Press. https://

doi.org/10.1093/med:psych/9780195304145.001.0001

National Center for Health Statistics. (2010). *Health, United States, 2009: With special feature on medical technology.* Retrieved from Centers for Disease Control and Prevention website: http://www.cdc.gov/nchs/data/hus/hus09.pdf

National Institute of Diabetes and Digestive and Kidney Disease (2018). *Diabetes in America* (3rd ed.). Bethesda, MD: National Institutes of Health.

Parekh, A. K., Goodman, R. A., Gordon, C., Koh, H. K., & HHS Interagency Workgroup on Multiple Chronic Conditions. (2011). Managing multiple chronic conditions: A strategic framework for improving health outcomes and quality of life. *Public Health Reports*, *126*(4), 460–471. https://doi.org/10.1177/003335491112600403

Payne, R. A., & Donaghy, M. (Eds.) (2010). *Payne's handbook of relaxation techniques: A practical handbook for the health care professional* (4th ed.). Edinburgh, Scotland: Elsevier Limited.

Petrak, F., & Herpertz, S. (2009). Treatment of depression in diabetes: An update. *Current Opinion in Psychiatry*, *22*(2), 211–217. https://doi.org/10.1097/yco.0b013e3283207b45

Peyrot, M., & Rubin, R. R. (1997). Levels and risks of depression and anxiety symptomatology among diabetic adults. *Diabetes Care*, *20*(4), 585–590. https://doi.org/10.2337/diacare.20.4.585

Pollin, I., & Kanaan, S. B. (1995). *Medical crisis counseling: Short-term treatment for long-term illness.* Evanston, IL: W. W. Norton.

Pratt, L. A., Ford, D. E., Crum, R. M., Armenian, H. K., Gallo, J. J., & Eaton, W. W. (1996). Depression, psychotropic medication, and risk of myocardial infarction: Prospective data from the Baltimore ECA follow-up. *Circulation*, *94*(12), 3123–3129. https://doi.org/10.1161/01.cir.94.12.3123

Rackstraw, S. (2011). HIV-related neurocognitive impairment—A review. *Psychology, Health & Medicine*, *16*(5), 548–563. https://doi.org/10.1080/13548506.2011.579992

Ramírez García, P., & Côté, J. K. (2003). Factors affecting adherence to antiretroviral therapy in people living with HIV/AIDS. *Journal of the Association of Nurses in AIDS Care*, *14*(4), 37–45. https://doi.org/10.1177/1055329003252424

Rihmer, Z. (2007). Suicide risk in mood disorders. *Current Opinion in Psychiatry*, *20*(1), 17–22. https://doi.org/10.1097/yco.0b013e3280106868

Robbins, J. A., Bertakis, K. D., Helms, L. J., Azari, R., Callahan, E. J., & Creten, D. A. (1993). The influence of physician practice behaviors on patient satisfaction. *Family Medicine*, *25*(1), 17–20.

Rodger, A., Bruun, T., Cambiano, V., Vernazza, P., Estrada, V., … Lundgren, J. (2014, March). *HIV transmission risk through condomless sex if the HIV+ partner is on suppressive ART: PARTNER Study.* Presented at the Conference on Retroviruses and Opportunistic Infections, Boston, MA. Retrieved from https://www.chip.dk/portals/0/files/CROI_2014_PARTNER_slides.pdf

Rogers, G., Curry, M., Oddy, J., Pratt, N., Beilby, J., & Wilkinson, D. (2003). Depressive disorders and unprotected casual anal sex among Australian homosexually active men in primary care. *HIV Medicine*, *4*(3), 271–275. https://doi.org/10.1046/j.1468-1293.2003.00155.x

Rosenthal, M. J., Fajardo, M., Gilmore, S., Morley, J. E., & Naliboff, B. D. (1998). Hospitalization and mortality of diabetes in older adults: A 3-year prospective study. *Diabetes Care*, *21*(2), 231–235. https://doi.org/10.2337/diacare.21.2.231

Roter, D. L. (1977). Patient participation in the patient-provider interaction: The effects of patient question asking on the quality of interaction, satisfaction and compliance. *Health Education Monographs*, *5*(4), 281–315. https://doi.org/10.1177/109019817700500402

Roter, D. L., & Hall, J. A. (1997). Patient-provider communication. In K. Glanz, F. M. Lewis, & B. K. Rimer (Eds.), *Health behavior and health education: Theory, research, and practice* (2nd ed., pp. 206–226). San Francisco, CA: Jossey Bass.

Roter, D. L., Hall, J. A., & Katz, N. R. (1987). Relations between physicians' behaviors and analogue patients' satisfaction, recall, and impressions: An analogue study. *Medical Care*, *25*(5), 437–451. https://doi.org/10.1097/00005650-198705000-00007

Rozanski, A., Blumenthal, J. A., & Kaplan, J. (1999). Impact of psychological factors on the pathogenesis of cardiovascular disease and implications for therapy. *Circulation*, *99*(16), 2192–2217. https://doi.org/10.1161/01.cir.99.16.2192

Rubin, R. R., Ciechanowski, P., Egede, L. E., Lin, E. H. B., & Lustman, P. J. (2004). Recognizing and treating depression in patients with diabetes. *Current Diabetes Reports*, *4*(2), 119–125. https://doi.org/10.1007/s11892-004-0067-8

Rubin, R. R., & Peyrot, M. (2001). Psychological issues and treatments for people with diabetes. *Journal of Clinical Psychology*, *57*(4), 457–478. https://doi.org/10.1002/jclp.1041

Ryan, M. C. M., Collins, P., & Thakore, J. H. (2003). Impaired fasting glucose tolerance in first-episode, drug-naive patients with schizophrenia. *American Journal of Psychiatry*, *160*(2), 284–289. https://doi.org/10.1176/appi.ajp.160.2.284

Rydall, A. C., Rodin, G. M., Olmsted, M. P., Devenyi, R. G., & Daneman, D. (1997). Disordered eating behavior and microvascular complications in young women with insulin-dependent diabetes mellitus. *New England Journal of Medicine*, *336*(26), 1849–1854. https://doi.org/10.1056/nejm199706263362601

Sacchetti, E., Turrina, C., Parrinello, G., Brignoli, O., Stefanini, G., & Mazzaglia, G. (2005). Incidence of diabetes in a general practice population: A database cohort study on the relationship with haloperidol, olanzapine, risperidone or quetiapine exposure. *International Clinical Psychopharmacology*, *20*(1), 33–37. https://doi.org/10.1097/00004850-200501000-00007

Sax, P. E., & Kumar, P. (2004). Tolerability and safety of HIV protease inhibitors in adults. *Journal of Acquired Immune Deficiency Syndromes*, *37*(1), 1111–1124.

https://doi.org/10.1097/01.qai.0000138420.38995.86

Sewell, G. (2004). Using deep relaxation in children and adolescents with diabetes [Case study]. *Journal of Diabetes Nursing, 8*(8), 309–313.

Sherr, L., Lampe, F., Fisher, M., Arthur, G., Anderson, J., Zetler, S., … Harding, R. (2008). Suicidal ideation in UK HIV clinic attenders. *AIDS, 22*(13), 1651–1658. https://doi.org/10.1097/qad.0b013e32830c4804

Shubber, Z., Mills, E. J., Nachega, J. B., Vreeman, R., Freitas, M., Bock, P., … Ford, N. (2016). Patient-reported barriers to adherence to antiretroviral therapy: A systematic review and meta-analysis. *PLoS Medicine, 13*(11). https://doi.org/10.1371/journal.pmed.1002183

Silberman, J., Tentler, A., Ramgopal, R., & Epstein, R. M. (2007). Recall-promoting physician behaviors in primary care. *Journal of General Internal Medicine, 23*(9), 1487–1490. https://doi.org/10.1007/s11606-008-0597-x

Skinner, H. G., Coffey, R., Jones, J., Heslin, K. C., & Moy, E. (2016). The effects of multiple chronic conditions on hospitalization costs and utilization for ambulatory care sensitive conditions in the United States: A nationally representative cross-sectional study. *BMC Health Services Research, 16*(1), 77. https://doi.org/10.1186/s12913-016-1304-y

Snoek, F. J., van der Ven, N. C. W., Twisk, J. W. R., Hogenelst, M. H. E., Tromp-Wever, A. M. E., van der Ploeg, H. M., & Heine, R. J. (2008). Cognitive behavioural therapy (CBT) compared with blood glucose awareness training (BGAT) in poorly controlled type 1 diabetic patients: Long-term effects on HbA1c moderated by depression: A randomized controlled trial. *Diabetic Medicine, 25*(11), 1337–1342. https://doi.org/10.1111/j.1464-5491.2008.02595.x

Stacey, D., Samant, R., & Bennett, C. (2008). Decision making in oncology: A review of patient decision aids to support patient participation. *CA: A Cancer Journal for Clinicians, 58*(5), 293–304. https://doi.org/10.3322/ca.2008.0006

Starace, F., Ammassari, A., Trotta, M. P., Murri, R., De Longis, P., Izzo, C., … Antinori, A. (2002). Depression is a risk factor for suboptimal adherence to highly active antiretroviral therapy. *Journal of Acquired Immune Deficiency Syndromes, 31*(Suppl. 3), S136–S139. https://doi.org/10.1097/00126334-200212153-00010

Steed, L., Cooke, D., & Newman, S. (2003). A systematic review of psychosocial outcomes following education, self-management and psychological interventions in diabetes mellitus. *Patient Education and Counseling, 51*(1), 5–15. https://doi.org/10.1016/s0738-3991(02)00213-6

Steele, R. G., & Grauer, D. (2003). Adherence to antiretroviral therapy for pediatric HIV infection: Review of the literature and recommendations for research. *Clinical Child and Family Psychology Review, 6*(1), 17–30. https://doi.org/10.1023/A:1022261905640

Surtees, P. G., Wainwright, N. W. J., Luben, R. N., Wareham, N. J., Bingham, S. A., & Khaw, K.-T. (2008). Depression and ischemic heart disease mortality: Evidence from the EPIC-Norfolk United Kingdom Prospective Cohort Study. *American Journal of Psychiatry, 165*(4), 515–523. https://doi.org/10.1176/appi.ajp.2007.07061018

Thompson, S. J., Auslander, W. F., & White, N. H. (2001a). Comparison of single-mother and two-parent families on metabolic control of children with diabetes. *Diabetes Care, 24*(2), 234–238. https://doi.org/10.2337/diacare.24.2.234

Thompson, S. J., Auslander, W. F., & White, N. H. (2001b). Influence of family structure on health among youths with diabetes. *Health & Social Work, 26*(1), 7–14. https://doi.org/10.1093/hsw/26.1.7

U.S. Department of Health and Human Services (2010, December). *Multiple chronic conditions—A strategic framework: Optimum health and quality of life for individuals with multiple chronic conditions.* Retrieved from https://www.hhs.gov/sites/default/files/ash/initiatives/mcc/mcc_framework.pdf

U.S. Department of Health and Human Services, Health Resources and Services Administration. (2014, April). *Guide for HIV/AIDS clinical care.* Retrieved from https://hab.hrsa.gov/sites/default/files/hab/clinical-quality-management/2014guide.pdf

U.S. Department of Health and Human Services, National Institutes of Health, National Institute of Allergy and Infectious Diseases. (2003). *HIV infection and AIDS: An overview.* Retrieved from https://aidsinfo.nih.gov/news/105/hiv-infection-and-aids--an-overview

U.S. Department of Health and Human Services, National Institutes of Health, National Institute of Diabetes and Digestive and Kidney Diseases. (2008, June). *National diabetes statistics, 2007* (NIH Publication No. 08–3892). Retrieved from http://www.helpingyoucare.com/wp-content/uploads/2010/12/stats.pdf

U.S. Department of Health and Human Services Panel on Antiretroviral Guidelines for Adults and Adolescents. (2016). *Guidelines for the use of antiretroviral agents in HIV-1-infected adults and adolescents.* Retrieved from http://www.aidsinfo.nih.gov/ContentFiles/AdultandAdolescentGL.pdf

Uthman, O. A., Magidson, J. F., Safren, S. A., & Nachega, J. B. (2014). Depression and adherence to antiretroviral therapy in low-, middle-and high-income countries: A systematic review and meta-analysis. *Current HIV/AIDS Reports, 11*(3), 291–307. https://doi.org/10.1007/s11904-014-0220-1

van Dulmen, S., Sluijs, E., van Dijk, L., de Ridder, D., Heerdink, R., & Bensing, J. (2007). Patient adherence to medical treatment: A review of reviews. *BMC Health Services Research, 7*(1), 55. https://doi.org/10.1186/1472-6963-7-55

Warsi, A., Wang, P. S., LaValley, M. P., Avorn, J., & Solomon, D. H. (2004). Self-management education programs in chronic disease: A systematic review and methodological critique of the literature. *Archives of Internal Medicine, 164*(15), 1641–1649. https://doi.org/10.1001/archinte.164.15.1641

World Health Organization. (2016). *Global report on*

diabetes. Retrieved from http://apps.who.int/iris/bitstream/10665/204871/1/9789241565257_eng.pdf

World Health Organization. (2017). *Global health observatory (GHO) data: Top 10 causes of death*. Retrieved from http://www.who.int/gho/mortality_burden_disease/causes_death/top_10/en

Writing Committee for the ENRICHD Investigators (2003). Effects of treating depression and low perceived social support on clinical events after myocardial infarction: The Enhancing Recovery in Coronary Heart Disease Patients (ENRICHD) randomized trial. *Journal of the American Medical Association*, *289*(23), 3106–3116. https://doi.org/10.1001/jama.289.23.3106

Wulsin, L. R., & Singal, B. M. (2003). Do depressive symptoms increase the risk for the onset of coronary disease? A systematic quantitative review. *Psychosomatic Medicine*, *65*(2), 201–210. https://doi.org/10.1097/01.psy.0000058371.50240.e3

Xu, J., Murphy, S. L., Kochanek, K. D., Arias, E. (2016, December). *Mortality in the United States, 2015* (NCHS Data Brief No. 267). Retrieved from https://www.cdc.gov/nchs/data/databriefs/db267.pdf

Yun, L. W. H., Maravi, M., Kobayashi, J. S., Barton, P. L., & Davidson, A. J. (2005). Antidepressant treatment improves adherence to antiretroviral therapy among depressed HIV-infected patients. *Journal of Acquired Immune Deficiency Syndrome*, *38*(4), 432–438. https://doi.org/10.1097/01.qai.0000147524.19122.fd

第 21 章

社会工作与遗传学

Allison Werner-Lin，Maya H. Doyle，Shana. Merrill 和 Sarah Gehlert.

对个人易受各种条件和特征影响的遗传变异的识别，意味着社会工作者有必要在微观层面建立一个新的风险概念。社会工作者"人在情境中"[person in environment（PIE）] 的评估视角现在必须扩大，将遗传变异作为发展评估、社会评估及环境评估的核心组成部分。生理-心理-社会的评估视角以及"人在情境中"的评估和干预方法与以下这种理念不谋而合：人类*的基因组*（全套基因）与其所处的社会环境相互影响、相互作用，从而使个体能够应对来自生理、心理和社会等方面的风险，这会对个人及社会的福祉产生重要影响。

遗传学革命为社会工作者带来了大量的机会，使其能够参与到对患者及其家庭的综合性护理之中，从而应对所有范围内的健康问题，其中也包括健康遗传方面的问题。然而，作为社会工作者，虽然我们应该将异常因素纳入对案主的风险评估中，但是同时也要警惕过于本质化或简单化地看待遗传因素对个体健康、疾病、行为以及康复的影响。本章的目的是概括与社会工作实践最相关的基本遗传概念和困境。这些观点表明，社会工作者在协助个人、家庭和社区进行信息共享、决策、倡导、社区赋权和开展研究以满足特定需求等方面大有可为。

本章目标

- 介绍遗传学的基本概念和最新发展。
- 确定变异以及基因和环境之间是如何相互作用的，并以此为基础建立遗传学方面基于优势视角的知识和实践。
- 讨论将社会工作纳入遗传医学多学科临床实践和研究团队的机会和挑战。
- 介绍医务工作者和患者在遗传学领域共同面临的伦理问题。
- 列举常见的案例，描述社会工作者在遗传学领域如何开展工作。
- 检视遗传医学的最新发展政策。
- 指明社会工作在遗传和基因组学领域开展研究、倡导、教育和干预时所应发挥和扮演的角色。

社会工作和遗传学：发展历史

在 20 世纪初，进化论被广泛接受从而推动了基于社会达尔文主义的公共政策发展（Martin，2010）。这一理念认为"堕落"或"不健康"的人是耗尽社会资源的威胁，应对他们的需求采取严苛的方法。"精神卫生"和"优生运动"（Lombardo，2011）均暗示是社会工作的先驱者利用伪科学无视了弱势群体自身的挑战，并将他们在社会上的弱势的责任归咎于遗传（Kennedy，2008）。这种信念导致了"遗传学精英"选择性繁殖的压力，迫使弱势群体绝育并严格限制移民婚配。这些政策穿越大西洋，支持了德国的种族卫生法，催生了纳粹运动。

在 20 世纪 60 年代和 70 年代，随着基因检测被引入医学和公共卫生领域，社会工作在其中的作用也发生了变化。社会工作者开始帮助家庭应对遗传和基因条件对个人所产生的心理 - 社会影响（Schild & Black，1984）。早在 50 多年前，首次有文章描述如何将遗传学概念和关注点融入社会工作实践。这两篇开创性的文章分别由 Schild（1966）和 Schultz（1966）撰写，概述了遗传学的研究进展及其对社会工作实践所产生的潜在影响。这两篇文章都强调了提供遗传学信息以帮助个人和家庭进行决策的重要性，并且指出社会工作者特别适合提供遗传学相关的咨询。许多早期的遗传顾问是在医疗机构和妇儿保健中心接受过培训的社会工作者（Walther，1991）。伴随着遗传咨询师发展成为一个独立的职业，社会工作者在其中的参与再一次发生转变，遗传咨询成为社会工作服务的一个部分。

此后，科学的进步和社会运动的发展极大地改变了基因医学的面貌。最值得注意的是，人类基因组项目 [Human Genome Project（HGP）] 于 1990 年启动，目的是确定人类基因组的确切组成（McElheny，2012；Ridley，2006）。这使得科学能够将科学探究的范围扩大，从过去的遗传学，即通过特定的基因或具有已知功能的基因组来研究遗传，扩大到基因组学，即研究一个人的所有基因，以及基因对人类功能的影响，还同时关注基因如何影响人在与环境互动中的成长和功能，以及基因与复杂疾病之间的关系 [National Human Genome Research Institute（NHGRI），August 27，2015]。

基因组学对当今社会工作实践的影响

目前，我们正处于一个特别重要和激动人心的时期，社会工作者要参与到解决遗传学的实践、宣传和研究中去；每天都有新的发现被报道出来，新的技术在伦理和相应的社会心理挑战被充分研究之前就被推广到临床照护中，家庭面临着前所未有的抉择。这些发展打开了一扇大门，让人们去改进对健康和疾病的基本生物学和遗传学方法的理解，以及为罕见和常见的遗传条件开发有效的干预措施。科学家们在确定导致或诱发个人特定疾病的遗传因素方面取得了巨大进展。识别这些遗传变异有助于发展针对个人的遗传测试，以了解他们是否携带特定的基因变异，是否会增加疾病风险或引发疾病。

遗传学领域所取得的这些成就并非没有挑战。我们对单个基因变异与疾病表达之间的复杂关系的理解更加深入，而多个因素与环境之间的相互作用也使得风险预测变得更加复杂。因此，人类基因组项目一个意想不到的结果是创造出一类新的患者，我们可以检测到他们基因变异的风险，但不能确定疾病是否、何时或在多大程度上会发展（Collins & Varmus，

2015）。尽管一些新的基因组疗法正在进入临床照护，但是我们靶向治疗的发展始终落后于识别疾病遗传因素的能力。此外，对疾病及其遗传风险的认识和标记也可能造成根深蒂固的歧视、健康不平等的扩大，以及身体功能不同的群体被边缘化。

遗传学领域的这些进步和挑战，加之遗传诊断的复杂影响，使得具有遗传学和基因组学兴趣和专门知识的社会工作者有机会参与到相关的干预服务之中。患者获得遗传服务可能会受到以下因素的阻碍：患者的健康素养、患者和医疗服务提供者缺乏对基因检测和服务的认识、难以应对复杂的健康信息和体系，以及训练有素的遗传学专家数量有限（尤其是在农村地区）。由于社会对遗传服务的需求持续增加，超出了遗传顾问和医生提供服务的能力，非医疗专业的服务提供者可能承担越来越重要的补充作用以帮助患者获得、理解和适应有关的遗传信息。

社会工作者可以帮助那些面临遗传问题或需要做出遗传相关抉择的人选择更恰当的照护模式。例如：不孕症患者，在产前或新生儿筛查过程中发现遗传问题的家庭，考虑对成人发病、神经系统变性疾病（如亨廷顿氏病）等进行预测性检测的人，或需要对某种类型的癌症做出治疗决定的人等。社会工作者的培训使他们通过以下方法在案主及其家庭的历史和社会环境中了解他们：引导家庭对疾病、照护和丧失的叙述，探索案主家族谱系和家谱图（框21.1），解决突出的情绪问题，促进案主积极参与咨询和决策，以及提高案主的自我觉察。他们可以向患有遗传病的个人、家庭和社群提供各种心理 - 社会服务，包括转介，个体和家庭咨询，商讨（consultation）；以及对尝试应对遗传病的个人、家庭和团体提供持续的支持。社会工作者还可以带领有关基因检测和治疗的家庭会议，组织同辈支持和导师支持活动，为医疗决策提供支持，为得到同一种遗传诊断的患者或是扮演着同样照顾角色的人提供结构化的小组干预。转介必须在社会工作者那里进行汇总，以便这些关键服务成为综合服务的一部分。

遗传变异的介绍

没有完全相同的两个人或两个环境，即使是拥有相同基因的双胞胎也会发展出不同的个性、兴趣和社交网络。研究人员长期以来一直在对双胞胎进行研究，试图找出不同的环境条

框 21.1　家庭谱系和家谱图

谱系（pedigrees）能够充分地展示生物遗传和疾病表达的模式，它包含家庭的地理起源、家庭成员的出生和死亡、家庭医疗问题、成员的出生缺陷和发育迟缓等各方面的信息（Bennett，2010）。家族谱系是为了识别家族遗传模式而设计，它关注的是生物学关系上的家庭（Atkinson，Parsons，& Featherstoe，2001；Kenen & Peters，2001），而非对健康促进和风险管理行为产生影响的情感体验和认知观念（Patenaude，2005）。早期有学者试图确定导致乳腺癌和卵巢癌风险增加的基因突变，招募了几代人中有多个受影响成员的家庭。在这些研究中，家族史工具如谱系被广泛应用于识别疾病的表达模式，并提示疾病风险的遗传标记（Lynch & Dela Chapelle，2003）。

和谱系一样，家谱图（genogram）反映了家庭的多代模式，有助于将关注的范围由个人拓展至家庭（Kenen & Peters，2001；McDaniel，Rolland，Feetham & Miller，2006）。以医学为导向的家谱图包含了影响疾病表达和治疗以及情绪症状和被它们影响的发展性因素以及家庭、社区和社会性因素（McGoldrick，Gerson，& Petry，2008）。建立家谱图的过程可以显示围绕家族疾病的共同叙事和个人叙事（Eunpu，1997），并改变人们对疾病风险的看法（Werner-Lin & Gardner，2009）。

（续）

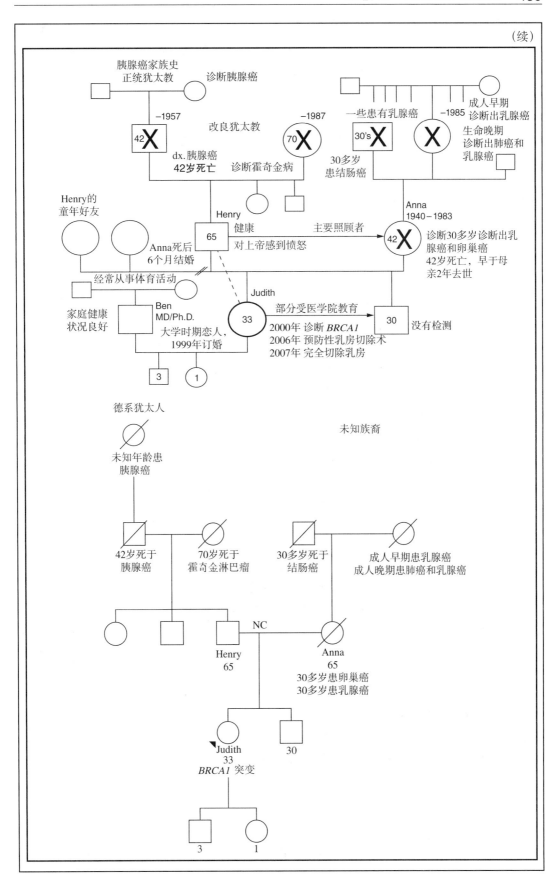

件对表型的影响或对基因表达方式的影响。基因如何与相似和不同的环境相互作用以塑造人类的生长发育方式，这对不同个体来说存在巨大的差异。例如，研究发现只有一部分接触烟草的人会上瘾。遗传变异影响尼古丁在体内的加工方式，有些人比其他人受尼古丁影响的时间更长，因为他们的遗传基因组成决定了尼古丁在他们体内代谢更慢（Chen et al.，2012）。这些人在一天的时间中需要吸烟的数量较少，就像那些尼古丁代谢更快的人必须增加吸烟的次数。这些基因变异与其他环境和行为因素（如香烟的获取途径和社会网络的组成）相互作用决定了一个人是否会成瘾，以及他们对戒烟干预的反应（Bierut，2008）。

DNA 在所有人身上基本上是相同的，因为某些指令是维持人类生命所必需的。例如，所有人类都拥有基本相同的身体形状，器官发育顺序和发育时间大致相同。然而，除了这些基本的指令外，变异是常规，而不是例外。遗传变异是指遗传密码中存在个体与群体之间的差异，这些差异促成了人类身体外观、健康和行为的多样性，并影响个体对其环境的反应方式。

当与正在应对遗传疾病或具有遗传疾病风险的个人或家庭进行互动时，了解遗传学的一些关键概念可能会对沟通有所帮助。DNA（脱氧核糖核酸）带有决定生长和发育基本指令的遗传"代码"。DNA 的一个基本功能单位称为基因，基因组成了染色体。一些遗传性状，如唐氏综合征，是由于丢失或者额外增加了包含许多基因的染色体而造成的。不过，大多数的遗传症状是由于基因的特定突变引起的，而不是额外增加或丢失了 DNA。一些基因的功能目前已经被了解，而其他基因的功能仍然是一个科学之谜。

基因突变可能是在受孕时自发发生的，也可能是从父母一方遗传的。遗传疾病具有多种已知的遗传模式，包括：常染色体显性遗传（只要有一个等位基因突变就能引起疾病，50%的子女会有发病的可能性）、常染色体隐性遗传（需要两个基因突变，两位同时携带隐性致病基因的父母其子女患病的概率为25%）、X 连锁遗传（男性基因携带者的患病概率高于女性）、线粒体遗传（母系遗传）、多基因遗传（许多基因出现突变，家族内没有明显遗传模式）。出生时出现的基因突变称为*种系突变*（germline mutation，也是本章重点），而在一生中发生的突变（例如，癌细胞中的突变）称为体细胞突变（somatic mutations）。目前，DNA 测序比解释 DNA 序列要容易得多。一些接受临床检测的案主常常得到的检测结果是不确定意义的变异（基于当前的科学知识无法解释），这些结果不同于以往已知的可以导致某种疾病的基因突变。在这些情况下，案主和医疗服务提供者可能很难应对遗传的不确定性。

对于一些遗传病，临床上可以进行敏感而特异的基因检测；而对于另一些遗传病，则没有基因检测，只能根据临床特征或症状来诊断。理想的情况下，案主可以基于他们的个人和家族史，和遗传顾问讨论基因检测的好处和局限性，并在所有基因检测之前进行知情同意程序。

遗传与环境相互作用

越来越多的文献涉及遗传变异、基因与环境之间的相互作用，以及基因在生命周期中的调节和改变。文献告诉我们遗传变异有助于我们发展出一系列的人格和行为特征，有助于了解疾病表达和治疗反应，同时也会推动精神病理学的发展。遗传因素影响个人的压力水平和应对反应，从而塑造个人参与和应对环境压力的方式（Caspi, Hariri, Holmes, Uher, & Moffitt, 2010）。社会工作者接受过专业的培训，能够对案主所在环境进行科学的评估，并对案主环境中的优势、劣势因素与心理健康、生理健康结果之间的联系进行假设和验证。对遗传因素和环境因素的清晰认识能够帮助社会工作者与其他医疗和精神科专业人员合作，制定针对个人具体情况、各种问题的干预措施和资源。因此，就基因发现时代的社会工作实践而言，社会工作者处于理想的位置，可以识别为基因表达提供背景的环境、行为和家庭因素。

只有某些特定的环境因素或者特定的遗传风险因素同时存在时，某些遗传症状才会显现出来。例如，当具有酒精分解功能（醇脱氢酶）的基因发生变异时，会使人在饮酒时出现脸红、心悸、头晕和恶心等症状。饮酒行为和特定的基因突变都是产生这种症状的必要条件。由于常染色体隐性遗传突变，苯丙酮尿毒症患者（PKU, https：//npkua.org）体内缺少一种酶，这种酶能够分解膳食蛋白的主要成分之一——氨基酸苯丙氨酸。苯丙氨酸几乎存在于所有天然存在的蛋白质来源中（如牛肉、鸡肉、牛奶、猪肉）。所以患苯丙酮尿毒症的人必须从他们的饮食中去除含有苯丙氨酸的食物，否则随着时间的推移将会发展出不可逆转的认知障碍。这种特定的基因突变，只有在将含有苯丙氨酸的食物作为主要蛋白质来源时才会导致问题。在不依赖含有苯丙氨酸的食物时，这种基因突变不会影响一个人的健康和发育。正如，我们不清楚遗传因素对疾病发病和严重程度的影响，即使一个人意识到他们具有患上某种疾病的风险，那么环境因素和触发因素也可能同样不清楚。

表观遗传学与社会工作存在密切的联系。社会工作者旨在评估和改变案主所处的环境，以改善个人、家庭和社区的生理以及精神健康。表观遗传学研究的是基因在一生中被激活和失活（也就是被开启或关闭）的机制。尽管表观遗传变化是在个体生命过程中（或妊娠期）发生的，而不是在他们的种系 DNA 中编码的，但是有证据表明，基因调控方式的表观遗传变化可以传递给后代。表观遗传因素可以影响疾病的发病和表达。因此，更好地了解表观变化如何发生，以及如何影响遗传的风险，可能为有针对性的社会工作干预提供一个良好的切入点，也为更多健康不平等的根源提供了一个替代性的思考框架。

动物和人类模型的初步研究支持表观遗传改变对长期健康结果，包括精神健康结果的作用。例如，来自大鼠模型的证据表明母鼠对幼鼠的照顾（舔）与成年大鼠的应激反应是相关联的（Weaver et al., 2004）。同样，大鼠照看者的虐待行为与跟抑郁相关的脑源性神经营养因子（BDNF）基因表达的改变以及其他形式的精神疾病相关（Roth, Lubin, Funk & Sweatt, 2009）。在这些例子中，人们假设环境能够通过塑造特定的基因（应激反应基因）在生命后期的表达方式和时间来影响 DNA 加工。对妊娠期间遭受战争创伤、慢性压力、抑郁或焦虑的妇女进行的类似研究也发现了 BDNF 基因在后代和胎儿组织中的调节差异（Braittwaite, Kundakovice, Ramchandani, Murphy, Champagne, 2015；Conradt, Lester, Appleton, Armstrong & Marsit, 2013；Kertes et al., 2017）。研究发现大脑在整个生命周期都经历了调节过程，可以打开和关闭基因，这为新的、更有效的治疗基因导致的疾病提供了巨大的希望。

持续进行的表观遗传和基因组研究将会扩大我们对自我与环境之间相互作用以及对"先天与后天"概念的认知，同时也会带来新的可能与挑战（Pickersgill, Niewohner, Muller, Martin & Cunningham-Burley, 2013）。各国政府，也是倡导者，需要越来越多地关注环境，特别是贫穷、歧视和压迫影响下的环境如何影响个人基因组以及社群和群体的表观基因。因此，从微观和宏观两个角度来看，表观基因学都与社会工作者关系密切。

理解表型

表型是遗传和环境因素相互作用导致特定性状或疾病的可检测结果。它们是可以观察到的结果，包括身体特征（如头发、皮肤和眼睛颜色、身高、体重）或疾病过程（如糖尿病、心脏病、酒精中毒和抑郁）。将一个广泛的表型分解为对应于每个基本途径的中间点，具有临床和社会价值。例如，多种因素均有可能引发心脏病，其中食物选择不当只是其中的一种途径。对于生活在资源匮乏环境中的个体来说，获得有利于心脏健康的食物是比较困难的。对于一些人来说，遗传因素会影响他们代谢胆固醇的能力。对于另一些人来说，感染（如风湿热）或其他疾病（如高血压）均有可能会导致心脏病。不同原因导致的心脏病可能会存在特定的指标，这些指标在心脏病被确诊之前是可以测量的，例如胆固醇水平，这意味着我们可以提前进行有针对性的干预。每一种原因都以不同的方式导致心脏病，这需要建立有针对性的社会和医疗指标以及干预措施（举例见框 21.2）。

将表型可视化只是识别遗传特征或疾病的一种方法。很多遗传疾病都是"隐性疾病"，在快速观察中无法识别，但对人的生活质量有很大影响（导致疼痛、疲劳、症状、用药等）。还有其他病情可能是极其复杂且无法判断的。所有这些情况均可能使得个人经历误解、怀疑并且缺少家庭、同辈和医疗服务提供者的支持。

框 21.2 Mavis，一例 I 型神经纤维瘤病患者

社会和疾病史

Mavis 是一名 63 岁的妇女，很久之前在童年期她被确诊患有 I 型神经纤维瘤病（NF-1），并参加遗传学诊所的 NF-1 评估。Mavis 认为 NF-1 的症状特征包括：她所有的皮肤上都会出现肿块和肿包，有时伴有疼痛，在学校的学习上存在困难，并且身上有多个深棕色的胎记。Mavis 在 43 岁时被发现患有早期乳腺癌，但是从那个时候到现在没有再发现患癌，也没有其他的癌症病史。Mavis 认为自己其中的一个皮肤肿瘤正在生长，因为她会感到疼痛。她是一个友善的人，看上去有很好的自理能力，也没有提到自己有抑郁的情绪，然而她在整个会谈的过程中表现得有些疏离和安静。大概可以估算出 Mavis 的智商只有 70。她是其家族中唯一一个患有 I 型神经纤维瘤病的人，但她对她亲生父亲的病史一无所知。

当被问及 NF-1 是如何影响她的生活的时候，Mavis 回答说它改变了她的一切，最明显的是 NF-1 使她"愚蠢、不漂亮，而且做一些事情存在风险"（她指出自己并没有用"丑陋"这个词来形容自己，因为她已故的母亲从来不允许她这样说自己）。当 Mavis 照看自己 5 岁的孙子时，她常常会感到十分羞愧，因为她的孙子已经能够自己阅读了，而她自己还不能。同时，她也感到十分遗憾，因为她觉得自己没有足够的吸引力，无法找到一个更好的伴侣，因此不得不在多年的婚姻里饱受身体虐待。因为面部存在缺陷，挫折和经济困难也总是会环绕着她，她无法拥有一份持久的工作，因为"每个人总是动作太快，没有人愿意教她"。她也会时常感到恐惧，因为在她这个年纪患癌的风险较高。虽然她定期去看她的初级保健医生，但是她没有去看其他专科医生，也从来没有接受过任何专业的心理健康支持。

自然史、遗传学和诊断意义

NF-1 是一个多系统的遗传疾病，在 1882 年由 von Recklinghousen 博士提出。NF-1 的特点是皮肤色素沉着，存在多个皮肤外部或内部的神经纤维肿瘤（良性神经鞘瘤），学习障碍，视神经和其他中枢神经系统肿瘤，骨骼差异，血管病风险增加，恶性神经鞘瘤风险增加（许多体内有神经纤维瘤的患者有高达 10% 的风险，非患者的风险明显降低）。医学领域已经建立了 NF-1 的临床诊断标准，通常不需要基因测试即可确诊（Ferner, Huson, Thomas, Moss & Willshaw et al., 2007），但如果诊断

（续）

存在疑问或者出于生育检查的目的，基因测试则可能会非常有帮助。NF-1 遵循常染色体显性遗传模式，这意味着患有 NF-1 的人，他的每个子女都有 50% 的概率患 NF-1。NF-1 是一种较为常见的遗传疾病，估计发病率为 1/3000。NF-1 发生在所有的种族和性别中，尽管由于色素沉着不太明显，对于肤色较深的人来说诊断较难。即使是在同一家族中，NF-1 也呈现出广泛的特点和不同严重程度。

在儿童期被诊断患有 NF-1 的成年人通常从未进行基因咨询服务，除非他们生育了一个患有 NF-1 的孩子。大约一半患 NF-1 的人有"智商下降"，或者智商低于他们家庭的潜力水平，有特定的学习和功能差异，而不是医学上定义的精神发育迟缓。因此，患有 NF-1 的成年人通常不符合政府对认知受损的界定，所以他们无法获得政府对残疾人的财政支持。患有 NF-1 的老年人通常得不到多少支持性服务，此外，年龄超过现有儿科项目规定的患者可能也没有资格获得成人服务。患有 NF-1 的人也可能对自己所患的疾病存在误解，如患癌症的风险极高或缩短寿命，他们对该疾病的理解取决于几十年前他们的父母得到的医疗建议。同时，现有的 NF-1 患者支持组织主要关注儿童的问题以及年轻家庭的需求（几乎所有关于 NF-1 的研究也都是如此）。此外，如果个体没有可见的神经纤维瘤，NF-1 也可能表现为一种"隐性疾病"。

问题讨论和要点

1．有什么可能的策略和切入点来解决 Mavis 的尴尬、恐惧和遗憾？
2．您所在的国家和地区，一般会为智商 70 的人士提供哪些服务？
3．可见的遗传疾病和不可见的遗传疾病有什么不同？

（另见：www.ctf.org，儿童肿瘤基金会）

健康差异随转化基因组学的发展而扩大

进化、环境和文化

要了解人类群体间差异的生物学基础就要了解遗传史、社会生物学和进化压力的影响。种群之间存在差异的原因有很多，创造出某一特定性状的选择优势的环境条件就是其中之一。例如，"疟疾假说"表明，携带变异基因的非洲和地中海后裔对疟疾的抵抗力与镰状细胞贫血、地中海贫血等遗传血液疾病的高发病率之间存在关系（Piel et al.，2010）。同样，在过去接触家养牛和乳制品更多或更多食用乳糖的人通常具有更好的乳糖消化能力（Tishkoff et al.，2007）。在这两个例子中，患病的原始种群中都有一些个体在每种特征上表现不同。经过几代人的遗传，那些拥有能够更好适应环境的有利基因特征的个体更有可能存活下来并产生更多的后代，从而使得遗传变异得以延续，使这种变异在特定的人群中更加普遍，这种现象称为自然选择（Darwin，1859），在许多不同类型的性状中，以及在所有的物种中世世代代都可以看到。

社会和文化压力也会影响人群遗传属性的类型和流行程度。俗称建立者效应（founder effect），即在主要由少数亲代群体后裔组成的群体可能存在亲代中的遗传病。这种情况常见于受当地文化和社会习俗制约不允许与社群以外人通婚的小群体，小岛或孤立国家，这些地区的人选择伴侣时受地理限制。因此，当基因库相对较小的时候，遗传疾病的易感性和发病率就会高于遗传变异较大的人群。例如，在旧派的阿米什人群体中，普遍盛行一些罕见病、单基因疾病以及具有传播疾病风险的由遗传变异导致的复杂疾病，这其中就包含糖尿病

（Francomano，McKusick，& Biesecker，2003）。德系犹太人则常患有不同的病症（Baskovic et al.，2016），包括泰-萨克斯病、某些癌症和囊性纤维化（CF）。虽然这些疾病在这些群体中更为普遍，但是所有群体都可能患这些病。

选择表型会引起社会污名（见框21.3），包括种族和精神疾病等。文化语境将这些表型与一组相对稳定的性状或疾病表现联系起来，对一些人来说，如肥胖症，成见来自对这类人群缺乏自制力的假设。通过对肥胖这一最主要的表型加以梳理，生理健康和精神健康的专业人士能够找出导致疾病的各种原因。

框21.3　Reina和她的父母，一例成骨不全症患者案例

社会和医学史

6岁的Reina开始上幼儿园不久，她的老师和学校护士注意到她的身上经常有瘀伤。据了解情况的儿科医生说，他们曾与Reina的父母进行过交谈，她的父母称Reina只是一个"容易出现瘀伤的孩子"。但到了11月，老师们注意到，Reina走路经常一瘸一拐，经常在课间休息的时候抱怨疼痛，而且身上经常有新的瘀伤。学校出于对儿童虐待问题的关心，向儿童保护服务机构提出申请，以调查Reina的家庭安全。Reina的父母否认他们曾经虐待过孩子。Reina在当地进行了体检，X线片显示她的右腿有几次骨折，并处在不同的愈合阶段，这一发现加剧了有关部门对儿童虐待问题的关注，并开始采取行动，将Reina从家中长期带走。在整个的评估过程中，Reina的父母声称她们不知道Reina的腿是如何骨折的。在这个家庭所在的小镇上，所有的人都知道Reina的父母正在接受儿童虐待的调查，包括Reina的同学也从他们的父母那里得知了这个消息。

Reina的父母害怕他们会因为儿童保护服务机构的误解而失去自己对唯一孩子的监护权。他们开始拼命地搜索互联网，试图为Reina的瘀伤和无法解释的骨折找出原因。一个偶然的机会，他们通过一个由成骨不全（OI）基金会维护的网站发现了有关儿童虐待指控背景下的成骨不全（OI，脆骨病）的信息，这个基金会是一个受成骨不全影响的家庭组成的患者权益群体。对Reina的父母来说，突然间一切都说得通了。成骨不全可以解释Reina的瘀伤、骨折、关节的灵活性，以及甚至为什么她的头比她父母的还要大。通过OI基金会，Reina的父母在离家4小时的车程中找到了一个遗传学咨询师，他在OI基金会专门从事遗传学研究，几个月后他将对Reina进行评估。这位遗传学家见到Reina的时候立即怀疑她患有成骨不全，尽管她的父母似乎没有任何成骨不全的特征。随后的基因测试发现是COL1A1中出现了导致OI的基因突变，Reina被诊断患有成骨不全，并开始接受相关医疗和社会支持服务。

自然史、遗传学及其意义

成骨不全是一种遗传病，是由于胶原蛋白的产生异常而导致骨骼和缔结组织的缺陷。患有成骨不全的人会经常在未受伤的情况下骨折，他们的牙齿也会十分脆弱，面部和头部与正常人存在差异，听力减退，到成年时他们的眼睛（巩膜）的白色部分呈蓝色或者是灰色，而且身材矮小。成骨不全的许多类型已经得到了描述，它们的严重程度各不相同，有的从新生儿时期就致命有的到成年期疾病无法察觉且寿命正常。大多数患有成骨不全的人都是在儿童期被确诊的，然而很少有专家熟悉这种病。在确诊之后儿童可能需要服用一些处方类的药物以促进骨骼的生长，并且医生会建议改变一些儿童的生活方式，以避免伤害。成骨不全发生在所有的种族和性别中。

成骨不全是一种常见的常染色体显性遗传病，这意味着患有成骨不全的人其子女有50%的概率会继承这种基因突变，而罹患成骨不全。虽然绝大多数患有成骨不全的人，其父母的至少一方患有成骨不全，但是也存在大约25%的人是自发基因突变，没有任何的家族史。通常，儿科遗传学家会评估儿童是遭受了虐待还是患有成骨不全症。值得注意的是，约有7%的受虐待儿童同时具有可以解释他们受伤情况的健康问题（Wardinsky，Vizacarrondo & Cruz，1995）。然而，根据这两种情况的流行病学数据，儿童因虐待而发生骨折的可能性大约是成骨不全的24倍（Marlowe，Pepin，Byers，2012）。

（续）

讨论主题和要点

1. 具体说明并考虑，在这段经历中社会工作者可以如何在不同的环境和时间点为 Reina 及其父母提供干预？
2. 与患有普通疾病（如肥胖症）的人相比，患有罕见遗传病（如成骨不全）的人会经历怎样的污名？
3. 从宏观和微观社会工作的角度来看，患者倡导组织能够为患有罕见遗传病的家庭提供什么帮助？患者倡导组织的潜在风险又是什么？

基于基因学的健康素养

健康素养被定义为个人能够"获得、处理和理解做出健康决定所需基本健康信息和服务"（Ratzan & Parker，2000，P.2）。社会工作的价值观强调为具有不同程度健康素养和复杂决策需求的人群提供教育和支持服务是十分重要的。这促进了非指导性咨询在健康领域的发展。Schild 和 Black（1984）开创了一项新的服务，帮助家庭应对新发现的并有遗传来源的家族疾病产生的心理 - 社会影响。目前，生理健康和精神健康专业人员的基因学素养仍处于初级阶段（Syurina，Brankovic，Probst-Hensch，& Brand，2011）。

健康素养受到教育、文化和语言能力的影响，它涉及各种智力技能，包括听、说、写和阅读。大约有 9 000 万美国人或者说一半的成年人在理解和使用健康信息方面有困难（Institute of Medicine，2004）。健康素养最差，因此导致健康风险最高的人群是老年人、受教育程度或英语水平有限的个人以及有认知缺陷的人。一项重要的健康素养包括算数能力，或是发现、理解和使用基于数字的健康信息，如概率或风险信息（Ancker & Kaufman，2007）。遗传信息通常以数字表示，包括疾病风险、*疾病外显率*（突变携带者中表现症状的比例）、突变发生率、遗传模式以及降低风险的益处。提供者可能假定个人和家庭能够理解并使用数字信息来做出合理的决定，但是对于普通的患者来说，通过数字信息对疾病风险进行预估很难。因此，基于数字数据的风险评估在生动的案例面前总是会黯然失色（Hurley，Miller，Rubin，Weinberg，2006）。

社会工作者可以促进基本健康素养筛查工具（Mancuso，2009）的使用，以此来识别高危患者，并协助他们在知情同意的条件下参与研究、基因测试与治疗方案。因此，数字数据的风险评估在来自家庭和社会的生动案例和优先考量面前总是会黯然失色。

种族

种族是一种强大的社会结构，它将遗传的表型表达与社会政治、历史和文化意义等层面联系在一起，由于对基因的研究发现能够帮助我们区分人口中的亚群体，因此人们在各种政治和社会背景下对种族遗传进行了广泛的探索。关于基因和种族之间关联的假设建立在表型和其他遗传属性（如智力或运动能力）之间存在统计学差异的基础上。这种假设方法认为种族之间存在显著和先天的差异，但这一说法在遗传学研究中还没有得到证实（Yudell，Roberts，Desalle，& Tishkoff，2016）。对遗传学和种族的社会对话的检验超出了本章的范围。但如果我们只字不提遗传学研究是如何处理种族概念的以及如何利用种族差异对基因变异进行风险分类，那么我们的工作存在失职。令人们最为关心的是，遗传学研究在有意无意中助长了本质主义的思维，支持寻找确定的和"不可避免"的遗传变异解释，从而忽视了生理健康和精神健康差异的环境条件（Dar-Nimrod & Heine，2011）。正如社会工作者所熟知的，了解个人特定的祖先、社会、家庭和医学背景，而不是依赖基于诊断或人口信息的假设，可以制定出更有效的干预方案。

在医学场域中，种族通常能够给研究者一些启发或者认知上的捷径，去根据该类人群祖先某种疾病的发病率来预估该疾病的发病风险（Bonham，Warshauer-Baker，& Collins，2005；Yudell et al.，2016）。虽然种族在研究中常常被用作一种分类变量，但在实际的研究中很难进行操作，因为它是一个社会建构，而不是一个生物学建构（Bonham et al.，2005；Dupre，2008；Hunt & Megyesi，2008）。因此，以种族为标准对调查对象进行分类依赖于他们的自我报告，或者依赖于研究者的视觉观察。由此可见，*种族*一词的使用含糊不清、不一致且不严谨（Hunt & Megyesi，2008）。种族，作为一个参与研究的变量，作为遗传背景的替代物，其效用已经减弱，正在被祖先或其他社会历史构建所取代（Fujimura & Rajagopalam，2010；Robert & Jesudason，2014）。然而，在针对服务不足和少数族裔群体的研究中，种族仍然是一个关键的变量，例如，研究具有非洲血统的美国人中高血压的发病率和风险因素（Genovese，Friedman，& Pollak，2013），或研究年轻非裔美国男性捐赠肾后的终末期肾病（Grams et al.，2016）。这些研究举措力求将稀缺资源用于未能得到充足服务的人，这对实现健康公平至关重要。因此，获得遗传学服务的机会不仅受资源有限、专业人员匮乏、健康水平低等因素的影响，而且还受到国家几百年来剥削有色人种和穷人来为特权群体谋取福利的历史影响。

遗传对精神疾病的影响

精神障碍的发生往往会在家族中发生聚集；因此，自人类基因组计划开始以来，研究人员对探索精神疾病的遗传因素兴趣有所增加。研究人员和一些作者长期以来一直在探索疾病的遗传、基因组病因与精神疾病，以及"疯癫"家族史之间的联系（Mukherjee，2016）。虽然，有关双胞胎和家族的相关研究表明，精神分裂症等精神疾病会受到遗传因素的影响，但这些疾病的成因是复杂的，受多重因素的影响，遗传只是一个方面。最前沿的研究表明，精神疾病通常会像其他复杂的疾病一样发展。也就是说，很多的基因中的每一个都与疾病风险的小幅度增加有关，并与环境因素一起引发疾病（Dick，Rose，& Kaprio，2006；Joffee & Price，2007；Wermter et al.，2010），并且在不同的人群中情况可能会有所差别。例如，几个研究小组正在调查，基因环境与压力性生活事件相互作用对个人抑郁情绪发展的影响（Dunn et al.，2015）。在紧张的情况下大脑中会有一种基因对大脑中释放的化学物质（5- 羟色胺）做出反应，而这一基因的特定突变就与抑郁症的发病率相关。一项研究显示，仅发生基因突变不会引起任何问题，只有当环境因素（压力）存在时，5- 羟色胺和改变后的蛋白质相互作用，并引发一系列的事件才会增加抑郁症的风险。虽然其他的研究没有发现相同的相互作用，但潜在的致病途径仍在探索中，并且可能有助于阐明致病的具体机制（Caspi et al.，2003；Duncan，Pollastri，Smoller，2014；Risch et al.，2009）。

最近一项研究对 6 万多名抑郁症、双向情感障碍和精神分裂症患者的遗传学发现进行了分析，发现了围绕特定生物途径的风险变异（Network Pathway Analysis Subgroup of the Psychiatric Genomics Consortium，2015），涉及神经元、突触以及免疫和补体系统（Carey，

2016；Sekar et al.，2016）。虽然，这可能最终需要一个大幅改变的分子和生物框架，对现在被认为是神经精神病学疾病或内科疾病进行分类和治疗，但对心理 - 社会支持、健康素养的需求不太可能改变。

贯穿整个生命周期的遗传技术

随着生命周期不同阶段中发展任务的显著改变，遗传信息的驱动力、意义以及对此信息的适应也会有很大变化。例如，将早年患病和死亡的可能性整合入人生计划中，与建立亲密关系和开始生育规划在发展上是不同步的。成年早期的基因检测可能有助于：①围绕婚姻、生育和职业发展进行生活规划（Hoskins，Roy，Peters，Loud & Greene，2008）；②保持健康和活力来养育孩子；③了解孩子在成年后出现同样疾病的风险。在一些地区，正如正统的犹太社区（Prainsack & Siesgal，2006），人们对家族基因突变进行严格的保密，这对一个人寻找配偶十分重要。因此，人们常采用的共同行动方针是拒绝向兄弟姐妹、父母和潜在的伴侣透露已知的家族基因突变结果，直到下一代年轻人全部结婚（框 21.4）。

框 21.4　Hannah 和她的女儿，家庭 BRCA 案例

社会和医疗史

Hannah 的母亲 Lilly 是一名患乳腺癌 30 年的幸存者，69 岁时她被查出患有卵巢癌。Lilly 的卵巢癌诊断促使她进行基因检测，结果发现她具有 *BRCA2* 突变。Hannah 在 8 年前进行了基因检测，发现她遗传了母亲的 BRCA2 突变。Hannah 进行了减少风险为目标的双侧输卵管卵巢切除术（BSO），目前 Hannah 每 6 个月接受一次乳房监测。

Hannah 说她一直没有找到合适的时机告诉她的女儿们，她家族的 *BRCA2* 突变检测结果呈阳性。因为她的大女儿 Rosie 最近回家过感恩节，并宣布了订婚的消息，这使 Hannah 思考应该在什么时候她们这个消息。Hannah 决定要将这个消息告知自己的女儿，所以在感恩节的晚餐后，她透露了家族中有 *BRCA2* 突变的消息，她的女儿需要在几年内进行测试。Rosie 立刻问道："我要怎样告诉我的未婚夫我的家族中有遗传变异？我的未婚夫可能会因此不想跟我结婚或生孩子"。Sarah 问 Hannah："你知道这件事情多久了？"Hannah 的内心十分的纠结，她告诉女儿她已经知道 8 年了，听了 Hannah 的话 Sarah 冲到楼上的房间砰地一声关上了门。Hannah 曾想过这将是一个富有挑战的谈话，但她对 Sarah 的愤怒毫无准备。第二天，Hannah 给她的姐妹打电话征求意见，希望能帮助她弥补这种情况，但她们都不知所措，不知道现在该说什么或做什么。

自然史、遗传学及诊断意义

遗传性乳腺癌和卵巢癌综合征是一种常染色体显性遗传肿瘤易感综合征。到 70 岁，估计 60% ～ 70% 的 *BRCA1* 突变携带者和 45% ～ 55% 的 *BRCA2* 突变携带者将会发展出乳腺癌，40% 的 *BRCA1* 突变携带者和 20% 的 *BRCA2* 突变携带者将会发展出卵巢癌（Clark & Domchek，2011）。目前尚没有方案表明有乳腺癌基因突变的 18 ～ 24 岁妇女需要进行早期检测。一项指南建议，有 *BRCA* 突变的妇女应该在 18 ～ 20 岁开始进行乳房自我检查，在 20 ～ 25 岁进行临床乳房检查，在 25 ～ 30 岁或比家庭中最早确诊乳腺癌成员确诊的年龄早 5 ～ 10 岁进行乳房 X 线照相或 MRI 检查（Pruthi，Gostout，& Lindor，2010）。妇女也被建议应该在完成生育后摘除卵巢（但由于担心会存在心血管疾病或骨骼疾病风险而不宜太早），因为预防性卵巢切除术可显著降低卵巢癌风险。携带 *BRCA* 突变也可能会增加其他特定癌症的患病风险，如黑色素瘤和胰腺癌，部分 *BRCA* 突变携带者还可能被建议对其他癌症进行筛查，这主要取决于个人和家庭病史。

> （续）
>
> **讨论主题和要点**
>
> 1. 你会建议 Hannah 用什么策略来继续和女儿们讨论这个问题？在目前的时间点，她与她们的沟通可以有怎样的目标？
> 2. 了解遗传性乳腺癌和卵巢癌风险是如何影响与成年和家庭生命周期相关联的发展性问题的？
> 3. 社会工作者如何支持像 Hannah 这样的家庭进行沟通？

建立怀孕筛查体系：不孕症和生殖遗传学

体外受精（IVF）植入前遗传学诊断（PGD）是一种医疗程序，它能让有基因突变遗传风险的准父母在受孕开始时就知道胚胎是否携带遗传病基因。PGD 是对通过 IVF 产生的囊胚（受精后细胞分裂产生的前胚胎）进行特定遗传病检查的过程。只有那些没有检测出携带遗传病基因的胚胎才能被转入子宫。这种技术于 1990 年首次在临床上为一位 X 连锁遗传疾病的母亲使用（Handyside，Kontogianni，Hardy，& Winston，1990）。只要已知致病基因突变，PGD 技术就可以让有遗传病风险的夫妇用未携带遗传病基因的囊胚进行怀孕。一些父母之所以使用 PGD 技术可能是因为他们认为自己有责任保护自己的孩子免受遗传的影响，或者当他们把致病基因遗传给孩子时会感到愧疚（Werner-Lin et al.，2012）。然而，PGD 是一项十分昂贵的医疗程序，而且没有标准的医疗保险报销标准，因此获取检测和报销的不平等一直存在（Chandra，Copen，& Stephen，2014）。此外，可能需要多次尝试才能够成功怀孕，夫妇可能会面临诸多的情感困扰。同时，社会生育文化以及对未知结果判断的恐惧、对不孕症的羞耻感等因素，可能使夫妇将不孕症和 IVF 的经历视为家庭秘密，这可能会剥夺他们获取关键性情感支持的途径（Greil，Slauson-Blevins，& McQuillan，2010）。

然而，PGD 也给未来的父母和人类社会带来了道德和伦理问题（Ross，Soal，David，Anderson，Pediatrics，2013）。PGD 进行过程中，可能会产生存活的胚胎，但是由于各种原因这些胚胎从未被移植到子宫。因此，启动 PGD 需要考虑如何处理未使用的胚胎：将他们冷冻起来已备将来使用，捐赠以用于研究或销毁它们。从技术层面来讲，PGD 可以用于检测胚胎是否含有一系列疾病，从儿童期致命的疾病（如泰 - 萨克斯病 PGD）到成年发病和可获得治疗的疾病（如 *BRCA1/2* 突变引发的乳腺癌或者卵巢癌）（Harper & SenGupta，2012）。它还可以用于检测孤立性耳聋，不过这是否是一种遗传疾病目前尚存在分歧（Camporessi，2010）。尽管 PGD 可能还存在一些问题，但它至少为那些因担心孩子患有遗传疾病而放弃生育的夫妇提供了一项选择。

产前和围产期护理：携带者筛查、怀孕、生育

在妊娠期间，夫妇以及医务人员会关注胎儿的健康以及其他可能影响妊娠或分娩风险的因素。妊娠期间会定期对各种常见和可预防的疾病，即遗传和非遗传疾病进行筛查，以确定胎儿可能受到的影响。遗传学服务，特别是产前遗传咨询，往往会被纳入计划生育和妊娠照护体系中。准父母接受遗传咨询服务时，在健康素养、算术能力、基因学知识、信息寻求倾向、认知或精神健康挑战、对不确定性的容忍度以及对妊娠和养育子女的期望方面存在巨大差异。最终，咨询者需要根据基因检测结果或者是带有不确定含义的基因诊断做出改变生活

的决定。

筛查检测不是诊断性的，所以筛查结果呈阳性的准父母需要进一步进行常见的染色体疾病诊断检测。遗传咨询师应该为有需要的准父母提供后续的基因检测，以便为有特殊需要的胚胎做好准备，或者在确定遗传风险后提供终止妊娠的相关服务。如父母中任何一方的家庭具有遗传病史，或父母中任何一方存在特定的遗传风险，如母亲的年龄过高或有特定的种族背景，也应该进行诊断检测（Van Der Steen et al.，2016）。筛查检测的提供者应该向准父母详细解释，确保他们不会将筛查检测理解为产前诊断或某些结果的确诊。

携带者筛查

根据既定的医疗指南，计划妊娠的个人和夫妇应该进行携带者筛查 [Grody et al.，2013；The American College of Obstetricians and Gynecologists（ACOG），2016]。如果一对夫妇的家庭有遗传疾病史，或属于同一个具有遗传疾病祖先的高危群体，当他们准备怀孕生子时，应当进行携带者筛查，以确定双方是否携带相同的基因突变。如果家族或群体中已知有隐性遗传病，那么他可以了解自己对于该疾病的携带者状态。如果有人和其配偶都是某基因突变的携带者，那么他们就能够确定后代遗传这种疾病的概率有 25%。如果夫妇中只有一个是基因突变的携带者，那么这对夫妇的后代就不会受影响。一些常见的可以进行携带者筛查的疾病有泰 - 萨克斯病、镰状细胞病和 CF。

在某些情况下确定某人不是基因突变的携带者是很困难的。例如，CF 是由 *CFTR* 基因突变引起的常染色体隐性疾病。虽然，*CFTR* 基因的 1 500 多个基因突变现在已经被发现，但是携带者筛查小组往往只对其中 23 个基因进行检测，因为绝大多数的疾病都源于这 23 个基因突变（Farrell et al.，2008；Massie & Delatycki，2013）。因此，即使携带者筛查结果为阴性，也不能完全消除患 CF 的可能性。此外，该筛查小组还针对 CF 患病风险最高的群体，即北欧后裔进行了检测程序优化。其他祖先的后裔更有可能是因为其他基因变异而引起 CF，因此面向不同的人群检出率会有所不同。夫妇们有必要充分考虑测试的局限性及其益处。此外，针对携带者筛查应该进行进一步的研究，因为证据模型是建立在研究基础上的，但目前研究招募、报告和处理的主要是在白人群体中发现的遗传变异，因此对其他群体来说是不公平的。

产前筛查和诊断检测

胎儿的基因诊断有很多不同的方式。孕早期筛查包括验血和超声检查，包括胎儿颈部透明层厚度筛查（ACOG，2016）。这些检测程序可以让人们了解胎儿染色体是否存在问题，包括唐氏综合征和 18- 三体综合征（有 3 个染色体 18 的复制，而不是两个）。通常情况下，在孕 18 ～ 20 周应进行详细的超声检查，以看到胎儿并检查主要的结构异常。孕妇通常将超声检查视为一种普通的体验，而不清楚超声检查是为了确认胎儿是否存在异常。因此，超声检查的结果对女性考虑基因检测的选择有较大的影响。然而，并不是所有的出生缺陷都可以通过超声检查发现，有些缺陷会在孕 20 周以后显现。当一些准父母得知常规的超声检查并不能完全排除胎儿结构异常的风险，他们感到十分震惊（Harris，Franck & Michie，2012）。

当检测结果异常或妊娠期存在风险因素，或父母有家族基因突变史、很想确认孩子是否有染色体疾病时应当进行诊断性的基因检测。绒毛膜绒毛吸取术（CVS）是对胎盘进行活检（由与胎儿相同的 DNA 组成）以用于基因检测，通常在孕 10 ～ 13 周进行。遗传学羊膜腔穿刺术是提取羊水，分离胎儿皮肤细胞，用于孕 15 ～ 16 周后的基因检测。这两种方法都有较低的并发症风险（不到 1% 的病例，Akolekar，Beta，Picciarelli，Ogilvie，& d`Antonio，2015）。社会工作者应该意识到，产前基因检测可能使一些人面临情感与经济上的双重负担。尽管保险计划和各州的保险范围有所不同，但是在联邦医疗保险计划（如军队保险）中，终止妊娠通常不在保险范围内。联邦法律，特别是《海德修正案》（*Hyde Amendment*）更是禁止将联邦基金用于堕胎（Salganicoff，Sobel，Kurani & Gomez，2016）。

新的产前遗传检测

基因组学的进步推动了孕妇基因检测类型的增加。染色体微阵列分析可以检测到因太小而无法通过常规核型检验的遗传物质的缺失或重复（Kaminsky et al.，2011；Miller et al.，2010）。无创产前筛查（noninvasive prenatal screening，NIPS）是一种新型的产前检查，通过分析母体血液循环中无处不在的细胞 DNA 来提供有关染色体异常的风险信息。由于它是对母亲的血液进行检测，因此它不像 CVS 或羊膜腔穿刺术那样存在流产风险（Canick，Palomaki，Kloza，Lambert-Messerlian & Haddow，2013）。不过它只是一种筛查检测，不像羊膜腔穿刺术具有诊断能力。随着对胎儿基因组研究的不断深入，人们可以通过基因组或外显组的基因进行非侵入性的测试，但结果的不确定性也会增加，家庭需要获得更多的情感支持来做出在文化、道德和实际层面都符合他们价值观的抉择（Werner-Lin et al.，2015）。

产前咨询

产前咨询讨论必然会引发一些伦理和道德问题，因为他们的决定涉及未出生的胎儿。社会工作者可能会协助准父母做出与其价值观和信仰相符的决策。产前检测与生物医学模型的理念是一致的，即通过医学测试来帮助人们做出更好的决策或者行动（Gordon et al.，2012）。因此，染色体微阵列或无创产前筛查（NIPS）提供的额外信息可能对人们来说特别有吸引力（Chilibeck，Lock，& Sehdev，2011）。然而，尽管有知情同意会议，但是准父母往往对孩子的检查报告毫无思想准备（Wemer-Lin，Walser，Barg，& Bernhardt，2017）。在绝大多数有关胎儿异常诊断的研究中，父母都没有了解过相关知识，他们对胎儿的异常诊断感到十分吃惊，并且最近的研究表明准父母们的决策准备工作做得较差（McCoyd，2014）。

社会工作者可以与准父母们进行一项非指导性的讨论，了解准父母们的社会和家庭背景，以及针对不明确的产前检查结果做出的决定如何影响他们的家庭系统。了解可以进行的测试选项有助于准父母们在整个孕前期做出决策。社会工作者可以协助案主确定他们希望在产前进行哪些检查，拒绝进行哪些检查，以此为案主赋权。一些临床实践很少提供基因检测，又或者是例行公事地提供基因检测，让这变成了一项标准操作；如果其他的健康工作者和精神健康工作者没有参与知情同意会议，案主可能并没有从会议中完全知情，来了解他们面前的选择。正在进行的一项研究调查了怀有基因异常胎儿的妇女其支持需求的状况。该调查结果显示，在基因测试和终止妊娠的决策过程中为准妈妈带来支持的关键因素之一是服务提供者的同理心（McCoyd，2008，2010）。这一事实说明，社会工作者需要支持案主，并指导医生如何提供富有同情心的、整全的照护。

新生儿筛查

唯一纳入常规儿科实践的遗传服务是针对可识别可治疗的新生儿遗传疾病进行筛查，但是筛查的数量和一致性因各州而异。最近有建议指出应扩大新生儿筛查的范围,包括早期发现会带来益处的疾病,如听力减退(U.S. Preventive Services Task Force,2018)。目前,学界正在讨论和关注获取新生儿筛查知情同意的最佳方案,因为许多父母并不知道他们的孩子接受过筛查(Femhoff,2009)。

儿童和青少年期基因检测

通常建议对儿童和青少年进行基因检测,以确定目前存在的可能有遗传来源的疾病。儿童基因检测通常被用于心脏病学、肾病学、肿瘤学、眼科学、血液学和其他亚专业,以确定潜在的致病性变异,并提供适当的或有靶向治疗。全基因组和外显子组测序(WGES)正在成为一种重要的检测手段,它可以识别未诊断疾病的遗传原因,当患者和亲生父母都可以被检测时,疾病的检出率约为 30%(Lee et al.,2014)。WGES 能够检测出更大范围的 DNA 片段,例如,外显子组测序可以检测我们基因组中所有编码蛋白质的部分。因此,WGES 可以识别与当前疾病相关联的致病变异体,包括与儿童和成人发病症状相关的变异体,以及与其他家庭成员可能面临的疾病风险相关的变异体。在这种情况下,父母往往同意了解儿童未来常见疾病的风险,认为这种发现对他们的孩子来说利大于弊(Tercyak et al.,2011)。因此,WGES 与儿童和青少年曾经参与的照护决策状况有所不同,因为其结果可能会对青少年以及其他家庭成员未来的健康状况产生重大意义。青少年可能会受到家庭成员的压力,包括为测序提供合法许可的照顾者,也可能会受到医疗服务提供者的压力,因为他们的指导原则是以信息寻求和疾病管理为重点。

目前,关于儿童和青少年基因检测的建议强调应该让儿童参与到有关检测的讨论,包括基因组测序(Botkin et al.,2015)。然而,大多数的指南只规定了知情同意的内容,却没有包含讨论决策的过程(Werner-Lin,Tomlinson,Miller & Bernhardt,2016)。让儿童参与知情同意的讨论可以增强儿童的参与,使儿童能够表达自己的看法,并表达自己对研究的理解,不过参与的最终决定权仍然留给儿童的父母和其他法定监护人(Wilfond & Diekema,2012)。基于此,有学者提出了一种家族基因测序的模型(Lucassen & Houlson,2014)。随着这类检测的日益普及,健康和精神健康服务提供者将能够在各种疾病和家庭环境中带领家庭成员进行知情决策的对话。

成人期发病的疾病的基因检测

成人期发病的疾病基因检测可以识别血液或组织样本中与特定疾病风险相关的遗传突变,个人可能由于各种原因想要进行基因检测,包括了解神经疾病、患癌体质和心血管病等疾病风险。如果发现异常,例如,患者或亲人被诊断出遗传疾病,或其家族史显示家族存在遗传疾病,那么患者应该进行基因检测,以进行相应的预防、治疗,或调整家庭计划(框 21.5)。

框 21.5 Mary Ellen 和 Jack,一个亨廷顿病家族遗传案例

社会和疾病史

Mary Ellen 是一名 26 岁的女性,Jack 是一位 29 岁的男性,他们已经约会了两年半,已经订婚,并打算在今年晚些时候结婚。Mary 的母亲在 45 岁时被诊断出患有亨廷顿病(HD),去年 61 岁时去世。Mary 在母亲确诊亨廷顿病后照顾了母亲 10 年,当她去世时她居住在一个全天的护理机构。

（续）

Jack 从未见过 Mary 的母亲，对亨廷顿病也不太了解，但是 Jack 与 Mary 父亲的关系比较好。Jack 知道 Mary 有 50% 的风险会遗传母亲的亨廷顿病。这对夫妇具有很强的生育意愿，他们想在结婚不久后就生儿育女。他们预约了一次遗传咨询，讨论 Mary 现在是否对亨廷顿病进行症状出现前的基因检测。如果 Mary 是亨廷顿病基因携带者，Jack 支持使用生殖技术进行生育，然而使用生殖技术违反 Mary 的宗教信仰。Jack 支持 Mary 对亨廷顿病进行基因检测。Mary 目前没有亨廷顿病的症状，以前也从未有过临床抑郁或焦虑史。

　　Mary 和 Jack 参加了遗传测试咨询，并讨论了他们先前的经验、对亨廷顿病的了解以及他们希望进行测试的原因。Mary 和 Jack 清楚地表示了对遗传咨询师所分享的一切的理解。Mary 为这次咨询做了一定的准备，在进行亨廷顿病测试之前她获取了人寿保险，并在网上阅读相关信息。他们同意进行测试，因为"这是我们最近一直在思考的问题，总比什么也不知道要好"。Mary 和 Jack 与基因咨询顾问制定了一个抽血和结果公布的计划。计划强调了公布结果时能够有个人提供支持的重要性。Mary 和 Jack 将在抽血后大约 3 周的时间一起回到诊所领取结果。在收到结果之前的等待期内，Mary 将继续进行有关的测试并且她也没有明确表示任何的担心和顾虑，然而，领取测试结果的那天 Mary 是一个人来的，没有带上 Jack。

自然史、遗传学及诊断意义

　　亨廷顿病是一种常见的常染色体显性遗传，是一种渐进性的神经系统变性遗传病。亨廷顿病患者会有运动、认知和精神病症状；该疾病的恶化速度和特定症状因人而异，平均发病年龄为 35 ～ 44 岁，平均生存期为确诊后 15 年内。亨廷顿病是一种三核苷酸重复障碍，三核苷酸重复有一个阈值，太多的重复会导致疾病。因此，测试的结果常常显示的是重复次数，重复次数可以代代相传，特别是当从父亲那里遗传时。一个人在异常范围内（> 40）的 CAG 核苷酸重复越多，通常越早发病，进展越快；虽然罕见，但是儿童也可能有亨廷顿病症状。目前，亨廷顿病还没有可治愈的方法。治疗方法还在研究阶段，不久的将来第一阶段的基因治疗试验可能就会开始。虽然自 1872 年以来，亨廷顿病一直被描述为一种遗传疾病，但直到 1993 年人们才发现亨廷顿病的基因，使得个体能够在症状出现前对该疾病进行明确的基因检测（Nance，2016）。

　　在亨廷顿病的症状出现前检测技术可用之前，对高风险人士的调查表明，他们对症状出现前检测有浓厚的兴趣；然而在发现基因变异之后，在美国只有大约 10% 的高风险人士进行了预测检测（Nance，2016）。这可能是由多种因素导致的，包括资源的匮乏、缺乏测试意愿或对社会歧视的担忧。美国亨廷顿病协会以及一些专业组织制定了亨廷顿病的症状出现前检测指南，以减少潜在的负面影响 [Huntington's Disease society of America（HDSA），2016]。指南包括建议进行深入的咨询并且使被测试者做到知情同意，利用非风险人士提供支持，验证被测试者是否尚未出现亨廷顿病症状，在咨询与检测之间设立等待期，以及当面披露结果。这些措施主要是防止一些异常的检测结果会使个人承受负面的心理结果（包括自杀），尽管绝大多数已发表的文献表明，自愿接受检测的人通常对结果具有良好的适应能力（Robins，2007）。

讨论问题和要点

1. 测试结果应该在没有 Jack 在场的情况下透露给 Mary 吗？你如何把测试结果告知 Mary？你会问什么问题？
2. 在受亨廷顿病影响的家庭中社会工作者可能扮演怎样的角色？
3. 你对亨廷顿病的检测时间以及 Mary 和 Jack 面临的潜在挑战有什么担心吗？如果有，如何处理这些问题？
4. 从宏观的角度来看，你觉得亨廷顿病检测指南是否过于家长式，或对从自我出发的照护造成了限制？

　　基因检测可以通过最大程度地减少不确定性，并为尖端的和有针对性的预防医疗开辟途径，使来自有遗传疾病史家庭的个人对遗传风险有更强的控制感（Collins，Wright，& Marteau，2011；Gooding，Oranista，Burack，& Biesecker，2006）。如果基因测试检测出基因突变，那么基因突变的携带者必须就如何监测他们的健康做出重要且经常令人痛苦的决定（Erblich，Bovbjerb，& Valdimarsdottir，2000；Schlich-Bakker，ten Kroode，& Ausems，2006）。健康行为的主要模型表明，健康决策是"理性的"，人们常常结合收益 - 风险、重要他人的压力、控制和掌握的信念以及可用的资源等做出决策（见第 7 章），虽然存在以社会为重点的健康行为和决策模型，但这些模型在基因革命之前就已经概念化，可能不足以检视个人和家庭患遗传疾病的经验。例如，这些模型没有考虑到在个体经历诊断或者发病之前，家庭历史对于成员形成疾病认知的重要影响，在这种情况下，哀伤、自我概念、关系动力与疾病预期和决策密切相关（Werner-Lin，2017）。

当为计划进行成人基因检测的个人提供服务时，社会工作者应评估个人的依赖性、家庭成员之间的相互依赖性以及个人在家庭中承担的责任。这些责任与（预期的）身体症状、影响信息处理与应对的情感因素以及社会背景（Howard，Bottorff，Baineaves and Kim-Sing，2010）相互作用，以影响基因测试、风险管理和预防的决策。现有的经验发现以上因素会影响人们的决定，例如，决定进行是否进行减小风险的乳房切除术、输卵管卵巢切除术或结肠切除术等手术，以便将遗传性癌症的发病风险最小化。在没有疾病的情况下，一些人可能懒于培养自己的健康行为。对于其他人来说，焦虑和痛苦是预测他们如何对待疾病风险始终如一的指标。

基因检测可以在某些疾病尚不存在治疗方法的时候进行。对于早发型阿尔茨海默病等疾病，通过服药、外科或生活方式的干预并不能降低风险，隐藏的遗传症状何时以及如何显现具有不确定性，这可能会增加人们对身体健康的恐惧或预期哀伤，并且给基因检测结果的适应性应对带来挑战（Hamilton，Innella，& Bounds，2016）。

社会工作者的角色：转介、咨询和测试

转介至遗传服务

有多种因素决定了基因变异携带者的疾病风险不同，而关注这一问题的研究数量有限，临床医生和个人都在继续研究个人和家族史，以评估基因对健康和疾病的影响。最常见的情况是，由于个人目前的健康状况、家族史或背景属性（即年龄、种族）使潜在的遗传疾病风险增加，这时就会进行评估。然而，目前临床检测越来越多地被用来检测常见、复杂疾病的基因变化，这意味着更大比例的人口可能很快就会了解他们的基因组成。

社会工作者常向有身体或精神疾病的案主询问家族史，这是一种识别家庭风险很好的方式，这些家庭会在遗传咨询中获益。当个人或家庭中存在一些使遗传风险增加的因素时，转介至遗传服务是恰当的。例如，有多种健康问题的儿童父母可以从遗传转介中获益，尝试确定诊断。随着可以同时检测多种结果的新技术的出现，在遗传服务之外的儿科领域中基因检测也变得越来越普遍。遗憾的是，基因检测的结果解释是十分复杂的。社会工作者可以通过评估个人及其家庭的需要来为他们链接恰当的服务，以帮助患者获得最佳照护。

个人、夫妇和家庭在被诊断出患有可能具有可识别的遗传成分的严重疾病（如成人期发

病的癌症或神经系统疾病）或有家族史后，往往会寻求遗传服务。预测性的基因检测会给患者带来一些心理社会问题，有时还有伦理问题，这需要包括社会工作者在内的专业人员提供干预，以促进案主做出与价值观和优先次序相一致的决策。社会工作者应做好相应的准备，以便为那些想进行基因咨询的案主提供可靠的转诊和资源。资源清除了在线资源外，还应包括专门从事遗传教育与咨询的专业人员，这些资源能够使案主获得支持性与信息性的团体支持，特别是对于罕见病。由于网络提供的信息量十分庞大、质量参差不齐，尤其是对于罕见病，社会工作者应帮助案主解释和评估信息质量（Genetic Alliance，2010b）。

获取与需求

目前训练有素的专家十分匮乏，特别是遗传咨询员和遗传学家，谁能够提供遗传服务在很大程度上限制了人们通过正规渠道获取遗传服务，特别是在农村或者资源不足的环境中。相比于 10 年前，当前常见和罕见病的基因检测更加频繁地在医学界使用，然而，随着基因检测从严格控制的研究环境转移到初级保健领域，严格的知情同意原则可能会遭到破坏，医生可能在患者没有知情同意的情况下进行测试，与之伴随的是滥用检测的潜在可能性增加（Resink，2003）。社会工作者可以与基因咨询顾问、医生等进行合作，以解决案主的心理 - 社会问题以及倡导、政策相关的问题，以支持患者照护。社会工作具备技能去支持这些问题的整合，以促进决策和家庭会议，并提供关于持续适应基因检测结果的咨询服务，而其他服务提供者既没有时间也没有经过培训去提供这样的服务。

对那些与公众互动并向公众提供信息的遗传服务提供者进行教育，是确保基因组学进展利益得到公平分配的关键（Collins & Varmus，2015）。社会工作者可以通过政策倡导，确保边缘化人口有机会获取服务和有关信息，并参与制定联邦倡议，如精准医学倡议（Precision Medicine Initiative；Gehlert，Collins，Golden，& Hom，2015）。社会工作的价值观，如每个人的尊严和自我价值，对于将有关基因组学的公众对话从一门实验室科学转变为与社会正义密切相关的人口问题至关重要。然而，目前还没有一项战略能让公众对基因组学有全面的认识，使得人们对基因测试存在一定的排斥、误解和歧视。以往吸引公众参与的战略主要惠及资源充足的群体（Geronimus，2000）。基因组学发展得太快了，知识的社会进化赶不上它的速度。当人们对基因筛查和诊断技术缺乏一定的理解时，人们就会受到伤害（Kingsberry，Mickel，Wartel & Holmes，2011）。在理想的情况下，所有进行基因筛查和诊断的个人都能够接受有专业素养、富有同情心的社会工作者的服务。他们可以帮助案主准确地处理相关信息，帮助案主澄清价值观，并做出复杂的决策。

直接面向消费者的检测

现在各种各样的公司都在直接面向消费者 [direct to the consumer（DTC）] 销售基因检测，使个人和家庭都能够在正式的医疗环境之外获取基因检测，他们的目的往往是获取健康及家族遗传的信息。尽管绝大多数 DTC 检测都能够确定遗传变异，并且能够在一定程度上改变个体患某种疾病的风险，但其结果也有可能会对患者产生心理或精神上的负面影响（Gray et al.，2009）。这些检测的有效性和用处目前仍受到争议（Annes，Giovanni，& Murray，2010；Waalen & Beutler，2009）。不管任何一个接受基因检测者的命运如何，如果没有监管，那些有机会获得支持性照护、遗传教育和咨询来管理检测结果的人和那些没有这些资源的人之间的差距可能会扩大。

心理 - 社会支持

将基因检测的结果传达给个人和家庭是一个复杂的多层次过程，除了疾病的风险信息外，服务提供者还必须关注案主的情绪反应、自我效能感、社会背景（Mccoyd，2008）、家庭忠诚度和疾病史（Kenen，Ardem-Jones，& Eeles，2003）因素等对案主理解和判断方式的塑造。证据表明，相比较于教育和信息性的遗传服务，遗传服务的情感和支持性方面能够更好地帮助案主理解风险信息（Edwards et al.，2008；Meiser & Halliday，2002）。根据案主模糊的疾病症状，很难准确地对风险进行量化（Sivell et al.，2008）。防御性悲观（Norem & Cantor，1996）的个体可能通过高估个人风险来做最坏的打算。然而，个体也可能因此做出过分的预防措施，从而对健康和生活质量产生不利的影响（Braithwaite，Emery，Walter，Prevost，& Sutton，2004；Hallowell & Richards，1997）。保护性无知（Yaniv，Benador，& Sagi，2004）的个人可能会低估自己的风险，从而忽略风险管理或早期检测，而这些检测可以延长他们的生命，同时保持他们的生活质量。随着个体的年龄阶段愈加接近预期的发病年龄，他们可能会经历更大的情绪困扰，并且不愿意接受有关基因测试和风险管理的信息（Johnson，Case，Andrews，& Allard，2005）。无论如何，试图纠正这种错误可能会改善健康结果，社会工作者可以与基因咨询师以及其他健康专家开展合作，帮助患者理解这种评估只是去估计患病的概率而不是预言疾病是否会发生。离开决定论式的理解可能会增加或者减少焦虑水平，这取决于先前对基因决定论和风险概念的认知，也可能取决于影响医疗决策的支持。

那些患有遗传疾病的人也可能需要面临与疾病进展或死亡率有关的预测（Doyle & Werner-Lin，2015）。在 7000 多种罕见病中，仍然有很多疾病无法被治愈。对于一些人来说，改变治疗可能会改变他们的预期生命轨迹。虽然很多因素会影响家庭的适应和复原力（Van Riper，2010），虽然社会工作者接触慢性或致命疾病患者和家庭所需要的许多相关技能是相同的，但是那些患有罕见遗传病的人可能会觉得在进行经验分享和信息提供时他们是被排除在外的。提供有针对性的信息或者转介至特定的疾病或倡导组织可能对寻求实际和情感支持的人来说更有益。

面对共同的伦理挑战

要想开展优质的实践服务，就必须熟悉生理健康和心理健康服务提供者共同面临的伦理挑战。对于遗传领域的社会工作者来说，尝试处理这些伦理困境必须同时参考 NASW 伦理守则（见第 3 章）和生物伦理学的主要准则，如尊重自主原则、善行原则和公正原则。本章接下来强调了一些令当今医护人员困扰的更有挑战性的伦理困境，包括知情同意、家庭沟通与保密、患者自主权以及对未成年人的基因检测。

知情同意

知情同意起源于自我决定原则，是服务提供者与患者之间的沟通过程，在此过程中，服务提供者应解释与此程序相关的风险和利益，从而使患者做出决策是否要继续进行。当个体同意进行医疗程序时，应给予他们知情同意书，这个"同意"必须是自愿的，并且建立在充分而确切的信息基础之上。在医疗机构中服务提供者要使案主做到知情同意，可能会受到各种问题的挑战。例如，一些学者认为，随着产前基因检测被纳入标准的产前照护，知情同意程序会受到损害（McCoyd，2010；Ropp，2000）。虽然遗传学不是唯一一门需要确保患者知情同意的学科，但是遗传学研究和治疗方案的性质为知情同意提出了独特的挑战。遗传学中的案主知情同意经常涉及要关于诊断、治疗和研究程序等内容做出复杂和严谨的解释。当前约有 9 000 万美国人的健康素养有限（King et al.，2004），这意味着，在各种医疗和社会环境中，个人可能在没有充分了解可能产生的医疗、社会 - 心理、经济和法律风险的情况下便同意了某些医疗协议（Berkman，Sheridan，Donahue，Halpern，& Crotty，2011；Lea，Kaphingst，Bowen，Liprus and Hedley，2011）。

基因检测前向患者提交的知情同意文件中所呈现的信息可能会令人感到困惑，并且可能会使患者对检测结果抱有不切实际的期望或错误的假设（Biesecker et al.，2014；Miller et al.，2014）。使用遗传标记进行基因检测或参与研究的人应自愿参与。参加这些检测的个人可能有内在（焦虑、恐惧）或外部压力（来自家庭成员或医疗保健提供者的压力）。个人对知情同意表格的理解是主观的，并受他们当时的情绪状态的影响。因此，遗传咨询和检测压力可能会限制患者或家属充分关注测试的程序风险和益处。目前，由国家卫生研究院（NIH）资助的遗传学研究项目需要将基因型和表型数据添加到一个的大型数据库（dbGAP）中，其他 NIH 研究人员可以访问该数据库。这是一个受保护的数据库，其访问在隐私和保密方面受到严格的控制。各研究中数据的汇集将提高研究人员调查罕见和常见疾病遗传因素的能力。然而，该数据库的使用不会例行查询提供血液样本或组织的患者知情同意书，这涉及保密问题、未来研究的范围或实验结果的回报（Ludman et al.，2010；Wolf，Bouley and McCulloch，2010）。

目前的基因检测协议也引发了一些问题，即遗传物质的所有权以及谁应该从遗传发现中受益的问题。这些问题最近在 Henrietta Lacks 的传记中被探讨，她在无意中"捐赠的"第一个人类细胞在实验室中被成功培养（Skloot，2010）。虽然使用她的细胞进行研究，研究结果在公共卫生方面取得了重大突破，但是她并没有因此得到益处，她的子女和孙辈仍然生活贫困并且没有保险。此外，他们并不知道 Henrietta Lacks 的肿瘤 DNA 已经被提取、培养并用于研究。虽然现在已经有了新的保护措施来防止这种情况，但理想中的遗传研究知情同意协议与现实仍存在一定的差距（Mc Guire & Beskow，2010）。

谁拥有遗传信息？

识别遗传因素与症状、特征之间的联系及其对家庭所产生的影响，从而改变了现有的生物医学模式，把关注的重点从患者个体的权力转向更广泛的关注家庭成员和社会的权利。虽然基因检测信息可能是概率性的，但对一个家庭成员进行基因检测可能会识别出其他有风险的成员。在家族成员间分享基因检测的结果可能是准确解释基因检测结果的必要条件，但这给那些优先考虑个人隐私的家庭或家庭成员带来了困扰。对家庭成员的潜在好处可能包括提升了他们进行基因检测的动机，例如，确诊乳腺癌的围更年期妇女不仅需要通过基因检测来确定自己的治疗决定，而且还要确定其子女的患病风险。当患者认为自己与某些家庭成员之间的关系比较疏远，或者认为某些家庭成员不太可能采取行动，又或许他们想对自己的遗传信息进行保密，那么此时他们会拒绝向家庭成员提供基因检测信息，因为他们不想让哀伤中的亲人感到不安（Offit，Groeger，Turner，Wadsworth，& Weiser，2014；Schneider et al.，

2006）。从家庭系统的角度进行的遗传研究确定了因基因检测的可能性而产生的具有挑战性的家庭角色。家庭中第一个进行基因检测并与家庭成员讨论遗传风险的人是遗传信息的信使。倘若儿童的隐性遗传或 X 连遗传基因检测结果为阳性，那么可以肯定其父母为致病基因携带者（Adelsward & Sachs，2003；DudokdeWit et al.，1997）。肯定的携带者和其他人可能没有准备好了解或者解释他们的风险。若遗传信息在家庭中的传达不正确或者不清楚，他们对遗传风险的了解会存在偏差（Smith，Dancyger，Wallace，Jacos & Michie，2011）。

因为基因检测的结果显示的是整个血缘系统的患病风险，医疗服务提供者必须考虑整个家庭的需求。服务提供者可能需要以尊重每个家庭成员的方式来处理问题。社会工作者协助患者在家庭中披露基因检测的结果，同时也应该维护家庭成员不知情的权利。如果个别家庭成员对处理和使用基因检测信息没有做好准备，他们所关心的问题就不仅仅是健康风险；这种信息可能会影响到精神健康、个人发展和家庭的组成、关系和动态（Gilber，2007）。社会工作者的培训包括提升工作者协助个人披露相关信息的能力以及促进家庭进行基因检测讨论的能力。

由于基因检测揭示了整个家庭的风险信息，不知道自己有遗传疾病风险的个人没有机会进行治疗和预防。如果有方法可以预防致命疾病或者提高生活质量和防止痛苦，医生是否有义务与其他有血缘关系的人分享遗传信息？《健康保险便利及责任法案》[Health Insurance Portability and Accountability Act（HIPAA）] 要求医生打破保密原则，以"防止或减轻严重和紧迫的威胁"（U.S. Department of Health and Human Services，2003）。美国医学研究所同意，当个人没有向家庭成员告知遗传信息，但这可能导致严重、迫在眉睫的伤害或死亡时，医生可以与他们联系（Forrest，Delatycki，Skene，& Aitken，2007）。虽然一些遗传病遵循可预测的表达模式，但是许多基因倾向是模棱两可和不确定的，这给联邦政府和医疗指南的解读留下显而易见的灰色地带。

与特权群体相比，边缘化、弱势和获得服务匮乏的群体历来不太愿意参与基因研究与检测以确定疾病风险或特征（Halbert et al.，2006；Murphy，Wickramaratne，& Weissman，2009；Nanda et al.，2005）。这可能是由于这些群体对结果将如何被使用和保密持怀疑态度，或担心结果会误读而造成被一些社区和团体利用。美国优生学的悲惨历史（Lombardo，2011）和最近 Henrietta Lacks 的传记（Skloot，2010）支持了这样一种顾虑，即基因检测可能会强化种族主义、性别歧视和残障歧视，少数族裔将被用作试验品（Bussey-Jones et al.，2009）。这些群体往往被排除在研究工作之外，因此测试基因突变的小组倾向于关注欧洲祖先的变异，而不是亚洲、非洲、拉丁美洲或土著居民的基因变异。研究目标正在转向使用参与式模型，以解决由于缺乏对照组数据而难以解读少数外显子和小组过多的问题（Manrei et al.，2016）。

患者自主权与未成年人检测

儿童在基因筛查中是一个弱势群体，因为他们的健康决策依赖于成年人（Knoppers，Avard，Cardinal，& Glass，2002）。通过儿童期的基因检测可以提前发现遗传病，或者当儿童出现遗传症状时进行基因检测将有助于医生从医学上处理这种状况（Field，Shanley，& Kirk，2007）。

基因组测序主要被用于诊断未得到解释的菌株，但被认为具有遗传性的疾病（Biesecker & Green，2014）。除了识别基因变异，临床基因组测序还可以识别"偶然"和"次要"的发现，这些发现被定义为与测序原因无关但在临床上重要的发现。这些发现包括与儿童和成年期发病的疾病相关的遗传变异，这些疾病可能是可治疗的，也可能是不可治疗的（Berg，Khoury，& Evans，2011）。主要的和次要的调查结果对接受检测的儿童和家庭成员的健康都有潜在的影响。2013年，美国遗传学和基因组学学院［American College of Medical Genetics and Genomics（ACMG），Green et al.，2013］建议，不管测序的原因是什么，实验室至少应该寻找并报告与24种孟德尔疾病相关的56种高度渗透性基因突变，基于这些基因突变人们能够制定预防和降低疾病风险的方法。这一建议引起了相当大的辩论，特别是关于儿童检测的辩论，因为基因检测指南尊重儿童未来的主权，同时不支持对孩子进行检测来筛查成年期发病的疾病（Burke et al.，2013）。2013年ACMG指南随后进行了修改，建议患者（或代表子女的父母）可以选择不接受附带调查结果（ACMG Board of Directors，2014）。修订后的指南敦促服务提供者对附带结果的讨论应纳入知情同意，而不根据成人和儿科背景进行区分。

针对生命后期出现的疾病对未成年人进行基因检测在伦理上更具有挑战性（Abdul，Karim et al.，2013；Clayton et al.，2014）。这些疾病的差别很大，不应该鼓励家庭进行基因检测，除非儿童和青少年在成年前可以从检测中受益。遗传学家和遗传咨询师的职业伦理在绝大多数情况下不支持儿童接受检测来筛查成年期发病的疾病，因为他们认为儿童在他成年后应该有权利选择是否要接受检测。除了儿童不能做出知情同意外，儿童期的基因检测也为儿童和家庭带来了一些伦理和社会上的顾虑（Levenseller et al.，2014）。儿童期基因检测剥夺了儿童知道（或不知道）其基因检测结果的权利，使他们面临在社会、学术和医疗环境中受到歧视的可能性，并可能影响他们的自我概念、自尊以及被养育的方式（Davis，1997；Wilfond，Fernandez，& Green，2015）。尽管在生命周期的任何阶段进行基因检测都会为生育计划提供信息，但是儿童期的检测使得生殖保密丧失，可能会影响儿童获得成为父母方面的信息。此外，概率风险信息的抽象性质对成年人来说很难理解，对儿童更是如此，因为他们的认知、教育水平还不足以使他们理解这些抽象的信息，或者他们只能从父母那里了解他们的风险，但他们的父母对这些信息的认知可能是不正确的，也可能出于其他考虑未能告诉真实情况。最后，随着产前检测越来越复杂，父母可能能够决定对成年期发病的疾病进行产前基因检测，以此决定终止妊娠还是回避对儿童期基因检测的建议。这意味着，一个孩子的出生可能携带某种疾病的致病基因，这种病可能在几十年内不太可能发病。

目前尚未有法律规范对儿童进行检测来筛查成年期发病的疾病，在缺乏法律指导的情况下，生物伦理学家以及健康和心理健康专业人员不得不就什么是符合儿童利益的问题进行辩论，讨论谁最有资格为儿童做出决定。尽管父母对在儿童期进行成年期发病的疾病的基因检测表现出相当大的兴趣，但是在没有治疗方法的情况下并不建议进行这种检测，尤其是当基因检测可能对儿童和家庭造成心理伤害（羞耻、自卑）时。虽然，基因检测可以降低父母的焦虑，但家庭在规划和调整儿童的生活和能力方面可能出现问题。父母可能从为什么基因检测不符合儿童的最大利益的解释中获益。儿童可能无意间受到父母的胁迫，或被父母的内疚和痛苦所驱使而进行检测（Wilfond & Ross，2009）。相反，儿童应该在成年后被告知基因检测的信息（McConkie-Rosell & Sppiridigliozzi，2004）。

政策发展

谁拥有遗传物质的伦理学挑战以及基因组学、创新和个性化医疗带来的全新承诺与专利法和政策在许多层面上纠缠在一起。最高法院 2013 年的一项裁决决定，Myriad 基因检测公司对 *BRCA1* 和 *BRCA2* 基因（可用于确定乳腺癌和卵巢癌的易感性）持有的专利无效，因为人类基因是自然的产物，因此不可申请专利（Kesselheim，Cook-Degan，Winickoff and Mellow，2013）。消费者和行业顾问关注的是基因专利如何限制癌症和其他疾病检测和治疗方面的未来创新。然而人工合成的 DNA，或者是说 cDNA 是符合专利条件的，因为它们不是自然产生的。更多的法律案例探讨了该方法（不是基因或孤立的 DNA 片段）是否可申请专利，或者何种程度的测试或干预区分了"自然法"与创新（Holman，2014）。

在众议院和参议院几乎一致通过后，乔治·布什总统于 2008 年签署了《遗传信息非歧视法案》[*Genetic Information Non-discrimination*（GINA）]，自此该法案成为法律的一部分（Genetic Alliance，2010a；Green，Lautenbach，& McGuire，2015）。该立法保护公众免受健康保险公司和雇主滥用遗传信息的影响，并禁止调查和获取可能影响雇佣和保险决定的遗传检测和家族史信息。但是该法案并不为某些群体 [军事人员、退伍军人、联邦雇员、使用印第安人健康服务（Indian Health Service）的人] 或那些患有明显疾病或残疾的人提供保护，这些人的问题将涵盖在《美国残疾人法》（*Amerecans with Disabilities Act*）中（Rothstein，Roberts，Guidotti，2015）。GINA 是在《患者保护和平价医疗法案》（ACA；111th Congress，2010）之前通过的，要求将法案覆盖的范围扩大到已有疾病的患者（Hall & Movre，2010）。ACA 还规定将受抚养人的保险延长至 26 岁（Collins & Nicholson，2010）。这对患有遗传病或慢性病的年轻人特别重要，他们可能面临职业或教育的延误，为其全职就业和保险带来了障碍。

2003 年 4 月《隐私规则》（*The Privacy Rule*）作为 HIPPA 中的一部分得以实施，制定了关于使用和披露受保护健康信息的联邦条例。它限制了医疗保健提供实体与保险公司之间可以共享的信息，也增加了在研究中利用之前的健康信息的限制，要求更仔细的同意程序，从而可能限制基因和基因组研究（Norrgard，2008）。正如 2009 年《健康信息技术促进经济与临床保健法案》（HITECH Act；Jhan，2010）所激励的那样，随着医疗保健提供者开始使用电子健康记录，如何处理基因和基因组测序信息需要仔细考虑（Kullo，Jarvik，Manolio，Williams & Roden，2013）。刑事司法方面的问题也同时存在，因为这些信息可以用新的方式来识别个人（Krimsky & Simoncelli，2010）。

当前，各种基因检测在临床和研究中的应用日益增多，以及 DTC 的基因检测日益普及，为当前或未来研究提供了大量的数据。这些数据可以促进个性化医疗的发展（Huang，Mulyasasmia，& Rajagopal，2016），但也增加了隐私风险（Nelson，2016）。DTC 的检测，如 23andMe 等公司销售的检测，也引起了人们的一些担忧，如人们如何管理和交付测试结果，消费者信息是否被出售以及公众在接收结果时对它们的理解、处理需要哪些支持（Annas & Elias，2014；Caulfield & McGuire，2012）等。

社会、政治、经济力量影响研究的方式（和内容），同时也会影响在现代监管机构的定义中什么样的治疗方法是安全有效的。例如，至 1983 年罗纳德·里根总统签署《孤儿药法案》（*Orphan Drug Act*）以来的 30 年里，数百种治疗罕见病和（或）遗传病的药物被推向市场（Haffner，2006），研究人员和制药公司有能力开发治疗在美国影响不到 20 万人的疾病（主要是遗传疾病）的药物。该以市场为导向的法案为临床药物开发提供了税收抵免和财政支持，FDA 批准后的 7 年内可独家销售以及在公开协议下研究中的孤儿药用于治疗，这为患者提供了更广泛的咨询渠道，并为研究人员提供了更大的临床数据库（Scheindin，2006）。孤儿药的开发过程与其他药物相同，也因此必须达到相同的标准。《孤儿药法案》也引发了围绕以下问题的争论：FDA 的批准标准是否被扭曲；抑制疾病发展的孤儿药是否如声称的那样有效；以及对稀缺资源进行重新分配去治疗罕见疾病而非常见疾病是否合适（Grossman，1984）。鉴于人类基因组计划的相关发现，这些激励措施的价值也必须重新考虑，因为随着研究人员和产业界向个性化医疗的发展，这些激励措施既昂贵又有利可图（Loeppky，2013）。

结论

通过教育和培训，社会工作者有能力提升影响力、社会公正的基因组知识和服务在各实务领域的传播（Werner-Lin，McCoyd，Doyle，& Genlert，2016）。案主与遗传咨询师和医生的接触是有时间限制的，但是社会工作者的一个优势就是社会工作者与案主及其家人保持联系的能力较强（Weiss et al.，2003）。社会工作者有长期提供心理健康服务的可能性，能够在较长时期和整个生命周期内，随着新的关注点的出现和风险意义的变化，促进服务对象的适应和应对。社会工作者在制定和实施相关计划方面有独特优势，能够为家庭提供持续的支持，在适应遗传症状的关键点提供教育和支持服务（Taylor-Brown & Johnson，1998）。

研究

社会工作者目前参与了多种基因、染色体和表观遗传学研究，并且有越来越多深入参与的机会。社会工作者在评估环境条件、人际动态和个体发展方面的训练和视角为思考遗传学发现提供了一个必要的角度。社会工作者也具备领导多学科团队从全面视角检视问题的技能。为了支持社会工作在遗传学研究上的领导力和参与，在 2010 年 8 月，美国 NIH 提供了为期 1 周的暑期学院项目，强调整合社会工作与遗传学研究的重要性。该项目强调了成功弥合专业界限所需的交叉学科合作面临的众多机遇和挑战。

机遇

随着表观遗传学领域的扩展，遗传学家越来越需要与受过培训的社会科学家合作来环境评估；假设环境优势、限制因素和健康结局之间的联系；并设计研究方案来检验这些联系。在这些合作之中，社会工作者的优势在于能够更好地理解家庭、社会状况对人类发展在整个生命周期和不同动态环境下的影响。社会工作者创新和应用研究的丰富历史将有助于从伦理的角度将基因发现转化成为有形产出，以支持弱势群体和边缘化群体。

挑战

虽然不同专业合作者之间的知识和技能的互补可以增强研究的影响力，但不同的专业词汇、对何为标准和严格的研究方法的不同信念，以及对研究和变革的重要目标的不一致的看法都会对跨专业的合作产生威胁。使用特定学科的术语以及同一术语不同的定义会阻碍成员之间的沟通。遗传学中常见的实验室研究可能与参与性研究、定性研究、干预研究或社会工作研究中常见的自我报告几乎没有共同之处（Padgett，2016）。此外，不同的专业学科可能对有意义的结果有不同的定义。例如，多样性（定义为"常见"遗传变异）是指至少 1% 的人群中存在突变。从遗传学家的角度理解种群中 1% 的差异是有意义的，但是从社会科学的角度来看，这可能构不成有意义的发现。研究极罕见的遗传病可能需要全新和创造性的研究设计（Griggs et al.，2009）。

　　研究团队的每个成员都为协同合作带来了独特的知识、研究目标和技能，当这些研究知识、技能和目标一致且互补时，多学科的合作是可能的。然而，如果不同的理解没有得到平等的沟通、重视或整合到研究计划中，那么关于什么是"好"的科学的文化假设可能会阻碍合作。

　　虽然专业组织近几十年来都承认，社会工作者受到过适当的培训，并有充分的能力为遗传医学做出重大贡献，最近的基因技术与应用的蓬勃发展为当代的仍在受训的社会工作者提供了一个独特的机会。遗传学诊断频率的增加，加上目前缺乏受过专业训练的遗传咨询人员处理服务需求，社会工作者角色范围和机会，以及人们对社会工作者在遗传医学方面核心技能的认可，可能会随着时间的推移而扩大和增加。人们甚至可能会说可行的方案之一是一些遗传学家与临床遗传社会工作者配对，以满足患者的需求，这种模式已经发生在在癌症和心脏遗传学实践中的护士和护理从业人员身上。虽然社会工作者没有接受过护士那样的医疗培训，但社会工作者可以与处理医疗问题的遗传学家一起向遗传病或遗传风险的患者（或子女等）提供专业的临床支持，协助他们做出有关基因检测的决策和向他们提出临床管理的建议，并扮演好社会倡导者的角色，提高人们的遗传学意识、开展额外的培训。此外，由于遗传学越来越多地涉及医学伦理、法律和社会影响，并且跨学科的合作越来越受重视，因此熟悉遗传医学的社会工作者有充分能力为遗传医学做出重大贡献。

　　遗传学发现可能为健康和疾病原因的理解提供新的解释框架，由于人们的健康知识有限且基因发现尚存在很多的不确定，因此由消费者驱动的医疗保健运动受到了挑战。认识到影响发病及特点的遗传因素、环境因素，社会工作者就能与其他健康和精神健康专业人员合作，制定干预措施，针对个人、家庭和社区的独特情况进行教育和支持。

参考文献

Abdul-Karim, R., Berkman, B. E., Wendler, D., Rid, A., Khan, J., Badgett, T., & Hull, S. C. (2013). Disclosure of incidental findings from next-generation sequencing in pediatric genomic research. *Pediatrics*, *131*(3), 564–571. https://doi.org/10.1542/peds.2013-1113

ACMG Board of Directors. (2014). ACMG policy statement: Updated recommendations regarding analysis and reporting of secondary findings in clinical genome-scale sequencing. *Genetics in Medicine*, *17*(1), 68–69. https://doi.org/10.1038/gim.2014.151

Adelswärd, V., & Sachs, L. (2003). The messenger's dilemmas—Giving and getting information in genealogical mapping for hereditary cancer. *Health, Risk & Society*, *5*(2), 125–138. https://doi.org/10.1080/1369857031000123911

Akolekar, R., Beta, J., Picciarelli, G., Ogilvie, C., & D'Antonio, F. (2015). Procedure-related risk of miscarriage following amniocentesis and chorionic villus sampling: A systematic review and meta-analysis. *Ultrasound in Obstetrics & Gynecology*, *45*(1), 16–26. https://doi.org/10.1002/uog.14636

American College of Obstetricians and Gynecologists. (2016). *FAQ165: Prenatal genetic screening tests*. Retrieved from https://www.acog.org/Patients/FAQs/Prenatal-Genetic-Screening-Tests

Ancker, J. S., & Kaufman, D. (2007). Rethinking health numeracy: A multidisciplinary literature review. *Journal of the American Medical Informatics Association*, *14*(6), 713–721. https://doi.org/10.1197/jamia.M2464

Annas, G. J., & Elias, S. (2014). 23andMe and the FDA. *New England Journal of Medicine*, *370*(11), 985–988. https://doi.org/10.1056/NEJMp1316367

Annes, J. P., Giovanni, M. A., & Murray, M. F. (2010). Risks of presymptomatic direct-to-consumer genetic testing. *New England Journal of Medicine*, *363*(12), 1100–1101. https://doi.org/10.1056/NEJMp1006029

Atkinson, P., Parsons, E., & Featherstone, K. (2001). Professional constructions of family and kinship in medical genetics. *New Genetics and Society*, *20*(1), 5–24. https://doi.org/10.1080/14636770125617

Baskovich, B., Hiraki, S., Upadhyay, K., Meyer, P., Carmi, S., Barzilai, N., … Oddoux, C. (2016). Expanded genetic screening panel for the Ashkenazi Jewish population. *Genetics in Medicine*, *18*(5), 522–528. https://doi.org/10.1038/gim.2015.123

Bennett, R. L. (2010). *The practical guide to the genetic family history* (2nd ed.). Hoboken, NJ: Wiley.

Berg, J. S., Khoury, M. J., & Evans, J. P. (2011). Deploying whole genome sequencing in clinical practice and public health: Meeting the challenge one bin at a time. *Genetics in Medicine*, *13*(6), 499–504. https://doi.org/10.1097/gim.0b013e318220aaba

Berkman, N. D., Sheridan, S. L., Donahue, K. E., Halpern, D. J., & Crotty, K. (2011). Low health literacy and health outcomes: An updated systematic review. *Annals of Internal Medicine*, *155*(2), 97–107. https://doi.org/10.7326/0003-4819-155-2-201107190-00005

Bierut, L. J., Stitzel, J. A., Wang, J. C., Hinrichs, A. L., Grucza, R. A., Xuei, X., … Goate, A. M. (2008). Variants in nicotinic receptors and risk for nicotine dependence. *American Journal of Psychiatry*, *165*(9), 1163–1171. https://doi.org/10.1176/appi.ajp.2008.07111711

Biesecker, L. G., & Green, R. C. (2014). Diagnostic clinical genome and exome sequencing. *New England Journal of Medicine*, *370*(25), 2418–2425. https://doi.org/10.1056/nejmra1312543

Biesecker, B. B., Klein, W., Lewis, K. L., Fisher, T. C., Wright, M. F., Biesecker, L. G., & Han, P. K. (2014). How do research participants perceive "uncertainty" in genomic sequencing? *Genetics in Medicine*, *16*(12), 977. https://doi.org/10.1038/gim.2014.57

Bonham, V. L., Warshauer-Baker, E., & Collins, F. S. (2005). Race and ethnicity in the genome era: The complexity of the constructs. *American Psychologist*, *60*(1), 9–15. https://doi.org/10.1037/0003-066X.60.1.9

Botkin, J. R., Belmont, J. W., Berg, J. S., Berkman, B. E., Bombard, Y., Holm, I. A., … McInerney, J. D. (2015). Points to consider: Ethical, legal, and psychosocial implications of genetic testing in children and adolescents. *The American Journal of Human Genetics*, *97*, 6–21. https://doi.org/10.1016/j.ajhg.2015.07.013

Braithwaite, D., Emery, J., Walter, F., Prevost, A. T., & Sutton, S. (2004). Psychological impact of genetic counseling for familial cancer: A systematic review and meta-analysis. *Journal of the National Cancer Institute*, *96*(2), 122–133. https://doi.org/10.1093/jnci/djh017

Braithwaite, E. C., Kundakovic, M., Ramchandani, P. G., Murphy, S. E., & Champagne, F. A. (2015). Maternal prenatal depressive symptoms predict infant *NR3C1* 1F and *BDNF* IV DNA methylation. *Epigenetics*, *10*(5), 408–417. https://doi.org/10.1080/15592294.2015.1039221

Burke, W., Antommaria, A. H. M., Bennett, R., Botkin, J., Clayton, E. W., Henderson, G. E., … Zimmern, R. (2013). Recommendations for returning genomic incidental findings? We need to talk! *Genetics in Medicine*, *15*(11), 854–859. https://doi.org/10.1038/gim.2013.113

Bussey-Jones, J., Henderson, G., Garrett, J., Moloney, M., Blumenthal, C., & Corbie-Smith, G. (2009). Asking the right questions: Views on genetic variation research among black and white research participants. *Journal of General Internal Medicine*, *24*(3), 299–304. https://doi.org/10.1007/s11606-008-0883-7

Camporesi, S. (2010). Choosing deafness with preimplantation genetic diagnosis: An ethical way to carry on a cultural bloodline? *Cambridge Quarterly of Healthcare Ethics*, *19*(1), 86–96. https://doi.org/10.1017/s0963180109990272

Canick, J. A., Palomaki, G. E., Kloza, E. M., Lambert-Messerlian, G. M., & Haddow, J. E. (2013). The impact of maternal plasma DNA fetal fraction on next generation sequencing tests for common fetal aneuploidies. *Prenatal Diagnosis*, *33*, 667–674. https://doi.org/10.1002/pd.4126

Carey, B. (2016, January 27). Scientists move closer to understanding schizophrenia's cause. *The New York Times*. Retrieved from https://www.nytimes.com/2016/01/28/health/schizophrenia-cause-synaptic-pruning-brain-psychiatry.html

Caspi, A., Hariri, A. R., Holmes, A., Uher, R., & Moffitt, T. E. (2010). Genetic sensitivity to the environment: The case of the serotonin transporter gene and its implications for studying complex diseases and traits. *American Journal of Psychiatry*, *167*(5), 509–527. https://doi.org/10.1176/appi.ajp.2010.09101452

Caspi, A., Sugden, K., Moffitt, T. E., Taylor, A., Craig, I. W., Harrington, H., … Poulton, R. (2003). Influence of life stress on depression: Moderation by a polymorphism in the *5-HTT* gene. *Science*, *301*(5631), 386–389. https://doi.org/10.1126/science.1083968

Caulfield, T., & McGuire, A. L. (2012). Direct-to-consumer genetic testing: Perceptions, problems, and policy responses. *Annual Review of Medicine*, *63*(1), 23–33. https://doi.org/10.1146/annurev-med-062110-123753

Chandra, A., Copen, C. E., & Stephen, E. H. (2014). *Infertility service use in the United States: Data from the National Survey of Family Growth, 1982–2010* (Report No. 73). Retrieved from https://www.cdc.gov/nchs/data/nhsr/nhsr073.pdf

Chen, L.-S., Baker, T. B., Piper, M. E., Breslau, N., Cannon, D. S., Doheny, K. F., … Bierut, L. J. (2012). Interplay of genetic risk factors (*CHRNA5-CHRNA3-CHRNB4*) and cessation treatments in smoking cessation success. *American Journal of Psychiatry*, *169*(7), 735–742. https://doi.org/10.1176/appi.ajp.2012.11101545

Chilibeck, G., Lock, M., & Sehdev, M. (2011). Postgenomics, uncertain futures, and the familiarization of susceptibility genes. *Social Science & Medicine*, *72*(11), 1768–1775. https://doi.org/10.1016/j.socscimed.2010.01.053

Clark, A. S., & Domchek, S. M. (2011). Clinical management of hereditary breast cancer syndromes. *Journal of Mammary Gland Biology and Neoplasia*, *16*(1), 17–25. https://doi.org/10.1007/s10911-011-9200-x

Clayton, E. W., McCullough, L. B., Biesecker, L. G., Joffe, S., Ross, L. F., Wolf, S. M., & For the Clinical Sequencing Exploratory Research Consortium Pediatrics Working Group. (2014). Addressing the ethical challenges in genetic testing and sequencing of children. *The American Journal of Bioethics*, *14*(3), 3–9. https://doi.org/10.1080/15265161.2013.879945

Collins, S., & Nicholson, J. L. (2010). *Realizing health reform's potential: Young adults and the Affordable Care Act of 2010* (Publication No. 1446, Vol. 101). Retrieved from http://www.commonwealthfund.org/~/media/Files/Publications/Issue%20Brief/2010/

Oct/1446_Collins_young_adults_and_ACA_ib.pdf

Collins, F. S., & Varmus, H. (2015). A new initiative on precision medicine. *New England Journal of Medicine*, *372*(9), 793–795. https://doi.org/10.1056/NEJMp1500523

Collins, R. E., Wright, A. J., & Marteau, T. M. (2011). Impact of communicating personalized genetic risk information on perceived control over the risk: A systematic review. *Genetics in Medicine*, *13*(4), 273–277. https://doi.org/10.1097/gim.0b013e3181f710ca

Conradt, E., Lester, B. M., Appleton, A. A., Armstrong, D. A., & Marsit, C. J. (2013). The roles of DNA methylation of *NR3C1* and *11β-HSD2* and exposure to maternal mood disorder in utero on newborn neurobehavior. *Epigenetics*, *8*(12), 1321–1329. https://doi.org/10.4161/epi.26634

Dar-Nimrod, I., & Heine, S. J. (2011). Genetic essentialism: On the deceptive determinism of DNA. *Psychological Bulletin*, *137*(5), 800–818. https://doi.org/10.1037/a0021860

Darwin, C. (1859). *On the origin of species by means of natural selection* (1st ed.). https://doi.org/10.5962/bhl.title.68064

Davis, D. S. (1997). Genetic dilemmas and the child's right to an open future. *The Hastings Center Report*, *27*(2), 7–15. https://doi.org/10.2307/3527620

Dick, D. M., Rose, R. J., & Kaprio, J. (2006). The next challenge for psychiatric genetics: Characterizing the risk associated with identified genes. *Annals of Clinical Psychiatry*, *18*(4), 223–231. https://doi.org/10.1080/10401230600948407

Doyle, M., & Werner-Lin, A. (2015). That eagle covering me: Transitioning and connected autonomy for emerging adults with cystinosis. *Pediatric Nephrology*, *30*(2), 281–291. https://doi.org/10.1007/s00467-014-2921-5

DudokdeWit, A. C., Tibben, A., Frets, P. G., Meijers-Heijboer, E. J., Devilee, P., Klijn, J. G. M., ... Niermeijer, M. F. (1997). *BRCA*1 in the family: A case description of the psychological implications. *American Journal of Medical Genetics*, *71*(1), 63–71.

Duncan, L. E., Pollastri, A. R., & Smoller, J. W. (2014). Mind the gap: Why many geneticists and psychological scientists have discrepant views about gene–environment interaction (G×E) research. *American Psychologist*, *69*(3), 249. https://doi.org/10.1037/a0036320

Dunn, E. C., Brown, R. C., Dai, Y., Rosand, J., Nugent, N. R., Amstadter, A. B., & Smoller, J. W. (2015). Genetic determinants of depression: Recent findings and future directions. *Harvard Review of Psychiatry*, *23*(1), 1–18. https://doi.org/10.1097/HRP.0000000000000054

Dupré, J. (2008). *Processes of life: Essays in the philosophy of biology* (pp. 39–55). https://doi.org/10.1093/acprof:oso/9780199691982.003.0016

Edwards, A., Gray, J., Clarke, A., Dundon, J., Elwyn, G., Gaff, C., ... Thornton, H. (2008). Interventions to improve risk communication in clinical genetics: Systematic review. *Patient Education and Counseling*, *71*(1), 4–25. https://doi.org/10.1016/j.pec.2007.11.026

Erblich, J., Bovbjerg, D. H., & Valdimarsdottir, H. B. (2000). Looking forward and back: Distress among women at familial risk for breast cancer. *Annals of Behavioral Medicine*, *22*(1), 53. https://doi.org/10.1007/bf02895167

Eunpu, D. L. (1997). Generations lost: A cancer genetics case report commentary. *Journal of Genetic Counseling*, *6*(2), 173–176. https://doi.org/10.1023/A:1025660018585

Farrell, P. M., Rosenstein, B. J., White, T. B., Accurso, F. J., Castellani, C., Cutting, G. R., ... Campbell, P. W., III (2008). Guidelines for diagnosis of cystic fibrosis in newborns through older adults: Cystic Fibrosis Foundation consensus report. *The Journal of Pediatrics*, *153*(2), S4–S14. https://doi.org/10.1016/j.jpeds.2008.05.005

Ferner, R. E., Huson, S. M., Thomas, N., Moss, C., Willshaw, H., Evans, D. G., ... Kirby, A. (2007). Guidelines for the diagnosis and management of individuals with neurofibromatosis 1. *Journal of Medical Genetics*, *44*(2), 81–88. https://doi.org/10.1136/jmg.2006.045906

Fernhoff, P. M. (2009). Newborn screening for genetic disorders. *Pediatric Clinics of North America*, *56*(3), 505–513. https://doi.org/10.1016/j.pcl.2009.03.002

Field, M., Shanley, S., & Kirk, J. (2007). Inherited cancer susceptibility syndromes in paediatric practice. *Journal of Paediatrics and Child Health*, *43*(4), 219–229. https://doi.org/10.1111/j.1440-1754.2007.01027.x

Forrest, L. E., Delatycki, M. B., Skene, L., & Aitken, M. (2007). Communicating genetic information in families – A review of guidelines and position papers. *European Journal of Human Genetics*, *15*(6), 612–618. https://doi.org/10.1038/sj.ejhg.5201822

Francomano, C. A., McKusick, V. A., & Biesecker, L. G. (2003). Medical genetic studies in the Amish: Historical perspective. *American Journal of Medical Genetics Part C: Seminars in Medical Genetics*, *121C*(1), 1–4. https://doi.org/10.1002/ajmg.c.20001

Friedman, J. M. (2014, September 4). Neurofibromatosis 1. In M. P. Adam, H. H. Ardinger, R. A. Pagon, et al. (Eds.), *GeneReviews*.

Fujimura, J. H., & Rajagopalan, R. (2010). Different differences: The use of 'genetic ancestry' versus race in biomedical human genetic research. *Social Studies of Science*, *41*(1), 5–30. https://doi.org/10.1177/0306312710379170

Gehlert, S., Collins, S., Golden, R., & Horn, P. (2015). Social work participation in accountable care organizations under the Patient Protection and Affordable Care Act. *Health & Social Work*, *40*(4), e142–e147. https://doi.org/10.1093/hsw/hlv054

Genetic Alliance. (2010a). *GINA & you: Understanding GINA, the Genetic Information Nondiscrimination Act of 2008*. Retrieved from http://www.ginahelp.org/GINA_you.pdf

Genetic Alliance (2010b). *Community centered family health history: Collaboration across communities*. Washington, DC: Genetic Alliance.

Genovese, G., Friedman, D. J., & Pollak, M. R. (2013). *APOL1* variants and kidney disease in people of recent African ancestry. *Nature Reviews Nephrology*, *9*(4), 240–244. https://doi.org/10.1038/nrneph.2013.34

Geronimus, A. T. (2000). To mitigate, resist, or undo: Addressing structural influences on the health of urban populations. *American Journal of Public Health*, *90*(6), 867–872. https://doi.org/10.2105/ajph.90.6.867

Gilbar, R. (2007). Communicating genetic information in the family: The familial relationship as the forgotten factor. *Journal of Medical Ethics*, *33*(7), 390–393. https://doi.org/10.1136/jme.2006.017467

Gooding, H. C., Organista, K., Burack, J., & Biesecker, B. B. (2006). Genetic susceptibility testing from a stress and coping perspective. *Social Science & Medicine*, *62*(8), 1880–1890. https://doi.org/10.1016/j.socscimed.2005.08.041

Gordon, E. S., Griffin, G., Wawak, L., Pang, H., Gollust, S. E., & Bernhardt, B. A. (2012). "It's not like judgment day": Public understanding of and reactions to personalized genomic risk information. *Journal of Genetic Counseling*, *21*, 423–432. https://doi.org/10.1007/s1087-011-9476-4

Grams, M. E., Sang, Y., Levey, A. S., Matsushita, K., Ballew, S., Chang, A. R., … Garg, A. X. (2016). Kidney-failure risk projection for the living kidney-donor candidate. *New England Journal of Medicine*, *374*(5), 411–421. https://doi.org/10.1056/nejmoa1510491

Gray, S. W., O'Grady, C., Karp, L., Smith, D., Schwartz, J. S., Hornik, R. C., & Armstrong, K. (2009). Risk information exposure and direct-to-consumer genetic testing for *BRCA* mutations among women with a personal or family history of breast or ovarian cancer. *Cancer Epidemiology, Biomarkers & Prevention*, *18*(4), 1303–1311. https://doi.org/10.1158/1055-9965.epi-08-0825

Green, R. C., Berg, J. S., Grody, W. W., Kalia, S. S., Korf, B. R., Martin, C. L., … Biesecker, L. G. (2013). ACMG recommendations for reporting of incidental findings in clinical exome and genome sequencing. *Genetics in Medicine*, *15*(7), 565–574. https://doi.org/10.1038/gim.2013.73

Green, R. C., Lautenbach, D., & McGuire, A. L. (2015). GINA, genetic discrimination, and genomic medicine. *New England Journal of Medicine*, *372*(5), 397–399. https://doi.org/10.1056/NEJMp1404776

Greil, A. L., Slauson-Blevins, K., & McQuillan, J. (2010). The experience of infertility: A review of recent literature. *Sociology of Health & Illness*, *32*(1), 140–162. https://doi.org/10.1111/j.1467-9566.2009.01213.x

Griggs, R. C., Batshaw, M., Dunkle, M., Gopal-Srivastava, R., Kaye, E., Krischer, J., … Merkel, P. A. (2009). Clinical research for rare disease: Opportunities, challenges, and solutions. *Molecular Genetics and Metabolism*, *96*(1), 20–26. https://doi.org/10.1016/j.ymgme.2008.10.003

Grody, W. W., Thompson, B. H., Gregg, A. R., Bean, L. H., Monaghan, K. G., Schneider, A., & Lebo, R. V. (2013). ACMG position statement on prenatal/preconception expanded carrier screening. *Obstetrical & Gynecological Survey*, *68*(12), 785–787. https://doi.org/10.1097/01.ogx.0000441141.05679.2c

Grossman, D. (1984). The Orphan Drug Act: Adoption or foster care? *Food Drug Cosmetic Law Journal*, *39*, 128–151.

Haffner, M. E. (2006). Adopting orphan drugs – Two dozen years of treating rare diseases. *New England Journal of Medicine*, *354*(5), 445–447. https://doi.org/10.1056/nejmp058317

Halbert, C. H., Kessler, L., Wileyto, E. P., Weathers, B., Stopfer, J., Domchek, S., … Brewster, K. (2006). Breast cancer screening behaviors among African American women with a strong family history of breast cancer. *Preventive Medicine*, *43*(5), 385–388. https://doi.org/10.1016/j.ypmed.2006.06.003

Hall, J., & Moore, J. (2010, October). *Realizing health reform's potential: Pre-existing condition insurance plans created by the Affordable Care Act of 2010* (Publication No. 1445, Vol. 100). Retrieved from http://www.commonwealthfund.org/~/media/Files/Publications/Issue%20Brief/2010/Oct/1445_Hall_PCIPs_and_the_ACA_ib_FINAL.pdf

Hallowell, N., & Richards, M. P. M. (1997). Understanding life's lottery: An evaluation of studies of genetic risk awareness. *Journal of Health Psychology*, *2*(1), 31–43. https://doi.org/10.1177/135910539700200104

Hamilton, R. J., Innella, N. A., & Bounds, D. T. (2016). Living with genetic vulnerability: A life course perspective. *Journal of Genetic Counseling*, *25*(1), 49–61. https://doi.org/10.1007/s10897-015-9877-x

Handyside, A. H., Kontogianni, E. H., Hardy, K., & Winston, R. M. L. (1990). Pregnancies from biopsied human preimplantation embryos sexed by Y-specific DNA amplification [Letter]. *Nature*, *344*(6268), 768. https://doi.org/10.1038/344768a0

Harper, J. C., & SenGupta, S. B. (2012). Preimplantation genetic diagnosis: State of the ART 2011. *Human Genetics*, *131*(2), 175–186. https://doi.org/10.1007/s00439-011-1056-z

Holman, C. M. (2014). District court's interpretation of *Mayo* in *Ariosa Diagnostics* does not bode well for patent eligibility of diagnostics and personalized medicine. *Biotechnology Law Report*, *33*(2), 46–48. https://doi.org/10.1089/blr.2014.9990

Hoskins, L. M., Roy, K., Peters, J. A., Loud, J. T., & Greene, M. H. (2008). Disclosure of positive *BRCA1/2*-mutation status in young couples: The journey from uncertainty to bonding through partner support. *Families, Systems & Health*, *26*(3), 296. https://doi.org/10.1037/a0012914

Howard, A. F., Bottorff, J. L., Balneaves, L. G., & Kim-Sing, C. (2010). Women's constructions of the 'right time' to consider decisions about risk-reducing mastectomy and risk-reducing oophorectomy. *BMC Women's Health*, *10*, 24. https://doi.org/10.1186/1472-6874-10-24

Huang, B. E., Mulyasasmita, W., & Rajagopal, G. (2016). The path from big data to precision medicine. *Expert Review of Precision Medicine and Drug Development*, *1*(2), 129–143. https://doi.org/10.1080/23808993.2016.1157686

Hunt, L. M., & Megyesi, M. S. (2008). Genes, race and research ethics: Who's minding the store? *Journal of Medical Ethics*, *34*(6), 495–500. https://doi.org/10.1136/jme.2007.021295

Huntington's Disease Society of America. (2016). *Genetic testing protocol for huntington's disease*. Retrieved from http://hdsa.org/wp-content/uploads/2015/02/HDSA-Gen-Testing-Protocol-for-HD.pdf

Hurley, K., Miller, S. M., Rubin, L. R., & Weinberg, D. (2006). The individual facing genetic issues: Information processing, decision making, perception, and health-protective behaviors. In S. M. Miller, S. H. McDaniel, J. S. Rolland, & S. L. Feetham (Eds.), *Individuals, families, and the new era of genetics: Biopsychosocial perspectives* (pp. 79–117). New York, NY: W.W. Norton.

Jaffee, S. R., & Price, T. S. (2007). Gene–environment correlations: A review of the evidence and implications for prevention of mental illness. *Molecular Psychiatry*, *12*, 432–442. https://doi.org/10.1038/sj.mp.4001950

Jha, A. K. (2010). Meaningful use of electronic health records: The road ahead [Commentary]. *Journal of the American Medical Association*, *304*(15), 1709–1710. https://doi.org/10.1001/jama.2010.1497

Johnson, J. D., Case, D. O., Andrews, J. E., & Allard, S. L. (2005). Genomics – The perfect information-seeking research problem. *Journal of Health Communication*, *10*(4), 323–329. https://doi.org/10.1080/10810730590950048

Kaminsky, E. B., Kaul, V., Paschall, J., Church, D. M., Bunke, B., Kunig, D., ... Martin, C. L. (2011). An evidence-based approach to establish the functional and clinical significance of copy number variants in intellectual and developmental disabilities. *Genetics in Medicine*, *13*, 777–784. https://doi.org/10.1097/GIM.0b013e31822c79f9

Kenen, R., Ardern-Jones, A., & Eeles, R. (2003). Family stories and the use of heuristics: Women from suspected hereditary breast and ovarian cancer (HBOC) families. *Sociology of Health & Illness*, *25*(7), 838–865. https://doi.org/10.1046/j.1467-9566.2003.00372.x

Kenen, R., & Peters, J. (2001). The Colored, Eco-Genetic Relationship Map (CEGRM): A conceptual approach and tool for genetic counseling research. *Journal of Genetic Counseling*, *10*(4), 289–309. https://doi.org/10.1023/A:1016627426430

Kennedy, A. C. (2008). Eugenics, "degenerate girls," and social workers during the progressive era. *Affilia*, *23*(1), 22–37. https://doi.org/10.1177/0886109907310473

Kertes, D. A., Bhatt, S. S., Kamin, H. S., Hughes, D. A., Rodney, N. C., & Mulligan, C. J. (2017). BNDF methylation in mothers and newborns is associated with maternal exposure to war trauma. *Clinical Epigenetics*, *9*(1), 68. https://doi.org/10.1186/s13148-017-0367-x

Kesselheim, A. S., Cook-Deegan, R. M., Winickoff, D. E., & Mello, M. M. (2013). Gene patenting – The Supreme Court finally speaks. *New England Journal of Medicine*, *369*(9), 869–875. https://doi.org/10.1056/NEJMhle1308199

Kingsberry, S. Q., Mickel, E., Wartel, S. G., & Holmes, V. (2011). An education model for integrating genetics and genomics into social work practice. *Social Work in Public Health*, *26*(4), 392–404. https://doi.org/10.1080/10911350902990924

Knoppers, B. M., Avard, D., Cardinal, G., & Glass, K. C. (2002). Children and incompetent adults in genetic research: Consent and safeguards. *Nature Reviews Genetics*, *3*(3), 221–225. https://doi.org/10.1038/nrg750

Krimsky, S., & Simoncelli, T. (2010). *Genetic justice: DNA data banks, criminal investigations, and civil liberties*. New York: Columbia University Press. https://doi.org/10.7312/krim14520

Kullo, I. J., Jarvik, G. P., Manolio, T. A., Williams, M. S., & Roden, D. M. (2013). Leveraging the electronic health record to implement genomic medicine. *Genetics in Medicine*, *15*(4), 270–271. https://doi.org/10.1038/gim.2012.131

Lea, D. H., Kaphingst, K. A., Bowen, D., Lipkus, I., & Hadley, D. W. (2011). Communicating genetic and genomic information: Health literacy and numeracy considerations. *Public Health Genomics*, *14*(4–5), 279–289. https://doi.org/10.1159/000294191

Lee, H., Deignan, J. L., Dorrani, N., Strom, S. P., Kantarci, S., Quintero-Rivera, F., ... Nelson, S. F. (2014). Clinical exome sequencing for genetic identification of rare Mendelian disorders. *Journal of the American Medical Association*, *312*(18), 1880–1887. https://doi.org/10.1001/jama.2014.14604

Levenseller, B. L., Soucier, D. J., Miller, V. A., Harris, D., Conway, L., & Bernhardt, B. A. (2014). Stakeholders' opinions on the implementation of pediatric whole exome sequencing: Implications for informed consent. *Journal of Genetic Counseling*, *23*(4), 552–565. https://doi.org/10.1007/s10897-013-9626-y

Loeppky, R. (2013). *Encoding capital: The political economy of the human genome project*. New York, NY: Routledge.

Lombardo, P. A. (Ed.) (2011). *A century of eugenics in America: From the Indiana experiment to the human genome era*. Bloomington, IN: Indiana University Press.

Lucassen, A., & Houlston, R. S. (2014). The challenges of genome analysis in the health care setting. *Genes*, *5*(3), 576–585. https://doi.org/10.3390/genes5030576

Ludman, E. J., Fullerton, S. M., Spangler, L., Trinidad, S. B., Fujii, M. M., Jarvik, G. P., ... Burke, W. (2010). Glad you asked: Participants' opinions of re-consent for dbGap data submission. *Journal of Empirical Research on Human Research Ethics*, *5*(3), 9–16. https://doi.org/10.1525/jer.2010.5.3.9

Lynch, H. T., & de la Chapelle, A. (2003). Hereditary colorectal cancer. *New England Journal of Medicine*, *348*(10), 919–932. https://doi.org/10.1056/nejmra012242

Mancuso, J. M. (2009). Assessment and measurement of health literacy: An integrative review of the literature. *Nursing & Health Sciences*, *11*(1), 77–89. https://doi.org/10.1111/j.1442-2018.2008.00408.x

Manrai, A. K., Funke, B. H., Rehm, H. L., Olesen, M. S., Maron, B. A., Szolovits, P., ... Kohane, I. S. (2016). Genetic misdiagnoses and the potential for health disparities. *New England Journal of Medicine*, *375*(7), 655–665. https://doi.org/10.1056/nejmsa1507092

Marlowe, A., Pepin, M. G., & Byers, P. H. (2002). Testing for osteogenesis imperfecta in cases of suspected non-accidental injury. *Journal of Medical Genetics, 39*(6), 382–386. https://doi.org/10.1136/jmg.39.6.382

Martin, M. E. (2010). Philosophical and religious influences on social welfare policy in the United States: The ongoing effect of Reformed theology and social Darwinism on attitudes toward the poor and social welfare policy and practice. *Journal of Social Work, 12*(1), 51–64. https://doi.org/10.1177/14680173103 80088

Massie, J., & Delatycki, M. B. (2013). Cystic fibrosis carrier screening. *Paediatric Respiratory Reviews, 14*(4), 270–275. https://doi.org/10.1016/j.prrv.2012.12.002

McConkie-Rosell, A., & Spiridigliozzi, G. A. (2004). "Family matters": A conceptual framework for genetic testing in children. *Journal of Genetic Counseling, 13*(1), 9–29. https://doi.org/10.1023/b:jogc.00000133 79.90587.ef

McCoyd, J. L. M. (2008). "I'm not a saint": Burden assessment as an unrecognized factor in prenatal decision making. *Qualitative Health Research, 18*(11), 1489–1500.https://doi.org/10.1177/1049732308325642

McCoyd, J. L. M. (2010). Authoritative knowledge, the technological imperative and women's responses to prenatal diagnostic technologies. *Culture, Medicine and Psychiatry, 34*(4), 590–614. https://doi.org/ 10.1007/s11013-010-9189-4

McCoyd, J. L. M. (2014). Preparation for prenatal decision-making: A baseline of knowledge and reflection in women participating in prenatal screening. *Journal of Psychosomatic Obstetrics and Gynecology, 35*(4), 3–8. https://doi.org/10.3109/0167482x.2012. 757590

McDaniel, S. H., Rolland, J. S., Feetham, S. L., & Miller, S. M. (2006). *Individuals, families, and the new era of genetics: Biopsychosocial perspectives* (pp. 118–138). New York, NY: W.W. Norton.

McElheny, V. K. (2012). *Drawing the map of life: Inside the Human Genome Project* (Reprint ed.). New York, NY: Basic Books.

McGoldrick, M., Gerson, R., & Petry, S. S. (2008). *Genograms: Assessment and intervention* (3rd ed.). New York, NY: W.W. Norton.

McGuire, A. L., & Beskow, L. M. (2010). Informed consent in genomics and genetic research. *Annual Review of Genomics and Human Genetics, 11*(1), 361–381. https://doi.org/10.1146/annurev-genom-082509-141711

Meiser, B., & Halliday, J. L. (2002). What is the impact of genetic counselling in women at increased risk of developing hereditary breast cancer? A meta-analytic review. *Social Science & Medicine, 54*(10), 1463–1470. https://doi.org/10.1016/s0277-9536(01)00133-2

Miller, D. T., Adam, M. P., Aradhya, S., Biesecker, L. G., Brothman, A. R., Carter, N. P., … Ledbetter, D. H. (2010). Consensus statement: Chromosomal microarray is a first- tier clinical diagnostic test for individuals with developmental disabilities or congenital anomalies. *The American Journal of Human Genetics, 86*, 749–764. https://doi.org/10.1016/j.ajhg.2010.04.006

Miller, F. A., Hayeems, R. Z., Bytautas, J. P., Bedard, P. L., Ernst, S., Hirte, H., … Siu, L. L. (2014). Testing personalized medicine: Patient and physician expectations of next-generation genomic sequencing in late-stage cancer care. *European Journal of Human Genetics, 22*(3), 391. https://doi.org/10.1038/ejhg.2013.158

Mukherjee, S. (2016). *The gene: An intimate history*. New York, NY: Scribner.

Murphy, E. J., Wickramaratne, P., & Weissman, M. M. (2009). Racial and ethnic differences in willingness to participate in psychiatric genetic research. *Psychiatric Genetics, 19*(4), 186–194. https://doi.org/10.1097/ ypg.0b013e32832cec89

Nance, M. (2016). Genetic counseling and testing for Huntington's disease: A historical review. *American Journal of Medical Genetics, 174*(1), 75–92. https:// doi.org/10.1002/ajmg.b.32453

Nanda, R., Schumm, L. P., Cummings, S., Fackenthal, J. D., Sveen, L., Ademuyiwa, F., … Olopade, O. I. (2005). Genetic testing in an ethnically diverse cohort of high-risk women: A comparative analysis of *BRCA1* and *BRCA2* mutations in American families of European and African ancestry. *Journal of the American Medical Association, 294*(15), 1925–1933. https://doi.org/10.1001/jama.294.15.1925

National Human Genome Research Institute. (2015, August 27). *A brief guide to genomics* [Fact sheet]. Retrieved from https://www.genome.gov/18016863/a-brief-guide-to-genomics

National Society of Genetic Counselors. (1995). Prenatal and childhood testing for adult-onset disorders [Position statement]. *Perspectives in Genetic Counseling, 17*(3), 5.

Nelson, B. (2016). Greater goods?: Direct-to-consumer testing companies are making a broader case for societal benefits, but not everyone is sold. *Cancer Cytopathology, 124*(3), 159–160. https://doi.org/10. 1002/cncy.21706

Network Pathway Analysis Subgroup of the Psychiatric Genomics Consortium. (2015). Psychiatric genome-wide association study analyses implicate neuronal, immune and histone pathways. *Nature Neuroscience, 18*(2), 199–209. https://doi.org/10.1038/nn.3922

Norem, J. K., & Cantor, N. (1986). Anticipatory and post hoc cushioning strategies: Optimism and defensive pessimism in "risky" situations. *Cognitive Therapy and Research, 10*(3), 347–362. https://doi.org/10.1007/ bf01173471

Norrgard, K. (2008). Protecting your genetic identity: GINA and HIPAA. *Nature Education, 1*(1), 21.

Offit, K., Groeger, E., Turner, S., Wadsworth, E. A., & Weiser, M. A. (2004). The "duty to warn" a patient's family members about hereditary disease risks. *Journal of the American Medical Association, 292*(12), 1469–1473. https://doi.org/10.1001/jama.292.12.1469

Padgett, D. K. (2016). *Qualitative methods in social work research* (3rd ed., Vol. 36). New York, NY: Sage Publications.

Patenaude, A. F. (2005). *Genetic testing for cancer: Psychological approaches for helping patients and families*. Washington, DC: American Psychological Association.

Patient Protection and Affordable Care Act, 42 U.S.C. § 18001 (2010).

Pickersgill, M., Niewöhner, J., Müller, R., Martin, P., & Cunningham-Burley, S. (2013). Mapping the new molecular landscape: Social dimensions of epigenetics. *New Genetics and Society*, *32*(4), 429–447. https://doi.org/10.1080/14636778.2013.861739

Piel, F. B., Patil, A. P., Howes, R. E., Nyangiri, O. A., Gething, P. W., Williams, T. N., … Hay, S. I. (2010). Global distribution of the sickle cell gene and geographical confirmation of the malaria hypothesis. *Nature Communications*, *1*(8), 104. https://doi.org/10.1038/ncomms1104

Prainsack, B., & Siegal, G. (2006). The rise of genetic couplehood? A comparative view of premarital genetic testing. *BioSocieties*, *1*(1), 17–36. https://doi.org/10.1017/S1745855205050106

Pruthi, S., Gostout, B. S., & Lindor, N. M. (2010, December). Identification and management of women with BRCA mutations or hereditary predisposition for breast and ovarian cancer. *Mayo Clinic Proceedings*, *85*(12), 1111–1120. https://doi.org/10.4065/mcp.2010.0414

Rapp, R. (2000). *Testing women, testing the fetus: The social impact of amniocentesis in America*. New York, NY: Routledge.

Ratzan, S. C., & Parker, R. M. (2000). Introduction. In C. R. Selden, M. Zorn, S. C. Ratzan, & R. M. Parker (Eds.), *National Library of Medicine current bibliographies in medicine: Health literacy (v–vii)*. Bethesda, MD: National Institutes of Health.

Resnik, D. B. (2003). Genetic testing and primary care: a new ethic for a new setting. *New Genetics and Society*, *22*(3), 245–256. https://doi.org/10.1080/1463677032000147207

Ridley, M. (2006). *Genome: The autobiography of a species in 23 chapters*. New York, NY: Harper Perennial.

Risch, N., Herrell, R., Lehner, T., Liang, K.-Y., Eaves, L., Hoh, J., … Merikangas, K. R. (2009). Interaction between the serotonin transporter gene (*5-HTTLPR*), stressful life events, and risk of depression: A meta-analysis. *Journal of the American Medical Association*, *301*(23), 2462–2471. https://doi.org/10.1001/jama.2009.878

Roberts, D., & Jesudason, S. (2014). Movement intersectionality: The case of race, gender, disability, and genetic technologies. *Du Bois Review: Social Science Research on Race*, *10*(2), 313–328. https://doi.org/10.1017/S1742058X13000210

Robins Wahlin, T.-B. (2007). To know or not to know: A review of behaviour and suicidal ideation in preclinical Huntington's disease. *Patient Education and Counseling*, *65*(3), 279–287. https://doi.org/10.1016/j.pec.2006.08.009

Ross, L. F., Saal, H. M., David, K. L., Anderson, R. R., the American Academy of Pediatrics, & American College of Medical Genetics and Genomics. (2013). Ethical and policy issues in genetic testing and screening of children [Technical report]. *Genetics in Medicine*, *15*(3), 234–245. https://doi.org/10.1038/gim.2012.176

Roth, T. L., Lubin, F. D., Funk, A. J., & Sweatt, J. D. (2009). Lasting epigenetic influence of early-life adversity on the *BDNF* gene. *Biological Psychiatry*, *65*(9), 760–769. https://doi.org/10.1016/j.biopsych.2008.11.028

Rothstein, M. A., Roberts, J., & Guidotti, T. L. (2015). Limiting occupational medical evaluations under the Americans with Disabilities Act and the Genetic Information Nondiscrimination Act. *American Journal of Law & Medicine*, *41*(4), 523–567. https://doi.org/10.1177/0098858815622190

Salganicoff, A., Sobel, L., Kurani, N., & Gomez, I. (2016, January). *Coverage for abortion services in Medicaid, marketplace plans and private plans*. Retrieved from The Henry J. Kaiser Family Foundation website: http://www.kff.org/womens-health-policy/issue-brief/coverage-for-abortion-services-in-medicaid-marketplace-plans-and-private-plans

Scheindlin, S. (2006). Rare diseases, orphan drugs, and orphaned patients. *Molecular Interventions*, *6*(4), 186–191. https://doi.org/10.1124/mi.6.4.2

Schild, S. (1966). The challenging opportunity for social workers in genetics. *Social Work*, *11*(2), 22–28. https://doi.org/10.1093/sw/11.2.22

Schild, S., & Black, R. B. (1984). *Social work and genetics: A guide for practice*. New York, NY: The Hawthorne Press.

Schlich-Bakker, K. J., ten Kroode, H. F. J., & Ausems, M. G. E. M. (2006). A literature review of the psychological impact of genetic testing on breast cancer patients. *Patient Education and Counseling*, *62*(1), 13–20. https://doi.org/10.1016/j.pec.2005.08.012

Schneider, K. A., Chittenden, A. B., Branda, K. J., Keenan, M. A., Joffe, S., Patenaude, A. F., … Garber, J. E. (2006). Ethical issues in cancer genetics: 1) Whose information is it? *Journal of Genetic Counseling*, *15*(6), 491–503. https://doi.org/10.1007/s10897-006-9053-4

Schultz, A. L. (1966). The impact of genetic disorders. *Social Work*, *11*(2), 29–34. https://doi.org/10.1093/sw/11.2.29

Sekar, A., Bialas, A. R., de Rivera, H., Davis, A., Hammond, T. R., Kamitaki, N., … McCarroll, S. A. (2016). Schizophrenia risk from complex variation of complement component 4. *Nature*, *530*(7589), 177–183. https://doi.org/10.1038/nature16549

Sivell, S., Elwyn, G., Gaff, C. L., Clarke, A. J., Iredale, R., Shaw, C., … Edwards, A. (2008). How risk is perceived, constructed and interpreted by clients in clinical genetics, and the effects on decision making: Systematic review. *Journal of Genetic Counseling, 17*(1), 30–63. https://doi.org/10.1007/s10897-007-9132-1

Skloot, R. (2010). *The immortal life of Henrietta Lacks.* New York, NY: Crown Publishers.

Smith, J. A., Dancyger, C., Wallace, M., Jacobs, C., & Michie, S. (2011). The development of a methodology for examining the process of family communication of genetic test results. *Journal of Genetic Counseling, 20*(1), 23–34. https://doi.org/10.1007/s10897-010-9317-x

Syurina, E., Brankovic, I., Probst-Hensch, N., & Brand, A. (2011). Genome-based health literacy: A new challenge for public health genomics. *Public Health Genomics, 14*, 201–210. https://doi.org/10.1159/000324238

Taylor-Brown, S., & Johnson, A. M. (1998, February). *Social work's role in genetic services.* Paper presented at the Social Work Genetics conference, Washington, DC.

Tercyak, K. P., Hensley Alford, S., Emmons, K. M., Lipkus, I. M., Wilfond, B. S., & McBride, C. M. (2011). Parents' attitudes toward pediatric genetic testing for common disease risk. *Pediatrics, 127*(5), e1288–e1295. https://doi.org/10.1542/peds.2010-0938

Tishkoff, S. A., Reed, F. A., Ranciaro, A., Voight, B. F., Babbitt, C. C., Silverman, J. S., ... Deloukas, P. (2007). Convergent adaptation of human lactase persistence in Africa and Europe. *Nature Genetics, 39*(1), 31–40. https://doi.org/10.1038/ng1946

U.S. Department of Health and Human Services. (2003). *Summary of the HIPAA Privacy Rule* (Policy Brief). Retrieved from https://www.hhs.gov/hipaa/for-professionals/privacy/laws-regulations/index.html

U.S. Preventive Services Task Force (2008). Universal screening for hearing loss in newborns: U.S. Preventive Services Task Force recommendation statement. *Pediatrics, 122*(1), 143–148. https://doi.org/10.1542/peds.2007-2210

van der Steen, S. L., Riedijk, S. R., Verhagen-Visser, J., Govaerts, L. C. P., Srebniak, M. I., Van Opstal, D., ... Galjaard, R. J. H. (2016). The psychological impact of prenatal diagnosis and disclosure of susceptibility loci: First impressions of parents' experiences. *Journal of Genetic Counseling, 25*(6), 1227–1234. https://doi.org/10.1007/s10897-016-9960-y

Van Riper, M. (2010). Genomics and the family: Integrative frameworks. In K. Tercyak (Ed.), *Handbook of genomics and the family: Psychosocial context for children and adolescents* (pp. 109–139). New York, NY: Springer Science and Business Media. https://doi.org/10.1007/978-1-4419-5800-6_5

Waalen, J., & Beutler, E. (2009). Genetic screening for low-penetrance variants in protein-coding genes. *Annual Review of Genomics and Human Genetics, 10*(1), 431–450. https://doi.org/10.1146/annurev.genom.9.081307.164255

Walther, V. N. (1991). Emerging roles of social work in perinatal services. *Social Work in Health Care, 15*(2), 35–48. https://doi.org/10.1300/j010v15n02_04

Wardinsky, T. D., Vizcarrondo, F. E., & Cruz, B. K. (1995). The mistaken diagnosis of child abuse: A three-year USAF Medical Center analysis and literature review. *Military Medicine, 160*(1), 15–20.

Weaver, I. C. G., Cervoni, N., Champagne, F. A., D'Alessio, A. C., Sharma, S., Seckl, J. R., ... Meaney, M. J. (2004). Epigenetic programming by maternal behavior. *Nature Neuroscience, 7*(8), 847–854. https://doi.org/10.1038/nn1276

Weiss, J., Black, P. N., Weissman, N., Oktay, G., Rodriguez, G., Johnson, A. M., & Whittemore, V. H. (2003). *NASW standards for integrating genetics into social work practice.* Washington, DC: National Association of Social Workers.

Wermter, A.-K., Laucht, M., Schimmelmann, B. G., Banaschweski, T., Sonuga-Barke, E. J. S., Rietschel, M., & Becker, K. (2010). From nature versus nurture, via nature and nurture, to gene × environment interaction in mental disorders. *European Child & Adolescent Psychiatry, 19*(3), 199–210. https://doi.org/10.1007/s00787-009-0082-z

Werner-Lin, A. (2007). Danger zones: Risk perceptions of young women from families with hereditary breast and ovarian cancer. *Family Process, 46*(3), 335–349. https://doi.org/10.1111/j.1545-5300.2007.00215.x

Werner-Lin, A., Barg, F. K., Kellom, K. S., Stumm, K. J., Pilchman, L., Tomlinson, A. N., & Bernhardt, B. A. (2015). Couple's narratives of communion and isolation following abnormal prenatal microarray testing results. *Qualitative Health Research, 26*(14), 1975–1987. https://doi.org/10.1177/1049732315603367

Werner-Lin, A., & Gardner, D. S. (2009). Family illness narratives of inherited cancer risk: Continuity and transformation. *Families, Systems & Health, 27*(3), 201–212. https://doi.org/10.1037/a0016983

Werner-Lin, A., McCoyd, J. L. M., Doyle, M. H., & Gehlert, S. J. (2016). Leadership, literacy, and translational expertise in genomics: Challenges and opportunities for social work. *Health & Social Work, 41*(3), e52–e59. https://doi.org/10.1093/hsw/hlw022

Werner-Lin, A., Rubin, L. R., Doyle, M., Stern, R., Savin, K., Hurley, K., & Sagi, M. (2012). "My funky genetics": *BRCA1/2* mutation carriers' understanding of genetic inheritance and reproductive merger in the context of new reprogenetic technologies. *Families, Systems & Health, 30*(2), 166–180. https://doi.org/10.1037/a0028434

Werner-Lin, A., Tomlinson, A. N., Miller, V., & Bernhardt, B. A. (2016). Adolescent engagement during assent for exome sequencing. *AJOB Empirical Bioethics, 7*(4), 275–284. https://doi.org/10.1080/23294515.2016.1197983

Werner-Lin, A., Walser, S., Barg, F. K., & Bernhardt, B. A. (2017). "They can't find anything wrong with him, yet": Mothers' experiences of parenting an infant with a prenatally diagnosed copy number variant (CNV). *American Journal of Medical Genetics Part A, 173*(2), 444–451. https://doi.org/10.1002/ajmg.a.38042

Wilfond, B. S., & Diekema, D. S. (2012). Engaging children in genomics research: Decoding the meaning of assent in research. *Genetics in Medicine*, *14*(4), 437–443. https://doi.org/10.1038/gim.2012.9

Wilfond, B. S., Fernandez, C. V., & Green, R. C. (2015). Disclosing secondary findings from pediatric sequencing to families: Considering the "benefit to families." *The Journal of Law, Medicine & Ethics*, *43*(3), 552–558. https://doi.org/10.1111/jlme.12298

Wilfond, B. S., & Ross, L. F. (2009). From genetics to genomics: Ethics, policy, and parental decision-making. *Journal of Pediatric Psychology*, *34*(6), 639–647. https://doi.org/10.1093/jpepsy/jsn075

Wolf, L. E., Bouley, T. A., & McCulloch, C. E. (2010). Genetic research with stored biological materials: Ethics and practice. *IRB*, *32*(2), 7–18.

Yaniv, I., Benador, D., & Sagi, M. (2004). On not wanting to know and not wanting to inform others: Choices regarding predictive genetic testing. *Risk Decision and Policy*, *9*(4), 317–336. https://doi.org/10.1080/14664530490896573

Yudell, M., Roberts, D., DeSalle, R., & Tishkoff, S. (2016). Taking race out of human genetics. *Science*, *351*(6273), 564–565. https://doi.org/10.1126/science.aac4951

第 22 章

疼痛管理与舒缓疗护

Terry Altilio，Shirley Otis-Green，Susan Hedlund，和 Iris Cohen Fineberg

社会工作实务中无处不在的独特价值观，是舒缓疗护和综合疼痛管理实践中的核心要素。社会工作伦理守则所支持的价值观包括：服务、社会正义、尊重人的尊严和价值、人际关系的核心重要性、正直和胜任力（NASW，2017）。这些价值观是舒缓疗护和疼痛管理的基础。在本章中，我们将讨论价值观和知识的结合，并详细介绍舒缓疗护和综合疼痛管理领域存在的丰富机会。

本章目标

- 定义舒缓疗护，包括"国家优质舒缓疗护共识项目"（National Consensus Project for Quality Palliative Care）建立的 8 个领域。
- 记录全国范围和国际上的对于舒缓疗护和疼痛管理的使用提出的要求。
- 以舒缓疗护为重点、以社会工作实践为独立重点，界定和区分疼痛和症状管理。
- 确认使舒缓社会工作得以作为专科发展的独特机遇和历史脉络，鼓励将舒缓疗护纳入初级医疗机构的社会工作实践。
- 描述生理 - 心理 - 社会 - 灵性各层面的评估，这些信息为舒缓疗护和疼痛管理的照护计划制定提供依据。
- 定义舒缓疗护和疼痛管理干预，并通过患者叙事来阐释干预的有效性。
- 讨论与舒缓疗护和疼痛管理相关的伦理原则和政策议题。
- 探索不同的团队合作模式。

舒缓疗护和疼痛管理

首先，本章聚焦在舒缓疗护，以及其对患有威胁生命的疾病的患者的综合性照护。疼痛和症状管理是舒缓疗护的核心技能之一，同时是一个独立的亚专科。这两个实践领域以一个多维度的焦点为基础，涵盖患者和家庭在生理、情感、认知、社会经济、文化和灵性的层面的独特经历。正是在这种关键而又微妙的联系中，社会工作的专业知识是必不可少的。

舒缓疗护：一个成熟的专业

世界卫生组组织（WHO，2017）将舒缓疗护描述为"通过早期识别和全面严密地评估疼痛和其他身体、心理和灵性问题，预防和减轻痛苦，在患者和家属面临可能致死的疾病带来的相关问题时提高其生活质量的一种方法"（http：//www.whp.int/cancer/palliative/denfinition/en）。在整个疾病进程中的任何时候，舒缓治疗都可以和改善疾病的治疗进行整合，并适用于各个年龄、各种诊断的人。例如，在照护进行化疗或放疗的患者时，舒缓疗护临床工作者可以与成人或儿科肿瘤医师进行合作。在过去 10 年内，舒缓疗护早期整合的优势已经得到证实，例如：减少症状、促进设立预立医疗照护意向书、降低医疗成本（Etkind et al.，2015；Smith，Brick，O'Hara，& Normand，2014）。舒缓疗护的原则很容易被纳入急诊室、重症监护室、透析中心或老年病和心脏病专科的决策和护理计划中，基于对全人治疗的承诺，干预措施以患者为中心，以家庭为中心，并适应疾病的变化过程。舒缓疗护有助于肯定生命的意义，重新调整希望和目标，并将死亡视为一种自然过程。通过将患者转介到临终关怀项目，可以加强对患者的照护，在这些项目中，跨学科团队为生命期为 6 个月或更短的患者提供全面的舒缓疗护，并为家属提供丧亲服务（见 23 章）。在大多数西方国家，自主和自决等价值观是决策和照护计划制定过程的特点，但对患者及其家庭经历的文化和灵性方面的敏感度，还要求临床工作者去探索患者及其家庭叙事中独特的价值观，从而采取个性化的干预和照护计划。

舒缓疗护起源于急重症住院场所，在这里，医疗团队包括内科医生、护士、社会工作者、牧师，也可能包括在整合治疗、医疗游戏辅导、康复、药理学、营养学等领域具有专长的临床医生。随着舒缓疗护有效性证据的积累，同时拥有 50 个及以上床位和 1 个舒缓疗护团队的医院从 658 家（24.5%）上升到 1 734 家（61%），代表从 2000—2012 年的增长率达到 163.5%（Dumanovsky et al.，2016）。全国舒缓疗护登记系统的数据表明，在 2015 年，在 351 个针对成年患者的舒缓疗护团队中，至少有一个社会工作者为核心成员的团队占比 69%（National Palliative Care Registry，2015）。

值得注意的是舒缓疗护已经突破了急重症医疗场所的限制，延伸至门诊、家庭和其他照护机构。这种进展的基础是初级医疗服务提供者、机构工作者、患者及其家庭的灵性、社会和文化支持网络的创造性合作。

舒缓疗护社会工作专业发展

开放社会研究所的美国死亡情况项目（The Open Society Institute's Project on Death in America，PDIA）（http：//www.opensociety foundations.org/publications/transforming-culture-death-America-1994-2003）在 1994 年开始了一项为期 9 年的项目，为专业教育和公共教育、艺术和人文学科、研究、临床护理和公共政策等提供资金，这些项目旨在改变美国有关死亡的文化。1999 年，一项 PDIA 资助的调查评估了舒缓疗护和临终关怀的社会工作从业人员和教育工作者的需求（Christ & Sormanti，1999）。PDIA 根据调查结果建立了一个社会工作领导力发展奖励计划，资助了 42 个社会工作项目，重点关注舒缓疗护和临终关怀的实践、教育、政策和研究。PDIA 还支持了两次社会工作峰会，第一次是 2002 年在杜克学院举行的峰会，旨在确立教育、实践、政策和研究领域的优先事项。第二次峰会于 2005 年由全国社会工作者协会（NASW）主办，与会者来自美国、英国、新加坡和加拿大。会议的重点是确定优先事项，并且制定了将舒缓疗护和临终关怀作为社会工作专业的战略计划。这些会议衍生了一系列的文章和一本题为"为临终和舒缓疗护社会工作的未来规划路线"的专论（Blacker，Christ，& Lynch，2008）。舒缓社会工作的发展反映在以下几个方面：一本编辑成册的教科书（Altilio & Otis-Green，2011）、专业组织［社会工作临终关怀和舒缓疗护网络（Social Work Hospice and Palliative Care Network）］、专科杂志，以及增加的从业人数、胜任力、认证和培训机会（表22.1），包括351个回应了一项调查结果的成人舒缓疗护项目，还有网络课程。

舒缓疗护社会工作是伴随着国内外高质量的舒缓疗护跨学科、跨场所的成长和发展而来的。2014年第67届世界卫生大会通过了世界卫生组织（WHO）题为"将舒缓疗护作为完整生命历程中全面关怀的一部分"的决议，表明了倡导。世卫组织宣布："舒缓疗护能够在患者及其家庭面临威胁生命的疾病相关的生理、心理 - 社会或灵性问题时改善其生活质量。"

美国联合委员会（The US Joint Commission）为舒缓疗护项目制定了标准，包括住院患者舒缓疗护项目的高级认证。2006年，国家质量论坛（National Quality Forum）发布了38项惯例，以建立指导项目发展和质量改进的措施和标准（Nation Quality Forum，2006）。这些惯例为国家共识项目（National Consensus Project，NCP）提供了优质舒缓疗护临床实践指南（Quality Palliative Care Clinical Practice Guideline），这是一个由包括NASW在内的多组织合作项目。指南确立了8个领域，包括照护的结构和过程、生理、心理、社会、文化、灵性、伦理和法律层面以及生命末期的照护（框22.1）（National Consensus Project，2013）。

虽然NCP的指南概述了不同学科在实践中的共同责任，但一些领域则可能自然地归入某些特定学科的范畴中。例如：社会层面的照护借鉴了社会工作原则，关注人在情境中以及患者和家庭的个体化经历的重要性（Altilio，Otis-Green，& Dahlin，2008）。这些领域、指南和倾向的做法为社会工作做出的贡献提供了一个宽广的框架。

在2014年，医学研究所发表《在美国的临终》（Dying in America）共识报告，提倡在疾病全程和临终阶段改善患者和家庭的医疗和社会服务的质量和可用性。报告将这些贡献与医疗保健系统的可持续性联系起来，并阐述了临床医生和公众教育的必要性，同时承认当前专家和知识仍然匮乏。推进舒缓疗护中心（Center to Advance Palliative Care，CAPC）强调倡导、合作和资源，旨在通过提升公众意识，提供工具、培训、技术支持和指标，促进舒缓疗护的有效实施和整合，继续应对各种挑战（CAPC，2017）。2016年，美国国家科学院、国家工学院和国家医学研究院召开了一次研讨会，重点关注健康素养和舒缓疗护以移除障碍，并推动以提高健康素养为要点的照护提供。

表22.1概述了社会工作专业的标志性事件，与上述历史背景互为补充。这些事件反映了舒缓疗护社会工作专业的发展、知识基础的范围、实践标准和能力的发展。

虽然舒缓疗护专业领域不断发展，但来自医务人员、患者和家属的误解仍然存在。一种误解是将舒缓疗护与临终和安宁关怀混为一谈，造成在疾病晚期进行安宁疗护转介的后果。随着舒缓疗护有效性的证据逐渐丰富，人们越来越关注初级和专业舒缓疗护知识的定义，并将知识整合入各学科的基础教育中。这种做法的目的是让从业者发展实务技能，以处理症状、回应痛苦，并且就患者的目标和愿望展开对话。识别恰当的情形以提供舒缓疗护相关的咨询是这类教育中所涵盖的能力之一。在社会工作领域，专科执照和资格证书已经制定，目前举措的重点在于建立一个与资格认证相匹配的委员会考核制度，以此反映专科临床社会工作者的实践标准。

框 22.1　国家共识项目舒缓疗护领域

领域 1——照护的结构和过程：

　　描述并强调了舒缓疗护领域现状，着重于跨学科团队（IDT）与患者、家属的参与协作；强调跨医疗保健机构的协调评估和照护连续性；跨学科团队按专长分工，角色明晰，团队成员有资格认证和必要的教育培训背景；根据《患者保护与平价医疗法案》，质量评估和改进过程包含了对舒缓疗护新的质量要求。

领域 2——照护的生理层面：

　　强调用恰当有效的工具对生理症状进行评估和治疗；对症状进行多维管理，包括药物、干预性、行为和补充性措施；建议使用明确的治疗方案，以及保证受管控药物的处方安全。

领域 3——照护的心理和精神病学层面：

　　侧重心理问题和精神病学诊断的协作评估过程；包括在尊重患者和家庭照护目标的前提下，与患者 - 家庭进行沟通、评估、诊断和告知病情的治疗选项；包含哀伤辅导项目描述及其中必需的元素。

领域 4——照护的社会层面：

　　强调以下方面：跨学科的参与，与患者和家庭一起识别、支持，并最大限度地发挥患者和家庭的优势；具备舒缓疗护社会评估的基本要素；具备学士或硕士学位的专业社会工作者的角色。

领域 5——照护的灵性、宗教和存在主义层面：

　　包括灵性的定义，在疾病全程中强调以评估、服务的可及性，以及同工协作的方式处理患者的灵性方面困扰；要求员工培训和教育；强调 IDT 的责任，包括受过适当训练的牧师，以探索、评估和回应灵性问题；促进灵性和宗教仪式与实践。

领域 6——照护的文化层面：

　　定义团队的文化和文化胜任力；强调文化是抗逆力和优势的来源；强调文化和语言能力，包括通俗易懂的表达、读写能力和使用恰当的语言提供服务。

领域 7——照护临终患者：

　　强调对临终体征、症状的沟通与记录；强调细致的评估、疼痛以及其他症状管理的重要性；关注在临终和去世后家庭指导的目标；始于预期性哀伤并持续至去世后的丧亲支持服务；以及贯穿整个临终过程的社会、精神、文化层面的护理。

领域 8——照护的伦理和法律层面：

　　该领域可分为 3 个部分——预立医疗照护计划、伦理、法律问题；预立医疗照护计划提倡在完成预立医疗照护计划文件的同时对于照护的目标进行持续的讨论；伦理议题承认并且肯定其频繁性和复杂性，强调了团队胜任力及从向伦理委员会寻求建议和咨询的重要性；法律议题承认舒缓疗护领域存在复杂的法律和法规问题，需要获得专家法律顾问的帮助。

历史背景简介

　　舒缓疗护和疼痛治疗的原则和实践可以追溯到古代。社会一方面存在逃避疾病、伤痛、死亡的愿望，同时意识到弱势群体在这些问题上需要帮助，这两者之间存在历史性的张力。关心那些遭受痛苦的人可以加强重要的社会联结和同理能力。纵观历史，社会逐渐形成特殊的方式来照顾那些正在经历痛苦、濒死和丧亲的人。例如，巫医（shamans）或治疗师在危机时刻禁止一些行为并提供指导。那些知道如何提供安慰的人被认为是早期的心理教育上和精神上的支持者和专家，类似今天的社会工作者。

　　影响疾病进程的干预措施直到近代才出现，因此减轻疼痛和痛苦往往是人们所能够期望

表 22.1　舒缓社会工作发展的标志性事件

NASW 出版《舒缓疗护和临终关怀社会工作实务标准》	Blacker、S. et al.	2004	http：//www.socialworkers.org/practice/standards/Palliative.asp
舒缓疗护与临终关怀能力	Gwyther、L.，Altilio、T、Blacker、S. et al.	2005	Journal of Social Work in End of Life Care，1（1），87-120
社会工作临终关怀与舒缓疗护网络		2007	http：//swhpn.org
NASW "临终关怀和舒缓疗护社会工作" 认证成立	（CHP-SW） （ACHP-SW）	2008 2009	https：//www.socialworkers.org/Careers/Credentials-Certifications/Apply-for-NASW-Social-Work-Credentials/Advanced-Certified-Hospice-and-Palliative-Social-Worker
《培养安宁舒缓疗护社会工作实践能力》出版（加拿大）	Bosma·H，Johnston·M.，Cadell·S. et al.	2009	http：//www.chpca.net/media/7868/Social -Work- Competencies_July_2009
国家老年学教育中心、社会工作教育委员会、老年舒缓疗护	Christ·G. & Blacker·S.J.	2009	http：//www.scwe.org/CentersInitiatives/CurriculumResources/MAC/Reviews/Health/22739/22700.aspx
欧洲舒缓疗护任务协会舒缓疗护社会工作工作组成立	Firth·P. & Bitschneu·K. W.	2009	http：//www.eapcnet.eu/Themes/Education/Socialwork.aspx
《临终关怀社会工作与政策、实践和研究》发表	Social Work Policy Institute	2010	http：//www.socialworkpolicy.org/news-events/hospice-socialwork-linking-policy-practice-and-research.html
《牛津舒缓社会工作》出版	Altilio·T. & Otis-Green·S.	2011	https：//global.oup.com/academic/product/oxford-textbook-of-palliative-social-work-9780199739110?facet_narrowbyproducttype_facet=Digital&lang= en&cc=us
欧洲 EAPC 白皮书中舒缓社会工作的核心竞争力：第一部分和第二部分出版	Hughes·S.，Firth·P. & Oliviere·D.	2014 & 2015	http：//www.eapcnet.eu/Themes/Education/Socialwork.aspx
IASP 社会工作疼痛课程大纲	Altilio·T.，Cagle·J.，Coombe·K.，Doran·M.P，Hong·A.S.G.，Kohn·J.& Tsambe·I.	2015	http：//www.iasp-pain.org/Education/CurriculumDetail.aspx? ItemNumber=4956

的，这可以看作是舒缓疗护的最早形式。这些早期的治疗者无法控制疾病或伤害的结果，他们通常结合灵性、草药和行为干预，以此来支持病危者及其家人。从人类生命的起源开始，直到卫生设施和公共卫生得到广泛改善和麻醉、抗生素和其他医学不断取得突破之前，人们在患上一些严重疾病后通常会相对较快地死亡（Lynn，Schuster，& Kabcenell，2000）。

临终关怀（hospice）和医院（hospital）这两个词的起源可以追溯到公元 4 世纪。在中世纪，临终患者收容所建立在通往宗教圣地的主要十字路口。这些收容所帮助了许多朝圣者，他们中的许多人前往圣地寻求治愈，其中有许多在朝圣之旅中死去。归来的十字军战士中常有生病或受伤的人，他们也在这些收容所死去，这加强了收容所与临终和贫困的关联（Koppelman，2003）。

哲学观点贯穿了医学的发展和对患者的照护。例如，17 世纪的律师和数学家笛卡尔（René Descartes）普及了二元论 - 机械论模型。这个模型提出，身体属于科学领域，而精神属于宗教领域（Koppelman，2003）。笛卡尔的模型为死亡的医学化奠定了基础，到 20 世纪中期，几乎 80% 的美国人在医院或养老院离世（Koppelman，2003）。死亡轨迹和死亡地点的改变与抗生素（如青霉素）的广泛使用以及其他医学进步（包括麻醉技术的改进，使更大胆的手术成为可能）同时发生。由于医学领域注重扩大治愈的可能性，对于主流医疗服务提供者来说，对早期治疗者传统的关注在自相矛盾地减少。

在此之前，许多止痛药都是草药，酒精和吗啡被用于治疗严重的不适。19 世纪中期，鸦片酊（吗啡的合成形式）被广泛使用，并允许自行用药，随之成瘾成为一种与污名相关的社会罪恶。立法条例随后出台保护公众。就像今天一样，对于成瘾的顾虑，以及成瘾与阿片类药物使用相关的污名，影响了专业行为，患者、家属对疼痛及其治疗的看法，也影响了公共政策。

舒缓疗护：需求估计

世界卫生组织（2014）估计，2014 年有 4 000 万人需要舒缓疗护，其中 78% 居住在低收入和中收入国家。训练有素的临床医生不足，再加上与吗啡和受控药物有关的限制性政策，已被确定为充分缓解疼痛和高质量舒缓疗护的障碍（WHO，2014）。2014 年，美国医学研究所（U.S. Institute of Medicine）承认，舒缓疗护已经成为一门公认的专科。它建议将舒缓疗护作为一种照护标准，要求在该领域对临床医生进行普遍培训和认证，针对照护计划进行沟通和推进，开发政策和支付制度以满足医疗和社会需求和促进公共教育和参与（Institute of Medicine，2014）。这些规定为社会工作从临床干预到政策工作、国家和国际层面倡导的参与和领导奠定了基础。他们还邀请社会工作帮助考虑西方的服务提供模式如何不能满足资源匮乏国家的需求（Payne，2009）。

舒缓疗护的需求不断扩大再次唤醒了人们对将舒缓疗护原则融入跨学科的初级医疗实践的重要性的认识，早在 1998 年社会工作就有此认识（Quinn，1998）。2013 年的一项调查表明，大量的健康社会工作者自评在舒缓疗护技能的多个方面具备能力。46% 的健康社会工作者表示他们感到自身的社会工作教育背景使他们对舒缓疗护工作有准备，81% 的健康社会工作者表示他们通过与跨专业团队合作进行学习，74% 的健康社会工作者表示他们正在通过社会工作继续教育项目（如大型会议和工作坊）进行技能提升（Sumser，Remke，Leimena，Altilio，& Otis-Green，2015）。

疼痛管理：需求估计

疼痛和症状管理是舒缓疗护的必要组成部分。无法控制的疼痛和症状不仅塑造了患者、家庭和工作人员的生活体验，而且当它融入家庭叙事时，还影响着丧亲的哀伤和疾病留下的印记。很多家庭通过语言描述了这样的动态，例如："我的母亲遭受了可怕的疼痛，一想到我丈夫也要经受同样的折磨，我无法忍受。"改变这种遗留的悲伤和遗憾并使之成为一种安慰与尊重的渴望，是推动专业人员共同致力于症状评估和干预的因素之一。患有纤维肌痛、糖尿病神经病变和关节炎等疾病的患者，还经历着疼痛对功能、情绪和社会关系的影响。因此，这一群体完全在社会工作专业的临床、伦理和政策视角的服务范畴内。

当 WHO 和 IOM 专注于舒缓疗护时，一些组织将疼痛作为国际人权问题给予关注。疼痛引起了伦理学家、政府、监管机构、临床医生和政策专家的注意。主要的镇痛药理学治疗会涉及使用阿片类药物，而执法机构将其界定为麻醉药品。和许多药物一样，阿片类药物有滥用的可能性。国家和国际组织已经联合采取了一些举措，旨在理解并应对为平衡以下几方面所带来的挑战，即执法部门关切的议题、患者和处方者的安全，和治疗疼痛的伦理要求。

2010 年世界癌症领袖峰会在中国深圳举办，有 170 多名来自卫生、政府、慈善和企业界的领袖参与。该组织发起了全球疼痛缓解获取计划（Global Access to Pain Relief Initiative，GAPRI），这一倡议专注于推进《世界癌症宣言》（*World Cancer Declaration*）的第八项目标，即有效的疼痛控制手段普遍可用。国际癌症控制联盟（The Union for International Cancer Control；2014）估计，非洲撒哈拉以南地区每年有 110 万人在疼痛中死亡。80% 的艾滋病或癌症患者和 67% 的心血管疾病或慢性阻塞性肺疾病患者在他们生命的最后阶段会经历中度至重度疼痛。然而这一数据仅指向重病患者，还有在事故、战争中受伤以及患糖尿病等慢性病而生活在未得到治疗的严重疼痛之中的人未被计入数据。

2010 年，国际疼痛研究协会（International Association for the Study of Pain）发表了一份名为《蒙特利尔宣言》（*Declaration of Montreal*）的文件，其中指出了世界上大部分地区疼痛管理的不足。基于对每个人内在尊严的认识，该宣言认为不进行疼痛治疗是极其错误的，会导致不必要的痛苦。宣言呼吁应不加歧视地让患者获得疼痛治疗，提供关于如何评估和管理疼痛的信息，并由经过适当培训的专业人员进行评估与治疗。

2011 年，IOM 发表了一篇题为《缓解美国的疼痛》（*Relieving Pain In America*）的报告，探讨了 1 亿美国人因疼痛造成的后果。据作者估计，由此造成的花费和生产力损失为 6 350 亿美元。统计数据虽然令人信服，却未能反映疼痛对患者及其家庭造成的心理和社会影响。

除了宣言与标准，临床实践指南也在不断发展，为实践提供指引。2002 年和随后的 2009 年，美国老年医学会（American Geriatrics Society）发表了临床实践指南，题为《老年人持续性疼痛的药物管理》（*Pharmacological Management of Persistent Pain in Older Persons*）。2009 年，美国疼痛学会与疼痛医学学会经过广泛地回顾后联合发布了一份循证临床实践指南，题为《慢性非癌性疼痛中的长期阿片类药物使用指南》（*Guideline of the Use of Chronic Opioid Therapy in Chronic Nonacancer Pain*）。与此同时，滥用处方药物有关的公共健康问题日益严重，促使了指南的诞生和系统综述，以此了解慢性疼痛和癌症患者中误用、滥用和成瘾的比例（Carmichael，Morgan，& Del Fabbro，2016；Dowell，Haegerich，& Chou，2016；Vowleset al.，2015）。越来越多的处方药滥用现象对以下方面的加强努力提出了要求：适当评估（包括咨询专家），并启动治疗计划以平衡患者和处方者的安全和治疗疼痛的伦理要求。

挑战与机遇

　　舒缓疗护、疼痛治疗的原则和价值观与社会工作有许多共同之处。在两者中，综合质量评估都是个性化、以患者和家庭为中心，并且是多维度的。根本的价值观包括尊重人际关系的核心重要性，以及肯定"人在情境中"的范式（Roy，1981）。对患者和家庭的价值观、需求、信仰和目标的考虑，都隐含在尊重人的尊严和价值这一原则中。健康社会工作者一直倡导这样的理念，即环境、社区和家庭是患者疾病经历的关键组成部分。早在 1965 年，Zelda Foster 等先驱就推动了社会工作者成为了照护严重疾病患者和临终患者的制度和临床变革中的中介（Berzoff & Csikai，2007）。Ida Cannon 领导了马萨诸塞州总医院（Massachusetts General Hospital）的第一个社会工作部门（见本书第 1 章），她认为社会工作者在患者照护中至关重要的角色是帮助医生理解社区和社会环境对患者造成的影响。这一观点是舒缓疗护和疼痛管理的核心要素，因此对社会工作开展临床、倡导和研究工作提出了要求并且创造了丰富的机会。很多社会工作的机会存在于不同层次的实践中，无论是直接干预，还是倡导、伦理辨别，或是政策的制定。正如近年来呈现的互联网信息获取，社会工作在舒缓疗护和疼痛管理的教育中也存在着大量的机会。

　　在医院、公共机构、临终关怀机构、美沙酮维持项目、监狱、长期护理机构、私人诊所和政府项目等场域工作的社会工作者，可以加强对受慢性疼痛和重病影响的患者及其家庭的了解、照护与适应。广泛的实践场域为社会工作创造了一个广阔的格局，在这样的格局中，评估和干预可以通过对患者和家庭经历的交叉决定因素的认识而得到丰富。例如在农村，人们预期疼痛通常伴随体力劳动而出现。除非已经影响工作，一些新的疼痛出现极有可能被轻视或忽略，这导致严重疾病的诊断延误，例如癌症常常到了病情晚期才被发现。在监狱的人群中，忍受疼痛是一种力量的象征，否认疼痛是对脆弱的抵御。即便患有威胁生命的疾病，要求接受照护也有可能被视为软弱的表现。如果使用药物会可能带来对环境的警觉性和观察降低，使患者更加脆弱，那他们有可能拒绝。在监狱环境中，当药物导致个人风险的增加时，放松、视觉想象、专注呼吸等利用内在过程的应对方法可以恢复患者的控制感，并且增加舒适感，从而减少痛苦（Linder & Enders，2011）。

定义：疼痛、痛苦与全面疼痛

　　国际疼痛研究协会（2011）将疼痛定义为"与实际或潜在的组织损伤相关的不愉快的感觉和情感体验，或用这种损伤来进行描述。虽然疼痛无疑是身体某些部位的一种感觉，但它总是令人不快，因此是一种情感体验"。这个定义清楚包含两个基础概念——"身体自我"和"情感自我"。疼痛可以是急性的或慢性的，持续的或间歇性的，或与慢性病或进行性的威胁生命的疾病有关。除了需要专家评估干预的身体疼痛之外，Cicely Saunders 在 20 世纪 60 年代还提出疼痛体验的多维组成。Cicely Saunders 是伦敦的一名医生，她曾接受过护士培训和社会工作者的培训，她推动了第一个现代临终关怀机构的建立（Saunders，1996），并率先提出了全面疼痛的概念，即疼痛作为一种社会、心理、灵性和身体的体验，需要跨学科团队的干预。她通过全天候使用阿片类药物改革了疼痛治疗，希望管理持续性疼痛，降低疼痛恶化的可能性，同时鼓励对疼痛进行自我评估，并将家庭纳入照护（Forman，1998；Saunders，2001）。20 世纪 90 年代，Eric Cassell 加强了我们对痛苦的理解，将其看作一种对个体完整性或持续存在的实际或感知的威胁——这种对于痛苦的构建与社会工作的评估和干预方法是完全一致的（Cassel，1991）。Saunders 和 Cassell 都阐明了患者的家庭经历，并使人们看到社会工作干预的机会，无论是在重病还是慢性病的情况下，患者的心理、灵性、生活功能和社会经济方面都是紧密交织在一起的（Lumley et al.，2011）。

疼痛：概述

急性疼痛可能与损伤、外科手术、炎症或其他不明原因有关，通常随着康复而逐渐消失。高血压和心动过速之类的客观体征通常会伴随急性疼痛存在，但也有例外。慢性疼痛可能会持续超过预期所需的康复时间，并可能无限地持续下去。疼痛可能与一些健康事件有关，例如卒中，也可能与糖尿病、HIV 感染或癌症等疾病有关。疼痛也可能与医学治疗有关，如骨髓穿刺。在一些情况下，疼痛没有可识别的伤害来源或证据。生活在慢性疼痛中的人可能不会表现出疼痛，很少有神经系统兴奋的迹象。由于缺乏客观迹象，缺乏经验的临床医生常会为此感到困惑，他们可能会得出"患者的疼痛并不真实"的结论，并怀疑患者告知的可信度。有时，经历慢性疼痛的患者会被指控夸大疼痛和伤残是为了获得其他收益。此外，在一个充满挑战的体系中，许多人为表达疼痛而感到羞愧，或因为对他人的依赖、需要申报残疾而感到被贬低。我们开始发现全面的临床评估和干预具有复杂性和重要性，因为疼痛对个人身份认同和生活质量有着深远的影响。这对于慢性疼痛和伴随着威胁生命的疾病的疼痛都是一样。

几乎每个人都会在某个时刻经历着疼痛。疼痛是主观的，不像其他的躯体体验一般可以被客观测量，如血压、体温或血糖水平。临床医生和家属必须依赖患者对于疼痛严重程度和功能影响的告知。社会工作强调"从案主所处的位置开始工作"，从个体所处的环境中评估个人意味着从全人视角尊重个人经历和价值的感知。一个类似的原则是以患者的疼痛报告开始，而不止于疼痛报告。在舒缓疗护中一个类似的要求是理解个人和家庭的整体经历，包括价值观、信仰和文化。临床社会工作者的任务是做出价值观的补充，如同时尊重经历疼痛的患者和具备舒缓专业技能的医务人员，并且为专业人士赋能以领导临床、制度、政策和研究的发展。

在一般情况下，疼痛是一个生物预警信号，提示身体出现了问题，或者要求停止造成伤害的、有潜在危害性的活动。如果一个人生下来就没有感觉疼痛的能力，那么受伤和死亡的风险就很高，因为没有信号提醒他们身体可能受到的伤害。临床医生诊断疼痛的潜在生理原因，并进行医学干预，包括手术和药理学的方式。当疼痛的器质性成因无法被识别时，这种缺乏具体数据的情况令人沮丧。无法发现病因催生了一种治疗环境，在这种环境中患者及其对疼痛的告知被视为无效，患者的可信度受到怀疑（Newton，Southall，Raphael，Ashford，& LeMarchand，2013）。

从患者的角度来看，慢性疼痛的一个关键特征是它变得像其他慢性病一样，照护的重点从寻找病因和治愈转移到控制疼痛症状本身。综合评估和干预超出了患者体验的生理层面，涵盖了心理、社会、文化和灵性层面，相当于适合舒缓疗护患者和家庭的临床评估。共同努力的目标包括最大程度减少痛苦和慢性疼痛的负面影响，提高功能和生活质量。虽然疼痛可以说是一种真正意义上的普世体验，但个人（包括临床医生）与疼痛的关系被色彩纷呈的文化、家庭、社会政治和精神价值观所影响。例如，痛苦可以被视为一种不幸、一种弱点、一条救赎之路，或者一种惩罚。一些人认为坚忍地耐受疼痛是最好的应对方式，而另一些人则把疼痛视为寻求医疗照护的信号，并期待从家人和朋友那里得到帮助和照顾。尽管许多人希望通过医疗干预治愈疼痛，但有些人相信祈祷、心理或综合干预是控制疼痛的最好方法。Cagle 和 Bunting（2017）回顾了信仰和态度对告知疼痛的意愿产生干扰的证据。这些包括污名化、隐忍、谨慎、宿命论、打扰和否认，这些都与适应不良的认知模式有关。建议的干预措施包括对疼痛告知造成干扰的想法进行重新定义和重构，提供词汇来描述疼痛和相关的感觉，并对不报告疼痛的潜在后果建立开放的沟通（Cagle & Bunting，2017）。

治疗不足的高风险人群

　　许多记录充分证明疼痛治疗的不足，这给各学科带来了公共政策和道德纪律上的挑战。治疗不足是一个多方面的问题，涉及包括教育、监管、报销障碍，以及信仰、价值观和行为在内的多个层面对个人与疼痛、药物、医务人员之间的关系所产生的影响。许多与之相关的障碍本质上是心理 - 社会、政治、灵性或文化的障碍，因此社会工作将它们作为评估和干预的焦点是恰当的（Altilio，2004；Cagle & Bunting，2017；Cagle et al.，2015；ParkerOliver，Wittenberg-Lyles，Washington，& Sehrawat，2009）。

　　从 20 世纪 90 年代中期开始，特定人群疼痛治疗不足的风险开始显露出来，包括妇女、老年人、婴幼儿、与临床医生语言不同的患者、穷人和其他未被充分代表的少数群体，包括有认知障碍、精神疾病或成瘾问题的人群（Anderson，Green，Payne，2009；Bonham，2001；Carrion，Cagle，Culler，& Hong，2015；Herr & Garand，2001；Hoffman & Tarzian，2001；Le Resche，2011；Malec & Shega，2015；Molton& Terrill，2014；Shavers，Bakos，& Sheppard，2010；Tait & Chibnall，2014；Unruh，1996）。2012 年有一项前瞻性观察研究，包含了 3 023 例乳腺癌、结直肠癌、肺癌或前列腺癌患者（Fisch et al.，2012）。在初步评估中，2 026 人（67%）报告有疼痛症状或提出需要镇痛药。670 人（33%）表示他们的镇痛措施不足。镇痛措施不足的预测因素包括：属于少数群体、功能状态较好、在专门服务少数群体的治疗场所接受治疗，以及患有非恶性的肿瘤并未接受同步治疗。存在差异的原因探究起来较为复杂，包括患者与医务人员之间沟通不良的问题，以及医疗系统层面的问题，如缺乏专家、缺乏适当的药物治疗、缺乏全面疼痛管理所必需的多维度治疗。

　　与滥用处方药物有关的公共健康问题日趋严重，导致疼痛治疗更加复杂，这种环境因素影响着患者和家属对于使用药物控制疼痛和其他症状的安全性的想法和感受。具有当前或过往成瘾史的患者以及正在康复的患者的治疗需要进行疼痛评估和制定治疗计划，这尊重了他们的脆弱性和边缘化地位（Carmichael et al.，2016；Mundt-Leach，2016）。有时看似寻求药品的行为实际上可能是为了试图缓解疼痛，这样的信号代表需要重新评估，而不是恶意假定。有时，患者及其家属选择不使用现有的药物担心恢复期成瘾复发，因此，全面评估对适当的治疗是必需的，还包括提供心理教育以区分成瘾、阿片类药物使用障碍、生理依赖性、耐药与戒断反应。

　　同样引人注目的是性别相关的问题，这些问题超越了社会、文化和情感因素，涉及诸多性别相关的差异，包括阿片类药物反应性的药效学和药物代谢动力学方面（Becker & McGregor，2017），疼痛的患病率、感知、认知评价、意义归因、行为（如应对机制）、沟通风格、健康相关的行为，以及影响患者和从业人员的反应、感知、想法和行为的文化和社会化因素（Bartley & Fillingim，2013；Keefe et al.，2000；Unruh，1996）。早在 1984 年，Faherty 和 Grier 研究了腹部手术后镇痛药物的使用，结果发现对于 55 岁以上人群，医生给女性开具的镇痛药物比男性少；对于 25 ～ 54 岁的人群，医生给女性使用的镇痛药物比男性少。女性疼痛报告通常被认为是心因性的或出于情绪的，从而使患者的报告失去有效性，患者失去可信度（Hoffman & Tarzian，2001；Unruh，1996；Ware，1992）。

　　社会工作的服务传统、对正义的承诺，以及对被压迫群体的倡导，要求他们有认识到那些因痛苦、疾病，以及因一个反应迟钝的医疗体系中固有的和持续的困难而变得更加脆弱和无助的人群，并为其发声的能力（Mendenhall，2003）。

疼痛与症状——超越生理

　　疼痛、呼吸短促、失眠、疲劳等症状会给患者、家属和照顾者带来挑战，会加剧与威胁生命的或无法治愈的疾病相关的痛苦与无助感。下面的描述说明了社会工作的干预同时加强了对于患者和其外在支持网络的照护。

案例叙述

　　Davis 夫人是一位 65 岁的爱尔兰裔美国寡妇，她被诊断患有慢性肾病，即将走到生命的尽头。在这个大家庭中，她一直是情感和事务管理的中心。她变得越来越疲惫，躺在床上的时间越来越多，与家人相处的时间也越来越少。医生开具的疼痛控制药物导致一定程度的意识错乱。即使按照预期她可以耐受药物的副作用，认知能力会得到提高，但她的家人还是很愤怒和痛苦。家人希望她更清醒、身体更有活力、认知更清晰。家人认为缺乏处方的专业知识导致了 Davis 夫人的认知障碍。诊断评估表明，疲劳症状反映了不可逆的进展性肾衰竭。在与医疗小组合作之后，干预措施包括：

- 评估家庭对她疾病状况的认知和理解
- 探索：
1. 可能导致家人愤怒的因素，包括对调整止痛药的误解，担心这对 Davis 夫人没有帮助却更有害；
2. 这些症状的象征意义和归因意义，以便了解将他们的母亲视为意识错乱和不再能够为家庭提供帮助的人对他们的影响；
- 组织家庭会议：
1. 提供医疗信息，引导患者及家属描述观察到的家庭变化，以及家庭赋予这些变化的意义；
2. 征得患者的同意后，让家属做好准备，接受 Davis 夫人的状态可能会趋于昏昏欲睡；
3. 当患者表现出认知较为清晰的迹象时，鼓励家人珍惜并最大限度地利用她清醒之际进行互动，考虑回顾人生，分享记忆和故事；
4. 接纳每个人对预期死亡的反应，将改变中的家庭结构视为一种丧失经历，需要被重新组织，并考虑现在和将来如何继续发挥家庭成员的角色和责任；

　　5. 确保在 Davis 夫人去世后延伸家庭、社区和灵性支持能够为家庭提供支撑。

　　Davis 女士的案例叙述描述了看待症状的多维视角如何为评估和干预过程奠定基础。在慢性或潜在威胁生命的疾病背景下，每个患者的独特历史和家庭的构成都影响着对于症状的体验。

生理 - 心理 - 社会 - 灵性评估

　　全面和持续的生理 - 心理 - 社会 - 灵性评估是健康社会工作的关键功能，也是制定有效治疗计划的基础。在不同临床情景中，评估的范围会根据环境和当前的需求、目标进行调整。对有慢性疼痛症状或患有威胁生命的疾病的个人进行评估时，需要深度收集有关症状和疾病的生理信息，关注治疗问题，并足够的医疗管理表示肯定。家族史可能包括先前的疼痛和疾病经历、间接和直接的丧失经历、疼痛和疾病相关的行为，以及家庭角色、结构、功能、沟通和冲突、社会支持和资源、文化和精神价值观，以及支持网络等信息。

　　独特的家庭因素和疾病变量会影响家庭功能和应对（同见第 15 章）。这种疾病是随着时间逐渐发展的还是突然出现的？患者及其家人是否有这种特定的疾病或症状的病史？患者在家庭中扮演什么角色？这个家庭是一个有凝聚力的单元吗？他们的适应能力和灵活性如何？是否有延伸家庭或社会网络提供支持？存在哪些生命周期问题？家庭是否经历如经济困难、先存的冲突或疾病的压力？哪些因素会干扰家庭的适应能力、相互支持或社区资源的使用？

　　当疼痛或限制生命的疾病成为一个家庭生活常态时，大量的需求和挑战就会出现。这些需求和挑战包括：了解疾病及其治疗方法和潜在的预后信息；发展应对疼痛或疾病影响的策略；应对并学习专业照顾者和机构的术语；维持稳定的同时调整结构以配合患者及家属不断变化的个人需求；处理家庭反应、个人情绪、悲伤，特定家庭成员的适应；在充满变化、不确定性和死亡的可能性的时期做出计划，促进家庭生活的延续；寻找家庭和个人生活的意义。

　　患有慢性疼痛或慢性病的个人及其社会支持网络中的成员遭受着与疼痛、疾病相关的诸多丧失，同时也经历着伤痛。许多患有慢性疼痛的人面临着类似的丧失体验。虽然这些经历与限制生命的疾病无关，但同样会引发伤痛，需要多层次的改变和适应（MacDonald，2000）。

　　不同的与疾病相关的行为和反应会在特定的家庭、文化、社会、医疗保健和政治制度的背景下出现，这些反应又会影响痛苦体验。痛苦是一种从个人的生活、价值观、其他观念和价值排序出发的主观体验，与意义寻找密切相关（Cassell，1991）。当人们无法在疾病治愈之外找到意义并重新定义希望时，尽管进行了很好的疼痛管理和疾病治疗，痛苦可能会继续（Barkwell，2005）。Viktor Frankl（1984）在他的书《活出生命的意义》（*'Man' s Search for Meaning*）中发展了意义疗法，这种治疗理念基于一种信念——找到意义可以让人超越丧失和痛苦。患有限制生命的疾病或慢性疼痛的人，生活会遭到破坏，这种治疗方法对其有效。临床医生可以创造一个支持性的空间，患者可以在这个空间里温和且有尊严地探索其他生命意义的来源，或许疾病可以被视为这些发现的动力（Lethborg，Aranda，Bloch，& Kissane，2006；Otis-Green，Sherman，Perez，& Baird，2002）。系统的心理 - 社会疼痛评估（Otis-Green，2006）是一种有用的工具，用于识别疼痛的多维度体验对于患者及其家庭的独特影响。专门的灵性评估工具也可用于探索患者灵性和文化层面的应对策略，并收集他们如何解读疼痛或疾病经历的见解（Puchalskie et al.，2009）。

慢性病患者可能会经历悲伤和一些抑郁和焦虑的症状。症状可干扰患者的生活功能和生活质量，并具有广泛性和持续性。有技巧的评估和治疗，包括用药和咨询，对提高患者的生活质量至关重要（Hultman，Reder，& Dahlin，2008）。同样，照顾者和其他家庭成员可能会随着时间的推移而变得不堪重负、疲惫，并面临着生理和心理影响的风险（Schulz & Beach，1999）。在舒缓疗护模式中，护理单元是患者和那些被定义为家人的成员，因此临床工作者将照顾者和家属的需求作为持续评估和治疗的必要部分。慢性疼痛患者的综合照护人员也应该包括作为观察者经常参与慢性疼痛经历的家庭成员（Glajchen，2003）。随着时间的推移，照护有可能影响患者和家庭的情感、生理和经济状况。因此，需要保持警惕，不断进行评估和倡导，以满足患者及其照顾者当前和预期的需求（Glajchen，2011）。

患者、家属、医务人员的观念、评估、体验都是独特的。因此，观察和评估可能存在差异，而这些数据组成了全面评估的一部分。举例而言，临床工作者或家属照顾者对疼痛的评价可能不同于患者自身的疼痛评价（Lobchuk & Degner，2002；Miaskowski，Zimmer，Barrett，Dibble，& Wallhagen，1997）。证据表明临床工作者会低估那些实际上严重的疼痛（Cleeland et al.，1994；Grossman，Sheidler，Swedeen，Mucenski，& Piantadosi，1991；Von Roenn，Cleeland，Gonin，Hatfield，& Pandya，1993）。评估者透过自身的经历、痛苦、认知和情绪困扰来进行评估，因此为保证干预策略与患者的契合性，客观评估至关重要（Redinbaugh，Baum，DeMoss，Fello，& Arnold，2002）。例如，家庭照顾者可能认为患者的疼痛是失控的，但患者却报告自己处于合理的舒适水平。实际上，疲劳、恐惧和无助感都会影响照顾者的感知。因此，社会工作者和团队需要重新评估照护计划，通过实际干预和心理干预来支持照顾者，而不是仅仅增加患者的用药。

个人和家庭对痛苦、疾病和死亡的态度和行为都充满文化的影响，并因此更加丰富。在过去的1个世纪里，社会对健康、疾病和死亡的态度，不仅受到医疗实践发展的影响，还受到各种伦理、政治、宗教和哲学信念的影响。尽管美国治疗疾病的标准医学方法和医疗保健很大程度上基于西方生物伦理模型中的自主、自决和知情同意，但美国是一个多元文化社会，其中的信仰和行为被不同的价值观所影响。假定患者和家属的工作模式是自我决定的，接受预立医疗计划中隐含的价值观，成为充分知情的自我倡导者，这代表了一种由临床医生驱动的关注焦点，但不一定反映了患者和家庭的个性化经验。在心理 - 社会 - 灵性评估能够识别文化价值和细微差别对患者和家庭对疼痛、症状、疾病、死亡的了解和适应所产生的影响，因此照护可以相应地进行调整（Crawley，Marshall，Lo，& Koenig，2002；Im et al.，2007；KagawaSinger & Blackhall，2001；Koening & GatesWilliams，1995；Koffman，Morgan，Edmonds，Speck，Higginson，2008）。以下患者的叙述反映了当医疗团队面对与传统西方生物伦理模式不同的文化信仰时的一些复杂情况。

案例叙述

Mari 女士是一名来自尼日利亚的 33 岁穆斯林女性，被诊断为卵巢癌，并因疼痛、恶心和虚弱等症状住院。她几乎不会说英语，只能通过丈夫或美国电话电信公司（AT&T）的口译专线与人交流。虽然她有医疗决策能力，但她要求将信息提供给丈夫，由丈夫做出医疗决定。这一要求令医疗团队感到不安，因为他们更习惯于西方传统的知情、自主决策的模式。提供舒缓疗护咨询服务的社会工作者让主要医疗团队思考以下问题：一个人可以保留自主权，同时也可以把决策权交给另一个人。社会工作者在整个住院期间担任文化协调员。接下来的讨论是：如果工作人员向患者施压告知其预后信息，可能会对那些危机时刻支撑这对夫妇的信仰和家庭结构造成冲击从而导致伤害。潜在手术的可能性使这一问题的复杂性更加突出，因为侵入性手术的风险、益处和性质改变了知情讨论的内容和质量。Mari 女士及其丈夫、医疗团队一起探索了文化、机构、法律议题的互相作用，并达成协议——丈夫将在患者同意的情况下，当见证人在场时在同意书上标记 X 表示同意。社会工作者还协助团队进行以下干预和调整以便为这对夫妇提供尊重其文化的照护：

1. 视觉疼痛评估工具与非语言行为观察相结合，帮助工作人员评估和管理 Mari 女士的疼痛。丈夫感到放心，当他不在场时，即使语言差异存在，但是他妻子的疼痛也可以被评估和控制。

2. 根据文化和宗教信仰，有关预后的问题不会与患者讨论，因为丈夫和 AT&T 的口译员都认为讨论死亡会带给 Mari 女士带来更多痛苦，对她产生负面影响，同时被 Mari 及其丈夫解读为对真主终极权力和意志的挑战。

3. 患者死亡后的需求和仪式在经过研究及与伊玛目的讨论后与护理人员分享，以便无论在临终期还是患者去世后，一切都能准备就绪，为患者提供尊重其文化的照护。

舒缓疗护评估的范围（框 22.2）与综合疼痛评估有很多共同之处，它可以包括生理、情绪、社会经济、认知、文化、行为、灵性或存在主义，以及环境方面。高质量的舒缓疗护关注预立医疗照护计划，以及复杂哀伤的风险因素。鉴于疾病对家庭和照顾者造成必然的影响，一个全面的评估应当涉及个人和重要他人，并尽力明确需求、辨识认知和理解上的不一致。

干预

舒缓疗护和疼痛管理提供了丰富的机会来应用社会工作的核心技能，并学习其他技能，以提升患者及其家属的照护和结局。社会工作干预的重点是患者的家庭经验。表 22.2 包括一系列有可能赋能和影响患者及其家庭生活和护理的干预措施。尽管证据的等级因疾病诊断和症状而有所不同，但需要意识到的是抑郁和绝望等心理因素与症状产生相互作用，并影响生活质量，因此无论患者剩余寿命有多长，都要进行评估以确定患者和家属所受的痛苦在哪些方面仍可补救。

倡导

在舒缓疗护环境中，倡导是社会工作者持续关注的焦点。需求不断变化，痛苦各不相同，患者和家属面对长期疾病和症状，常有疲惫感和无助感，这会动摇他们自我倡导的能力。许多临床情形都需要社会工作进行倡导，例如未被识别和无法缓解的症状、家庭内部或与工作人员之间的冲突和误解。患者和家属通常在协商出院后的计划、要求额外的家庭护理，向保险公司申请药物使用批准需要帮助。此外，与医生和护士合作是倡导成功的必要条件。根据患者及其家属的痛苦程度，可以恢复或者传授倡导技能，并着眼于自我效能感的提高。最后，

框 22.2　舒缓疗护评估

生理方面：诊断与预后，疾病或疼痛史，症状及其对身体功能、睡眠、情绪和亲密关系的影响。

情绪方面：抑郁、焦虑、低落、恐惧、愤怒、哀痛、忧伤、接纳、内疚、羞耻、失控、无助、绝望、预先存在或共病的精神问题、应对技巧和哀伤相关的风险。

社会经济方面：收入来源与稳定性，健康照护的可及性，权利，保险问题，与经济劣势或少数民族地位有关的潜在问题，残疾状况的影响和象征意义，诉讼。

认知方面：态度、信念和价值观，对疼痛和疾病做出反应的期望，内在对话与疼痛、疾病、治疗的象征意义，归因意义，自我效能感、自我形象与控制源的影响。

文化方面：沟通、性别和语言问题，文化适应的程度，同化，或代际差异，与疾病、痛苦、决策、告知真相、死亡有关的信念，使用民间偏方和治疗师。

行为方面：言语和非言语沟通；有意识和无意识的身体反应，如痛苦的表情、不安或哭泣；退化、依赖和脾气发作；药物掌控问题以及无法配合完成治疗计划。

存在主义/灵性方面：与意义、绝望、信仰和精神安慰相关的问题；回顾人生，展望未来，寻找希望与目标；将精神遗产构建的机会、疾病、疼痛和苦难与信仰关联，如救赎、忍耐和宽恕；对治疗决定和平静去世产生影响的宗教或灵性信念。

环境方面：物理环境的情感意义，包括因疼痛或疾病相关问题而需要改变物理环境，如需要设备和医务人员在家；工作人员、朋友或家人的行为可能会增加痛苦。

倡导可以关注机构、专业组织以及立法和政策各层面的系统变革。

支持性咨询干预

支持性咨询干预以积极倾听为基础，技巧包括澄清、探索、分解、确认和问题解决。患者和家庭成员经常面临多种与疾病相关的问题，如疼痛和重要的医疗决策。支持性咨询干预结合了专家对医疗管理的关注，以建立信任关系为基础，创造环境使患者及其家属得到倾听、理解和认可。

教育与预期指导

对于一些人而言，知识是掌控境遇的重要组成部分。在医疗保健环境中接触到医学世界，往往需要在不够理想、不熟悉的环境中学习不熟悉的词汇。医疗保健社群有责任满足患者的教育需要，以患者和家属能够理解和胜任的方式提供医疗信息、解释医疗知识。预期性指导是一种从文化评估和临床评估演变而来的干预措施，有助于家庭了解疾病的发展轨迹、预测和计划未来。它是预立医疗照护计划的一个重要组成部分。

疾病症状的情感和认知成分及其对治疗的影响，往往通过关注疼痛、管理技术和应对策略的心理教育来了解（Cagle et al., 2015；Moseley & Butler, 2015；Syrjala et al., 2014）。许多人熟悉急性疼痛。慢性疼痛或与治疗相关的疼痛，例如与神经病相关的疼痛或由某些化疗引起的疼痛，对许多人而言并不熟悉，充满了归因意义。发展到慢性疼痛的过程通常是渐进而微妙的，要求情感和认知上发生转变，是一个从寻求治愈到接纳丧失并进行调试的过程。在缺乏心理教育的情况下，有治愈的期待会伴随着患者和家属经历反复的失败和失望。根据学习需求和风格量身定制的教育，无论是正式的还是非正式的，都是疼痛管理和舒缓护理的重要组成部分，有助于患者在疾病全程或临终期进行理性决策并制定支持患者及家属价值观和信念的照护目标与计划（Cagle & Kovacs，2009）。

表 22.2　舒缓社会工作临床干预

语言	示范并整合以患者为中心的语言使用（书写和口头）
沟通	调解 谈判 知识中介 信息解释
支持性咨询	教育 探索 分解 验证 问题解决
预期指导相关内容	疾病过程 疼痛和症状管理 治疗方案 预后 预立医疗照护意向书 无缝过渡 儿童和青少年的发展需求
治疗技术：直接提供或通过转介	阅读疗法 简要治疗技术 认知行为疗法 危机干预 基于尊严的咨询 家庭咨询 基于希望的咨询 整合技术 创意艺术疗法 日志写作 精神遗产构建 生命回顾 叙事疗法 心理教育 放松技巧 基于方案的治疗 讲故事
家庭会议或照护会议	倾听，确认，征求关注、感受、观察和问题 提供资讯及教育 讨论照护目标 提供医疗信息和预后以指导计划 根据患者、家属和医疗团队的意见、制定照护计划

续表

语言	示范并整合以患者为中心的语言使用（书写和口头）
倡导和资源	识别并倡导以解决道德困境 倡导疼痛和症状的多维度管理 环境适应（空间、声音、隐私） 倡导和联络医疗服务提供者、保险公司、雇主、学校、 文化/灵性/宗教支持 转介社区支持网络和机构
实际的规划	获得照护 权益 无缝过渡/出院计划 最终的安排

案例叙述

Wells 先生是一名 33 岁的未婚男性，与从特立尼达岛移民的父母一起生活。他因为仓储工作造成背部受伤已经失业两年了。他一直想让与工人赔偿保险理赔，人也变得有防御性，认为疼痛相关的评估问题是在质疑他疼痛经历的真实性和可信度。他的母亲寻找治愈方法时，了解到慢性疼痛项目，这个项目运用教育干预方法可能解决以下问题：

1. Wells 先生的疼痛评估包括生理、心理、文化和系统各部分，目的并非减少他的疼痛报告，而是要承认他是一个完整的人，包括但不限于他的身体。诊断和医疗评估表明：Wells 先生的疼痛并不代表身体正在进一步遭受伤害。

2. 他母亲的文化和其他行为必须重新聚焦于支持患者的独立和康复，而不是"照顾她的儿子"。他的背部疼痛被从急性症状重新定义为慢性症状，需要转变照护方法以提高治疗效果和最大程度发挥功能。

3. 医生开具药物来减轻他的疼痛，这同时也表明医生相信他的疼痛报告。

4. Wells 先生不再等待疼痛消散，而是接受了一个职业康复计划的治疗，将照护目标由治愈转变为功能最大化。

认知行为干预

认知行为技巧认为，经历中的生理、认知、行为和情感层面相互关联，每一个层面的干预都有可能改变整个经历。干预大部分证据集中在儿童、癌症患者以及特定症状，如疼痛和失眠（Devine，2003；Garland et al.，2014；Syrjala et al.，2014）上。但对于其他症状和舒缓疗护的其他领域，认知行为干预的证据不够充分，倾听患者及其家庭的选择可以增强理解。患者和家庭的想法和内在对话能够提供丰富的诊断信息，生理、心理和心境之间的关系成为了帮助患者将控制感和自我效能感最大化并且改善症状的渠道。分散注意力和意想等干预措施可能会在常常造成困扰的程序和诊断测试中有所帮助，因为这种参与可以与伤害性的体验保持一段保护距离。

　　干预策略的选择与患者的目标和病情相关，同时与患者及其家属的兴趣和能力有关。对于那些不堪重负或身心疲惫的人来说，使用较少能量消耗的干预措施，基于视觉或听觉的干预措施，如录音带和音乐，更有可能产生积极的效果。这些干预措施可以传授给个人和家庭，也可以被纳入小组经验中。认知行为干预中教育和正常化的部分，是自然能力的延展，帮助患者和家庭更容易整合这些技能。例如，将视觉想象与受控的臆想相比或将注意力分散与沉浸到一部激动人心的电影相比，这类干预可以强化熟悉的技能同时引入新技能（Altilio，2004；Loscalzo & Jacobsen，1990）。这些技巧将临床注意力集中在身体、思想和情绪之间的关系上，为舒缓疗护或慢性疼痛患者提供了能够反映他们多维经历的干预选项。

认知重构

　　认知重构包括理解和改变个人对事件的解读，以此减轻痛苦，降低无助感、绝望感。探索个人的内在对话可以帮助其识别那些加剧疼痛、症状和痛苦的想法和感觉。这项技术提供了一个机会去探索恐惧和误解，并且重新诠释这些想法，增强患者的舒适感和控制感（Bradley，1996；Syrjala，Donaldson，Davis，Kippes，& Carr，1995）。

患者叙述

　　现年 51 岁的 Polin 先生已婚，是两个成年子女的父亲，他因背痛住院。5 天之内，他得知自己患有肺癌，并已转移到肝和骨骼。他的妹妹，一个有决断力并且充分知情的倡导者，成为了家庭与医疗团队沟通的主要代言人。Polin 太太非常害怕，常常流泪，这让她的丈夫感到特别痛苦，他认为自己本应该是保护者，但面对妻子的悲伤和恐惧却无能为力。由于 Polin 先生的呼吸状况急剧恶化，在讨论指定医疗决策代理人或维持生命的干预措施之前，他被转移到医疗重症监护室（MICU）接受呼吸机支持。舒缓疗护团队负责从肿瘤科到 MICU 的过渡。支持性咨询技术包括对诊断、治疗的选择和为此次呼吸事件的预后意义提供教育，承认与医疗和家庭危机有关的各种情绪、顾虑和疑问的正当性，并澄清干预措施的预期结果。在家庭会议中，Polin 夫人被确定为代理决策者，尽管决策过程由家庭达成共识。为了建立一个决策的框架，对 Polin 先生的信仰和价值观的共同探索为当前的决策提供了依据。这一点尤其重要，因为这个家庭认为，如果他们考虑移除呼吸机，他们就是在"杀害"Polin 先生。而 Polin 先生曾经表达更希望于不依靠机器维持生命。认知重构将家人的考虑从对"杀人"的恐惧转变为更准确地反映 Polin 先生所表达的价值观和偏好的决定。Polin 先生表达的愿望在一定程度上保护了他的家人免受决策的困扰。家人同意移除呼吸机，预期指导侧重于协助他们做出摘除呼吸机时他们是否在场的个人决定。围绕这个陌生的过程，临床团队为家人提供了教育，使他们为 Polin 先生的离世提前做好准备。

应对性陈述

　　应对性陈述是一种内心的或口头的陈述，旨在分散注意力、增强应对能力、促进自我安抚、减少当前情况或经历的威胁性（International Association for the Study of Pain，2011；McCaul & Malott，1984；Syrjala et al.，1995）。增强应对、冷静和能力的内在对话可以取代关于疼痛的灾难性和挫败性的自我陈述（Roditi，Robinson，& Litwins，2009）。

转移注意力

转移注意力包括两方面：一是将注意力重新集中到疼痛以外的刺激，二是将注意力重新集中到自我的其他方面，包括心理活动（内部），如祷告、阅读、做纵横字谜；或身体活动（外部），如呼吸、打拍子或参与对话（American Pain society，2005；Broome，Rehwaldt & Fogg，1998）。如讲故事、听音乐、生命回顾、默读或朗读等活动都有治疗价值，并强化延伸到身体之外的自我，同时不再将注意力集中于疼痛和其他痛苦的来源。虚拟现实技术使转移注意力的选择进一步扩大，有助于减少痛苦和症状的主观体验（Wiederhold，Gao，Sulea，& Wiederhold，2014）。

自我监控技术

日记或记录等自我监控技术，将思想、行为和情感外化及客观化，还能够建立个人历史。对态度、想法和信念的识别可以重新定义经历中带来威胁的部分，以减少痛苦的感觉和反应。这些技术适用于不同的性格和目标，可以持续一周或几个月，可以在社交网络上写成几句话或段落，把链接提供给临床工作者（Altilio，2004）。有时，完成日记和听录音的放松练习象征性地代表了治疗性关系，就像过渡对象的概念一样，从而扩大了这种关系中隐含的治疗益处和慰藉（Winnicott，1971）。日记可以捕捉疾病和症状的多个维度，从而有助于指导干预。

下面的日记是 Julia 女士在一段时间内书写的，她是一位 28 岁的乳腺癌患者，癌细胞已经转移到骨骼，会引起疼痛，影响到其功能、睡眠和情绪（Altilio，2004）。

上午 11 点：夜里我睡了个好觉。当我醒来时，我试着继续睡觉而不是打开电视。我告诉自己，如果我在 15 ～ 20 分钟后睡不着，我就起床或看电视。我两次都睡着了。[将患者陈述与睡眠卫生技术相结合，为患者增能，并减少与失眠相关的无助感。]

下午 2 点：感觉很沮丧，因为本来要去城里吃晚餐的，但因为我身体状况太糟糕就取消了。我担心疼痛会使我很痛苦，所以我取消了。但现在我感觉很沮丧，因为我觉得这种疼痛控制了我的整个生活。[患者对疼痛的灾难性思考和对疼痛控制行为的预期加剧了无助、孤立和痛苦。]

下午 4 点半：感觉一切都很沮丧。疼痛让我觉得自己快要死了 [归因意义]。并不是说它有那么糟糕——并没有——实际上是相当温和的，但我只是觉得被所有的事情以及不得不做的决定压得喘不过气来。[患者在区分疼痛、疼痛的象征意义以及尚未做出决定所导致的感受和痛苦。]

放松技巧

在 20 世纪 70 年代，一位名叫 Herbert Benson 的心脏病研究专家开发了一种简单的放松技巧，将肌肉放松和有节奏的呼吸结合起来。它的目标是引发一种放松反应，中和"战斗或逃跑"反应，这是当身体分泌儿茶酚胺或压力激素，应对威胁的内部适应性反应，使人做好战斗或逃跑的准备。在面临紧急的威胁时，这种反应必不可少。在医疗程序中，患者感到恐惧、伤害或威胁时，这种反应往往会被激活并扰乱正常的功能，由于预期结果，如癌症诊断，将改变患者的生活。当威胁是一种内在体验时，如疼痛或呼吸短促，在这种长期压力下"战斗或逃跑"反应是没有帮助的（Benson，1975）。学习引起放松反应的呼吸技巧可以使患者和家属有能力处理事件，应对恐惧和绝望的想法，从而增强自我效能感。

许多患者使用呼吸技术来逆转他们对压力和疼痛的生理、情绪和行为反应，这些呼吸技术可以带有肌肉放松或者没有这一部分。技术的选择基于临床评估。大多数练习结合了单词、短语或呼吸的重复，可以带有意想或没有意想，并通过安静的环境和安全的物理位置来加强。临床工作者经常与患者和家属一起工作，在治疗性关系中实践技术。个性化的放松和意想练习可以被录制下来供患者和家属使用，从而创造潜能，扩大其治疗效益（Gallo-Silver & Pollack，2000）。一些科技手段，例如 iPhone，提供未经临床工作者指导的放松练习应用程序，因此需要对这些程序对于特定患者和家庭的有用性进行共同评估（Lalloo，Jibb，Rivera，Agarwal，& Stinson，2015）。

视觉想象（Imagery）

视觉想象是利用心理表征来帮助控制症状，促进放松和舒适，使患者与问题之间产生距离，并且通过这样做来增进对问题的见解。视觉想象通常包含一种放松练习。虽然视觉化是最常见的形式，但许多练习通过味觉、嗅觉、听觉和触觉来使之丰富。视觉想象能够被用来在心理上演练造成威胁性的事件或是体会威胁性的不适感（Eller，1999；Graffam & Johnson，1987；Luebbert Dahme & Hasenbring，2001；Sheikh，1983）。从患者或家属那里引出的图像可能代表个人记忆或想象中的地方，有可能复制一种生命回顾的形式，并加强干预的治疗效果。

催眠

催眠是一种技术，通过诱导出高度的意识状态，增加暗示性，并集中注意力，有可能会改变对疼痛的感知，减少相关的恐惧和焦虑，有时控制疼痛本身（Syrjala et al.，2014）。只要注意语言，就可以很容易将暗示性的语句融入到专业交流中。例如，"当你变得更舒服时"（as you become more comfortable）既暗示着过程，也暗示着对积极结果的期望，这种信息与"在你变得更舒服的时候或如果你变得更舒服"（when or if you become more comfortable）明显不同。

生命回顾、精神遗产构建与表达性艺术的运用

对晚期疾病的诊断往往更加使人意识到"自己确实会死"。Erikson（1963）推测，面对死亡，人试图解决"自我的完整"和"绝望"之间的冲突。通过关注生成性（generativity，继续参与有意义的活动）来协助患者进行生命回顾，为在这个脆弱的生命阶段进行积极的反思奠定了基础。当患者考虑到有限的生命周期或在慢性疼痛的生活中寻求生命的意义时，即开始重视存在主义层面的"生命的意义"（Chochinov & Kredentser，2015；Lichtenthal，Applebaum，& Breitbart，2015）。

社会工作者可以在这一阶段提供帮助，将这些关注正常化，创造有意义的生命回顾，并在回顾过程中提供资源协助。有一些工具可以提供指导，帮助患者以电子方式在日记或剪贴簿中，或通过其他艺术手段记录人生经历（Babcock，1997；McPhelimy，1997；Otis-Green & Rutland，2004）。这些努力对患者来说是巨大的宣泄，对亲人来说也是非常有价值的，是有意

识的精神遗产构建中的一部分（Otis-Green，2003）。在慢性疼痛的情况下，生命回顾可能会在整合慢性疼痛所带来的影响时自然发生，因为患者和家属会反思他们目前生活的变化以及未来的希望。

将表达性艺术疗法融入到生命回顾中，为社会工作者提供了许多机会来进行具有文化敏感性的互动。整合的干预有助于使那些正在遭受的痛苦人分散注意力。尽管许多儿科团队已经认识到表达性艺术疗法的好处，但很少有成人患者的医疗团队将艺术、音乐或游戏纳入常规照护中。健康社会工作者是很好的推荐和协调整合性项目的人选，例如，手部或足部按摩项目适合于护理技术熟练的环境，音乐项目适合重症监护场所，视觉艺术的使用可以纳入现有的支持团体。培养一种思维方式，寻找将表达艺术融入到教学环境中的方法，是为这些策略的成功融合创造机会的第一步。

患者叙述

Thayer 女士一直不愿意参加每月在医院举办的"弯道"（Detours）小组活动。当她的医生告诉她，小组针对疾病复发的患者，她鼓起勇气参加了一次活动。当看到这么多人都在拿零食、找座位时，她松了一口气。社会工作带领者邀请参与者分享他们各自的人生"弯道"。当她听到这么多与自己类似的故事时，Thayer 女士发现自己放松了下来。自从得知自己复发后，她一直感到"困住了"，不知道该怎么办。社会工作者鼓励小组成员思考对他们来说什么是最重要的，并考虑如何确保不会丢失这些最重要的东西。Thayer 女士举手告诉大家，她的 3 个孩子是最重要的，并请大家给她一些建议，帮助她"保护孩子免受这一切的伤害"。

后来，Thayer 女士告诉她的医生，这个小组帮助她认识到，虽然她可能无法*保护*她的孩子，但她正在更清楚地思考如何*让*他们去*准备好*面对可能发生的一切。随着病情的进展，Thayer 女士制定了一个监护计划，努力记录她一生所学，并为她的每个孩子准备了一本特别的回忆册。

儿童/青少年的特定干预措施

在过去的几年里，儿童通常不参与他们的家庭成员的疾病经历，被排除在互动之外。这种善意的排斥是为了保护儿童免受痛苦和困惑。现在大家都知道，向儿童提供适合其年龄的信息，并允许他们适当地参与，可以促进他们适应家庭经历的改变，以及适应慢性疼痛、渐进性疾病和死亡带来的丧失和调整（Harpham，2004）。

大多数孩子都很敏锐，但认知和发育水平不足让他们无法理解家庭正在发生的事情，难以用语言来谈论它。尽管文化差异会影响家庭如何让儿童和青少年参与其中，但是临床工作者可以在整体评估中提出相关问题，来关注儿童和青少年的应对问题。其中不仅包括直系亲属或核心家庭成员，也包括与患者有情感联系的孙子、侄女和侄子。如果对儿童和青少年来说，重要的成年人向他们提供适合年龄的信息，可以增强他们的理解与信任，消除神秘、恐惧和焦虑，并帮助他们理解自己和他人的感受。许多孩子担心是他们给所爱的人带来痛苦或疾病，这是伴随他们成长阶段的一种"神奇想法"（magical thinking）。他们可能会担忧自己的健康；对类似的症状（如疼痛）反应过度；担心如果失去收入、父母一方残疾或死亡，他们难以得到照顾。允许孩子提问、表达情感和恐惧有助于他们感到安全和被关心。游戏治疗、艺术治疗、讲故事和写日记等技巧都特别有帮助。儿童常见的退化或漠然的表现对可能使成年人感到不安，因为他们本身已经不知所措，容易误读儿童或青少年的行为。教育、口头保证和维持日常规律等干预也是有效的（Heiney，Hermann，Bruss，& Fincannon，2000）。

青少年正处于一个特别脆弱的发展阶段，当成年人患病或身受慢性疼痛的影响时，此阶段的发展则变得更加复杂。青少年需要与同辈保持一致，调解不确定性和焦虑，渴望获得某种程度的解放和独立，这些需求在家庭健康问题出现时变得更难实现。因为这时青少年的角色有所改变，为他们带来更多的焦虑，而且还需要他们限制同辈活动并且承担更多的家庭责任。由此产生的行为可能包括：退缩、沉默、愤怒，反映出的感受包括尴尬、悲伤、内疚、抑郁和焦虑。社会工作干预措施可以包括以下几点：

- 针对有关青少年的具体问题对家庭进行教育干预；
- 以与年龄相适应的方式让青少年了解医疗状况，并对他们进行教育；
- 鼓励成年人继续谈论正在发生的事情，即使是独自诉说，在强调未来的改变时同时强调家庭的稳定性；
- 不引人注目地关注青少年的学业以及与同辈、重要他人的互动；
- 评估将家庭变故告知学校工作人员（包括教师和辅导员）的利弊，确保他们在提供额外的支持的同时尊重青少年的隐私；
- 鼓励青少年与重要他人的联系，如阿姨、叔叔和教练；
- 评估抑郁、焦虑水平，睡眠和食欲的变化。

患者叙述

Lopez 太太是一位 42 岁的拉丁裔已婚母亲，有两个孩子——9 岁的 Paulino 和 5 岁的 Pedro。大约 4 个月前，她被诊断为 4 期胶质母细胞瘤。尽管治疗反应有限，她仍继续寻求治疗，包括化疗，并选择参加临床试验。Lopez 太太说，当她丈夫去上班时，孩子们就会闹脾气。Paulino 抱怨说他的"夏天被毁了"，Pedro 跟父母顶嘴，不遵守规定，行为开始退化，开始尿床和弄脏衣服。Lopez 太太通过道歉来回应这些问题，她感觉悲伤、愤怒和内疚快要压垮自己。她因治疗而疲惫不堪，极度恐惧自己会死去，离开孩子和丈夫。社会工作者与 Lopez 夫妇一起探讨了召开家庭会议的潜在好处，并达成一致同意由所有家庭成员参与会议，一起探讨他们对目前情况的理解，为孩子提供适合他们年龄的信息。在会议上，社会工作者回顾了疲劳的原因、意味着什么，并帮助孩子们重新认识 Lopez 夫人亲身参与他们生活的能力正在衰退。孩子与年龄相适应的需求得到认可，家庭被鼓励利用他们现有的支持。他们指定了特定的家庭成员协助照顾孩子，特别是叔叔和朋友。朋友和家人的参与不仅可以帮助孩子们，还使 Lopez 太太可以把精力集中在有意义的活动上，与儿子们单独或一起创造回忆。朋友和家人接受了分配的任务，这让他们提供帮助的愿望得以实现。他们很感恩能为 Lopez 太太和她家庭的生活做点贡献。此外，社会工作者在他们所在的地区找到了低成本的日间夏令营，为孩子们提供适龄的活动，并让 Lopez 太太有时间休息。在计划过程中，Lopez 先生一直参与其中，因为孩子们必须在父亲身上体验到具有信任和信心的关系，而父亲很可能会是将他们养育长大的家长。

家庭会谈

家庭会谈（family meeting），也被称为家庭会议（family conference），是以家庭为导向，提供临床、舒缓疗护和临终关怀的重要沟通工具，包括在重症监护病房（ICU）环境中（Curtis et al.，2001；Fineberg，2015；Hagiwara et al.，2017；Hudson，Thomas，Quinn，& Aranda，2009；Lautrette et al.，2007；Powazki，Walsh，Hauser，& Davis，2014）。在医院环境中，家庭会议是有规划的，并且涉及许多家庭成员、患者和医疗服务提供者，他们围绕患者的疾病、治疗和护理以及出院计划进行讨论并做出决策（Fox，Brittan，&Stille，2014；Hansen，Cornish，& Kayser，1998；Rhondali et al.，2014）。然而，患者并非总是被邀请参加，患者也可能选择不参与，或无法参与。家庭会议与家庭治疗不同（Meyer，Schneid，& Craigie，1989），因为它们关注的是当前与健康和照护相关的问题，而不是家庭功能的长期模式。尽管如此，鉴于会议的严肃性和情感背景，会议可以丰富治疗工作，带来意想不到的改变。家庭会议高度一致地反映出在舒缓疗护和临终关怀领域中强调的全人方法（Fineberg & Bauer，2011）。

家庭会议的目标是支持家庭成员（Meeker，Waldrop，& Seo，2015），并同时牢记谁被视为家庭成员是由患者定义的。在舒缓疗护中，家庭成员往往是"隐藏的患者"，既提供照护，也需要照护（Kristjanson & Aoun，2004），如果家庭成员之间不存在生物学或法律关系，而是被选择成为家庭成员，则情况尤其如此。患者、家庭成员和医疗服务提供者的不同组合可以参与家庭会议，使得这些干预措施可以适应广泛的家庭结构和文化传统（Fineberg & Bauer，2011）。在家庭会议中，临床工作者应齐心协力关注边缘人群和弱势人群，确保他们在会议中的体验良好。例如，研究表明需要语言翻译的家庭会议面临着特殊的困难（Schenker，Smith，Arnold，& Fernandez，2012；Van Cleave et al.，2014）。尽管如此，会议为患者、家属和医疗服务提供者提供了集体讨论的机会，促进了有效的沟通，并使患者和家属成为照护的积极参与者（Atkinson，Stewart，& Gardner，1980）。

家庭会议经常触及带来激烈情绪的话题，如预立医疗照护意向书、疼痛和症状管理，以及伦理问题。它们是医院、监护室和病区决策的重要平台（Fox et al.，2014；Kodali et al.，2014）。家庭会议能够以协作的方式传播信息和澄清错误信息，加强医疗服务提供者之间的协作，以减少患者和家属获取相互矛盾的信息的可能性。家庭会议提供了宝贵的机会，在家庭成员和医疗服务提供者之间建立治疗伙伴关系，提供教育和支持，并促进治疗和照护重点的过渡（Powazki & Walsh，2014）。家庭会议虽然不是对慢性疼痛患者的常规护理，但是可以作为一个平台为家庭提供教育，协助家庭在情感和认知上的转变，从预计疼痛会消失的急症照护模式转变到另一种认知，即疼痛也可能成为一种需要家庭不断适应的慢性病，将持续影响家庭生活。即便在舒缓疗护中，家庭会议也可能涉及疼痛相关问题（Parker et al.，2016）。

家庭会议隐含着复杂的目标，社会工作者在这方面可以做出极大的贡献（Fineberg，2010）。社会工作者在家庭系统、群体动力、"人在环境中"和社会正义方面具有理论基础，加上他们具备丰富的知识和技能从社会决定因素分析健康问题，因此社会工作者非常适合在家庭会议中发挥许多作用。

与疼痛和舒缓疗护相关的伦理概念

从希波克拉底时代到 20 世纪中期，医学伦理具有连续性和一致性（详见第 3 章）。近年来，科学、技术和社会的发展使许多传统的伦理实践概念和医疗实践中的义务发生了迅速变化。由于我们高度技术化和不连贯的照护体系，医疗照护、与慢性病共存，以及在许多情况下，死亡，变得比先前更加复杂。此外，许多州将医疗辅助死亡合法化，表明了制定和实施一套伦理准则的重要性。

伦理学是哲学的一个分支，它试图确定如何判定人类行为的对错。对伦理学的研究表明，人的思想是判断行为的基本手段（Beauchamp & Childress，1989）。因此，伦理学不等同于道德神学或宗教伦理，因为伦理只使用理性，而不援引宗教信仰作为其结论的来源。伦理也不同于法律。虽然法律也关注公共利益、保护个人权利，但伦理学则进一步审视了个人对自己、对他人和对社会的义务。

在医学实践中，这些义务与目的密切相关。Pelligrino（1979）断言医学的目的是为了特定患者的利益而采取正确和良好的治疗行动。Kass（1983）强调治愈是医学的基本目的，同时承认追求健康、预防死亡和减轻痛苦是次于治疗的目的。任何试图探索和扩展这些价值观和概念的对话都应该建立对所使用的语言的共同理解和接受的基础上。舒缓疗护主要关注严重疾病、风险和益处、治疗目标和决策，要求临床工作者熟悉常见的伦理原则，并有足够技巧识别伦理困境（见第 3 章伦理学的进一步讨论）。

作为伦理决策基础和指导的 4 项原则是：自主原则、善行原则、不伤害原则和正义原则。以下定义建立了一种共同语言，作为合作和讨论的基础：

*自主*源自希腊语中的 *autos*（自我）和 *nomos*（规则、治理或法律）。那些拥有自主权的人"行为是有意的、知情的，并不受他人的干扰和控制"（Lo，2000，P.11）。在西方的医疗体系中，增强自主权通过提供信息和帮助患者和代理人决策来得以实现。与自主原则密切相关的是尊重个人、自我决定和知情同意的价值观。文化信仰、价值观和家庭动态往往要求临床工作者深思熟虑，通过适应和协商来平衡个人自主原则与独特的患者和家庭环境之间的张力。尊重他人是基于对个人价值的默认，并考虑社会、经济和文化变量，包括自我决定的权利。在家庭决策是公认的规范和价值观的情况下，这一点往往会被混淆。对个人的尊重支持有能力的人决定医疗干预的合适程度（如果有的话），以及个人在病情变化时改变其治疗决定的权利。

从最基本的意义上讲，"善行"与"行善"意义相同。同样，无伤害原则告诉我们要避免伤害。医学伦理决策是复杂的，在面对矛盾和非特定的潜在结果时，不可能总是清楚地知道什么是"行善"。此外，"行善"这一概念会因个人观点、文化和灵性信念以及社会偏好而有所不同。

正义是一项重要的伦理原则，涉及医疗服务与商品和服务的供应、分配有关。一些人认为，社会应该决定公平的分配，至少是合理的商品分配，这是保护个人尊严所必需的。当我们将"商品分配"这一构建扩展至包含疼痛管理技能和药物时，如果提供给老年人、女性和少数族裔等弱势群体的疼痛管理不等同于其他团体时，就违背了正义原则和善行原则（Bonham，2001；Brennan，Carr，& Cousins，2007；Tarzian & Hoffman，2004）。分配与资源稀缺有关。有时需求超过供给，这是美国医疗体系中极其复杂的现实。在美国医疗体系中，供给受到服务的可用性和可获得性影响，这可能由地理、财政和社会经济地位所决定（进一步讨论见第 5 章和第 6 章）。

我们生活的环境在一定程度上解释了为什么一些美国人没有达到他们应有的健康水平。2008 年健康社会决定因素委员会（Commission on Social Determinants of Health）发表了题为《在一代人中缩小差距：通过对健康的社会决定因素采取行动实现健康公平》（*Closing the Gap in a Generation：Health Equity through Action on the Social Determinants of Health*）的报告（Commission on Social Determinants of Health，2008），世界卫生组织将这一关注推向全球。美国其他的健康倡议，如消除健康差异国家行动伙伴关系（National Partnership for Action to End Health Disparities，2011）和国家预防委员会（National Prevention Council，2011）也强调这一点。健康决定因素的例子包括：是否有资源满足日常需求，获得医疗服务，获得教育、经济收入和工作的机会。其他例子包括提供以社区为基础的资源，以支持生活，如住房、交通、识字，以及免受犯罪和暴力侵害的保护。

伦理学家创立了特别的指南去协助解决具有挑战性的伦理困境——那些带有冲突和困惑、利弊参半的行动。例如，"双重效应原则"帮助临床医生进行干预相关的决定，这些干预措施可能产生预期的积极影响，但同时也可能产生预期之外但可能出现的有害影响。平衡利弊的意识有助于衡量潜在的利益与危害。临床工作者、患者和家庭以及机构的信念、价值观和责任都被注入了这些深刻而复杂的讨论。有幸参加这些讨论的社会工作者扮演着一个重要的角色，即带入他们对患者和家庭的全面评估和理解，协助确保这个过程是中患者和家庭受到尊重且知情，并尊重这些讨论中蕴含的复杂性。

除了自主、善行、不伤害、正义和双重效应原则，在舒缓疗护和疼痛环境中，执业的社会工作者还需要具备例如安乐死和医疗辅助死亡等概念相关的专业知识。在照护重症患者时，针对疼痛或呼吸急促的治疗常常需要使用会产生镇静副作用的药物。而安乐死，即医生协助的自杀，不同于拒绝或撤回医疗干预而导致死亡发生的情况。工作人员、患者或家属容易混淆强化症状管理、安乐死和协助死亡的意图，这要求社会工作者咨询医生和护士，并且在探索观察结果中有足够的知识、反应灵敏、警惕，并据此为消除误解或改变照护计划提供准确的信息。对这些话题的公开讨论，需要进行深思熟虑和全面的社会工作分析，因为它们反映了深刻而复杂的伦理和道德问题。

安乐死是医生或患者以外的其他人，出于仁慈的动机（如解脱苦难）结束患者的生命而进行的审慎行为。该行为是在有能力的成年人（即患者）的明确同意下实施的。患者的死亡是由医疗提供者的直接行动造成的。*不自愿安乐死*（involuntary euthanasia）是在没有患者明确要求和完全知情同意的情况下，故意使用药物或其他干预，导致患者的死亡。*非自愿安乐死*（nonvoluntary euthanasia）指故意给没有能力明确要求死亡的患者用药或进行其他干预，导致其死亡（Emanuel & Emanuel，1992）。在美国，任何形式的安乐死都是非法的。

*医疗辅助死亡*是指医生提供药物或建议，使患者能够结束自己的生命。指身患绝症、有能力的成年人摄入药物加速死亡。患者自己服药，因此是他们自己死亡的直接行动人。目前美国有 6 个州允许医疗辅助死亡：俄勒冈州（1998 年以来）、华盛顿（2008 年）、蒙大拿州（2009 年），佛蒙特州（2013 年），加利福尼亚州（2015 年）和哥伦比亚特区（2016 年）。

《俄勒冈尊严死亡法》（*The Oregon Death with Dignity Act*，ODDA）围绕自主决定、职业豁免和正直、公共问责这三大支柱构建。在 ODDA 生效的 10 年中发生了一些意想不到的结果。其中一个事实是：选择通过这一立法工具加速死亡的人相对较少。在该法案实施之前，反对者预计俄勒冈州临终患者数量会"激增"，但经验证据并不支持这一点。自 1997 年该法律通过以来，共有 1327 名俄勒冈州居民收到了致死剂量的药物处方，以结束他们的生命；在这个数字中，有 859 人确实服用了这些药物。这些数字低于辩论双方的预测。虽然这些数字每年都在上升，但在俄勒冈州死亡总人数中，ODDA 带来的死亡仍占非常小的比例。选择加速死亡的患者所表达的主要顾虑是丧失自主性、生活质量下降、尊严丧失、身体功能失控，这些照护问题都在社会工作实践范围内（Oregon Department of Health Service，2008）。这些问题在该法律实施的 16 年里一直存在。

ODDA 似乎已经成为俄勒冈州执业医师改善临终关怀的催化剂，推动了临终关怀和舒缓疗护的服务增加，改善了对疼痛的管理。确保所有患者有尊严地死亡超越了 ODDA 的项目目标。这样的改变来自所有临床工作者对重症患者照护实践的提升。目前，人们使用的语言从"有尊严的死亡"和"医生协助自杀"逐渐转变为"辅助死亡"，即服用医生提供的药物加速死亡。值得注意的是，在俄勒冈州，选择 ODDA 的人死亡证明上的死因是潜在的绝症，因此患者仍能够获得人寿保险福利。

跨学科团队

舒缓疗护，包括安宁疗护和慢性疼痛的治疗，根本上涉及多个学科和专业的医疗服务提供者，由跨学科或跨专业的团队进行干预（Dugan Day，2012；Haugen，Nauck，& Caraceni，2015；National Consensus Project for Quality Palliative Care，2013）。团队解决患者和家属的生理、心理、情绪、社会和灵性需求，通过多个专业人员的合作而非孤立的方式提供专业知识和技能的双重利益。其特点是包括信息交流和共同制定照护计划在内的协同努力，它将患者和家庭置于团队讨论的中心，并最大限度地发挥每个成员的独特贡献，如包括患者、家庭成员和医疗团队成员在内的家庭会议，促进这种经过协调的跨学科实践（Fineberg，2010）。

一些高度协调的舒缓疗护团队使用了跨学科的方法，其特征是成员在功能上有大量的重叠，例如成员除了为团队提供特定学科的贡献之外，还共享角色。虽然团队的专业人员是不可互换的，但是他们在评估和处理患者和家庭照护问题上共担责任。"在跨学科工作中，团队成员的角色会因为他们的专业职能重叠而变得模糊。每个团队成员都必须足够熟悉同事的想法和方法，以便能够发挥其他角色的重要功能"（Hall & Weaver，2001，P.868）。

运作良好的团队反映出其成员自身专业的能力和作为团队成员的合作表现。这种双重角色对医疗服务提供者来说非常具有挑战性，但提供了一种非常有力的照护形式（Mitchell Parker，Giles，& Boyle，2014）。团队成员需要向其他团队成员、患者和家属阐明、解释他们的角色，同时灵活地实践他们的专业角色，但他们必须小心因为专业领域内的"占地盘"问题而损害患者和家庭照护效果（Otis-Green & Fineberg，2010）。"占地盘"问题应该被公开讨论，这样才能将它们的影响消除，将其影响降到最低。在医疗经济紧张的情况下，团队成员为了工作安全，可能会对自己的"地盘"特别警惕。

功能良好的团队能够发展出有效的沟通并且相互信任（Blacker & Deveau，2010；Maddocks，2006）。协调功能对于最大限度地减少向患者和家属传递相互矛盾和混乱的信息非常重要，特别是在舒缓疗护和临终关怀的敏感情况下。当团队成员有意进行团队建设时，团队就会受益，团队建设的做法包括彼此更加熟悉、承认观点上的差异和相似性、尊重地和公开地解决冲突、发展非等级的交流模式（Otis-Green & Fineberg，2010）。此外，拥抱和利用职业多样性的团队可以积极影响健康的社会决定因素，尽量减少由此产生的健康差异问题（Parsons et al.，2016）。

虽然团队成员的学科多样性本身就有助于邀请更多的患者和家庭参与，社会工作者尤其具备能力为团队与社会弱势群体的积极互动做出贡献，因为"了解健康的社会背景是社会工作培训的专长。通过人在环境中的视角，研究生接受培训，认识到生理-心理-社会因素对健康的影响"（de Saxe Zerden，Jones，Lanier，& Fraser，2016，P.e15）。

结论

自专业成立以来，社会工作一直倡导着重要的价值观，包括正义、对未被提供足够服务者和弱势群体的关怀，以及尊重所有人的完整性和价值。疼痛管理和舒缓疗护领域就像一条织锦，而价值观已经织入了其工作的方方面面。因疾病而生命受限或者经历慢性疼痛的人还面对着一个尚待修复弥合的医疗体系。这群人具有潜在的脆弱性，而且往往得不到充分的服务。因此我们希望本章可以提醒同仁：我们还有无数的可能性和机会去改变这群人的生活。

参考文献

Altilio, T. (2004). Pain and symptom management: An essential role for social workers. In J. Berzoff & P. Silverman (Eds.), *Living with dying* (pp. 380–408). New York, NY: Columbia University Press.

Altilio, T., Gardia, G., & Otis-Green, S. (2008). The state of social work practice. In S. Blacker, G. Christ, & S. Lynch, (Eds), *Charting the course for the future of social work in end-of-life and palliative care: A report of the 2nd Social Work Summit on End-of-Life and Palliative Care*. [A special report of the social work in hospice and palliative care network], p. 10–14, Retrieved December 31, 2010 from http://www.swhpn.org/monograph.pdf.

Altilio, T., & Otis-Green, S. (Eds.) (2011). *Textbook of palliative social work*. New York, NY: Oxford University Press.

Altilio, T., Otis-Green, S., & Dahlin, C. M. (2008). Applying the National Quality Forum Preferred Practices for palliative and hospice care: A social work perspective. *Journal of Social Work in End-of-Life & Palliative Care, 4*(1), 3–16.

American Geriatric Society Panel on Persistent Pain in Older Persons. (2009). *Pharmacolgic management of persistent pain in older persons*. https://www.painbc.ca/sites/default/files/events/materials/AmericanGeriatricSociety-Guidelines2009.pdf

American Pain Society. (2005). *Guideline for the management of cancer pain in adults and children*. Glenview, IL: Author.

American Pain Society. (2016). *Principles of analgesic use* (7th ed.). Glenview, IL: Author. http://americanpainsociety.org/education/principles-of-analgesic-use

Anderson, K. O., Green, C., & Payne, R. (2009). Racial and ethnic disparities in pain: Causes and consequences of unequal care. *The Journal of Pain, 10*(12), 1187–1204.

Atkinson, J. H., Jr., Stewart, N., & Gardner, D. (1980). The family meeting in critical care settings. *Journal of Trauma, 20*(1), 43–46.

Babcock, E. N. (1997). *When life becomes precious: A guide for loved ones and friends of cancer patients*. New York, NY: Bantam Books.

Barkwell, D. (2005). Cancer pain: Voices of the Ojibway people. *Journal of Pain and Symptom Management, 30*(5), 454–464. https://doi.org/10.1016/j.jpainsymman.2005.04.008

Bartley, E. J., & Fillingim, R. B. (2013). Sex differences in pain: A brief review of clinical and experimental findings. *British Journal of Anaesthesia, 111*(1), 52–58.

Beauchamp, T., & Childress, J. (1989). *Principles of biomedical ethics*. New York, NY: Oxford University Press.

Becker, B., & McGregor, A. J. (2017). Men, women, and pain. *Gender and the Genome, 1*(1), 46–50. https://doi.org/10.1089/gg.2017.0002

Benson, H. (1975). *The relaxation response*. New York, NY: Avon.

Berzoff, J., & Csikai, E. (Eds.) (2007). Special issue: Tribute to Zelda Foster. *Journal of Social Work in End-of-Life & Palliative Care, 3*, 1.

Blacker, S., Christ, G.H., & Lynch, S. (2008) Monograph charting the course for the future of social work in end-of-life and palliative care: A report of the 2nd Social Work Summit on End-of–Life and Palliative Care. https://www.researchgate.net/publication/24217 1622_Charting_the_course_for_the_future_of_social_

work_in_end-of-life_and_palliative_care_A_report_of_
the_2nd_Social_Work_Summit_on_End-of-Life_and_
Palliative_Care.

Blacker, S., & Deveau, C. (2010). Social work and inter-
professional collaboration in palliative care. *Progress
in Palliative Care*, *18*(4), 237–246.

Bonham, V. L. (2001). Race, ethnicity and pain treatment:
Striving to understand the causes and solutions to the
disparities in pain treatment. *Journal of Law, Medicine,
and Ethics*, *29*, 52–68.

Bradley, L. A. (1996). Cognitive behavioral therapy for
chronic pain. In R. Gatchel & D. C. Turk (Eds.),
*Psychological approaches to pain management:
A practitioners' handbook* (pp. 131–147). New York,
NY: Guilford Press.

Brennan, F., Carr, D. B., & Cousins, M. (2007). Pain
management: A fundamental human right. *Anesthesia
& Analgesia*, *105*(1), 205–221.

Broome, M. E., Rehwaldt, M., & Fogg, L. (1998).
Relationship between cognitive behavioral techniques,
temperament, observed distress and pain reports in
children and adolescents during lumbar puncture.
Journal of Pediatric Nursing, *13*(1), 48–54. https://doi.
org/10.1016/S0882-5963(98)80068-7

Cagle, J., & Bunting, M. (2017). Patient reluctance to dis-
cuss pain: Understanding stoicism, stigma, and other
contributing factors. *Journal of Social Work in End-of-
Life & Palliative Care*, *13*(1), 27–43.

Cagle, J. G., & Kovacs, P. (2009). Education: A complex
and empowering intervention at end of life. *Health and
Social Work*, *34*(1), 17–27.

Cagle, J. G., Zimmerman, S., Choen, L. W., Porter, L. S.,
Hansen, L. C., & Reed, D. (2015). EMPOWER: An
intervention to address barriers to pain management in
hospice. *Journal of Pain and Symptom Management*,
49(1), 1–12.

Carmichael, A. N., Morgan, L., & Del Fabbro, E. (2016).
Identifying and assessing risk of opioid abuse in
patients with cancer: An integrative review. *Substance
Abuse and Rehabilitation*, *7*, 71.

Carrion, I. V., Cagle, J. G., Van Dussen, D. J., Culler, K. L.,
& Hong, S. (2015). Knowledge about hospice care and
beliefs about pain management: Exploring differences
between Hispanics and non-Hispanics. *American
Journal of Hospice and Palliative Medicine*, *32*(6),
647–653. https://doi.org/10.1177/1049909114536023

Cassell, E. J. (1991). Recognizing suffering. *Hastings
Center Report*, (May/June), 24–31.

Center to Advance Palliative Care. (2017). *What is pallia-
tive care?* https://getpalliativecare.org/whatis.

Chochinov, H. M., & Kredentser, M. S. (2015). Dignity in
the terminally ill: Empirical findings and clinical
applications. In J. C. Holland, W. S. Breitbart, P. N.
Butow, P. B. Jacobsen, M. J. Loscalzo, & R. McCorkle
(Eds.), *Psycho-oncology* (3rd ed., pp. 480–486). New
York, NY: Oxford University Press.

Christ, G., & Sormanti, M. (1999). Advanced social work
practice in end-of-life care. *Social Work in Health
Care*, *30*(2), 81–99.

Cleeland, C. S., Gonin, R., Harfield, A. K., Edmonson,
J. H., Blum, R., Stewart, J. A., & Pandya, K. J. (1994).
Pain and its treatment in outpatients with metastatic
cancer. *New England Journal of Medicine*, *330*, 592–
596. https://doi.org/10.1056/NEJM199403033300902

Commission on Social Determinants of Health (2008).
*Closing the gap in a generation: health equity through
action on the social determinants of health*. In *Final
Report of the Commission on Social Determinants of
Health*. Geneva: World Health Organization.

Crawley, L. V., Marshall, P. A., Lo, B., & Koenig, B. A.
(2002). Strategies for culturally effective end of life
care. *Annals of Internal Medicine*, *136*, 673–679.
https://doi.org/10.7326/0003-4819-136-9-200205070-
00010

Curtis, J. R., Patrick, D. L., Shannon, S. E., Treece, P. D.,
Engelberg, R. A., & Rubenfeld, G. D. (2001). The
family conference as a focus to improve communica-
tion about end-of-life care in the intensive care unit:
Opportunities for improvement. *Critical Care
Medicine*, *29*(Suppl.), N26–N33.

de Saxe Zerden, L., Jones, A., Lanier, P., & Fraser, M. W.
(2016). Social workers: Continuing to address the
social determinants of health. *American Journal of
Public Health*, *106*(6), e15.

Devine, E. C. (2003). Meta-analysis of the effect of psy-
choeducational interventions on pain in adults with
cancer. *Oncology Nursing Forum*, *30*(1), 75–89.

Dowell, D., Haegerich, T. M., & Chou, R. (2016). CDC
guideline for prescribing opioids for chronic pain—
United States, 2016. *JAMA*, *315*(15), 1624–1645.

Dugan Day, M. (2012). Interdisciplinary hospice team
processes and multidimensional pain: A qualitative
study. *Journal of Social Work in End-of-Life and
Palliative Care*, *8*, 53–76.

Dumanovsky, T., Augustin, R., Rogers, M., Lettang, K.,
Meier, D. E., & Morrison, R. S. (2016). The growth of
palliative care in US hospitals: A status report. *Journal
of Palliative Medicine*, *19*(1), 8–15.

Eller, L. S. (1999). Guided imagery interventions for
symptom management. *Annual Review of Nursing
Research*, *17*, 57–84.

Emanuel, E. J., & Emanuel, L. L. (1992). Proxy decision
making for incompetent patients: An ethical and
empirical analysis. *Journal of the American Medical
Association*, *267*, 2067–2071.

Erikson, E. (1963). *Childhood and society*. New York, NY:
Norton.

Etkind, S. N., Daveson, B. A., Kwok, W., Witt, J.,
Bausewein, C., Higginson, I. J., & Murtagh, F. E.
(2015). Capture, transfer, and feedback of patient-
centered outcomes data in palliative care populations:
Does it make a difference? A systematic review.
Journal of Pain and Symptom Management, *49*(3),
611–624.

Faherty, B. S., & Grier, M. R. (1984). Analgesic medica-
tion for elderly people post-surgery. *Nursing Research*,
33(6), 369–372.

Fineberg, I. C. (2010). Social work perspectives on family communication and family conferences in palliative care. *Progress in Palliative Care*, *18*(4), 213–220.

Fineberg, I. C. (2015). Family and team conferencing in oncology. In G. Christ, C. Messner, & L. Behar (Eds.), *Handbook of oncology social work* (pp. 409–415). New York, NY: Oxford University Press.

Fineberg, I. C., & Bauer, A. (2011). Families and family conferencing. In T. Altilio & S. Otis-Green (Eds.), *Textbook of palliative social work*. New York, NY: Oxford University Press.

Fisch, M. J., Lee, J. W., Weiss, M., Wagner, L. I., Chang, V. T., Cella, D., … Cleeland, C. S. (2012). Prospective, observational study of pain and analgesic prescribing in medical oncology outpatients with breast, colorectal, lung, or prostate cancer. *Journal of Clinical Oncology*, *30*(16), 1980–1988.

Forman, W. B. (1998). The evolution of hospice and palliative medicine. In A. Berger, R. Portenoy, & D. Weissman (Eds.), *Principles and practice of supportive oncology* (pp. 735–739). New York, NY: Lippincott-Raven.

Fox, D., Brittan, M., & Stille, C. (2014). The pediatric inpatient family care conference: A proposed structure toward shared decision-making. *Hospital Pediatrics*, *4*(5), 305–310.

Frankl, V. E. (1984). *Man's search for meaning*. New York, NY: Simon & Schuster.

Gallo-Silver, L., & Pollack, B. (2000). Behavioral interventions for lung cancer-related breathlessness. *Cancer Practice*, *8*(6), 268–273.

Garland, S. N., Johnson, J. A., Savard, J., Gehrman, P., Perlis, M., Carlson, L., & Campbell, T. (2014). Sleeping well with cancer: A systematic review of cognitive behavioral therapy for insomnia in cancer patients. *Neuropsychiatric Disease and Treatment*, *10*, 1113.

Glajchen, M. (2003). Role of family caregivers in cancer pain management. In E. Bruera & R. K. Portenoy (Eds.), *Cancer pain* (pp. 459–466). New York, NY: Cambridge University Press.

Glajchen, M. (2011). Caregivers in palliative care; roles and responsibilities. In T. Altilio & S. Otis-Green (Eds.), *Textbook of palliative social work*. New York, NY: Oxford University Press.

Graffam, S., & Johnson, A. (1987). A comparison of two relaxation strategies for the relief of pain and distress. *Journal of Pain and Symptom Management*, *2*, 229–231. https://doi.org/10.1016/S0885-3924(87)80061-1

Grossman, S. A., Sheidler, V. R., Swedeen, K., Mucenski, J., & Piantadosi, S. (1991). Correlation of patient and caregiver rating of cancer pain. *Journal of Pain and Symptom Management*, *6*, 53–57. https://doi.org/10.1016/0885-3924(91)90518-9

Hagiwara, Y., Healy, J., Lee, S., Ross, J., Fischer, D., & Sanchez-Reilly, S. (2017). Development and validation of a family meeting assessment tool (FMAT). *Journal of Pain and Symptom Management*, *55*(1), 89–93. https://doi.org/10.1016/j.jpainsymman.2017.07.048

Hall, P., & Weaver, L. (2001). Interdisciplinary education and teamwork: A long and winding road. *Medical Education*, *35*, 867–875.

Hansen, P., Cornish, P., & Kayser, K. (1998). Family conferences as forums for decision making in hospital settings. *Social Work in Health Care*, *27*(3), 57–74.

Harpham, W. S. (2004). *When a parent has cancer: A guide to caring for your children*. New York, NY: HarperCollins.

Hart, P.D. (2003). *Americans talk about pain*. Available from Peter D. Hart Research Associates, retrieved December 31, 2010 from http://www.researchamerica.org/uploads/poll2003pain.pdf.

Haugen, D. F., Nauck, F., & Caraceni, A. (2015). The core team and the extended team. In N. Cherny, M. Fallon, S. Kaasa, R. K. Portenoy, & D. C. Currow (Eds.), *Oxford textbook of palliative medicine* (5th ed., pp. 139–146). New York, NY: Oxford University Press.

Heiney, S., Hermann, J., Bruss, K., & Fincannon, J. (2000). *Cancer in the family: Helping children cope with a parent's illness*. Atlanta, GA: American Cancer Society.

Herr, K. A., & Garand, L. (2001). Assessment and measurement of pain in older adults. *Clinics in Geriatric Medicine*, *17*(3), 457–vi.

Hoffman, D. E., & Tarzian, A. J. (2001). The girl who cried pain: A bias against women in the treatment of pain. *Journal of Law, Medicine and Ethics*, *29*, 13–27.

Hudson, P., Thomas, T., Quinn, K., & Aranda, S. (2009). Family meetings in palliative care: Are they effective? *Palliative Medicine*, *23*(2), 150–157.

Hultman, T., Reder, E. A., & Dahlin, C. M. (2008). Improving psychological and psychiatric aspects of palliative care: the national consensus project and the national quality forum preferred practices for palliative and hospice care. *OMEGA—Journal of Death and Dying*, *57*(4), 323–339. https://doi.org/10.2190/OM.57.4.a

Im, E., Chee, W., Guevara, E., Liu, Y., Lim, H., Tsai, H., … Shin, H. (2007). Gender and ethnic differences in cancer pain experience: A multiethnic study in the United States. *Nursing Research*, *56*(5), 296–306. https://doi.org/10.1097/01.NNR.0000289502.45284.b5

Institute of Medicine. (2011). *Relieving pain in America: A blueprint for transforming prevention, care, education and research*. Washington, DC. http://www.nationalacademies.org/hmd/Reports/2011/Relieving-Pain-in-America-A-Blueprint-for-Transforming-Prevention-Care-Education-Research.aspx

Institute of Medicine. (2014). *Dying in America: Improving quality and honoring individual preferences near the end of life*. Washington, DC. http://www.nationalacademies.org/hmd/~/media/Files/Report%20Files/2014/EOL/Report%20Brief.pdf

International Association for the Study of Pain. (2011). Declaration of Montreal: Declaration that access to pain management is a fundamental human right. *Journal of Pain & Palliative Care Pharmacology*, *26*(1), 29–31.

Joint Commission. (2017). *New and revised standards related to pain assessment and management.* https://www.jointcommission.org/assets/1/18/JointCommission_Enhances_Pain_Assessmentt_and_Management_Requirements_for_Accredited_Hospitals1.PDF

Kagawa-Singer, M., & Blackhall, L. J. (2001). Negotiating cross cultural issues at the end of life "You got to go where he lives". *JAMA, 286*(23), 2993–3002. https://doi.org/10.1001/jama.286.23.2993

Kass, L. (1983). Professing ethically: On the place of ethics in defining medicine. *Journal of the American Medical Association, 249*(10), 1305–1310.

Keefe, F. J., Lefebvre, J. C., Egert, J. R., Affleck, G., Sullivan, M. J., & Caldwell, D. S. (2000). The relationship of gender to pain, pain behavior, and disability in osteoarthritis patients: The role of catastrophizing. *Pain, 87*(3), 325–334.

Kodali, S., Stametz, R. A., Bengier, A. C., Clarke, D. N., Layon, A. J., & Darer, J. D. (2014). Family experience with intensive care unit care: Association of self-reported family conferences and family satisfaction. *Journal of Critical Care, 29*, 641–644.

Koenig, B., & Gates-Williams, J. (1995). Understanding cultural differences in caring for dying patients. *Western Journal of Medicine, 163*, 244–249.

Koffman, J., Morgan, M., Edmonds, F., Speck, P., & Higginson, I. (2008). Cultural meanings of pain: A qualitative study of Black Caribbean and White British patients with advanced cancer. *Journal of Palliative Medicine, 22*, 350–359. https://doi.org/10.1177%2F0269216308090168

Koppelman, K. (2003). For those who stand and wait. In G. R. Cox, R. A. Bendiksen, & R. G. Stevenson (Eds.), *Making sense of death: Spiritual, pastoral, and personal aspects of death, dying and bereavement* (pp. 45–54). Amityville, NY: Baywood.

Kristjanson, L. J., & Aoun, S. (2004). Palliative care for families: Remembering the hidden patients. *Canadian Journal of Psychiatry, 49*, 359–365.

Lalloo, C., Jibb, L. A., Rivera, J., Agarwal, A., & Stinson, J. N. (2015). "There's a pain app for that"; review of patient-targeted smartphone applications for pain management. *The Clinical Journal of Pain, 31*(6), 557–563.

Lautrette, A., Darmon, M., Megarbane, B., Joly, L. M., Chevret, S., Adrie, C., & Azoulay, E. (2007). A communication strategy and brochure for relatives of patients dying in the ICU. *New England Journal of Medicine, 356*, 469–478.

Le Resche, L. (2011). Defining gender disparities in pain management. *Clinical Orthopedics and Related Research, 469*–420. https://doi.org/10.10007/s11999-010-1759-9

Lethborg, C., Aranda, S., Bloch, S., & Kissane, D. (2006). The role of meaning in advanced cancer-integrating the constructs of assumptive world, sense of coherence and meaning-based coping. *Journal of Psychosocial Oncology, 24*(1), 27–42.

Lichtenthal, W. G., Applebaum, A. J., & Breitbart, W. S. (2015). In J. C. Holland, W. S. Breitbart, P. N. Butow, P. B. Jacobsen, M. J. Loscalzo, & R. McCorkle (Eds.), *Psycho-oncology* (3rd ed., pp. 475–479). New York, NY: Oxford University Press.

Linder, J. F., & Enders, S. R. (2011). Key role for social workers in correctional palliative care. In T. Altilio & S. Otis-Green (Eds.), *Textbook of palliative social work.* New York, NY: Oxford University Press.

Lo, B. (2000). *Resolving ethical dilemmas: A guide for clinicians.* New York, NY: Lippincott Williams & Wilkins.

Lobchuk, M. M., & Degner, L. F. (2002). Symptom experiences: Perceptual accuracy between advanced stage cancer patients and family caregivers in the home care setting. *Journal of Clinical Oncology, 20*(16), 3495–3507. https://doi.org/10.1200/JCO.2002.01.153

Loscalzo, M., & Jacobsen, P. (1990). Practical behavioral approaches to the effective management of pain and distress. *Journal of Psychosocial Oncology, 8*, 139–169.

Loscalzo, M. J., & Von Gunten, C. F. (2009). Interdisciplinary teamwork in palliative care: Compassionate care for serious complex illness. In H. M. Chochinov & W. Breitbart (Eds.), *Handbook of psychiatry in palliative medicine* (2nd ed., pp. 172–185). New York, NY: Oxford University Press.

Luebbert, K., Dahme, B., & Hasenbring, M. (2001). The effectiveness of relaxation training in reducing treatment related symptoms and improving emotional adjustment in acute nonsurgical cancer treatment: A meta-analytical review. *Psycho-Oncology, 10*(6), 490–502. https://doi.org/10.1002/pon.537

Lumley, M. A., Cohen, J. L., Borszcz, G. S., Cano, A., Radcliffe, A. M., Porter, L. S., … Keefe, F. J. (2011). Pain and emotions: A biopsychosocial review of recent research. *Journal of Clinical Psychology, 67*(9), 942–968.

Lynn, J., Schuster, J. L., & Kabcenell, A. (2000). *Improving care for the end of life: A sourcebook for healthcare managers and clinicians.* New York, NY: Oxford University Press.

MacDonald, J. E. (2000). A deconstructive turn in chronic pain treatment—A redefined role for social work. *Health & Social Work, 25*(1), 51–57.

Maddocks, I. (2006). Communication—An essential tool for team hygiene. In P. Speck (Ed.), *Teamwork in palliative care: Fulfilling or frustrating?* (pp. 137–152). New York, NY: Oxford University Press.

Malec, M., & Shega, J. W. (2015). Pain management in the elderly. *Medical Clinics, 99*(2), 337–350.

McCallin, A. (2001). Interdisciplinary practice: A matter of teamwork—An integrated literature review. *Journal of Clinical Nursing, 10*, 419–428.

McCaul, K. D., & Malott, J. M. (1984). Distraction and coping with pain. *Psychology Bulletin, 95*, 516–533. http://dx.doi.org/10.1037/0033-2909.95.3.516

McPhelimy, L. (1997). *The checklist of life.* Rockfall, CT: AAIP.

Meeker, M. A., Waldrop, D. P., & Seo, J. Y. (2015).

Examining family meetings at end of life: The model of practice in a hospice inpatient unit. *Palliative and Supportive Care*, *13*, 1283–1291.

Mendenhall, T. (2003). Psychosocial aspects of pain management: A conceptual framework for social workers in pain management teams. *Social Work in Health Care*, *36*(4), 5–51.

Meyer, D. L., Schneid, J. A., & Craigie, F. C. (1989). Family conferences: Reasons, levels of involvement and perceived usefulness. *Journal of Family Practice*, *29*(4), 401–405.

Miaskowski, C., Zimmer, E. F., Barrett, K. M., Dibble, S. L., & Wallhagen, M. (1997). Differences in patients' and family caregivers' perceptions of the pain experience influence patient and caregiver outcomes. *Pain*, *72*(1-2), 217–226. https://doi.org/10.1016/S0304-39 59(97)00037-7

Mitchell, R., Parker, V., Giles, M., & Boyle, B. (2014). The ABC of health care team dynamics: Understanding complex affective, behavioral, and cognitive dynamics in in- terprofessional teams. *Health Care Management Review*, *39*, 1–9.

Molton, I. R., & Terrill, A. L. (2014). Overview of persistent pain in older adults. *American Psychologist*, *69*(2), 197–207. https://doi.org/10.1037/a0035794

Moseley, G. L., & Butler, D. S. (2015). Fifteen years of explaining pain: The past, present, and future. *The Journal of Pain*, *16*(9), 807–813.

Mundt-Leach, J. (2016). End of life and palliative care of patients with drug and alcohol addiction. *Mental Heath Practice*, *20*(3), 17–21.

National Academies of Sciences, Engineering and Medicine. (2016). *Health literacy and palliative care workshop summary*. Washington, DC: National Academies Press. http://www.nationalacademies.org/hmd/Reports/2016/Health-Literacy-and-Palliative-Care-Workshop-Summary.aspx

National Association of Social Workers. (1999). *Code of Ethics*. Washington, DC. http://www.socialworkers.org/pubs/code.asp.

National Association of Social Workers. (2009a). *NASW standards for practice in palliative and end-of-life care*. Washington, DC. http://www.naswdc.org/practice/bereavement/standards/default.asp

National Association of Social Workers. (2009b). *Certified hospice and palliative social worker (CHP-SW) and advanced certified hospice and palliative social worker (ACHP-SW)*. http://www.naswdc.org/credentials/credentials/chpsw.asp

National Association of Social Workers. (2017). *NASW code of ethics*. Washington, DC: National Association of Social Workers.

National Consensus Project for Quality Palliative Care. (2013). *Clinical practice guidelines for quality palliative care*. http://www.nationalcoalitionhpc.org/ncp-guidelines-2013

National Palliative Care Registry. (2015). *Summary data*. https://registry.capc.org/metrics-resources/summary-data.

National Partnership for Action. (2011). *HHS action plan to reduce racial and ethnic health disparities, 2011 and the national stakeholder strategy for achieving health equity, 2011*. Available from http://minorityhealth.hhs.gov/npa

National Prevention and Health Promotion Strategy. The National Prevention Strategy: America's Plan for Better Health and Wellness. June 2011. Available from: https://www.surgeongeneral.gov/priorities/prevention/stategy/index.html.

National Quality Forum. (2006). *A national framework and preferred practices for palliative and hospice care quality*. Washington, DC: The National Quality Forum.

Newton, B. J., Southall, J. L., Raphael, J. H., Ashford, R. L., & LeMarchand, K. (2013). A narrative review of the impact of disbelief in chronic pain. *Pain Management Nursing*, *14*(3), 161–171. https://doi.org/10.1016/j.pmn.2010.09.001. Epub November 26, 2010

Oregon Department of Health Services. (2008). *Oregon death with dignity act records & reports*. Retrieved December 31, 2010 from http://www.oregon.gov/DHS/ph/pas

Otis-Green, S. (2003). Legacy building. *Smith Studies in Social Work*, *73*(3), 395–404.

Otis-Green, S. (2006). Psychosocial pain assessment form. In K. Dow (Ed.), *Nursing care of women with cancer* (pp. 556–561). St Louis, MO: Elsevier Mosby.

Otis-Green, S., & Fineberg, I. C. (2010). Enhancing team effectiveness. In B. Ferrell & N. Coyle (Eds.), *Oxford textbook of palliative nursing* (3rd ed., pp. 1225–1235). New York, NY: Oxford University Press.

Otis-Green, S., & Rutland, C. (2004). Marginalization at the end of life. In J. Berzoff & P. Silverman (Eds.), *Living with dying* (pp. 462–481). New York, NY: Columbia University Press.

Otis-Green, S., Sherman, R., Perez, M., & Baird, R. P. (2002). An integrated psychosocial-spiritual model for cancer pain management. *Cancer Practice*, *10*(s1), s58–s65. https://doi.org/10.1046/j.1523-5394.10.s.1.13.x

Parker, D., Cliftin, K., Tuckett, A., Walker, H., Reymond, E., Prior, T., … Glaetzer, K. (2016). Palliative care case conferences in long- term care: Views of family members. *International Journal of Older People Nursing*, *11*, 140–148.

Parker-Oliver, D., Wittenberg-Lyles, E., Washington, K., & Sehrawat, S. (2009). Social work role in hospice pain management: A national survey. *Journal of Social Work in End of Life and Palliative Care*, *5*(1–2), 51–74.

Parsons, S. K., Fineberg, I. C., Lin, M., Singer, M., Tang, M., & Erban, J. K. (2016). Promoting high quality cancer care and equity through disciplinary diversity in team composition. *Journal of Oncology Practice*, *12*(11), 1141–1148.

Payne, M. (2009). Developments in end-of-life and palliative care social work. *International Social Work*, *52*(4), 513–524.

Pelligrino, E. (1979). *Humanism and the physician*. Knoxville, TN: University of Tennessee Press.

Powazki, R., Walsh, D., Hauser, K., & Davis, M. P. (2014). Communication in palliative medicine: A clinical review of family conferences. *Journal of Palliative Medicine, 17*(10), 1167–1177.

Powazki, R. D., & Walsh, D. (2014). The family conference in palliative medicine: A practical approach. *American Journal of Hospice & Palliative Medicine, 31*(6), 678–684.

Powazki, R. D., Walsh, D., & Shrotriya, S. (2015). A prospective study of the clinical content of palliative medicine interdisciplinary team meetings. *American Journal of Hospice & Palliative Medicine, 32*(8), 789–796.

Puchalski, C., Ferrell, B., Virani, R., Otis-Green, S., Baird, P., Bull, J., & Sulmasy, D. (2009). Special report: Improving the quality of spiritual care as a dimension of palliative care: The report of the consensus conference. *Journal of Palliative Medicine, 12*(10), 885–905.

Quinn, A. (1998). Learning from palliative care: Concepts to underpin the transfer of knowledge from specialist palliative care to mainstream social work settings. *Social Work Education, 17*(1), 9–19.

Redinbaugh, E. M., Baum, A., DeMoss, C., Fello, M., & Arnold, R. (2002). Factors associated with the accuracy of family caregiver estimates of patient's pain. *Journal of Pain and Symptom Management, 23*, 31–38. https://doi.org/10.1016/S0885-3924(01)00372-4

Rhondali, W., Dev, R., Barbaret, C., Chirac, A., Font-Truchet, C., Vallet, F., … Filbet, M. (2014). Family conferences in palliative care: A survey of health care providers in France. *Journal of Pain and Symptom Management, 48*(6), 1117–1124.

Roditi, D., Robinson, M. E., & Litwins, N. (2009). Effects of coping statements on experimental pain in chronic pain patients. *Journal of Pain Research, 2*, 109.

Roy, R. (1981). Social work and chronic pain. *Health & Social Work, 6*(3), 54–62.

Saunders, C. (1996). Hospice. *Mortality, 1*(3), 317–322.

Saunders, C. (2001). Social work and palliative care, the early history. *British Journal of Social Work, 31*, 791–799.

Schenker, Y., Smith, A. K., Arnold, R. M., & Fernandez, A. (2012). "Her husband doesn't speak much English": Conducting a family meeting with an interpreter. *Journal of Palliative Medicine, 15*(4), 494–498.

Schulz, R., & Beach, S. R. (1999). Caregiving as a risk factor for mortality: the Caregiver Health Effects Study. *JAMA, 282*(23), 2215–2219. https://doi.org/10.1001/jama.282.23.2215

Shavers, V. L., Bakos, A., & Sheppard, V. B. (2010). Race, ethnicity and pain among the U.S. adult population. *Journal of Health Care for the Poor and Underserved, 21*(1), 177–220.

Sheikh, A. A. (1983). *Imagery: Current theory, research and application*. New York, NY: John Wiley & Sons.

Smith, S., Brick, A., O'Hara, S., & Normand, C. (2014). Evidence on the cost and cost-effectiveness of pallia-tive care: A literature review. *Palliative Medicine, 28*(2), 130–150.

Sumser, B., Remke, S., Leimena, M., Altilio, T., & Otis-Green, S. (2015). The serendipitous survey. *Journal of Palliative Medicine, 18*(10), 881–883. https://doi.org/10.1089/jpm.2015.0022

Syrjala, K. L., Donaldson, G. W., Davis, M. W., Kippes, M. E., & Carr, J. E. (1995). Relaxation and imagery and cognitive-behavioral training reduce pain during cancer treatment: A controlled clinical trial. *Pain, 63*(2), 189–198. https://doi.org/10.1016/0304-3959(95)00039-U

Syrjala, K. L., Jensen, M. P., Mendoza, M. E., Yi, J. C., Fisher, H. M., & Keefe, F. J. (2014). Psychological and behavioral approaches to cancer pain management. *Journal of Clinical Oncology, 32*(16), 1703–1711.

Tait, R. C., & Chibnall, J. T. (2014). Racial/ethnic disparities in the assessment and treatment of pain: Psychosocial perspectives. *American Psychologist, 69*(2), 131.

Tarzian, A. J., & Hoffman, D. E. (2004). Barriers to managing pain in the nursing home: Findings from a statewide survey. *Journal of the American Medical Directors Association, 5*(2), 82–88.

Union for International Cancer Control. (2014). *Global access to pain relief initiative*. http://www.uicc.org/sites/main/files/atoms/files/UICC_OnePager_GAPRI.pdf

Unruh, A. (1996). Gender variations in clinical pain experience. *Pain, 65*, 123–167.

Van Cleave, A. C., Roosen-Runge, M. U., Miller, A. B., Milner, L. C., Karkazis, K. A., … Magnus, D. C. (2014). Quality of communication in interpreted versus noninterpreted PICU family meetings. *Critical Care Medicine, 42*(6), 1507–1517.

Von Roenn, J. H., Cleeland, C. S., Gonin, R., Hatfield, A. K., & Pandya, K. J. (1993). Physician attitudes and practice in cancer pain management: A survey from the Eastern Cooperative Oncology Group. *Annals of Internal Medicine, 119*, 121–126. https://doi.org/10.7326/0003-4819-119-2-199307150-00005

Vowles, K. E., McEntee, M. L., Julnes, P. S., Frohe, T., Ney, J. P., & van der Goes, D. N. (2015). Rates of opioid misuse, abuse, and addiction in chronic pain: A systematic review and data synthesis. *Pain, 156*(4), 569–576.

Ware, N. C. (1992). Suffering and the social construction of illness: The delegitimation of illness experience in chronic fatigue syndrome. *Medical Anthropology Quarterly, 6*(4), 347–361.

Wiederhold, B. K., Gao, K., Sulea, C., & Wiederhold, M. D. (2014). Virtual reality as a distraction technique in chronic pain patients. *Cyberpsychology, Behavior and Social Networking, 17*(6), 346–352.

Winnicott, D. W. (1971). *Objects and transitional phenomena in playing and reality*. Harmondsworth, UK: Penguin Books.

World Health Organization. (2008), *Commission on social determinants of health: closing the gap in a generation:*

health equity through action on the social determinants of health. http://www.who.int/social_determinants/en (2008).

World Health Organization. (2014). *Palliative care*. http://www.who.int/ncds/management/palliative-care/en

World Health Organization. (2017). *WHO definition of palliative care*. Retrieved from https://www.who.int/cancer/palliative/definition/en/

World Health Organization. (n.d.). *Definition of palliative care*. http://www.who.int/cancer/palliative/definition/en

Zachny, J., Bigelow, G., Compton, P., Foley, K., Iguchi, M., & Sannerud, C. (2003). College on problems of drug dependence taskforce on prescription opioid nonmedical use and abuse: Position statement. *Drug Alcohol Dependence*, 69(3), 215–232.

Zhi, W. I., & Smith, T. J. (2015). Early integration of palliative care into oncology: Evidence, challenges and barriers. *Annals of Palliative Medicine*, 4(3), 122–131.

第 23 章

临终关怀

Yvette Colón 和 Stephanie P. Wladkowski

> 你因你而重要，你的重要一直持续至生命的尽头。我们竭尽所能，助你安详地离开，助你有意义地生活到生命最后一刻。

Cicely Saunders（1999）

本章将介绍临终关怀社会工作。社会工作者可以对个人临终经历产生深远的影响，影响其家庭、爱人和其他医务工作者。随着越来越多的人需要临终关怀服务，包括慢性病患者或患威胁生命疾病的儿童、成人，也包括照顾他们的人，这使社会工作者面临越来越大的挑战。社工面对临终关怀实践相关的许多复杂议题时常常准备不足。虽然社会工作者越来越多地参与临终患者的心理社会服务中，但是他们在本科和研究生课程中并未接受相关培训。

在过去的几十年里，随着社会和技术的进步，死亡和临终的过程已经发生了巨大的变化。医学科技的进步提高了人类平均预期寿命（National Center for Health Statistics，2016），我们对于生命和死亡的信念和态度也随之受到影响。疾病的轨迹和死亡的时间都发生了变化；曾经，一些特定疾病从发病到死亡的发展十分突然且迅速；而如今，患者死亡的期限有所延长。人们的离世地点已从家庭或社区转移到医院、护理院或相关机构。这些问题给临终关怀和舒缓疗护带来了巨大挑战。

本章目标

- 定义临终关怀（end-of-life care），包括安宁疗护（hospice），舒缓疗护和儿科照护。
- 描述社会工作者在跨学科团队中的角色。
- 描述理解丧亲和哀伤的策略。
- 理解临终时灵性、文化和交叉身份的作用。
- 理解临终计划，包括预立医疗照护意向，提升患者知情选择权，帮助患者和家属就选择意向进行澄清和沟通。
- 讨论同情疲劳、耗竭和自我照顾策略。
- 了解全球范围内对临终关怀的观点和相关挑战。
- 认识当前社会工作的倡导和培训机会。

临终关怀

舒缓疗护和安宁疗护是为因疾病生命受限的患者及其照顾者提供支持性服务的两种模式。这两个词经常被当作同义词使用，因为它们有着共同的价值取向和理念，即认为有尊严地、不受痛苦地离开人世是每个人的权利，然而两个模式提供的支持在程度和维度上有所区别。总的来说：所有的安宁疗护都属于舒缓疗护，但不是所有的舒缓疗护都是安宁疗护。虽然两者目标都在于提供舒适的照护，但出于保险的结构，以及在个人层面和更广泛的医疗社区内的障碍，限制仍然存在。需要接受舒缓疗护和安宁疗护的患儿在临终关怀中代表了一个专科，给医务工作者带来独特的临床机遇与困难。

随着临终关怀话题愈加热烈，社会工作者的任务旨在帮助个人及其支持系统识别他们关于临终的情绪，如恐惧、担忧。"对你来说，什么是好的死亡？"这个问题有助于推动和共同制定一个跨学科舒缓疗护或安宁疗护团队可以实施的、以患者为中心的照护计划。

舒缓疗护聚焦于生理、心理和存在主义痛苦的综合管理。美国国家共识项目（The National Consensus Project，2013）对舒缓疗护的定义是"通过预测、预防和治疗痛苦来提高生活质量、并以患者和家庭为中心的照护。整个疾病过程中的舒缓疗护包括满足身体、智力、情感、社会和灵性需求，并促进患者的自主性、信息的获取和选择。"世界卫生组织（WHO，2015）概述了舒缓疗护的目标：

- 缓解疼痛和其他带来痛苦的症状；
- 肯定生命并将死亡视为正常过程；
- 既不加速也不推迟死亡；
- 整合患者的心理和灵性层面进行照护；
- 提供支持系统，帮助患者尽可能积极地生活，直到死亡发生；
- 采用团队合作的方法解决患者及其家属的需求，包括哀伤辅导（如有必要）；
- 提高生活质量，这可能会对病程产生积极影响；
- 在病程早期适合与其他旨在延长寿命的疗法结合使用，如化学治疗或放射治疗，并做好必要的调查以便于了解和管理痛苦的临床并发症。

临终关怀除了满足上述目标，还将照护的重点从治疗性照护转向舒适性照护。

无论患者住在哪里，都可以接受安宁疗护和舒缓疗护服务。服务的地点可以是在患者的家中、独立生活机构或辅助生活机构，以及专业护理机构。安宁疗护也可以在独立的临终关怀中心或医院提供。不同年龄、宗教、种族和疾病的患者都可以接受安宁疗护和舒缓疗护服务。

符合安宁疗护资格的患者需要放弃对其末期疾病的任何以治愈为目标的治疗，包括舒缓疗护中所涵盖的治疗，医生要出具预期寿命或预后不超过 6 个月的证明。对符合条件的个人而言，老年医疗保险中的安宁疗护福利是主要的保险来源，该保险可以覆盖管理与临终关怀诊断相关的疼痛和症状的药物以及患者所需的医疗用品或设备所产生的费用（Medicare Payment Advisory Commission，2012）。大多数私人保险计划、健康维护组织（Health Management Organizations，HMOs）和其他管理式医疗照护组织（managed care organizations）都涵盖临终关怀服务 [National Hospice and Palliative Care Organization（NHPCO），2017]。

舒缓疗护与安宁疗护不同之处在于前者对终末期预后没有要求，因此更多人能够接受这一以舒适为目标的照护。事实上，舒缓疗护服务与治疗或延长生命的照护可同时进行。舒缓疗护将安宁疗护的理念应用到那些有资格接受安宁疗护但在情感上尚未做好准备面对终末期预后的人，寻求一种以舒适为核心的整合照护模式。

一个跨学科的医疗专业团队为患者及其照顾者提供服务。这包括医生和护士的照护，物理治疗、职业治疗或言语治疗，社会服务，认证护理协助服务，经过培训的志愿者服务。临终关怀服务的提供与患者的支付能力无关，包括了必要且可以使用一段时间的医疗设备和用品、咨询和短期住院服务。此外，照护服务是全天候的，家庭和照顾者能够获得 13 个月的丧亲支持以及社区哀伤辅导（Hospice Care，1983）。而舒缓疗护无法提供 24 小时服务。

有效的临终关怀存在许多明显的障碍，如患者和（或）其照顾者对死亡的态度或恐惧、患者与其医疗团队之间的沟通不一致、医疗服务提供者的培训不足、医生对于提供照护经验不足或感到不适、无法得到足够的照护，以及服务提供者的报酬不一致。其他挑战还包括：明确 6 个月的预后（Johnson，Elbert Avila，Kuchibhatla，& Tulksy，2012），护理院中临终关怀服务的可及性有限（Mitchell et al.，2012），以及将痴呆等慢性病视为终末期诊断（Miller，Lima，& Mitchell，2012）。

这些挑战和障碍会影响患者进入安宁疗护。许多患者疾病晚期才进入安宁疗护项目（Waldrop & Meeker，2014；Wallace，2017），2015 年约有 28.2% 的患者接受照护的时间不到 7 天（NHPCO，2016）。这些晚期转介到安宁疗护的患者或照顾者只能从服务中部分获益。

此外，有些患者并不持续接受安宁疗护服务，或者从安宁疗护项目中"毕业"，这就是所谓的"活着出院"。如果患者身体情况稳定，预期寿命不再低于 6 个月，或患者转移到不同的服务地区，又或者在安宁疗护提供方面存在安全担忧，可以让其出院（NHPCO，2017）。这样做的结果是从安宁疗护中心出院的患者仍有大量的护理需求，却失去了获得重要服务和资源的途径（Campbell，2015；Wiadkowski，2017）。对于照顾者而言，晚期预后判断的改变导致其难以处理自身的感受，并经历着照护角色的不确定（Wladkowski，2016）。如前所述，进入安宁疗护的时间较晚，再加上"活着出院"概率不断上升，为医疗服务提供者的服务工作带来了难题。

儿童安宁疗护与舒缓疗护

社会工作者有能力帮助父母和家庭满足临终儿童的情感需求。在需要舒缓疗护的儿童中，不到一半是患有癌症的儿童；其余的儿童患有其他恶性疾病，如神经退行性疾病或先天性疾病（Hynson，2012）。

儿童安宁疗护或舒缓疗护社会工作者在与儿童和家庭的工作中扮演许多角色。除了直接的心理 - 社会支持服务提供者之外，他们还可以是倡导者、教育者、促进者和教练（Orloff，2011）。同样重要的是，在照顾疾病终末期的儿童及其家庭时，社会工作者来自个人和职业的挑战需要得到处理。处理好这些挑战，社会工作者就能够更好地关注自己的情绪反应和回应，并为医疗团队的其他成员提供支持。

儿童不应该因为年纪太小而不被告知他们即将死去（Silverman，2000）。面临死亡的儿童往往意识到他们即将死亡，特别是如果他们已经病了很长时间。在承认这种意识时，应考虑许多因素，这将取决于儿童及其父母或监护人。评估和理解家庭系统中的开放交流和真实性是至关重要的。

如果不承认死亡，儿童和照顾他的成年人之间便会形成障碍。患病的儿童有一个共同的幻想，认为他们要为自己的疾病负责；生病可能被解释为一种惩罚。许多儿童选择不讨论痛苦的感受可能是在试图保护他们的父母和兄弟姐妹免受进一步的情感痛苦。在缺乏坦诚讨论的情况下，沉默只会强化儿童及其兄弟姐妹形成的误解。它将儿童孤立起来，并限制了他们在应对巨大的困难经历时所需要的分享。临终的儿童会经历与临终成年人相似的感受，即焦虑、恐惧、孤独和抑郁，以及希望和爱。儿童需要知道他们无需对自己的疾病负责。父母需要知道，他们自己正在尽一切努力照顾临终的儿童。社会工作者的关键作用在于鼓励并支持儿童和父母去表达真实感受、关切和目标。

任何年龄的临终儿童，以及他们的兄弟姐妹，都有能力清楚地表达他们关心的事情。儿童的交流方式取决于他们的年龄和发展阶段。口头语言的使用必须调整至儿童能够理解的概念水平和词汇。儿童可以直接、间接或象征性地表达他们的恐惧、担忧或顾虑。除了直接对话，他们还可以用很多方式交流。游戏、艺术／绘画、戏剧／讲故事和音乐是一些可以被用来促进与儿童进行有效沟通的表达性治疗方法。

社会工作的角色

舒缓疗护和临终关怀社会工作可以在许多实践环境中进行，包括医疗环境。由于死亡触及整个生命周期的所有人群，社会工作者在诸多方面拥有知识和专长，包括处理种族、文化和经济多样性，家庭和社区支持网络，以整体实践的方式处理疼痛和症状管理，丧亲和创伤 [National Association of Social Workers（NASW），2004]。社会工作者熟悉跨学科团队的工作，并在整个生命周期内确定适当的干预措施，同时帮助个人及其照顾者应对医疗体系中的挑战和系统性差距。

社会工作实践重点是临终关怀的关键：提高（患者和护理者）生活质量，促进自主和自我决定，尊重文化、宗教和灵性。社会工作者考虑了医疗体系中可能被忽视的弱势群体，包括精神疾病患者、发育或精神障碍患者、儿童、缺乏决策能力的人，以及那些在疗养院等社会福利机构和矫治机构等非医疗机构的人。

由于一些临终关怀议题在不同的价值体系和医疗界都被认为是有争议的，NASW（2004）《舒缓和临终关怀实践标准》（*Standards of Practice in Palliative and End of Life Care*）概述了社会工作者对临终关怀的期望，包括获取进阶培训。具体期待包括：熟悉常见和复杂的生物伦理考量和法律问题，如拒绝治疗的权利；代理决策；撤回或拒绝治疗，包括终止呼吸机支持和撤回液体及营养补充；以及医生协助死亡或拟议有尊严的死亡立法。

社会工作者在支持照护单元的临终关怀和舒缓疗护中，常见干预措施包括：

- 提供咨询：个人、家庭、危机、资源（照护支持、财务和法律需求、预立医疗照护意向、不同照护级别的转换）。
- 肯定、正常化和鼓励情感的表达。
- 带领支持小组：丧亲、心理教育。
- 带领家庭或照护计划会议。
- 鼓励有效的沟通技巧和应对机制。

- 提供个案管理和出院计划。
- 参与案主在系统内的倡导 / 导引和赋能。

社会工作者角色的不可或缺性体现在参与宏观实践，了解卫生经济领域的法规、州和联邦临终关怀资格政策，并在社区机构或其他医疗服务机构中为患者进行倡导（McInnis-Dittrich，2014）。

作为跨学科团队的成员，社会工作者与团队成员、目前或曾经参与患者照护的医疗服务提供者进行合作。社会工作者应为患者和照顾者的照护目标进行倡导，同时尊重自我决定权。社会工作者通过参与冲突解决、定位资源和支持服务以及进行实际干预等行动来解决问题。社会工作者可以帮助患者和家庭规划未来的照护需求，并确定他们关于安葬的意向和相关财务事项，这可以帮助临终的人具有控制感，确保他们的愿望得到尊重。

社会工作者还充当指导者，帮助患者和家人准备好接受临终时的身体变化，因为患者会经历许多令他们及其照顾者痛苦的症状。尽管死亡的过程对于每个个人和家庭并不一致，但生命最后阶段的一些身体、生理和情感的变化是可以被预测的。疾病晚期可能出现呼吸困难、失眠、食欲缺乏、疼痛、恶心和便秘等症状。患者还可能会有强烈的焦虑、抑郁、愤怒或情感回避。有效的临终社会工作实践关键就在于了解临终患者最常经历的症状，以及知道如何帮助患者及其重要他人应对这些症状。对社会工作者来说，知道将要发生什么是很重要的，这样他们就可以在患者临终前、临终时和死亡后为患者及其家庭提供帮助。社会工作者提供预期的指导和专门的心理 - 社会照护，以提升临终者和家庭成员的身心舒适。

最后，社会工作者必须意识错误的死亡和临终的认知会影响患者及其照顾者。他们可能认为谈论死亡是令人沮丧的，或者只想谈论积极的事情。许多迷思和误解往往阻碍患者及其支持者之间进行有效的沟通。为使患者临终阶段进行清晰的沟通，社会工作者必须专注于让所提供的临床照护可以支持到患者和家庭潜在价值观与信念。有效的沟通有利于理解他人的经历以及他们赋予疾病和死亡过程的意义。这包含提问的同时真正倾听对方的表达，包括言语和非言语的微妙线索，完全理解他的意思。了解患者关注的问题和沟通风格能够帮助社会工作者以容易理解的方式提供患者和照顾者所需要的信息（Byock，1997）。

安宁疗护和舒缓疗护是社会工作者发挥广泛的社会心理支持作用的极佳例子。

理解丧失和哀伤

除了即将到来的死亡以外，个人、家庭、照顾者和社区在面对临终问题时还经历着各种丧失。对于常见的、自然的丧失反应的了解可以增强社会工作者对患者和家庭进行预期指导的能力，并帮助他们将那些令人不适的哀伤表达正常化。

丧失通常被认为与重要的、被爱的或珍视的人的死亡有关的。包括自己、配偶或伴侣、兄弟姐妹、子女（包括堕胎、流产或死产）和其他亲属。然而，以下情况也可能导致丧失：

- 分居或离婚；
- 临时或永久居住在养老院、医院、安宁疗护机构、收养院或寄养院或监狱；
- 因工作调动或军队派遣而发生的地理迁移；
- 宠物死亡；

- 亲密朋友、同事、业务伙伴、同事或熟人死亡；
- 知名人士的死亡（例如，约翰·肯尼迪总统、戴安娜王妃、约翰·格伦、玛丽·泰勒·摩尔、凯丽·费雪、黛比·雷诺兹、普林斯）。

对于临终的人来说，生命末期的到来也带来了部分自我的丧失，其中包括生理、心理和社会层面的丧失。生理丧失是指身体部位的丧失（如截肢）和功能的丧失（如缺乏活动能力、膀胱或肠道控制能力受损、性功能降低）。心理丧失也与临终的患者相关，可以包括独立、尊严、自尊或自我概念、记忆或精神敏锐度，以及机会、目标、希望和梦想的丧失。社会丧失包括工作或收入的损失，以及社会角色的损失（例如，伴侣/配偶或父母的角色）。接到限制生命的疾病诊断、终末期预后，甚至是舒缓疗护或临终关怀的转介，都会同时凸显生理、心理和社会的丧失。对照顾者来说，这些丧失可能与组织和提供照护所带来的身体和情绪上的压力交织在一起。

影响个人如何应对丧失的因素包括童年期、青春期和成年期的丧失经历，以及这些丧失在最近的什么时间发生；是否成功地处理丧失；以前的心理健康问题（如抑郁症）；以及任何身体健康问题、生活危机或当前丧失之前的生活变化。与死者关系的某些特征也在应对丧失方面发挥着作用，包括关系的类型（伴侣/配偶、子女、父母）、关系的长度、死者扮演的角色、依恋关系的强度和依赖的程度。

此外，重要的是要考虑丧失是如何发生的。丧失发生的环境、对丧亲的准备（预期性哀伤）、悲痛者如何看待丧失的可预防性、他们对死者人生成就感的看法，以及与死者关系中存在的任何未完成的事情，都在悲痛过程中发挥作用。这些因素使哀伤成为一个非常个性化和个体化的过程。

哀伤辅导包括将哀伤者的感受和行为正常化，并帮助哀伤者认识和表达他的感受，将丧失实体化，增强哀伤者在没有死者的情况下生活的能力，帮助哀伤者重新参与生活，并在整个过程中提供持续支持。哀伤辅导可以通过多种方式进行，包括个人咨询、支持小组以及通过在线联系和社交媒体网络。

预期性哀伤

哀伤是对丧失的一种预期中的正常反应。预期性哀伤是在真正的丧失或不可避免的死亡来临前所经历的一种情绪反应（Rando，2000），它包括对即将到来的丧失的哀悼、应对和生活规划，并且所涉及的身体和情绪反应通常与正常哀伤中所经历的相同。

患者以及他们的家人、朋友和照顾者都会经历预期性哀伤。一旦被诊断出患有限制生命的疾病，个人可能会经历生理上的（如睡眠或食欲的紊乱、头痛、恶心、疲劳）、情绪上（如焦虑、悲伤、无助、混乱、健忘或愤怒；Mystakidou et al.，2008）和灵性上的症状（如怀疑自己的信仰、质疑存在的本质；Sanders，Ott，Kelber，& Noonan，2008）。个人也可能发现很难与他人在情感上连接，或者承受更大的照顾负担（Garand et al.，2012；Holley & Mast，2009）。然而，预期性哀伤的经历也是有益的，因为它提供了时间来培养应对技能，为疾病过程中发生的变化做准备（Burke et al.，2015）。

安宁疗护和舒缓疗护的社会工作者有必要对患者和照顾者预期性哀伤的体验进行识别，以便评估并发症状、提供支持，并掌握有效的干预措施来帮助应对。让参与患者照护和治疗的每个人都加入进来，可以减少焦虑，并给予一种掌控、参与和支持的感觉。社会工作者可以帮助促进患者支持网络内的沟通，以适当地表达他们的预期性哀伤，并发展或保持开放的沟通。

复杂性哀伤

有时很难区分不复杂的哀伤和复杂性哀伤。社会工作者对复杂性或带来困扰的哀伤症状应保持警惕，同时提供咨询来帮助患者和家庭，正常化他们面对哀伤时的回应的困难。不复杂的哀伤虽然痛苦，但能使幸存者逐步接受丧失，增强幸存者继续生活的能力。与此相反，复杂性哀伤虽也是一种哀伤反应，但包括难以承认死亡，存在的关于死者的想法和渴望是侵入性的，以及对未来感到徒劳和无目的。Worden（2008）概述了 4 种复杂性哀伤反应：

- *慢性的哀伤是长期的哀伤，持续时间过长，并且永远不会有一个满意的结论。*
- *延迟的哀伤是被抑制、压抑或推迟的情绪。之后可能会引起夸大的反应，因为丧亲者正在为两种丧失而哀伤。*
- *夸大的哀伤是指恐惧、无望、抑郁或其他症状的感受过于强烈，以致于干扰了丧亲者的日常生存。*
- *掩饰的哀伤包括一个人不承认所经历的症状和行为与丧失有关。*

社会工作的一项任务是辨认可能表明复杂性哀伤的症状或反应，包括过度的内疚、悔恨或自责，开始悲伤的过程延迟至长达 6 个月，延长的哀伤过程，对照顾死者之人的敌意，通过过度从事其他活动而回避丧失，避免情感表达和严重的抑郁或失眠，自我毁灭的行为（Worden，2008）。

被剥夺的哀伤和不明确的丧失

许多争议围绕着丧失"阶段"的概念存在，部分原因是它暗示了哀伤的过程是线性的，而这不能反映社会的多元模式。

哀伤的现代概念已经形成，能够帮助我们更好地理解丧失的复杂性。Doka（2002）将被剥夺的哀伤（disenfranchised grief）定义为经历没有被社会承认、被公开分享或通过普遍仪式得到支持，没有哀悼的个人空间的丧失时所产生的哀伤。当关系不被承认时（恋人、前配偶、同性伴侣、亲密朋友），当丧失本身不被承认时（死胎、流产、堕胎、收养、宠物丢失），或当哀伤者没有被认出时（非常年轻、非常年长、发育障碍），哀悼者就会经历这种哀伤。同时，死亡方式本身（谋杀、自杀、艾滋病）也可以导致哀伤被剥夺。当这样的死亡被视为不那么显著的损失时，哀伤的过程就变得更加困难。

Boss（1999）的*不明确丧失*（ambiguous loss）概念描述了一种对家庭成员或照顾者来说仍然不完整、混乱或不确定的情况。Boss 指出了两种类型的不明确丧失。第一种情况发生在一个人被认为身体上不在，但心理上仍然存在时，这可能发生在失踪儿童的家庭中，或在行动中失踪的亲人中，这个人是活着或死亡并不清楚。第二种类型的不明确丧失发生在一个人被认为身体上存在，但心理上却不在的情况下。这种类型与各种形式的痴呆、脑损伤、卒中或其他慢性病最为相关（Boss，1999；Boss & Dahl，2014）。当哀伤不被理解或感觉不完整时，推进哀悼的过程可能会面临挑战。社会工作者协助因疾病而生命受限的个人及其照顾者去理解他们在疾病的各个阶段、进入舒缓疗护或安宁疗护时、预期死亡时、临近"活着出院"时以及死后哀伤时可能体验的不同丧失，并为之创造意义。

社会工作者在临终关怀中必须努力了解个人和照顾者如何理解他们的丧失，以及他们的哀伤如何"适合"于传统和现代观点对于哀伤的看法。这可能包括社会工作者确定具体的丧失类型，评估患者或照顾者在哀伤过程中可能出现的并发症状，并了解非传统或不明确丧失的复杂性。

灵性

面对死亡和预期的丧失可能会迫使个人考虑灵性或存在主义的问题，这些问题可能是临终关怀的核心。他们可能有一个现有的灵性群体；他们可能在很久以前就离开了原本的灵性群体，或者他们可能不知道自己可以融入哪种团体。这可能会带来许多不同的、有时是冲突的感觉。面对死亡会让患者和照顾者感到困惑、愤怒、无助或绝望。灵性可以是一种意义深远的资源，被用来应对生命和死亡所有方面的挑战。从事临终关怀的社会工作者必须对患者的这些顾虑保持敏感，并愿意协助他们进行灵性探索（同见第 13 章）。

根据 Merriam-Webster 字典的定义，*宗教*是"对上帝或超自然的服侍和敬拜""对宗教信仰或戒律的委身或虔诚""一套个人的或制度化的宗教态度、信仰和实践系统"（Religion，2016）。不同的是，*灵性*则与人类精神有关，被定义为"对宗教价值的敏感或依恋"或"精神的品质或状态"（Spirituality，2016）。在讨论灵性与心理健康实践结合的文献中可以找到对宗教和灵性的定义。Mauritzen（1988）将灵性定义为"超越生物、心理和社会生活的人类层面。它是整合一个人的身份和完整性的'动因'。从广义的概念上说，精神层面是个体作为一个人存在的'动因'"（P.116-117）。

然而，为灵性构建一个普遍的定义是困难的。灵性问题可能成为或不成为一个突出的问题，而解决这些问题可能是减少痛苦的关键。重要的是要了解患者和支持网络的灵性信念体系，并对患者的灵性取向表现出认识和理解。即将到来的丧失和死亡的现实可能会动摇他们的灵性信仰，并可能让他们感到愤怒或绝望。对于有信仰者和无信仰者、无神论者或不可知论者来说，对即将到来的死亡的理解是一个人在临终时关于人生意义的挣扎核心。

从事临终关怀工作也可能给社会工作者带来灵性问题。见证他人的痛苦或应对与面临死亡的个人及其家庭工作所带来的压力可能会挑战社会工作者的基本宗教或灵性信仰。这可能需要专业人员处理与痛苦和死亡有关的反移情问题（Katz & Johnson，2016）。在社会工作者能够帮助他人解决这些存在性的问题之前，他们必须了解自己的灵性和宗教信仰，以及这些信仰对其职业和个人生活的影响。当患者和照顾者表达宗教和灵性的顾虑，社会工作者的角色是倾听，以便帮助他们找到解决需求的方法。

文化考量

对每个人来说，生命终结的经历是独特而复杂的。舒缓疗护的原则包括将文化视为理解患者及其经历的基本背景。社会工作实践包括与那些在文化、社会和经济层面与他们的医疗服务提供者不同的患者合作。除了种族和民族外，差异还包括年龄、性别、性取向、性别认同和表达、语言、宗教或灵性信仰、心理和身体能力。这些差异还可能包括移民、难民和部落身份。严重的疾病会对患者及其家庭在心理、存在主义、社会和精神层面带来显著的后果。文化可以塑造健康信念和实践。它可以影响人们如何理解健康和疾病，如何表达症状，如何决定由谁来提供医疗服务，以及什么类型的治疗是可以接受的。它可以影响与医疗服务提供者的关系。此外，健康的决策还受到人口统计因素的影响，如教育水平、其他社会经济地位因素、地理区域（城市、农村）和在美国居住的时间。

患者对限制生命的疾病的理解将影响其舒缓疗护的进程，这凸显与医护人员沟通的重要性。医务人员不仅需要意识到语言、言语和非言语沟通以及痛苦表达方面的微妙文化差异（Lopez，2016），还必须能够理解这种差异对患者和家属日常生活的影响。临终关怀的社会工作者可以帮助促进这些对话，并支持个人及其支持网络的文化相关需求。

不同文化或社会群体成员之间的死亡事实和过程会给社会工作者带来挑战，特别是当这些社会群体处于弱势、被剥夺权利或被污名化时（Colón，2015）。舒缓疗护对于弱势群体来说更难获得，包括有色人种，移民，老年人，儿童，妇女，女同性恋、男同性恋、双性恋和变性人（Smolinski & Colón，2011），那些生活在机构中的人（如养老院和监狱），以及那些穷人（Adler & Newman，2017）。

许多专业组织都强调了具有文化胜任力的照护（culturally competent care）的必要性，包括 NASW 的《社会工作实践中的文化胜任力标准和指示》（Standards and Indicators for Cultural Competence in Social Work Practice，NASW，2015）。NASW 将文化胜任力定义为"个人和系统对所有文化、语言、阶级、种族、民族背景、宗教、精神传统、移民身份和其他多样性因素的人做出表达尊重的、有效的回应的过程，其方式是承认、肯定和重视个人、家庭和社区的价值，并保护和维护每个人的尊严"（P. 13）。

除了文化胜任力之外，"文化谦逊（cultural humility）"的概念需要被探索。Tervalon 和 Murray-García（1998）提出的文化谦逊鼓励社会工作者和其他人考虑个人的多重身份，以及社会经历对其世界观的影响，特别是与他们的文化表达有关的方式。这种观点将服务提供者定位在一种学习模式中，并试图消除在与服务接受者的关系中对权利、控制和权威的维持，特别是在服务对象是专家的文化经验上。当从这个角度思考时，社会工作者认识到，他们也将差异带入与服务对象的关系中，并且他们需要共同就这样的差异进行协商合作。

预立医疗照护意向书

预立医疗照护意向书是由个人填写的书面文件来为医疗决策做出指导，特别是关于临终关怀和是否使用维持生命的治疗。它们为个人提供了一个渠道，让他们知道自己对生命末期治疗的愿望。最常见的预立医疗照护意向书是健康代理（医疗保健长效授权书）和生前遗嘱。

《患者自我决定法案》（*The Patient Self-Determination Act*）在提升预立医疗照护意向书的使用和意识方面做了很多工作。该法案于 1990 年 11 月签署成为法律，并于 1991 年 12 月生效（Peres，2011）。该法案适用于美国所有 50 个州。该法案要求所有接受老年医疗保险或医疗补助保险报销的机构询问新入院的患者是否有医疗照护意向，提供关于该州医疗照护意向法律的书面解释，并解释医院执行这些指示的政策。医疗机构还必须将患者的预立医疗照护意向书作为医疗记录的一部分进行记录。此外，这些机构必须教育员工和他们所服务的社区有关预立医疗照护意向书的知识，并确保患者在有或没有预立医疗照护意向书的情况下不会受到歧视。这为社会工作者提供了极好的机会，使他们能够发起指导和领导。

医疗保健的长效授权书涉及在一个人不能再为自己做决定的情况下，依法指定一个人为其发声。长效授权书的类型有许多种，涵盖商业、财务或健康照护的决定。法律上指定一个人医疗照护的代理，目的是要确保在个人无法自己做决定时，他的意愿会被遵从。被指定为代理的人的作用是确保医疗服务提供者知道这些意愿，并能倡导执行这些意愿。被指定为医疗代理的人应该是指定者信任的人，而且指定者可以舒服地与他讨论自己的意愿。被指定监督个人医疗意向的人可以是配偶或伴侣、亲戚或密友。担任代理的个人应当了解各州有关预立医疗照护意向书的规定或变化。此外，他们必须意识到，如果与医疗团队或其他家庭成员发生分歧，他们可能需要为维护患者的心愿而战。

生前遗嘱是给医生和医疗团队的指示以陈述个人的愿望，即如果他们失去传达这些愿望的能力，应提供或拒绝延哪些延长生命的治疗方法。延长生命的疗法包括机械通气、输血、透析、抗生素以及人工提供的营养和水分。生前遗嘱将被视为一种指导医生按照患者意愿提供医学上适切照护的方法。

任何具有决策能力的成年人都可以完成预立医疗照护意向书。预立医疗照护意向书必须由该意向书适用的个人完成（即亲属不能为患者完成预立医疗照护意向书，即使他可能是医疗照护代理人）。预立医疗照护意向书可以随时以任何理由撤销。预立医疗照护意向书应该有适当的签署和见证，但不需要律师来填写或撤销有效的预立医疗照护意向书。患者应保留意向书的副本，并将预立医疗照护意向书提供给指定的代理人和适当的医疗服务提供者。白人、社会经济地位中等或较高的人比社会经济地位较低的人群、少数族裔或种族的人更经常使用预立医疗照护意向书。社会工作者可能需要主动教育弱势群体认识预立医疗照护意向书的价值，并协助他们进行临终关怀的计划。许多研究表明，在美国，许多少数族裔或种族群体更害怕在生命终结时被拒绝接受有益的治疗，胜过害怕接受过度的治疗，因此不太可能完成预立医疗照护意向书（Kwak & Haley, 2005）。

社会工作者应该与他们的每一位患者讨论预立医疗照护意向书。其中一个资源是"5 个愿望"（Five Wishes）文件，这是一份用日常语言书写的生前遗嘱，可以在网上找到（www.agingwithdignity.org）。除了医疗和法律指令外，"5 个愿望"还包括一个人在生活中的个人、情感和灵性愿望，无论其是否身患重病。需要讨论的愿望包括解决痛苦的指导原则，个人是否希望在死亡时独自一人或被亲人环绕，以及如果可能的话在家中死亡的倾向。并非所有的州和地区都接受"5 个愿望"作为合法的生前遗嘱，但它是任何合法生前遗嘱的补充，可以作为家庭成员、朋友、照顾者和医生的有用指南。截至 2017 年，"5 个愿望"符合 42 个州的法律要求。

社会工作者可以帮助教育患者和家属了解预立医疗照护意向书的用途和好处，并为他们的选择进行倡导。他们可以帮助患者指定医疗保健代理和完成生前遗嘱，确保这些咨询记录在患者的医疗记录中，鼓励患者将自己的意愿告知指定的代理人，如果患者提出要求，还可以帮助患者与指定的代理人讨论他对临终关怀的意愿。美国律师协会的网站（www.abanet.org/aging）可下载消费者的预立医疗照护计划工具箱（Consumer's Toolkit for Health Care Advance Planning）。每个州的预立医疗照护意向书和有关预先照护计划的咨询也可从国家安宁疗护和舒缓疗护的 Caring Connections 网站（www.caringinfo.org）取得。

最后，社会工作者可能会负责协助个人和照顾者进行丧礼安排；这可以反映出家庭的哀伤需要、文化和灵性，以及在社区寻找资源的挑战。

患者在生命终结时的权利

随着越来越多的人愿意讨论他们在生命结束时的选择，人们对加速死亡的权利的兴趣也在增加。社会工作者必须熟悉典型的和非常复杂的生物伦理和法律问题，如医生辅助死亡（physician-assisted death，PAD；医生为患者提供结束自己生命的方法，通常是用药物）。患有限制生命的疾病的患者是否有权得到医生的帮助来结束自己的生命仍然是一个有争议的问题。

虽然 NASW 伦理守则（2017）谈到社会工作者对患者自主权的支持，但必须记住，在大多数州，PAD（也称为协助死亡和有尊严的死亡）是不合法的。俄勒冈州是第一个将 PAD 合法化的州；1994 年通过了《尊严死亡》（*Death with Dignity Act*）法案，2007 年再次通过。此后，其他州和哥伦比亚特区也通过了类似的法律：华盛顿州（2008 年）、蒙大拿州（2009 年）、佛蒙特州（2013 年）、加利福尼亚州（2015 年）、科罗拉多州（2016 年）和华盛顿特区（2016 年）。37 个州有法律明确禁止 PAD，其余州对这一过程的合法性并未做出清晰的界定（ProCon.org，2017）。在全球范围内，辅助死亡在一些国家早已合法化，最著名的是荷兰、比利时和卢森堡（Steck，Egger，Maessen，Reisch，& Zwahlen，2013）。

对于任何有兴趣追求 PAD 的人来说，都有明确的协议，这些协议取决于各州，并且通常包括居住地要求。有一个组织，"同情与选择"（Compassion and Choices）（www.CompassionandChoices.org），是全国历史最悠久、规模最大的非营利组织，致力于扩大生命终结的选择，改善医疗协议，以支持对死亡的协助。2014 年，"同情与选择"组织与 29 岁的 Brittany Maynard 合作，她公开记录了她为寻求协助而搬到一个允许 PAD 的州。

关于医生辅助死亡的观点相互间有很多冲突，社会工作者应该准备好对潜在的信息请求进行讨论。他们必须了解联邦和州的法律或法规以及与这个有争议的领域相关的专业政策。医疗保健，特别是在生命的最后阶段，反映了不同群体所持有的多种信仰和价值体系，这些群体包括患者、家庭成员、其他医疗专业人员，甚至整个社会。社会工作者必须审视自己的价值观、信念、态度和实践，以便继续提高患者的生活质量，保护弱势人群。最重要的是，社会工作者必须探索患者及其照顾者在临终时希望医生协助死亡的意义。

NASW（2004）"对生命末期决定的道德性不持有立场，但肯定了个人决定其照护程度的权利。应特别考虑到特殊人群，如精神病患者、发育障碍者、能力或权限受到质疑的个人、儿童以及其他容易受到胁迫或缺乏决定能力的群体"（P.16）。

同情疲劳、耗竭和自我照顾的作用

NASW（2009）认为，自我照顾是有效的、符合伦理的社会工作实践的关键基础。社会工作者和其他从事临终关怀工作的医疗专业人员的经历中涵盖了各种各样的因素，这些因素强调了制定自我照顾计划的必要性。最终，如果我们没有意识到自己的自我照顾需求，或者不能有效地应对，我们就容易被产生同情疲劳或耗竭（Back，Steinhauser，Kamal，& Jackson，2016）。

在临终关怀和舒缓疗护中的社会工作是非常亲密的，从事临终关怀工作的人可能会经历大量的、来自疾病和死亡的创伤。持续高水平的个人和职业压力与对生命脆弱的敏锐意识相结合，会导致社会工作者的各种情绪反应。这可能会导致短期和长期的影响，无论对职业还是个人，都会造成深刻的破坏。对于从事舒缓疗护和安宁疗护的社会工作者来说，在复杂的照护系统中照顾重病患者和照顾者的工作可能会使他们自己的身心健康受到威胁（Back et al.，2016）。持续暴露在疾病、死亡（Slocum-Gori，Hemsworth，Chan，Carson，& Kasanjian，2011）和一些特定的工作压力源下（Alkema，Linton，& Davies，2008），常常导致医务人员将自己的需求放在一边，而将注意力集中在工作上。这种倾向可能会导致耗竭或同情疲劳。

*耗竭*经常被用来描述继续在社会工作领域工作的欲望或动力缺乏，或者社会工作者对完成他们的工作责任的无能为力。耗竭的发生有很多原因，但都是工作需求超过我们个人资源的结果（Back et al.，2016）。来自临终关怀的工作需求的例子包括我们工作的情感强度，工作的结构性需求，或缺乏个人或专业空间来照顾自己（Alkema et al.，2008）。这些要求可能导致患者照护的质量下降（Poghosyan，Clarke，Finlayson，& Aiken，2010）、较低的同理心水平（Tei et al.，2014），以及降低的职业满意度（Sansó et al.，2015）。

*同情疲劳*是长期暴露在苦难中的结果，它描述了可能在没有预警的情况下，突然出现的应激反应（Slocum-Gori et al.，2011）。同情疲劳的症状可能包括无助感、孤独感和困惑感；如果不加以治疗或不加以识别，可能会导致抑郁症和压力相关的疾病（Slocum-Gori et al.，2011）。对于经历过同情疲劳的社会工作者来说，如果情感支持缺失或不足，自我照顾能力不佳，就会导致社会工作者离职（Alkema et al.，2008）。表达同情是提供有效舒缓疗护和安宁疗护的关键技能。由于同情疲劳是从事帮助行业的人所特有的（Slocum-Gori et al.，2011），我们必须勤于管理我们的自我照顾需求。

为了对抗与高水平压力相关的风险，社会工作者必须识别他们自己的风险，并对预防和保护性因素进行管理（Back et al.，2016）。如果社会工作者无法评估或识别他们个人的或专业的自我照顾需求，结果可能是迷失界限和潜在的违背伦理。虽然我们在社会工作课程和专业实践中详细讨论过自我照顾，但我们并不知道自身正在经历多少同情疲劳或耗竭，又如何提高我们对自我照顾需求的自我意识。一些专业人员可能比其他专业人员更容易受到同情疲劳的影响，这是由于多次丧失、未解决的个人创伤，或不足的恢复时间所造成的。社会工作者也会哀伤并需要支持。每个社会工作者都有自己的职业风格和应对方式，这可能会掩盖症状和干扰应对。预防或应对同情疲劳的策略包括督导、个人心理治疗、对员工的哀伤支持、压力管理、保持个人和专业责任之间的平衡（Katz & Johnson，2016）。

此外，我们必须通过自我意识、缓解压力以及来自同行和主管的反馈关注自己对工作的反应（Lee & Miller，2013）。在我们疲惫之前，采取具体步骤确定我们的自我照顾需求将帮助我们对抗或最大限度地降低同情疲劳和耗竭的可能性。为了满足个人的自我照顾需求，你必须了解自我照顾对你和你的生活方式意味着什么，知道你的自我照顾可能与你的同事、朋友、家人的不同。发展一个支持系统，并确定盟友，如同行或上司，他们可以提供见解和能让你相信的判断力，或在社交媒体小组中在线寻求支持。了解你的弱点，并在必要时重新评估你的需求，以避免用另一个压力源取代现有的压力。参与专业发展并通过全国性组织和大型会议寻求来自同行的同伴支持。保持你的界限，在工作环境中设定限制。必要时，休息一段时间，重新评估个人和专业目标。即使是最有经验的社会工作者，也需要时间从不间断接触死亡中脱离出来。

在安宁疗护和舒缓疗护中,对于自我照顾或管理复杂而又相互关联的工作没有"放之四海而皆准"的方法;它始于我们对自己作为个体和社会工作者的了解,以及我们个人和专业的界限和优势。只要持续致力于关注我们的自我照顾需求,保持自我意识,并积极主动地确定我们支持需求的优先顺序,我们就能最大限度地减少潜在的同情疲劳和倦怠。

临终关怀的全球视角和挑战

尽管在美国,获得照护的障碍依然存在,而且对这类服务的污名化也会阻碍社群参与安宁疗护或舒缓疗护。临终关怀被越来越多的人认为是我们医疗系统的一个重要组成部分。重要的是要注意到,在全球范围内,获得临终关怀和舒缓疗护的机会仍然不足。全球舒缓疗护联盟(Worldwide Palliative Care Alliance)和世界卫生组织旨在促进舒缓疗护,使其在预防传染性和非传染性疾病的早期死亡方面发挥重要作用(Connor & Sepulveda Bermedo,2014)。

全球各地的临终关怀在照护资源和不同的社会和文化期待方面都面临挑战。安宁疗护(舒适照护)与舒缓疗护(兼顾舒适与治疗性的照护)的理念和两者之间的关系,在不同国家和文化环境中有不同的呈现,其原因是多方面的。在拥有现代医疗设施的高收入国家,健康照护非常偏向于治疗性医疗,死亡往往被医疗化。在中低收入国家,获得治疗性照护和健康维持的机会可能非常有限,或者根本不存在。在一些社会中,文化或宗教背景可能会导致对死亡和临终的耻辱感,在提供临终关怀之前,必须对这些观念或禁忌提出挑战。其他障碍集中在使用阿片类药物来控制疼痛和症状方面,包括阿片类药物的供应或相关的费用,以及使用这些药物的社会和文化障碍。在全球范围内,整合或提供临终关怀仍存在着挑战,于疾病早期和积极治疗过程中整合舒缓疗护需要深思熟虑。社会工作者可以利用他们的专业知识和培训来帮助制定促进尊重社区文化和社会结构的适当且有效的政策。

临终关怀社会工作的举措和培训

Higgins(2011)追溯了舒缓疗护社会工作的发展,自 20 世纪初美国建立医务社会工作以来,舒缓疗护社会工作作为一种专业实践,不断发展。从 20 世纪 90 年代末 /21 世纪初初开始,人们对舒缓疗护社会工作的关注度越来越高,提高了致力于舒缓和安宁疗护(palliative and end-of-life care,PELC)的社会工作者的知名度和声望,增强了他们作为学术领袖、榜样和未来社会工作者导师的效力。

开放社会研究所(Open Society Institute)的美国死亡项目(Project on Death in America,PDIA)开始了社会工作领导力发展奖项目,以认可和支持致力于改善临终和哀伤者照护的杰出社会工作教员和临床工作者。该方案促进了创新的研究和培训项目,这些项目反映了社会工作学校和实践机构之间的合作,将推动社会工作在临终关怀方面实践、教育和培训上的可持续发展。在 2000—2004 年,有 42 名社会工作者获得了该奖项(关于 PDIA 社会工作者及其项目的名单,请访问 https:// www.opensocietyfoundations.org/sites/default/ files/ pdia_20040101.pdf)。

Reese 和 Raymer(2004)为证明社会工作参与安宁疗护运作与降低患者照护成本有显著的相关性提供了证据。他们的研究清楚地表明,社会工作参与安宁疗护的所有方面都有一致的好处。社会工作者的素质、安宁疗护工作人员和预算政策也是重要的变量。更有经验的社会工作者、更高的社会工作薪酬和更高的社会工作人员比例都意味着更好的结果。研究人员建议，社会工作的参与应从入院和评估到持续照护，以预防危机、降低所预期的问题的严重性，促进有效的疼痛和症状管理、提供专业的心理社会干预，并尽量增加患者和家属在生命末期维持良好生活质量的机会。

2002 年和 2005 年举行了关于临终关怀和舒缓疗护的社会工作领袖峰会，制定了实践、研究、政策和领导议程，以解决照顾临终的个人及其家庭的挑战。峰会呼吁有组织的专业领导、实践标准和加强各级社会工作教育的准备工作。社会工作者带头为临终者和丧亲者提供必要的情感和社会服务，包括预立医疗照护计划的指导、对患者及其家属的情感支持，以及协助寻找医疗和经济资源。社会工作安宁疗护和舒缓疗护网络（Social Work Hospice and Palliative Care，SWHPN；www. swhpn.org）的建立推进了峰会的议程，让社会工作者参与到这一领域的实践中来（Blacker & Christ，2011），并为临终关怀的研究者和从业人员举办年度会议。

在过去的 15 年里，安宁疗护和临终关怀教育中长期存在缺口，以及在实践、教学、倡导和研究中普遍缺乏领导力的问题已经得到解决。

- 史密斯学院社会工作院（Northampton，Massachusetts）提供为期 1 年的 PELC 研究生证书（www.smith.edu/ssw/eol）。
- 纽约大学 Silver 社会工作学院的 Zelda Foster 研究项目提供了 MSW 奖学金、初级舒缓疗护夏季项目、硕士后证书项目和硕士后领导力奖学金（socialwork.nyu.edu/academics/zelda-foster- studies.html）。
- 明尼苏达大学医学中心 Fairview 舒缓疗护项目提供为期 1 年的舒缓疗护临床社会工作全日制研究生奖学金（www.fairview.org/Services/palliative-- Care-and-Support/palliative-Care-Social-Work-Fellowship-program）。
- 纽约市西奈山贝斯以色列医疗中心的舒缓疗护部门提供了为期 1 年的 PELC 社会工作研究生奖学金（www.wehealny.org/ services/Bi_palliativeCare/socialwork. html）。
- 加州州立大学舒缓疗护研究所（San Marcos，Cailfornia）为社会工作者提供各种在线课程，教授关键的舒缓疗护技能、动机式访谈技巧和舒缓疗护干预，以及 Post-MSW 舒缓疗护证书（https：//csupalliativecare.org）。
- 华盛顿大学 Carol LaMare 学者项目支持肿瘤社会工作和舒缓疗护方面的教育和研究工作，为肿瘤患者和其他病危患者提供舒缓疗护（socialwork.uw.edu/programs/carol-lamare-scholars-program）。
- 死亡教育和咨询协会（Association of Death Education and Counseling，The Thanatology Association）是一个跨学科组织，通过继续教育、会议和死亡学认证提供信息和支持（www.adec.org）。

在美国各地接受和加强舒缓疗护教育和培训的机会越来越多。在复杂的实践中培养能力不仅可以提高安宁疗护和舒缓疗护社会工作者的技能和信心，也可以将专业人员联结于广泛的同事网络中。

结论

临终关怀中的许多问题超出了本章的范围：舒缓疗护中的疼痛管理，医疗无效、暂停或撤回医疗治疗等伦理议题，协助死亡、安乐死和临终镇静剂等（详情请参阅第 22 章）。社会工作者和跨学科团队是患者和照顾者生理、情感和灵性需求的见证者。有时候痛苦是存在的，而肯定该过程就是患者和家庭所需要的。培养当下与患者及其照顾者相处的能力，是一个社会工作者所能拥有的最困难，但也是最重要和最有价值的技能之一。提供社会心理支持、教授应对和沟通技巧、提供信息和倡导、与同事合作，并在跨学科医疗团队中扮演领袖角色，可以使社会工作者在患者和照顾者的临终经历中产生重大影响。

参考文献

Adler, N. E., & Newman, K. (2017). Socioeconomic disparities in health: Pathways and policies. *Health Affairs*, *21*(2), 60–76. https://doi.org/10.1377/hlthaff.21.2.60

Alkema, K., Linton, J. M., & Davies, R. (2008). A study of the relationship between self-care, compassion satisfaction, compassion fatigue, and burnout among hospice professionals. *Journal of Social Work in End-of-Life & Palliative Care*, *4*(2), 101–119. https://doi.org/10.1080/15524250802353934

Back, A. L., Steinhauser, K. E., Kamal, A. H., & Jackson, V. A. (2016). Building resilience for palliative care clinicians: An approach to burnout prevention based on individual skills and workplace factors. *Journal of Pain and Symptom Management*, *52*(2), 284–291. https://doi.org/10.1016/j.jpainsymman.2016.02.002

Blacker, S., & Christ, G. H. (2011). Defining social work's role and leadership contributions in palliative care. In T. Altilio & S. Otis-Green (Eds.), *Oxford textbook of palliative social work* (pp. 21–30). New York, NY: Oxford University Press. https://doi.org/10.1093/med/9780199739110.003.0003

Boss, P. (1999). *Ambiguous loss: Learning to live with unresolved grief*. Cambridge, MA: Harvard University Press.

Boss, P., & Dahl, C. M. (2014). Family therapy for the unresolved grief of ambiguous loss. In D. W. Kissane & F. Barnes (Eds.), *Bereavement care for families* (pp. 171–182). New York, NY: Routledge. https://doi.org/10.4324/9780203084618

Burke, L. A., Clark, K. A., Ali, K. S., Gibson, B. W., Smigelsky, M. A., & Neimeyer, R. A. (2015). Risk factors for anticipatory grief in family members of terminally ill veterans receiving palliative care services. *Journal of Social Work in End-of-Life & Palliative Care*, *11*(3–4), 244–266. https://doi.org/10.1080/15524256.2015.1110071

Byock, I. (1997). *Dying well: Peace and possibilities at the end of life*. New York, NY: Riverhead Books.

Campbell, R. W. (2015). Being discharged from hospice alive: The lived experience of patients and families. *Journal of Palliative Medicine*, *18*(6), 495–499. https://doi.org/10.1089/jpm.2014.0228

Colón, Y. (2015). Working with sociocultural and economic diversity. In G. Christ, C. Messner, & L. Behar (Eds.), *Handbook of oncology social work* (pp. 263–268). New York, NY: Oxford University Press.

Connor, S. R., & Sepulveda Bermedo, M. C. (Eds.). (2014). *Global atlas of palliative care at the end of life*. Retrieved from World Health Organization website: www.who.int/nmh/Global_Atlas_of_Palliative_Care.pdf

Doka, K. J. (2002). *Disenfranchised grief: New directions, challenges, and strategies for practice*. Champaign, IL: Research Press.

Garand, L., Lingler, J. H., Deardorf, K. E., DeKosky, S. T., Schulz, R., Reynolds, C. F., & Dew, M. A. (2012). Anticipatory grief in new family caregivers of persons with mild cognitive impairment and dementia. *Alzheimer Disease & Associated Disorders*, *26*(2), 159–165. https://doi.org/10.1097/wad.0b013e31822f9051

Higgins, P. C. (2011). Guess who's coming to dinner? The emerging identity of palliative social workers. In T. Altilio & S. Otis-Green (Eds.), *Oxford textbook of palliative social work* (pp. 31–42). New York, NY: Oxford University Press. https://doi.org/10.1093/med/9780199739110.003.0004

Holley, C. K., & Mast, B. T. (2009). The impact of anticipatory grief on caregiver burden in dementia caregivers. *The Gerontologist*, *49*(3), 388–396. https://doi.org/10.1093/geront/gnp061

Hospice care, 42 C.F.R. § 418 (1983).

ProCon.org. (2017). *State-by-state guide to physician-assisted suicide*. Retrieved from https://euthanasia.procon.org/view.resource.php?resourceID=000132

Hynson, J. L. (2012). The child's journey: Transition from health to ill-health. In A. Goldman, R. Hain, & S. Liben (Eds.), *Oxford textbook of palliative care for children* (pp. 13–22). New York, NY: Oxford University Press. https://doi.org/10.1093/med/9780199595105.003.0002

Johnson, K. S., Elbert-Avila, K., Kuchibhatla, M., & Tulksy,

J. A. (2012). Characteristics and outcomes of hospice enrollees with dementia discharged alive. *Journal of the American Geriatrics Society*, *60*(9), 1638–1644. https://doi.org/10.1111/j.1532-5415.2012.04117.x

Katz, R. S., & Johnson, T. A. (Eds.) (2016). *When professionals weep: Emotional and countertransference responses in end-of-life care* (2nd ed.). https://doi.org/10.4324/9781315716022

Kwak, J., & Haley, W. E. (2005). Current research findings on end-of-life decision making among racially or ethnically diverse groups. *The Gerontologist*, *45*(5), 634–641. https://doi.org/10.1093/geront/45.5.634

Lee, J., & Miller, S. (2013). A self-care framework for social workers: Building a strong foundation for practice. *Families in Society*, *94*(2), 96–103. https://doi.org/10.1606/1044-3894.4289

Lopez, S. A. (2016). The influence of culture and ethnicity on palliative and end-of-life care. In R. S. Katz & T. A. Johnson (Eds.), *When professionals weep: Emotional and countertransference responses in end-of-life care* (2nd ed., pp. 67–77). New York, NY: Routledge. https://doi.org/10.4324/9781315716022

Mauritzen, J. (1988). Pastoral care for the dying and bereaved. *Death Studies*, *12*(2), 111–122. https://doi.org/10.1080/07481188808252228

McInnis-Dittrich, K. (2014). *Social work with older adults: A biopsychosocial approach to assessment and intervention* (4th ed.). New York, NY: Pearson Education.

Medicare Payment Advisory Commission. (2012, March). *Report to the Congress: Medicare Payment Policy*. Retrieved from http://www.medpac.gov/docs/default-source/reports/march-2012-report-to-the-congress-medicare-payment-policy.pdf?sfvrsn=0

Miller, S. C., Lima, J. C., & Mitchell, S. L. (2012). Influence of hospice among nursing home residents with advanced dementia who received Medicare-skilled nursing facility care near the end of life. *Journal of American Geriatrics Society*, *60*(11), 2035–2041. https://doi.org/10.1111/j.1532-5415.2012.04204.x

Mitchell, S. L., Black, B. S., Ersek, M., Hanson, L. C., Miller, S. C., Sachs, G. A., … Morrison, R. S. (2012). Advanced dementia: State of the art and priorities for the next decade. *Annals of Internal Medicine*, *156*(1, Pt. 1), 45–51. https://doi.org/10.7326/0003-4819-156-1-201201030-00008

Mystakidou, K., Parpa, E., Tsilika, E., Athanasouli, P., Pathiaki, M., Galanos, A., … Vlahos, L. (2008). Preparatory grief, psychological distress and hopelessness in advanced cancer patients. *European Journal of Cancer Care*, *17*(2), 145–151. https://doi.org/10.1111/j.1365-2354.2007.00825.x

National Association of Social Workers. (2004). *Standards for palliative & end of life care*. Retrieved from http://www.socialworkers.org/LinkClick.aspx?fileticket=xBMd58VwEhk=&portalid=0

National Association of Social Workers. (2009). *Social work speaks* (8th ed., pp. 268–272). Washington, DC: NASW Press.

National Association of Social Workers. (2015). *Standards and indicators for cultural competence in social work practice*. Retrieved from http://www.socialworkers.org/LinkClick.aspx?fileticket=WmWvxnhEnmI=&portalid=0

National Association of Social Workers. (2017). *Code of Ethics*. Retrieved from https://www.socialworkers.org/About/Ethics/Code-of-Ethics/Code-of-Ethics-English

National Center for Health Statistics. (2016). *Health, United States, 2016: With chartbook on long-term trends in health*. Retrieved from http://www.cdc.gov/nchs/data/hus/hus16.pdf

National Consensus Project. (2013). *Clinical practice guidelines for quality palliative care* (3rd ed.). Retrieved from https://www.nationalcoalitionhpc.org/wp-content/uploads/2017/04/NCP_Clinical_Practice_Guidelines_3rd_Edition.pdf

National Hospice and Palliative Care Organization. (2016). *Facts and figures: Hospice care in America*. Retrieved from https://www.nhpco.org/sites/default/files/public/Statistics_Research/2016_Facts_Figures.pdf

National Hospice and Palliative Care Organization. (2017). *Hospice care*. Retrieved from http://www.nhpco.org/about/hospice-care

Orloff, S. F. (2011). Pediatric hospice and palliative care: The invaluable role of social work. In T. Altilio & S. Otis-Green (Eds.), *Oxford textbook of palliative social work* (pp. 79–86). New York, NY: Oxford University Press. https://doi.org/10.1093/med/9780199739110.003.0009

Peres, J. R. (2011). Public policy in palliative and end-of-life care. In T. Altilio & S. Otis-Green (Eds.), *Oxford textbook of palliative social work* (pp. 753–770). New York, NY: Oxford University Press. https://doi.org/10.1093/med/9780199739110.003.0082

Poghosyan, L., Clarke, S. P., Finlayson, M., & Aiken, L. H. (2010). Nurse burnout and quality of care: Cross-national investigation in six countries. *Research in Nursing & Health*, *33*(4), 288–298. https://doi.org/10.1002/nur.20383

Rando, T. A. (2000). Anticipatory mourning: A review and critique of the literature. In T. A. Rando (Ed.), *Clinical dimensions of anticipatory mourning: Theory and practice in working with the dying, their loved ones, and their caregivers* (pp. 17–50). Champaign, IL: Research Press.

Reese, D. J., & Raymer, M. (2004). Relationship between social work involvement and hospice outcomes: Results of the National Hospice Social Work Survey. *Social Work*, *49*(3), 415–422. https://doi.org/10.1093/sw/49.3.415

Religion. (2016). *Merriam-Webster Dictionary* (New ed. pp. 610–611). Springfield, MA: Author.

Sanders, S., Ott, C. H., Kelber, S. T., & Noonan, P. (2008). The experience of high levels of grief in caregivers of persons with Alzheimer's disease and related dementia. *Death Studies*, *32*(6), 495–523. https://doi.org/10.1080/07481180802138845

Sansó, N., Galiana, L., Oliver, A., Pascual, A., Sinclair, S.,

& Benito, E. (2015). Palliative care professionals' inner life: Exploring the relationships among awareness, self-care and compassion satisfaction and fatigue, burn out, and coping with death. *Journal of Pain and Symptom Management*, *50*(2), 200–207. https://doi.org/10.1016/j.jpainsymman.2015.02.013

Saunders, C. (1999). Origins: International perspectives, then and now. *Hospice Journal*, *14*(3–4), 1–7. https://doi.org/10.1080/0742-969x.1999.11882925

Silverman, P. R. (2000). *Never too young to know: Death in children's lives*. New York, NY: Oxford University Press.

Slocum-Gori, S., Hemsworth, D., Chan, W. W. Y., Carson, A., & Kasanjian, A. (2011). Understanding compassion satisfaction, compassion fatigue, and burnout: A survey of hospice palliative care workforce. *Palliative Medicine*, *27*(2), 172–178. https://doi.org/10.1177/0269216311431311

Smolinski, K. M., & Colón, Y. (2011). Palliative care with lesbian, gay, bisexual and transgender persons. In T. Altilio & S. Otis-Green (Eds.), *Oxford textbook of palliative social work* (pp. 379–386). New York, NY: Oxford University Press. https://doi.org/10.1093/med/9780199739110.003.0035

Spirituality. (2016). *Merriam-Webster Dictionary* (New ed. (pp. 691). Springfield, MA: Author.

Steck, N., Egger, M., Maessen, M., Reisch, T., & Zwahlen, M. (2013). Euthanasia and assisted suicide in selected European countries and US states: Systematic literature review. *Medical Care*, *51*(10), 938–944. https://doi.org/10.1097/mlr.0b013e3182a0f427

Tei, S., Becker, C., Kawada, R., Fujino, J., Jankowski,

K. F., Sugihara, G., ... Takahashi, H. (2014). Can we predict burnout severity from empathy-related brain activity? *Translational Psychiatry*, *4*(6), e393. https://doi.org/10.1038/tp.2014.34

Tervalon, M., & Murray-García, J. (1998). Cultural humility versus cultural competence: A critical distinction in defining physician training outcomes in multicultural education. *Journal of Health Care for the Poor and Underserved*, *9*(2), 117–125. https://doi.org/10.1353/hpu.2010.0233

Waldrop, D. P., & Meeker, M. A. (2014). Final decisions: How hospice enrollment prompts meaningful choices about life closure. *Palliative & Supportive Care*, *12*(3), 211–221. https://doi.org/10.1017/s1478951512001113

Wallace, C. L. (2017). Examining hospice enrollment through a novel lens: Decision time. *Palliative & Supportive Care*, *15*(2), 168–175. https://doi.org/10.1017/s1478951516000493

Wladkowski, S. P. (2016). Live discharge from hospice and the grief experience of dementia caregivers. *Journal of Social Work in End-of-Life & Palliative Care*, *12*(1–2), 47–62. https://doi.org/10.1080/15524256.2016.1156600

Wladkowski, S. P. (2017). Dementia caregivers and live discharge from hospice: What happens when hospice leaves? *Journal of Gerontological Social Work*, *60*(2), 138–154. https://doi.org/10.1080/01634372.2016.1272075

Worden, J. W. (2008). *Grief counseling and grief therapy: A handbook for the mental health practitioner* (4th ed.). New York, NY: Springer.

World Health Organization. (2015). *WHO definition of palliative care*. Retrieved from http://www.who.int/cancer/palliative/en